恶性肿瘤相关因素临床干预方略

荣誉主编　唐金海　陈　琪
主　　审　秦叔逵　冯继锋
主　　编　缪建华　束永前
副 主 编　殷咏梅　顾艳宏　吴昌平　沈　波
　　　　　凌　扬　茅国新　庄志祥　华　东
　　　　　茆　勇　茅卫东　陈锦飞

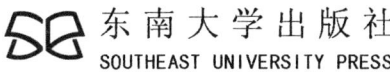

东南大学出版社
SOUTHEAST UNIVERSITY PRESS

·南京·

内容提要

恶性肿瘤的发生是机体与外界环境因素长期相互作用的结果,因此肿瘤预防应该贯穿于日常生活中并长期坚持,贯穿于肿瘤治疗中并全过程干预。肿瘤预防的目的是降低恶性肿瘤的发病率和死亡率,从而减少恶性肿瘤对人们生命健康的威胁,减轻恶性肿瘤导致的家庭和社会的经济负担。肿瘤预防包括四级预防体系:即对恶性肿瘤的病因预防的一级预防,对早期恶性肿瘤的诊断、治疗的二级预防,对进展期恶性肿瘤系统治疗的三级预防以及对晚期恶性肿瘤姑息治疗的四级预防。本书集各专家学者数十年临床经验及国际最新成果,详述了24类常见肿瘤的四级预防体系,以展现人类目前对恶性肿瘤流行病学、各种相关致癌因素、恶性肿瘤的临床表现及诊断依据的认识,展现目前对恶性肿瘤的发生可能采取的预防方略,为临床肿瘤预防提供参考。

图书在版编目(CIP)数据

恶性肿瘤相关因素临床干预方略 / 缪建华,束永前主编. —南京:东南大学出版社,2017.10
 ISBN 978-7-5641-7397-5

Ⅰ.①恶… Ⅱ.①缪…②束… Ⅲ.①癌-诊疗
Ⅳ.①R73

中国版本图书馆CIP数据核字(2017)第203374号

恶性肿瘤相关因素临床干预方略

主　　编	缪建华　束永前	文字编辑	杨　光	
电　　话	(025)83793329　QQ:635353748	电子邮箱	liu-jian@seu.edu.cn	
出版发行	东南大学出版社	出 版 人	江建中	
地　　址	南京市四牌楼2号	邮　编	210096	
销售电话	(025)83794561/83794174/83794121/83795801/83792174 83795802/57711295(传真)			
网　　址	http://www.seupress.com	电子邮箱	press@seupress.com	
经　　销	全国各地新华书店	印　刷	兴化印刷有限责任公司	
开　　本	787mm×1092mm　1/16	印　张	34.25	字　数	820千字
版　　次	2017年10月第1版	印　次	2017年10月第1次印刷	
书　　号	ISBN 978-7-5641-7397-5			
定　　价	90.00元			

* 未经许可,本书内文字不得以任何方式转载、演绎,违者必究。
* 本社图书若有印装质量问题,请直接与营销部联系。电话:025-83791830。

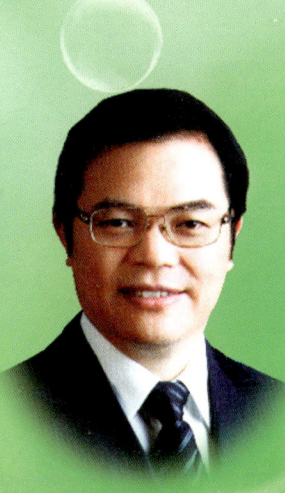
唐金海

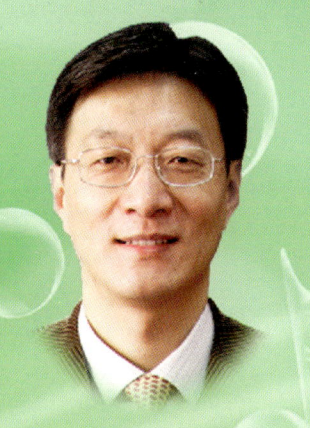
陈琪

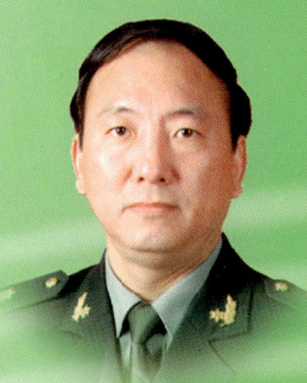
秦叔逵

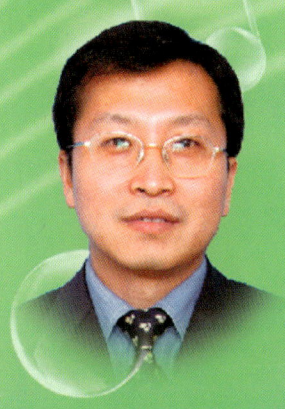
冯继锋

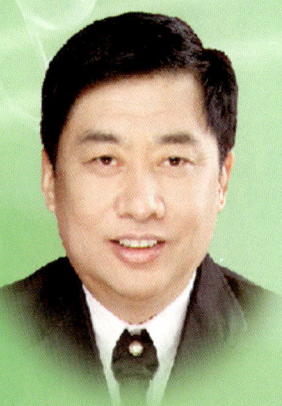
缪建华

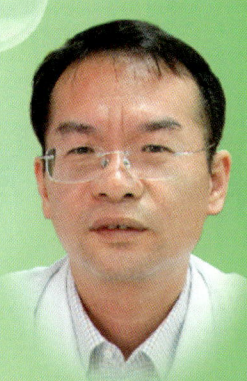
束永前

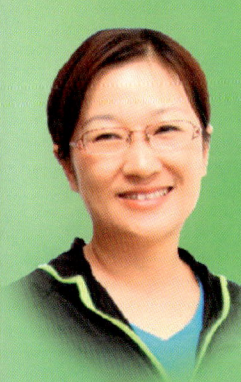
顾艳宏

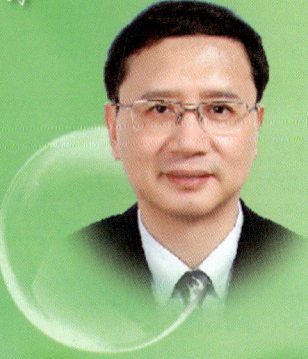
吴昌平

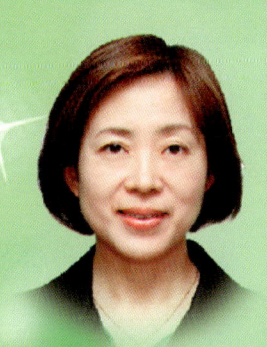
殷咏梅

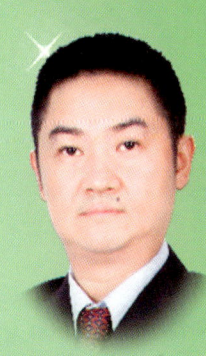
沈波

同耕杏海

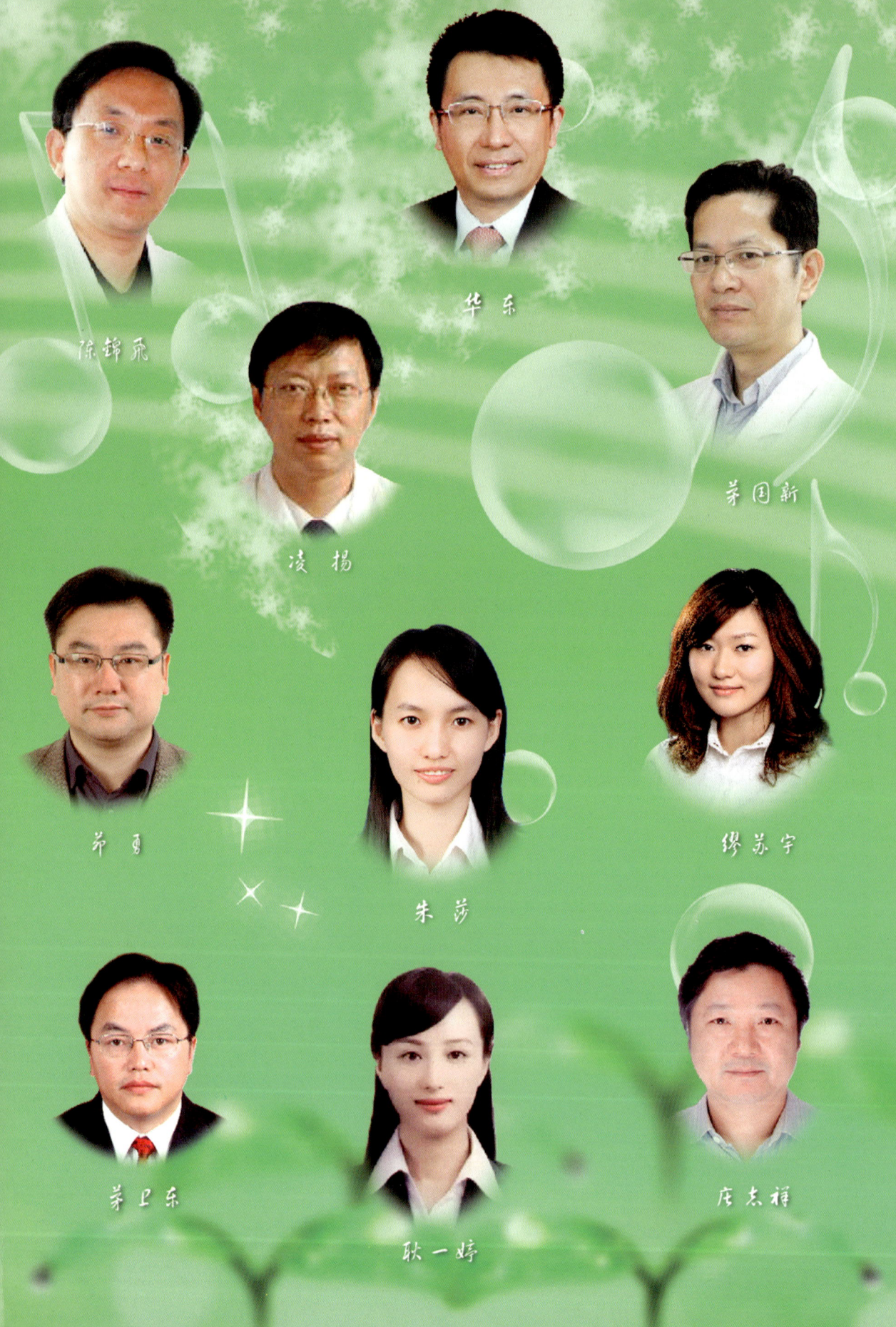

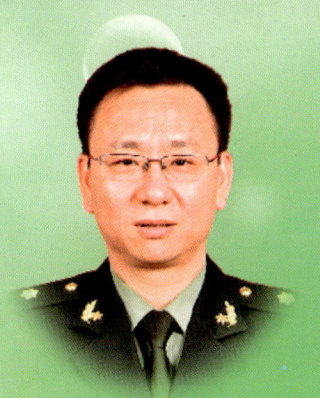
刘秀峰

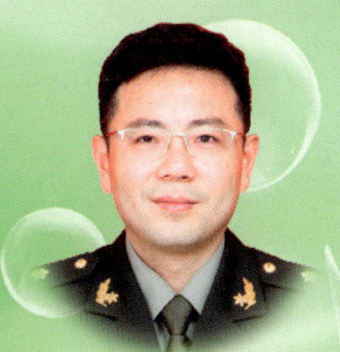
管晓翔

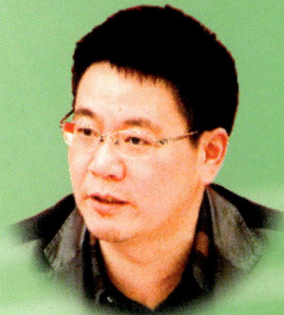
黄培

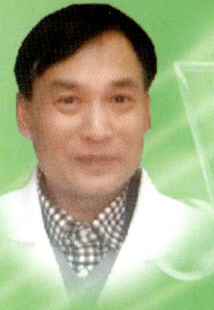
姚伟峰

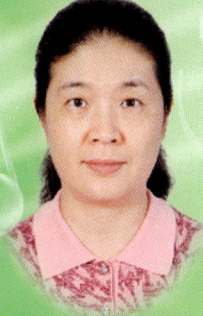
赵弘卿

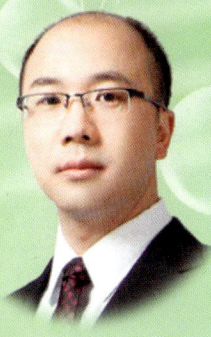
陈晓锋

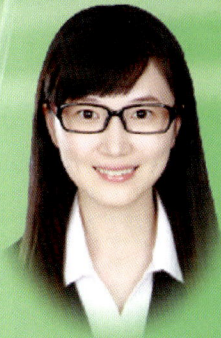
邱天竹

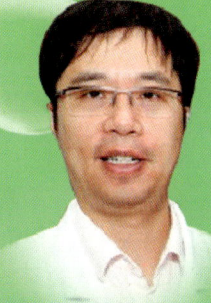
冯宁瀚

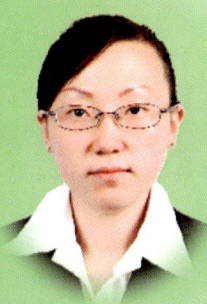
李嚴

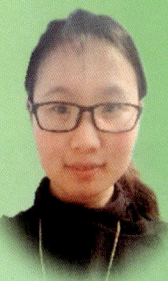
承婷

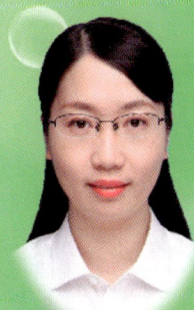
何雯婷

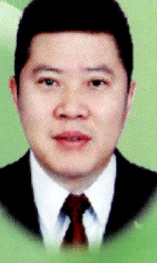
路长友

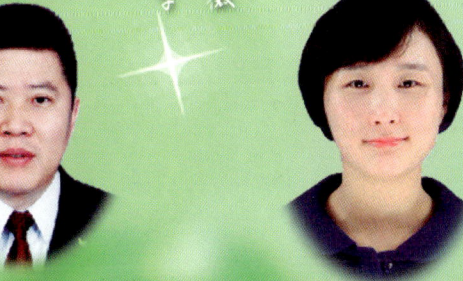
李桃

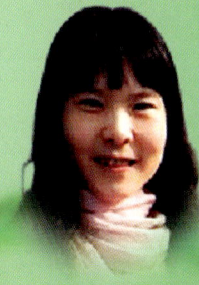
王琼

共植未来

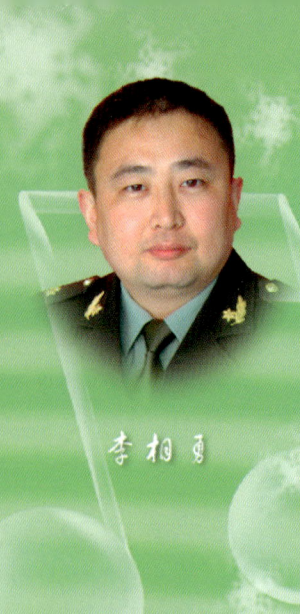
李相勇

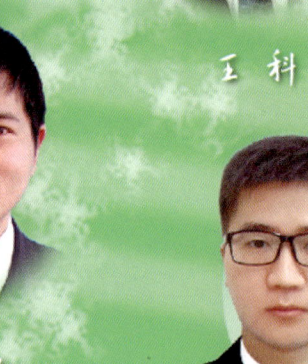
王科

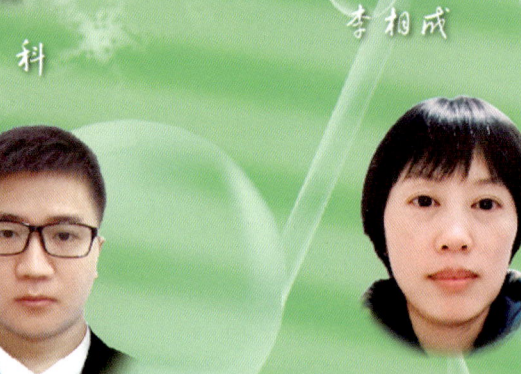
李相威

王建红

王东

姜智

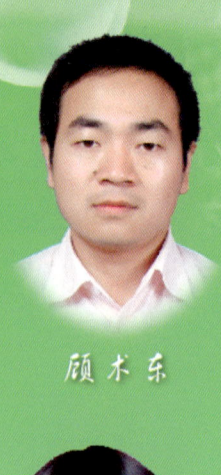
顾木东

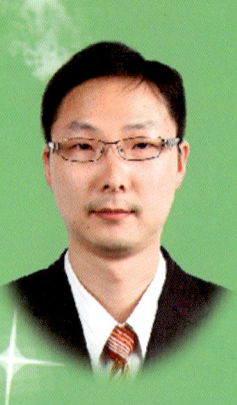
朱弈友

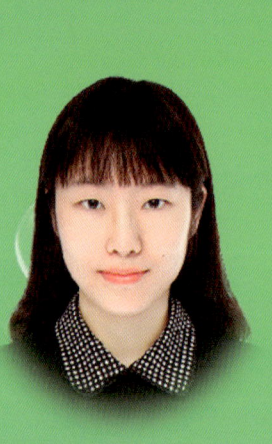
孙嵩

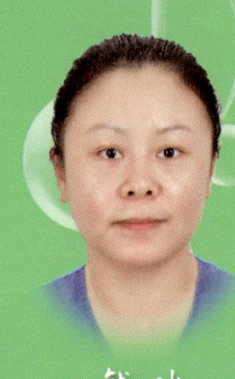
钱冰

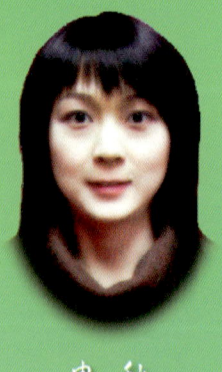
申秋

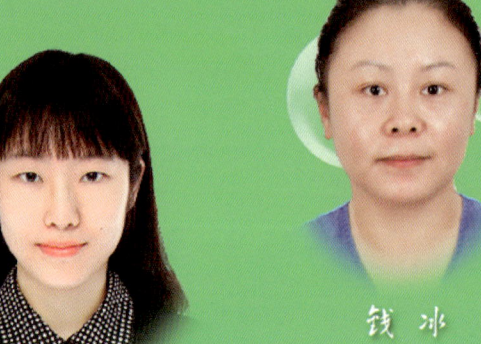

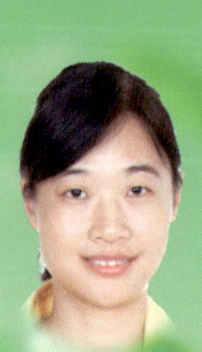
于韶荣

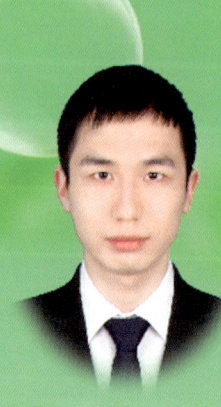
王标

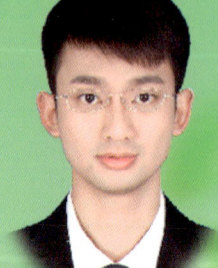
张耀东

熊晶

编写委员会

荣誉主编 唐金海 陈 琪
主　　审 秦叔逵 冯继锋
主　　编 缪建华 束永前
副 主 编 殷咏梅 顾艳宏 吴昌平 沈 波 凌 扬
　　　　　 茅国新 庄志祥 华 东 茆 勇 茅卫东
　　　　　 陈锦飞
编　　委 朱 莎 管晓翔 顾术东 耿一婷 赵弘卿
　　　　　 路长友 何雯婷 姜 智 于韶荣 钱 冰
　　　　　 孙 婧 邱天竹 刘秀峰 王建红 李 桃
　　　　　 陈晓锋 李相成 王 科 王 东 张耀东
　　　　　 王 标 申 秋 冯宁翰 吴 岩 程晓伟
　　　　　 杨宇星 黄 培 李 薇 朱蔚友 李相勇
　　　　　 孙 茜 姚伟峰 赵于天 张晓军 熊 晶
　　　　　 刘亚新 缪苏宇 承 婷 吕 蕾 王 琼
　　　　　 陈 平 沈 冬 朱湘云 胡 月 薛文华
　　　　　 邓小燕 鲁光平 何 萍 徐泽群 张 燕
　　　　　 田声望 肖 霞 王文闻 马陈惠 刘 君
　　　　　 葛 浩 周争鸣

序一

21世纪是科技高速发展的时代,全球健康卫生状况和生物医疗技术取得巨大进步,感染性疾病得到良好的控制,中等以上发达国家以及部分发展中国家人民平均寿命显著延长。"健康长寿"超越"物质财富"成为人们追求的终极目标。

然而随着社会、自然环境的改变和人类寿命的延长,恶性肿瘤取代心脑血管疾病和感染性疾病成为人类死亡的重要诱因。"人类基因组计划"是本世纪人类最伟大的研究成果,解密了人类生命信息和疾病基因密码,其贡献远胜于"曼哈顿原子弹计划"和"阿波罗登月计划",但是该计划实施十余年来,基因密码的破解并没有预想的神奇,目前仅仅从基因的角度诠释了疾病的部分致病机理,例如其指出肿瘤是一种多基因、多步骤发展的疾病。

恶性肿瘤的起因至今仍是科学家们探索的重要课题。科学家认为:肿瘤是人类进化和躯体衰老进程中不可回避的难题!肿瘤高发也许是人类在外界环境的压力下,人类生命力进化的更强的一种微观适应形式,但肿瘤干细胞表达的均是原始细胞的标志,这和"优胜劣汰"以及"自然选择"的宏观表现似乎也互相矛盾;肿瘤是最常见的老年病,流行病学证据也证实社会老龄化与肿瘤发生率"如影随行",然而衰老的机制和肿瘤"永生化"机制南辕北辙,科学家甚至想通过破解衰老的机制来诱导肿瘤细胞的死亡!人类对肿瘤本质的认识尚处于"懵懂"状态,距离揭开肿瘤的神秘面纱非常遥远,也许肿瘤就是终结人类生命的一种不可治愈的疾病,目前的医学实践也证明再先进的医疗技术也只能延缓疾病的发展速度,而"治愈肿瘤"的唯一可能就是预防它的发生。

其实,肿瘤"预防重于治疗"的道理妇孺皆知,也与我国传统医学"上医治未病之病"的思想一脉相承,但是"肿瘤防控"理论与现实之间的差距尽管只是一步之遥,却如鸿沟般难以逾越,其原因错综复杂,涉及经济因素、社会因素、家庭因素、文化因素以及防控意识等等。肿瘤防控工作需要全社会的共同协作,而我国的肿瘤防控体系尚在建设和完善中,还无法满足当前严峻的肿瘤防控形势需要。有感于此,尽管肿瘤防控非医务工作者以一己之力能够完成,但南京医科大学无锡普仁医院肿瘤科主任缪建华教授有感于行医数十载的坚守与感慨,促使他立志为肿瘤防控事业贡献绵薄之力。

《恶性肿瘤相关因素临床干预方略》一书,由缪建华教授邀请江苏省著名的肿瘤学专家、学者共同编著,东南大学出版社出版,从肿瘤学科的专业视角解析了常见恶性肿瘤的四级预防体系。本人有幸先于同道,拜读书稿,感慨良多,深受启迪,窃以为这既是一本适用于临床医学、预防医学、健康管理等专业人士的必备案头专著,也是普通百姓乃至患者了解肿瘤防控知识的较好的科普参考书。因此,特草就此序以向有识、有志之士及有需要的社会人士推荐之,共享、共勉之!

唐金海
2016年10月28日

序二

数千年来，人们为攻克肿瘤做出了不懈的努力，对肿瘤发生发展的认识在不断地深入，防治肿瘤的方法也在不断地升华，从远古先祖"活血化瘀"、"扶正祛邪"等传统医学到如今的化疗、放疗、靶向治疗、免疫治疗等等，在经历了漫长的进程后，正在逐步走向精准诊疗。如今，恶性肿瘤仍然严重威胁着人类的健康生存，肿瘤防治是全人类的大事，世界卫生组织在肿瘤工作的综合规划中确定了四项重点：病因预防、早期诊断、系统治疗、姑息治疗。这四项重点构成了肿瘤的四级预防体系。世界卫生组织的要求是全球战略，各国都在努力提高本国国民的健康素质，减少肿瘤的发生率和死亡率。在国家层面，美国尼克松总统1971年颁布了《癌症法案》，开始对癌症防治研究投入大量资金，30年后收效显著：美国的癌症发病率和死亡率开始下降。癌症预防必须在全国人民广泛参与和政府大力支持下才能取得成效，如需要采取一定强制措施保护环境、严格食品安全卫生管理等。1989年我国颁布了首部《中华人民共和国环境保护法》，近年来环保执法力度不断加大，以还百姓生活的绿水青山，消除肿瘤致病的环境因素。此外，我国每年还投入巨资用于肿瘤防治研究，在肝癌防治、食管癌防治等多种肿瘤的防治工作中取得了举世瞩目的成就，相关肿瘤的发病率得到有效的控制。

恶性肿瘤的发生是机体与外界环境因素长期相互作用的结果，因此肿瘤预防应该贯穿于日常生活中并长期坚持。肿瘤预防的目的是降低恶性肿瘤的发病率和死亡率，从而减少恶性肿瘤对国民健康、家庭的危害以及对国家医疗资源的消耗，减轻恶性肿瘤导致的家庭和社会的经济负担。恶性肿瘤的病因预防称为一级预防，通过筛查早期诊断肿瘤而提高肿瘤治疗效果称为二级预防，肿瘤的系统治疗是三级预防，肿瘤的对症姑息治疗及临终关怀是肿瘤的四级预防。

缪建华、束永前等江苏肿瘤学界的资深学者，在共同编写出版《肿瘤内科相关事件临床处理策略》《恶性肿瘤相关治疗临床应用解析》后，又邀请全省十余家医科大学附属医院、三级甲等医院的肿瘤学专家、学者撰写了《恶性肿瘤相关因素临床干预方略》一书，将肿瘤的治疗上升到预防的高度，从肿瘤的地域分布、种族分布、性别分布、年龄分布的流行病学特征，可能导致肿瘤发生的病因，肿瘤的临床表现和诊断依据，以及肿瘤的病因预防，肿瘤的早期发现、早期诊断、早期治疗，肿瘤的系统治疗，肿瘤的姑息治疗等方面，对24类常见的恶性肿瘤进行了阐述。内容新颖，依据充分，时代感强，是当今肿瘤防治工作的一本很好的参考书。期望这本书的出版发行，能够成为临床医生、肿瘤防治工作者的参考，为推动我国的肿瘤防治工作做出贡献。

2017年7月8日

目录 Contents

第一章 肿瘤的临床预防方略 ·················· 1
    第一节　肿瘤预防历史背景 ·················· 1
    第二节　肿瘤的四级预防 ·················· 2
    第三节　肿瘤防治的现状 ·················· 8
    第四节　肿瘤预防的展望 ·················· 12

第二章 鼻咽癌的临床预防方略 ·················· 15
    第一节　鼻咽癌的流行病学 ·················· 15
    第二节　鼻咽癌可能的发病因素 ·················· 17
    第三节　鼻咽癌的临床表现及诊断依据 ·················· 19
    第四节　鼻咽癌发生的干预方略 ·················· 22

第三章 肺癌的临床预防方略 ·················· 31
    第一节　肺癌的流行病学 ·················· 31
    第二节　肺癌可能的发病因素 ·················· 33
    第三节　肺癌的临床表现及诊断依据 ·················· 39
    第四节　肺癌发生的干预方略 ·················· 46

第四章 乳腺癌的临床预防方略 ·················· 56
    第一节　乳腺癌的流行病学 ·················· 56
    第二节　乳腺癌可能的发病因素 ·················· 57
    第三节　乳腺癌的临床表现及诊断依据 ·················· 60
    第四节　乳腺癌发生的干预方略 ·················· 70

第五章 食管癌的临床预防方略 ·················· 84
    第一节　食管癌的流行病学 ·················· 84
    第二节　食管癌可能的发病因素 ·················· 87
    第三节　食管癌的临床表现及诊断依据 ·················· 91
    第四节　食管癌发生的干预方略 ·················· 98

第六章 胃癌的临床预防方略 ·················· 110
    第一节　胃癌的流行病学 ·················· 110

第二节　胃癌可能的发病因素 …………………………………………………… 111
　　第三节　胃癌的临床表现及诊断依据 …………………………………………… 118
　　第四节　胃癌发生的干预方略 …………………………………………………… 123

第七章　结直肠癌的临床预防方略 …………………………………………………… 134
　　第一节　结直肠癌的流行病学 …………………………………………………… 134
　　第二节　结直肠癌可能的发病因素 ……………………………………………… 136
　　第三节　结直肠癌的临床表现及诊断依据 ……………………………………… 141
　　第四节　结直肠癌发生的干预方略 ……………………………………………… 144

第八章　原发性肝癌的临床预防方略 ………………………………………………… 154
　　第一节　原发性肝癌的流行病学 ………………………………………………… 154
　　第二节　原发性肝癌可能的发病因素 …………………………………………… 156
　　第三节　原发性肝癌的临床表现及诊断依据 …………………………………… 158
　　第四节　原发性肝癌发生的干预方略 …………………………………………… 167

第九章　胆囊胆管癌的临床预防方略 ………………………………………………… 184
　　第一节　胆囊胆管癌的流行病学 ………………………………………………… 184
　　第二节　胆囊胆管癌可能的发病因素 …………………………………………… 185
　　第三节　胆囊胆管癌的临床表现及诊断依据 …………………………………… 187
　　第四节　胆囊胆管癌发生的干预方略 …………………………………………… 199

第十章　胰腺癌的临床预防方略 ……………………………………………………… 208
　　第一节　胰腺癌的流行病学 ……………………………………………………… 208
　　第二节　胰腺癌可能的发病因素 ………………………………………………… 211
　　第三节　胰腺癌的临床表现及诊断依据 ………………………………………… 216
　　第四节　胰腺癌发生的干预方略 ………………………………………………… 223

第十一章　肾癌的临床预防方略 ……………………………………………………… 238
　　第一节　肾癌的流行病学 ………………………………………………………… 238
　　第二节　肾癌可能的发病因素 …………………………………………………… 240
　　第三节　肾癌的临床表现及诊断依据 …………………………………………… 243
　　第四节　肾癌发生的干预方略 …………………………………………………… 248

第十二章　膀胱癌的临床预防方略 …………………………………………………… 254
　　第一节　膀胱癌的流行病学 ……………………………………………………… 254
　　第二节　膀胱癌可能的发病因素 ………………………………………………… 256
　　第三节　膀胱癌的临床表现及诊断依据 ………………………………………… 261
　　第四节　膀胱癌发生的干预方略 ………………………………………………… 264

第十三章　前列腺癌的临床预防方略 ········ 273

　　第一节　前列腺癌的流行病学 ········ 273
　　第二节　前列腺癌可能的发病因素 ········ 275
　　第三节　前列腺癌的临床表现和诊断依据 ········ 280
　　第四节　前列腺癌发生的干预方略 ········ 286

第十四章　睾丸肿瘤的临床预防方略 ········ 295

　　第一节　睾丸恶性肿瘤的流行病学 ········ 295
　　第二节　睾丸恶性肿瘤可能的发病因素 ········ 297
　　第三节　睾丸肿瘤的临床表现及诊断依据 ········ 301
　　第四节　睾丸肿瘤发生的干预方略 ········ 310

第十五章　子宫颈癌的临床预防方略 ········ 318

　　第一节　子宫颈癌的流行病学 ········ 318
　　第二节　子宫颈癌可能的发病因素 ········ 321
　　第三节　子宫颈癌的临床表现及诊断依据 ········ 324
　　第四节　子宫颈癌发生的干预方略 ········ 331

第十六章　滋养细胞肿瘤的临床预防方略 ········ 342

　　第一节　滋养细胞肿瘤的流行病学 ········ 342
　　第二节　滋养细胞肿瘤可能的发病因素 ········ 345
　　第三节　滋养细胞肿瘤的临床表现及诊断依据 ········ 348
　　第四节　滋养细胞肿瘤发生的干预方略 ········ 350
　　※非妊娠性绒毛膜癌 ········ 352

第十七章　卵巢癌的临床预防方略 ········ 356

　　第一节　卵巢癌的流行病学 ········ 356
　　第二节　卵巢癌可能的发病因素 ········ 358
　　第三节　卵巢癌的临床表现及诊断依据 ········ 360
　　第四节　卵巢癌发生的干预方略 ········ 363

第十八章　子宫内膜癌的临床预防方略 ········ 379

　　第一节　子宫内膜癌的流行病学 ········ 379
　　第二节　子宫内膜癌可能的发病因素 ········ 381
　　第三节　子宫内膜癌的临床表现及诊断依据 ········ 387
　　第四节　子宫内膜癌发生的干预方略 ········ 390

第十九章　皮肤癌的临床预防方略 ········ 403

　　第一节　皮肤癌的流行病学 ········ 403

第二节　皮肤癌可能的发病因素 ··· 404
　　第三节　皮肤癌的临床表现及诊断依据 ································· 408
　　第四节　皮肤癌发生的干预方略 ··· 411

第二十章　恶性黑色素瘤的临床预防方略 ································· 419
　　第一节　恶性黑色素瘤的流行病学 ······································ 419
　　第二节　恶性黑色素瘤可能的发病因素 ································· 420
　　第三节　恶性黑色素瘤的临床表现及诊断依据 ························ 422
　　第四节　恶性黑色素瘤发生的干预方略 ································· 426

第二十一章　骨肉瘤的临床预防方略 ··· 443
　　第一节　骨肉瘤的流行病学 ··· 443
　　第二节　骨肉瘤可能的发病因素 ··· 444
　　第三节　骨肉瘤的临床表现及诊断依据 ································· 445
　　第四节　骨肉瘤发生的干预方略 ··· 449

第二十二章　软组织肉瘤的临床预防方略 ··································· 456
　　第一节　软组织肉瘤的流行病学 ··· 456
　　第二节　软组织肉瘤可能的发病因素 ···································· 457
　　第三节　软组织肉瘤的临床表现及诊断依据 ·························· 460
　　第四节　软组织肉瘤发生的干预方略 ···································· 468

第二十三章　恶性淋巴瘤的临床预防方略 ··································· 484
　　第一节　恶性淋巴瘤的流行病学 ··· 484
　　第二节　恶性淋巴瘤可能的发病因素 ···································· 487
　　第三节　恶性淋巴瘤的临床表现及诊断依据 ·························· 491
　　第四节　恶性淋巴瘤发生的干预方略 ···································· 503

第二十四章　甲状腺癌的临床预防方略 ······································ 516
　　第一节　甲状腺癌的流行病学 ·· 516
　　第二节　甲状腺癌可能的发病因素 ······································ 517
　　第三节　甲状腺癌的临床表现及诊断依据 ····························· 518
　　第四节　甲状腺癌发生的干预方略 ······································ 522

后记 ·· 530

第一章 肿瘤的临床预防方略

第一节 肿瘤预防历史背景

过去的一个多世纪经济、科技、医学的快速发展成果超越了既往两千年的历史,青霉素等抗生素的发明使得细菌性感染得到有效的控制;各类疫苗的广泛应用使得天花、结核病、脊髓灰质炎等传染性疾病不再是威胁人类生命的"不治之症";纤维内窥镜、计算机断层扫描及摄影(CT)、磁共振成像(MRI)、胸腔镜、腹腔镜、达·芬奇机器人(Leonardo's robot)等诊疗设备的普及,彻底改变了人类对疾病的诊断和治疗模式,发达国家人均寿命达到了80岁。医学研究水平已达到细胞、分子及基因水平,人类基因组计划的完成更是揭开了组成人体4万个基因的30亿个碱基对的秘密,由此医学家们预言:传染病将逐步被消灭、慢性非感染性疾病(包括肿瘤)将得到有效控制,人均寿命有望突破100岁。

一个健康、长寿的美好愿景,让老百姓甚至科学家们对当今或未来的医疗技术充满期待。而科学家们的自信其实主要来自对传染病和感染性疾病控制所取得的辉煌成就,但是自20世纪70年代以来,因为传染病和感染性疾病得到有效控制、人均寿命的延长以及经济发展带来的环境和社会问题,人类的疾病谱发生了巨大变化:恶性肿瘤、心脑血管疾病、遗传和代谢性疾病成为我们面临的新的挑战。而就目前的医学水平来看,人类对此类疾病的治疗手段捉襟见肘,恶性肿瘤更是成为人类的梦魇。

美国总统尼克松于1971年颁布了《癌症法案》以向癌症宣战,美国国家癌症研究机构(NCI)因此获得了巨额科研经费,并希望在10年内攻克肿瘤。而今不仅美国,全世界也没有打赢这场战争,并且癌症的发病率和死亡率在过去几十年里仍然呈现上升趋势,无论是男性还是女性。2016年中国医学科学院肿瘤医院赫捷院士在 *CA: A Cancer Journal for Clinicians* 杂志上发表了中国癌症统计数据,并指出:在中国癌症已成为疾病死因之首。

为什么会出现这样的结果?因为人类自身处在一个身体健康与社会快速发展的悖论世界里。社会的快速发展已成为全世界各国政治领袖的"执政之本",尤其是科学技术的日新月异,带动了医疗基础和临床研究的一次又一次的革命,人类对于疾病本质的认识越来越微观化,生命密码的解读似乎"跃然纸上",新的研究文献和新的诊疗技术确实给肿瘤患者带来了一丝希望,这是一种进步,但这种进步是可悲的,最终的结果是付出高昂的经济代价,仅仅收获微薄的生命价值。人类社会和个人对疾病治疗的投入是巨大的,甚至不堪重负。而对疾病预防的重视,仅仅停留在理论高度。只要提到疾病预防,上到政府下到黎民百姓,大家都知道"预防重于治疗",但为何肿瘤预防仍然任重道远?因为社会快速发展的原始动力是

"逐利",医学的发展同样如此,诊断和治疗技术的发展带来了丰厚的利润,而肿瘤预防产业目前仍然处于"薄利"甚至需要政府公益支出的阶段。因此,肿瘤预防要真正获得人们的重视,从根本上讲,"肿瘤预防产业"必须首先成为一个有"钱景"的产业,吸引社会资本来投入,同时让百姓真正认识到"肿瘤"就在他身边,对于肿瘤预防的投入是保障家庭和社会长远发展的根本,没有健康就失去一切。目前,环保技术和设备的快速发展、健康养生教育服务机构的普及、肿瘤专项体检和肿瘤遗传易感性基因检测项目的产业化已显示出良好的经济和社会效益。

"没有全民健康,就没有全面小康"。2016年8月26日,中共中央政治局审议通过"健康中国2030"规划,认为:只有把人民健康放在优先发展战略地位,加快推进健康中国建设,才能为实现中华民族伟大复兴的中国梦打下坚实健康基础。而肿瘤防控则是当前面临的重大挑战。

我国自《黄帝内经》就提出"上医治未病",《素问·四气调神大论》中提到"圣人不治已病治未病,不治已乱治未乱",这比西方医学卫生学预防概念的提出早了近2 000年。其医道"治未病"的思想源于中国古代哲学,《老子》七十一章指出:"以其病病,是以不病。"而《礼记·中庸》中的"凡事预则立,不预则废。言前定则不跲,事前定则不困,行前定则不疚,道前定则不穷",则从哲学高度阐明了疾病预防的重要性。"治未病"的内涵主要包括未病先防、既病防变、愈后防复,与现代医学肿瘤三级预防策略不谋而合,并结合晚期肿瘤的综合治疗提出肿瘤四级预防的理念。

第二节 肿瘤的四级预防

肿瘤预防(prevention of tumor)是指通过降低肿瘤的发病率来降低肿瘤的死亡率。具体包括通过远离各种环境致癌风险因素,预防肿瘤发病相关的感染因素、改变不良生活方式、适当的运动、保持精神愉快以及针对极高危人群或者癌前病变采用一定的医疗干预手段来降低肿瘤的发病风险。

现代医学的发展已证实:恶性肿瘤是分子病或基因病,环境因素和生活、社会行为是重要的致病因素。因此,针对吸烟、不合理膳食、感染、职业暴露和环境污染等致癌因素的有效干预措施来降低相关恶性肿瘤的发病率是有科学根据的,并且恶性肿瘤的发生、发展是由不同程度的癌前病变长期演变的多步骤、多阶段过程,这一生物学特征也为预防恶性肿瘤的发生提供了重要的理论依据,使我们有充足的时间,通过适当干预措施阻止或延缓恶性肿瘤的发生。1981年世界卫生组织提出3个三分之一学说:三分之一的肿瘤可以通过改善生活习惯而避免,三分之一的肿瘤可以通过早发现而根治,另外三分之一的肿瘤可以通过积极的治疗而延长生命、减少痛苦、提高生活质量,并据此提出了恶性肿瘤的三级预防概念。2006年,世界卫生组织将肿瘤纳入慢性病的范畴,认为肿瘤是一种可防可控的慢性疾病。

1. 肿瘤的一级预防

肿瘤的一级预防,又称病因学预防,是避免或减少接触可能致癌的因素,防止肿瘤的发生。世界卫生组织在2003年公布了十大致癌因素,即吸烟、过量饮酒、职业暴露、环境污染、食物污染、药物、慢性感染、饮食与营养、免疫抑制、生殖因素与激素。因此戒烟、戒酒,避免接触化学致癌物质、病毒、幽门螺杆菌、电离辐射等环境致癌因素,以及对饮食习惯、营养、职业危害的干预,倡导健康的生活方式,改善自然与社会环境,可以减少肿瘤的发生。

1) 环境致癌因素

国际癌症研究组织(IARC)和美国环境保护署(EPA)按照通常的习惯,将环境致癌因素分为化学因素、生物因素和物理因素三大类。

(1) 化学致癌物

环境中的化学致癌物质的种类非常多,它们的化学性质千差万别,作用机制常不相同,致癌作用的强度相差异常悬殊。按照它们的化学性质,主要包括下列种类的物质,如烷化剂:芥子气、环氧乙烷、氯乙烯、苯、烷化抗癌药物等;多环芳香烃:苯并芘、甲基胆蒽、沥青、煤焦油等;芳香胺:联苯胺、硝基联苯、乙萘胺等;亚硝胺:二乙基亚硝胺、甲基辛基亚硝胺等;金属元素:镍、铬、砷等;矿物类:某些石棉纤维等;药物:某些激素、某些抗癌药物等;生活嗜好物:香烟、槟榔等。环境中致癌物质的来源甚广,有的来自自然界,有的则来自人工合成。自然界存在的致癌物质可来自植物(如苏铁苷、黄樟素)、细菌(如大肠杆菌可合成乙硫氨酸、肠道菌群在某些条件下可合成亚硝胺类化合物)、霉菌(如黄曲霉毒素、镰刀菌素)等。但更有许多是来自人工合成(如多环芳香烃、胺类化合物、抗癌药物等)、工业产物(如某些化工原料、染料、农药、药物等)或日常生活环境(如香烟烟雾、食品烹调的热裂解产物中都含有多种致癌物质)。

肿瘤发生过程中,除了各种致癌物的单独作用外,它们还可能互相影响,发生不同的联合作用:协同致癌作用指单独作用时两种物质都是弱致癌物,而同时作用或先后作用时则会显著增强诱发肿瘤的作用;共致癌作用指致癌物在某种非致癌物存在的情况下,致癌作用加强;抗致癌作用即互相拮抗、减弱致癌作用。这种认识具有重要的理论意义和实用或潜在的实用意义。例如开发利用抗氧化剂维生素A、维生素E、硒、茶多酚等;某些激素、花生四烯酸代谢抑制剂、蛋白酶抑制剂等用以预防或减少癌症,便是实例。

(2) 生物性致癌因素

生物性致癌因素包括病毒、霉菌、幽门螺杆菌、寄生虫等,其中以病毒与人体肿瘤的关系最为重要,研究也最深入。

早在20世纪初就观察到了鸡白血病与病毒的关系;1930年代发现了病毒与兔乳头状瘤、小鼠乳腺肿瘤有关;1950年代初发现小鼠白血病与病毒有关;1970年代在肿瘤病毒中发现了逆转录酶(reverse transcriptase, RT),阐明了肿瘤病毒RNA经这种酶的逆转录作用转变为病毒DNA的过程,确定了动物白血病、淋巴瘤及人T细胞白血病的发生与病毒病因的关系;1980年代以来,随着肿瘤病毒中癌基因的发现,更加明确了病毒和癌变机制的相关性。

病毒按照所含核酸的不同,分为DNA病毒和RNA病毒两大类。与人类肿瘤发生关系密切的四个病毒家族分属这两大类:引起人T细胞淋巴瘤的病毒(HTLV-Ⅰ)属于逆病毒家族,与白血病、肉瘤、淋巴瘤、乳腺癌等有关,是一种RNA病毒;人乙型肝炎病毒(HBV)属于嗜肝DNA病毒家族,该病毒感染与原发性肝癌(PLC)的发生有密切关系;人乳头瘤病毒(human papillomavirus, HPV)属于乳头瘤病毒家族,有50余种亚型,与生殖道肿瘤的发生有密切关系,并与口腔、咽、喉、气管等处的乳头状瘤和皮肤的疣等良性病变有关,其中与宫颈癌发生的关系最引人关注；爱泼斯坦-巴尔病毒（Epstein-Barr virus，EBV）属于疱疹病毒，与儿童的 Burkitt 淋巴瘤和成人的鼻咽癌发生有关。这后三个病毒家族都是 DNA 病毒。

艾滋病（acquired immunodeficiency syndrome，AIDS）病毒（human immunodeficiency virus，HIV）也容易引起恶性肿瘤的发生，尤其是引起卡波济氏肉瘤、B 细胞淋巴瘤、口腔和肛门附近的鳞癌等肿瘤。据报道，卡波济氏肉瘤在正常人群中的发生率仅为 0.002%，而艾滋病病人中高达 1/3。

幽门螺杆菌（helicobacter pylori，HP）是革兰氏阴性、微需氧的细菌，生存于胃部及十二指肠的各区域内。它会引起胃黏膜轻微的慢性发炎，甚或导致胃及十二指肠溃疡与胃癌。它与胃癌的关系早已为人们熟知，其与胃黏膜相关性淋巴样组织淋巴瘤发生有关也已被证实，近期研究者还发现幽门螺杆菌感染与结肠肿瘤有关。

此外，霉菌与肿瘤发生关系比较明确的有黄曲霉菌（aspergillus flavus），它产生的黄曲霉毒素（aflatoxins）是一类杂环化合物，是已知最强的化学致癌物之一，可引起人和啮齿类、鱼类、鸟类等多种动物的肝癌。据估计对大鼠诱发肝癌的强度比奶油黄高 900 倍，比二甲基亚硝胺高 75 倍。黄曲霉菌非常容易在湿热的环境中生长，一些非洲国家和我国南方一些地区气候湿热，粮食、花生、玉米等农产品因保管不善极易发生霉变。一些非洲、亚洲国家肝癌的高发病率可能与食用这种被黄曲霉菌污染的粮食或食物有关。我国在一项研究中，分析了全国 29 个省市 552 个县的气象资料和 22 个省市 2 万余份粮油食品样品黄曲霉毒素 B1 的结果表明，黄曲霉毒素 B1 是肝癌的主要致癌因素之一，气候是形成我国肝癌分布地区差异的重要环境条件。合理有效地保管粮食和食品，防止霉变，或对被污染较轻的食品去除霉菌毒素，又不影响食物的营养质量，对防止肝癌发生有积极意义，而且有重要的社会经济意义。

我国学者在食管癌研究工作中发现河南林县居民中的霉菌性食管炎可能是食管癌前病变之一，推测具有致癌潜力的霉菌在食管上皮内的长期持续侵犯可能在局部促进或引起食管癌，并认为念珠菌感染和真菌毒素在食管癌综合病因及多阶段癌变过程中可能有一定的作用，食管上皮内的霉菌有可能在局部促进亚硝胺或其他致癌物的内合成，也提示霉菌感染可能对食管癌的发生有重要影响。

寄生虫感染是否可能诱发肿瘤，曾经引起许多人的注意。研究较多的有埃及血吸虫（schistosoma haematobium）与埃及的人膀胱瘤的关系；中华分枝单吸虫（clonorchis sinensis）感染与胆管型肝癌的关系以及日本血吸虫（schistosoma japonicum）感染与大肠癌的关系，但迄今未能明确它们之间的因果关系，目前大多数人倾向于认为寄生虫感染不是重要的致癌因素。

（3）电离辐射与肿瘤

电离辐射可以引起人体各部位发生肿瘤，但据估计在所有肿瘤的总病例数中只占 2%～3% 左右。按辐射源可区分为来自自然界的辐射：宇宙辐射、土壤或建筑材料的辐射；人为的辐射：主要来自医用射线诊断和治疗。

辐射致癌的机制可能有：染色体或基因的突变；基因表达改变；放射线激活潜伏的致癌病毒。器官敏感性、性别、年龄、吸烟等因素对辐射致癌都有一定的影响。放射线较常引起的肿瘤有：白血病、乳腺癌、甲状腺肿瘤、肺癌、骨肿瘤、皮肤癌、多发性骨髓瘤、淋巴瘤等。

另外，紫外线（ultraviolet light，UV）与皮肤肿瘤的发生有一定的关系。日光是人类接触的紫外线的主要来源，紫外线约占地表日光能量的 5%。紫外线的波长为 100～400 mm，将其分为 A、B、C 三段，即 UVA（315～400 mm）、UVB（280～315 mm）和 UVC（100～280 mm）。在地表日光的紫外线中,UVA约占95%,UVB占5%,UVC则被大气层完全吸收不能到达地面。紫外线照射可引起细胞DNA断裂、DNA-蛋白交联和染色体畸变,紫外线还可抑制皮肤的免疫功能,使突变细胞容易逃脱机体的免疫监视,这些都会导致皮肤鳞癌和基底细胞癌的发生,对引起黑色素瘤也可能有影响。据相关统计,户外作业人员头颈部皮肤鳞癌和基底细胞癌的发病率常高于室内工作者。近年来由于环境恶化,大气层的臭氧减少,出现地球臭氧空洞,地表紫外线的辐照强度将急剧增高,其诱发人体皮肤癌的潜在危险性将大为增加。据估计,大气臭氧减少1%,皮肤癌就要增加2%～6%,美国每年就会增加10 000～20 000名皮肤癌的病人。这些问题已引起各国科学家的高度关注。

2) 吸烟、过量饮酒与肿瘤

吸烟危害身体健康以及吸烟与肿瘤的发生密切相关已被现代医学所肯定。据统计,吸烟者的肺癌发病率明显高于不吸烟者,平均高9～10倍,重度吸烟者至少可达10～25倍,即使是少量吸烟的人也存在严重的危险。如每天吸1～10支香烟,患肺癌的可能性是不吸烟者的10倍,在35岁至39岁时戒烟,男性能增加5年的预期寿命,女性能增加3年的预期寿命。即使是在65岁以后戒烟,也能增加预期寿命值。戒烟10年后,患肺癌的风险可以减少一半。研究发现,烟草植物在生长过程中,从自然界能摄取大量的放射性物质,如钋-210、铅-210。吸烟时在香烟的燃烧温度下钋-210就可挥发,并和其母体铅-210一起随吸烟时的烟流进入肺内,在肺内积聚,不断地放射出人眼看不见的射线α粒子流,使支气管分叉内的黏膜表面和肺组织不断地受到的照射剂量比不吸烟者大2.6倍。由于钋-210在支气管内分布的不均匀性,它将在支气管上皮和肺组织的某些部位产生相当高的照射剂量,这种照射会影响肺组织的代谢,引起基因突变,促发或促进肿瘤的生长。烟草燃烧时所产生的烟气中,含有多种有害物质,对人体有极大的危害性。烟气中的有害成分包括尼古丁、烟焦油、一氧化碳等。尼古丁是一种生物碱,对人有毒性及成瘾性,能损害支气管上皮引发炎症。烟焦油内含酚类、烷烃、烯烃等多种有机化合物,其中苯并芘是主要的致癌因素。一氧化碳能与红细胞结合,妨碍其输氧功能。70%～80%的肺癌是长期吸烟所致。研究资料表明,半数以上非吸烟所致肺癌是因被动吸烟所致。鼻咽癌、消化道癌、膀胱癌和前列腺癌等很多癌症都和吸烟有关。

过量饮酒也与多种肿瘤的发生有关,主要是口腔癌、咽喉癌、食管癌和肝癌,也可能与直结肠癌和乳腺癌等有关。如酿造酒的粮食受黄曲霉菌污染,乙醇中就可能含有黄曲霉毒素等致癌物。另外,进入体内的乙醇,约95%在肝脏中进行分解代谢。大量饮酒,肝脏负担加重,可导致肝硬化,此时肝脏处理有毒物质(包括致癌物质)的能力降低,可诱发肝癌。乙醇饮料,无论啤酒、葡萄酒、黄酒或白酒,都可诱发癌症。

此外,食物与肿瘤的关系极为密切,食品添加剂、亚硝胺类化合物、某些植物的有毒成分等都有致癌和促癌作用;职业暴露在一定生产环境中,可以接触许多种化学物质,其中有些是致癌的,由于工人长期接触,可致职业性癌;现已发现有些药物有致癌作用;同时肥胖、免疫功能低下、激素水平异常以及心理因素也是导致肿瘤发生的重要因素,并且各致癌因素之间存在协同效应。

3) 有效的预防措施

戒烟:吸烟与肺癌等癌症的因果关系已被全球多次流行病学研究所确定,提供了迄今为止人类预防癌症的最好机会,并为若干发达国家的实践所证实。吸烟是全球首个可以预防的死因,控制吸烟可减少大约80%以上的肺癌和30%的总癌死亡。20世纪90年代美国男性肺癌的发病率及死亡率的下降趋势带动了90年代美国肿瘤的总发病率及死亡率呈下降趋势,归功于大规模地戒烟。当吸烟指数,即每天吸烟支数×烟龄＞400就是肺癌高危人群,需要每年定期检查胸部CT以期早发现肿瘤。戒烟10年后,患肺癌的风险可以减少一半。

节制饮酒:有害的酒精摄入每年可以引发35万例的肿瘤死亡,而且它还是许多癌症,如口腔癌、咽癌、喉癌、食管癌、肝癌、结直肠癌和乳腺癌等的危险因素,并与吸烟有协同作用。节制饮酒除个人习惯因素外,社会文化因素也不容忽视,甚至国家应该制定相关法律法规来限制饮酒。

合理膳食与适度运动:营养不良、缺乏体力活动以及超重或肥胖是很多常见癌症,如食管癌、结直肠癌、乳腺癌、子宫内膜癌和肾癌等的危险因素,是仅次于吸烟的第二大癌症危险因素。食用大量蔬菜和水果,会减少某些肿瘤的发生。同时保持适度运动,做到"少食多动"有利于预防肿瘤等慢性非感染性疾病。据世界卫生组织统计,介于1/3到1/4的全球癌症病例,和肥胖有着直接的关联。

免疫接种:已明确证实人乳头瘤病毒(HPV)与女性子宫颈癌的发生有关、乙肝病毒(HBV)会增加原发性肝癌的危险。预防新生儿乙型肝炎疫苗接种和HPV疫苗预防子宫颈癌是有效控制慢性感染的措施。

防控职业癌:职业致癌因素每年引发至少15万起的癌症死亡,包括肺癌、喉癌、皮肤癌、白血病和鼻咽癌等,主要防止工作环境中的电离辐射、石棉等。但一般来讲,由于职业性癌来源明确,故可通过积极的预防措施而达到有效的预防目的。

健康教育:向广大群众普及已知的肿瘤的危险因素和保护因素,使他们建立合理的饮食习惯、健康的生活方式、良好的心理状态、健康的性格等。

2. 肿瘤的二级预防

肿瘤的二级预防,即发病学预防,是指对特定高风险人群筛检癌前病变或早期肿瘤病例,从而进行早期发现、早期预防和早期治疗,其措施包括筛查和干预实验,又称临床前预防或"三早预防"。40岁以上的成年人应该每年体检一次。癌症如能早发现、早诊断、早治疗,就会疗效好,远期生存率高,大多数病人可以获得根治。

世界卫生组织专家提出了恶性肿瘤的"十个"早期征兆,提醒公众注意。比如:身体出现硬结或肿块、食道有异物感、持续性消化不良、干咳或痰中带血、原因不明的大便带血、无痛性血尿、不规则阴道出血、久治不愈的溃疡、原因不明的体重减轻或低热等都是癌症的早期信号,如发生这些症状应高度警惕,立刻检查治疗。警惕癌症的早期信号,75%的癌症发生在身体的浅表部位,掌握基本的癌症预防知识,增强防癌观念。定期进行健康检查,进行癌症的筛查,尤其是具有家族肿瘤病史的人、肿瘤高危人群以及有癌前病变的人,更应该了解相关知识,定期体检。这是维护健康的重要手段,是肿瘤早期发现的重要途径。除了自己经常自查体外,没有肿瘤危险因素的人应每年体检1次,有肿瘤危险因素的人每年体检1~2次。筛查是肿瘤二级预防主要的手段,对筛查方法的要求是:简便、准确(敏感性和特异性)、经济、易被接受。其中宫颈癌、乳腺癌筛查被许多国家列入国家卫生计划。

1) 宫颈癌的筛查

建议年满21岁女性应每年筛查宫颈癌。宫颈涂片已取得了广泛的认同,是降低宫颈癌死亡率的首选方法。美国宫颈癌的发病率和死亡率在过去的30年间下降了67%,这主要归功于宫颈涂片检查,这种检查用于检测宫颈癌及癌前病变非常有效,如果能早期诊断宫颈癌前病变,再进行适当的治疗,患者生存率可以达到100%。高危性HPV检测目前在许多国家已开始用于高风险人群筛查。另外,给年轻女孩接种人乳头瘤病毒疫苗也有效地控制了经性行为传播的宫颈癌的发病率。

2) 乳腺癌的筛查

在拍片技术比较高的条件下进行乳房钼靶片检查,可降低乳腺癌死亡率;向群众教授乳房自检。建议年满40岁女性应每年进行乳房钼靶筛查,对高危妇女(有家族病史、携带BRCA1和BRCA2易感基因)则建议每年进行核磁共振成像筛查,筛查年龄也提前到30岁。乳房钼靶筛查的开展及医疗技术的进步,使美国乳腺癌死亡率从1990年开始持续下降,目前60%的乳腺癌能在早期阶段就得到确诊,5年生存率达到了98%。

3) 肺癌的筛查

在高危吸烟者中采用低剂量螺旋CT扫描进行肺癌筛查,能降低肺癌的死亡率达20%,还有胸部X线片和痰脱落细胞学检查。

4) 结直肠癌的筛查

大便隐血(FOB)筛查早期结直肠癌;乙状结肠镜普查可明显降低死亡率。

5) 胃癌的普查

胃癌的内镜筛查在日本已取得成功,使早期胃癌的发现率超过40%。

6) 食管癌的早期诊断

我国林县开展的内镜下碘染色+指示性活检筛查食管癌,取得了良好的效果。

肿瘤的高危人群:存在某一肿瘤危险因素的人群称为这一肿瘤的高危人群。对高危人群进行监测,有利于早期病人的发现,而且较一般普查发现肿瘤病人,有事半功倍的作用。

癌前病变(premalignant lesion):是癌前状态在病理学上的概念,指有些病变的本身不是癌,但在致癌因素的长期作用下,其中有一小部分可能发展为癌;癌前状态(precancerous stage):人体的某些增生性病变容易演变为癌肿。

而二级预防的主要目的是早期肿瘤的合理治疗,这是病人获得长期生存或者治愈的重要保证。初诊患者需要秉持科学的态度,到专业的肿瘤专科进行规范的诊断和治疗。

3. 肿瘤的三级预防

肿瘤的三级预防,又称临床预防或康复性预防,是指以延长生存及提高生活质量为目的而进行积极综合治疗,主要目标是预防癌症复发和转移,防止并发症和后遗症,即对已经确诊的癌症病人进行积极的医学治疗,争取获得最佳疗效,预防肿瘤的二次发生。目前肿瘤根治术后的治疗,仍然以化疗、放疗、免疫调节剂和中医中药治疗为主,一些靶向药物应用于预防肿瘤的复发、转移也被临床研究所证实,如赫赛汀在HER-2阳性乳腺癌辅助治疗中的应用,新的治疗技术和循证医学证据不断更新,已使肿瘤治疗看到了新的曙光。肿瘤到底是"绝症"还是"慢性病",患者心中观念的转变关键还是看肿瘤三级预防的成功与否!

目前肿瘤三级预防的重点:临床可治愈患者的规范化治疗;中医中药和免疫调节剂在预防肿瘤复发、转移阶段基于规范化治疗的循证医学证据的积累;健康生活方式的重建;肿瘤患者的心理辅导和干预;肿瘤患者对肿瘤疾病的正确认识;国家对肿瘤相关产业监管和准入制度的建立。这应当是当前符合国家利益和肿瘤防控战略的工作重心。

4. 肿瘤的四级预防

广义上疾病的四级预防也称为零级预防或病源预防,阻止疾病源头进入国家、进入社会,采取措施防止公共卫生突发事件的因子出现。而肿瘤的四级预防不同,这一理念是在三级预防的概念上追加的,主要针对晚期肿瘤患者的姑息治疗,如三阶梯止痛、临终关怀等。晚期恶性肿瘤,往往我们称之为"不可治愈的疾病",但随着肿瘤治疗技术的发展和精准医疗时代的到来,某些晚期肿瘤已不再是不可治愈的,如结直肠癌肝转移患者,经过多学科协作治疗,可以获得二次根治的机会。另外,靶向治疗药物的不断问世和免疫治疗技术的突破性发展已使"与瘤共存"的慢病管理理念得以实现。而对于减轻患者痛苦,提高患者生活质量和尊严的医疗措施,如癌痛治疗、心理辅导、人文关怀协助等,目前我们除需要医院外,还需要更多的医疗辅助机构来协助完成。

综合看来肿瘤的四级预防的内容广泛而细致,并且工作繁杂,是一个比肩"火星殖民计划"的"不可能完成的任务"。一级预防是国家疾病控制中心在肿瘤预防领域的工作方向,而中国国家癌症中心则应承担后续的相关工作。尽管我国在肿瘤防控方面已取得长足的发展,但这两方面的工作和欧美发达国家相比,我国仍然处于起步阶段。另外,随着肿瘤遗传学的发展、不同人群肿瘤遗传易感基因库的建立,不远的未来在肿瘤二级预防的内容里,易感基因指导下的肿瘤筛查地位应该得到认可。

第三节　肿瘤防治的现状

肿瘤已是全球第一位死因,且70%以上的肿瘤死亡发生在中低收入国家。其中,肺癌、胃癌、肝癌、大肠癌和乳腺癌是引起死亡的主要肿瘤,男性和女性的肿瘤谱不同。吸烟是癌症最重要的危险因素,将近40%的肿瘤是可以通过减少烟草使用、提高饮食质量、增加体力活动、降低酒精摄入、消除工作场所致癌物、接种乙肝疫苗和人乳头瘤病毒疫苗而预防的。另外,还有相当一部分癌症是可以通过早期发现和早诊早治而得到治愈的。

目前全球中等以上发达国家均有各自的肿瘤防控计划和体系,主要防控工作也是围绕三级预防的内涵,建立科学、合理的生活方式,避免肿瘤致癌因素,完善肿瘤登记制度,加强肿瘤筛查工作,争取做到早诊早治。

而我国作为发展中国家,中华人民共和国成立以来,首先关注的仍然是传染性疾病,政府投入也侧重于控制传染性疾病,如"非典",保障国家公共卫生安全。但中国政府并没有忽视肿瘤的防治工作。1969年,在周恩来总理的关怀下,成立全国肿瘤防治研究办公室,全面指导肿瘤预防和控制工作。"七五"期间卫生部发布了我国第一个《全国肿瘤防治规划纲要》,建立了以各级肿瘤防办、肿瘤专科医院和肿瘤研究所为主的专业团队以及县、乡、村三级肿瘤防治网,并开展了许多以高发现场为基础的综合防治研究,如食管癌和肝癌。然而,由于经济基础的制约、市场经济机制的转变和肿瘤重治轻防的观念严重,我国的肿瘤防控工作一度进展缓慢。随着我国肿瘤发病率和死亡率的不断攀升,2003年,《中国癌症预防与控制规划纲要》提出了全国肿瘤防控工作的指导原则、总目标、具体目标、重点癌症和工作内容,并强调和加强了肿瘤登记工作在我国肿瘤防控工作中的重要作用,一些肿瘤防控项目也陆续开展。

尽管如此,由于市场利益的驱动,我国在肿瘤防控方面的投入主要还是集中在中晚期肿瘤患者的临床治疗和恶性肿瘤的基础与转化医学研究。这直接造成大量的资金用于研发大量肿瘤治疗药物,因为"保命药物"尽管昂贵,但市场需求旺盛,而廉价的体检和健康管理无人问津。这消耗了大量的国家经济资源且利用率极低,并间接造成国家肿瘤预防投入的不足。当下我国肿瘤临床治疗和技术水平已与欧美国家几乎同步,但我国恶性肿瘤的发病率和死亡率仍然逐年攀升,国家在肿瘤治疗上负荷的增加,也使得医疗投入捉襟见肘。美国通过戒烟和早诊早治技术的大规模应用,从20世纪90年代开始,肿瘤的发病率和死亡率已经开始下降。到2000年,虽然人口老龄化趋势仍在加剧,但是恶性肿瘤新发病例数开始下降。美国的经验告诉我们,预防是肿瘤防治的关键和希望所在,以预防为主、预防与基础和临床相结合,才是人类抗击肿瘤的长期战略。

我国肿瘤防控当前面临的问题主要包括:

(1) 重治轻防

公共卫生有一个基本的共识,如果人们能了解一些肿瘤防治知识,早预防、早发现、早诊断、早治疗,同时重视治疗后的康复期,他们的生命是可以挽救的,更可避免患上恶性肿瘤,以及可能获得治愈的机会。

但是目前我国上到政府下至黎民百姓的"重治轻防"问题非常严重。作为发展中国家,政府尚无足够财力满足肿瘤防控所需全部资金,而民间资本在没有利润的保证下也不会轻易投入这个理论上充满无限商机的领域;而作为百姓来讲,住房、教育甚至生存压力,使得大多数人无暇顾及肿瘤疾病的预防和专项体检,从而表现为全社会对生命、对健康的漠视以及对社会保障体系的不满。肿瘤治疗由于纳入社会医疗保障体系以及人们对于死亡的恐惧,大量的社保资金和家庭储蓄被投入到肿瘤的临床治疗,这不仅耗费了国家和民众众多经济和社会资源,而且收效甚微。我们要相信所有的疾病(包括肿瘤)预防疾病的发生以及早诊断、早治疗,无论是疗效,还是经济负担力远远低于后期的治疗。

"轻防"还体现在医疗机构和肿瘤患者在初诊根治后对复发和转移的二次预防上重视程度不够。手术、放疗、化疗等常规治疗只能切除肿瘤,无法改变患者机体抗肿瘤免疫水平和外在环境。如何重建机体抗肿瘤功能,建立有利于预防肿瘤再次发生的生活方式、心理状态甚至外界环境,有效地防范癌症复发、转移、再生,仍然是肿瘤防治的盲区,并且缺乏有效的措施。目前我国民间癌症康复俱乐部的建立,承担了部分二次预防的功能,包括群体抗癌模式、心理治疗。事实证明,癌症康复俱乐部里肿瘤患者的五年生存期达到了50%以上,比上海全市统计的平均值28.5%高出近一倍,但这远远无法满足我国肿瘤防控的需要。

(2) 肿瘤预防意识淡漠

肿瘤预防意识淡漠其实是老百姓"重治轻防"思想的一种体现。究其原因有经济因素,国人愿意付出金钱享受物质消费,却漠视健康体检和健康管理的投入,甚至体检正常还被认为浪费了钱财,直至患病后悔莫及;另外,中国社会职业的上升通道是建立在"人脉"基础之上,这导致大家尽管懂得健康之道,但在"职场压力"和"积极进取"的理念驱动下,家人和社会整体漠视生命,全民过着"奋斗"的生活模式,也就是老百姓常说的:"前半生拿命换钱,后半生拿钱买命。""健康是1,其余是0",道理简单,但又有几个人做到呢?

(3) 体检低效、筛查体系不健全

"体检低效、筛查体系不健全"直接导致我国肿瘤疾病早诊、早治率偏低。我国的国民体检基础是"单位体检",这一模式有它的优点,就是体检的全民化和定期化。但体检费用的捉襟见肘,造成体检低效,容易漏诊。因此,商业保险类的常规体检应该作为"单位体检"模式的补充甚至替代,以满足不同人群的体检需求,由专业的保险机构替代业余的用人单位制定体检清单。

肿瘤二级预防中一个重要议题是筛查。应用乳腺钼靶摄影筛查妇女乳腺癌和应用细胞学和(或)HPV检查筛查宫颈癌已被公认是有效的筛查方法,在有条件的地区已被广泛应用。在筛查方面遇到的问题,则是将尚处于研究阶段的筛查方案急于普及推广。在筛查的研究中,筛查方法的有效性和安全性是首先需要考虑的问题。在有效性方面,由于筛查发现的病例存在提前发现期和病程长度偏倚,因而使得判断筛查方法是否有效的唯一金标准是筛查人群中该种肿瘤的死亡率是否显著低于未筛查人群,而没有其他标准。国内有些人至今仍将筛检发现的病例的临床期别和生存期与门诊发现的病例相比较,由于筛查发现的病例临床期别早、生存期长而做出筛查方法"有效"的推断。即使筛查方法是有效、安全的,在普及推广前还要审慎研究和考虑人群的可接受性、筛查的副作用以及成本效益等诸多问题。像前列腺特异抗原(PSA)检查,在临床上无疑是一项安全、有效的前列腺癌检测手段,但应用于人群筛查发现假阳性率过高,给受检者增添了很多困扰,在用于人群筛查上存在很大争议。因此,符合卫生经济学和伦理学的、科学的筛查手段和人群,还有待进一步研究和探讨。

(4) 肿瘤防治网络建设滞后

我国肿瘤防控总体水平落后于欧美发达国家,由于国土面积、经济实力和人口分布等的客观原因的限制,目前还没有完整健全的肿瘤信息登记随访制度及网络系统。中国的肿瘤登记(死因监测及新发登记)工作起步晚,从20世纪90年代才开始肿瘤发病登记,登记面较窄,没有一个全面而详细的肿瘤发病死亡基础数据资料和随访资料,肿瘤流行病学资料和相关数据的收集比较困难,远不能适应肿瘤防治工作的需求。近十年总结的新发病例各点的发病率数据差异较大,数据的利用率不高,不能完全客观反映中国恶性肿瘤的实际发病和死亡情况。虽然随着近些年受益于对公共卫生的重视和观念的普及,增加了死亡补发病例的资料,但并不能涵盖所有的登记点,肿瘤登记工作是利用地区级机构疾病预防与控制中心的慢病网络,而我国肿瘤防治网尚未能完整建立。

2014年我国发布的《2012年中国恶性肿瘤发病和死亡分析》报告,共收到261个登记处上报的2012年肿瘤登记数据,经过审核和评估,共193个肿瘤登记处的数据符合入选标准,也仅覆盖登记人口1.98亿人(其中城市1亿人,农村9 761万人);中国医学科学院肿瘤医院、国家癌症中心赫捷院士、全国肿瘤登记中心主任陈万青教授等,在影响因子高达144.8的 *CA: A Cancer Journal for Clinicians* 杂志上发表的2015年中国癌症统计数据来自中国肿瘤登记中心数据库72个登记点的数据(2009—2011年),仅覆盖代表我国6.5%的总人口数。单单肿瘤登记数据管理工作,对于人口十多亿的中国已是不堪重负,更何况肿瘤防治网络的建设。

(5) 肿瘤诊断和治疗不规范

某些地区肿瘤医疗市场混乱,恶性肿瘤的诊治规范性有待提高,存在着为了"肿瘤经济",盲目投入大型肿瘤诊疗设备和过度使用昂贵药物的现象。这些现象造成医疗资源极大的浪费,所以现阶段急需要做的事情就是正确指导和引导肿瘤专科医师进行规范合理的诊治,合理使用医保及农村合作医疗资源,为肿瘤患者提供一个科学、合理、规范的肿瘤诊治平台。

肿瘤的过度治疗和检查使恶性肿瘤诊治费用居高不下,既有患者的原因,也有医者的原因。谁都知道恶性肿瘤的严重性,为救命,肿瘤患者及家属往往不惜一切代价去治疗,四处求医问药,只要有一线希望就积极配合治疗,认为只有"根治"方能万无一失。"生命不息,化疗不止"是绝大部分恶性肿瘤患者的生活写照。他们以为,只要医生还在给自己治疗,生命就会继续。为了追求"治愈",痛苦地接受超大剂量的放、化疗或根治性手术,但这些过度的治疗并没有得到预期回报,花费巨大不说,同时还带来了严重的后果,甚至过早地失去了生命。

过度治疗、检查的另一个原因是现行医疗机制的利益驱动,对于公立医院,目前国家的财政拨款十分有限,90%以上要靠医院创收。这就迫使医院想方设法增加诊疗项目、频率,以取得较好的经济效益,从而对肿瘤的诊疗越来越趋于过度。现行的医疗事故鉴定实行"举证倒置"制度,医生为了避免漏诊或误诊,减少不必要的医疗纠纷或医疗事故,就会给患者做全面检查,这样一来,就必然会扩大检查范围,造成过度检查。

(6) 肿瘤诊断和治疗费用过高

医疗技术的进步和医疗质量管理要求的提高是检查费用居高不下的客观原因。近年来,随着肿瘤精准医疗的需要,如 FISH、免疫学检测以及 PET-CT 的运用推动了肿瘤治疗成本不断上升。同时随着医疗质量管理要求的不断提高,患者在享受安全治疗的同时,相应的花费也随之增加。如根据卫生部"临床输血技术规范"要求,凡需输血的病人每次住院时都要进行梅毒、HIV 等多项检测,直接增加了治疗费用。

另外,抗肿瘤药物价格相对比较昂贵(较十年前已大幅下降),特别是新型抗肿瘤药物,主要是因为开发研制一种新的抗肿瘤药确实成本很高,研发过程中投入成本大。国外研发一种新的抗肿瘤药物,从研制、筛选出来,到最后得到批准上市,至少要用 10 年的时间,要经历从动物试验到人体的漫长过程,耗费巨大。除此以外还有其他一些原因:药价虚高;滥用辅助用药。由于 90%以上的药品属市场调节价格管理,生产企业将广告费用和推销费用大幅度虚列抬高,无形中虚高了生产成本,抬高了出厂价格。当前药品流通环节很复杂,对药价虚高起了很大的推动作用。放、化疗的辅助用药的滥用也增加了治疗费用,有些辅助用药甚至超过化疗药物费用。抗肿瘤的其他治疗手段如免疫疗法、伽玛刀、光子刀及超声刀等新的技术费用高昂。当前我国缺少肿瘤的诊疗规范,没有设立抗肿瘤治疗的准入制度,医院的任何科室都可以收治肿瘤病人,任何专业的医生都可实施放、化疗。这样导致肿瘤治疗不规范,容易引起复发或治疗相关并发症的增多,导致费用增加。

(7) 肿瘤中医药预防体系有待发展

我国中医药肿瘤预防理论体系发展已逾千年,中医思想博大精深,中药防癌抗癌实践经验丰富,但基于历史原因造成的中医传承断代的影响和经济原因导致中药种植生产"蔬菜化"的现状,使得中医药体系深受西医理论的干预,无法独立自主地发展。中医药优秀的预防理论也由"防病"、"调理"转化为"治病",沦为中医药先祖们所说的:"治已乱之病。""地道药材"即"汉方"技术却为日本、韩国发扬光大。

科学、全面地建设肿瘤中医药预防体系,既是我国肿瘤防控工作的优势,也是现今我国传承和光大"中医国粹"的必要工作,并具有"成本低、易普及"的优点。

第四节　肿瘤预防的展望

肿瘤预防工作"任重而道远"。2008年世界卫生组织发布了《非传染性疾病行动计划》，建议：增加癌症预防和控制的政治力度；不断发现新的知识并普及已经存在的知识，以便于将有证据的方法用于肿瘤控制实践中；制定标准和工具，以指导癌症预防、早期发现、治疗和关爱的计划和实施；建立不同水平（全球的、区域性的、国家的）的肿瘤防控伙伴网络；加强国家和地方水平上的卫生体系；给发展中国家提供快速、有效、实用的干预方法的帮助等。应该说在全球关注下，肿瘤的防控工作必将得到快速、有效的发展，但由于全球贫困人口居高不下，政治经济的不稳定和恐怖活动的常态化，"大国博弈"的全球政治背景下，肿瘤防控工作似乎又显得微不足道。而作为医务工作者，我们仍需坚持自己的理念和理想，做好肿瘤的防控工作，展望未来我们应该在以下几个方面做出努力。

（1）环境治理

环境治理包括：自然环境、居家环境、社会环境的治理等。

自然环境污染是导致各种肿瘤发生的极其重要原因，也是肿瘤综合预防措施的重要组成部分。近100年来人类所造成的自然环境污染已经大大超过了过去几千年污染的总和。根据欧洲工业排放物的监测数据，第二次世界大战至今人工合成物以及化学物质达近十万种，这些化学物质多数具有持久型的致癌性、致突变性及生殖毒性。空气、水、土壤、食品共同组成人类生活的环境，人体正是从环境中摄取空气、水和食物，经过消化、吸收、合成，组成人体的细胞或组织的各种成分并产生能量，维持生命活动。同时又将体内不需要的代谢产物通过各种途径，排入环境，所以空气、饮水和食品的质量直接影响着人类的健康。环境污染主要包括空气污染、饮水污染、土壤污染、食品污染等。近年来，为保障人民群众的身体健康，我国在经济快速发展的同时，也加大了环境保护力度，采取措施减少或杜绝环境污染的现象发生。如关停污染严重的企业，控制城市道路车辆水平，开发清洁能源，从源头上减少环境污染物的排放。

如果说自然环境是人类生存的大环境，家居环境则是我们生活的小环境。随着房地产业的蓬勃发展，我国人居环境明显改善，但带来的家居环境却危机四伏，室内装修过于复杂的设计和装饰装修材料的过度使用造成家居环境的二次污染。以甲醛的浓度为例，在一个面积十几平方米的卧室里，使用的装修材料和摆放的家具越多，所释放出来的甲醛浓度就越高，对身体的危害就越大。装修应选用无毒无害、无污染的环保型装饰材料，房子装修后不要急于使用，在室内装修时少用，或者不用可能含有放射性的石材瓷砖等，以降低氡的放射性气体的析出量等。

而社会环境较为复杂，涉及面也较广，包括政治因素、人文因素、行业因素、风俗习惯等。有利于肿瘤防控的社会环境的治理似乎超越了医疗卫生行业的能力范围，应该由社会和个人的共同努力来实现。

综合治理好我们的自然环境、家居环境、社会环境，既是国家和政府的职责，也是我们公民的义务，更是肿瘤防控的首要任务。

(2) 控烟政策、食品药品安全等法律法规制定

控烟对于肿瘤疾病防控的重要性已无需赘述,如何协调国家利益和人民健康之间的矛盾,政府必将制定完善的法规甚至法律;食品、药品安全事件报道屡见不鲜,严格的督查、执法力量必将加强,相应的法制建设也将不断完善;此外,环境立法、行业法规甚至治安条例等对肿瘤防控的影响也必将日益深远。

(3) 国家肿瘤防控网络建设

进一步加大政府对肿瘤防控工作的重视程度和支持力度,根据我国基本国情逐渐建立和完善《国家肿瘤防控规划》"五年规划"体系,并具备延续性;完善肿瘤登记系统和大数据管理、分析体系,指导政府和肿瘤防控部门的日常工作,在"城镇化"建设的时代,建立城市肿瘤防控体系和策略;开展针对肿瘤的健康教育和科普宣传,提高民众对防癌知识的认知程度和参与肿瘤防控行动的主动性;继续在农村高发区开展肿瘤早诊、早治的宣教和实施;建立全国性的肿瘤筛查和早诊、早治体系,探索符合卫生经济学的筛查技术;建立并完善国家、省、市、区(县)四级肿瘤防控中心网络,并吸引民间资本和外资共同参与肿瘤防控的各项工作。

(4) 新的肿瘤防控技术和理念的不断更新

近100年,人类科技的发展不断地将"想像"和"科幻"变为现实,"杞人忧天"也不再是个笑话,而是人类面对生存威胁不得不思考的问题。肿瘤防控领域的技术发展和理念更新同样如此,例如肿瘤的内在遗传因素,导致在肿瘤面前人生来就不平等,外加经济因素和社会因素,似乎某些人群注定是患癌的高危群体。本世纪人类基因组计划的完成、疾病遗传背景的预测和肿瘤人群易感基因库的建立为肿瘤防控开拓了新的思路,也打开了肿瘤防控和健康管理新的领域。

相信不远的将来,在肿瘤易感基因监测和肿瘤四级预防的共同努力下,肿瘤发病率和死亡率必将大幅下降,肿瘤疾病也不再是威胁人类健康的首要疾病。

参考文献

[1] Chen W, Zheng R, Baade P D, et al. Cancer statistics in China, 2015. CA Cancer J Clin. 2016 Mar—Apr;66(2):115-32.

[2] Melina Arnold, Nirmala Pandeya, Graham Byrnes, et al. Global burden of cancer attributable to high body-mass index in 2012: a population-based study Lancet Oncol. 2015 Jan;16(1):36-46.

[3] Danaei G, Vander Hoorn S, Lopez AD, et al. Comparative Risk Assessment collaborating group (Cancers). Causes of cancer in the world: comparative risk assessment of nine behavioural and environmental risk factors. Lancet,2005,366(9499):1784-1793.

[4] Siegel R, Ward E, Brawley O, et al. Cancer statistics, 2011: the impact of eliminating socioeconomic and racial disparities on premature cancer deaths. CA Cancer J Clin, 2011,61(4):212-236.

[5] 刘进,李国信,李丹. 治未病学术思想探源及研究展望. 中华中医药学刊,2008,26(6):1309-1312.

[6] 庞德湘.《金匮要略》治未病思想与肿瘤病学三级预防. 中华中医药杂志,2006,21(3):

171-173.
[7] 高玉堂.肿瘤预防和肿瘤流行病学研究中的若干问题.中华肿瘤杂志,2012,34(7):555-556.
[8] 杭渤,成森平,夏彦恺,等.三手烟研究现况与前景.中华医学杂志,2015,49(4):294-296.

第二章 鼻咽癌的临床预防方略

第一节 鼻咽癌的流行病学

鼻咽癌(nasopharyngeal carcinoma,NPC)是指原发于鼻咽部的恶性肿瘤,发病率为耳鼻咽喉恶性肿瘤之首。鼻咽癌在西方国家是一个少见的病种,在美国发病率为0.5/10万~2/10万,然而在中国南部、东南亚、非洲北部和部分地中海沿岸国家高发。日本和朝鲜鼻咽癌发病率均低于1/10万。鼻咽癌发病具有明显的地方特性,也因此被叫做"广东癌"。以中山大学附属肿瘤医院统计数据为例,2015年全年收治新发鼻咽癌病例达4 703例。中山大学肿瘤防治中心数据显示,全球每年鼻咽癌新发6.5万病例,中国占2.8万例,华南地区约2万例,占全国近70%。广东、广西、湖南、福建、江西、海南等省区以及香港、澳门地区都是鼻咽癌高发区,其中又以广东省发病率为首,特别是广东中西部,年发病率高至30/10万~50/10万。广西居全国第二,而北方的发病率相对较低。鼻咽癌的发病情况因地区、种族、年龄不同而差异悬殊,具有明显的家族聚集性,并呈一定的男女发病比例。其主要流行病学特征可以概括为:

1. 地域分布

世界范围内高发区主要在:① 中国南方和亚洲东南部;② 北美洲的美国阿拉斯加州和加拿大西部;③ 非洲北部和东北部等3个地域。

(1) 中国南方和亚洲东南部一些国家。主要以东南亚尤其是我国南方(如广东、广西、福建、湖南、江西等)和香港地区高发。其中,广东为世界上最高发区,其世界人口标化死亡率达12.46/10万(男),5.00/10万(女)。在鼻咽癌高发的广东省,肇庆、佛山及广州地区讲广州方言的广府人鼻咽癌发病率最高,讲闽南方言的潮汕人次之,讲客家话的客家人最低。从死亡率看,广东的肇庆、佛山、广州这3个高发地区居民3年平均年龄性别调整死亡率分别为10.42/10万、9.71/10万和8.94/10万,广州方言、闽南方言、客家方言人群的死亡率分别是10.12/10万、4.31/10万和3.44/10万,广府人比客家人高3倍多。

(2) 北美洲的美国阿拉斯加州和加拿大西部,当地土著人群的世界人口标化发病率达13.5/10万(男)和3.70/10万(女)。

(3) 非洲北部和东北部一些国家,如科威特发病率达2.2/10万(男)和0.8/10万(女)。在欧洲、美洲、大洋洲及日本等地发病率均在1/10万以下。

2. 种族分布

据世界卫生组织报告,世界三大人种中,以黄种人发病率最高,部分蒙古人种也为鼻咽癌高发人群;黑种人次之;白种人十分罕见。目前的鼻咽癌患者几乎全部来自中国、印尼、新加坡、马来西亚、泰国、越南和菲律宾的黄种人,其中我国鼻咽癌患者的人数占全世界鼻咽癌患者总数的40%。而在黄种人的头颈部恶性肿瘤中,鼻咽癌的发病率又占首位,已俨然成为东南亚地区普遍发生的一种上皮癌。我国南方高发区的原居民迁居北方地区或移民海外后其鼻咽癌发病率比当地居民高,而且其后裔仍保持有很高的发病倾向。印度原居民移民英格兰和威尔士后鼻咽癌发病率高于当地居民;而英格兰和威尔士的居民移民印度后发病率仍然低于当地居民。由此提示,鼻咽癌的发生有明显的种族敏感性。

本病具有明显的家族聚集性,在高、低发地区均发现鼻咽癌高发家族。高发区广东调查发现,10%的鼻咽癌患者有癌家族史,其中56%是鼻咽癌家族史。广西医科大附属肿瘤医院放射科209例鼻咽癌家族倾向性报道,209例中有101例有家族史。在香港亦同样发现有鼻咽癌高发家族。在世界各地有恶性肿瘤家族史占38.6%,其中13个家系同为鼻咽癌,占22.81%。为了深入研究,从1976年开始有研究者进行了一项共有34个鼻咽癌家族(2例以上)的研究,对患者的父母及亲兄弟姐妹进行采血检查,探讨鼻咽癌家族遗传原因。人类主要组织相容性复合体(major histocompatibility complex,MHC)又名人类白细胞抗原(human leukocyte antigen,HLA),是一系列紧密连锁的基因所组成又具有多态性的复合遗传系统。早期的研究表明单倍型(haplotype)即亲代任何一方所提供的等位基因,在HLA基因位点上A2、Bw46和抗原B17略高于非鼻咽癌家族2倍,这就大大增加(约21倍)患鼻咽癌的风险。

3. 性别分布

鼻咽癌发病率及死亡率都存在性别差异,对于所有人群,鼻咽癌以男性居多,男女发病率比平均为2.5∶1。根据我国29个省市的肿瘤死亡调查结果,鼻咽癌死亡率全国平均1.88/10万,男性为2.49/10万;女性为1.27/10万。香港一项长达20年的研究表明鼻咽癌在发病率、死亡率及死亡率/发病率三方面均存在男性高于女性现象,且差异有统计学意义。而男女发病差异又随年龄增高而增大。

4. 年龄分布

鼻咽癌的发病率在30岁开始迅速上升,50~59岁呈最高峰,60岁后逐渐稳定。国内报道年龄最小患者3岁,最大患者90岁。据广州市1972—1981年资料,30~50岁组发病率占76.62%,显示在高发区中,中壮年病例较为多见,儿童期(小于14岁)病例较为特殊。也有报道称鼻咽癌发病年龄分布在高发与低发地区有所不同,在高发区,发病年龄分布呈单峰模式,峰值出现在50~59岁。而在低发区,发病年龄呈双峰分布,分别为10~19岁和50~59岁。

第二节 鼻咽癌可能的发病因素

鼻咽癌的病因学研究目前尚未明确,可能是多种因素互相、长期作用的结果,还可能经过一个较长的癌前期阶段,总体上讲,鼻咽癌的危险因素包括:

1. 遗传易感性

曹素梅等调查了1998—2001年中山大学肿瘤医院收治的1 142例鼻咽癌患者的家族史,其中250例患者有肿瘤家族史,占21.9%,141例患者有鼻咽癌家族史,占12.3%。其中69.5%的肿瘤发生在患者的一级亲属中,亲属发生的肿瘤中,54.0%是鼻咽癌。贾卫华等对113例鼻咽癌患者做家系调查发现,24.0%的鼻咽癌患者有鼻咽癌家族史。丹麦全国性队列研究显示鼻咽癌患者的776名亲属中,鼻咽癌发病率是非鼻咽癌亲属的8.0倍,95%可信区间为4.1~14.0,性别和年龄构成的差异不能解释这种关联。这些结果提示鼻咽癌患者的亲属有较高的鼻咽癌发病风险,因此,鼻咽癌有明显的遗传因素。但这种因素并不是肿瘤本身直接遗传下去,而是一种易感倾向,即易感性。但其遗传指标略低于一些遗传性肿瘤(视网膜母细胞瘤)的参考值水平。也有学者认为鼻咽癌具有垂直和水平的家族发生倾向。从目前研究看,鼻咽癌不算是一种遗传病,很可能是一种多基因遗传因素和环境因素共同作用的结果,也有学者认为还与个体敏感性等因素密切相关。

2. EB病毒(Epstein-Barr virus,EBV)感染

1964年,从非洲儿童恶性淋巴瘤培养成功的一株瘤细胞中,在电子显微镜下观察到大量疱疹病毒颗粒,并命名为EB病毒。后来的研究表明,鼻咽癌与EB病毒密切相关。其主要证据是:被病毒感染的细胞具有EBV的基因组,并可产生各种抗原,已确定的有:EBV核抗原(EBNA),早期抗原(EA),膜抗原(MA),衣壳抗原(VCA)。鼻咽癌患者血清中抗EB病毒相关抗原(EA、VCA、MA、EBNA)的抗体升高(主要是衣壳抗原及早期抗原),且这种异常特异抗体效价的升高往往发生在肿瘤中。但是,EB病毒在人群中的感染是非常广泛的,而鼻咽癌仅在某些特定的地区、特定的人群中高发,因此EB病毒不是鼻咽癌的唯一致病因素。EBV编码潜伏膜蛋白1(LMP1),被认为是具有致癌作用的病毒癌基因,因为它具有诱导子鼠纤维细胞恶性转化能力和抑制细胞分化能力。这种作用类似于突变的RAS基因产物癌变之前、上皮基底侧细胞中的LMP1过度表达,可能具有启动鼻咽上皮细胞异型增生的作用,参与鼻咽癌多阶段癌变的早期致癌阶段。汤敏中和郑裕明采用PCR法扩增了20例鼻咽癌患者的LMP1基因,并对其中4例进行了克隆及序列分析。结果表明在广东、广西鼻咽癌高发区,鼻咽癌患者的组织中LMP1基因的存在C端30碱基缺失和点突变。碱基的缺失或突变对LMP1转化细胞具有主要的作用。EB病毒编码的基因BARF1能转化人类上皮细胞,它被认为是继LMP1后第二个EB病毒癌基因,BARF1基因能转化鼠纤维细胞,哺乳动物肾上皮细胞及EB病毒阳性人B淋巴细胞等,可以观察到转化后的细胞具有恶性表型。EB病毒血清学已应用于鼻咽癌的早期发现、早期诊断和预后的监测。广西进行鼻咽癌

血清学普查共 338 868 人,其中 EBV 阳性 9 367 例(2.76%),从中查出鼻咽癌患者 113 例,其中早期患者 100 例(88.5%)。VCA/IgA 和 EA/IgA 均为阳性者 306 例(0.09%),检出鼻咽癌 63 例,其中早期患者 58 例(92.1%)。黎而介等对 EBV 抗体阳性者鼻咽黏膜病理改变与抗体水平的关系进行了深入研究发现:① 鼻咽部黏膜单纯性增生、化生的抗体水平低;② 鼻咽癌、异型增生的抗体水平较高。在对苍梧县的一些食物检测中发现,某些食物既有致癌突变物又有 EBV 诱导物。进一步的研究证明 EBV 在促癌物的协同作用下,能诱发人胚鼻咽黏膜正常上皮细胞癌变,EBV 在鼻咽癌发生中起主要的病因作用。

3. 吸烟

很多研究结果显示了吸烟与鼻咽癌发病密切相关,并且鼻咽癌发病风险与吸烟的量和持续时间的延长而呈剂量效应关系。Yu 等在广州的调查发现每天吸烟在 30 支以上的人患鼻咽癌风险比不吸烟的人高 3.1 倍,Yuan 等在上海进行的大规模病例对照研究结果显示鼻咽癌患者吸烟比例比对照组高,优势比(OR)为 1.28。在上海,12% 的鼻咽癌可归因于吸烟。吸烟增加鼻咽癌生存者的死亡风险。与不吸烟患者相比,重度吸烟的鼻咽癌死亡风险增加 3.3 倍,肿瘤进展风险增加 2.5 倍,远处转移风险增加 2.7 倍。

4. 腌制食物

香港何鸿超等早于 1967 年观察到香港生活和工作在船上的疍家人(船民)鼻咽癌发病率特别高,提示可能与船民特殊的遗传背景和生活习惯有关。1975 年何鸿超等进一步研究疍家人鼻咽癌高发的原因,发现疍家人的咸鱼消耗量比一般陆上居民多,而且有在婴幼儿早期(2 岁以前)喂食咸鱼的习惯,他认为这可能是疍家人鼻咽癌高发的原因之一,进一步的实验室研究发现咸鱼中主要致癌物质是挥发性亚硝胺,用咸鱼汁或其亚硝胺成分喂养小鼠,可诱发出小鼠鼻咽这一肿瘤罕发部位发生肿瘤,除咸鱼外,其他研究结果提示摄入其他腌制食物如腌菜、豆制品等也与鼻咽癌发病有关。

5. 环境污染

在广东、广西和福建的病例对照研究都发现居住在旧式低矮的泥土房,无独立厨房和烟囱是鼻咽癌的危险因素,优势比(OR)为 1.28。部分研究还发现室内燃香、煮食燃料等室内污染源与鼻咽癌的关系,但结果较不一致。鼻咽癌高发病区的水中含有大量微量元素镍、镉等成分,在鼻咽癌患者的头发中发现镍的含量较健康人群要高,而动物实验表明镍能促进亚硝酸诱发鼻咽癌。

6. 职业暴露

一些研究发现木尘、棉尘的职业暴露与鼻咽癌发病有关,Hildesheim 等在台湾完成 375 例鼻咽癌病例和 325 例对照的病例对照研究,结果显示木尘暴露的优势比(OR)为 1.7(95% CI:1.0~3.0),暴露 10 年以上的鼻咽癌发病风险增加到优势比(OR)为 2.4(95% CI:1.1~5.0)。有学者分析了上海纺织工人的鼻咽癌发病情况,发现棉尘暴露大于 143.4 mg/m³ 的工人鼻咽癌发病优势比(OR)为 3.6,95% 可信区间为 1.8~7.2。另有学者分析一家报业公司的印刷工人的患病情况,在 144 名印刷工人中有 5 例鼻咽癌发生,而在 435 名非印刷的其他职员中无一例鼻咽癌。对上海市纺织业织布工和编织工、金属冶炼、炼钢(吹风转炉)和精炼炉工、锅炉司炉工、刀锻工、面包师傅、糕饼师傅制造糖果工人、焊工、火焰切割工、金属磨工、磨光工、工具磨削工和机床操作工的调查也发现鼻咽癌危险性明显增高。接触联苯胺染料的皮革工人鼻咽癌有高发的趋势。接触石棉的男、女工人患鼻咽癌的 RR 值分别高达 12.76 和 22.2。职业性接触氯仿使患鼻咽癌危险性增高。

7. 其他因素

有研究表明文化程度、人均收入等与鼻咽癌发病率呈负相关。文化程度和人均收入越高,工作、生活条件也相应改善,卫生和保健意识提高,自觉革除不良的生活和饮食习惯,从整体上降低了患鼻咽癌的危险性。

第三节 鼻咽癌的临床表现及诊断依据

1. 临床表现

鼻咽癌起病隐匿,早期多无症状和体征,要通过一定器械才能看见或专项化验检查才能提示或预测是否会患鼻咽癌,于是很多人有比较明显症状,才到医院检查,这时 70%~80% 已属中晚期。

1) 鼻咽局部及邻近受侵症状体征

(1) 回缩性血涕或涕中带血:晨起明显,70% 患者有此症状,20% 的患者因此就诊。(2) 鼻塞:约占 40%~50%,由于癌灶堵塞鼻后孔或侵入后鼻腔引起,多为一侧性,呈进行性加重,与头的位置改变无关,症状进行性加重。(3) 耳鸣耳聋:约占 50%~60%,常为一侧性,或由一侧发展至两侧,系肿瘤浸润、压迫咽鼓管,造成鼓室负压,常被误诊为渗出性中耳炎。(4) 头痛、面麻、复视:头痛约占初发症状的 20%,多为偏头痛,呈进行性加重,系肿瘤破坏颅底骨质或压迫、浸润颅神经所致。不同颅神经受损会引起相应的症状,如面麻、复视、声音嘶哑。临床上常见多对颅神经相继或同时受损,其中三叉神经(发生率 26.8%)、外展神经(发生率 17.6%)、舌下神经(发生率 13.14%)、舌咽神经(发生率 11%)受累最多。(5) 张口受限:肿瘤侵犯翼腭窝可引起张口困难。

2) 颈部淋巴结转移

鼻咽黏膜含有丰富的淋巴管网,故鼻咽癌很早就从淋巴道转移。70%~80% 的患者首诊时有颈淋巴结肿大,40%~50% 的患者有双颈部淋巴结转移。转移的部位最多见于颈深上二腹肌下淋巴结,其次是颈深中组淋巴结和副神经链淋巴结。晚期转移淋巴结可达腋下、纵隔、腹膜后甚至腹股沟。有时鼻咽癌的原发灶很小,而颈部淋巴结已经很大,这时就要详细地在鼻咽部寻找原发灶。

3) 远处转移

鼻咽癌远处转移的比例比较高,最常见的转移部位为骨,其次为肺和肝。放疗后 1 年内发生者为 52%,第 2 年内发生者为 23%,第 3 年内发生者为 20%。骨转移中,以胸椎和腰椎的比例较高。

2. 辅助检查

1) EB 病毒血清学检查

几乎 100% 的非角化性鼻咽癌患者血清中有 EB 病毒抗体存在。应用最广泛的是 VCA-IgA 和 EA-IgA，据文献报道，这些抗体在鼻咽癌中的阳性率为 70%～95%。EB 病毒 DNA 分子是更好的鼻咽癌标志物，利用定量 PCR 检测血浆中 EB 病毒游离 DNA 的水平，敏感性高达 96%，治疗前后 EBV DNA 水平与鼻咽癌的预后有明显的相关性。

2) 内窥镜检查，原发灶病理确诊

包括间接鼻咽镜检查或电子鼻咽镜检查，可以清楚地观察到鼻咽肿瘤的大小、表面形状、部位、侵犯范围等，并可以直接钳取活检。

3) 影像学检查

（1）B 超（B-scan ultrasonography）

B 超主要针对肝、腹膜后淋巴结，肝脏或腹膜后淋巴结有转移时，则不适合进行根治性放疗。

（2）计算机断层显像（computed tomography，CT）

CT 是鼻咽癌影像学检查的最基本手段，有较高的密度及空间分辨率，能对鼻咽癌原发肿瘤做出精确的定位。骨质结构的清晰显像是 CT 成像的一大特色，尤其是对颅底各孔隙的显像。CT 成像在放射治疗中能为放射治疗系统提供电子密度信息，是放疗计划系统的基础。鼻咽癌好发部位为咽隐窝和顶后壁，表现为鼻咽部软组织增厚或肿物，早期咽隐窝变浅、闭塞，咽鼓管咽口变窄、闭塞，咽侧壁增厚。中晚期有明显的软组织肿物突入鼻咽腔，导致鼻咽腔不对称、狭窄或闭塞。但 CT 在显示肿瘤原发病灶、早期的骨质浸润及淋巴结转移等方面均有一定的局限性，CT 的一些功能成像技术越来越引起人们的关注，如 CT 动态增强技术、重组技术、仿真内镜技术及灌注成像技术等。

（3）磁共振成像（magnetic resonance imaging，MRI）

磁共振成像（MRI）可多参数、多方位成像，对软组织有较高的分辨率，不但能在形态学上显示解剖结构的变化，也能显示组织生理生化的改变，在诊断颅底骨质破坏、软组织侵犯、和咽后淋巴结转移等方面存在明显优势，且无辐射效应。中国抗癌协会已将 MRI 作为鼻咽癌分期的基本手段和依据。鼻咽癌在 MRI 中表现为鼻咽部局限性或弥漫性肿块，T1WI（T1 weighted imaging，T1 加权像）呈等或稍长信号，T2WI（T2 weighted imaging，T2 加权像）呈稍长信号，增强后中度强化，鼻咽部咽旁间隙及咽后间隙位移、变形、头长肌受压、被破坏，可侵及颅底，破坏颅底各结构，进一步侵及颅内。MRI 成像的缺点是：成像时间较长，伪影较大，对钙化灶及骨皮质成像不敏感。有研究报道认为 MRI 诊断的准确性为 95%，高于普通 CT 及 PET-CT。磁共振波谱（MRS）通过检测组织中某些化合物和代谢物的含量及浓度来反映细胞的代谢状况，并将其转化为数值波谱，故 MRS 是通过细胞代谢来表达病理变化，是一种功能分析诊断方法。有研究报道 MRS 对初诊鼻咽癌的诊断特异性为 78%，颈部淋巴结转移为 89%，且鼻咽癌患者颈部肌肉的 Cho（胆碱）/Cr（肌酸）比健康者高。应用于临床 MRS 检测的核素主要有 ^{1}H-MRS 和 ^{31}P-MRS。对 ^{1}H-MRS 成像可得出 NAA（N-乙酸门冬氨酸）、Cho（胆碱）、Cr（肌酸）代谢及峰值图谱。陈韵彬等对放疗后 MRI 检测脑实质形态学改变的鼻咽癌患者行 MRS 检测，发现位于照射野的颞叶组织内 NAA、Cho、Cr 等代谢物均异常。放疗刚结束时，NAA/Cr 明显下降，Cho/Cr、Cho/NAA 明显上升，3 个月后异常比值

达到高峰,6个月后逐渐恢复。

(4) 单光子发射计算机断层显像(Single-photon emission computed tomography,SPECT)

SPECT骨扫描有助于发现骨转移,可较X线和CT检查提前3~6个月发现骨转移癌。

(5) 正电子发射计算机断层显像(positron emission tomography/CT,PET-CT)

PET-CT是将PET与CT融为一体而成的功能分子影像成像系统,既可由PET功能显像反映原发病灶的生化代谢信息,又可通过CT形态显像进行病灶的精确解剖定位,同时全身扫描可以了解整体状况和评估转移情况,达到早期发现病灶的目的,同时可了解肿瘤治疗前后的大小和代谢变化。多个研究显示,18F-FDG PET-CT显像较常规检查能提高鼻咽癌远处转移的检出率。同时PET-CT发现远处转移的患者所占的比例较常规检查组更高。

(6) 鼻咽癌 ^{99m}Tc-HL91乏氧成像技术

乏氧细胞的存在限制了放、化疗的疗效,也成了肿瘤复发的根源,是鼻咽癌放疗失败的主要原因之一。常见的乏氧显像剂分为硝基咪唑类和非硝基咪唑类两种。^{99m}Tc-HL91为国内外研究较多的非硝基咪唑类乏氧显像剂,鼻咽癌在放射治疗中对乏氧细胞的标示及勾画,即构建生物靶区,在放疗过程中改善靶区体积剂量的分布,对提高肿瘤疗效及降低放疗副作用有重要作用。Liu等对34例鼻咽癌患者在放疗前1周行^{99m}Tc-HL91显像,半定量分析鼻咽部原发灶及颈部淋巴结的乏氧情况,结果显示放疗中期,鼻咽癌原发灶退缩程度与乏氧显像T/Mu和T/Ce值存在负相关(相关系数分别为-0.602和-0.643,P值均小于0.01)。提示^{99m}Tc-HL91乏氧显像能预测鼻咽癌患者放疗的敏感性,有助于实行个体化治疗。

3. 临床分期

临床分期一般认为会参考美国癌症联合委员会(American Joint Committee on Cancer,AJCC)和国际抗癌联盟(Union for International Cancer Control,UICC),于2010年公布的第7版的TNM分类(见表2.1)。2008年12月26日,中国抗癌协会鼻咽癌专业委员会和中国抗癌协会鼻咽癌放射肿瘤专业委员会发起的中国鼻咽癌临床分期工作委员会在广州成立。委员会以循证医学为依据,对鼻咽癌1992分期的修订内容进行了充分的讨论,并达成了共识,形成了"鼻咽癌中国2008分期"方案(见表2.2)。

表2.1 鼻咽癌TNM分期(AJCC/UICC 2010年第7版)

原发肿瘤(T):	分期			
Tx:原发肿瘤不能评估	0期:	Tis	N0	M0
T0:无原发肿瘤证据	Ⅰ期:	T1	N0	M0
Tis:原位癌	Ⅱ期:	T1	N1	M0
T1:局限于鼻咽腔,或肿瘤侵犯鼻腔和(或)口咽但不伴有咽旁间隙侵犯局限于鼻咽腔,或肿瘤侵犯鼻腔和(或)口咽但不伴有咽旁间隙侵犯		T2	N0-1	M0
	Ⅲ期:	T1-2	N2	M0
		T3	N1-2	M0
T2:肿瘤侵犯咽旁间隙	ⅣA期:	T4	N0-2	M0
T3:肿瘤侵犯颅底骨质和(或)副鼻窦	ⅣB期:	T1-4	N3	M0
T4:肿瘤侵犯颅内和(或)颅神经、下咽、眼眶或颞下窝/咀嚼肌间隙	ⅣB期:	任何T	任何N	M1

续表 2.1

区域淋巴结(N): Nx:区域淋巴结转移不能确定 N0:无区域淋巴结转移 N1:锁骨上窝以上单侧颈部淋巴结转移,最大直径小于或等于 6 cm,和(或)单侧或双侧咽后淋巴结转移,最大直径小于或等于 6 cm N2:锁骨上窝以上双侧颈部淋巴结转移,最大直径小于或等于 6 cm N3a:颈部转移淋巴结的最大直径大于 6 cm N3b:锁骨上窝淋巴结转移 **远处转移(M):** M0:无远处转移 M1:有远处转移	

AJCC 分期的定义:① 咽旁侵犯指肿瘤向后外侧方向浸润,突破咽颅底筋膜;② 锁骨上窝是胸锁关节上缘、锁骨末端上缘和颈肩交界点组成的三角区域。

表 2.2 鼻咽癌中国 2008 分期

	分期			
原发肿瘤(T): T1:肿瘤局限于鼻咽腔内 T2:肿瘤侵犯鼻腔、口咽或咽旁间隙 T3:肿瘤侵犯颅底、翼内肌 T4:肿瘤侵犯颅神经、鼻窦、翼外肌及以外的咀嚼肌间隙、颅内(海绵窦、脑膜等) **区域淋巴结(N):** N0:影像学检查及体检无淋巴结转移 N1a:咽后淋巴结转移 N1b:单侧ⅠB、Ⅱ、Ⅲ、ⅤA 区转移淋巴结且直径小于或等于 3 cm N2:双侧ⅠB、Ⅱ、Ⅲ、ⅤA 区转移淋巴结;或直径大于 3 cm;或淋巴结包膜外侵犯 N3:Ⅳ、ⅤB 区转移淋巴结	Ⅰ: Ⅱ: Ⅱ: Ⅲ: ⅣA: ⅣB:	T1 T2 T2 T1-2 T1-3 T4 任何 T	N0 N1a-1b N0-1b N2 N3 N0-3 任何 N	M0 M0 M0 M0 M0 M0 M1

第四节　鼻咽癌发生的干预方略

鼻咽癌的干预方略包括病因的干预、早诊早治及中晚期病人的治疗。病因干预即一级预防;早诊早治即二级预防,可概括为"早期发现、早期诊断、早期治疗";中晚期病人的治疗是三级预防,是临床诊断为鼻咽癌后的积极治疗;四级预防是用以减少病人的痛苦、延长病人的生存时间。

1. 鼻咽癌的一级预防

由于鼻咽癌病因学尚未完全清楚,截至目前,仍无切实可行的一级预防措施。可采取的预防措施包括:① 养成良好的饮食习惯,不吃或者少吃腌制、煎炸食品等;② 戒烟,适当饮用啤酒、果酒以及少量白酒;③ 避免职业性有害因素,养成良好的生活习惯。因此筛查及早诊早治是目前防治鼻咽癌的最主要措施。

2. 鼻咽癌的二级预防

高危人群的筛查——早发现、早诊断:EB 病毒的检测。

鼻咽癌是一种源于鼻咽部上皮组织的一种恶性度较高的肿瘤,由于病变隐蔽、早期症状不明显,常易误诊和漏诊,因而需要寻找早期的、特异的标志物有助于鼻咽癌患者早期诊断及治疗。EB 病毒是一种重要的 DNA 致瘤病毒,可促进细胞中肿瘤基因的活化,导致细胞过度异常增生,诸多流行病学及分子生物学研究资料表明 EB 病毒与鼻咽癌发生具有密切的关系。目前,有多种不同 EB 病毒抗体作为鼻咽癌检测指标,普遍认为单个指标的检测对诊断鼻咽癌的敏感度和准确性均不甚理想,联合多项抗体检测时,敏感度、特异度和准确性均有明显提高。EB 病毒 Rta 蛋白是病毒裂解期立即早期基因表达的产物,其产生早于 EB 病毒早期抗原和衣壳抗原。张晓珂报道了联合检测 EB 病毒 Rta 蛋白 IgG 抗体(Rta-IgG)、EB 病毒壳抗原 IgA 抗体(VCA-IgA)和 EB 病毒早期抗原 IgA 抗体(EA-IgA)在鼻咽癌筛查中的意义。在鼻咽癌组,EB 病毒 Rta-IgG、VCA-IgA 和 EA-IgA 阳性检出率分别为 81.9%(127/155)、90.3%(140/155)、48.3%(75/155),与临床筛查组及体检组相比明显升高,且差异均有统计学意义。VCA-IgA 敏感度最高 90.3%(140/155),EA-IgA 特异度最好 95.1(9 915/10 430);进一步分析显示,Rta-IgG、VCA-IgA 和 EA-IgA 对鼻咽癌的诊断均有很好的阴性预测值,阴性预测值分别为 99.7%(9 826/9 854)、99.8%(8 168/8 183)、99.2%(9 915/9 995);联合检测 Rta-IgG、VCA-IgA 和 EA-IgA 有利于提高鼻咽癌诊断的敏感度 94.1%(146/155)和特异度 98.9%(10 469/10 585)。有前瞻性研究报道,在鼻咽癌高危人群中,定量检测鼻咽拭子中 EBV-DNA 载量,其诊断效能高于传统的血清 EBV 抗体检测方法,能显著提高在高危人群中筛检鼻咽癌的筛查效率。在鼻咽癌高危人群中,鼻咽部 EBV-DNA 有较高的检出率,总体阳性率为 89%,其中鼻咽癌病例的阳性率为 100%,健康的高危人群中阳性率为 88%。鼻咽部 EBV-DNA 水平随着血清 VCA/IgA 抗体滴度的增高而升高。鼻咽癌病人的鼻咽部 EBV-DNA 载量显著高于健康的高危人群。

华南肿瘤学国家重点实验室主任、中山大学肿瘤防治中心曾益新院士科研团队基于鼻咽癌遗传学及流行病学最新研究成果,开发了以唾液为检测样本的鼻咽癌风险预警芯片。曾益新团队从 1997 年开始建设鼻咽癌样本库,对鼻咽癌进行了大样本的病因学研究,确认人类白细胞抗原(HLA)基因与鼻咽癌发病风险有关;随后利用广东地区人群大样本全基因组关联分析和完全独立样本验证研究,最终确立了 11 个和鼻咽癌发病密切相关的基因位点。基于上述研究成果,中山大学肿瘤防治中心开发了以唾液作为分型检测的样本,可同时对 11 个鼻咽癌易感位点和 EB 病毒亚型进行检测的预警芯片。适用人群:① 基因芯片检测不是检测鼻咽癌,是预测鼻咽癌,针对未发病的正常人。② 广东、广西、湖南、福建、江西、海南等鼻咽癌高发区居民,尤其存在鼻咽癌家族史。③ EB 病毒抗体阳性。④ 长期吸烟、被动吸烟及酗酒。⑤ 长期进食腌制食品。⑥ 长期接触有害气体、液体、粉尘等高危人群。检测人的鼻咽癌遗传易感位点,再结合其他已知的鼻咽癌高相关因素,如饮食习惯、年龄、性别及EB病毒感染状态等。最后综合评估,将所有因素分值化、数字化,最终得到一个评分,评分在2以下为低危,2到10为中危,10到100为高危。

EB病毒必须通过结合细胞表面受体分子,才能进入和感染宿主细胞。发现并鉴定相关细胞受体将有助于深入理解EB病毒感染上皮细胞的分子机制,并为鼻咽癌等恶性肿瘤的防治提供新靶点,因而受体的研究是自1966年发现EB病毒与鼻咽癌相关后近50年来国际EB病毒研究领域的关注热点。鼻咽癌的防控可通过:一是阻断EB病毒感染(疫苗和靶向受体药物);二是干预EB病毒致癌通路,而至今尚无EB病毒疫苗及靶向药物。关键问题在于:① 高致瘤性EB病毒亚型及其激活因素是什么? ② EB病毒病毒是如何进入鼻咽上皮细胞的? ③ EB病毒是如何使细胞恶变的? 曾木圣研究团队首先建立了EB病毒直接感染(cell-free EBV infection)的高效感染鼻咽上皮细胞的模型,其感染效率提高近100倍;发现上皮细胞膜受体分子NRP1(neuropilin 1,神经菌毛素)是介导EB病毒感染鼻咽上皮细胞的重要分子;NRP1可与EB病毒特殊结构域发生相互作用,使得EB病毒以内吞机制进入鼻咽上皮细胞,实现对宿主细胞的感染,并激活NRP1依赖的EGFR-ERK信号通路。本项研究具有重要意义:① 首次鉴定介导EB病毒感染鼻咽上皮细胞的关键蛋白。② 为研发EB病毒疫苗、靶向受体的小分子抑制剂提供新的靶点。

3. 鼻咽癌的三级预防

1) 基于分期的系统治疗原则

对Ⅰ期鼻咽癌的治疗各指南及共识均做出了明确且一致的推荐,即对鼻咽部行单纯高剂量根治性放疗,对颈部引流淋巴区域行选择性放疗,且指出优先使用调强放疗(intensity-modulated radiation therapy,IMRT)。

对于Ⅱ期鼻咽癌,各指南和规范都指出同步化放疗是该类患者的治疗选择。顺铂是同步化放疗中优先使用的化疗药物。是否在同步化放疗的基础上加用辅助化疗取决于临床经验。《中国头颈部肿瘤综合治疗专家共识》(以下简称"中国专家共识")对治疗的推荐更细化,推荐对于T2N0M0的鼻咽癌行单纯根治性放疗,对于T1~2N1M0的病例不作硬性规定,单纯根治性放疗或化放疗综合治疗均可。有关诱导化疗是否应该被推荐用于Ⅱ期鼻咽癌,NCCN专家组对此存在很大争议,意见不统一,应该基于患者相关因素例如体力状态和耐受性等来决定是否选择诱导化疗。

对Ⅲ~ⅣB期鼻咽癌患者,推荐联合化放疗,辅助化疗的价值不确切;如果持续存在淋巴结转移或复发,则给予颈淋巴清扫术。基于顺铂的诱导化疗可考虑用于这部分患者,同时强调,不管在任何情况下,诱导化疗都不能影响同步化放疗的最佳实施。中国专家共识指出,多西他赛/顺铂诱导化疗+同期化放疗较单独同期化放疗有明显获益。

2) 调强放疗

鼻咽癌病变位于头颅中央,常侵犯至临近的咽旁间隙、颅底骨质及颅神经等,外科手术困难。鼻咽癌对放射线较敏感,故放疗成为其首选及主要的治疗方法。由二维常规放疗(2-dimensional radiotherapy,2DRT)和三维适形放疗(3-dimensional conformal radiotherapy,3DCRT)进步到IMRT,是放疗技术崭新的里程碑。调强放疗在靶区和正常组织间形成3D适形的等剂量分布,肿瘤靶区得到足量照射,周围正常组织得到有效的保护,该技术十分适合鼻咽癌的放射治疗。调强放疗的靶区勾画,按ICRU 50号和62号文件标准,勾画靶区及危及器官(organ at risk,OAR)。大体肿瘤体积(gross tumor volume,GTV)包括原发灶和转移颈部淋巴结,高危临床靶区(clinic target volume,CTV)包括鼻咽、咽旁间隙、斜坡及部分颈椎、颅底、翼腭窝、后组筛窦、蝶窦下半部分、鼻腔及上颌窦后缘,若原发肿瘤侵犯蝶窦下部,则蝶窦需全包。颈部淋巴结阴性病例,低危 CTV 为双侧Ⅱ、Ⅲ、ⅤA 和咽后淋巴结区。对于上颈部(环状软骨上缘)有淋巴结转移的病例,高危 CTV 为双侧Ⅱ、Ⅲ、ⅤA 和咽后淋巴结区,低危 CTV 须包括双侧Ⅳ区和ⅤB 区。对下颈部有淋巴结受累的病例,高危 CTV 包括全颈部(双侧Ⅱ—Ⅴ区)。考虑到器官活动和摆位误差,GTV 和 CTV 须外扩 3～5 mm 作为计划靶区(planning target volume,PTV)。采用同期剂量整合 IMRT 技术,T1、T2 期原发灶为 66 Gy/30 次;T3、T4 期原发灶为 70.4 Gy/32 次;颈部阳性淋巴结为 66 Gy/30～32 次,高危 CTV、低危 CTV 分别给予 60 Gy、54 Gy 分 30 或 32 次。正常组织的剂量限制参见 RTOG 0225。要求处方剂量包绕 95% PTV;PTV 接受≥110%处方剂量体积<20%,PTV 接受≥115%处方剂量体积<5%;PTV 接受<95%的处方剂量的体积<1%。常规 2DRT 鼻咽癌的 5 年生存率(OS)率可达 56%～78%,局控率(local control,LC)可达 60.8%～81%。美国率先报道使用 IMRT 治疗 67 例鼻咽癌,4 年总生存率(overall survival,OS)、局部区域无复发率(locoregional recurrence-free survival,LRFS)和无远处转移生存率(distant metastasis-free survival,DMFS)分别为 88%、97%和 66%。随后的研究结果显示,3 年 OS 和 LRFS 都大于 90%,3 年无远处转移生存率(DMFS)约为 80%。基于鼻咽癌对放疗的量效关系,IMRT 已被证明更有效地提高了局部控制率、总生存、更好地减少了毒副作用,因此,IMRT 已成为鼻咽癌放疗的标准技术。

3) 全身化疗

约 60%～70%的鼻咽癌患者就诊时已是局部区域晚期,局部复发和远处转移是这类患者治疗失败的主要原因。常用放化疗联合方案提高疗效。

同期放化疗因能提高鼻咽癌患者总生存而成为最早受到肯定的一种治疗模式。同期放化疗相互作用的生物学机制:① 放射线对 G2/M 期细胞最敏感,对 S 期细胞较抗拒,根据细胞周期的特异性来选择化疗药物可以将细胞阻断在 G2/M 期,与同时进行的放射治疗起到互补杀伤肿瘤细胞的作用。② 肿瘤中的乏氧细胞对放射线不敏感,化疗能起到缩小肿瘤体积、改善血液循环的作用,细胞的乏氧状态得到改善,放射的敏感性得以增加。另外一些可以选择性杀伤乏氧细胞的化疗药物可以协同放疗杀伤肿瘤细胞。③ 射线杀伤细胞的作用部位为 DNA,DNA 损伤的量和细胞对损伤的修复能力,二者共同决定射线的杀伤效果,一些化疗药物能够抑制细胞对放射损伤的修复,以增强放射线对肿瘤细胞的杀伤。美国 0099 试验是首项显示同步放化疗联合辅助化疗较单纯放疗可改善局部区域晚期鼻咽癌患者总生存(OS)的Ⅲ期临床研究。该研究入组 185 例局部晚期鼻咽癌患者,随机将其分为单纯放疗(对照组)和顺铂(DDP)同步放化疗联合 DDP+氟尿嘧啶(FU)方案辅助化疗组(试验组),两组 5 年无进展生存(PFS)率分别为 29%和 58%,5 年 OS 率分别为 37%和 67%,均有显著性差异,但试验组>3 级毒性反应的发生率是对照组的 2 倍,37%的患者无法耐受辅助化疗。另一项Ⅲ期研究得到类似结论,即同期组 OS 显著高于单纯放疗组,同期组较放疗组死亡风险比为 0.71,在 T3-4 的亚组分析中,同期组的死亡风险比进一步降至 0.51。一项综合了 10 项随机临床研究 2 450 例鼻咽癌的 Meta 分析显示:加用化疗后死亡风险比为 0.82,5 年 OS 绝对增加 4%,同期放化疗组 OS 提高最多,为 20%,同时还提高局控率和无瘤生存率,降低远处转移率;辅助化疗是否提高生存未能定论;而新辅助虽能降低局部复发率和远处转移率,但未能提高总生存率。一项 Meta 分析纳入了 7 个基于流行地区人群的临床研究,结果显示同期化疗使局部区域晚期鼻咽癌患者的死亡风险降低 26%,局部区域复发风险降低 33%,远处转移风险降低 29%。

然而,目前报道的临床试验都是采用 2DRT,在 2DRT 时代,局部复发和远处转移是治疗失败的主要原因。在 IMRT 时代,IMRT 显著提高 LRFS,治疗失败的主要模式转变为远处转移,在此基础上进行化疗则需权衡化疗的真正获益。对于部分远处转移风险不高的局部中晚期患者(如 T2N0M0、T3N0M0),采用 IMRT 时加同期化疗能否获益仍有待进一步研究。对接受调强放疗的鼻咽癌患者远期随访结果,发现局部晚期患者中接受 CCRT 同步放化疗(concurrent chemo-radiotherapy, CCRT)组和未接受 CCRT 组在疾病特异性生存率、无局部复发生存率、无区域复发生存率、无远处转移生存率以及无进展生存方面并无明显差异,同期化疗并未带来生存获益。福建省肿瘤医院林少俊回顾性研究了 370 例接受 IMRT 治疗的 ⅡB-ⅣB 期初诊鼻咽癌患者,3 年 OS 率为 89%,其中 90% 的患者接受了诱导化疗,仅 13% 的患者接受了同步化疗。分析发现,同步化疗不但未改善 OS,急性治疗反应的发生率反而增加了 30%~50%。在 IMRT 时代,同期化疗能否带来 OS 获益尚需进一步研究证实。于金明院士团队在 2015 年的美国临床肿瘤学会年会(ASCO 2015)上壁报,指出 Ⅱ 期鼻咽癌患者中化疗无额外获益,分期为 T2N0M0 的患者仅用放射治疗预后极好,T1-2N1M0 者远处转移的风险较高,推荐加用化疗。该团队报道回顾了 2002 年 1 月至 2013 年 12 月间 182 例组织学诊断为 Ⅱ 期鼻咽癌的患者,其中 52 例分期为 T2N0M0,130 例为 T1-2N1M0。159 例(38 例 T2N0M0、121 例 T1-2N1M0)接受了放疗加化疗的治疗,23 例(14 例 T2N0M0、9 例 T1-2N1M0)仅接受了放疗。中位随访 63.6 个月(9.4~145.7 个月)期间,全部 Ⅱ 期患者的 3 年、5 年、10 年总生存率分别为 93.2%、87.5%、65.4%。T2N0M0 者相应的总生存率分别为 92.3%、89.9%、82.6%,T1-2N1M0 者分别为 93.6%、86.6%、63.2%。放疗加化疗组与仅放疗组相比,总生存率、无进展生存率、无复发生存率及无转移生存率方面差异无统计学意义(P 值分别为 0.217、0.768、0.340、0.415)。局部复发者均出现于前三年,所有远处转移者均为 T1-2N1M0 期,这意味着对这类患者可能需行更积极的治疗,如化疗。

诱导化疗有临界性改善 OS 趋势,这可能由于诱导化疗有降低远处转移作用。采用 IMRT 后,诱导化疗可能比同步化疗更有效、合理且副反应小。诱导化疗的优点在于:① 没有放疗造成的血管闭塞和纤维化,肿瘤血供良好,有利于化疗药物在局部病灶的分布及发挥作用;② 放疗前患者的营养状况良好,对化疗敏感且有良好的耐受性;③ 可在短期内减轻肿瘤负荷并缓解由于肿瘤引起的各种临床症状,一方面增加了肿瘤对随后放疗的敏感性,同时也增强了患者对疾病治愈的信心;④ 尽早杀灭全身的亚临床转移病灶;⑤ 肿瘤退缩可使随后的放疗计划设计和剂量计算简单化。一些 Meta 分析发现诱导化疗可使死亡风险降低 18%,远处转移风险降低 31%,3 年 OS 提高 5.13%,但对 LRFS 无明显影响;并且亚组分析提示,含紫杉醇类药物的诱导化疗带来的获益更加明显。2015、2016 年发表的三项 Meta 分析综合比较了诱导加同期放化疗和其他治疗模式,结果提示诱导化疗结合同期放化疗在远处转移控制方面优于同期放化疗(HR=0.6, 0.37~0.98, RR=0.54, 0.27~0.94, RR=0.54, 0.24~1.04),其中一项提示诱导加同期的模式在无进展生存较同期放化疗显著提高(HR=0.66, 0.49~0.9),但在总生存方面却未见明显获益。中山大学附属肿瘤医院马骏教授团队牵头四川大学华西医院、佛山市第一人民医院、华中科技大学同济医院等 10 个临床研究中心共同开展了一项三药联合化疗方案(多西他赛＋顺铂＋5-氟尿嘧啶,简称 TPF)治疗局部晚期鼻咽癌的大型前瞻性Ⅲ期临床试验(研究号 NCT01245959),研究自 2011 年 3 月至 2013 年 8 月共纳入了 480 名病理确诊为非角化型鼻咽癌的 T3-4N1M0/TxN2-3M0 患者(第 7 版 UICC/AJCC 分期)。结果发现,TPF 诱导化疗联合同期放化疗将 3 年无瘤生存率从 72%提高到 80%($P=0.034$),3 年总生存率从 86%提高到 92%($P=0.029$),3 年无远处转移生存率从 83%提高到 90%($P=0.031$)。从不良反应上来看,TPF 诱导化疗组的不良反应主要表现为 3～4 度中性粒细胞下降、白细胞下降、腹泻及口腔黏膜炎,但目前这些都有药物可以控制。其研究结果于 2016 年在《柳叶刀肿瘤》在线发表。

4) 分子靶向药物治疗

表皮生长因子受体(epidermal growth factor receptor,EGFR)属于人 EGFR 家族成员,在人类多种肿瘤中呈高表达,与细胞凋亡、血管生成以及肿瘤转移密切相关,因此可作为部分恶性肿瘤的靶向治疗的靶点。EGFR 属Ⅰ型跨膜酪氨酸激酶受体,当一个配体结合一个单链 EGFR 后,受体形成二聚体,通过酪氨酸激酶的活性,激活受体自磷酸化,在细胞内发出信号,可导致癌细胞增殖、阻滞细胞凋亡、活化肿瘤细胞侵袭和转移,并刺激肿瘤诱导的新血管形成。EGFR 靶向药物在体外 NPC 模型中表现出很好的肿瘤抑制作用,其机制是通过阻断 EGFR 介导的或联合阻断其他信号通路抑制其表达,相关信号通路有:① EGFR 与环氧化酶-2(COX-2)的所介导的信号通路。联合阻断 COX-2 与 EGFR 信号通路,抑制 EGFR 的磷酸化,下调 COX-2 的表达以及增加 G1 期阻滞。② EGFR 和雷帕霉素靶蛋白(mTOR)所介导的信号通路。抑制 EGFR 和 mTOR 信号通路,可使 EGFR 表达和 mTOR 的活性下降,从而起到抑制鼻咽癌的协同作用。③ 通过阻断 EGFR 所介导的 PI3K/AKT 和 RAS/RAF/MAPK 信号通路,调节细胞生长增殖、分化、侵袭、转移和凋亡等。Bonner 等进行的试验具有重要临床意义。试验将 424 例局部晚期头颈部癌患者随机分为西妥昔单抗联合放疗组及单纯放疗组,中位生存期分别为 49 个月和 29.3 个月($P=0.005$),同时降低死亡风险率 27%,指出这是头颈部肿瘤治疗的一个重要方法。有专家报道的局部晚期鼻咽癌Ⅱ期单中心研究结果显示:中位随访时间 31.8 个月,西妥昔单抗联合同期放化疗的 2 年 PFS 为 86.5%,2 年 OS 为 89.9%。我国 8 个肿瘤中心联合进行的一项Ⅱ期临床试验,运用西妥昔单抗联合同步放化疗对 100 例局部晚期鼻咽鳞癌患者进行了临床研究,2 年 OS、DFS、DMFS 分别为 91%,89%和 89%。尼妥珠单抗(Nimotuzumab)是新的人源性抗-EGFR 单克隆抗体,也是 NCCN 指南推荐与 RT 同步治疗局部进展期鼻咽癌的药物之一。复旦大学附属肿瘤医院进行了一项Ⅲ期随机临床试验,比较同步尼妥珠单抗/放疗(RT)或同步顺铂(CDDP)/RT 治疗局部进展期鼻咽癌(LA-NPC)的疗效。Ⅲ～ⅣB 期鼻咽癌患者在接受多西他赛/CDDP/5FU(TPF)诱导化疗后被随机分为同步 RT(70Gy/35F)＋CDDP(40mg/m^2/w)或 Nimotuzumab(200 mg/w×8 周)。首要和次要终点为:在 RT 期间或其后 90 天内发生的 3/4 级急性毒性、总生存期(OS)、无进展生存期(PFS)。计划规定在 304 例患者达到 50%招募后需进行一项中期分析。从 2012 年 7 月至 2015 年 11 月,155 位患者被随机分为接受 RT＋Nimotuzumab(82 例)或 CDDP(73 例)。所有患者完成计划 RT,但 Nimotuzumab(8 周)和 CDDP(5 周期)的完成率分别为 97.3%比 40.2%。CDDP 组的胃肠和血液毒性明显更高。经 24 月(3～42 月)的随访后,两组间的 PFS 和 OS 无差异。而同期联合尼妥珠单抗组 3～4 级消化道毒性发生率(4.2%和 33.7%)、2 级和 4 级血液毒性(9.7%和 59.0%),远低于顺铂化疗组。提示放疗同期联合尼妥珠单抗组和联合顺铂化疗组 OS 和 PFS 相近,而同期联合尼妥珠单抗组 3~4 级消化道毒性反应发生率、2~4 级血液毒性反应远低于顺铂化疗组。

4. 鼻咽癌的四级预防

鼻咽癌放疗期间及后期出现的种种放疗反应以及肿瘤局部侵犯、远处转移给患者带来了生理和心理的巨大创伤,随着肿瘤治疗理念的不断发展,姑息治疗应运而生。

1) 放疗毒副反应

放射治疗的范围必须足够大才能使肿瘤细胞包括在照射野范围内,其后果必然使肿瘤周围较多的正常组织和器官受到不必要的照射,增加了放疗的副反应和正常器官的放射损伤,降低了患者的生活质量。放射治疗的急性毒性反应主要是黏膜炎、粒细胞减少症、口干和皮炎。放疗后影响患者生活质量的因素主要是:口干、张口困难、听力下降、皮肤组织纤维化、颅神经损伤等。毒副反应的严重程度与组织接受射线照射的剂量正相关,耳蜗受照射的剂量与神经听力的损伤呈正相关,同步放化疗比单纯放疗听力损伤更加严重,当耳蜗受照射剂量超过 46 Gy,听力水平严重损坏。调强适形放疗毒副作用小于常规放疗,调强适形使用直线加速器数字化和计算机控制的精密动态多叶准直器,能使射线高剂量分布在三维立体方向,与肿瘤靶区的形状完全一致,对每束射线内的子射线进行强度控制,与精确勾画的靶区影像结合,最大限度控制射线剂量分布,使肿瘤的控制率提高、正常组织及器官的损伤降低而减轻毒副作用。不管哪种放疗都会对器官造成不同程度的伤害,严格掌握放疗剂量,保护好正常组织十分有必要。

2) 姑息性放疗

Ⅳ期鼻咽癌以全身化疗为主,但如果局部病灶浸润明显,患者头痛、鼻衄等症状明显,局部放疗有很好的止痛、止血疗效。鼻咽癌的骨转移发生率很高,由此带来的症状常会严重影响患者生存质量;而姑息性放疗对缓解骨转移的疼痛及其他相关症状有很明显的效果。

3) 心理治疗

在鼻咽癌患者发病到死亡的这个过程中,由于癌症本身、各种治疗的副作用、社会、家庭等多方面的因素常会使患者产生恐惧、焦虑、绝望等负性情绪反应;据统计鼻咽癌患者中焦虑发生率高达 90%,轻中度抑郁超过 60%,这些心理问题的发生会让患者机体免疫能力下降,进而降低癌症的治疗效果,严重影响患者的生存质量。可以使用镇静止痛类药物、心理教育干预及行为干预。药物的治疗虽然可以减轻患者的负性情绪,但是更加重要的方面是对患者的社会支持(包括医生、护士、家人及与患者相关的人给予的支持)。通过多种方式让患者明白鼻咽癌的相关知识,让患者用积极乐观的心态去面对疾病并积极治疗。对于晚期患者,通过沟通,让患者能了解生命的价值,平静地度过人生的最后时光。姑息治疗的目标不仅是减轻患者的身体的痛苦,更重要的是要让患者生活质量得到提升。

参考文献

[1] Lu S J, Day N E, Degos L, et al. Linkage of a nasopharyngeal carcinoma susceptibility locus to the HLA region[J]. Nature, 1990, 346(6283):470-471.

[2] Lee N, Xia P, Quivey J M, et al. Intensity-modulated radiotherapy in the treatment of nasopharyngeal carcinoma: an update of the UCSF experience[J]. Int J Radiat Oncol Biol Phys, 2002, 53(1):12-22.

[3] 汤敏中, 郑裕明, 郭秀婵, 等. 鼻咽癌患者EBV LMP1基因C端区的缺失突变及序列分析[J]. 中华实验和临床病毒学杂志, 2003, 17(1):35-38.

[4] Sun X, Su S, Chen C, et al. Long-term outcomes of intensity-modulated radiotherapy for 868 patients with nasopharyngeal carcinoma [J]. Radiother Oncol, 2013. [Epub ahead of print]

[5] Peng G, Wang T, Yang K Y, et al. A prospective, randomized study comparing outcomes and toxicities of intensity-modulated radiotherapy vs. conventional two-dimensional radiotherapy for the treatment of nasopharyngeal carcinoma [J]. Radiother Oncol, 2012, 104(3):286-293.

[6] Pow E H, Kwong D L, Mcmillan AS, et al. Xerostomia and quality of life after intensity-modulated radiotherapy vs. conventional radiotherapy for early-stage nasopharyngeal carcinoma: initial report on a randomized controlled clinical trial [J]. Int J Radiat Oncol Biol Phys, 2006, 66(4):981-991.

[7] Zhang L, Zhao C, Ghimire B, et al. The role of concurrent chemoradiotherapy in the treatment of locoregionally advanced nasopharyngeal carcinoma among endemic population: a meta-analysis of the phase III randomized trials[J]. BMC Cancer, 2010, 10:558.

[8] Hui E P, Ma B B, Leung S F, et al. Randomized phase II trial of concurrent cisplatin-radiotherapy with or without neoadjuvant docetaxel and cisplatin in advanced nasopharyngeal carcinoma [J]. J Clin Oncol, 2009, 27(2):242-249.

[9] Yang P Y, Xie C, Mao Y P, et al. Significant efficacies of neoadjuvant and adjuvant chemotherapy for nasopharyngeal carcinoma by meta-analysis of published literature-based randomized controlled trials[J]. Ann Oncol, 2013, 24(8):2136-2146.

[10] 张晓琍, 周建林, 曹颖平. 鼻咽癌筛查中三种EB病毒抗体检测的应用[J]. 中华检验医学杂志, 2015, 38(2):111-114.

[11] 张瑜, 林志安, 潘建基, 等. 初治鼻咽癌调强放疗与常规放疗的同期对照研究[J]. 癌症, 2009, 28(11):1143-1148.

[12] 李坚, 王仁生, 甘浪舸, 等. 153例鼻咽癌放疗后5年无瘤存活者生存质量调查[J]. 肿瘤学杂志. 2014. 10(4):213-215.

[13] 孔琳, 张有望, 吴永如, 等. 鼻咽癌放疗后长期生存者晚期副反应研究[J]. 中华放射肿瘤学杂志. 2006. 15(3):153-156.

[14] Wei Y, Zhou T, Zhu J, et al. Long-term outcome of sensorineural hearing loss in

nasopharyngeal carcinoma patients:comparison between treatment with radiotherapy alone andchemoradiotherapy [J]. Cell Biochem Biophys,2014,69(3):433-437.

[15] Wu F,Wang R,Lu H,et al. Concurrent chemoradiotherapy in locoregionally advanced nasopharyngeal carcinoma:treatment outcomes of a prospective, multicentric clinical study [J]. Radiother Oncol,2014,112(1):106-111.

[16] 李仕晟,张欣,徐婧,等.靶向联合阻断表皮生长因子受体和环氧化酶-2信号通路影响鼻咽癌细胞生长的研究[J].临床耳鼻咽喉头颈外科杂志,2009,23(18):817-820,823.

[17] 王通,刘玉光,张良文,等.阻断EGFR和mTOR信号通路对C6胶质瘤及其干细胞的影响[J].山东大学学报:医学版,2013,51(5):37-43.

[18] 孙栋勋,黄栋栋,金巧智,等.miRNA-7通过EGFR/PI3K/Akt通路抑制鼻咽癌5-8F细胞增殖[J].中国病理生理杂志,2014,30(10):1807-1812.

[19] 中国鼻咽癌临床分期工作委员会.鼻咽癌92分期修订工作报告[J].中华放射肿瘤学杂志,2009,18(1):2-6.

[20] 吴宁波,陈韵彬.鼻咽癌的CT、MRI、PET新进展[J].中国临床新医学,2009,2(3):309-311.

[21] King A D,Yeung D K,Ahujia A T,et al. In vivo proton MR spectroscopy of primary and nodal nasopharyngeal carcinoma[J]. AJNR Am J Neuroradiol,2004,25(3):484-490.

[22] 陈韵彬,刘征华,鲍道亮,等.氢质子磁共振波谱诊断鼻咽癌早期放射性脑损伤[J].福建医科大学学报,2007,41(3):222-224.

[23] Liu S,Xue Y,Zhang H,et al. Preliminary study on the value of 99Tc(m)-HL91 imaging in predicting sensitivity to radiotherapy inpatients with nasopharyngeal carcinoma[J]. Zhonghua Zhong Liu Za Zhi,2007,29(5):369-372.

[24] Bonner J A,Harari P M,Giralt J,et al. Radiotherapy plus cetuximab for squamous-cell carcinoma of the head and neck[J]. N Engl J Med,2006,3(54):567-578.

第三章 肺癌的临床预防方略

第一节 肺癌的流行病学

原发性支气管肺癌(primary bronchopulmonary carcinoma)或称原发性支气管癌(primary bronchogenic carcinoma),简称肺癌(lung cancer),肿瘤细胞起源于支气管的黏膜或腺体,常伴有区域淋巴结转移和血行转移,早期常出现刺激性咳嗽、痰中带血等呼吸道症状,疾病的进展速度与细胞的生物学特性有关。由于肺癌早期诊断较困难,诊断时中晚期病变为主,导致预后差、死亡率与发病率相近,居癌症死亡之首。第一次世界大战后,肺癌在许多国家和地区的发病率不断上升,至20世纪末,肺癌已成为世界范围内最常见的癌症之一。特别是在发展中国家,已经成为对人类健康和生命危害最大的恶性肿瘤。随着诊断方法和治疗技术的进步,肺癌的生存率已经较前延长,患者生活质量也有改善。然而,要想减少发病率,更进一步地延长肺癌的生存率,提高患者生活质量,仍依赖于进行积极合理的预防、早期诊断及规范的治疗。

肺癌的流行病学主要有以下特征:

1. 地区分布

1) 国外肺癌的地区分布

据估计,2008年全世界肺癌新发病例数约为160.7万,约占全部癌症新病例的12.7%,其中男性约109.2万例,占男性癌症新病例的16.5%,世界人口标化发病率为33.8/10万,居男性癌症发病的首位;女性约51.6万例,占女性癌症新病例的8.5%,世界人口标化发病率为13.5/10万,居女性癌症发病的第4位。同期,估计全世界因肺癌死亡者约为138万人,占全部癌症死亡人数的18.2%。其中男性94.9万例,占男性癌症死亡总数的22.5%,世界人口标化死亡率为29.2/10万,居男性癌症死亡的首位;女性42.8万例,占女性癌症死亡总数的12.8%,世界人口标化死亡率为10.9/10万,居女性癌症死亡的第2位。肺癌是发达国家的主要肿瘤,在美国肺癌是癌症死亡的主要原因,2015年全美肺癌的发生数估计为221 200例,其中男性115 610例,女性105 590例,死于肺癌的有158 040例,其中男性86 380例,女性71 660例。

肺癌具有明显的地域分布差异性,肺癌的发病率和死亡率水平地区差异性很大,在欧洲、北美、中南美洲及加勒比地区、西亚、东南亚、澳大利亚和新西兰等地区肺癌发病率较高。据2008年全球不同地区癌症发病率的估算资料,男性肺癌标化发病率最高的地区是中欧和东欧(世界人口标化发病率为56.5/10万),最低是中非(2.8/10万)和西非(3.1/10万);女性肺癌最高的地区是北美(35.8/10万),最低是中非(0.9/10万),我国男性肺癌(45.9/10万)在全球范围内处于次高发水平,而女性肺癌(21.3/10万)则为高发水平。

由于一些国家长期开展有效的控烟运动,在英国、美国、荷兰等一些欧美国家,男性肺癌发病率和死亡率已趋于稳定或有所下降,而在我国随着社会经济的发展,环境、生活方式的改变以及人口老龄化程度的加深,我国居民癌症谱发生变化,一些肿瘤死亡率有所下降,但肺癌死亡率仍呈现明显上升趋势,特别是女性。

2) 中国肺癌的地区分布

在过去20年中,我国大中城市中肺癌的发病率亦逐年上升,尤以近10年为甚。20世纪70年代,肺癌在我国肿瘤死亡分类构成中,占肿瘤总死亡人数的7.35%,居第五位。依据全国31个省、自治区、直辖市的采样数据,2004—2005年我国肺癌死亡率为30.84/10万,在恶性肿瘤死亡率分类构成中列第1位,占全部恶性肿瘤死亡总数的22.70%。2008年全国肿瘤登记地区肺癌的发病率为54.8/10万,中国人口标化发病率为25.0/10万,世界人口标化发病率为34.1/10万,新发病例数约占全部癌症新病例的18.3%。其中男性世界人口标化发病率为48.2/10万,居男性癌症发病的首位,约占男性癌症新病例的22.2%;女性世界人口标化发病率为21.2/10万,居女性癌症发病的第2位,约占女性癌症新病例的13.5%。同期,肺癌的死亡率为46.1/10万,中国标化死亡率为20.1/10万,世界人口标化死亡率为27.7/10万,死亡病例数约占全部癌症死亡数的25.0%。其中男性世界人口标化死亡率为40.2/10万,居男性癌症死亡的首位,约占男性癌症死亡总数的27.4%;女性世界人口标化死亡率为16.4/10万,居女性癌症死亡的首位,约占女性癌症死亡总数的20.9%。全国肿瘤登记中心2014年发布的数据显示,2010年,我国新发肺癌病例60.59万(男性41.63万,女性18.96万),居恶性肿瘤首位(男性首位,女性第2位),占恶性肿瘤新发病例的19.59%(男性23.03%,女性14.75%),肺癌发病率为35.23/10万(男性49.27/10万,女性21.66/10万),同期,我国肺癌死亡人数为48.66万(男性33.68万,女性16.62万),占恶性肿瘤死因的24.87%(男性26.85%,女性21.32%),肺癌死亡率为27.93/10万(男性39.79/10万,女性16.62/10万)。

在同一国家内,城市肺癌发病率和死亡率一般高于农村,城乡差别十分明显。据全国肿瘤登记中心资料,2008年城市登记地区男性肺癌的发病率为76.7/10万,占全部癌症新病例的23.1%,居男性癌症发病的首位。农村登记地区男性肺癌的发病率为60.0/10万,占全部癌症新病例的18.6%,居男性癌症发病的第3位。城市登记地区女性肺癌的发病率为39.0/10万,占全部癌症新病例的13.9%,仅次于乳腺癌,居第2位;农村登记地区女性肺癌的发病率为25.2/10万,占全部癌症新病例的11.7%,居第3位。城市地区肺癌的粗发病率比农村高35%,年龄标化后仍高出11%。

在我国肺癌死亡率在地理分布上也有着一定的特征。我国曾在20世纪70年代中期、90年代初期和21世纪的初期开展过3次以癌症为重点的全死因回顾调查,结果表明我国肺癌死亡率呈由东北向南、由东向西逐渐下降的趋势,东北及东部沿海一带肺癌死亡率比较高,而西北和西南一般较低。上海、北京、天津、东北和沿海地区的几个较大城市的肺癌死亡率最高,可能与环境污染、人口老龄化、生活方式、生态环境的改变等密切相关。云南的宣威和个旧是我国两个突出的肺癌高发区,宣威地区肺癌高发主要由室内烟煤燃烧排放出大量以苯并芘为代表的致癌性多环芳烃类化合物引起,而个旧高发则主要是矿工的职业性肺癌和吸烟率较高所致。

2. 种族分布

居住在同一地区或国家的不同种族间的肺癌发病率和死亡率也存在着差异。据国际癌症研究中心的统计资料,新西兰毛利族男、女性肺癌标化发病率分别高达 99.7/10 万和 72.8/10 万,而非毛利族男、女性肺癌标化发病率为 46.3/10 万和 18.2/10 万;美国男性黑人肺癌世界人口标化发病率为 87.4/10 万,而男性白人为 55.2/10 万,居住在夏威夷地区的男、女性不同种族肺癌发病率存在很大的不同,男性白人、夏威夷族、日裔、华裔和菲律宾族裔肺癌标化发病率依次为 68.9/10 万、58.9/10 万、51.1/10 万、40.8/10 万和 33.3/10 万,而上述人群女性标化发病率依次为 43.8/10 万、21.1/10 万、33.3/10 万、19.0/10 万和 14.7/10 万,不同种族之间肺癌的发病率有着明显差别。美国国立癌症研究所的一个项目比较了美国不同种族和民族的肺癌发病情况,男性和女性按照年龄调整的肺癌的发病率最低的是美洲土著、西班牙裔和亚太岛国的人群,其发病率为非西班牙裔白种人的 50%~70%,最高的是黑种人、夏威夷土著和非西班牙裔白种人,在不同种族和民族中,男性肺癌发病率是女性的 2.5~3.5 倍,显示出男性发病风险较高。

3. 性别分布

从世界范围看,在大多数国家和地区,肺癌的发病率和死亡率大都是男性高于女性。女性的吸烟率从总体上说低于男性,因此肺癌的发生率也较男性低,但这并不意味着女性吸烟对肺癌不敏感,从易感性上说,女性吸烟发生肺癌可能性至少不低于男性。而且,随着吸烟流行病学的变化,男性肺癌的发病率从总体上开始下降,但在女性中并没有这样的趋势。在白种人中,男性与女性的年龄标化肺癌发病率比是 6∶1,中国肺癌登记数据显示 2013 年我国男性与女性肺癌发病率比约为 1.25∶1,男性肺癌发病率比女性高得多。

4. 年龄分布

世界各国地区肺癌的发病率和死亡率均随年龄增长而增高,一般从 40 岁左右起年龄组之间发病率的差值上升明显,在 70 岁~75 岁左右达高峰。我国肺癌的发病年龄在 40 岁以后迅速上升,70 岁达高峰,75 岁以后略有下降,且城市肺癌的发生率比农村高,在女性,和男性年龄段发病率的变化趋势上基本一致,并且在肺癌的死亡率上也是男性高于女性。

第二节 肺癌可能的发病因素

肺癌与其他恶性肿瘤一样,是环境因素与内在因素共同作用、多基因参与的一类复杂疾病,但其确切病因及发病机制尚不完全清楚。目前认为下列因素与肺癌的病因有密切关系,如吸烟、空气污染、职业因素等。

1. 吸烟

吸烟被公认是肺癌最重要的危险因素,是引起肺癌的主要原因,80%~90% 以上的肺癌是由于主动吸烟或被动吸烟所致。美国的资料显示,吸烟者罹患肺癌的风险比从不吸烟者高20倍,吸烟者肺癌死亡率比不吸烟者高4～10倍,而且开始吸烟的年龄越小、吸烟时间越长、吸烟量越大,肺癌的死亡率就越高。戒烟者罹患肺癌的危险性随着戒烟时间的延长而逐渐降低。国内外大量研究说明吸烟与肺癌危险性之间存在明显的剂量-效应关系,吸烟患肺癌的危险性与每日吸烟量、吸烟年限、烟草种类、开始吸烟的年龄等有密切关系。20世纪50年代,美国、加拿大、英国和日本都进行了回顾性调查,证明吸烟男性肺癌患者中吸烟者的死亡率为不吸烟者的8～20倍,纸烟的消耗量与肺癌死亡率的增长相关。

肺癌发生的危险与日吸香烟的支数呈线性关系,即每日吸烟的支数增加3倍,则肺癌发生的概率也增加3倍,然而肺癌的产生与烟龄的关系更密切,两者呈指数性关系,即烟龄增加3倍,则肺癌的危险性增加100倍。吸烟时间长短和吸烟量是影响肺癌危险性的最主要的因素,吸烟时间越长,吸烟量越多,则患肺癌的危险性越高。上海市的一项肺癌病例对照研究显示,男性吸烟者肺癌的相对危险度为3.9,戒烟5～9年者肺癌的相对危险度为3.1,戒烟10年及以上者肺癌的相对危险度则为1.1。已有的研究结果显示,与持续吸烟增加肺癌危险性比较,戒烟者随戒烟时间增加,患肺癌的危险性会明显下降。

近年来广为研究的还有被动吸烟者患肺癌的问题,这种被动吸烟者包括配偶或同事或父母,他们暴露于烟雾的环境,比其他人吸入更多的烟雾。根据美国的调查结果,在美国每年发生的肺癌患者中,约3 000例肺癌是由被动吸烟引起。深入的调查表明,与非吸烟者相比,如果女性非吸烟者的配偶是吸烟者,她们患肺癌的危险性增加25%;若男性非吸烟者的配偶是吸烟者,则危险性增加35%;若非吸烟者工作场所的同事是吸烟者,则危险性增加20%。Hecht等对被动吸烟者的尿液进行化学分析,发现其中存在着烟草中的致癌剂,其含量是吸烟者尿中含量的1%～5%。因此,减少被动吸烟的现象也成为肺癌预防的一个重要环节。

卷烟点燃时会产生极高温度,产生的烟草烟雾中含有4 000多种化学物质,其中70多种已证实为致癌剂或致癌突变剂,如 nitrosamine 4-(methylnitrosamine)-1-(3-pyridil)-1-butanone(NNA)、多环芳香烃(PAH),这些化学物质已成功诱导了动物的肺癌。这些动物肺癌从组织学的表现和基因的改变方面都与人类肺癌一致。研究还发现烟草中有毒物质还能与免疫细胞受体结合,阻断免疫细胞活化及功能。此外,还发现烟草中有毒物质还能使一些抑癌基因失活和上皮细胞间质转化。

烟草致癌机制一般认为是其化学致癌物质经代谢活化为亲电代谢物,后者可与靶细胞中生物大分子DNA、RNA及蛋白质中的亲核结构结合,尤其是与DNA生成加合物,从而诱导原癌基因活化。在这个过程中,很多因素能够影响个体对吸烟导致肺癌的敏感性,包括致癌物的量、代谢的活化作用和解毒、DNA的修复能力、凋亡、基因的不同功能如信号转导通路以及细胞循环的规则。

研究表明,吸烟所致肺癌患者有多种原癌基因和抑癌基因发生突变,烟草中含有的致癌物质主要通过DNA加合物的形成而引起基因突变,包括癌基因(如RAS、MYC、ERB-B等)和抑癌基因(如p53、Rb等)突变,导致正常细胞的生长、分化和凋亡等过程失调,从而诱发肺癌等肿瘤。还有研究表明吸烟者的肺组织中存在基因表达的变化及其他异常,在吸烟者的正常肺组织中CYP1A1、CYP1B1、NQO1、和ALOX15(花生四烯酸盐15-脂氧化酶)等基因表达上调,而且高于非吸烟者的肺组织中的表达量。许多研究中已经表明在多个染色体位点上吸烟和杂合性缺失(LOH)具有相关性,并且吸烟者中染色体3p21、3p14、5q11－q13、

6q、9p21、13q14 和 19p 出现杂合性缺失（LOH）的频率要比非吸烟者明显增高。还有研究表明，CDKN2A 基因启动子的过度甲基化与非小细胞肺癌患者的吸烟状态有关。这种启动子异常甲基化存在于各种基因，不仅存在于吸烟者和先前曾吸烟者的支气管上皮细胞中，同时也存在于患有癌症的吸烟者的支气管上皮细胞中。在患有肿瘤的吸烟者中的支气管上皮细胞中也发现有启动子异常甲基化的现象。

2. 环境因素

环境污染对人类健康造成的危害越来越引起人们的重视，环境因素包括室内小环境及室外大环境。流行病学资料显示肺癌死亡率与环境多环芳烃含量呈正相关关系。在环境大气污染与肺癌相关性的研究中发现，城市吸烟者比农村吸烟者肺癌死亡率高 1.8 倍，接触空气中沥青烟、油烟、矿物燃料不完全燃烧产物的工人中肺癌患者显著增多，大气中致癌物污染水平不同的地区与人群肺癌发病之间存在定量关系。我国部分省（市）环境保护监测研究也表明，我国城市居民肺癌死亡率与城市大气污染有密切关系，大气污染越严重，肺癌患病率与死亡率越高。在室内小环境污染中，有资料表明，室内用煤、接触煤烟、被动吸烟、烹调过程中的油烟等是肺癌的危险因素。

1）室内空气污染

（1）煤烟污染：研究表明，烧蜂窝煤的家庭室内污染显著高于烧石油气的家庭，煤烟引起的家庭内微小环境空气污染是女性肺癌的重要危险因素。在对云南宣威县农村居民室内空气污染与肺癌关系进行的长达 13 年的系统研究后，结果表明，宣威县居民室内燃煤所致严重空气污染是该地区居民肺癌高发的主要危险因素，煤烟中的苯并芘是主要的致癌物。研究还发现室内苯并芘浓度与女性肺癌标化死亡率存在非常显著的正相关。通过使用改灶排烟措施的干预研究发现，改灶后男性和女性肺癌危险性分别下降到 0.59 和 0.54。这项研究结果提供了煤烟与肺癌发病相关性的有力证据。此外动物实验结果也证明煤烟是肺癌的重要原因，燃煤烟气吸入使小鼠肺癌发生率明显升高。

（2）油烟污染：研究表明，烹调时，特别是油炸、煎炒食物可引起室内空气中苯并芘严重污染，家庭妇女尿中苯并芘含量也增高。另有研究认为，经常在烹调时受到油烟刺激者其患肺癌的危险性增加，并随每周炒煎的次数增加而上升。有调查发现，患肺癌女性家庭的厨房面积小，通风设备差，而且她们在烹饪时喜欢使用油炸等方法，采集她们烹饪时厨房内空气样本进行化学成分分析，发现空气中存在香烟中类似的化学致癌物质。油烟污染为女性非吸烟者肺癌发生的重要危险因素。女性肺癌与厨房内空气污染有关，如煤焦油、煤烟、烹调时的油烟（菜油和豆油高温加热后产生的油烟凝聚物）等均为女性肺癌的危险因素。一项长达 5 年的肺癌流行病学调查发现，中国女性肺癌患者中超过 60% 有长期接触厨房油烟史，经常接触厨房和经常吸烟两者患肺癌的概率几乎相等。

（3）环境烟草烟雾污染：主要指室内被动吸烟，环境烟草烟雾是吸烟者呼出的香烟烟雾以及香烟燃烧时释放的、被周围空气稀释的烟雾所组成的混合物，它含有尼古丁、苯并芘等多种致癌物。环境烟草烟雾构成了室内微小环境污染。吸烟与肺癌的关系如前所述，大多数研究都认为吸烟与肺癌存在因果关系。我国的一项病例对照研究发现，与吸烟丈夫共同生活的非吸烟妇女患肺癌的危险度随其与丈夫共同生活年数的增加而上升，共同生活 40 年以上者与共同生活 20 年以下者比较，相对危险度超过 1.7，患肺鳞状细胞和小细胞肺癌的相对危险度高达 2.9。动物实验表明，给小鼠吸入烟草烟雾，能明显增加小鼠肺癌发生率，且主要为腺瘤和肺腺癌。

以上多种因素造成室内空气污染,形成地理纬度与女性肺癌存在非常显著的相关。因北方纬度高,通风换气的时间少,易使室内污染持续存在,越往北纬度越高的地方,女性肺癌死亡率也越高。

2) 室外大气污染

随着工业的发展,许多致癌性工业原料和产品的生产量和使用量增加,其影响不仅仅使直接接触的工人肺癌增多,也使致癌物污染大气的程度更加严重。各种交通工具,特别是汽车排出的废气以及道路和房屋的建筑中沥青等物质的大量使用也使大气受到污染。空气污染是很多悬浮在空气中的固体或液体颗粒的混合物和气体污染,它包括酸类(硝酸盐、硫酸盐)、有机化合物(多环芳烃、苯并芘)、金属(Hg、Cd、Ni、Cr)、粉尘颗粒、放射性核素及 SO_2、NO_2 等气体,其中很多是致突变物或致癌物质。这类污染物中,确含有某些致癌物质。在人口稠密的大城市空气中含有大量的致癌物,如苯并芘等有机化合物、砷和铬等无机化合物以及放射性核素,燃烧煤、汽车尾气、工业废气也是污染城市空气的主要来源。此外,肺癌发病率在许多国家的城乡差别也提示,大气污染与肺癌的发生有关。英国 Stocks 多次测定 26 个居民点大气中芳香族多环碳氢化合物的浓度,发现这种化合物的浓度与各居民点居民的肺癌死亡率之间呈明显的相关性。我国上海市居民肺癌死亡率市区高于郊区、近郊又高于远郊的事实也提示,大气污染可能对肺癌的发生起一定作用。有研究对城市和农村肺癌死亡率进行比较后发现,城市肺癌死亡率较乡村高 30%~40%,且在城市居住时间越长,肺癌死亡率越高。但是也有研究认为,在城市居民中吸烟者的比例比农村高,肺癌发生率的城乡差别也与吸烟有关。

3. 职业因素

已经被确认的致人类肺癌的职业因素包括石棉、无机砷化合物、二氯甲醚、铬及其化合物、镍、氡、芥子气、煤焦油等,研究表明约 15% 的美国男性和 5% 的美国女性的肺癌与职业因素有关。

1) 石棉

石棉是一类纤维状硅酸盐矿物的通称,它是由 40%~60% 的二氧化硅与铁、镁和其他金属的氧化物结合而成。石棉用途极广,不仅能纺线织布,还可与水泥、橡胶、树脂、塑料等混合制成各种工业用品,目前已知有 3 000 种以上的制品与石棉有关,故除开采石棉矿外,接触石棉的机会极多,石棉制品工的接触危害胜过开采工。另外,不同地区生产的石棉纤维长度、弯曲度各异,其中以直径小于 0.5 μm 的石棉致癌力较强。自从 1935 年首次报道石棉致癌以后,石棉现已成为举世公认的致癌物。在从事接触石棉工作的工人中,1/5 死于肺癌。石棉尘肺是石棉工人的常见疾病,据不同研究者报道,石棉尘肺者有 10%~30% 发展为肺癌或胸膜间皮瘤。在动物实验中,石棉尘能诱发小鼠和大鼠的肺癌。1955 年,Doll 统计英国石棉纺织工肺癌发病率比一般居民高 10 倍。近年来石棉致癌性的问题又有了进一步的认识,吸烟对石棉致肺癌有促进作用,接触石棉且又吸烟者其患肺癌的机会远远高于不接触石棉而又不吸烟的人,在石棉工厂工作的吸烟工人的肺癌的死亡率为一般吸烟者的 8 倍,是不吸烟也不接触石棉者的 92 倍,石棉与吸烟有协同致癌作用。

2) 砷

砷是一种人类使用的常见元素,无机砷可以烟尘、矿渣形式污染空气和土壤。国内外对杀虫剂砷的使用者、生产者、冶炼工人等进行的调查报告,认为肺癌的发病率明显提高。有人曾对美国36个冶炼铜、铅、锌工业区居民进行调查,发现男、女性肺癌死亡率较美国其他地区显著增高。美国癌症研究所报道,暴露于三氯化二砷的工人肺癌死亡率3倍于对照组,工作15年以上者可高达8倍。砷引起的肺癌以分化差的癌为多,鳞癌次之,腺癌很少见。

3) 铬

流行病学调查表明从事铬酸盐生产的工人肺癌发病率比一般人高,据美、英、法等国的调查资料,与铬酸盐接触的工人肺癌死亡率为一般人群的5~25倍,铬酸盐还能引起工人的鼻中隔穿孔或发生鼻腔癌。在动物实验中,铬酸盐能诱发注射局部的肉瘤、肺癌或纵隔肿瘤。苏联学者曾调查了1958—1967年铬铁合金生产工人的癌症死亡率,发现男性工人肺癌、食管癌及胃癌死亡率比对照组高,肺癌死亡率在30~39岁年龄组比城市居民多4.4倍,在50~59岁年龄组则多6.6倍,铬酸盐生产工人年龄越低,肺癌死亡的相对危险度越大。大量资料表明,凡从事炼铬、镀铬、铬颜料操作的工人,多数在6~20年可发生肺癌。

4) 镍

镍很早就被发现有致癌活性,英国在1932年就开始报道接触金属镍尘或羰基镍蒸气的工人中,患鼻腔、鼻旁窦和肺部癌症的增多。1973年苏联报道了1955—1967年13年内对4个镍企业工人的死亡调查结果,除肺癌发病率远远高于一般居民外,导致镍企业工人死亡的主要死因是肺癌和胃癌,其中肺癌死亡的平均工龄为7~13年,最高为25年。已有许多动物实验证明镍化合物的致癌性。在动物实验中,使大鼠和豚鼠长期吸入金属镍尘,可诱发肺癌和肺癌样病变,大鼠吸入羰基镍也可诱发气管的腺样癌变和鳞状细胞癌。

5) 煤焦油

煤焦油中含有多环芳烃类化合物,具有致癌性,如苯并芘,易诱发人的皮肤癌,并已在大鼠、家兔等动物实验中成功地诱发出支气管肺癌。据英国、美国、加拿大、日本和挪威的报告,炼煤焦、沥青、煤气等工人的肺癌发病率较一般人明显增高。

6) 二氯甲醚和氯甲甲醚

二氯甲醚和氯甲甲醚皆用于生产离子交换树脂,是活泼的烷化剂,两者对呼吸道黏膜均有强烈的刺激性,在工业中开始用这两种化学物质之后不久,就发现在接触这类物质的工人中肺癌发病率很高,而且基本上都是小细胞肺癌。在动物实验中,这两种化学物质很容易诱发大鼠、地鼠和小鼠的肺癌。美国资料表明,与二氯甲醚和氯甲甲醚接触的工人患肺癌的工作年限为1~16.5年,平均为6.27年,死亡年龄为33~66岁,平均死亡年龄为43.5岁,较其他癌年轻,表明这类物质是强烈的致癌因子。

4. 电离辐射

大剂量电离辐射可引起肺癌,不同射线产生的效应也不同,如日本广岛原子弹主要释放的是中子和α射线,长崎则是α射线,前者患肺癌的风险高于后者。通过对铀矿工人肺癌发病的调查发现,铀矿工的肺癌主要由氡及其子体辐射引起。美国学者对开采放射性矿石的矿工调查,70%~80%工人死于放射引起的职业性肺癌,其中以鳞状细胞癌为主。从开始接触到发病时间为10~45年,平均为25年,平均发病年龄为38岁。我国云南个旧锡矿矿工肺癌高发,也认为与矿中放射性物质,包括氡及其子体等有关。美国1978年报道,一般人群中电离辐射有49.6%来自自然界,44.6%为医疗照射,其中来自X线诊断的占36.7%。在动物实验中,用 ^{60}Co、^{140}Ir、^{198}Au、^{90}Sr、^{239}Pu、^{106}Ru、^{59}Fe、^{35}S、^{32}P、^{106}Rh 等在小鼠、大鼠、狗、家兔中诱发了肺鳞癌和未分化癌。

5. 既往肺部疾病史

罹患非肿瘤性慢性肺疾病的人,发生肺癌的危险性要高于正常人。在肺结核、矽肺、尘肺及慢性阻塞性肺疾病(chronic obstructive pulmonary diseases)的患者,即使不吸烟其罹患肺癌的危险也会增加。在上海,人们对 30 373 位肺结核患者进行了回顾性研究,结果发现,在没有吸烟因素的影响下,肺结核患者罹患肺癌的危险性也会增加,肺结核史者具有明显升高肺癌的危险度,肺癌风险是正常人群的 10 倍。肺结核致肺癌的可能机制是结核病灶的慢性刺激促使病灶和邻近部位的上皮组织化生。有慢性支气管炎者肺癌发病率高于无慢性支气管炎者,有慢性支气管炎并吸烟者肺癌发病率几乎 2 倍于无支气管炎的吸烟者。肺部慢性炎症增加了其他致癌暴露的影响,并且刺激了细胞扩散和增长。COPD 致肺癌的可能机制除肺组织中蛋白酶-抗蛋白酶系统失衡外,可能还与损伤肺功能的因素有关。

6. 肺癌的遗传易感性

研究表明吸烟和环境致癌物在肺癌发生中占有重要地位,尽管 80%~90% 的肺癌与烟草暴露有关,但吸烟者中只有少于 20% 的人发展成为肺癌,暴露在相同环境致癌因素下的个体并不都患肺癌。这一事实表明,个体是否患肺癌并非单纯取决于环境因素,不同个体对烟草中致癌物的敏感性不同。流行病学资料还发现,肺癌患者中存在家族聚集现象。这些发现提示肺癌发生与遗传易感性有关。我国经剑颖等对 312 例经病理学确诊的肺癌患者和 307 例正常人的 GSTA4 基因调控区-1718 位多态性进行检测,结果首次发现 GSTA4 基因调控区-1718 位 T/A 多态性可能和中国汉族人群肺癌遗传易感性有关。还有流行病学资料报道,肺癌病例的血缘亲属发生肺癌的危险性明显比无血缘亲属者高,而这种危险性与是否吸烟无关,肺癌患者有肺癌家族史者的发病率比无家族史者高 3.61 倍。金永堂通过对云南宣威县 370 对核心家系资料分析,结果表明,肺癌的发生具有家族聚集性,肺癌病例的直系亲属患肺癌的危险性增加。大量资料提示,支气管上皮的癌变可能与细胞遗传物质的多次改变有关其中包括染色体丢失、重排以及突变等,致使细胞内某些基因丢失或活化,导致细胞生长失控或提供发生癌变的有利环境,最终导致癌变,这一系列遗传物质的改变主要涉及两大类与癌变有关的基因,即原癌基因的活化或抑癌基因的丢失或畸变。一般认为,肺癌遗传易感性与代谢酶基因多态性、DNA 修复机制异常和原癌基因/抑癌基因突变等因素有关。

1) 代谢酶基因多态性与肺癌遗传易感性

大多数的化学致癌物,无论是外源性还是内源性,在体内都需要生物转化激活或解毒。在此过程中涉及的代谢酶分为 2 类:Ⅰ相代谢酶为代谢活化酶,前致癌物只有经过它们介导的氧化代谢活化后才能成为终致癌物;Ⅱ相代谢酶能催化内、外源性物质氧化代谢的活性产物,形成亲水物质降解排出。由于这些代谢酶控制和影响了致癌物的代谢,其遗传多态性在决定人群中个体的肿瘤易感性方面起了重要作用,特别是在与环境因素相关的肿瘤中。通过研究一些肺癌易感位点和易感区域被发现,为肺癌的遗传易感性提供了进一步的证据,但肿瘤的遗传多态性有明显的人群差异和种族差异,需要在多个人群和不同种族中进一步验证。

2) DNA 修复酶多态性与肺癌易感性

DNA 修复是一系列与恢复正常 DNA 序列结构和维持遗传信息相对稳定有关的细胞反应。与 DNA 修复相关的酶和蛋白是由多组基因编码的,当这些基因发生突变或在人群中存在多态性时,将导致 DNA 修复能力低下或缺陷。研究显示,DNA 修复能力低于一般人群平均水平的个体对肿瘤易感。因此,DNA 修复酶的多态性引起的 DNA 修复能力的差异可能是决定肺癌遗传易感性的重要因素。

3) 癌基因/抑癌基因的突变

研究表明,肺癌的发生与某些癌基因的活化及抑癌基因的失活密切相关,已证明在肺癌中几个癌基因家族均有异常,包括引起突变的 RAS 家族、MYC 家族、C-erB2 家族等。

7. 其他因素

此外其他因素如病毒感染、真菌毒素(黄曲霉素)、机体免疫功能低下、内分泌失调等因素,对肺癌的发生也可能起到一定的综合作用。上海市区全人群肺癌病例对照研究发现,女性肺腺癌的危险性随月经周期的缩短而显著增加,腺癌与月经周期长短的联系在未绝经妇女中更明显,此外,在年龄为 55 岁或以上的已绝经、不吸烟妇女中,还观察到腺癌的危险性随一生中月经周期累积数的增加而升高,但未发现月经周期与鳞/小细胞癌有明显联系。沈阳市区非吸烟女性肺癌病例对照研究表明:肺癌的危险性可能与绝经年龄和妊娠次数有关。有关内分泌因素和肺癌危险性的关系有待于进一步研究阐明。

第三节　肺癌的临床表现及诊断依据

肺癌的临床表现多种多样,最常见的有咳嗽、咯血、胸痛及发热等。临床上肺癌的发生和发展大体可分为 3 个阶段:细胞间变阶段一般无特殊临床症状,但痰中可发现间变细胞;经数月或数年之后,间变细胞可逐渐演变发展为原位癌,此时痰液脱落细胞检查可找到癌细胞,但无其他阳性体征;以后逐渐出现临床症状及体征,其症状与体征取决于原发病灶的部位和大小,转移灶的部位以及副瘤综合征的出现等。不同组织类型的肺癌其症状和体征往往亦有所差别。

1. 肺癌的临床表现

肺癌可无明显症状,当病情发展到一定程度才出现症状,目前多数肺癌患者在就诊时已有症状,仅 5%～15% 的患者发现肺癌时无症状。其临床表现与肺癌的发生部位、类型、大小、有无转移和并发症等有关。当呼吸道症状超过两周,经治疗不能缓解,尤其是痰中带血、刺激性干咳、或原有呼吸道症状加重,要高度警惕肺癌存在的可能性。

1) 由原发肿瘤引起的症状和体征

中央型肺癌出现呼吸道症状和体征较周围型早而明显,周围型病灶除累及纵隔、胸膜或胸壁时出现胸痛外,一般早期多无明显症状。

（1）咳嗽为肺癌的早期出现的症状，由于肿瘤生长部位、方式和速度不同，咳嗽表现不尽相同，瘤细胞生长在较大气道时，为阵发性刺激性呛咳，无痰或少许泡沫痰，当有继发感染时，痰量增多呈黏液脓性。

（2）痰血或咯血，以中央型肺癌多见，多为痰中带血或间断血痰，偶有大咯血。

（3）喘鸣，当肿瘤引起支气管狭窄，造成部分阻塞，可产生局限性喘鸣音。

（4）胸闷、气急，肿瘤引起支气管狭窄，或压迫大气道，或转移至胸膜引起大量胸腔积液和转移至心包发生心包积液，或者膈肌麻痹、上腔静脉阻塞以及肺部广泛侵犯时，均可引起胸闷、气急。

（5）胸痛，可以是原发病灶损害的表现，没有直接的肿物侵犯胸壁胸膜也可以有这一症状，原因不明。

（6）发热，肿瘤压迫或阻塞支气管引起肺炎、肺不张时，常伴有发热和相应体征，抗生素治疗可暂时有效，如由肿瘤坏死引起的发热，抗菌治疗无效。

2) 肿瘤局部扩展引起的症状和体征

肿瘤局部扩展引起的症状和体征，纵隔的症状和体征可因原发肿瘤直接侵犯或转移性肿瘤累及纵隔的大血管、神经等所产生。一般来说，出现纵隔组织受累征象时，往往表示病期较晚。

（1）胸痛，当肿瘤侵犯胸膜或胸壁时，可表现为隐痛、钝痛、随呼吸、咳嗽时加重。侵犯肋骨、脊柱时，疼痛持续而明显，且与呼吸、咳嗽无关。肩部或胸背部持续疼痛常提示上肺叶内侧近纵隔处有肺癌外侵可能。

（2）呼吸困难，肿瘤压迫大气道，可出现吸气性呼吸困难和三凹征。

（3）吞咽困难，为肿瘤侵犯或压迫食道所致。如出现支气管、食管瘘，可引起肺部感染。

（4）声音嘶哑，肿瘤直接压迫，或转移至纵隔淋巴结后压迫喉返神经（多见左侧）使声带麻痹，可导致声音嘶哑。

（5）上腔静脉阻塞综合征，肿瘤直接侵犯纵隔或转移的肿大淋巴结压迫上腔静脉，可使上腔静脉回流受阻，产生胸壁静脉曲张和上肢、颈面部水肿，严重者皮肤呈暗紫色，眼结膜充血、视力模糊、头晕、头痛。

（6）Horner综合征，肺上沟瘤（pancoast tumor）是一种位于肺尖部的肺癌。癌肿侵犯或压迫颈交感神经，引起患侧眼睑下垂、瞳孔缩小、眼球内陷，同侧额部与胸壁无汗或少汗，感觉异常，即 Horner 综合征。

（7）臂丛神经压迫征，肿瘤压迫臂丛神经可致同侧自腋下向上肢内侧放射性、烧灼样疼痛。

3) 肿瘤转移引起的症状和体征

（1）转移至中枢神经系统，可引起中枢神经系统的症状主要由脑、脑膜或脊髓转移引起，肺癌中枢神经系统转移的以小细胞肺癌最多，依次为大细胞癌、腺癌、鳞癌。约10%肺癌患者出现脑转移，常见症状为颅压增高，如头痛、恶心、呕吐、精神状态改变和中枢定位症状，如癫痫发作、偏瘫、小脑功能障碍或失语等，脑神经受累亦可见。CT检查可以明确颅内转移灶的部位、大小。脑膜侵犯虽然不如脑转移常见，但在小细胞肺癌常有发生，其症状与脑转移相似，疑有脑膜受累时腰椎穿刺应慎重。脊髓的转移产生脊髓压迫，导致截瘫。

（2）转移至骨骼，肺癌骨转移的发生率非常高，其中以脊柱转移最常见，其他多见的有髂骨、股骨、肱骨、肋骨。骨转移产生局部持续的疼痛和压痛，有时会产生病理性骨折。大多为溶骨性病变，少数为成骨性。脊柱转移可压迫椎管，导致阻塞及脊髓压迫症状。

(3) 转移至腹部脏器，肺癌肝转移较常见，超声显像和 CT 检查对肝转移的诊断提供了证据，肝功能检测有参考价值。如患者出现右上腹痛、肝肿大、碱性磷酸酶、天门冬氨酸氨基转移酶、乳酸脱氢酶或胆红素升高应考虑肝转移的可能。小细胞癌好发胰腺转移，临床上患者可出现胰腺炎症状或阻塞性黄疸。肾上腺和腹膜后淋巴结转移也多见，临床上多无症状，CT 腹部检查可能作出诊断。

(4) 转移至淋巴结，肺癌可转移到身体任何部位的淋巴结，最常见为锁骨上淋巴结转移，典型的多位于前斜角肌区，固定而质硬，逐渐增大、增多，可以融合，多无痛感，淋巴结的大小不一定反映病程的早晚。淋巴结转移一般由原发灶转移到同侧肺门，然后至纵隔淋巴结，再转移到锁骨上淋巴结，少数病例可通过胸壁而转移到同侧腋下淋巴结。

4) 肿瘤作用于其他系统引起的症状和体征

有些肺癌患者可出现一些少见的症状或体征，这些症状体征表现于胸外脏器，不是肿瘤直接作用或转移引起的。它可以出现于肺癌发现前、后，称之为副癌综合征（paraneoplastic syndrome），又称肺癌的肺外表现，发生率约为 10%。

(1) 异位内分泌综合征系指肿瘤细胞分泌一些具有生物活性的多肽或胺类物质，如促肾上腺皮质激素、甲状旁腺素、降钙素、5-羟色胺、胰岛素原样物质、抗利尿激素、生长激素释放因子、血管活性多肽等，而使肺癌患者表现出内分泌异常及其相应的临床表现。主要有：抗利尿激素分泌异常综合征、异位 ACTH 综合征、高钙血症等。

(2) 肺源性骨关节增生，较常见的为杵状指及长骨骨膜炎，肺源性骨关节增生症的确切病因尚不清楚，可能与生长素或神经功能有关，肿瘤切除后，症状可减轻或消失，肿瘤复发又可出现。

(3) 部分肺癌患者会出现非转移性神经肌肉病变，如多发性周围神经炎、肌无力样综合征、皮肌炎等。

2. 肺癌的分型

1) 按解剖学部位分型

(1) 中央型肺癌。发生在段支气管至主支气管的癌肿称为中央型肺癌，约占 3/4，以鳞状上皮细胞癌和小细胞未分化癌较多见。

(2) 周围型肺癌。发生在段支气管以下的小支气管和细支气管的癌肿称为周围型肺癌，约占 1/4，以腺癌较为多见。

(3) 弥漫型肺癌。发生在细支气管和肺泡，弥漫分布在肺内的癌肿称为弥漫型肺癌。

2) 肺癌的组织学分型

肺的恶性上皮性肿瘤起源于支气管上皮、支气管腺体、细支气管上皮和肺泡上皮，正常呼吸道上皮细胞类型多，在肿瘤发生过程中，多能干细胞能向不同方向分化，从而使得肺癌的组织形态较复杂，在组织学上有显著异质性。在同一肿瘤中常可出现两种或多种组织形态，即使同一类型肺癌组织中，其分化程度也可以不同。肺癌的组织病理学分类主要分为两大类：

(1) 非小细胞肺癌（non-small cell lung cancer, NSCLC）

① 鳞状细胞癌

鳞状细胞癌（鳞癌）是 20 世纪 70 年代前最多见的一种肺癌。最近资料显示，腺癌的发生率已超过鳞癌。鳞癌主要发生在段支气管，其次在叶支气管，因此约 2/3 癌为中央型。癌侵犯支气管黏膜,易脱落,故痰中容易找到癌细胞而早期发现。肿瘤向管腔生长,使支气管狭窄,甚至阻塞,导致肺不张、脂质性肺炎、支气管肺炎或肺脓肿。周围型鳞癌常可发生癌灶中心广泛凝固性坏死,可有空洞形成。

② 腺癌

肺腺癌在一些发达国家已成为最常见的一种肺癌,在我国其发生率也逐年上升,肿瘤可发生在各级支气管,但以小支气管为多,因此以周围型肿块多见,症状一般不明显,可偶然发现,但有时隐匿性原发性肺腺癌可表现为广泛转移或胸膜累及,位于胸膜下。目前腺癌分为:Ⅰ.原位腺癌,旧称细支气管肺泡癌(BAC);Ⅱ.微侵袭性腺癌;Ⅲ.侵袭性腺癌(包括旧称的非黏液性细支气管肺泡癌);Ⅳ.其他侵袭性腺癌(包括旧称的黏液性细支气管肺泡癌)。腺癌发病率增加明显,目前已成为肺癌最常见的类型,女性多见,主要起源于支气管黏液腺,可发生于细小支气管或中央气道,临床多表现为周围型,腺癌可在气管外生长,也可循肺泡壁蔓延,常在肺边缘部形成直径 2~4 cm 结节或肿块,由于腺癌富含血管,局部浸润和血行转移较早,易累及胸膜引起胸腔积液。

③ 大细胞癌

大细胞癌为高度恶性的上皮肿瘤,多发生于周边肺实质,占肺癌的 2.2%~8.6%,细胞体积较大、核大、核仁显著、胞质丰富的恶性上皮性肿瘤,无鳞癌、小细胞癌或腺癌特点。肿瘤是依据纯形态学特点和组织化学(缺乏黏液)而定义的,如果应用电镜和免疫组化研究大细胞癌,则发现 80% 以上具有向鳞癌、腺癌和神经内分泌肿瘤分化的证据,真正未分化大细胞癌不足 20%。大细胞癌高度恶性。肿瘤大多数发生在段支气管和叶支气管,大多数症状与肿瘤局部作用有关,少数患者可出现副瘤综合征。肿瘤体积较大,中央坏死常见,但空洞形成不常见。

④ 其他

其他类型的非小细胞肺癌有:腺鳞癌、肉瘤样癌、类癌、唾液腺肿瘤等。

(2) 小细胞肺癌(small cell lung cancer,SCLC)

小细胞肺癌主要发生在主支气管和叶支气管,约 70% 病例表现为肺门周围肿块。肿瘤生长迅速,早期出现广泛转移,纵隔累及常见,表现为上腔静脉综合征、喉返神经麻痹和吞咽困难。远处转移到中枢神经系统、骨和肝等处,可出现相应症状。小细胞肺癌包括燕麦细胞型、中间细胞型和复合燕麦细胞型。癌细胞呈类圆形或梭形,胞浆少,类似于淋巴细胞,但典型的燕麦细胞体积约为淋巴细胞的 2~4 倍。胞质内含有神经内分泌颗粒,具有内分泌和化学受体功能,能分泌 5-羟色胺、儿茶酚胺、组胺和激肽等物质,可引起类癌综合征(carcinoid syndrome)。小细胞肺癌的特征是增殖快和早期广泛转移,大部分小细胞肺癌患者表现为明显的血行转移,在初次确诊时 60%~88% 的患者已有脑、肝、骨、肾上腺等全身转移。

3. 肺癌的诊断

影像学检查是发现肺癌的常用的有价值的方法,细胞学和病理学检查是确诊肺癌的必要手段。当出现以下临床表现时应警惕肺癌的可能:① 持续性无痰或少痰的刺激性咳嗽;② 痰血或咯血;③ 气短或喘鸣,听诊时可发现局限或固定性哮鸣音;④ 发热,抗生素治疗效果不佳;⑤ 体重下降;⑥ 出现原因不明、久治不愈的肺外征象,如杵状指(趾)、非游走性肺性关节疼痛、男性乳腺增生、皮肤黝黑或皮肌炎、共济失调;⑦ 出现局部侵犯及转移的体征,如声带麻痹、上腔静脉阻塞综合征、Horner 征及锁骨上窝淋巴结肿大等。

肺癌常与某些肺部疾病共存，或其影像学表现与某些疾病相类似，故常容易误诊和（或）漏诊，必须及时进行鉴别，以利早期诊断。肺癌常需与肺结核、肺炎、肺脓肿、结核性胸膜炎、肺部的一些良性疾病、纵隔及其他来源的恶性肿瘤相鉴别。

1) 胸部X线检查

胸部X线检查是最基本的影像学诊断方法，可通过透视或正侧位胸片，发现肺部阴影，是发现肺部肿瘤的重要方法之一，对肺癌的诊断、鉴别诊断、分期都是必要的。胸部正侧位片是最常用的X线检查，可以获得很多有价值的信息，得到初步诊断。胸部X线检查是发现肺癌的最基本的方法，但分辨率低，不易检出肺脏隐蔽部位的病灶和微小病灶，如脊柱旁和膈上病灶，在早期肺癌的检出应用方面有一定局限性。目前CT检查已经很普及，能代替胸部X线检查的大部分功能。

2) 电子计算机断层扫描（CT）

CT检查在肺癌的早期发现、早期诊断、定位、定性方面均为目前影像学检查的最佳方法，也是胸部疾病鉴别诊断的首选检查方法。胸部CT能够显示许多在X线胸片上难以发现的影像信息，具有更高的分辨能力，可发现细小的和普通X线摄片难以显示的部位（如位于心脏后、脊柱旁、肺尖、近膈面及肋骨头部位等）的病灶，能显示肺门及纵隔淋巴结的肿大，有助于肺癌的临床分期。胸部CT可以有效地检出早期周围型肺癌，进一步验证病变所在的部位和累及范围，也可鉴别其良、恶性，是目前肺癌诊断、分期、疗效评价及治疗后随诊中最重要和最常用的影像手段。由于CT的高密度分辨率，尤其是近年来螺旋CT扫描的发展及应用，使肺癌的诊断、分期、治疗均取得了显著进步，表现在肺内小病灶检出，显示病灶的大小、形态、密度，诊断纵隔淋巴结肿大，远处转移如肝、肾上腺、脑转移等方面。螺旋CT连续性扫描速度快，对比介质容积小，可更好地进行图像三维重建，可显示直径小于5 mm的小结节、中央气管内和第6～7级支气管及小血管，明确病灶与周围气道和血管的关系。胸部CT检查可发现在胸正位片上无法发现的病变，在胸正位片上肺部面积与心脏、纵隔和膈相重叠，因此常易遗漏病灶，某些隐蔽部位如肺尖区、心后区、纵隔脊柱旁、膈面附近、奇静脉食管窝、中间支气管周围、胸膜下区等直径小于3 mm的病灶往往不易显示，CT有高度的密度分辨率，可发现更多的小病灶，尤其是对于肺内转移灶的显示明显优于常规胸片。CT具有较高的空间分辨率和密度分辨率，在肺癌定性的大体形态学方面具有常规X线检查不能比拟的优势，尤其是对较小病变的定性诊断，CT可确定治疗前分期和治疗后疗效的判断和随访。低剂量螺旋胸部CT（LDCT）可以有效发现早期肺癌，已经逐步取代X线胸片成为较敏感的肺结节评估工具，当高度怀疑或明确诊断为肺癌时，仍需进行胸部增强CT检查。CT引导下经皮肺病灶穿刺活检是重要的获取细胞学和组织学诊断的技术。应用CT模拟成像功能，可以引导支气管镜在气道内或经支气管壁进行病灶的活检。

3) 磁共振成像检查（MRI）

MRI在发现小病灶（小于5 mm）方面则不如CT敏感，目前CT仍然是肺癌的首选检查方法，尤其是对早期周围型肺癌的诊断。MRI在明确肿瘤与大血管之间关系、发现脑实质或脑膜转移、分辨肺门淋巴结或血管阴影方面优于CT。MRI检查在胸部可选择性地用于以下情况：判定胸壁或纵隔是否受侵；显示肺上沟瘤与臂丛神经及血管的关系；区分肺门肿块与肺不张、阻塞性肺炎的界限；对禁忌注射碘造影剂的患者，是观察纵隔、肺门大血管受侵情况及淋巴结肿大的首选检查方法；对鉴别放疗后纤维化与肿瘤复发亦有一定价值。MRI

特别适用于判定脑、脊髓有无转移,脑增强 MRI 应作为肺癌术前常规分期检查。MRI 对骨髓腔转移敏感度和特异度均很高,可根据临床需求选用。

4) 正电子成像检查

正电子发射断层显像(positron emission tomography,PET)和 PET-CT 是以正电子发射放射性核素标记的生物活性分子如葡萄糖、氨基酸、核苷酸等,通过示踪原理,反映生物活体内的生化改变和代谢信息的核医学显像技术。

通过跟踪正电子核素标记的化合物在体内的转移与转变,PET 可探查局部组织细胞代谢有无异常,与正常细胞相比,肺癌细胞的代谢及增殖加快,对葡萄糖的摄取增加,作为反映葡萄糖在肿瘤细胞内代谢的标志物,注入体内的放射性核素标记的生物活性分子,相应地在肿瘤细胞内大量聚积,其相对摄取量可以反映肿瘤细胞的侵袭性和生长速度。PET 不仅可以早期发现和确定肺癌原发灶的部位、大小、代谢异常程度,还可以准确测定肿瘤的淋巴结及远隔转移,是肺癌诊断、分期与再分期、疗效评价和预后评估的最佳方法。

5) 纤维支气管镜检查

支气管镜检查技术是诊断肺癌最常用的方法,包括支气管镜直视下刷检、活检、针吸以及支气管灌洗获取细胞学和组织学诊断。上述几种方法联合应用可以提高检出率。纤维支气管镜(简称纤支镜)检查是诊断肺癌的一个重要方法,可观察声带、气管、隆突以及支气管的位置、形态、活动度和通畅情况,并可窥见肿瘤,取得活组织供病理学检查。纤支镜检查中央型肺癌时,可观察肿瘤与隆突、气管、支气管的关系,以明确是否需做袖式肺叶切除术或隆突切除成形术。当检查周围型肺癌时,可在 CT 下定位,通过纤支镜放入肺活组织钳或细胞刷到达肿瘤部位,取得组织供病理学检查或细胞学检查,还可在 X 线透视引导下行经纤支镜肺活检或肺泡灌洗等检查。

6) 纵隔镜检查

虽然影像学检查亦能提示肺癌纵隔淋巴结转移情况,但淋巴结直径大于 1 cm 才能显示,且不能获得组织学诊断,而纵隔镜检查能发现肿大淋巴结并得到组织学诊断,是一种对纵隔淋巴结进行评价和取活检的创伤性检查手段,可为肺癌的诊断、分期和制订治疗方案提供重要依据,作为确诊肺癌和评估淋巴结分期的有效方法,是目前临床评价肺癌纵隔淋巴结状态的金标准。纵隔镜检查的损伤不大,可避免不必要的剖胸手术,并有助于术前分期和改善手术预后。CT 和 MRI 检查对纵隔淋巴结的诊断仍有假阴性和假阳性,故对 CT 或 MRI 检查提示纵隔淋巴结肿大的病例,应常规术前行纵隔镜检查,如隆突下淋巴结或对侧纵隔淋巴结证实已有肿瘤转移,则放弃剖胸手术。

7) 胸腔镜检查

胸腔镜检查可以准确地进行肺癌诊断和分期,对于经支气管肺活检术和经胸壁肺肿物穿刺针吸活检术等检查方法无法取得病理标本的早期肺癌,尤其是肺部微小结节病变行胸腔镜下病灶楔形切除,可达到明确诊断及治疗目的。对于中晚期肺癌,胸腔镜下可以行淋巴结、胸膜和心包的活检,胸水及心包积液的组织和细胞学检查,为制定全面治疗方案和个体化治疗方案提供可靠依据。

8) 其他细胞或病理及分病理检测

痰液细胞学检查是目前诊断肺癌简单方便的无创伤性诊断方法之一,原发性肺癌源于气管、支气管上皮,因而肿瘤细胞会脱落于管腔,随痰液排出。痰液的细胞学检查(痰检)已被广泛应用于肺癌的诊断。痰检简便易行,患者无痛苦,适用范围广。要提高痰检阳性率,必须得到气管深部咳出的痰,及时送检,保持标本新鲜,送检次数6次以上,中央型肺癌检出率较高。

胸腔积液细胞学检查,胸膜、淋巴结、其他转移部位的细胞或组织的病理学检查。胸腔穿刺术可以获取胸腔积液,进行细胞学检查,胸腔积液检测癌细胞,检出率为40%~90%。胸膜活检术,对于诊断不明的胸腔积液,胸膜活检可以提高阳性检出率。浅表淋巴结及皮下转移结节活检术,对于伴有浅表淋巴结肿大及皮下转移结节者,应常规进行针吸或活检,以获得病理学诊断。

肺癌的发生认为是由于抑癌基因的失活和原癌基因的激活所致,因此一些癌基因的产物如C-MYC基因的扩增,RAS基因的突变,抑癌基因Rb、p53的异常等有助于早期肺癌的诊断。有文献报道肺癌患者出现临床症状前1~13个月的痰脱落细胞中即可检出原癌基因和抑癌基因的突变,并且肿瘤细胞以整倍染色体或四倍体为主,通过DNA定量分析仪对支气管镜活检标本、胸腔积液进行DNA定量分析,可作为肺癌的辅助诊断手段。非小细胞肺癌患者同时进行EGFR基因突变检测、间变性淋巴瘤激酶(ALK)融合基因和ROS1融合基因检测等,可以按照基因检测的结果来指导患者的治疗。

9) 实验室检查

血清学肿瘤标志物检测,肺癌的标志物很多,包括蛋白质、内分泌物质、肽类和各种抗原物质,目前美国临床生化委员会和欧洲肿瘤标志物专家组推荐常用的原发性肺癌标志物有癌胚抗原(carcino-embryonic antigen,CEA),神经元特异性烯醇化酶(neuron-specific enolase,NSE),细胞角蛋白片段19(cytokeratin-19-fragment,CYFRA21-1)和胃泌素释放肽前体(pro-gastrin-releasing peptide,ProGRP),以及鳞状上皮细胞癌抗原(squamous cell carcinoma antigen,SCC)等。

肿瘤标志物对肺癌的诊断有一定帮助,但缺乏特异性,对肺癌的病情监测有一定参考价值。临床诊断时可根据需要检测肺癌相关的肿瘤标志物,行辅助诊断和鉴别诊断,并了解肺癌可能的病理类型。小细胞肺癌(small cell lung cancer,SCLC):NSE和ProGRP是诊断SCLC的理想指标;非小细胞肺癌(non-small cell lung cancer,NSCLC):在患者的血清中,CEA、SCC和CYFRA21-1水平的升高有助于非小细胞肺癌的诊断。SCC和CYFRA21-1一般认为其对肺鳞癌有较高的特异性,若将NSE、CYFRA21-1、ProGRP、CEA和SCC等指标联合检测,可提高鉴别小细胞肺癌和非小细胞肺癌的准确率。

4. 肺癌的临床分期

美国癌症联合委员会(AJCC)和国际抗癌联盟(UICC)于2010年公布第7版的TNM分类。分期手册第7版标准肺癌分期的T、N、M的定义以及分期分组见表3.1。

表 3.1 肺癌 TNM 分期系统（AJCC/UICC 2010 年第 7 版）

原发肿瘤(T)：	分期			
Tx：原发肿瘤不能评估，或在痰液、气管灌洗液检测出癌细胞，但在影像或支气管镜检查没有可视肿瘤	隐匿性癌：	Tx	N0	M0
	0 期：	Tis	N0	M0
T0：无原发肿瘤的证据	ⅠA 期：	T1a,b	N0	M0
Tis：原位癌	ⅠB 期：	T2a	N0	M0
T1：肿瘤最大直径小于或等于 3 cm，被肺或脏层胸膜包绕，支气管镜检肿瘤没有累及叶支气管以上，即没有累及主支气管	ⅡA 期：	T2b	N0	M0
		T1a,b	N1	M0
		T2a	N1	M0
T1a：肿瘤最大直径小于或等于 2 cm	ⅡB 期：	T2b	N1	M0
T1b：肿瘤大于 2cm，但小于或等于 3 cm		T3	N1,N2	M0
T2：肿瘤最大直径大于 3 cm 但小于或等于 7 cm，或符合以下特征之一：累及主支气管，但与隆突距离大于或等于 2 cm；累及脏层胸膜；伴有扩展到肺门的肺不张，或阻塞性肺炎，但不累及全肺	ⅢA 期：	T1a,b,T2a,b	N2	M0
		T3	N1,N2	M0
		T4	N0,N1	M0
	ⅢB 期：	T4	N2	M0
T2a：肿瘤最大直径大于 3 cm，但小于或等于 5 cm		任何 T	N3	M0
T2b：肿瘤最大直径大于 5 m，但小于或等于 7 cm	Ⅳ 期：	任何 T	任何 N	M1
T3：肿瘤最大直径大于 7 cm 或直接侵犯下列结构之一：胸壁（包括上沟瘤）膈肌、膈神经、纵隔胸膜、心包壁层；或肿瘤位于距隆突 2 cm 以内的主支气管，但未累及隆突；一侧全肺不张或阻塞性肺炎；或原发肿瘤同一肺叶内出现单个或多个分离肿瘤结节				
T4：任何大小的肿瘤侵犯下列结构之一：纵隔、心包、大血管、气管、喉返神经、食管、椎体、隆突；原发肿瘤同侧不同肺叶内出现单个或多个肿瘤结节				
区域淋巴结(N)：				
Nx：无法判定区域淋巴结转移				
N0：无区域淋巴结转移				
N1：转移至同侧支气管周围淋巴结和（或）同侧肺门和肺内淋巴结，包括肿瘤直接侵犯				
N2：转移至同侧纵隔和（或）隆突下淋巴结转移				
N3：转移至同侧纵隔、对侧肺门淋巴结转移，同侧或对侧斜角肌，或锁骨上淋巴结				
远处转移(M)：				
M0：无远处转移				
M1：有远处转移				

第四节 肺癌发生的干预方略

肺癌是世界范围内癌症死亡的首位病因。在我国过去 30 年里，肺癌死亡率上升了 465%，已成为我国第一大癌症。由于多数肺癌被发现时已处于晚期，丧失了手术的机会，因此尽管近年来化学治疗、放射治疗、生物靶向治疗等治疗手段不断发展,但肺癌的 5 年生存率并未得到明显改善,在美国和欧洲仅为约 15%。因此,肺癌的预防就显得尤为重要。

1. 肺癌的一级预防

由于早期肺癌缺乏明显的症状和体征,尚无有效的筛查技术,并且肺癌的早期诊断效果尚未得到确定,往往在晚期才能被发现,预后差,因此肺癌的预防应把一级预防放在第一位,是首选的预防措施。

1) 禁止和控制吸烟

吸烟是肺癌的最主要危险因素,也是减少肺癌发病率与死亡率最易调节的因素。因此,控制吸烟是肺癌预防的关键。很多研究证实吸烟者成功戒烟后,其总死亡率及复发率显著减少。世界卫生组织(WHO)指出,根除吸烟可有效地降低肺癌的发病率,应该将更多的精力和资金用于一级预防。目前已有一些国家和地区在控制人群吸烟率方面收到了明显的效果。如美国的反吸烟运动开始于 20 世纪 60 年代,经过 30 多年的努力,由于吸烟率的下降,美国男性肺癌的发病率在 90 年代开始走向平稳,并在其后逐步下降。2003 年 WHO 制定了《烟草控制框架公约》,这是第一个抵制烟草的全球性公约,为各项烟草控制政策的制定提供一个广泛的方向。

根据我国国情采取有效的烟草控制措施。成人应积极主动戒烟,儿童及青少年要养成良好习惯,杜绝吸烟。政府及其他各部门应出台相关法令法规,禁止在公共场所、工作场所及家庭内吸烟。通过积极开展控烟的健康教育,普及烟草危害健康知识,营造社会控烟氛围。医生及科研人员应充当无烟运动的先驱,为无烟运动提供理论和技术支持,尤其对烟草成瘾的吸烟者可给予药物及行为治疗。

2) 加强职业防护

避免暴露职业场所或环境中的致癌物,逐步取缔职业病危害严重的企业或生产工艺,并提醒劳动者要增强自我防护意识。我国 8 种职业癌中,肺癌就占 5 种:石棉致肺癌、氯甲醚致肺癌、砷致肺癌、焦炉逸散物致肺癌、铬酸盐制造业致肺癌。此外,还有职业性氡、砷暴露所致。职业性肺癌的预防,首先要加强对工矿企业的职业卫生监督和管理,企业应定期监测工作环境职业有害物质的浓度;其次要提高生产过程中的机械化、密闭化和自动化程度,改善生产工艺,以减少与致癌物的接触;再次要加强个人防护,定期进行职业性体格检查,建立健康档案。对放射性矿石的矿区,应采取有效的防护措施,尽量减少工作人员受辐射的量,在有放射性物质如氡及其子体的矿井,必须完善通风设施,降低放射性物质的浓度,切实保证工作环境符合放射防护条例规定的安全程度。对暴露于致癌化合物下的工人,必须采取各种切实有效的劳动防护措施,避免或减少与致癌因子的接触。

3) 减少空气污染

空气污染包括室内和室外的空气污染。室外大气环境的改善需要国家政府部门和全社会的参与,但最重要的仍是政府部门要贯彻执行环境保护法,改善工业布局,控制工矿企业污染排放,控制机动车尾气污染。目前我国各大城市都设有环境保护专门机构。做好环境保护工作,必将有效地控制大气污染,从而达到预防肺癌的目的。室内环境污染主要来源包括吸烟、室内氡污染、厨房油烟、农村生活和取暖燃煤等。改善居室环境需要加强健康观念,加强居室内通风,保证室内装修环保,烹饪时应选择合适的油类,并使用排油烟机,农村改炉改灶,降低室内污染等。

4) 化学预防

癌症的化学预防主要指利用天然、合成或生物物质阻止、减缓或逆转癌症的发生发展过程,从而降低癌症发生率和死亡率的方法与策略。肺癌的化学预防主要针对肺癌的高危人群。肺癌的高危人群主要有吸烟者、石棉接触者及一些慢性肺部疾病患者等,还有癌前病变患者,包括有支气管黏膜鳞状化生、上皮内瘤变、非典型性腺瘤样增生及支气管黏膜的中重度不典型性增生等,发生于肺原位癌和浸润癌之前,可以看做肺癌前期病变。近年来有研究采用的是维 A 酸(RA)类,其中有全反式维 A 酸(all trans RA)、13-顺式维 A 酸(13-cis RA)、4HPR 等药物在高危人群中进行化学预防。初步的结果显示,维 A 酸能使畸变的支气管上皮逆转为正常上皮,但最终的预防结果还有待长期随访。还有几个随机对照试验的结果表明,生育酚、β-胡萝卜素、视黄醇对肺癌预防无效,而 β-胡萝卜素则可能会增加肺癌的发病风险。目前还没有哪种药物或食物被推荐用于肺癌的化学预防。

5) 其他预防措施

包括注意营养,多食水果和蔬菜,特别是含优质蛋白质和富含维生素的食物;注意加强体育锻炼,多参加户外活动;注意及早预防和治疗慢性肺疾病,如肺结核、慢性支气管炎、肺气肿、矽肺等。

2. 肺癌的二级预防

肺癌的诊断是治疗的前提,正确的治疗方案和良好的治疗效果依赖于肺癌的早期发现、早期诊断和早期治疗。肺癌相比其他恶性肿瘤,其生存率低,主要原因是因为大多数患者缺少肺癌早期的症状和体征,从而不易早期发现和治疗。有症状才就诊的患者,肺癌经常已经到了较晚期,预后一般很差。对于易患肺癌的特定高危人群,即吸烟者、有肺癌家族史的人、接触职业致癌物的工人、暴露在大量室内污染空气中的女性,可进行肺癌的筛查。

对具有以下肺癌高危因素的人群,不但在有症状时应该密切检查,还建议年度体检筛查早期肺癌:年龄 55~80 岁;吸烟指数≥400 支/年(或 20 包/年);高危职业接触史;有恶性肿瘤病史或肺癌家族史;有慢阻肺、弥漫性肺纤维化和肺结核病史。无症状的体检或因定期体检其他疾病而做胸部 CT 等影像学检查而发现的孤立肺部小结节病灶,应高度重视,需进一步检查随访。

肺癌筛查和早期诊断常用的方法有:胸部影像学检查(主要为胸部 X 线和低剂量率螺旋 CT)、痰细胞学检查、纤维支气管镜检查等。在筛查方法中,低剂量率螺旋 CT 的灵敏度远高于 X 线胸片,被认为是最有潜力的肺癌筛查工具。肺部是含气量高的人体器官,其天然对比度高的组织学特征决定了小病灶在胸部 CT 图像上容易显示,检出率更高,如小结节型或毛玻璃样病灶(ground-glass opacity,GGO)。并且由于 CT 横断面断层成像,可以发现位于解剖学死角或胸片因组织结构重叠等原因造成的病灶遗漏,明显提高了肺部病变的检出率。

国际早期肺癌行动计划无对照组的研究发现,根据研究方案,通过螺旋 CT 筛查可以检出大量的可手术治愈的临床 I 期病例,从而可能减少肺癌的死亡风险。美国国家癌症机构进行的肺癌筛查试验的前期结果也证明,低剂量率螺旋 CT 筛查肺癌能减少肺癌的死亡率,利用低剂量率螺旋 CT 筛查能筛查到更多的早期肺癌及更少的进展期肺癌,这说明筛查改变了肺癌诊断时的分期,并为更多的人提供了治愈的机会。

纤维支气管镜检查进行肺癌的筛查主要用于胸部 X 线胸片发现异常,如肺内或肺门肿块、肺内结节、肺部浸润性病变等。纤维支气管镜检查主要用于中央型肺癌的早期诊断和筛查,同时可以得到细胞学和组织学检查标本,并且对于周围型肺癌可以通过支气管肺泡灌洗或跨壁针吸活检而取得细胞学标本。

痰细胞学检查为肺部肿瘤筛查的常用方法,其简便易行、安全无创、经济、可重复性好并且患者无痛苦。痰细胞学检查对中央型肺癌的阳性率较高,因为肿瘤向支气管管腔内生长,表层癌细胞易脱落,阳性率较高。痰检的缺陷,主要为假阴性率较高,一个患者常需要连续多次检查才能得到阳性结果。

由于各筛查技术本身的特点及其局限性以及肺癌发生的多样性,在肺癌的筛查中我们不应该局限于某一种方法,而应该将多种检查手段相结合,针对不同的人群采取不同的筛查策略,提高和改善肺癌的筛查效果。

3. 肺癌的三级预防

肺癌的三级预防主要是针对肺癌患者,采取各种医疗手段防止病情恶化、复发、转移及二次原发癌,提高肺癌患者生存率和生活质量,促进康复。肺癌的治疗手段有多种,应当根据患者的机体状况,肿瘤的细胞学、病理学类型,侵及范围和发展趋向,采取多学科综合治疗(multi-disciplinary team,MDT)模式,强调个体化治疗。有计划、合理地应用手术、化疗、放疗和生物靶向等治疗手段,以期达到根治或最大限度控制肿瘤,提高治愈率,改善患者的生活质量,延长患者生存期的目的。

1) 手术治疗

外科治疗是早期肺癌的最佳治疗方法。解剖性肺切除术是早期肺癌的主要治疗手段,也是目前临床治愈肺癌的重要方法,肺癌手术分为根治性手术与姑息性手术,应当力争根治性切除,以期达到最佳、彻底的切除肿瘤,减少肿瘤转移和复发,并且进行精准的病理 TNM 分期,分子病理分型,指导术后综合治疗。电视辅助胸腔镜外科手术是近年来发展较快的微创手术技术,主要适用于Ⅰ期肺癌患者。对不能耐受手术的Ⅰ期患者,立体定向放射治疗或者楔形切除术也可能优于不手术者。

肺癌手术前应行必要的影像学检查并制定全面的治疗计划(包括临床分期检查,特别是精确的 N 分期),均应当在手术治疗前完成,充分评估决定手术切除的可能性并制定手术方案。手术切除对于Ⅰ期及Ⅱ期非小细胞肺癌仍为最基本的治疗手段。当病灶局限,未侵袭对侧及高位纵隔淋巴结时,可行肺叶、肺段、楔形、双肺叶及袖状切除术。术后根据患者最终病理 TNM 分期、切缘情况,选择再次手术、术后辅助化疗或放疗。TNM 分期为ⅢA 期患者仍首选手术治疗联合术后辅助化疗,但对于 N2 期的ⅢA 期患者,可考虑诱导化疗联合手术治疗,但不建议单独的手术治疗或放射治疗,而且一般不推荐优先选择手术治疗联合术后辅助化疗。另外,部分Ⅳ期非小细胞肺癌,有单发对侧肺转移,单发脑或肾上腺转移者可考虑手术治疗;临床高度怀疑肺癌的肺内结节,经各种检查无法定性诊断,也可行手术探查。

小细胞肺癌 90% 以上就诊时已有胸内或远处转移,其外科治疗一直存在争议,目前认为 $T_1-2N_0M_0$ 的早期患者,可考虑肺叶切除和淋巴结清扫,并术后用含铂的两药化疗方案。

2) 药物治疗

肺癌的药物治疗包括化学药物治疗和分子靶向药物治疗。药物治疗应当严格掌握临床适应证,在肿瘤内科医师主导下进行,充分考虑患者疾病分期、体力状况、不良反应、生活质量及患者意愿,避免治疗过度或治疗不足,评估患者可能的获益和对治疗的承受能力。患者行为状态评分小于或等于2分,重要脏器功能可耐受者可给予化疗,对于小细胞肺癌的化疗,行为状态评分可放宽到3分。常用的化学药物包括铂类(顺铂、卡铂)、吉西他滨、培美曲塞、紫杉类(紫杉醇、多西他赛)、长春瑞滨、依托泊苷和喜树碱类似物(伊立替康)等。目前非小细胞肺癌一线化疗推荐治疗方案为含铂的两药方案,二线化疗方案多推荐多西他赛或培美曲塞单药治疗。

分子靶向治疗是以肿瘤组织或细胞中所具有的特异性分子为靶点,利用分子靶向药物特异性阻断该靶点的生物学功能,选择性从分子水平逆转肿瘤细胞的恶性生物学行为,从而达到抑制肿瘤生长甚至使肿瘤消退的目的,主要药物有抗EGFR药物、抗血管生成药物和作用于其他信号转导通路的药物。

非小细胞肺癌最常见的突变为外显子19缺失(E19del见于45%的患者)和外显子21突变(L858R见于40%的患者),两者都会导致酪氨酸激酶结构域活化,且都与肿瘤对小分子TKIs的敏感度相关,这些突变称为EGFR敏感突变。抗EGFR药物主要有吉非替尼(Gefitinib)、厄洛替尼(Erlotinib)、埃克替尼和阿法替尼,阿法替尼能抑制包括EGFR和HER-2在内的整个erbB-2/HER家族。

TKI原发耐药与KRAS突变和ALK基因重排有关,T790M突变可导致TKI类耐药。美国估计约2%~7%的非小细胞肺癌患者存在ALK基因的重排,这些患者对EGFR-TKIs耐药,但是这类患者的其他临床特征与EGFR突变患者相似,免疫组化检查可用于筛查ALK重排,如果免疫组化结果阳性,行荧光原位杂交技术(fluorescence in situ hybridization,FISH)检查进一步确认,克唑替尼(Crizotinib)是ALK、ROS1和MET酪氨酸激酶抑制剂,用于治疗间变性淋巴瘤激酶(ALK)阳性(ALK重排)的局部晚期和转移的非小细胞肺癌有显著的治疗活性,并可延长患者的生存期。EGFR敏感突变和ALK重排通常是相互排斥的。

以肺癌肿瘤血管生成为靶点的靶向治疗,贝伐单抗(rhuMAb-VEGF)为抗血管内皮生长因子(VEGF)的人源化单克隆抗体,通过与血液中的VEGF结合而阻止VEGF与血管表皮生长因子受体(VEGFR)结合,从而抑制血管表皮生长因子引起的血管增生,能提高化疗治疗晚期非小细胞肺癌的疗效;血管内皮抑素为内源性抗血管生成因子,通过抑制形成血管的内皮细胞迁移来达到抑制肿瘤新生血管的生成,阻断肿瘤细胞的营养供给,从而达到抑制肿瘤增殖或转移的目的。作用于其他信号通路的药物包括蛋白激酶靶点和一些参与细胞增殖、转移和凋亡的非激酶类靶点,这些靶点包括PKC、mTOR、C-KIT、C-MET、RET等。靶向治疗成功的关键是选择特异性的标靶人群。

新辅助化疗可使原先不能手术的患者降期而可以手术。一般治疗2个周期后及时评估化疗疗效,密切监测及防治不良反应,并酌情调整药物和(或)剂量。

术后辅助治疗主要用于完全切除的Ⅱ~Ⅲ期非小细胞肺癌患者,推荐含铂两药方案术后辅助化疗4个周期。具有高危险因素的ⅠB期患者可以考虑选择性地进行辅助化疗,高危因素包括:分化差、神经内分泌癌(分化好的神经内分泌癌除外)、脉管受侵、楔形切除、肿瘤直径大于4cm、脏层胸膜受累和淋巴结清扫不充分等,辅助化疗一般在术后3~4周开始,患者术后体力状况需基本恢复正常。

非小细胞肺癌对化疗的反应较差,对于晚期非小细胞肺癌患者联合化疗可增加生存率、缓解症状及提高生活质量,可达30%~40%的部分缓解率和近5%的完全缓解率,中位生存期9~10个月,1年生存率为30%~40%。目前一线化疗推荐含铂两药联合化疗,如紫杉醇/

顺铂或卡铂、长春瑞滨/顺铂或卡铂、吉西他滨/顺铂、培美曲塞/顺铂和多西他赛/顺铂等,治疗4~6个周期。

对于4~6个周期化疗之后肿瘤缓解或疾病稳定而没有发生进展的患者,可给予维持治疗,患者进行维持治疗的适应证是在先前的治疗中有效或疾病稳定且肿瘤没有进展,维持治疗可以使用一种在一线治疗中使用过的药物进行维持,也可以换药维持,使用一线方案中未包含的药物进行维持治疗,选择合适的维持治疗取决于多个因素如肿瘤组织学类型、EGFR基因突变状态、患者一般状况等。

非小细胞肺癌一线治疗失败者,二线治疗可选择的药物包括多西紫杉醇、培美曲塞和EGFR-TKI。对于EGFR基因敏感突变阴性的患者,应优先考虑化疗,多推荐多西紫杉醇或培美曲赛单药治疗作二线化疗。三线药物治疗,可选择EGFR-TKI或参加临床试验。

对于EGFR突变阳性的Ⅳ期非小细胞肺癌,一线给予EGFR-TKI(吉非替尼、厄洛替尼)治疗较一线含铂的两药化疗方案,其治疗反应、无进展生存率(PFS)更具优势,并且毒性反应更低。对于EML4-ALK融合基因阳性的患者可选择克唑替尼治疗。对于Ⅳ期非鳞状细胞癌的非小细胞肺癌,若患者无咯血及脑转移,可考虑在化疗基础上可联合抗肿瘤血管药物。EGFR基因敏感突变的患者,如果一线和维持治疗时没有应用EGFR-TKI,二线治疗时应优先应用EGFR-TKI。

小细胞肺癌对化疗非常敏感,对于所有小细胞肺癌患者,化疗是治疗的基本方案。一线化疗药物包括依托泊苷、伊立替康联合顺铂或卡铂,共4~6个周期。手术切除的病人推荐辅助化疗。对于局限期小细胞肺癌(Ⅱ~Ⅲ期)推荐放、化疗为主的综合治疗。对于广泛期病人则以化疗为主的综合治疗,广泛期和脑转移病人,取决于病人是否有神经系统症状,可在全脑放疗之前或之后给予化疗。大多数局限期和几乎所有的广泛期小细胞肺癌都将会复发,复发小细胞肺癌患者根据复发类型和复发时间间隔,选择二线化疗方案或一线方案的再次使用。

3) 放射治疗

放射治疗可分为根治性放疗、姑息放疗、辅助放疗和预防性放疗等。根治性放疗用于病灶局限、因解剖原因不便手术或其他原因不能手术者,若辅以化疗,可提高疗效;姑息性放疗目的在于抑制肿瘤的发展,延迟肿瘤扩散和缓解症状,对肺癌引起的顽固性咳嗽、咯血、肺不张、上腔静脉阻塞综合征有肯定疗效,也可缓解骨转移性疼痛和脑转移引起的症状;辅助放疗适用于术前放疗、术后切缘阳性的患者;预防性放疗适用于全身治疗有效的小细胞肺癌患者行全脑放疗。

放疗通常与化疗进行联合治疗肺癌,因分期、治疗目的和患者一般情况的不同,联合方案可选择同步放化疗、序贯放化疗。接受放化疗的患者,潜在毒副反应会增大,应当注意对肺、心脏、食管和脊髓的保护;治疗过程中应当尽可能避免因毒副反应处理不当导致的放疗非计划性中断。

在肺癌中以小细胞癌对放疗的敏感性最高,其次为鳞癌和腺癌,故照射剂量以小细胞癌最小,腺癌最大。一般40~70 Gy为宜,分5~7周照射,常用的放射线有^{60}Co γ射线,电子束β线和中子加速器等。应注意减少和防止白细胞减少、放射性肺炎、放射性肺纤维化和放射性食管炎等放疗反应。对全身情况太差,有严重心、肺、肝、肾功能不全者应列为禁忌。三维适形放疗技术(three dimensional conformal radiation therapy, 3DCRT)和调强放疗技术(intensity-modulated radiation therapy, IMRT)是目前最先进的放疗技术。

Ⅰ期非小细胞肺癌患者因医学条件不适合手术或拒绝手术时,大分割放射治疗是有效的根治性治疗手段,推荐立体定向放射治疗(stereotactic body radiation therapy,SBRT),通常给予总剂量≥100 Gy,制定 SBRT 计划时,应充分考虑、谨慎评估危及器官组织如脊髓、食管、气管、心脏、胸壁及臂丛神经等的放疗耐受剂量。对于接受手术治疗的非小细胞肺癌患者,如果术后病理手术切缘阴性而纵隔淋巴结阳性(pN2 期),采用先化疗后序贯放疗的顺序,对于切缘阳性的 pN2 期肿瘤,如果患者身体许可,放疗应当尽早开始,采用术后同步化疗。对于因身体原因不能接受手术的Ⅱ～Ⅲ期非小细胞肺癌患者,如果身体条件许可,给予适形放疗结合同步化疗。在接受放疗或同步放化疗时,通过更为适形的放疗计划和更为积极的支持治疗,尽量减少治疗时间的中断或治疗剂量的降低。对于有广泛转移的Ⅳ期非小细胞肺癌患者,部分患者可以接受原发灶和转移灶的放射治疗以达到姑息减症的目的。

对于小细胞肺癌,放疗适用于局限期小细胞肺癌,部分局限期小细胞肺癌患者经全身化疗后可以达到完全缓解,加用胸部放疗不仅可以显著降低局部复发率,而且死亡风险也显著降低。小细胞肺癌的放射治疗应当尽早开始,可以考虑与化疗同步进行。放化疗综合治疗是局限期小细胞肺癌的标准治疗,局限期患者初始治疗就行同步化放疗或先行 2 个周期诱导化疗后行同步化放疗,如果患者不能耐受,也可行序贯化放疗,如果病灶巨大,放射治疗导致肺损伤的风险过高,也可以考虑在第 3 个周期化疗时同步放疗。对于广泛期小细胞肺癌患者,远处转移灶经化疗控制后加用胸部放疗也可以提高肿瘤控制率。局限期小细胞肺癌患者,在胸内病灶经治疗达到完全缓解后推荐行预防性脑照射,达到部分缓解的患者也推荐行预防性脑照射,广泛期小细胞肺癌在化疗有效的情况下,行预防性脑照射亦可降低小细胞肺癌脑转移发生的风险。预防性脑照射推荐时间为所有化放疗结束后 3 周左右进行。

4) 肺癌介入性治疗

经支气管镜的介入治疗有,血卟啉染料激光治疗和 YAG 激光切除治疗、经支气管镜行腔内放疗、气管支架植入和超声引导下的介入治疗等,可解除肿瘤引起的气道阻塞和控制出血、进行抗肿瘤药物瘤体内注射等。

5) 生物反应调节剂(biological response modifier,BRM)治疗

免疫生物治疗已成为肿瘤治疗的重要部分,如胸腺肽、香菇多糖、集落刺激因子(CSF)等在肺癌的治疗中能提高免疫力,增加机体对化疗、放疗的耐受性。

6) 中医药治疗

中医药治疗肺癌,适用于不适合手术和放化疗的患者,主要是晚期患者及老年、体质差和不愿意接受治疗的患者,对于手术后放化疗后仍有肿瘤残留的患者或复发转移患者,应用中医药治疗可以从宏观上改善症状,扶正固本,提高生活质量,同时中药本身的毒副作用也不应该忽视。

4. 肺癌的四级预防

晚期肺癌患者的治疗效果和生活质量很差,一项调查研究显示,对这部分患者进行有效的支持治疗可以改善生活质量,减轻患者的症状,并在一定程度上延长患者的生存时间。肺癌的四级预防主要为晚期肺癌患者各种肿瘤导致的症状和并发症的对症处理、支持治疗和临终关怀,包括对临终前一系列症状的姑息对症处理。姑息治疗的目的是缓解症状、减轻痛苦、改善生活质量,所有晚期肺癌患者都应接受姑息医学的症状筛查、评估和治疗。筛查的

症状应包括疼痛、呼吸困难、乏力等常见躯体症状和睡眠障碍、焦虑抑郁等心理问题症状,其中疼痛和呼吸困难是影响晚期肺癌患者生活质量的最常见症状。晚期肺癌患者的姑息对症处理和支持治疗的手段包括营养支持、针对疼痛、呼吸困难、乏力等症状的姑息治疗以及心理干预。

1) 疼痛

疼痛为晚期肺癌常见症状,可引起疼痛的原因有,肿瘤直接转移或压迫和侵犯邻近器官、组织、神经、骨骼等,手术和放化疗引起的疼痛,由于长期卧床引起的便秘、褥疮等导致的疼痛。晚期患者的疼痛多由于两种或两种以上原因引起。疼痛可以引起一系列的不适和机体反应,控制疼痛是肺癌支持治疗中的一个重要环节,改善疼痛症状可以有效地改善患者的生活质量,对晚期患者的疼痛和其他症状的评估是姑息治疗的重点。患者的主诉是疼痛评估的金标准,镇痛治疗前必须评估患者的疼痛强度。不仅要记录患者评估当时的疼痛强度,还要了解过去 24 小时以内的最重、最轻和平均疼痛强度,了解静息和活动状态下的疼痛强度变化。应对疼痛进行全面评估,评估内容包括疼痛的病因、特点、性质、加重或缓解因素、疼痛对患者日常生活的影响、镇痛治疗的疗效和副作用等。评估时还要明确患者是否存在肿瘤急症所致的疼痛,以便立即进行有关治疗,常见的肿瘤急症包括:病理性骨折或承重骨的先兆骨折;脑实质、硬脑膜或软脑膜转移癌;与感染相关的疼痛;内脏梗阻或穿孔等。

疼痛治疗的目标是实现镇痛效果和副作用间的最佳平衡。镇痛药物可缓解 80% 以上患者的癌痛,少数患者可能需要非药物镇痛手段,包括外科手术、放疗止痛或神经阻断,故应动态评估镇痛效果,积极开展学科间的协作。WHO 三阶梯止痛原则仍是目前癌痛治疗的最基本原则,是为全世界广泛接受的癌痛治疗方法,其基本原则如下:

① 首选口服给药:应尽量选择无创、简便、安全的给药途径;口服是首选给药途径,可酌情考虑透皮吸收、皮下注射或静脉输注等途径给药。

② 按阶梯给药:根据疼痛程度按阶梯选择止痛药物。轻度疼痛选择对乙酰氨基酚或非甾体类抗炎镇痛药,中度疼痛选择弱阿片类药物,如可待因、曲马多;重度疼痛选择强阿片类药物,如吗啡、羟考酮、芬太尼等。低剂量强阿片类药物也可用于治疗中度疼痛。

③ 按时给药:适于慢性持续性癌痛,按时给药后患者出现爆发性疼痛时,还应及时给予镇痛治疗,建议选择起效快的即释型药物。

④ 个体化治疗:制定止痛方案前应全面评估患者的一般情况,如基础疾病、心肝肾功能、伴随症状和合并用药等,选择适宜的药物和剂量。

⑤ 注意细节:镇痛治疗时的细节是指可能影响镇痛效果的所有因素。要重视疼痛评估获得的信息,要关注患者的心理、精神、经济状况、家庭及社会支持等因素。

阿片类药物是癌痛治疗的核心药物。阿片治疗前应判断患者是否存在阿片耐受。阿片镇痛治疗分为短效滴定阶段和长效维持阶段。短效滴定是阿片治疗的初始阶段,目的是尽快确定满意镇痛所需的阿片剂量,推荐按时给予短效阿片,初始剂量视患者有无耐受而定,此阶段还应按需给药缓解爆发性疼痛,单次给药剂量按每天阿片总量的 10%~20% 计算,阿片未耐受者可按起始剂量给予。经阿片滴定实现疼痛缓解后,可将短效阿片转换为控缓释剂型,延长给药间隔,简化治疗。要积极防治阿片的不良反应。对于神经病理性疼痛的治疗,镇痛药物仅能缓解部分神经病理性疼痛,推荐采用强阿片类药物联合辅助药物治疗。

2) 呼吸困难

呼吸困难是晚期肺癌患者最常见的症状之一,是患者的一种主观感觉,患者感到呼吸有困难、吃力和不舒服,若不及时缓解,会产生焦虑和烦躁不安并加重其他症状,长期的呼吸困难会导致缺氧、二氧化碳潴留,甚至呼吸和循环衰竭。在晚期肿瘤患者中70%可出现呼吸困难,肺癌患者在死亡前90%可有呼吸困难。呼吸困难是主观的呼吸不适感,患者的主诉是诊断的金标准。呼吸困难临床表现为呼吸频率、节律和幅度的改变,严重者还有濒死感,恐惧和焦虑会加重呼吸困难。

肺癌晚期患者出现呼吸困难的原因有很多,如支气管内外的肿瘤压迫后堵塞气道、阻塞性肺炎、肿瘤肺部多发转移、治疗后的肺组织纤维化、上腔静脉压迫、肺部感染、大量胸腔积液等,并且可能多种原因并存。应充分认识到肺癌患者呼吸困难的复杂性,尽可能祛除可逆病因,可有针对性地给予抗肿瘤、抗感染治疗;慢性阻塞性肺部疾病给予支气管扩张剂、糖皮质激素;上腔静脉和支气管阻塞者应用糖皮质激素、放疗或置入支架等;胸腔积液时给予胸腔穿刺引流术等。

非药物治疗可改善患者的呼吸困难症状,主要措施包括吸氧、呼吸锻炼、姿势和体位训练、心理疗法等,宜在症状出现的早期就予以实施。药物治疗对于严重呼吸困难患者是必要的,阿片类药物是治疗癌症患者呼吸困难的最常用药物。及早给予阿片类药物,能减少患者的生理和心理负担,延长生存期,吗啡是首选药物,治疗呼吸困难时的使用方法与镇痛治疗一致,建议小剂量起始,按时给药,缓慢增量,严密观察和防治副作用,老年患者的增量更应谨慎。镇静剂是阿片以外的有效药物,有助于缓解急性或重度呼吸困难,另外还可以给予糖皮质激素类药物,对放化疗引起的肺炎有效。

胸腔积液在晚期肺癌患者中出现较为常见,引起的最常见的呼吸道症状是呼吸困难,发生率大于50%,多由肿瘤转移引起。治疗胸腔积液的目的在于通过最小的有创手段缓解呼吸困难,治疗手段包括胸腔穿刺术、胸膜粘连术、胸腔导管植入术、胸膜剥脱术等,并可行胸腔内化疗药物或生物制剂注射。

3) 乏力

乏力是晚期肺癌患者的常见症状,它能使患者心理和生理承受能力下降,也能使患者失去正常的生活功能,并且乏力可能使患者的其他症状变得更加严重。引起乏力的原因有,营养不良、恶液质、疼痛、放化疗副反应、缺氧、贫血、水电解质紊乱、感染、心肺肝肾功能衰竭等。针对肺癌相关性乏力,首先要了解可能引起乏力的原因,并进行针对性治疗,一般治疗包括现针对病因如对症止痛、抗感染及纠正贫血、水电解质紊乱等,支持治疗可考虑加入一些地塞米松或孕激素等药物。

4) 营养支持治疗

晚期肺癌患者因摄入量热量不足和呼吸做功增加、发热等因素,导致能量消耗增加,多数存在混合型营养不良,会降低机体免疫力,感染不易控制,呼吸肌无力和疲乏,以致发生呼吸功能衰竭,使抢救失败或病程延长。因此晚期肺癌患者抢救时,应给予鼻饲高蛋白、高脂肪、低碳水化合物,以及多种维生素和微量元素的饮食,必要时行静脉营养支持,营养支持应达到基础能量消耗值。营养支持补充时应循序渐进,先用半量,逐渐增加至理想能量入量,胃肠道营养时要特别注意调整胃肠道功能和预防胃食管返流。性激素如甲羟孕酮等也被应用于增进晚期肺癌患者的食欲和增加体重,改善恶液质。

5. 临终关怀

肺癌临终阶段不仅给患者带来痛苦,而且对于患者整个家庭来说,都是一个严重的"应激因素",在临床工作中,不仅需要对患者实施临终关怀,其家属同样也需要临终关怀。对临终患者家属实施临终关怀,能减轻其焦虑、抑郁心理和心理压力,提高家属的生活质量,使其早日从悲伤中解脱出来。大多数肺癌患者临终前处于全身衰竭状态,其身心遭受着巨大的痛苦,也引起家属痛苦的心理反应及应激反应,需要通过医务人员精心护理,控制和减轻各种症状,减轻患者的痛苦,同时也减轻了家属的心理应激。要做好基本生活护理,保证病室空气新鲜,维持适宜的温度、湿度,减少陪护人数,给患者及家属一个安静的修养环境,有利于稳定患者及家属的情绪。临终关怀是人类社会发展和文化变迁的产物,为肺癌患者实施临终关怀,可以使临终患者安详地走过人生最后的旅程。

参考文献

[1] Siegel R L,Miller K D,Jemal A. Cancer statistics,2015[J]. CA Cancer J Clin,2015,65(1):5-29.

[2] Johnson D H,Schiller J H,Bunn P A,et al. Recent clinical advances in lung cancer management[J]. J Clin Oncol,2014,32(10):973-982.

[3] Alberg A J,Brock M V,Ford J G,et al. Epidemiology of lung cancer:Diagnosis and management of lung cancer,3rd ed:American College of Chest Physicians evidence-based clinical practice guidelines[J]. Chest,2013,143(5 Suppl):e1S-29S.

[4] Howlader N,Noone A M,Krapcho M,et al. SEER Cancer Statistics Review,1975—2012,based on November 2014 SEER data submission,posted to the SEER web site,April 2015. Bethesda,MD:National Cancer Institute,2015.

[5] Thun M J,Carter B D,Feskanich D,et al. 50-year trends in smoking related mortality in the United States[J]. N Engl J Med,2013,368(4):351-364.

[6] Shiels M S,Gibson T,Sampson J,et al. Cigarette smoking prior to first cancer and risk of second smoking-associated cancers among survivors of bladder,kidney,head and neck,and stage I lung cancers[J]. J Clin Oncol,2014,32(35):3989-3995.

[7] Aberle DR,Adams AM,Berg CD,et al. Reduced lung-cancer mortality with low-dose computed tomographic screening. N Engl J Med,2011,365(5):395-409.

[8] Lindeman N I,Cagle P T,Beasley M B,et al. Molecular testing guideline for selection of lung cancer patients for EGFR and ALK tyrosine kinase inhibitors:Guideline from the College of American Pathologists,International Association for the Study of Lung Cancer,and Association for Molecular Pathology[J]. J Thorac Oncol,2013,8(7):823-859.

[9] Martins R G,D'Amico T A,Loo BW,Jr.,et al. The management of patients with stage ⅢA non-small cell lung cancer with N2 mediastinal node involvement[J]. J Natl Compr Canc Netw,2012,10(5):599-613.

[10] Rosenzweig K E,Chang J Y,Chetty I J,et al. ACR appropriateness criteria non-surgical treatment for non-small-cell lung cancer:poor performance status or palliative intent[J]. J Am Coll Radiol,2013,10(9):654-664.

第四章　乳腺癌的临床预防方略

第一节　乳腺癌的流行病学

乳腺癌是全球女性最常见的恶性肿瘤。根据世界卫生组织国际癌症研究中心(International Agency for Research on Cancer，IARC)的数据显示,2012年世界乳腺癌的年龄标化发病率(43.1/10万人)位列女性癌症之首,占女性新发肿瘤的35.3%,死亡人数占女性所有癌种死亡人数的20.8%。中国每年的乳腺癌新增病例数和死亡病例数因人口基数庞大而居高不下,分别占全世界乳腺癌发病人数的12.2%和死亡人数的9.6%,并且数值仍在不断增长中。

1. 乳腺癌的地区分布

乳腺癌的发病全球分布差异十分显著,大多数亚洲和非洲国家属于低发地区,南部欧洲和南美洲属于中发地区,北美洲和北欧属于高发地区。发病最高的西欧地区乳腺癌发病率是发病最低的东非地区的13.6倍。据IARC估计,2008年发达国家的乳腺癌发病率是发展中国家的4.3倍,发达国家的死亡率是发展中国家的3.0倍,而发展中国家乳腺癌死亡的绝对数更高。全球乳腺癌发病率高的国家有丹麦(170.5/10万)、法国(160.0/10万)、荷兰(157.7/10万)、意大利(155.2/10万)、德国(152.9/10万)、英国(148.8/10万)、加拿大(136.9/10万)、瑞典(135.7/10万)、新西兰(127.7/10万)、澳大利亚(126.3/10万)、以色列(118.2/10万)、美国(115.5/10万)等,主要分布在西北欧和北美大洋洲;西班牙(97.6/10万)、新加坡(89.8/10万)、日本(70.3/10万)、俄罗斯(69.0/10万)、巴西(43.7/10万)等国为发病中等国家;埃及(31.1/10万)、中国(26.2/10万)、菲律宾(25.7/10万)、巴基斯坦(22.5/10万)、印度(20.2/10万)、刚果(18.3/10万)等国的发病率较低。多数非洲国家的发病率极低。乳腺癌的全球地区分布差异显著与遗传因素、生活方式和环境暴露因素的不同相关。流行病学研究显示,发病率低地区的妇女移民至发病率高的地区,其后代(2~3代)的乳腺癌发病率与当地妇女相近,提示环境因素和生活方式是地区分布差异产生的重要影响因素。世界各地乳腺癌死亡率和发病率并不完全一致,这是因为癌症死亡率除了受发病率影响以外,还受到临床诊断、治疗和康复水平的影响。

我国乳腺癌的死亡率在沿海省市明显偏高,西北和西南几个省市偏低,上海、北京、天津3大城市较为集中,这3个城市的乳腺癌发病率、死亡率几乎是低发省西藏或青海的3~4倍。死亡率大于或等于3.81为高发地区,共有16个,分布在12个省市或地区,其中14个属于大、中城市(区),分别为上海、天津、鞍山、沈阳、吉林、哈尔滨、常州、宁波、温州、福州、厦门、济南、青岛、萍乡、云南德宏地区和甘肃武都地区。分布比较分散,没有明显的地区聚集现象。但大、中、小城市女性乳腺癌死亡率都高于农村,前者为后者的1.4倍。我国女性乳腺癌的标化发病率和死亡率分别为16.39和4.51。城市地区为仅次于肺癌的第2位恶性肿瘤,而在农村则为第5位。高发地区仍然是沿海大城市,且发病率逐年上升。

2. 乳腺癌的种族分布

乳腺癌的发病率存在一定的种族差异。在种族多样化的美国,白种人的乳腺癌发病水平最高,黑种人次之,黄种人较多的亚裔人群最低。

从我国乳腺癌死亡数据看,所有少数民族妇女乳腺癌死亡率都很低,但其中蒙古族和哈萨克族稍高于其他少数民族,以藏族最低。

3. 性别和年龄分布

乳腺癌以女性居多,男性罕见,女性发病率比男性发病率高达100倍左右,未发现性别比例在高、低发区有明显差异。

从年龄分布来看,发病率随着年龄的增长而上升。但在高、中、低发地区,女性乳腺癌各年龄组发病率有所不同。在北欧和北美等高发地区,从20~80岁的整个年龄跨度中,乳腺癌的发病率随年龄的增加而上升,其中45~55岁略呈平台状态,55岁以后增加速度小于45岁之前。在中发地区,如南部欧洲和南美洲,发病率随年龄增加而上升,在50岁左右达高峰,并维持在此水平上。在低发地区,如中国和日本等国家,发病率在50岁左右达到高峰后,随年龄的增加而呈平台甚至略呈逐渐下降趋势。

女性乳腺癌的年龄组死亡曲线,无论是高发地区还是低发地区,基本是随年龄增加而上升。我国乳腺癌96%的患者死于35岁以后,平均死亡年龄为67.91岁。年龄组段死亡构成百分比,15~35岁为4%,35~55岁为38.7%,55~75岁为46.9%,75岁及以上为10.3%。

第二节 乳腺癌可能的发病因素

乳腺癌的发病因素复杂,是多种因素共同作用的结果,目前认为乳腺癌的主要危险因素包括年龄增大、初潮年龄早、绝经时间晚和初次妊娠年龄较大等,其他潜在相关的危险因素包括良性乳腺疾病、辐射、内源性雌激素水平高、肥胖、环境化合物、喜食高脂蛋白、饮酒、不哺乳、口服避孕药、激素替代疗法等。

1. 家族史和遗传因素

乳腺癌有明显的家族易感性。有乳腺癌家族史的女性,其患乳腺癌的风险高出一般人群2~3倍,提示了遗传因素的作用。评估乳腺癌家族史导致的相对危险度,在以人群为基础的队列研究中得到了一致的结果。38项研究的Meta分析结果显示,一级亲属中患有乳腺癌的相对危险度是2.1,危险度随着患乳腺癌的亲属人数和诊断年龄的增加而增加。

与家族性乳腺癌关联最强的基因是 BRCA-1 和 BRCA-2,这些基因的遗传性改变,会导致极高的乳腺癌和卵巢癌的相对危险度。研究显示,典型的遗传性乳腺癌病例比非家族遗传性病例发生的年龄更早,罹患两种以上的原发性癌症的危险度更高,多原发包括同类型多原发癌症(如双侧乳腺癌)或不同类型的多原发癌症(既患乳腺癌又患卵巢癌)。

乳腺癌家族史亦与激素代谢和调节、DNA 损伤和修复相关的低外显率基因相关。有证据表明,参与雌二醇生物合成基因多态性的基因,特别是 CYP-19,与乳腺癌风险增高有关,但其影响程度与高外显率 BRCA-1/BRCA-2 和 p53 变异所导致的乳腺癌风险相比则要小得多。

研究还表明,乳腺/卵巢综合征、Li-Fraumeni 综合征和肉瘤-乳腺癌综合征等,其癌倾向性常以常染色体显性遗传方式传递给下一代,并且不完全外显及外显程度与年龄有关。Thompson 等研究结果表明在 45~54 岁组中,有卵巢癌家族史的一级亲属患乳腺癌的危险性为 1.88(95% CI:1.11~1.39),表明卵巢癌家族史也是乳腺癌的危险因素之一。

2. 乳腺良性病变

乳腺良性病变是除了恶性肿瘤以外,组织形态复杂的一系列异质性乳腺病的总称。乳腺良性病变是乳腺癌的独立危险因素,其中一些类型是乳腺癌的癌前病变。随着生活方式和饮食习惯的逐渐西化,乳腺癌的发病率已越来越高。乳腺增生是育龄妇女常见的乳腺疾病,多发生于 25~50 岁妇女,35~45 岁为发病高峰,与乳腺癌的发病曲线吻合,但只有经活检证实为乳腺上皮异常增生者,乳腺癌的发病风险才增加,其中不典型增生者风险增加 5 倍,其中患有纤维囊性疾病和纤维腺瘤者乳腺癌的危险度高 2~3 倍,有某些特殊类型的纤维腺瘤也具有高危险度。纤维囊性疾病和纤维腺瘤虽然不是癌前病变,但与乳腺癌有相同的特征,即随激素变化而发生上皮增生。

非增生性病变包括囊肿、汗腺化生和轻度增生的普通型。有这些病变的女性和未做过乳腺活检的女性在未来发生乳腺癌的风险是相同的。不伴有非典型增生的增生性病变发生乳腺癌的风险比非增生性病变高出 1.5~2 倍。

3. 卵巢和生育因素

雌激素和孕激素是乳腺细胞生长繁殖的基础。乳腺癌的危险度随着卵巢活动周期数量的累积而增高,月经周期、初潮年龄、绝经年龄、初次妊娠年龄、产次和哺乳史等与乳腺癌的发病危险相关。初潮年龄较小(小于 13 岁)妇女患乳腺癌的概率偏大,可能是因为初潮年龄小的育龄期妇女体内性激素水平高,而月经周期较短,乳腺细胞长期暴露于内源性激素环境中的时间长、程度高。女性月经来潮每推迟 1 岁,乳腺癌的危险度下降约 20%。绝经时间推迟,与初潮年龄相似,使乳腺细胞暴露于内源性激素环境中的时间更长。目前已经确定停经时间推迟是乳腺癌的危险因素之一,停经每推迟 1 年,乳腺癌的风险增加约 3%。

月经周期短的妇女发生乳腺癌的风险大。一般女性 1 年行经约 13 次,每个月经周期中的雌激素和孕激素均为高水平,月经周期缩短使乳腺细胞接受更多次高水平性激素刺激。因此,月经周期延长,无论是否规则,都会降低乳腺癌的发病危险。

未曾生育的妇女发生乳腺癌的危险明显高于生育过的妇女,第一胎足月妊娠的年龄越小,其患乳腺癌的风险也越小。原因是第一胎足月妊娠过程促使乳腺上皮趋于成熟,成熟后的乳腺上皮细胞对内外环境因素改变有更强的抵御力,能保护基因的稳定性。一项研究指出,初产年龄小于 20 岁的女性发生乳腺癌的风险是初产年龄晚于 35 岁女性的一半。

研究发现高产次的妇女患乳腺癌的概率小,而且两次足月妊娠间隔时间越短,一生中发生乳腺癌的危险性越小。一组 47 项流行病学分析提示,乳腺癌患者的平均生育次数较正常人群少,每一次足月产能使乳腺癌发生风险降低 7.0%,无论是发达国家或发展中国家。

长时间母乳喂养也可以明显减少女性患乳腺癌的危险。乳腺癌高发地区妇女较低发区人群的母乳喂养普及率低,维持时间短。2007 年,一组来自于 30 多个国家 47 个流行病学研究资料显示,乳腺癌患者较对照组人群哺乳时间明显缩短(9.8 个月与 15.6 个月),妇女每 12 个月哺乳时间,其乳腺癌发生风险降低 4.3%。其降低程度与年龄、绝经情况、种族、生育次数、初产年龄无关。一项乳腺癌危险因素的 Meta 分析指出,有哺乳史是降低妇女乳腺癌发生风险的保护因素,OR 值 0.72(95% CI:0.58~0.89)。

4. 外源性雌激素

越来越多的研究证实了环境雌激素对人类健康的危害,特别是人类生殖能力与癌症。环境中人工合成的化学污染物以及现代工业排放物等有雌激素样作用,如有机氯农药、兽用同化激素、多氯联苯等,它们的化学性质十分稳定,体内和体外都不易分解,可以通过食物链在人体内蓄积,发挥较强的生物学活性。在乳腺癌发生发展过程中内源性雌激素起重要作用的前提下,外来雌激素的暴露或雌激素条件增加将导致乳腺癌危险性增加,特别是在生长发育和青春期的暴露。

研究证实使用激素替代疗法的女性会增加患乳腺癌的风险。西方国家绝经后很多妇女普遍使用激素替代疗法缓解更年期综合征、减少骨质疏松、降低胆固醇和减少心血管事件等。学者普遍认为,激素替代疗法导致乳腺癌发病危险升高,使用 5 年后其乳腺癌危险性将增高 35%,停用激素替代疗法 5 年后,发病危险恢复至正常水平。另外口服避孕药也可增加乳腺癌的风险,一项 Meta 分析发现口服避孕药对经产妇和未生育者均增加乳腺癌的风险。

5. 生活方式和饮食习惯

有证据显示,西化的生活方式特别是饮食习惯的改变,如缺少素食、吸烟饮酒及肥胖等均可使乳腺癌发病风险增加。目前公认绝经后妇女的肥胖与乳腺癌发病危险增高相关,肥胖与乳腺癌发病的机制可能与体内瘦素和胰岛素样生长因子的表达异常相关。有规律的运动、合理的脂肪摄入和体重减轻可以降低绝经后女性发生乳腺癌的危险。越来越多的研究证实主动和被动吸烟在乳腺癌病因中的作用,尤其是长期大量吸烟与初始吸烟年龄较小;被动吸烟是绝经前女性罹患乳腺癌的危险因素之一。长期饮酒也是导致乳腺癌发生的一个重要因素。每天饮用小于 400 mL 啤酒增加乳腺癌风险约 4%,每天饮用 1 200 mL 啤酒将增加乳腺癌风险约 40%~50%。此外,经常饮酒会增加乳腺癌的死亡风险。

摄入富含抗氧化剂类胡萝卜素的蔬菜与绝经前女性乳腺癌发病危险降低相关。IGF-1 水平的升高与乳腺癌发病危险的升高相关,而维生素 D 衍生物和类视黄醇都可降低 IGF-1 水平加速细胞凋亡。

此外,女性暴露于高剂量的电离辐射环境中可增加乳腺癌发生风险,特别是绝经前的暴露史有更高的风险,其诱发并形成肿瘤大概需要至少 5~10 年的时间,乳腺癌风险性高低直接与暴露的辐射剂量有关。因此,特别要关注女性受到辐射暴露的年龄和是否是BRCA1及BRCA2携带者。

第三节 乳腺癌的临床表现及诊断依据

1. 乳腺癌的临床表现

1) 乳腺肿块

乳腺内发现肿块是门诊患者最常见的主诉,80%的乳腺癌患者以乳腺肿块首诊。临床上的乳腺肿块,是指在体外通过触诊可感知的,具有与周围正常乳腺组织不同物理形状的团样、块样或者增厚样的异常结构。为确定肿块的性质,应对肿块的位置、形状、大小、质地、活动度、单发或多发、生长速度、与周围组织的关系以及是否同时伴有区域淋巴结肿大等情况作全面的评估。其他与肿块产生过程相关的因素也是重要的诊断和鉴别诊断依据,包括有无相应部位外伤史、肿块大小、质地、有无随月经周期变化而变化的情况,有无压痛,有无近期服用含有雌激素成分的服药史和服保健品史等。

以肿块为表现的常见乳腺疾病有乳腺癌、分叶状肿瘤、导管内乳头状瘤、纤维腺瘤、乳腺浆细胞性乳腺炎、脂肪坏死等,不同疾病所产生的肿块症状在其性质、直接或间接征象、产生过程、伴随症状等会有所不同,可以借此鉴别。相关的影像学检查,如X线摄像、B超、磁共振可帮助做出正确的诊断。良性病变可有明确边界(如纤维腺瘤、导管内乳头状瘤、脂肪瘤等),低度恶性的乳腺分叶状瘤、一些分化良好的乳腺癌和特殊类型的乳腺癌(如髓样癌)也可表现为边界清楚、表面光滑的肿块。乳头内腺瘤表现为乳头内的小圆形结节,质地韧,边界清。导管内乳头状瘤可以表现为乳晕下小圆形、质地软的小结节,有时导管内乳头状瘤在大导管内沿导管纵向生长,呈乳晕下条索样肿块,质地软或稍韧,边界清。分叶状肿瘤可呈类圆形,伴分叶,部分区域在体表可感知有囊性感,一般不伴有表面的皮肤粘连,对于稍大的肿瘤可表现为局部乳腺皮肤的隆起。大多数乳腺癌为无痛性、单发,质硬,边缘不规则,表面欠光滑肿块。对于浸润性癌多伴有表面皮肤的粘连。值得注意的是,一些早期乳腺癌在临床上无任何肿块的表现,仅在影像学上表现出可疑病灶,如恶性钙化灶、结构扭曲等改变,这类乳腺癌称为临床触诊阴性乳腺癌(non-palpable breast cancer),因此肿块并不是乳腺癌的必要条件。

2) 乳头溢液

非妊娠期从乳头流出血液、浆液、乳汁、脓液,或停止哺乳半年以上仍有乳汁流出者,称为乳头溢液。以乳头溢液为主诉者占乳腺外科门诊患者的10%左右,是乳腺疾病重要的症状。非妊娠哺乳期的乳头溢液发生率为3%~8%,可以是生理性或病理性的,具有一定的临床和病理学价值。乳腺导管尤其是大导管上皮增生、炎症、出血、坏死及肿瘤等病变都可能发生乳头溢液。常见的疾病有导管内乳头状瘤(周围型和中央型)、乳腺增生、乳腺导管扩张症(浆细胞性乳腺炎)和乳腺癌。乳头溢液的部位、量、性状和颜色对诊断有指导意义。颜色上常见的有透明清水样、黄色(淡黄色到深黄褐色不等)、红色(粉红色到深红色不等)、咖啡色(从浅褐色到深褐色不等)甚至黑色。溢液可出现在单侧或双侧乳头,溢液导管数目可分为单导管或多导管。双侧乳头的多导管溢液多呈透明水样或乳汁样,如无触及乳腺肿块、无乳头乳晕小结节或条索样感,多为全身性或者药物所致。须追问有无服药史,查泌乳素水平,对高泌乳素者可行垂体 MRI 检查排除神经内分泌疾病。单侧乳房多孔溢液多为乳白色、透明浆液性、淡黄色等,如无阳性体征,多为导管扩张所致,对于这样的患者可随访。单乳单孔溢液者,可以是导管内乳头状瘤、乳腺癌、导管扩张等引起,表现为不同程度的黄色和红色溢液。对于主诉为血性溢液者需引起重视,即使是一过性出血。对于黄色或水样溢液者也应追问有无血性溢液史。

乳腺癌原发于大导管或为导管内癌者合并乳头溢液较多,部分因溢液污染内衣而为患者发现。乳腺癌以乳头溢液为唯一症状者少见,多伴有乳腺肿块。因此,乳头溢液特别是血性溢液,或者伴有乳腺癌家族史的患者,应注意近乳腺中央区有无边界不清的肿块,或者由乳头向周围伸展呈扇形分布的局部增厚样肿块存在,伴或不伴表面皮肤粘连,轻压近乳头侧的病灶可见乳头溢液,存在上述表现者应考虑早期乳腺癌可能。此外还有一些特殊情况,如妊娠中晚期妇女在高水平的性激素作用下,乳腺导管上皮过度增生,少数患者可出现血性乳头溢液。

3) 乳房疼痛

乳房疼痛是患者向医生咨询的常见问题,患者往往错误地认为疼痛症状与早期乳腺癌有关。有研究显示,吸烟、咖啡因摄入、承受压力等和乳房疼痛密切相关。乳房疼痛的病因有乳腺小叶增生、炎症、乳腺癌、纤维腺瘤等,不同疾病的疼痛具有不同特征。最常见的乳房疼痛是由于雌激素等刺激导致乳腺小叶增生、局部乳腺组织膨胀而引起,这种疼痛多数具有周期性,乳房的这种周期性疼痛表现为月经来潮前数天加剧,月经来潮后明显减轻,甚至消失,这与性激素的周期性波动密切相关,无须特殊处理。也有少部分患者因含雌激素或者类雌激素的药物或保健品诱发,使得乳房出现疼痛或原有症状加重,应仔细询问病史,停用此类药物后疼痛可明显缓解。此外,少部分疼痛是由于炎症所致,一般多为急性细菌性炎症,多发生于哺乳期妇女,也可发生于乳腺癌保乳术后放疗的乳腺,无周期性,起病快,逐渐加重,常伴发热等全身症状。查体可见乳晕及周围皮肤红肿,皮温高,压痛明显。极少数纤维腺瘤缓和可主诉为疼痛,局限于肿块部位,压痛明显,但边界清楚,活动度佳,与周围组织无粘连。Monder's 病是引起乳房疼痛一种极少见的原因,临床特点是局部疼痛与可触及的皮下条索或线性皮下凹陷有关。其原因是胸外侧静脉或其属支的相关表浅的血栓性静脉炎,一般可自愈。

乳腺癌较少出现乳房疼痛,除非侵犯胸壁、肋骨及神经等。使患者侧卧位,乳房组织从胸壁下垂,常可鉴别疼痛是来自乳房还是深部的肋骨。指尖按压受累的肋骨可从产生疼痛,提示疼痛的来源。乳腺癌伴腋窝淋巴结转移者,少数可主诉为腋窝和上肢疼痛,为肿大淋巴结压迫臂丛等神经或淋巴回流障碍产生水肿所致。少数研究表明了周期性乳房疼痛和乳腺癌相对风险(RR)为 2.66。因此,主诉乳房疼痛患者需进一步体检并行相关影像学检查,避免漏诊。

4) 皮肤改变

乳腺癌引起皮肤改变可出现多种体征,与肿块部位深浅和侵犯程度有关,最常见的是肿瘤侵犯了连接乳腺皮肤和深层胸肌筋膜的 Cooper 韧带,使其缩短并失去弹性,牵拉相应部位的皮肤,造成皮肤局限凹陷,形似酒窝,称为"酒窝征"。若癌细胞阻塞了淋巴管,引起淋巴回流障碍,出现真皮水肿,皮肤呈现许多小点状凹陷,称为"橘皮样改变"。乳腺癌晚期,癌细胞沿淋巴管、腺管或纤维组织浸润到皮内并生长,在主癌灶周围的皮肤形成散在分布的质硬结节,即所谓"皮肤卫星结节"。

炎性乳腺癌使局部皮肤呈炎症样改变,颜色由淡红到深红,开始比较局限,很快到大部分乳腺皮肤,同时伴有皮肤水肿。触诊感到皮肤增厚、粗糙,皮温升高。

5) 乳头及乳晕异常

乳头区域的变化也是乳腺疾病诊断的重要体征之一。肿瘤位于乳头或乳晕下区时,乳腺的纤维组织和导管系统可因肿瘤侵犯而引回缩,牵拉乳头,使乳头偏向肿瘤侧。肿瘤距乳头较远,乳腺内的大导管受到侵犯而短缩时,也可引起乳头回缩、凹陷甚至完全缩入乳晕下,看不见乳头。有时因乳房内纤维组织挛缩,使整个乳房抬高,可见两侧乳头不在同一水平线上。良性病变如导管扩张有时也可以引起乳头凹陷,但通常可以部分拉出复位,有部分患者主诉从发育起就存在乳头凹陷,应当询问近期有无内陷加重的现象。

乳头乳晕也可出现皮肤异常。瘙痒明显者多见于乳头湿疹,表现为乳头的脱屑、裂隙、渗出,可发生在一侧或多侧。对症治疗后一般可以痊愈。乳头脱屑糜烂,有时有浆液性或血性渗出,是乳头湿疹样癌即乳腺 Paget's 病的典型症状。位于乳头大导管的癌细胞(Paget细胞)可浸润破坏乳头表面的皮肤,表现为乳头皮肤瘙痒、破溃、结痂、脱屑、伴灼痛,以致乳头回缩。有时出现局部的结痂,看似愈合,但痂脱落后又复现糜烂面,病情反复,糜烂面逐渐扩大侵犯周围乳晕,严重者整个乳头可被肿瘤侵蚀而缺失。常规湿疹药物治疗效果不佳可与乳晕湿疹鉴别。

6) 腋窝淋巴结肿大

乳腺癌病人腋窝淋巴结转移率很高,文献报道病人在就诊时 50%～70% 已有腋窝淋巴结转移。腋下淋巴结的状态可用于乳腺癌的临床分期。初期可出现同侧腋窝淋巴结肿大,肿大的淋巴结质硬、散在、可推动。随着病情发展,淋巴结逐渐融合,并与皮肤和周围组织粘连、固定,若压迫腋静脉可造成患侧上肢水肿。晚期可在锁骨上和对侧腋窝摸到转移的淋巴结。小部分患者以腋下淋巴结肿大作为首发症状而就诊,而临床体征和影像学均未提示乳房内恶性证据,在排除其他部位的肿瘤转移以后可诊断为隐匿性乳腺癌。目前狭义的隐匿性乳腺癌是指在全乳的组织病理标本中也未能找到恶性证据的腋下淋巴结转移性腺癌的患者,其发病率占乳腺癌的 0.3%～1.0%,由于已有腋窝淋巴结转移,故不属于早期癌,5 年生存率为 70% 左右。

2. 乳腺癌的诊断依据

1) 影像学诊断

乳腺癌影像学检查的意义在于发现临床症状出现前及扩散前的乳腺癌,使其得到早期治疗,是降低乳腺癌病死率的最重要方法之一。

(1) 乳腺 X 线摄片

乳腺 X 线摄片是标准的筛查手段,可早于其他手段检测出乳腺癌。通过乳腺摄片可以检测到平均直径为 9～12 mm 的病变,这些病变转移的可能性较小。乳腺密度是唯一可以预测乳腺 X 线摄片敏感性的因素,随着乳腺密度的增加,乳腺 X 线摄片筛查的敏感性会从脂肪含量高的 98% 下降到腺体最致密的 55%。乳房的脂肪含量会随年龄逐渐增加。美国放射学会、国际肿瘤学会、美国肿瘤学会的官方推荐为:从40岁开始,作为基线乳腺摄片,以后每年进行一次,无年龄上限。对于高危女性,如BRCA1和BRCA2基因突变携带者,X线摄片筛查应从25岁开始,或比家族性乳腺癌成员发病早5~10年开始筛查。通过美国放射学会(American College of Radiology,ACR)制定的乳腺成像报告和数据系统(breast imaging reporting and data system,BI-RADS)系统读片,记录乳腺实质的信息,如肿块和钙化的类型和分布。乳腺X线摄片分类见表4.1。

表4.1 乳房X线摄片分类

分类	评价	建议
0级	未明确	需要额外的影像学评价和(或)提供之前的乳腺X线摄片比较
1级	阴性	常规筛查
2级	良性改变	常规筛查
3级	可能良性改变	开始短期随访
4级	怀疑异常	推荐活检
4A	低度怀疑恶性	推荐活检
4B	中度怀疑恶性	推荐活检
4C	中度怀疑但未分类为恶性	推荐活检
5级	高度怀疑恶性	需要治疗
6级	已明确活检为恶性	需要治疗

致密影定义:仅在一个图像中能见到密度增高的区域。

肿块定义:两个图像中都可以见到的占位病变,有明显的边界。

① 筛查性乳腺X线摄片

Ⅰ. 定义:无症状女性的常规乳腺X线摄片检查。发现可能是乳腺癌的异常改变的过程。

Ⅱ. 目的:检测早期乳腺癌。常规行头尾位和轴斜位两张X线摄片检查。

② 诊断性乳腺X线摄片

Ⅰ. 定义:确定异常病灶是否为乳腺癌。主要用于:在筛查中发现异常的女性、随访研究、乳腺癌病灶切除术后的随访及假体隆乳术后。

Ⅱ. 功能:主要用于可触及和不可触及病灶的识别;病灶范围的定义(肿瘤的大小);肿瘤定位;多中心病灶的识别;确定是否需要再次切除。

Ⅲ. 分辨钙化:乳腺癌摄片没有区分乳腺良性和恶性肿瘤的绝对标准,但检测钙化点在乳腺内还是在皮肤上是十分重要的,尤其是钙化的形态和分布。

良性钙化的特征:呈半透明中心的球形,平滑的圆形的钙化;钙化直径大于1 mm;直径大于0.5 mm的钙化通常提示是良性的,如纤维腺瘤或乳头状瘤;囊肿底部的钙盐沉积(乳汁钙沉积);血管钙化;出现特殊的平行轨迹。

恶性钙化的特征:不规则或针状的肿块;成簇的微钙化(可能为良性)——需要活检明确;多数乳癌相关的钙化直径小于5mm;肿块的边界不清;结构紊乱;与之前的影像比较密度增加;局部密度不对称;皮肤增厚;乳头凹陷;腋窝淋巴结增大,密度增高。

Ⅳ. 乳腺X线摄片的假阴性:假阴性率为10%~30%,因此乳腺X线摄片不能用于排除乳腺癌,对所有可触及的肿块都需进行活检,否则不能认定为良性。造成假阴性的原因主要有以下几点:肿块隐藏于致密的乳腺组织内(最常见的原因);筛查时乳腺 X 线摄片没能包括所有的乳腺组织;浸润性小叶癌(很难成像);研究质量较低;结果判读错误;缺乏前期研究对比。

2) 数字乳腺 X 线摄片

虽然乳腺 X 线摄片是筛查乳腺癌较好的手段,但仍有一定的局限性。其筛查效果在年轻女性中较差,因为年轻女性乳腺组织较致密。数字乳腺成像解决了常规乳腺 X 线摄片的部分问题,它的分辨率更高,提高了致密乳腺中低对比度病灶的检测能力,同时减少了患者放射剂量。它可以打印影像,并进行图像的数字化管理,如传输到任何会诊地点,实现图像储存、再现等。数字 X 线摄片也支持计算机辅助检测和诊断软件。电脑辅助检测提高了 19.5% 的乳腺癌病灶检出率,尤其提高了导管原位癌的诊断。其最大优势在于运用于致密乳腺组织中微钙化的发现,但仍没有足够大的证据表明数字成像可代替乳腺 X 线摄片。

3) 乳腺超声检查

超声检查无损伤性,并可反复使用,被患者广泛接受,特别是妊娠妇女。其对较致密的乳腺组织筛查较有价值,可提高钼靶的筛查敏感性,但受操作者技术的影响较大。超声显像对乳腺癌的检出率为 80%~85%,对直径在 1 cm 以下者诊断的准确率不高,一般不作为筛查手段。超声检查主要用于评价可触及的包块或者钼靶和 MRI 发现的病灶,还可鉴别肿块是囊性的还是实质性的,其对乳腺囊肿的敏感性为 96%~100%。超声可辅助乳腺活检,比如对囊性肿块在超声显像引导下做针吸,吸出液体可避免手术。超声显像对判断肿块的大小较准确,但其对钙化不敏感。多普勒超声可评估肿瘤血管及腋窝淋巴结。

乳腺超声恶性肿瘤的可疑表现:① 实性肿块;② 纵径大于横径;④ 声影区:60% 与恶性肿瘤相关;⑤ 肿块内有丰富的穿支血流;⑥ 前回声边缘:与肿瘤侵袭所造成的结缔组织增生有关;不规则的边缘;多个分叶(大于 4 个小叶)。

4) 乳腺磁共振显像(MRI)

近年来,随着磁共振技术的不断发展成熟,其在乳腺癌诊断中的价值日益凸显。MRI 是目前公认的对浸润性乳腺癌敏感度最高的一种影像学检查方案,可进行多平面扫描或重建,更好地显示病灶的大小、形态、位置及浸润范围,为外科手术提供可靠的参考资料。它的敏感性高于钼靶和超声检查,发现骨转移比骨扫描敏感,但特异性差,高阳性率常导致很多不必要的活检。乳腺 MRI 的限制性包括:费用高,操作复杂,不适用于大范围乳腺癌筛查;不适用于体内安装起搏器、外科金属夹子等磁性物质,肥胖、肾衰竭及不能俯卧位检查者。

乳腺 MRI 恶性肿瘤的可疑表现:① 毛刺;② 环形强化;③ 不规则的边缘;④ 融合团块(导管原位癌);⑤ 线性团块(浸润性癌)。

(1) 乳腺 MRI 检查的临床适应证:① 隐匿性乳腺癌:病理证明腋窝淋巴结受侵,但钼靶或超声检查未见异常,约占所有乳腺癌的 2%。② 小叶癌:在 20% 超声和钼靶检查无阳性表现(假阴性率),乳腺 MRI 可用于检测其病变的范围。③ 检测对侧的乳腺癌。④ 已确诊乳腺癌的病灶范围:多中心或双侧病灶,乳腺 MRI 还能发现同侧 4%~34% 的额外恶性病灶。⑤ 残余肿瘤:乳腺癌切除后的女性,发现阳性切缘(在高达 50% 的肿块切除后患者中可发现阳性切缘)。⑥ 复发与瘢痕:乳腺 MRI 可反映肿瘤的血管是否丰富。⑦ 监测新辅助治疗的疗效。⑧ 查体、钼靶、超声检查结果不一致。⑨ 检查假体植入完整性。⑩ 存在假体植入并有可疑的影像学发现时。

（2）目前乳腺 MRI 筛查的指征：① 高风险患者：生存风险大于 25% 的群体，在确诊乳腺癌后的 6 个月内接受双侧乳腺 MRI 检查，发现对侧乳腺的发生率达到 10%。② 遗传性乳腺癌：BRCA-1 或 BRCA-2 基因突变阳性的患者，MRI 的阳性预测值为 64%。具有家族性或遗传倾向的患者，MRI 的敏感性达 79%。③ 家族史：既往导管上皮不典型增生或小叶原位癌病史。④ 胸部或纵隔放疗史。

5) 乳腺核素成像（scintimammography）

乳腺核素显像是一种主要依赖乳腺癌细胞对 ^{99m}Tc 的功能性摄取的乳腺成像技术。^{99m}Tc 是一种放射性核素，1997 年 FDA 批准用于乳腺癌，其与血流和代谢活性按比例在组织中浓聚。大多数肿瘤集中于周围浓聚度高的组织，最容易发现大小大于 1.5 cm 的病变，其敏感性为 85%，特异性为 89%。在体格检查及钼靶的基础上，只有当乳腺癌病灶直径大于 1 cm 时可参考其影像学形态。这种技术不受乳腺密度的影响，也不需要对乳房进行加压。乳腺核素成像的检查结果与钼靶检查有 97% 的一致性。而费用却只有 MRI 检查的 1/3，可作为钼靶的一项辅助工具。当阴性结果时不能排除行穿刺活检，也不用于筛查。

乳腺核素显像主要用于以下情况：无法辨别乳腺病灶的良恶性；放射治疗后，钼靶发现异常；结合查体及钼靶仍难以评估乳腺情况；有乳腺植入物时；新辅助治疗评价疗效；不愿等待 6 个月随访后评估的女性。不适用于以下情况：高度怀疑乳腺病变；乳腺微钙化未聚集；乳腺病变直径小于 1 cm。

6) 乳腺 PET-CT 扫描

正电子发射计算机断层显像（PET-CT）是乳腺 X 摄片的补充检查方法，主要依赖于肿瘤细胞摄取 FDG（氟脱氧葡萄糖）与肿瘤组织分级和潜在侵袭性相对应。其有助于评估内乳淋巴结、腋窝淋巴，还能发现多灶病变，复发疾病，骨转移和未知转移疾病，对发现腋窝淋巴结转移的假阴性率为 20%。PET-CT 在乳腺癌的诊断中仍然存在争议，因为其并未达到乳腺成像的空间分别率的要求，目前已有专门用于乳腺成像的乳腺正电子发射乳房成像（PEM），其不受乳腺密度的影响，但低级别的病灶被遗漏的可能性仍然较大。

3. 活检诊断

随着乳腺癌筛查的广泛开展，发现了越来越多的不可触及的病灶，怀疑恶性可能时，需进行穿刺活检明确诊断。活检不但能明确肿瘤性质，还可了解病理生物学特点（病理类型、组织学分级、ER、PR、HER-2、Ki-67 等免疫组化状态等），并为后续的个体化治疗打下基础。

活检依据操作方法，可分为开放手术活检和穿刺活检。穿刺活检又可分为细胞病理学检查和组织病理学检查。前者主要是细针抽吸，后者有空芯针活检和真空辅助微创活检两种。为提高穿刺的准确性，多种影像学引导下的活检方式已经越来越普遍地应用于临床。

1) 开放手术活检

开放手术活检曾是应用最普遍的活检方式，可准确、直接地获得组织病理学诊断。主要通过外科手术将肿瘤及周围部分组织完整切除，行术中冰冻快速病理或术后石蜡病理检查。通常情况下，乳房可触及肿块是开放手术活检的适应证。随着影像学引导定位的发展，对于临床上影像学怀疑恶性，而查体无法触及肿物的患者，可在影像学引导穿刺导丝标记定位的辅助下切除活检。对于较大的肿块诊断或局部晚期乳腺癌的诊断也有意义,可采取切除部分肿瘤组织的活检方式。

切除活检的优势在于手术方法简单并可获取全部病变组织进行病理学检查。但其也存在一些不足:

(1) 切除乳腺癌原发病灶,无法从原发灶病灶大小来判断新辅助治疗的疗效。

(2) 常规手术切除活检会影响乳腺癌前哨淋巴结活检的可靠性,切开活检后前哨淋巴结活检的假阴性率明显高于穿刺活检病例。

(3) 切除活检还会增加保留乳房手术阴性切缘的不确定性,保乳手术后二次手术率会高于穿刺活检。

(4) 限制或影响部分患者确诊后原发性乳腺癌手术方案的确定。

(5) 超过80%的乳腺异常为良性病变,对于这些病灶的手术活检造成过度耗费医疗资源。

因此,切开活检目前并不推荐作为首选的病理取材方式。近年的报道显示,发达国家中接受手术切除活检的比例在不断降低。在我国,目前手术切除活检仍占比较大的比重,仍需进一步努力减少不必要的切除活检手术,适应目前乳腺癌诊断和治疗的进展。

2) 细针穿刺活检

自20世纪70年代开始,细针穿刺活检(fine needle aspiration biopsy, FNAB)应用于乳腺病灶的诊断。细针穿刺活检操作简单、安全、易被患者接受,费用小,对操作器械几乎没有特别要求,而且可以应用于几乎所有乳腺癌患者。其唯一的要求是经验丰富的穿刺人员和细胞病理学家。根据文献报道细针穿刺活检的敏感性为65%～98%,特异性为88%～100%。通常采用5 cm的注射器行穿刺,在保持负压的情况下针头沿不同方向在肿块内反复抽动多次,可观察到有组织吸入针芯内,将针头的内容物推到载玻片上,用拉片法快速涂片、染色。一抽吸约能取得10^5个细胞,通常足够用来做细胞病理检查。

对于可疑乳腺癌患者,细针穿刺活检可作为影像学检查外一项重要的辅助诊断方式。在普查中,发现可疑恶性的患者,针吸细胞学检查可进一步诊断明确,特别是鉴别炎性病变与肿瘤病变。它还可作为前哨淋巴结活检,降低活检整体费用,为新辅助治疗疗效评价提供更多的资料。反复穿刺并不增加乳腺癌局部复发及远处转移风险。如细针穿刺病理阴性或可疑恶性者,仍需做冰冻病理检查或石蜡病理检查。如影像学检查和细胞学诊断结果矛盾时,应以切除病理诊断结果为准。

由于是细胞学水平的诊断方法,不能获得组织学结构,故细针穿刺活检不能明确诊断肿瘤为浸润性癌或原位癌,也无法获得评价复发风险的指标,如组织学分级、激素受体与HER-2的状态等。另外,其有一定的假阴性率,因针吸标本材料不足或小细胞型乳腺癌的细胞异型不明显,均可导致假阴性结果。所以如细胞学报告阴性的病例,仍需重复穿刺或进行组织学病理检查。细针穿刺的假阳性率一般在0.5%以下,一旦发生可造成严重的治疗后果。基于以上因素,目前的临床指南和专家共识认为细针穿刺活检不适合广泛用于乳腺癌的活检及诊断依据。

3) 空芯针活检

空芯针活检(core needle biopsy, CNB)是目前临床应用最广的活检方式,其通过活检针外套管的快速机械弹射切割而获得组织条标本。较大乳腺可疑病灶的穿刺可以徒手完成,较小的病灶多在超声或钼靶等定位引导下进行,极大地提高了活检的准确性。CNB病理诊断的准确性随着肿块直径的增加而增加,还与所取标本组织量密切相关。目前认为 CNB 确诊至少需要取 4 条组织,如含钙化灶的病灶,一般建议取 10 条组织,且标本均要经影像学确认。CNB 诊断的敏感性为 83%～99.6%,特异性为 85.8%～100%,准确性为 96%～100%,对组织类型诊断的准确率为 93%～100%,对组织学分级诊断的准确率为 64%～91%,而且,CNB 标本对 ER、PR、HER-2 状态的诊断也非常可靠,可用于乳腺癌的早期诊断。

CNB 病理诊断的假阴性率介于 0～8.9% 之间,多发生于良性病变,包括穿刺活检为阴性或非高危的良性病变但最终诊断为癌的情况。如果空芯穿刺为高危病灶(如导管上皮不典型增生、小叶非典型增生、不典型乳头状病变、分叶状肿瘤等),而随后开放活检被诊断为癌,这种情况被称为"低估"。还有一种低估的情况是:CNB 发现导管原位癌而随后的手术病理发现有浸润。许多回顾性研究通过对标本进行大切片的检查发现:乳腺的癌前病变、原位癌和浸润癌三个渐进的阶段常会存在于同一个病灶内,由于穿刺大多数只是获得病灶的局部,因此,这种组织学异质性是导致穿刺活检发生低估的原因。

鉴于 CNB 诊断的准确性和局限性,目前,对于 CNB 诊断为浸润癌等恶性病变者进行手术或相应的辅助治疗,对良性病变者进行密切随访,对于高危病变的处理,目前多数人认为需重新活检。其中导管上皮不典型增生、放射性瘢痕、不典型乳头状病变及纤维上皮性病变有分叶状肿瘤时建议手术活检,而良性乳头状病变者建议定期随访或手术活检。

与细针穿刺活检相比,CNB 获取组织量更多,可兼顾组织结构和细胞学特征的评估,可区分原位癌和浸润癌,进一步行 ER、PR、HER-2、Ki-67 等免疫组化检查。因此,CNB 是临床工作中的首选,尤其对于乳腺原发灶的活检。CNB 的缺点是活检时需要超声或乳腺 X 线等设备准确定位,也需要专用的弹射器械及弹射针,费用较昂贵,操作时间长,血肿等并发症发生率略高。

4) 真空辅助微创活检

真空辅助微创穿刺活检(vaccum-assisted biopsy, VAB)是自 20 世纪 90 年代发展起来的活检技术,目前已经广泛应用于乳腺可疑疾病的病理组织学活检。VAB 是一种乳腺病灶微创旋切活检系统,其通过负压抽吸乳腺病灶然后进行切割以获得乳腺病灶的组织学标本,获得的单个标本量是空芯针活检标本的 2.5～6 倍。VAB 支持各种影像学定位,在超声、钼靶、MRI 引导下均可将旋切刀引入病变深面,准确定位,完成多方向的组织活检。其特点是可进行重复切割,使一次穿刺能取得多个标本,同时对较小的标本能达到完全切除且避免较大切口。由于它可以切除较小的乳腺病灶,其作用已不仅仅限于活检诊断,现已广泛应用于乳腺良性小肿瘤的手术切除,如直径小于 3 cm 的纤维腺瘤,避免了不必要的手术。真空辅助微创活检系统操作简便,约 30 分钟即可使活检或切取完成,可以在局麻下门诊操作,其切除彻底、创伤小、皮肤开口无需缝合、瘢痕小、不影响美观。其主要并发症为出血、血肿、疼痛等,极少数需要治疗。

真空辅助微创活检常适用于以下病变:乳腺可触及的肿块;乳腺不可触及的小于 1 cm 的肿块和微小钙化灶,首选 VAB;体检或影像检查可疑的腺体组织异常病变;新辅助治疗前诊断和治疗后的疗效判定;乳腺癌保乳术前其他部位病灶的活检;BIRADS 4A 级乳腺肿瘤(性质待定)的微创治疗;BIRADS 3 级的乳腺肿瘤(良性可能大),但近期肿块快速增大者;直径小于 3.0 cm 乳腺实性肿物的切除。

真空辅助微创活检的禁忌证:有感染者;有出血倾向、凝血机制障碍等造血系统疾病者;合并心、脑、肝、肾严重并发症者;疑为乳房血管瘤;乳房内有假体者。

真空辅助活检系统的诊断价值高于细针穿刺活检和空芯针活检,在超声、钼靶、MRI 等多种影像学技术的引导下,对不可触及的病变活检准确率高、成功率高。VAB 还兼备了诊断、治疗双重功能,对于可疑恶性病灶可获取组织学标本,用于病理诊断。对于良性可能性大,尤其肿块直径在 3.0 cm 以上的病灶,不仅可以明确诊断,还可彻底切除病变,达到治疗目的。对于局部晚期和保乳手术前需新辅助治疗的患者可明确其 ER、PR、HER-2、Ki-67 等免疫组化状态,利于选择合适的新辅助治疗方案。

真空辅助活检系统也有一定的局限性,比如费用相对昂贵,育龄前妇女手术可能会影响哺乳功能等。关于空芯针穿刺是否会导致肿瘤细胞种植,目前此类相关事件很少报道,现有的指南中也建议在对穿刺证实为恶性的患者进一步行保乳手术时,需要切除包括穿刺点皮肤和穿刺针道在内的腺体。关于微创活检是否会造成肿瘤血道播散,国内外多项大规模前瞻性研究显示,乳腺穿刺活检后延迟手术对乳腺癌患者的生存率并没有影响。

5) 影像学引导下的穿刺活检

随着乳腺钼靶检查的广泛开展,发现了越来越多的不可触及病灶,这些病灶的影像学评估表现为恶性时需要进行穿刺明确性质。而开放性手术活检具有创伤大,可能引发麻醉风险,术后瘢痕影响乳房美观的缺点。在 20 世纪 80 年代末,钼靶或超声引导下不可触及病灶的穿刺,与开放性手术穿刺活检相比,被证明是一种安全与有效的方法,粗针穿刺比细针穿刺有更高的特异性,它能判断病灶是否浸润、肿瘤级别及免疫组化相关结果。研究表明,影像学引导下空芯针穿刺诊断的敏感性约在 89%,与术后病理的符合率为 94% 以上,特异性可达 100%,其已成为临床诊断不可触及乳腺病灶的首选方法。

目前我国最常用的影像学检查是钼靶立体定位放射成像和超声成像,这两种检查互为补充。应根据患者乳腺特征及病变类型来选择最合适的影像学引导方法。乳腺含脂肪量多者宜选用钼靶立体定位成像引导。一般超声引导无法看到微钙化灶,因此无论乳房大小,凡有微钙化灶者都应选择钼靶下立体定位活检。

(1) 超声引导下穿刺活检

随着超声诊断技术的不断发展,特别是高频探头及彩色多普勒的应用,隐匿性病灶越来越多地被检出,为乳腺癌的早期诊断奠定了基础。文献报道 14G 穿刺针准确性在 96%,而 11G 真空旋切穿刺针,准确性达到 99%~100%。超声能否显示出病灶是成功穿刺的关键,小肿瘤(小于 5 mm)、微小钙化以及结构扭曲等病灶超声不能显示,这部分病灶占到 50%。非囊性的实质性病灶是超声引导穿刺活检最常见的适应证,极少数情况下超声也可发现钙化灶,此时必须结合钼靶摄片确定目标病灶。文献报道超声与钼靶发现目标病灶的不一致性约在 10%,需重新阅片。超声引导穿刺活检后放置标记物,接受随后的钼靶随访,能够最大程度对不一致性有更好的理解。超声探头在整个穿刺过程中可清晰看见穿刺针与病灶,穿刺针应尽量与胸壁平行以避免穿透胸壁发生气胸。如果是多个病灶同时需要活检,应分别用不同穿刺针进行活检。目前,乳腺超声引导下穿刺活检已发展为一项较为成熟的技术。

超声引导下乳腺活检的适应证:① 未扪及的可疑乳腺占位,BI-RADS≥4 级;患者要求或临床需要活检的部分 3 级病灶。② 可扪及且超声提示相应部位有乳腺占位的肿块,需进一步明确诊断的。

超声引导穿刺有创伤小、准确性高、快速、成本低、并发症少等优点,并发症主要为疼痛及穿刺部位少量出血。另外,其不受乳房体积大小限制,还可显示血管,在穿刺时可避免血管损伤。如活检确诊为良性肿物,可定期随诊,可避免进一步的有创检查。对于多发病灶,超声引导穿刺有显著优势,通过多病灶的活检,获得准确的病理诊断。

超声穿刺活检也有一些缺陷,如对于小病灶取材困难,容易发生穿刺偏离、移位,影响穿刺准确性。对于微小病灶,需要多方位取材,减少假阴性。如病灶中腺泡和导管成分少,也可导致穿刺活检失败。病灶位置较深、组织致密抵抗穿刺针、产生血肿使得病灶模糊等,均可影响取材的准确性。

(2) 钼靶立体定位穿刺活检

随着乳腺普查工作的广泛开展,乳腺钼靶摄影成为乳腺疾病首选的检查方法,越来越多的临床不可触及的微小病灶被检出,其中70%为临床未能扪及的导管内癌。如何获取可疑病灶的组织病理学诊断、指导下一步治疗是一大临床重点问题。钼靶立体定位穿刺活检是在乳腺钼靶观察分析基础上,通过电子计算机立体定位指导,引导乳腺穿刺针刺入可疑病灶区,取得组织标本,进行组织病理学检查的一种方法。在钼靶立体定位下可准确定位病灶位置,诊断准确率可达90%,对不可扪及乳腺病变中恶性病变的诊断的敏感性可达96%~100%,特异度为98%~100%,与手术切开活检一样准确,其与细针穿刺细胞学相比,可得到更多的病理学组织。所以,钼靶立体定位穿刺活检正越来越多地成为乳腺不可触及肿块活检的首选方法,有望提高乳腺早期诊断水平,提高患者长期生存率。

钼靶立体定位穿刺活检的适应证:① 未扪及的乳腺肿块,钼靶检查发现可疑微小钙化灶,BI-RADS≥4级。② 未扪及的乳腺肿块,超声无法定位,而钼靶发现其他类型的BI-RADS≥4级病灶。③ 患者要求或临床需要活检的部分3级病灶。④ 可扪及的乳腺肿块,钼靶提示相应位置有占位性病变,需微创活检或微创切除以明确诊断。

(3) MRI引导微创活检

近年来乳腺磁共振越来越多地用于年轻乳腺癌高危人群(有BRCA1/2突变、乳腺癌家族史或个人史)的普查,其可确定病变范围,评估是否存在对侧乳腺癌,检测隐匿性乳腺癌以及钼靶、超声及体检不能确诊,病灶表现不明显者。对仅MRI显示的乳腺隐匿病灶,MRI引导的定位活检是一种安全可靠的方法,弥补了其他影像学的不足和假阴性的发生,是对钼靶和超声引导乳腺定位活检的重要补充。

4. 临床分期

临床分期一般认为会参考美国癌症联合委员会(AJCC)和国际抗癌联盟(UICC)于2010年公布的第7版的TNM分类(见表4.2)。

表 4.2　乳腺癌 TNM 分期(AJCC/UICC 2010 年第 7 版)

原发肿瘤(T):	分期			
Tx:原发肿瘤无法评估	0 期	Tis	N0	M0
T0:无原发肿瘤证据	ⅠA 期:	T1	N0	M0
Tis:原位癌	ⅠB 期:	T0,T1	N1mi	M0
Tis:(DCIS)导管原位癌	ⅡA 期:	T0,T1	N1	M0
Tis:(LCIS)小叶原位癌		T2	N0	M0
Tis:(Paget)乳头的 Paget 与其深层实质中的侵袭性乳腺癌和(或)原位癌无关。与 Paget 疾病有关的乳腺实质的癌症应该按照大小和实质病变分期,尽管仍然应该关注 Paget 病的存在	ⅡB 期:	T2	N1	M0
		T3	N1,N2	M0
	ⅢA 期:	T0,T1,T2	N1	M0
	ⅢB 期:	T4	N0,N1,N2	M0
T1:肿瘤最大直径小于或等于 2 cm	ⅢC 期:	任何 T	N3	M0
T1mi:肿瘤小于或等于 0.1 cm	Ⅳ 期:	任何 T	任何 N	M1
T2:肿瘤最大直径大于 2 cm,小于或等于 5 cm				
T3:肿瘤最大直径大于 5 cm				
T4:无论肿瘤多大,只要侵及胸壁和(或)皮肤(包括溃疡和结节)				
注:① 只侵及真皮并不一定是 T4。胸壁包括肋骨、肋间肌、前锯肌,但不包括胸肌 ② 炎性乳腺癌以弥漫的皮肤组织发硬为特征,边缘类似丹毒,通常没有肿块				
区域淋巴结(N):				
Nx:区域淋巴结转移无法确定				
N0:区域淋巴结无转移				
N1mi:微小腋窝区淋巴结转移直径≤0.2 cm				
N1:同侧 1 组、2 组腋窝淋巴结转移,可活动				
N2:同侧 1 组、2 组腋窝淋巴结转移,临床固定或融合;或同侧内乳淋巴结转移,但没有腋窝淋巴结转移的临床证据				
N3:同侧锁骨下淋巴结转移(腋窝 3 组)伴或不伴 1、2 组腋窝淋巴结受累;或临床发现同侧内乳区淋巴结转移伴 1 组、2 组腋窝淋巴结转移;或同侧锁骨上淋巴结转移伴或不伴腋窝或内乳淋巴结受累				
远处转移(M):				
M0:无远处转移				
M1:有远处转移				

第四节　乳腺癌发生的干预方略

目前人们对乳腺癌的发生发展机制的认识已经有了长足的进展,有效的治疗手段已使得乳腺癌的死亡率显著降低。然而,乳腺癌的发病率逐年上升,确诊时病期普遍偏晚期,因此,有效控制乳腺癌不仅仅需要合理的治疗策略,更需要有效的预防策略。乳腺癌的预防分为四级:一级预防即病因预防;二级预防可概括为"早期发现、早期诊断、早期治疗";三级预防则是指对患者进行临床诊疗工作,通过医患双方努力,改善患者生活质量,延长生命;四级预防主要指乳腺癌的临终关怀,涉及疼痛管理,心理关怀,宗教信仰等方面。

1. 乳腺癌的一级预防

WHO宣布,通过"健康教育、改进生活方式、采用医疗行为干预等措施,以减少及防止发病因素对健康妇女的侵袭",并明确地指出有1/3的乳腺癌患者是可以预防的。这种从乳腺癌的病因来采取措施的预防即病因预防,被称作为一级预防。

尽管乳腺癌的病因复杂多样,仍有不少可以通过行为干预减少发病,如减少过量脂肪、肉类、黄油和甜品等食物的摄入,增加绿色蔬菜、水果、胡萝卜素等摄入量,避免接受电离辐射均可减少乳腺癌发生的危险性。然而,绝大多数乳腺癌的病因是未知的,很难做到靶向预防。在乳腺癌的主要危险因素中,如年龄大,月经初潮早、初次妊娠年龄大、绝经晚等因素已经是不可改变的,其他潜在危险因素,包括内源性激素水平、肥胖、运动、饮酒、哺乳、饮食、口服避孕药等可通过乳腺癌健康教育和行为干预得到的控制是很有限的。5%~10%的乳腺癌患者与遗传因素有关,流行病学研究表明,乳腺癌家族史是预测乳腺癌最强的危险因素。发病年龄早、双侧乳腺癌、表现为常染色体显性遗传是遗传性乳腺癌的特点。对于遗传因素,人类通过改变遗传学信息来预防乳腺癌还仅仅处于探索阶段。乳腺癌一级预防措施主要涉及预防性乳腺切除、预防性双侧乳腺切除、内分泌化学预防治疗等。

1) 预防性乳腺切除术

家族性乳腺癌是乳腺癌在一个家系中具有遗传倾向性,可代代相传,构成肿瘤的家族聚集现象,其根本原因是遗传基因突变或变异,表现为原癌基因的激活或抑癌基因的失活,目前明确其中50%与BRCA1和BRCA2有关,其中BRCA1为35%~85%,BRCA2为20%~60%。具有BRCA1基因突变的女性发生乳腺癌的风险为59%~87%,具有BRCA2基因突变的女性发生乳腺癌的风险为38%~80%,为普通人群风险的10倍。预防性干预可使家族性乳腺癌的发病率和死亡率明显降低。2013年美国预防服务工作组更新了近10年Meta分析数据,高危及携带BRCA1/2基因突变的女性接受预防性乳腺切除术与不接受手术的妇女相比,降低乳腺癌患病风险值分别为85%和100%,降低乳腺癌相关死亡率分别为81%和100%。因此,对高危妇女采取预防性双侧乳腺切除术(breast prophylactic mastectomy, BPM)被证明是一个有效而彻底的治疗手段,既能显著降低高危妇女乳腺癌风险,也能显著降低乳腺癌相关死亡。

ASCO和NCCN均已经指定了关于预防性双侧乳腺切除术高危妇女入选标准,其中NCCN提供的标准范围更宽,包括未进行基因突变检测的高危妇女。目前采取预防性双侧乳腺切除术的高危妇女必须符合下列至少一个条件:

① 有2名或以上一级亲属患有乳腺癌;
② 有1名一级亲属并至少有2名二级或三级亲属患有乳腺癌;
③ 有1名一级亲属在45岁以前患有乳腺癌并有其他亲属也患有乳腺癌;
④ 有1名一级亲属患有乳腺癌并有至少1名亲属患有卵巢癌;
⑤ 有2名二级或三级亲属患乳腺癌并有至少1名亲属患有卵巢癌;
⑥ 有1名二级或三级亲属患乳腺癌并至少有2名亲属患有卵巢癌。

⑦ 有至少3名二级或三级亲属患有乳腺癌；

⑧ 有1名一级亲属患有双侧乳腺癌；

⑨ 有BRCA1或BRCA2突变，同时家庭成员中有BRCA1或BRCA2突变的乳腺癌或卵巢癌患者。

目前，预防性乳腺癌切除包括皮下切除和全部切除两种方式，两种方法都可以行乳房重建术。皮下切除保留了表层的皮肤和乳头-乳晕复合体，由于更多乳腺组织被保留，乳腺癌发生的概率会高些。全乳腺切除术更为彻底，因此更为推荐。

2) 预防性双侧卵巢切除

研究表明，在小于50岁的BRCA1和BRCA2携带者中预防性卵巢切除术不仅降低卵巢癌危险，而且降低发生乳腺癌危险。最近一项大型多中心研究入组22个北美和欧洲临床或科研中心的2 482名BRCA1/2突变携带者，对预防性卵巢+输卵管切除术给突变携带者带来的生存获益进行分析。结果显示，接受预防性手术的携带者与不接受预防性手术者相比，可以降低总死亡率(10%对比3%)，乳腺癌死亡率(6%对比2%)和卵巢癌死亡率(3%对比0.4%)。

3) 化学药物预防

化学药物预防的定义为"通过应用化学药物(天然的或合成的)阻止或逆转致癌基因来预防肿瘤发生"。乳腺癌化学预防的方法有饮食成分的改变及内分泌药物的应用等，主要研究对象集中在高危人群。他莫昔芬是第一个被证实降低乳腺癌发生风险度的药物，于1999年正式被美国食品药物管理局(FDA)批准为预防乳腺癌用药。1990年6月美国乳腺与肠道外科辅助治疗研究组(National Surgical Adjuvant Breast and Bowel Project，NSABP)启动了乳腺癌预防计划(Breast Cancer Prevention Trial，BCPT)，主要确定口服5年他莫昔芬能否降低高危妇女浸润性乳腺癌的发生率，次要目的是确定他莫昔芬能否降低致死性和非致死性心脏事件和骨折风险、评估乳腺癌的死亡率以及他莫昔芬的副作用。随访结果表明，他莫昔芬能降低浸润性乳腺癌风险49%，降低非浸润性乳腺癌风险50%，降低小叶原位癌发展至浸润性癌的风险56%，降低不典型增生发展至浸润性乳腺癌的风险86%，所有年龄组的妇女均可获益。不良反应方面，他莫昔芬组的卒中、肺栓塞、深静脉血栓及子宫内膜癌的发生率均高，在50岁以上的妇女中更常见，其中发生子宫内膜癌均为Ⅰa期。

非甾体类抗雌激素药物在骨中有雌激素样作用，并且能维持血中低胆固醇含量，但在乳腺中它有对抗雌激素的作用。因此有望发明一种他莫昔芬的替代药物，既能预防乳腺癌，又能预防健康绝经后妇女的骨质疏松和冠状动脉性心脏病。研究表明，雷洛昔芬在预防骨质疏松的同时对乳腺和子宫内膜比较安全，成为第一个用于老年绝经后伴有骨质疏松妇女预防乳腺癌的雌激素类似物。MORE研究中选用两个剂量的雷洛昔芬(60 mg/d和120 mg/d)对比安慰剂，结果显示和他莫昔芬一样能显著降低乳腺癌的发生，特别是ER阳性乳腺癌的发生风险，与他莫昔芬不同的是子宫内膜癌风险并没有增加。另一个乳腺癌预防研究STAR给予受试者他莫昔芬20 mg/d和雷洛昔芬60 mg/d，结果两组浸润性乳腺癌发生率相近，非浸润性癌他莫昔芬组较少；子宫内膜癌他莫昔芬组多，雷洛昔芬在血栓、白内障有低风险优势，而骨质疏松致骨折两者相近。2010年NSABP更新数据，随着时间增加，雷洛昔芬发生浸润性乳腺癌的风险增加，而非浸润性乳腺癌风险发生率差距在缩小；同时，雷洛昔芬在发生子宫内膜癌、子宫内膜增生及血栓方面均有低风险优势。STAR研究认为，雷洛昔芬与他莫昔芬都可作为有乳腺癌高风险的绝经后妇女的预防药物选择。

在早期乳腺癌辅助内分泌治疗中,第三代 AIs 疗效优于他莫昔芬,包括降低对侧乳腺癌新发肿瘤的发生率。在 3 种已批准用于早期乳腺癌辅助内分泌治疗的 AIs 中,依西美坦组的骨质丢失发生率少,因而也是乳腺癌预防研究中的首选药物。波士顿马赛总医院 Goss 等报告的关于依西美坦预防绝经后妇女 Ⅲ 期乳腺癌双盲安慰剂对照研究 MAP.3(mammary prevention 3)的结果,是首个关于 AIs 用于乳腺癌预防性研究的报道。该研究是一项安慰剂随机对照临床试验,结果表明依西美坦能够降低妇女浸润性乳腺癌的发生风险。依西美坦和安慰剂组不良事件发生率分别为 88% 和 85%,骨折、心血管事件、其他癌症或治疗相关死亡等两组之间无明显差异。可见,依西美坦的不良反应一般相对温和,最常见的是腹泻、关节疼痛及更年期相关症状。更重要的是没有增加子宫内膜癌、血栓栓塞、心血管事件和白内障等的风险。相比他莫昔芬和雷洛昔芬,依西美坦发生关节僵硬和关节痛更常见。因此,NCCN 指南也推荐依西美坦每天 25 mg 口服至少 3 年方案为绝经后乳腺癌高危妇女一个新的预防策略。

2013 年 6 月的更新推荐对于 35 岁及以上的乳腺癌高风险女性或被诊断为小叶原位癌的女性,每日 20 mg 他莫昔芬口服持续 5 年,作为一个减少 ER 阳性乳腺癌风险的选择。在绝经后女性,每日 60 mg 雷洛昔芬口服 5 年和每日 25mg 依西美坦口服 5 年作为减少乳腺癌风险的选择。高风险定义为通过美国国立卫生研究院乳腺癌风险评估工具或其他方式认为其个人预测 5 年的绝对风险大于或等于 1.66%。其他 SERMs 和 AIs 不推荐作为药物干预降低乳腺癌发生风险。

2. 乳腺癌的二级预防

乳腺癌的二级预防是以提高患者生存率、降低死亡率为目的,在无症状、无主诉的"健康"女性中寻找微小乳腺癌或早期乳腺癌患者。对乳腺重度增生性病变、乳腺癌的临床前期和原位癌开展积极的防治工作,即肿瘤的早发现、早诊断和早治疗(三早)。乳腺癌的早期诊断包括乳房自检和乳腺癌的筛查。

1) 乳房自检

乳腺癌的自我检查是一种简易、经济、无创伤的乳房保健方法,由女性本人选择每月经周期的最佳时间进行检查,并能进行自我对比的动态观察和追踪,检查方法简单易行,尤其适合乳房较小的我国妇女。临床上有 90% 的乳房肿块由女性自行检出,因此普及正确的检查方法,及时就诊,乳腺癌不难被早期发现。

乳房自检的对象一般是年龄在 30 岁以上的已婚成年妇女,从近年来乳腺癌发病曲线分析,既往发病高峰年龄是大于 40 岁,但当前乳腺癌流行病学研究提示,大于 30 岁已出现了峰坡,说明乳腺癌的发病年龄已经提前。原则上要求每月一次,持之以恒。检查时间选择在每次月经干净后一周进行。因为经期前乳腺组织随体内内分泌激素周期变化而发生变化。经期前乳腺组织中腺体组织增生肥厚,伴有压痛和胀痛,此时检查不易反映腺体真实情况。月经后一周左右腺体最松软,是最佳的检查时期。对于已手术切除卵巢后人工绝经的妇女,则每月固定一个日期进行自我检查。第一次检查时应详细记忆自己乳房各部位情况,以后每月均以此为标准作比较。检查方法为患者上半身完全坦露,直立或端坐在镜子前,对比观察双侧乳房,观察乳房轮廓是否对称,大小有无改变,如有无肿胀、萎缩、皮肤褶皱等。观察两侧乳头是否位于同一水平线上,注意乳头有无凹陷、回缩、上抬等情况。注意乳头有无分泌物溢出,观察内衣上有无血渍或水渍存在。具体检查方法如下:① 外形的观察:双手举过头,再双手下垂叉腰,稍稍转动上身再观察。② 检查体位:平卧于床上,手臂举过头,使乳腺平坦于胸壁上,最容易检查。③ 触诊:将左手并拢,平坦放于由乳房表面,利用指端掌面触觉,轻柔地平贴着进行触摸乳腺各部位。从"外上"开始,沿顺时针方向依次检查,检查一圈后回到原处,手指向内移动 3 cm 左右,再一次检查一遍。一般进行三圈即可全部检查完一侧乳房。用右手同样方法检查左侧乳房。④ 病变的定位:将乳房以乳头为中心,垂直画"十"字,将乳房分为"内上""内下""外上""外下"四个象限,尤其要注意"外上"象限向腋下突出的腺体"尾状"部分。注意不要漏检双侧乳头、乳晕和两侧腋下部分。

2) 乳腺癌的筛查

20 世纪初人们开始使用 X 线对隐性乳腺疾病进行诊断,使乳腺肿瘤有可能在体格检查发现之前被早期诊断。1977 年,美国国立癌症研究所召开的乳腺癌筛查的共识发展会议上确立了第一个乳腺癌筛查指南。中国抗癌协会乳腺癌专业委员会也根据中国女性的特点,自 2007 年开始确立了我国的筛查指南。2011 版的《中国抗癌协会乳腺癌诊治指南与规范》对乳腺癌筛查做了详细的定义,将钼靶检查作为乳腺癌筛查常规措施,使乳腺癌的死亡率每年有所降低。

美国大多数乳腺癌筛查指南仍建议女性从 40~49 岁开始筛查。2011 版的《中国抗癌协会乳腺癌诊治指南与规范》(以下简称《指南》)中提到,筛查分为机会性筛查和群体筛查两种。前者是指妇女主动或自愿到医疗机构进行相关检查;后者是社区或单位有组织地为适龄妇女提供乳腺筛查。《指南》规定:机会性筛查一般建议从 40 岁开始,对于乳腺癌高危人群可将筛查起始年龄提前到 20 岁。群体筛查推荐年龄为 50~69 岁。乳腺癌高危人群的定义为:① 有明显的乳腺癌遗传倾向者;② 既往有乳腺导管或小叶中重度非典型增生或原位癌者;③ 既往行胸部放疗的淋巴瘤患者。

乳腺癌的标准筛查手段是乳房 X 线检查和体格检查,两者相互补充。乳腺 X 线摄片可早于其他手段检测出乳腺癌,可检出评估直径为 9~12 mm 的病变,这些病变的转移的可能性较小。多个随机对照研究证实,在大于 50 岁的女性乳腺癌人群,乳腺 X 线摄片可以筛查出女性隐匿性乳腺癌,减少 20%~30%的病死率。美国放射学会、国际肿瘤学会、美国肿瘤学会和其他组织对筛查的官方推荐是:女性在 40 岁起行双侧乳腺摄片作为基线摄片,以后每年摄片一次同时行体格检查,无年龄上限。对于高危妇女,如 BRCA1 和 BRCA2 突变携带者,筛查从 25 岁开始,或比家族性乳腺癌成员发病早 5~10 年开始筛查。

为了提高诊断的准确率,并克服有关乳腺钼靶显像的某些技术障碍,目前乳腺超声检查、数字化乳房 X 线照相机、乳腺磁共振等也被尝试使用进行乳腺癌筛查。

3) 早期乳腺癌的治疗

早期乳腺癌包括乳腺原位癌,根据组织学起源又分为小叶原位癌和导管原位癌。2003 年 WHO 推出了新的乳腺肿瘤组织学分类,对小叶原位癌和导管原位癌提出了新的命名,分别为"小叶瘤形成"和"导管上皮内瘤",并划为癌前期病变。"小叶瘤形成"只对少数妇女而言,可以构成一种危险因素,以后有可能发展成为浸润性癌。"导管上皮内瘤"具有潜在的并非必然进展为浸润性癌的趋向。

目前我国大多数医院仍沿用乳腺小叶原位癌和导管原位癌的概念,这两种原位癌的生物学行为和预后存在差异,故治疗方法不同。经手术切除病理证实为小叶原位癌不伴有其他癌的患者可采用内分泌治疗。乳腺导管原位癌可采用肿瘤局部扩大切除术加术后放疗,或行全乳房切除,视情况进行腋窝前哨淋巴结活检和乳房重建。若在进行手术时被发现为浸润性癌,应按浸润性癌处理。若为早期浸润性癌可由医生根据具体情况选择保乳手术加放疗或乳腺癌改良根治术或全乳切除加前哨淋巴结活检,对行乳房切除手术的患者可行乳房即刻重建手术。前哨淋巴结活检是只切除前哨淋巴结,经检测前哨淋巴结转移再进行腋窝淋巴结清扫,若前哨淋巴结无转移则腋窝可不再手术,也有人称之为保腋窝手术。术后需根据病理检测报告,结合淋巴结有无转移、激素受体和 HER-2 的状况,决定是否化疗、放疗、内分泌治疗和靶向治疗。行保乳手术的患者术后必须放疗。

4) 手术治疗

目前手术方式应根据以下几个条件来选择:① 乳腺癌的临床分期;② 患者的医疗条件;③ 因人而异个体化选择手术方式。目前国内常用以下五类术式。

(1) 经典根治术(radical mastectomy)

经典根治术采用的是 Hangensen 所修改的 Halsted 术,即薄皮瓣、切除全乳及表面皮肤、胸大肌、胸小肌及肌间淋巴结、腋下全部脂肪及淋巴组织,此术式在国内应用仍较为普遍,其优点是能较彻底地清扫局部癌肿组织及有癌转移的腋下淋巴结,基本达到局部治愈的目的,术后局部复发率较低,主要用于临床Ⅱ、Ⅲ期患者。

(2) 改良根治术

改良根治术有两种类型:即保留胸大、小肌的根治性乳房切除Ⅰ式(auchincloss 术)和仅保留胸大肌切除胸小肌的Ⅱ式(patey 术)。改良根治术的主要优点是保留胸大肌,使胸壁外观接近正常,术后上肢水肿减轻,能保持良好功能,并为术后乳腺再造提供条件,主要是用于临床Ⅰ、Ⅱ期患者,最理想的适应证是微小癌,对微小癌患者应用此手术,10 年生存率达 95%。但腋窝淋巴结明显肿大粘连者一般不采用此手术。

(3) 扩大根治术

扩大根治术即在根治术时清除第 1~4 肋间内乳区的淋巴结,有胸膜外法(urban 术)及胸膜内法(margottni 术)两种术式。该术式优点在于清除内乳区淋巴结,比较彻底地清除了乳腺的全部一级淋巴组织,与经典根治相比,减少局部复发率。但其并发症较其他术式为多。主要使用于Ⅱ、Ⅲ期病例,尤其适用于癌肿病灶位于乳腺的内侧及中央的患者。

(4) 单纯乳房切除术

单纯乳房切除术是一种缩小的手术,仅实施乳房切除及胸大肌筋膜的切除。该术式介于改良手术与部分切除术之间,无多大优点,一般不用。

(5) 乳段部分切除术

乳段部分切除术是指区段性或部分乳腺组织切除同时辅以腋淋巴结清扫的手术,有四种类型:① 肿块切除术(lumpectomy);② 肿瘤与周围少许乳腺组织切除术(tylectomy);③ 楔形切除术(segmentectomy);④ 象限切除术(quadrantectomy)。此类术式欧美国家应用较多,其主要优点是创伤小,可保留乳房外形,辅以术后化疗,疗效与改良根治术接近,但局部复发率较高,临床主要用于早期乳腺癌并希望能保留乳房外形者。但要保证手术成功,必须严格掌握手术适应证,熟悉手术方法,与病理医生密切合作,努力保证标本边缘无肿瘤。术后还需实施乳房局部放疗,以清除乳房内外残存的肿瘤并保证乳房外观效果。为配合综合治疗及时实施,一要采用 Stewart 横棱形切口以减少张力;术中注意保护胸大肌神经以免损伤;游离皮瓣适中。避免电刀烧伤皮肤造成术后伤口坏死;彻底止血,畅通引流,合理包扎伤口,防止皮下积液、继发感染。

3. 乳腺癌的三级预防——晚期乳腺癌的系统治疗

尽管乳腺癌的早期诊断和治疗上取得了一系列的进展,但仍有5%~10%的乳腺癌初诊即有转移。不适合根治性局部治疗的复发及转移乳腺癌(metastatic breast cancer,MBC)的中位生存期仅2~3年,5年生存率为15%~25%,对于这类患者,全身治疗仍是主要措施。MBC总的治疗原则是:对于无内脏转移、不伴症状的内脏转移和不具内脏危象的激素受体阳性的患者,首选内分泌治疗;对于占MBC大多数的HER-2阴性患者,如为三阴性乳腺癌或为有症状的内脏转移和具有内脏危象的激素受体阳性者均应首选化疗;对于HER-2阳性的患者,应考虑抗HER-2靶向治疗的基础上联合化疗或内分泌治疗。

1) 激素受体阳性乳腺癌的治疗

激素受体(ER和PR)阳性乳腺癌根据HER-2和Ki-67扩增或表达情况及PR比例,又分为Luminal A型和Luminal B型。前者是指HER-2没有扩增或没有过度表达,且Ki-67小于14%,PR阳性比例大于20%,基于多基因表达分析的低复发风险的乳腺癌,其余Luminal型乳腺癌均划为Luminal B型。激素受体阳性晚期乳腺癌和其他亚型晚期乳腺癌一样是不可治愈的,治疗的主要目的是缓解症状、提高生活质量和延长患者生存。与其他亚型不同的是,相当多的激素受体阳性乳腺癌复发转移时症状较轻,进展缓慢,DFS较长且转移部位较局限。同时应尽可能对复发或转移部位进行再次活检,尤其是孤立病灶,以明确诊断和重新评估ER、PR、Ki-67和HER-2状态。

晚期乳腺癌是选择内分泌治疗还是化疗要考虑肿瘤组织的激素受体情况、年龄、月经状态、HER-2情况及疾病进展速度等因素。目前公认:年龄大于35岁,术后DFS大于2年,仅有骨和软组织转移、无明显症状的内脏转移(如非弥散性的肺转移和肝转移、肿瘤负荷不大、无危及生命的内脏转移)、ER或PR阳性的患者,首选内分泌治疗。如首选化疗的激素受体阳性患者,在化疗无效、肿瘤未控制的治疗间隙,或患者不能耐受化疗时,应予内分泌治疗。当换用内分泌治疗失败后,再换用化疗,即化疗和内分泌治疗互为二线解救治疗。

激素受体阳性的复发晚期乳腺癌的治疗原则:不重复使用辅助治疗和一线治疗用过的药物;既往未用抗雌激素治疗的患者可选用他莫昔芬或托瑞米芬;他莫昔芬治疗失败的绝经后患者首选AIs;AIs治疗失败可选择孕激素或氟维司群;绝经前患者可用卵巢去势,再遵循绝经后患者的治疗;晚期患者疾病长期保持稳定(SD)视为临床获益,因为SD 6个月以上的患者,生存期与完全缓解(CR)、部分缓解(PR)患者相同,SD的患者应尽量延长治疗用药时间,直到病情进展。

关于内分泌药物的选择:对于先前未接受过抗雌激素治疗的患者,或抗雌激素治疗已经超过1年的这类患者,如果未绝经,予抗雌激素治疗或卵巢去势联合AIs;若为绝经后,则考虑AIs或抗雌激素药物治疗。上述两类患者如果接受了3个内分泌解救治疗方案仍然进展或出现伴有症状的内脏转移,则考虑行全身化疗。对于1年内接受过抗雌激素辅助治疗的患者,可选择二线内分泌治疗(AIs或孕激素或其他药物如氟维司群)。国际多中心临床研究表明,绝经后一线内分泌治疗中,新一代AIs明显优于他莫昔芬,首选第3代AIs,包括阿那曲唑、来曲唑和依西美坦。在他莫昔芬治疗失败后的二线内分泌治疗中,第3代AIs优于甲地孕酮。当某一种AI治疗失败后,选择另一种第3代AIs需要谨慎。

氟维司群是一种新型甾体类雌激素受体拮抗剂,与现有的内分泌药物无交叉耐药。它可使雌激素受体蛋白降解丢失、雌激素受体上主要功能基团失活,雌激素受体和孕激素受体在细胞水平数量急剧减少,影响了雌激素受体与DNA结合,从而使DNA转录受到抑制,肿瘤细胞不能复制。氟维司群对他莫昔芬治疗无效的乳腺癌仍然有效。在0020和0021两项随机对照的Ⅲ期临床研究中,对于既往接受过抗雌激素药物或孕激素辅助治疗或转以后一线内分泌治疗失败的绝经后激素受体阳性转移性乳腺癌患者,证实了氟维司群(250 mg 每月1次)的疗效与阿那曲唑(每天1 mg)相似,且耐受性良好,不良反应率相似。2010年SABCS报道,FIRST研究显示氟维司群较阿那曲唑显著延长PFS,且耐受性良好。在Ⅲ期CONFIRM研究显示,氟维司群500 mg治疗既往内分泌失败绝经后雌激素受体阳性乳腺癌患者较氟维司群250 mg显著延长了DFS,同时没有出现因剂量增加导致的不良反应增加或新的安全性事件。

长期内分泌治疗后耐药发生率较高,其耐药机制可能与哺乳动物西罗莫司靶蛋白(mTOR)信号传导通路的激活有关。2项关于mTOR抑制剂依维莫司的临床研究TAM-RAD试验和BOLERO-2试验均表明,依维莫司联合内分泌治疗使用较单纯内分泌治疗可显著延长既往内分泌治疗失败患者的PFS,但是目前依维莫司尚未在中国获批此适应证。

CDK4/6抑制剂帕泊昔布(Palbociclib)联合来曲唑对比单药来曲唑治疗绝经后晚期乳腺癌Ⅱ期临床试验,结果PFS从10个月延长至20个月,提示帕泊昔布联合来曲唑可作为绝经后晚期乳腺癌的一线治疗,全球及含中国人群的Ⅲ期临床试验正在进行中。帕泊昔布联合氟维司群作为内分泌耐药后的Ⅲ期临床试验结果对比单药效果好,PFS延长约5个月,同时生活质量获得改善。基于该结果,帕泊昔布联合氟维司群可作为二线内分泌治疗。

符合下列某一条件的晚期乳腺癌首选化疗:年龄小于35岁;疾病进展迅速;明显症状的内脏转移;ER或PR阴性。一般来说,如果在辅助治疗或一线治疗1年以上出现复发或转移,则解救方案仍可使用与原方案相似的方案;如果在辅助治疗或一线方案化疗后很快出现复发转移,则应考虑更换方案。患者首次化疗选择蒽环类药物为主方案,或蒽环联合紫杉类药物,蒽环类药物治疗失败的患者一般首选含紫杉类药物的治疗方案。而蒽环类和紫杉类均失败的患者,可选择长春瑞滨、卡培他滨、吉西他滨、铂类等单药或联合化疗。针对HER-2阳性的患者可配合抗HER-2靶向治疗。化疗尽量选择毒性较低的方案,虽然联合化疗比单药有更高的客观缓解率,但与单药序贯相比OS无显著差异,而毒性相对较大。因此,进展快、肿瘤负荷大、一般情况好的年轻患者可以选择联合化疗。疾病进展慢、肿瘤负荷小、一般情况差、老年患者考虑单药化疗。激素受体阳性的晚期乳腺癌还可以考点改用内分泌治疗维持以提高生存质量。如果连续3种化疗方案无缓解或ECOG体能评分大于或等于3分,则建议仅给予最佳支持治疗。

2) HER-2阳性乳腺癌的治疗

HER-2基因是一种跨细胞膜的人体表皮生长因子受体(EGFR)的原癌基因,是人体EGFR家族的第二个成员,与其他表皮生长因子受体一起,通过复杂的信号网络调节细胞的生长、分化。HER-2蛋白的过度表达具有促进肿瘤发生和发展的作用,现研究已经表明HER-2过度表达可作为乳腺癌的一个独立风险预后指标,和乳腺癌生长迅速、侵袭性强、容易出现复发及转移、化疗缓解期短等相关。

目前,靶向HER-2治疗主要是特异性抑制HER-2信号传导通路上的一些重要的生物学分子活性,从而阻断HER-2的信号传导通路。抑制HER-2蛋白主要包括抑制HER-2受体胞外和胞内两种策略:抑制HER-2细胞外区域的治疗手段主要包括针对HER-2的单克隆抗体、免疫活性药物和配体介导的细胞毒药物;抑制HER-2胞内的治疗手段主要是通过特异性小分子抑制细胞内激酶区域,影响酪氨酸激酶 ATP 结合和磷酸化过程而起作用。

曲妥珠单抗是一种重组 DNA 衍生的人源化单克隆抗体,它选择性地作用于 HER-2 的细胞外区域,属于 IgG1 型抗体,拮抗生长因子对肿瘤细胞生长的调控,加快过度表达 HER-2 受体的降解,从而抑制肿瘤生长。曲妥珠单抗单药对 HER-2 过度表达的晚期转移性乳腺癌是有效并且安全的治疗方法,一线治疗的总有效率在 26% 左右,作为二、三线治疗的总有效率为 15%,同时还能显著改善患者生活质量。此外,研究还发现曲妥珠单抗加入治疗,能延缓中枢神经系统转移。中枢神经系统转移确诊后的 HER-2 阳性转移性乳腺癌患者,曲妥珠单抗能显著延长患者的 OS(3.7 个月与 17.5 个月,$P<0.001$)。

由于单用靶向药物的有效率相对偏低,靶向药物联合化疗药物治疗 HER-2 过度表达的乳腺癌可以显著提高有效率及延长患者的生存时间。可选择应用的化疗药物有紫杉醇与多西他赛、长春瑞滨、脂质体蒽环类等。其中,曲妥珠单抗与紫杉类等化疗药物联合的疗效尤为显著,目前是 HER-2 阳性转移性乳腺癌一线治疗的标准方案之一,可以显著延长患者的生存。2008 年 Seidman 的 CALGB-9840 研究结果显示:紫杉醇单周方案优于 3 周方案,多西他赛则 3 周方案优于单周方案。因此,当曲妥珠单抗联合紫杉醇时建议使用单周方案,联合多西他赛则使用 3 周方案。如果紫杉醇治疗失败或无法耐受,曲妥珠单抗联合其他化疗方案的疗效如何?HERNATA 研究结果显示,曲妥珠单抗联合长春瑞滨的疗效和曲妥珠单抗联合紫杉醇的疗效相似。因此,当紫杉醇治疗失败或毒性无法耐受的情况下,曲妥珠单抗联合长春瑞滨可作为 HER-2 阳性转移性乳腺癌一线治疗的选择之一。曲妥珠单抗与希罗达联合治疗进展期乳腺癌的临床试验也显示了良好的疗效,根据既往研究结果,一线治疗的有效率达 77%。曲妥珠单抗联合多柔比星、环磷酰胺治疗转移性乳腺癌尽管也取得了很高的有效率,但心脏毒性也明显增加。为减少心脏毒性,可考虑使用心脏毒性小的表柔比星、脂质体多柔比星取代多柔比星与曲妥珠单抗联用。

TAnDEM 研究证实激素受体阳性转移性乳腺癌曲妥珠单抗联合内分泌药物,15% 接受曲妥珠单抗治疗的患者疾病稳定至少 2 年。结果显示,加用曲妥珠单抗组,PFS 从 2.4 个月延长到 4.8 个月,OS 从 17.2 个月延长到 28.5 个月。因此,对于激素受体阳性、HER-2 阳性的乳腺癌,一线化疗后使用内分泌维持治疗,建议继续使用曲妥珠单抗。基于上述证据,2007 年 3 月欧洲治疗指南推荐:HER-2 阳性、ER 阳性乳腺癌患者建议使用曲妥珠单抗联合 AIs。

2012 年更新的《HER-2 阳性乳腺癌临床诊疗专家共识》推荐:若是 ER 阳性,同时不伴有内脏危象,可选择内分泌治疗联合曲妥珠单抗;若是 ER 阳性但伴有内脏危象或是 ER 阴性,若先前未使用过紫杉醇,推荐一线使用紫杉醇联合曲妥珠单抗治疗,如果先前使用过紫杉醇,则推荐一线使用曲妥珠单抗联合其他化疗药,包括长春瑞滨、卡培他滨等。联合治疗有效但患者不能耐受化疗时,可以考虑继续使用靶向 HER-2 治疗维持治疗。

研究显示,患者使用曲妥珠单抗进展后若持续使用曲妥珠单抗,将获得长期获益。临床中可以根据具体情况采取以下策略:① 继续使用曲妥珠单抗,更换其他化疗药物。② 改用拉帕替尼联合卡培他滨。③ 曲妥珠单抗联合拉帕替尼。④ 其他抗 HER-2 药物:T-DM1、帕妥珠单抗等。另有研究显示,mTOR 抑制剂依维莫司联合曲妥珠单抗对于既往接受过曲妥珠单抗治疗的晚期乳腺癌患者有一定的生存获益,也可作为二线治疗的选择。

3) 三阴性晚期乳腺癌的治疗

三阴性乳腺癌(triple negative,TN)是指免疫组化检测 ER、PR 和 HER-2 均为阴性的一类乳腺癌,占所有乳腺癌12%~15%。三阴性乳腺癌恶性程度高,就诊时乳腺肿块较大,容易发生内脏和中枢转移,而骨转移相对少见。可手术患者综合治疗后早期复发风险高,通常3年内为复发高峰,5年生存率低于其他乳腺癌类型,约为60%。复发转移性三阴性乳腺癌通常预后很差,中位生存时间很短,文献报道为9~13个月。因为其缺乏激素受体和HER-2受体,不适合内分泌治疗和抗HER-2靶向治疗。细胞毒药物化疗是目前唯一有效且可以选用的抗肿瘤药物。近几年来,除了细胞毒药物以外,许多分子靶向药物也在三阴性乳腺癌中进行试验。随着蒽环类及紫杉类药物早期应用于乳腺癌术后辅助及新辅助治疗中,晚期三阴性乳腺癌可供选择的有效化疗药物进一步受到局限,据报道晚期三阴性乳腺癌一线治疗后中位缓解持续时间为12周,二线后为9周,三线后为4周。

吉西他滨作为一线药物治疗晚期乳腺癌缓解率为37%,研究证实吉西他滨和顺铂联合用药有协同作用,吉西他滨可以克服由于细胞上调DNA修复基因导致的DDP耐药。GP治疗晚期三阴性乳腺癌已有多个Ⅱ期试验结果的报道。来自复旦大学附属肿瘤医院的一项Ⅱ期单中心临床研究GP方案治疗三阴性乳腺癌,有效率为62.2%,中位PFS为6.2个月。提示GP治疗晚期三阴性乳腺癌有效。

铂类在乳腺癌应用多年,主要用于蒽环紫杉失败后的救援化疗。在转移性乳腺癌中,顺铂或卡铂在一线或者二线治疗中均获得30%的有效率。基础研究证实,BRCA1异常的肿瘤对铂类为基础的化疗敏感,铂类药物与DNA链间及链内交链,形成DDP-DNA复合物,干扰DNA复制,引起双链损伤,当BRCA1异常时,无法通过BRCA1介导的同源重组方式修复,从而导致细胞死亡。一项回顾性分析257例转移性乳腺癌研究,其中106例接受含铂方案,其中三阴性乳腺癌的反应率为38.8%。现含铂方案已经成为三阴性乳腺癌化疗研究热点,并且成为靶向药物与化疗常用的联合药物。

伊沙匹隆是半合成艾坡霉素内酰胺类似物,通过抑制微管解聚而起抗肿瘤作用,对紫杉类抗药细胞株显示抗瘤活性。一项Ⅲ期对照临床研究对比伊沙匹隆联合卡培他滨与卡培他滨单药,治疗蒽环或紫杉耐药的转移性乳腺癌。结果显示联合方案明显改善PFS(5.8个月与14.2个月)和ORR(35%与14%,$P<0.0001$)。伊沙匹隆被批准用于紫杉治疗或失败后的复发转移性乳腺癌的救援治疗。

三阴性乳腺癌的靶向治疗中研究得比较多的是PARP-1抑制剂。多聚腺苷二磷酸核糖聚合酶-1(PARP-1)通过碱基切除功能在单链DNA损伤过程中发现修复作用,PARP抑制剂可抑制该修复功能,同时可能对DNA损伤药物敏感性增高,也是PARP抑制剂的作用靶点。Iniparib(BSI-201)是一种有效且作用持久的PARP抑制剂,可以增强化疗介导的DNA损伤。一项Ⅱ期对照临床研究中,123例三阴性乳腺癌随机分组,接受吉西他滨和卡铂(GB)或GB联合Iniparib,结果显示联合靶向药物方案,各项指标(ORR、PFS、OS)都获得显著改善,特别是OS几乎延长5个月。目前至少有10个针对PARP-1的药物在进行临床试验。

研究显示三阴性乳腺癌中大部分是基底细胞型,27%~57%的基底细胞乳腺癌中表达EGFR,所以EGFR可能是三阴性乳腺癌的潜在靶点。

在美国进行的一项Ⅱ期对照试验,对比西托昔单抗联合卡铂治疗三阴性乳腺癌的疗效,但结果显示抗EGFR的疗效不是很明显。2010年SABCS对三项独立的含贝伐单抗对照试验的荟萃分析中,对621例接受贝伐单抗加化疗与单纯化疗对照的三阴性乳腺癌的疗效进行分析。ORR分别为42%和23%($P<0.0001$),明显更长的PFS,但是OS仍然没有明显区别。目前,有关于其他靶向药物,如舒尼替尼、索拉非尼、依维莫司等的临床试验正在进行中。

4. 乳腺癌的四级预防——对症处理和临终关怀

1) 癌痛的治疗

癌痛常为慢性疼痛,是晚期乳腺癌常见的症状之一。疼痛如得不到控制会加重焦虑、抑郁、乏力、失眠、食欲减退等症状。姑息治疗的核心就是解除疼痛。通过合理、规范地镇痛治疗,可以使90%的癌痛患者有效缓解疼痛。

癌痛分为三类:① 肿瘤直接引起的疼痛,约占88%。乳腺癌颈部转移可压迫臂神经丛或颈神经丛,引起肩、颈、臂疼痛。乳腺癌腋窝淋巴结转移时,可压迫腋窝淋巴及血管引起手臂肿胀疼痛。肿瘤侵犯胸膜、腹膜、骨膜或骨髓腔使其压力增高甚至发生病理性骨折时,可出现骨转移、骨肿瘤引起的骨痛。晚期乳腺癌溃烂,发生感染可引起剧痛。② 肿瘤治疗引起的疼痛,约占11%。如放射性神经炎、皮肤炎、放射性骨坏死;化疗药物渗漏出血管引起组织坏死;化疗引起的栓塞性静脉炎、中毒性周围神经炎;乳腺癌根治术中损伤腋窝淋巴结系统引起的手臂肿胀疼痛等。③ 肿瘤间接引起的疼痛,约占1%。如长期卧床患者出现褥疮疼痛。

癌痛的评估是止痛治疗的前提,应遵循"常规、量化、全面、动态"的原则。癌痛评估应当在入院8小时内完成,还应鉴别疼痛爆发的原因。癌痛量化评估通常使用数字分级法(NRS),面部表情法及主诉疼痛程度分级法(VRS)三种。癌痛控制的标准:① 数字评估的疼痛强度小于3或达到0;② 24小时疼痛危象次数小于3;③ 24小时内需要药物解救次数小于3;④ 阿片类剂量滴定时间最好在24小时内完成,不可超过2~3天。

疼痛的治疗包括:① 病因治疗。针对病因给予手术、放疗、化疗等抗癌治疗是缓解疼痛的根本手段。骨转移、脊髓压迫、脑转移等导致的疼痛,局部姑息性放疗可有较好的效果。骨转移接受放疗疼痛完全缓解率约60%,还可降低病理性骨折的风险。如患者一般情况允许,可考虑化疗、分子靶向治疗及内分泌治疗。② 镇痛药物治疗。癌痛治疗的最基本原则是"三阶梯"止痛原则。包括:口服给药;按阶梯给药;按时给药;个体化治疗;注意细节五个方面。其中按阶梯给药是指轻度疼痛选择非甾体抗炎止痛药,中度疼痛选择弱阿片类药物,重度疼痛选择强阿片类药物。③ 神经阻滞。对于顽固性疼痛,止痛药难以很好控制者,可以考虑脊神经或外周神经阻滞麻醉、神经破坏法、神经松懈术、神经阻断术等。神经阻滞用复方麻醉止痛剂,可以用低剂量阿片类药物获得良好的止痛效果。④ 心理治疗。疼痛还包括主观的心理感受,包括:焦虑、抑郁、害怕、失眠、恐惧、绝望等。当癌痛伴随这些不良心理行为时,疼痛会被放大,增加止痛的治疗难度。必要时可给予患者抗焦虑、抗抑郁药物,同时给予心理情感支持。

2) 骨转移的处理

乳腺癌骨转移的发生率为65%~75%。骨转移最常见的部位是椎体,其次为髋关节区域、股骨、肱骨等。骨痛、骨损伤、骨相关事件是乳腺癌骨转移常见并发症,降低了患者的生活质量。骨转移的临床表现主要包括:① 骨痛:开始为间歇性,随着病情进展可为持续性,常有夜间及运动后加重的特点。② 病理性骨折:常发生在负重部位的骨转移灶,如脊柱、股骨、肱骨等。③ 脊髓压迫及脊神经压迫:早期为局部放射性疼痛,腰背痛及感觉异常。严重者可出现截瘫和大小便失禁等。④ 活动障碍:由于骨转移引起的疼痛或肿胀等因素,使患者产生活动障碍,常并发静脉血栓、肌肉萎缩、褥疮、肺炎等。⑤ 高钙血症:为一种可危及患者生命的严重并发症,表现为胃肠、神经系统、肾脏功能的失调,严重者可发生脱水、昏迷、心律失常或心脏停搏猝死。

骨转移的诊断方法有骨放射性核素扫描(ECT)、X线平片、CT及MRI等。ECT对早期骨转移较敏感,敏感性为62%~89%,但特异性较差,骨关节炎、感染、创伤等也可以使骨骼结构内放射性核素浓聚。因此需要结合X线平片、CT及MRI等综合评估。在判断骨质破坏方面,CT扫描优于X线平片,通过增强扫描能明确评估骨质破坏的程度、范围、软组织肿块的范围及与相邻血管的解剖关系。增强扫描的"环形增强征"可鉴别骨感染造成的骨破坏,在显示骨皮质、骨小梁破坏等方面甚至优于MRI。MRI对骨髓有良好对比度和较高软组织分辨率(2 mm),因此可以早期直接地发现转移灶。MRI的优势在于能提供病灶周围软组织及三维解剖情况,但MRI的敏感性较高,容易出现假阳性,需结合响应部位的增强CT加以确诊。正电子发射计算机体层扫描(PET-CT)具有与ECT相似的敏感性,但特异性更高,对乳腺癌骨转移治疗后病情的跟踪效果优于骨扫描。因其检查费用昂贵,目前临床上不常规推荐用于骨转移的诊断。

骨转移的治疗方法:① 止痛药物治疗:止痛药要遵循"三阶梯止痛"指导原则。控制爆发痛主要方法是短效止痛药,解救剂量一般为日用剂量的10%~20%。发生神经痛时,联用加巴喷丁或卡马西平等。② 双膦酸盐治疗:双膦酸盐可以抑制破骨细胞介导的骨重吸收作用,还可抑制破骨细胞的成熟、功能发挥及其在骨质吸收部位的聚集,同时抑制肿瘤细胞扩散、浸润和骨基质的黏附,用于治疗高钙血症及骨痛、降低骨相关事件的发生率。第三代双膦酸盐唑来膦酸和伊班膦酸具有疗效更好、毒性更低和使用更方便的优点。使用同时重点关注血肌酐、血清钙、磷酸盐、镁等指标。如未出现双膦酸盐相关不良反应,建议持续使用至少6个月。③ 放疗:放疗是乳腺癌骨转移姑息性治疗的有效方法,主要作用是缓解骨疼痛和降低病理性骨折危险,其中缓解骨痛的有效率为59%~88%。骨转移单次照射适用于生存期短、活动困难者,以求快速止痛;生存期长者,采用常规分割,以保护周围正常组织不受损。④ 手术治疗:骨外科手术的目的是预防骨折,解决脊髓压迫,减轻疼痛,恢复肢体功能,从而改善患者生活质量。方法包括:骨损伤固定术、置管术和神经松懈术等。⑤ 全身治疗:对仅有软组织和骨转移或无明显症状的内脏转移、疾病进展缓慢的激素受体阳性的患者首选内分泌治疗。如激素受体阴性、疾病进展迅速、合并内脏转移、对内分泌治疗无效者,则考虑化疗。HER-2阳性患者考虑使用曲妥珠单抗治疗。

3) 脑转移的处理

脑转移的乳腺癌患者占所有乳腺癌患者的10%~16%。脑转移的临床表现主要是脑水肿和颅内高压引起的神经系统症状,如恶心呕吐、头痛、癫痫发作、视力下降、肢体活动障碍甚至昏迷,查体可有生理反射减弱或消失、病理反射阳性及视神经乳头水肿等。MRI为诊断脑转移的首选检查,可明确显示转移瘤的部位、大小、病灶数量及并发的脑水、脑积水等颅内病变。CT是诊断脑转移瘤最可靠的手段之一,但对于小于5 mm的病灶和幕下转移常不能显示,增强CT的敏感性更强。

脑转移的治疗方法:① 对症治疗:包括脱水治疗和抗癫痫治疗糖皮质激素可降低毛细血管通透性,减轻肿瘤周围的脑水肿,能使2/3的颅内转移患者在24小时内有效缓解神经系统症状。一般首选地塞米松,开始大剂量冲击,每次0.5~1 mg/kg,每日3~4次,根据病情应用2~7天,之后每天递减50%。常与其他脱水利尿剂联合使用,20%甘露醇快速静脉滴注,一般6~8小时一次,颅内高压危象时,可每2~4小时一次。还可配合呋塞米等利尿剂,需注意检测电解质、渗透压及肾功能。脑转移瘤患者20%~40%可发生癫痫,发作时患者取侧卧位,头偏向一侧,清除口腔分泌物,保持呼吸道通畅,予以吸氧。首选药物为地西泮,能有效控制癫痫急性发作。地西泮静脉注射 10~20 mg/次,直至终止发作或总剂量达到 20 mg,如发作还未停止,可予苯妥英钠 20 mg/kg 静注;或丙戊酸钠每次 5~15 mg/kg,持续至少 5 min,然后以 1 mg/(kg·h)的速度静脉维持,每日总剂量不超过 20~30 mg/kg。② 手术治疗:适用于病灶数目少且位于浅表,患者一般状况好的脑转移患者。孤立脑转移瘤是手术切除的最佳适应证。目的在于缓解脑水肿、颅内高压症状及肿瘤压迫导致的占位效应,从而改善患者的生存质量。辅以全脑放射治疗或放射手术可明显减轻颅内复发率和神经系统的死亡率,但并不能改善总生存期。③ 全脑放射治疗(WBRT):全脑放射治疗是脑转移主要治疗手段,也是多发脑转移的标准治疗,适用于颅内多发转移灶、瘤体直径小于 3 cm、肿瘤位于不适合手术或立体定向放射手术、转移瘤术后辅助治疗以及一般状况尚可的患者。全脑放疗不仅能缓解 75%~85%乳腺癌脑转移患者的神经系统症状,还提高了患者的中位生存期。WBRT 的标准剂量分割为 30 Gy/10f 或 35 Gy/14f。不良反应主要为恶心呕吐、嗜睡、脱发等,后期副反应包括脑萎缩、组织坏死、认知障碍、痴呆等。④ 放射手术(SRS):是利用计算机程序,对小范围治疗区域实施高剂量放射的远距离放疗手术,可采用:直线加速器、伽玛刀、回旋加速器等方式。其与传统的放疗相比,优点主要有定位准确、安全迅速、疗效可靠、大剂量照射靶区、非侵袭性和损伤小、住院时间短等。SRS 既可改善局部控制率,又能提高患者中位生存期。SRS 治疗乳腺癌脑转移的适应证包括:外科手术无法切除者;经全脑放疗复发者;患者一般状态尚可,KPS 大于 60 分者;瘤体直径小于 3 cm 者;无颅内高压且预计生存时间大于 2 个月者。主要并发症包括肿瘤周围水肿、颅内出血坏死等。⑤ 化疗:替莫唑胺是一种用于治疗恶性肿瘤脑转移的细胞毒药物,口服吸收迅速,广谱抗肿瘤活性,特异性高,可透过血脑屏障进入脑脊液。研究显示替莫唑胺联合全脑放疗有较好的安全性、耐受性及抗癌活性,并与放疗合用有增敏作用。⑥ 分子靶向治疗:拉帕替尼是 HER-1 和 HER-2 为靶向的口服小分子酪氨酸激酶抑制剂,可通过血脑屏障。目前还有许多新型的靶向药的疗效还待进一步研究观察。

4) 乳腺癌的临终关怀

据统计,全国每年有 4 万多妇女死于乳腺癌,临终关怀的宗旨主要是减少患者痛苦,增加舒适度,维护临终患者的尊严,让患者安详地到达生命的终点。癌症晚期患者在临终前一年可表现出疼痛、厌食、疲劳、恶心呕吐、呼吸困难、便秘、失眠、抑郁、意识混乱及压疮等症状。每个症状都包括生物、心理、社会和精神组成部分。医生与患者的交流是关键,预计患者即将死亡,需耐心地告知,并开始进行临终规划,对长期患病的患者必须明白可能发生什么,要主动地消除焦虑和恐惧。

晚期乳腺癌发生呼吸困难时尽可能治疗原发病,如胸腔积液、肺炎、肺转移等。一个双盲安慰剂对照交叉研究显示剂量为 20 mg/d 的吗啡相对于安慰剂治疗难治性呼吸困难,可减少呼吸窘迫感。苯二氮䓬类可以减轻与呼吸困难相关的焦虑,另外可给予吸氧。引起厌食的原因主要有疼痛、抑郁症、便秘、口干及消化道溃疡等。孕激素,如甲地孕酮可改善患者食欲,增加体重。皮质类固醇也有改善食欲的作用,但无法增加体重。最后需尊重患者的宗教信仰,医生告知患者对其信奉的宗教的支持,使其得到心理安慰,并可询问患者死亡时,需要什么仪式。

参考文献

[1] Siegel R,Naishadham D,Jemal A. Cancer statistics,2013[J]. CA Cancer J Clin,2013,63(1):11-30.

[2] 王晓稼,Fox KR. 乳腺癌病因学研究进展[J]. 国际肿瘤学杂志,2008,35(6):431-434.

[3] 汤钊猷. 现代肿瘤学[M]. 第2版. 上海:复旦大学出版社,2000.

[4] 中国抗癌协会乳腺癌专业委员会. 中国抗癌协会乳腺癌诊治指南与规范(2011版)[J]. 中国癌症杂志,2011,21(5):377-378.

[5] 欧阳涛. 乳腺病变的穿刺活检[J]. 中国实用外科杂志,2009,29(3):264-267.

[6] Cuzick J,Powles T,Veronesi U,Forbes J,Edwards R,Ashley S,et al. Overview of the main outcomes in breast-cancer prevention trials[J]. Lancet,2003;361(9354):296-300.

[7] Sestak I,Cuzick J. Breast cancer chemoprevention[J]. Oncol Rev,2008;2:221-226.

[8] Rebbeck TR,Kauff N D,Domchek S M. Meta-analysis of risk reduction estimates associated with risk-reducing salpingo-oophorectomy in BRCA1 or BRCA2 mutation carriers[J]. J Natl Cancer Inst,2009,101(2):80-87.

[9] Coleman R E. Metastatic bone disease:clinical features,pathophysiology and treatment strategies[J]. Cancer Treat Rev,2001,27(3):165-176.

[10] Wadasadawala T,Gupta S,Bagul V,Patil N. Brain metastases from breast cancer:management approach[J]. J Cancer Res Ther,2007,3(3):157-165.

第五章 食管癌的临床预防方略

第一节 食管癌的流行病学

食管癌是最为常见的恶性肿瘤之一。在世界范围内,食管癌是第6大致死病因,多见于男性。食管癌流行于世界多地,尤其在发展中国家。中国是世界上食管癌发病率最高的国家之一,患者就诊时多处于中晚期,相当一部分已不能手术治疗,总的5年生存率低于10.00%,而早期食管癌患者术后10年生存率可达95.00%。因此提高食管癌早期诊断率和加强流行病学、病因学研究以便进行预防,十分必要。从20世纪70年代以来,根据全国普查、抽样调查和部分省市肿瘤登记资料,我国已初步了解食管癌的发病、死亡和发病的区域分布等情况。

1. 地域分布

2002年国际肿瘤研究机构(International Agency for Research on Cancer, IARC)的统计显示,全球每年新发病例462 000人,估计中国每年新发病例20余万例,占全球新发病例的50%。世界卫生组织公布的资料显示,2008年度全世界67亿人口新发食管癌48.2万例,发病率为7.0/10万,居全部恶性肿瘤第9位。中国大陆13.4亿人口食管癌新发25.9万例,发病率为16.7/10万,居全国各类恶性肿瘤第5位。2015年,美国大约有16 980例新发食管癌,年死亡人数为15 590例。尽管在我国,尚缺乏全国范围内食管癌发病率在不同年代变化的动态流行病学资料,但从现有流行病学资料看,我国食管癌总体发病水平呈下降趋势,但在一些食管癌的高发区,其发病率和死亡率仍然维持较高水平。

从世界范围来看,食管癌虽然遍布世界各地,但其地理分布极不平衡。食管癌在不同地区的发病率差距悬殊,高发地区与低发地区之间可相差60倍。食管癌主要分布于亚洲和非洲,特别高发区为中国、伊朗北部、哈萨克斯坦、土库曼斯坦、南非以及法国北部。食管癌根据组织学特征主要分为鳞状细胞癌(squamous cell carcinoma, SCC)和腺癌,SCC是东欧和亚洲最常见的组织学类型,而腺癌则最常发生于北美和大多数西欧国家。在西方国家,食管SCC的比例逐渐降低,美国和西欧的食管SCC占全部食管癌不足30%。食管腺癌主要见于男性白种人,且发病率呈陡峭上升趋势。

我国食管癌的发病呈明显的地区差异,一定地域内的绝对高发与周边地区的相对低发形成鲜明对照,构成我国食管癌最典型的流行病学特征。高发地区有河北、河南、山西三省交界的太行山区,河南林州市,苏北地区,鄂皖交界的大别山区,四川的北部地区,闽粤交界地区和新疆哈萨克族居住地区。在太行山脉附近的省份明显高发,河南林州市食管癌与贲门癌发病率最高,占当地全部恶性肿瘤的 81.4%。1998—2002 年我国肿瘤登记中心对全国 30 个市县肿瘤登记处的食管癌登记资料进行统计分析显示:发病率最高的为山西阳城(111.5/10 万),其次为扬中市(108.7/10 万)、磁县(107.4/10 万)、淮安市(98.2/10 万)、盐亭县(91.3/10 万)等,而世界标化率以磁县最高(132.7/10 万)。死亡率最低的省份为云南省(仅 2.01/10 万),死亡率最高的为山西省(达 42.46/10 万)。

1975 年全国食管癌病因综合考察团提出了"食管癌高发与气候相关,特别是与半干旱半湿润气候有关"的观点。我国食管癌高发区和中发区共同特征是半干旱或有季节性干旱,氧化环境占优势,年干燥度(drought index) $k>1$。对照全世界食管癌病死率与气候类型分布发现,包括中国 7 大食管癌高发区在内的全世界 37 处高发区均分布在中、低纬度,半干旱、半湿润气候区,即年干燥度都是 $1<k<3$,证实食管癌死亡率与气候类型相关,半干旱、半湿润气候区食管癌死亡率最高,差别有极为显著的意义。

过去有大量流行病调查资料显示:食管癌死亡率与河流关系密切,为食管癌病因与饮用水污染的观点奠定了基础。我国食管癌七大高发区均位于众多河流分布之间,高发区的位置由半干旱、半湿润气候、煤矿矿井水、农肥水等因素的分布所决定。然而河流有运输、渗透、拦截污染物的作用,河流的分布决定了食管癌高发区的分布形状。

对华北三省 108 个县食管癌死亡率统计发现,产煤县显著高于非产煤县。统计 1972—1975 年全国 2 460 个县食管癌死亡率与全国 190 个煤矿基地成等级正相关。

据全国防癌办公室第三次肿瘤普查资料显示,我国食管癌居高不下的现状仍然持续,仅个别区域有所下降。从 20 世纪 70 年代至 21 世纪初,河北省食管癌死亡率出现明显下降趋势。河北磁县与河南林州市食管癌标化发病率男性从 1988 年的 131.89/10 万下降到 1997 年的 100.85/10 万,下降 1.3 倍,年平均下降 2.9%。同期女性从 102.35/10 万下降到 66.70/10 万,下降 1.5 倍,年平均下降 4.6%。

2. 种族差异

国内外资料表明不同民族的食管癌发病率有明显的差异,如美国的非白种人男性食管癌发病率(20.5/10 万)高于白种人(5.8/10 万),亚洲的中国人和日本人高于欧洲人和美国人。我国新疆哈萨克族居民的食管癌发生率最高(33.90/10 万),其次是蒙古族、维吾尔族、汉族,以苗族为最低(1.09/10 万)。不同民族中食管癌发病率的不同可能与不同民族的生活习惯和遗传易感因素有关。有学者比较我国汉民与相邻的回民地区的食管癌死亡率,发现汉民均大于回民,提出猪圈肥是一种胺类、酰胺类污染源,也有学者发现台湾地区食管癌患者的分布与猪圈有关。不同种族中食管癌发病有明显差异的确切原因还不清楚。各地调查结果不一,我国农业人口比城市人口多发,广东省南澳县是食管癌高发地区,那里主要是渔民、盐民和农民三种职业,可能与他们的饮食有关。根据全国调查资料,我国城市居民食管癌死亡率为 9.62/10 万,占恶性肿瘤的 8.55%,居癌性死亡的第 4 位;农村居民食管癌死亡率为 20.10/10 万,占恶性肿瘤的 18.83%,居癌性死亡的第 3 位。城市与农村比较,农村食管癌死亡率中调率是城市的 2.36 倍。

移民对鉴别环境因素与遗传因素在食管癌发病中的作用有重要的意义。诸多的研究表明,高发区的居民移居到低发区后,食管癌仍然保持相对高发。移居到美国的中国居民,食管癌死亡率第一代男性为美国白人的 2.94 倍,在美国出生的第二代为 1.91 倍。韩国的食管癌发病率比美国高,移居美国的韩国男性居民比韩国本土男性居民食管癌发病风险明显降低。英国一项研究观察在印度出生的英国人和印度人均移民至英国时发现,这些英国人食管癌死亡风险无增加,而印度女性食管癌死亡风险明显增加。我国高发地区河南林县居民迁移到某些地区定居2~3代后,食管癌的死亡率仍高于该地区居民5倍以上。以上研究表明,食管癌的发病可能与基因或者遗传因素有关,与饮食生活习惯也可能有关。

3. 性别分布

从性别看,食管癌发病率和死亡率均以男性为高。1980年,我国公布了20世纪70年代中期的食管癌发病率资料:食管癌发病率男性为21.0/10万,居男性恶性肿瘤的第2位;女性发病率为12.3/10万,居第3位。1993—1997年我国北京、天津、上海、武汉和哈尔滨5个省市的肿瘤登记资料显示,食管癌发病率男性9.5/10万~14.6/10万,世界人口构成计算调整率(简称"世调率")为9.7/10万~13.3/10万,占恶性肿瘤的5.7%~8.9%,是第4~6位常见恶性肿瘤;女性2.0/10万~7.1/10万,世调率为2.0/10万~4.9/10万,占恶性肿瘤的1.4%~3.6%,是第7~14位常见恶性肿瘤。

2002年国际癌症研究机构(International Agency for Research on Cancer,IARC)的统计显示,全球每年新发病例男性12/10万,居恶性肿瘤发病的第6位;女性8/10万,居恶性肿瘤发病的第8位。全球食管癌年龄调整死亡率为:男性9/10万,居恶性肿瘤死亡的第5位;女性4/10万,居恶性肿瘤死亡的第7位。2002年中国食管癌年龄调整发病率为:男性27/10万,居恶性肿瘤发病的第4位;女性12/10万,居恶性肿瘤发病的第5位。中国食管癌年龄调整死亡率为:男性22/10万,居恶性肿瘤死亡的第4位;女性9/10万,居恶性肿瘤死亡的第4位。

中国食管癌的发病的性别比例随地区不同而明显不同,一般高发区比例较小,比值可接近1,低发区比例较大。根据我国北京、天津、上海、武汉和哈尔滨5个省市肿瘤登记资料,1993—1997年,该5省市的食管癌发病率和死亡率男、女性别比的比值分别为:2.28和2.44、2.35和2.18、2.01和1.97、2.25和2.21、4.75和2.75。华北太行山高发区男女性别比例为1.6∶1,其中林州市高发乡食管癌死亡的性别比例为1.1∶1,而维吾尔族低发区人群比例为5∶1。但也有特例,如广东梅县属食管癌相对高发区,女性死亡率高于男性,其性别比例为1∶1.6。国外食管癌发病的性别比例变化特点与中国大致相同。这可能与两性暴露于致癌物质不同水平与时间有关。

4. 年龄分布

食管癌发病率和死亡率在不同的年龄组有很大差别。发病年龄以60~64岁组为最高(17.95%),其次为65~69岁组,70岁以后逐渐降低。死亡率35岁以前很低,在10岁以前,死于食管癌的患者在临床上很少见,死亡率仅0.01/10万;35岁以后死亡率随年龄增长急剧上升,对于45岁以上的各年龄组,其食管癌的死亡率均超过10/10万。男性60岁和女性70岁以上死亡率均超过100/10万,男女均在80~84岁组达到最高,上升幅度最快年龄阶段为55~69岁。不同发病水平的地区的年龄死亡专率曲线大体相似,但高发区人群食管癌的死亡年龄较低发区提前10年左右。国外年龄死亡专率曲线与我国大体相同。食管癌的发病高峰在高龄组,说明食管癌致癌因素和促癌因素的作用要经过长期慢性的积累过程。

第二节　食管癌可能的发病因素

导致食管癌发生的确切和特异性病因尚不明确,但有关其发病危险因素的研究已取得一定进展。根据食管癌流行病学提供的信息,目前认为食管癌的发生发展是饮食与生活方式、人口学因素、环境与遗传因素、感染因素等若干因素协同作用的结果。

1. 环境因素

环境因素造成恶性肿瘤发生的通常原因是人所处的环境内缺乏某些保护性物质或存在对人体有损害的污染性物质,从而造成组织器官损伤难以修复或促进其发展,进而产生癌变。

1) 营养因素

多数研究认为,营养因素与食管癌发病有关。食管癌高发地区在农村或土地贫瘠、营养较差的经济贫困地区,这些地区人群膳食中一般存在维生素、蛋白质及必需脂肪酸缺乏。这些成分的缺乏,可以使食管黏膜上皮增生、间变,进一步可引起癌变。纤维素、β-胡萝卜素、维生素C、叶酸为食管癌的保护因素,过多摄入脂肪、动物蛋白、维生素B_{12}、胆固醇及较高浓度的维生素D会增加食管癌的发病风险。有资料显示,膳食成分中微量元素铁、钼、锌等缺乏也与食管癌的发生有关。伊朗在食管癌低、中发区人群测定指甲中钼和锌的含量,发现指甲中钼降低与食管癌的发生有关。河南林州市水中缺少钼,钼的缺少可使土壤中硝酸盐增多,钼的抑癌作用已被美国等学者多次证实。在食管癌高发地区,对食管癌高危人群补充维生素后,可以延缓和降低食管癌的发生发展。1996年对林州市膳食营养状况调查发现,该地居民维生素B_2、硒、维生素E等摄入量均低于营养学会膳食营养供给量。近20年来林州市居民膳食营养已得到提高,其食管癌发病率和死亡率也随之下降。1985—1991年,中美协作在河南林州市一项有29 584人参加的随机营养干预实验研究发现,补充维生素、微量元素,尤其是补充硒、β-胡萝卜素、维生素E复合胶丸可能会降低人群癌症发病风险。但同时进行的另一项针对食管不典型增生患者的营养干预实验显示补充多种微量元素、维生素,对食管不典型增生患者患食管癌的发病率和死亡率没有明显影响。总的说来,营养因素在食管癌发病中可能起到一定作用,但不是主要因素。

2) 化学因素

(1) 亚硝胺类化合物

亚硝胺类化合物是一种很强的致癌物,现已知有近30种亚硝胺能诱发动物肿瘤。我国调查发现,在高发区的粮食和饮水中硝酸盐、亚硝酸盐和二级胺含量显著增高。在食管癌高发的林州市,其粮食、酸菜、井水中均可以检测到较高含量的硝酸盐、亚硝酸盐,其含量和当地食管上皮增生、食管癌的患病率呈正相关。酸菜中有多量硝酸盐、亚硝酸盐,也有多种亚硝基化合物,从酸菜中分离出Roussin红甲脂,证实其有促癌作用。霉变食品中的霉菌不仅能还原硝酸盐为亚硝酸盐,同时霉菌也能促进亚硝胺的合成。在食管癌高发地区居民胃液进行亚硝胺化合物分析,95.00%胃液标本发现有亚硝胺化合物,并且胃液中亚硝胺的含量和受检者食管上皮病变如轻增、重增、癌呈现明显正相关,与食管癌死亡率水平也相一致。

N-亚硝基化合物对多种实验动物有很强的致癌作用。1962年Schoental等用亚硝胺成功诱发动物食管癌。我国河南高发区用甲基苄基亚硝胺成功诱发大鼠食管癌。经动物实验,已发现的二三百种亚硝胺类化合物中约80.00%有致癌作用。用N-甲基-N亚硝胺诱发人胎儿食管上皮癌获得成功,为亚硝胺类化合物导致食管癌提供了证据。

(2) 氮循环假说

所谓氮循环是指空气中的氮经过生物、非生物圈的转化又回到空气中的过程。1986年我国学者徐致祥发现,当时存在的几种假说如霉变食品、酸菜、土壤缺钼等不能解释我国食管癌地理分布特征和食管癌全部流行病学特征,按照这些假说进行现场干预,不吃酸菜、防霉去胺、施钼肥等措施15年,未见食管癌发病率明显下降,遂提出了"农家肥料及自然界氮循环产物引起食管癌、胃癌、肝癌病因假说",后更名为"氮循环-N-亚硝基化合物前体物病因假说",简称为"氮循环假说"。环境中氮-亚硝基化合物两类前体物的主要来源有两个:一个是中、低纬度半干旱、半湿润地区土壤包气带中的硝酸盐、亚硝酸盐;另一个是农肥、煤矿矿井水等工业污水中的各种胺、酰胺。这两类前体物主要依靠河流长距离大范围运输,通过饮用水及其他途径进入人体,合成亚硝胺,特别是亚硝酰胺,作用于基因达到一定剂量,导致食管癌。

3) 生物因素

环境中存在大量真菌及其分泌的毒素,现有材料显示10余种真菌毒素能诱发动物不同器官的肿瘤。黄曲霉毒素是肝癌的重要病因之一。真菌毒素是否为食管癌的病因虽无定论,但流行病学研究发现食管癌高发地区粮食中真菌污染情况比低发地区高2~15倍。早在1965年有学者用镰刀菌菌粮诱发了大鼠前胃乳头状瘤。我国河南地区曾用自然发霉的食物诱发了动物食管癌。通过比较高、低发区粮食中污染的霉菌,发现了高发区的圆青弧霉、互隔交链胞霉、串珠镰刀菌等均高于低发区。对互隔交链胞霉和串珠镰刀菌进行深入的研究发现互隔交链胞霉具有诱变性和致癌性。从互隔交链胞霉培养物中分离出两种成分——交链胞酚和交链胞酚单甲醚,能诱发人胚胎食管上皮增生和鳞状细胞癌。串珠镰刀菌是林州市又一常见真菌。长期喂含此菌的玉米面可诱发大鼠前胃鳞癌。从串珠镰刀菌培养物中鉴定出的镰刀菌素能诱发大鼠、小鼠的前胃鳞癌。

2. 生活习惯

在人们的日常生活中,不良的生活习惯和食管癌的发病息息相关。

1) 吸烟与饮酒

国内外多数流行病学研究表明,吸烟与食管癌呈正相关。香烟的烟雾和焦油中含有多种致癌物,如苯并芘、多环芳烃、亚硝基化合物、环氧化物等,这些物质为强烈致癌剂,能诱发细胞损伤,引发癌变。重度吸烟者比非吸烟者食管鳞癌发病风险高10倍,食管腺癌发病风险高出2~3倍。相对于非吸烟者,吸烟者患食管鳞癌、食管腺癌、贲门癌和非贲门胃腺癌的风险会增加,其中吸烟与4种癌症的人群归因危险度分别为77%、58%、47%和19%。有资料显示,吸烟量多者其食管癌的发病率比基本不吸烟者高7倍,患食管癌的危险除随着吸烟量增加而增加外,烟龄长短、烟草种类以及是否戒烟等均与食管癌的发生相关。戒烟后食管鳞癌的风险大幅下降,但腺癌的风险即使在戒烟数年后仍然不变。

饮酒是食管鳞癌和腺癌的危险因素,并且与腺癌的关联强度比鳞癌高。意大利的一项对非吸烟患者的病例对照研究显示:病例组为 46 名非吸烟食管癌患者,对照组为 230 名非吸烟非食管癌住院患者,发现对非吸烟者饮酒成为食管癌的主要危险因素。不同乙醇含量的酒导致食管癌发生的危险性高低不一。一般意义上讲,乙醇含量越高发生食管癌的危险也越高,短期高饮酒量的危险大于长期的中等饮酒者,重度饮酒者发生食管鳞癌的风险显著升高。每天饮酒少于 4 drinks(1 drink 大约等于 12~15 mg 纯酒精),相对危险度(relative risk,RR)是 2.7,95.00% 置信区间(confidence interval,CI)是 1.1~6.8;4~8 drinks,RR 和 95.00% CI 分别是 5.4,1.4~21;大于 8 drinks,RR 值显著增加。一项荟萃分析结果提示,吸烟与饮酒具有协同作用,同时嗜好烟酒的人群,比仅单纯吸烟的人群更易发生食管鳞癌,而罹患食管腺癌风险增加不明显。日本学者的动物实验发现,单用乙醇无法诱发动物食管癌,仅用小剂量的亚硝酰胺前体物也无法诱出,但是两者叠加,就能够成功诱发食管癌,这个结果在显示亚硝酰胺致食管癌作用的同时,也显示了乙醇的促癌作用。

2) 饮食习惯

食管癌的发生与食管长期受到刺激和慢性损伤密切相关,而慢性损伤诱发因素则与患者的生活习惯息息相关。例如,长期吃粗硬、辛辣和油炸食物,或有快吞、咀嚼不细、暴饮暴食等不良卫生习惯。这些可引起食管黏膜的慢性物理性的刺激与损伤,为致癌物质进入创造条件,从而促使癌的发生。饮食过烫亦可能是患食管癌的危险因素,长期饮食过烫会造成局部的炎症和热刺激,促进食管癌的发生。但由于测定进食的量与进食时的温度有一定困难,到目前为止尚缺乏明确的证据来证明这一点。此外,食物生产、加工和储存过程中都有可能受到真菌污染。在我国食管癌高发区食物中存在严重的真菌污染,而且多为不同菌株的混合污染。其作用机制包括产生促癌毒素或促进食物中亚硝酸胺的合成并与其协同致癌。腌制食品及红肉类也与食管鳞癌的发病风险升高相关。烧烤食物生成杂环胺类物质、多环芬碳氢化物和苯芘类物质,它们是诱导突变和动物癌的物质。日本有研究表明,常饮咖啡者食管癌等疾病的发病率较低。在伊朗,吸食鸦片被认为在食管癌发病中起到一定作用。一项 1 590 人参加的研究发现,食管癌高发区吗啡代谢物阳性率比低发区几乎高 6 倍。

有学者曾对 3 种饮食方式:健康饮食(蔬菜、水果、鱼类、家禽摄取量高)、西方饮食(加工肉类、红色肉类、甜食、高脂肪奶制品、高脂肪肉汁的摄入量高)和酒精饮食(啤酒、白酒、薯条的摄入量高)与食管癌的关系进行了研究。结果发现,西方饮食增加贲门腺癌和食管腺癌的风险,酒精饮食增加了食管鳞状细胞癌的风险。

3) 身体超重

肥胖和体重指数(body mass index,BMI)过高已被确立为食管腺癌的高危因素,随着 BMI 的增加,食管腺癌、食管胃交界处及胃贲门腺癌的危险性显著上升。肥胖者患食管下端肿瘤的风险增加 10.9 倍。BMI 最高四分位数者罹患食管腺癌的风险是最低四分位数者的 7.6 倍,而食管鳞癌的发生则与 BMI 无关。

3. 口腔卫生因素

对我国食管癌高发区人群进行调查发现,多数居民口腔卫生条件差,易发生龋齿或缺齿,口腔内细菌滋生,亚硝胺类物质含量增加,增加罹患食管鳞癌的风险。欧洲、拉丁美洲多中心病例对照研究发现,脱落 6~15 颗牙齿是食管癌的独立危险因素(欧洲中心 RR 值:

2.84,95.00% CI:1.26～6.41;拉丁美洲中心 RR 值:2.18,95.00% CI:1.04～4.59)。口腔卫生差、牙齿脱落引起食管癌风险增高的机制可能为:① 吞咽未咀嚼的食物使食管上皮受到物理刺激和损伤;② 不习惯假牙使饮食营养摄入不足;③ 口腔细菌群改变导致产生致癌原的微生物增加;④ 龋齿、口腔卫生条件差使口腔内的微生物进入食管,引起食管感染,并为人体内微生物合成 N-亚硝基化合物提供了条件。

4. 感染因素

人类乳头瘤病毒(human papillomavirus, HPV)感染是一些食管癌高发区的重要致病因素。多数研究发现食管癌标本存在 HPV 感染,多为 HPV16 或 HPV18,尤其是 HPV16 与食管鳞癌发生呈正相关,HPV 感染者罹患食管鳞癌的风险比常人升高近 3 倍。目前未见 HPV 成功诱发鸡咽食管癌报道,也未见有食管重度增生和早期癌 HPV 阳性的报道,因而尚无足够证据证明 HPV 与食管癌发病直接相关,HPV 与食管癌关系还有待进一步研究。

幽门螺旋杆菌(helicobacter pylori, HP)感染对食管癌的作用存在争议。有学者在中国林州市进行了为期 16 年的 HP 血清阳性与肿瘤发生风险的病例对照研究,发现 HP 感染会增加胃贲门部和非贲门部肿瘤的风险,但对食管鳞癌没有明显影响。

5. 食管病史

胃食管反流病(gastroesophageal reflux disease, GERD)和 Barrett 食管是食管腺癌的两个主要危险因素。GERD 与高 BMI 有关,肥胖会增加腹内压,使 GERD 更容易发生。GERD 也是 Barrett 食管的一个危险因素,8.00%～14.00% 的胃食管返流病可能发展为 Barrett 食管。在这种情况下,正常的食管鳞状上皮被 GERD 损害,出现柱状或腺上皮化生,容易发生恶变。胃食管反流患者发生食管腺癌的危险性为 9.5(95% CI:1.9～48.5),发生贲门癌的危险性为 5.6(95% CI:1.07～28.8),Barrett 食管患者发生食管腺癌的危险性为 14.0(95% CI:1.65～119.2),发生贲门癌的危险性为 13.6(95% CI:1.6～116)。胆汁中的牛黄胆酸、鹅胆酸属于内源性二级胺,胆汁反流可以与胃液中的亚硝酸盐生成亚硝胺,达到一定剂量,也将导致贲门、胃、食管的腺癌发生。

此外,还有一些食管疾病与食管癌的发生有关。食管上皮不典型增生(瘤变)的患者,其发生癌变的危险性增高。胃黏膜萎缩患者罹患食管鳞癌的风险比常人高出 2 倍。头颈部及上呼吸道鳞癌与食管鳞癌同时或异时发生的概率分别为 14%、3%,对头颈部鳞癌患者常规内镜筛查可提高食管癌的早期诊断率。贲门失弛缓症患者进展为食管鳞癌的风险是常人的 16～33 倍。另外,1%～4% 的食管癌患者有吞服酸、碱等导致的食管腐蚀性损伤病史。

6. 机体内在因素

在同样的环境中,只有少数人发生食管癌,多数人并不发生,所以个体对环境中的致癌和促癌因素存在着个体差异。有的比较敏感,在致癌和促癌因素的作用下容易发生癌症。这种个体对环境致癌和促癌因素敏感高低的差异称为易感性。易感性可由上一代遗传,也可在环境致癌和促癌因素的作用下,机体内发生变化而来。对于遗传因素在食管癌中的作用,国内国外研究存在较大分歧。我国食管癌高发地区存在明显的家族聚集现象,可能与患者具有共同的遗传背景有关,也可能因患者及家属共同暴露于特定的环境因素所致。对陕西 305 例食管癌和 600 例非食管癌患者进行对照分析,发现食管癌组一级亲属食管癌发病率为3.59%,二级亲属为0.97%,一二级亲属加权遗传度为(48.68±18.50)%,而非食管癌组仅为0.59%。国外研究尚未发现食管癌尤其是食管鳞癌有明显的家族聚集倾向。瑞典一项病例对照研究病例组纳入食管腺癌189例、食管鳞癌162例、贲门腺癌262例,对照组820人,发现一级亲属患有食管癌的人其患食管鳞癌或腺癌的风险并没有增加。美国北卡罗来纳州一项食管癌病例对照研究亦未发现任何家族联系。美国纽约对139名患食管鳞癌的男性病人进行家族史调查,未发现任何一人有食管癌家族史。造成国内外截然相反的研究结果的原因可能是:① 国内患者与亲属暴露于共同的特定环境,环境因素与遗传因素互为对方的混杂因素。而在瑞典、美国等非高发区,环境因素可能较弱,对遗传易感性的作用干扰较小。② 不同地域、人种遗传因素在食管癌中所起作用确有不同。

不论是传统流行病学的危险因素分析,还是分子流行病学的实验观察,都显示了食管鳞癌和食管腺癌的遗传易感性有差异。尽管许多研究表明大多数食管癌的易感基因为较弱的关联,其本身对癌的发生意义不大,但它们与暴露危险因素间会产生交互作用,从而使癌发生的危险性增加。如同其他恶性肿瘤发生一样,食管癌的发生也是多种基因共同参与作用的结果,反应遗传易感性的分子生物学信息也是分散在多个基因和肿瘤演变的多个生物学环节中。由于分子流行病学研究尚处于起步阶段,所得出的研究结果存在不一致性,因此下结论时需要特别谨慎。分子流行病学食管癌遗传易感性的研究,为食管癌高危人群筛选、预防干预、早期发现和早期诊断提供了客观的基础。

第三节 食管癌的临床表现及诊断依据

食管癌早期症状多不典型,进展期可出现进行性吞咽困难,胸骨后疼痛等典型的临床症状,系统的影像、内窥镜、病理活检、细胞学检查可以明确诊断,根据临床表现、影像学依据可以判定临床分期,指导临床预防。

1. 临床表现

有研究统计300例食管癌患者首诊时的症状,从出现最多症状到出现最少症状依次为:胸骨后梗咽感伴吐黏痰(40%),咽喉部梗咽感伴吐黏痰(19%),咽喉部异物感(14%),胸骨后烧灼感(10%),单纯胸骨后梗咽感(8%),单纯咽喉部梗咽感(4%),颈部肿块(2%),不明原因消瘦(0.6%),呕血(0.6%),不明原因低热(0.6%),不明原因声音嘶哑(0.3%),上腹部不适(0.3%),不明原因贫血(0.3%)。

1) 早期食管癌的症状

早期食管癌症状多不典型,易被忽略。其主要症状有:胸骨后不适、异物感、闷胀不适感、烧灼感、针刺样或牵拉样痛,进食通过缓慢并有滞留的感觉或轻度梗咽感。早期症状时轻时重,症状持续时间长短不一,常为间断出现,也可以持续数年。甚至可无症状,很多食管癌患者常常在确诊后经医师提示询问时才发现有上述症状。

2) 进展期食管癌症状

进展期食管癌因肿瘤生长浸润造成管腔狭窄或局部外侵而出现食管癌的典型症状,主要有以下几种。

(1) 进行性吞咽困难

进行性吞咽困难是中晚期食管癌的典型症状,也是绝大多数患者就诊时的主要症状,但却是食管癌的较晚期表现。当肿瘤生长超过食管周径的2/3时,会产生狭窄而出现典型的症状。初期进食固体食物时难以下咽,需饮水送服,逐步改为软质、半流质或流质饮食。当梗阻严重时,流质乃至唾液亦不能下咽。也有部分患者由于炎症水肿减轻或组织坏死脱落,食管梗阻症状可暂时略有改善。此症状的发展速度随着病理类型的不同而相差很大,缩窄型和髓质型由于管腔和食管运动变化明显故症状较重,蕈伞型、腔内型及溃疡型较其他类型轻些。

(2) 呕吐

呕吐黏液为食管癌另一常见症状,往往发生在梗阻比较严重的患者。因食管梗阻的近段有扩张与潴留,可发生食物反流,吐出量随肿瘤梗阻程度而增减。涎液及食管分泌液不能流入胃内,加上癌瘤和炎症引起食管腺和唾液腺反射性分泌增加,这些液体存积于肿瘤上方的食管腔内,当存积量太多时,便会吐出。反流物含黏液,混杂宿食,可呈血性或可见坏死脱落组织块。若溢入呼吸道内,可引起阵发性呛咳,严重者可引起吸入性肺炎。

(3) 胸骨后疼痛

胸和(或)背部持续性隐痛也很常见,通常表现为模糊的痛感而难以定位。由肿瘤糜烂、溃疡、外侵或食管周围炎、纵隔炎所致,进食时尤以进热食或酸性食物后更明显,疼痛可涉及颈、肩胛、前胸和后背等处。当有持续性胸背疼痛时应警惕肿瘤外侵压迫肋间神经。若疼痛剧烈,且伴有发热,则常预示着肿瘤穿孔。食管胃连接部腺癌患者,有时肿瘤表面的溃疡因胃酸刺激而产生上腹痛和剑突下疼痛。

(4) 其他症状

食管胃连接部腺癌早期可有上腹部闷胀、剑突下隐痛、食欲减退等感觉,肿瘤生长到较大体积时才出现吞咽困难。肿瘤局部溃烂出血时,粪便隐血检查呈阳性,出血量较多者则有呕血或黑便,并可导致贫血。

3) 晚期食管癌症状

晚期食管癌的症状多为肿瘤压迫、浸润周围组织和器官而产生。其症状主要有:① 肿瘤侵犯气管,引起咳嗽,呼吸道阻塞时可致呼吸困难;② 肿瘤向气管或支气管内穿破则引起食管支气管瘘、纵隔脓肿、肺炎、肺脓肿;③ 肿瘤压迫或侵犯喉返神经引起声带麻痹可致声嘶,侵犯膈神经而致膈神经麻痹,则发生呼吸困难或膈肌反常运动;④ 当肿瘤侵及主动脉等大血管,可引起大出血,导致死亡;⑤ 肝、肺、脑等器官及骨、锁骨上淋巴结都可以发生转移,引起相应的黄疸、腹水、肝功能衰竭以致昏迷、呼吸困难、全身水肿、骨骼疼痛等表现,此外,还可引起心包炎、胸腔积液和腹腔积液等;⑥ 长期摄食不足、频繁呕吐、疼痛以及精神抑郁等导致明显的慢性脱水、贫血、营养不良、消瘦与恶液质。

4) 体征

早期可没有明显体征。晚期则可出现消瘦、贫血、营养不良、失水或恶病质等体征。当癌转移时,可触及肿大而坚硬的浅表淋巴结,或肿大而有结节的肝等。

5) 食管癌的扩散与转移

(1) 直接浸润扩散:① 食管壁内扩散:癌组织通过食管黏膜肌黏膜下层的淋巴管形成广

泛的黏膜及黏膜下层的癌细胞浸润。有时出现互不相连的癌结节,可距原发灶 5~6 cm 之外,故手术时食管的切断与癌边缘的距离应超过上述距离。② 直接浸润邻近器官:食管颈段癌侵入喉部、气管及颈部组织,甚至甲状腺。胸段食管癌可浸润支气管,形成食管支气管瘘,也可侵入胸导管、奇静脉、肺门及肺组织,少数病例则浸润至主动脉,形成主动脉瘘,突然大出血而死亡,亦可累及贲门及心包。

(2) 淋巴转移:上段癌常转移到食管旁、喉后、颈部、上纵隔淋巴结;中段癌多转移到食管旁及肺门淋巴结;下段癌常转移到食管旁、贲门、腹腔淋巴结。

(3) 血源性转移:以肝、肺转移最常见。

2. 诊断

对年龄 40 岁以上,有吞咽不适或异物感,尤其是进行性吞咽困难者,应考虑食管癌的可能,建议行食管气钡双重造影检查及食管镜或胃镜检查。经上述检查后,大部分患者可获确诊。对一时难以确诊者,经短期治疗观察仍高度怀疑者,可考虑剖胸或剖腹探查,以免错过治疗时机。

1) 体格检查

早期病例在体格检查上无特殊发现。在中晚期病例中,常有不同程度的衰弱、消瘦、贫血及脱水现象。重点应检查双侧锁骨上窝深部有无淋巴结肿大,对贲门癌病例还要注意左上腹深部是否有肿块,必须做直肠指检以明确盆腔有无癌种植。

2) 实验室检查

患者因长期食物摄入不足,慢性失血,常有贫血、低蛋白及水电解质失调现象,体现在血常规、粪常规、肝功能、生化等相应的实验室检查上。

3) 细胞学检查

食管气囊拉网检查采集病变部位脱落细胞作为食管癌的定性检查方法曾经发挥了巨大的作用,目前国内所使用的采集食管及贲门癌表层细胞的工具暂称为食管细胞采取器。一般用单腔或双腔塑料或橡皮管末端接上一气囊,囊外套上一层线网而制成。由于细胞取材方面的改进,细胞学检查的阳性率可以高达 90%~95%。若与其他诊断方法配合应用,更能大大提高诊断的阳性率。过去主要用来对食管癌高危人群进行筛选和普查。但脱落细胞学检查难以对食管癌细胞进行准确分级,所获得的细胞难以得出确切的病理类型,对于治疗的选择有一定的限制,同时对有出血倾向、伴有食管静脉曲张、深溃疡、放疗后、全身状况衰弱和严重高血压者有一定的并发症,目前临床上已不建议做此项检查。

4) 内窥镜检查

(1) 食管内镜检查

食管内镜检查对于食管癌的诊断非常重要。通过内镜检查,可以了解肿瘤的部位、大小、长度以及对管腔的阻塞情况。早期食管癌在内镜下可以表现为黏膜粗糙、局限性充血、水肿、小糜烂灶、小的溃疡、小的疣状突起或黏膜皱襞;进展型食管癌在内镜下可见溃疡、肿块、高低不平、梗阻等。内镜下对所有肿瘤均应常规进行活检和细胞学检查,明确诊断,判定癌或肿瘤的组织学类型和癌细胞的分化程度。即使内镜不能通过狭窄段亦可在狭窄上方进行活检,对食管癌或食管胃连接部腺癌的治疗和估计预后有较大的参考价值。活检时应该避开坏死组织,从肿瘤边缘提取活检组织,从而提高诊断率。

(2) 食管黏膜染色法

近年来,国内外较广泛地应用色素内镜诊断食管浅表癌。常用的方法有卢戈尔液染色法、甲苯胺蓝染色法和甲苯胺蓝-卢戈尔液双重染色法。由于甲苯胺蓝使癌变区着蓝色,卢戈尔液使正常食管黏膜呈棕褐色,而癌灶呈非染色区,两者合用,相互衬托,能更清楚地显示癌灶及浸润范围。

(3) 食管超声内镜检查

食管超声内镜(endoscopic ultrasonography,EUS)是内窥镜与超声相结合的一种检查方法,可观察病变的表面和深度及其周围邻近组织的结构,主要应用目的是判断食管癌的浸润深度和外科手术切除的可能性。EUS 对于食管黏膜下、壁内以及腔外病变有格外的优势,为食管癌提供了较为准确的 T 分期。由于超声内镜较粗且视野角度较窄,宜先用普通内镜检查,确定病变部位及范围后再做超声内镜检查。近年来,微型超声探头(ultrasonic probe,USP)已在临床应用。将微型高频超声探头安置在内镜顶端,通过内镜既可直接观察食管腔内的形态,又可进行黏膜外的实时超声扫描,有助于判断肿瘤侵犯的深度、是否累及食管邻近组织器官和有无区域淋巴结转移,提高了临床分期的准确率。

有报道认为 EUS 在判断食管肿瘤的化疗效果及吻合口或食管床复发方面有很大的价值。近年来,EUS 结合细针穿刺(fine needle aspiration,FNA)可以提高评估的准确率和敏感性,有研究认为 EUS 联合 FNA 对食管癌淋巴结分期的判断更为准确,一项 Meta 分析证实在确定食管癌腹腔干淋巴结转移时,EUS 联合 FNA 最为有效,准确率大于 90%。

(4) 其他内镜

胸腔镜和腹腔镜是评估食管癌分期的有效方法,与无创性检查比较,可以更加准确地判断食管癌局部侵犯、淋巴结以及远处转移情况。在判断远处转移方面,胸腔镜准确率为 93%,腹腔镜为 94%,二者皆可用来评价进展型食管癌患者新辅助治疗的效果。支气管镜对评价颈部及胸上段食管癌对气管和支气管的侵犯非常重要。对于在 CT 上表现为隆突下方巨大肿块或是隆突下淋巴结肿大的患者均应行支气管检查,明确隆突有无肿瘤侵犯。支气管镜下可以表现为气管壁单纯膨出,气管环状线消失,甚至伴有气管或是支气管的后壁固定。严重者可表现为明确的侵犯或是出现气管食管瘘。气管镜下刷检和活检可以帮助确认食管癌对器官的侵犯。

5) 影像学检查

(1) X 射线检查

食管、胃钡餐造影 X 线透视或摄片检查是诊断食管癌和胃-食管交界部肿瘤最常用的方法。病变部位的黏膜改变是观察的重点,可以确定癌灶的部位和大小。食管癌常见的 X 线征象为:① 黏膜皱襞增粗、迂曲、中断或消失。这些黏膜的改变,主要是由于肿瘤侵犯黏膜层或黏膜下层所造成,为早期肿瘤的重要诊断依据。② 管腔的充盈缺损和狭窄。常见管腔边缘不规则,有如虫噬或鼠咬状,主要是由于肿瘤管内突入或侵犯肌层所致。管腔狭窄程度视肿瘤突入管腔或侵犯肌层的程度而异。③ 管腔舒张度减低、消失以致管壁僵硬,主要是由于癌瘤侵犯黏膜、黏膜下层或肌层所产生的功能改变。管腔舒张度减低常是癌瘤局限于黏膜或黏膜下层的表现。而如果蠕动消失、管腔僵硬则表示癌瘤已侵犯肌层。④ 软组织肿块阴影,主要是肿瘤向食管壁外侵或贲门癌向胃腔突入所造成,是中、晚期病例的常见表现。⑤ 钡剂通过及排空障碍,主要是由于癌瘤突入管腔所引起的不同程度的管壁僵硬和管腔狭窄的表现。

食管癌的病理类型不同，在钡剂造影检查中具有不同的表现：浸润型食管癌表现为管腔狭窄，根据狭窄段的两端可以判断肿瘤的长度和边缘；腔内型则表现为突入管腔的较大龛影；溃疡型肿块则表现为表面凹凸不平的溃疡影；对于肿瘤黏膜下扩散导致的静脉曲张型食管癌，钡剂造影中表现为食管癌黏膜变硬、迂曲，应与食管静脉曲张相鉴别。同时行气钡双重造影对比检查，有助于提高食管-胃连接部腺癌的诊断准确率。当肿瘤浸润至食管外组织时，X线钡剂造影可见食管纵轴的改变，表现为食管扭曲、成角或其他异常。

(2) 电子计算机断层显像(CT)检查

CT在食管癌的TNM分期上是最常用的非侵入性诊断方法，胸部和上腹部CT应该作为食管癌术前的常规检查。CT检查可以用来评价肿瘤局部生长情况，显示肿瘤外侵范围及其邻近结构的关系，尤其是纵隔或腹腔淋巴结转移具有优越性，对于外科医师判断手术是否进行或者采取何种手术路径具有重要的意义。

食管癌CT表现：食管癌显示为管壁的环形增厚，或偏心的不规则增厚，或呈现整个肿瘤团块。由于食管无浆膜层，外层结缔组织与周围组织直接相连，癌瘤很容易侵及邻近脏器。CT主要显示肿瘤的食管腔外部分，显示肿瘤与周围组织、邻近器官的关系。肿瘤可以压迫、推移气管或主支气管，甚至凸入气管腔内。肿瘤也可以包绕主动脉。当肿瘤与周围脏器分界不清时，应高度考虑浸润发生。CT还可显示有无淋巴结转移，以利于对食管癌进行分期。

食管癌CT分期：Ⅰ期：癌瘤限于食管腔内，管壁不增厚，无纵隔内蔓延或转移；Ⅱ期：食管壁增厚超过5 mm，未向外浸润；Ⅲ期癌瘤直接浸润周围组织，并有局部纵隔淋巴结转移，无远处转移；Ⅳ期：癌瘤有远处转移。CT检查不能可靠地描绘出食管的层面，因此对区分T1、T2、T3用处不大，可与EUS检查互补。

(3) 磁共振成像(MRI)

因有三维成像及多平面成像的特点，故能清楚地显示癌瘤是否侵及周围的气管、支气管、心包及主动脉等，显示纵隔淋巴结有否肿大、转移，易于对食管癌分期。但与CT相比，MRI对局限于黏膜和黏膜下层的肿瘤及淋巴结转移方面价值不大。仅凭MRI显示肿瘤与周围器官间的软组织影消失，判断肿瘤是否外侵并不可靠。一般认为，在MRI的矢状面上，只有当肿瘤与气管、支气管或主动脉的接触大于3 cm时，才可诊断肿瘤侵犯上述器官。

(4) 正电子发射型计算机断层显像(PET)检查

恶性肿瘤细胞增生活跃，其葡萄糖氧化分解和无氧酵解均明显高于正常组织。氟[18F]-氟代脱氧葡萄糖(β-2-[18F]-fluoro-2-deoxy-D-glucose，18F-FDG)是一种天然葡萄糖的类似物，在细胞内的浓聚程度与细胞内葡萄糖的代谢水平高低呈正相关。PET即是利用这一原理，通过追踪18F-FDG显像而作出良恶性判断的核医学影像诊断技术。国外研究报道PET的敏感性为45%，特异性为100%，准确率为48%。有文献报道PET对诊断纵隔淋巴结转移非常有价值，因为它能够灵敏地检出小于1 cm的病变区域，与常规CT和MRI相比，这是PET关键性的优势。然而单独的PET空间分辨率低，鉴别原发肿瘤和食管旁淋巴结侵犯及解剖结构复杂部位的生理性摄取存在困难。PET-CT是一种结合PET与CT的新型图像融合诊断设备，既保留了PET的所有优势，又可以在解剖复杂的区域提供高清晰的结构影像，其诊断依据并不仅限于淋巴结大小，而是同时分析标准化摄取值(standardized uptake value，SUV)，将结构成像和功能成像有机地结合起来，使诊断更客观。有研究表明PET-CT诊断食管癌淋巴结转移及确定N分期优于CT，食管癌原发灶标准化摄取值(SUVmax)在一定程度上可以反映淋巴结转移情况。另有研究表明 PET-CT 诊断食管癌淋巴结转移,尤其食管旁淋巴结转移的灵敏度高于增强多层螺旋 CT,但增强多层螺旋 CT 对于发现 PET-CT 显像阴性的淋巴结转移有重要价值,两者结合应用可明显提高对食管癌淋巴结转移的判断准确性。在评价肿瘤可切除性方面,CT 的准确率为 65%,而 PET 为 88%,两者联合应用准确率可达 92%。Cerfolio 等报道,PET-CT 与超声内镜下的细针穿刺相比,前者对于新辅助治疗后淋巴结的再次评估更为准确。由于 PET 仪器和检查费用昂贵,临床上目前还没有普遍应用。

(5) 单光子发射计算机断层显像(SPECT)

单光子发射计算机断层成像术进行全身骨显像又称骨扫描(emission computed tomography,ECT)是一种全身性骨骼的核医学影像检查,它与局部骨骼的 X 线影像检查不同之处是检查前先要注射放射性药物(骨显像剂),等骨骼充分吸收,一般需 2~3 小时后再用探测放射性的显像仪器(如 γ 照相机、ECT)探测全身骨骼放射性分布情况,若某处骨骼对放射性的吸收异常增加或减退,即有放射性异常浓聚或稀疏现象。在肿瘤转移的早期就伴有局部骨组织代谢异常,因此骨显像发现恶性肿瘤骨转移灶可较 X 线摄片早 3~6 个月。食管癌患者如主诉有固定的骨骼疼痛,但实验室各项检查及 X 线摄片等显示正常结果时,应做骨显像以早期发现转移病灶。虽然骨扫描是恶性肿瘤骨转移的初筛诊断方法,但不作为转移性骨肿瘤的诊断依据。放射性核素骨显像诊断恶性肿瘤骨转移的敏感性为 62%~98%,假阴性率为 3%~8%,特异性为 66.7%~70%,假阳性率为 33%~40%。

(6) 食管功能检查(esophageal function test,EFT)

食管功能检查主要包括:24 小时食管动力学检查、24 小时食管 PH 值监测,酸廓清试验等。食管功能检查主要应用于食管良性疾病,特别是诊断食管功能障碍性疾病的重要手段。在食管癌外科手术后,食管原有功能发生改变,患者出现一系列与功能改变相应的临床症状,尤其是反酸症状较难处理,因此食管癌术后食管功能的检查越来越受到重视。作为一项综合的检查指标,它将为术式的改进和疗效的评价提供科学依据,从而有利于患者术后恢复及生活质量的提高。

3. 病理分型

1) 大体分型

(1) 食管浅表癌

病变只累及上皮、固有膜或黏膜下层,未侵犯肌层。可分为:隐伏型、糜烂型、斑块型和乳头型。其中隐伏型病变最早,全部为上皮内癌(原位癌)。

(2) 中晚期食管癌

① 髓质型:肿瘤在食管壁内生长、浸润,使食管壁明显增厚,累及食管周径的全部或大部,管腔因而狭窄。这一类型较为常见,常有较明显外侵,手术切除率较低,外科治疗预后差,放射治疗效果中等,复发率也高。

② 蕈伞型:肿瘤常呈椭圆、扁平型,周围突起或外翻,界限清楚,犹如蘑菇。病变表面为浅溃疡,溃疡底凹凸不平,为灰褐色渗出物覆盖。该型食管癌也较常见,往往外侵不明显,因而有较高的切除率。放射敏感度较高,治疗效果较好。

③ 溃疡型:肿瘤为一凹陷而界限清楚的孤立溃疡,边缘有时稍隆起或悬空。溃疡较深,

底部凹凸不平,往往深达肌层或穿透大部肌层。此型食管癌较少见,常有较明显但局限的外侵,切除率中等。因有穿孔危险,放射治疗应谨慎。

④ 缩窄型:肿瘤在食管壁内浸润,呈向心性收缩,形成明显的环形狭窄,一般长度约 3 cm,很少超过 5 cm。这一类型食管癌很少见,病变虽短,但外侵较严重,不易切除。因管腔狭窄,放射治疗症状改善较差。

⑤ 腔内型:肿瘤体积巨大,并向食管腔内突入,管腔明显扩大。肿瘤往往只占食管周径的一部分,其余部分管壁较正常。此型食管癌虽体积较大,但常无明显外侵,因此手术切除率很高。放射治疗也较敏感。

2) 组织学类型

(1) 鳞状细胞癌:我国最多,占 90%。

(2) 腺癌:我国占 7%(3.8～8.8%),Barret 食管是食管腺癌的癌前病变,与普通人相比,其发生食管腺癌的危险增加 30～129 倍。欧美国家食管腺癌的发病率占全部食管癌的 30% 左右,年递增率达 4%～10%。

(3) 小细胞未分化癌:国内占 0.18%,国外占 2.4%。

(4) 癌肉瘤:是一种同时含有上皮与间叶组织来源的恶性肿瘤,癌组织多为鳞癌,肉瘤成分多为梭样细胞。

(5) 腺鳞癌:具有腺管状结构的腺癌成分与具有实性癌巢结构的鳞状细胞癌成分混合形成的肿瘤。

(6) 黏液表皮样癌和腺样癌性癌,均少见。

4. 临床分期

美国癌症联合委员会(AJCC)和国际抗癌联盟(UICC),于 2010 年公布第 7 版的 TNM 分类。分期手册第 7 版标准食管癌分期的 T、N、M 的定义以及分期分组见表 5.1。

表 5.1 食管癌 TNM 分期系统(AJCC/UICC 2010 年第 7 版)

原发肿瘤(T):	分期		
Tx:原发肿瘤无法评价	0 期: Tis	N0	M0
T0:无原发肿瘤证据	ⅠA 期: T1	N0	M0
Tis:高度不典型增生	ⅠB 期: T2	N0	M0
T1:肿瘤浸润固有层、黏膜肌层、黏膜下层	ⅡA 期: T3	N0	M0
T1a:肿瘤浸润固有层或黏膜肌层	ⅡB 期: T1,T2	N0	M0
T1b:肿瘤浸润黏膜下层	ⅢA 期: T4a	N0	M0
T2:肿瘤浸润固有肌层	T3	N1	M0
T3:肿瘤浸润纤维膜	T1,T2	N2	M0
T4:肿瘤浸润邻近结构	ⅢB 期: T3	N2	M0
T4a:可切除的肿瘤浸润胸膜、心包或膈肌	ⅢC 期: T4a	N1,N2	M0
T4b:不可切除的肿瘤浸润邻近结构,如主动脉、椎体、气管等	T4b	任何 N	M0
	任何 T	N3	M0
	Ⅳ 期: 任何 T	任何 N	M1

续表 5.1

区域淋巴结(N)：	
Nx:区域淋巴结不能评价	
N0:无区域淋巴结转移	
N1:有区域淋巴结转移	
远处转移(M)：	
M0:无远处转移	
M1:有远处转移	

第四节　食管癌发生的干预方略

世界各国研究和事实证明,通过改善环境、控制工业污染、改变膳食营养结构、养成良好的卫生习惯和建立健康的生活方式等将大大地降低肿瘤的发病率。食管癌发生的干预方略则应遵循四级预防的原则。

1. 一级预防

通过注意改善日常的饮食营养、杜绝日常生活中的不良生活习惯、加强体育锻炼、建立良好心理卫生来减低食管癌的患病。

1) 改变不良生活习惯

戒烟、限酒或者不饮酒,进食时需要细嚼慢咽、禁食过烫、过硬、过粗糙的及刺激性过强的食物,尽量避免食用含有亚硝胺的食物,食用红肉会增加人体血液中 N-亚硝基化合物的含量,加工肉中一般会添加硝酸盐或亚硝酸盐用于防腐及增加食物的风味,而亚硝酸盐可以和氨基酸的降解产物在体内反应生成 N-亚硝基化合物。此外,N-亚硝基化合物还存在于腌菜、咸鱼、咸肉等以及发霉的食物、被真菌污染的食物中,对于这些食物应限制食用。

2) 改善膳食结构

在日常生活中,对食物的多样性要进行必要的搭配,注意食品中少量元素和微量元素的摄入,特别注意对维生素 A、维生素 B 的摄取量。多选择具有抗癌功效的食物,如新鲜的深色蔬菜和水果(如绿叶菜、西红柿、胡萝卜)、十字花科类蔬菜(花椰菜、独行菜、松兰、大白菜、油菜、芥菜)、粗杂粮(黑米、薏米、小米、燕麦)、各种豆类(大豆、扁豆、豌豆、红豆、绿豆、花豆)。这些食物中的多种维生素(维生素 A、维生素 C、维生素 E、叶酸)、微量元素(锌、硒等)及植物化学物(类胡萝卜素、类黄酮化合物、有机硫化物、多酚化合物)能够阻止、延缓癌前病变发生或使癌前病变逆转。适当吃大蒜类食物,其中的丙基硫化物、硒等成分可在癌变过程的启动、促进阶段阻止肿瘤形成。饮茶也可以预防食管癌发生。

3) 改善环境和控制环境污染

食管癌的发病有明显的区域高发性,这些提示环境因素在食管癌的发生中起着十分重要的作用。针对环境因素,能够采取的有效方法包括以下几种。

(1) 改良土壤,增加植被,改变作物结构,推广微量元素肥料,纠正土壤缺钼等微量元素状况。

(2) 搞好环境卫生,防止水源污染,改良水质。利用亚硝胺易光解,能被水蒸气引带,并在漂白粉作用下分解的理化特性,可对饮用水源进行晒水和漂白粉消毒,减少饮用水中亚硝酸盐含量,或在饮用水中添加微量元素。

(3) 减少接触化学制剂,在生活中少用含碱液的强力化学洗涤剂,减少或者避免不必要的污染,以减少危险因子的出现。

(4) 改善食物储存和加工方法,防止粮食发霉和减少腌制、发酵类食品比例。

(5) 加强体育锻炼和运动,控制体重在正常范围,注意心理卫生,保持健康乐观的心理和心态。

2. 二级预防

尽可能地提高自身对食管癌的警惕性,做到早期发现、早期诊断、早期治疗。

1) 警惕早期症状

当出现可疑症状时(如轻微的或偶尔的食物下咽梗咽感;进食时胸骨后、心窝部有针刺、烧灼或摩擦样疼痛;与进食无关的食管内异物感;咽部干燥及颈部紧缩感;进食时在食管行经的某一部位有食物停滞感;胸骨后闷胀不适感等)应尽早地进行检查,尽早发现病变,提高治愈率。

一方面,咀嚼良好的食物可以通过直径为 0.5 cm 的管腔,一旦出现下咽困难就说明食管管腔已明显狭窄;另一方面,早期食管癌的手术切除率达 100%,而中晚期手术切除率大大降低,预后较差。文献资料证实,食管癌的自然病程自出现吞咽困难开始,生存期仅有 1 年左右,而从早期食管癌开始,则生存期为 4 年多。早期食管癌经及时、正确的治疗后,患者可获得长期生存。

2) 早期筛查

在食管癌高发区,政府应协助做好普查工作。在非高发区,开展大规模人群普查并不符合我国国情,提高各级医疗机构肿瘤机会性筛查的检出率是现阶段较为可行的策略。

(1) 高危人群

食管癌化学预防首先需要寻找引发食管癌的危险因素,筛选出食管癌的高危人群。现阶段的食管癌的化学预防药物一般只适用于高危人群或发生癌前病变者。有下列症状之一者被认为是高危人群,建议作为筛查对象:① 年龄超过 40 岁,来自食管癌高发区;② 伴有消化系统不适症状;③ 家族史有食管癌或胃癌;④ 患有食管癌前疾病或癌前病变者,检查发现有食管黏膜上皮重度增长、慢性食管炎伴不典型增生(尤其是重度不典型增生);⑤ 食管或胃内隐血试验阳性找不到明确病因;⑥ 有抽烟或饮酒加抽烟不良生活习惯;⑦ 不良饮食结构或习惯如长期食用霉变食物,食物中缺乏维生素 C、维生素 B、胡萝卜素等;⑧ 有头颈部或呼吸道鳞癌等病史者。

(2) 筛查方法

内镜及病理活检是目前诊断早期食管癌的金标准。内镜下可直观地观察食管黏膜改变,评估癌肿状态,拍摄或录制病变影像资料,并可通过染色、放大等方法评估病灶性质、部位、边界和范围,一步到位地完成筛查和早期诊断。内镜下食管黏膜碘染色加指示性活检的组合操作技术已成为我国现阶段最实用有效的筛查方法。电子染色内镜等内镜新技术在早期食管癌筛查中的应用价值尚处评估阶段。

① 内镜下染色辅助多点活检

内镜检查和染色指示性活检的综合性技术操作,是目前较为准确的诊断食管癌前病变方法。以碘染色为代表的食管染色技术不仅可以明确病变级别、病变范围、病灶数目,也可以初步判定病变可能的病理类型。常用的方法有卢戈碘液染色法、甲苯胺蓝染色法和甲苯胺蓝-卢戈碘液双重染色法。卢戈碘液染色法对于指示内镜活检部位,提高早期癌和癌前病变的检出率、显示多点病灶及对内镜食管黏膜切除术切除病灶范围的设定有很大帮助。内镜下卢戈碘液染色法的应用明显提高了食管癌前病变及早期食管癌的检出率。

② 放大内镜检查及窄带成像技术

此方法可清楚地观察到食管上皮乳头内毛细血管袢。依靠光谱组合来显现病变范围及食管上皮形态,通过对食管血管网黏膜下静脉、分支血管、斜行血管和上皮内乳头状微血管袢观察,发现食管上皮乳头内毛细血管袢形态学分型是鉴别癌与非癌组织和诊断癌浸润深度的主要手段。

③ 激光共聚焦内镜

由共聚焦激光显微镜和传统电子内镜组合而成,通过该技术能看到最大深度约 500 μm 的细胞结构及其形态特征,其最大优点在于内镜检查时无需行活检和组织病理学检查即可获取活体内表面及表面下结构的组织学图像,对黏膜做高分辨率的即时组织学诊断,并根据组织学诊断及时采取治疗措施。

④ 荧光内镜

用低功率激光照射人体组织能诱发较照射光的波长长的荧光,包括两类荧光检测,一类为静脉注射光敏物质后对组织光照时做荧光检测,由于荧光光敏物质有亲肿瘤性,能选择性地集中在肿瘤组织内,使病变组织清晰显示;另一类又称为自发荧光检测,直接对组织光照亦激发病变组织出现荧光,这种荧光采集后做光谱分析,进行鉴别。有报道荧光内镜对食管癌前病变检出的敏感度为 97%,特异度为 95%。

⑤ 血清中多个自身抗体检测

癌细胞在形成和发展过程中会合成并释放出肿瘤相关抗原,而癌症患者的血清中则含有针对这种肿瘤相关抗原的自身抗体。多个肿瘤相关抗原联合应用分析食管及癌前病变患者血清中的自身抗体变化能提高抗体检测的敏感性,并比单个应用肿瘤相关抗原更能够提高食管癌和癌前病变患者的检出率。

⑥ p53 基因检测

p53 在食管癌表现为高表达,在正常组织与单纯组织增生无表达的特性,提示有可能成为一个新的肿瘤诊断的标记物,p53 和雌激素受体联合检测可能有助于食管癌的早期诊断,判断预后,指导治疗。

⑦ T 淋巴细胞亚群分析

国内外很多研究结果指出,多种肿瘤患者有 T 细胞亚群状态异常和比例失调,其 CD4/CD8 比值的降低与病变程度相关。而食管癌组与正常人群组、轻、中度不典型增生组,重度不典型增生、原位癌组相比 CD4$^+$ 水平明显降低,CD8$^+$ 水平明显升高,CD4/CD8 比值显著下降。

⑧ 食管上皮黏膜活检

取食管黏膜上皮组织,在高倍镜下观察上皮内的炎症细胞浸润数目。慢性食管炎在高发区的食管癌的发生、发展中可能扮演重要角色,食管上皮内浸润的炎症细胞来自于黏膜固有层,炎症细胞突破食管基底膜到达食管黏膜上皮,通过释放大量的炎症介质促进上皮细胞的增殖。炎症可通过多种机制促进肿瘤的形成和进展。

3) 积极治疗癌前疾病和癌前病变

目前普遍认为慢性食管炎、贲门失弛缓症、Barrett 食管、食管上皮增生、食管黏膜损伤、Plummer-Vinson 综合征、食管憩室、食管息肉、食管溃疡、食管白斑、食管瘢痕狭窄、食管裂孔疝等是食管癌的癌前病变或癌前疾病,及时防治这些疾病,对防治食管癌有十分重要的意义。

(1) 微创治疗

食管黏膜微创治疗技术的发展,为高发区预防食管癌提供了新途径。细胞学重度增生是一群不确定的细胞群体。不典型增生根据其改变程度分为轻度、中度和重度不典型增生,轻、中度不典型增生(又称为低级别上皮内细胞瘤变)是可以逆转的;而重度不典型增生(又称为高级别上皮内细胞瘤变)是一种癌前病变,较难逆转。重度不典型增生 5～10 年的癌变率可达 65%～75%,因而主张在内镜下局部微创治疗,包括内镜黏膜切除术、氩气血浆凝固技术和激光治疗等方法,以铲除食管癌的后备群体。目前对食管不典型增生是否可采取微创治疗尚存在争论。重度不典型增生难以逆转,很多人主张局部切除,短期随访观察认为其对预防食管癌的发生有效。但这些研究报道的例数有限、观察时间短,确切结论还有待大宗病例的长期研究结果。对轻、中度不典型增生,使用某些药物和维生素可以增加逆转的比例,但效果并没有达到人们预想的程度,可能是因为服用药物时间长及经济等原因,患者的用药顺应性低。对轻、中度不典型增生尚未见黏膜局部切除的近期或远期疗效报道。随着食管黏膜局部切除技术的推广,开展这方面的研究具有十分重要的意义,不仅对认识食管癌发生的病理过程具有重要的学术价值,而且对探讨食管癌的二级预防具有实际的应用价值。

① 内镜黏膜切除术(endoscopic mucosal resection,EMR)

EMR 是应用辅助技术,在内镜下对消化道较小的无蒂浅表性恶性病变行病灶切除的方法。EMR 作为微创内镜技术,优于食管切除手术,是食管癌前病变最佳治疗方法之一。食管癌前病变的传统外科治疗 5 年生存率为 85%～90%。EMR 治疗后的主要问题是残余灶的复发和多发病灶的异时性发生。当明确残余病灶局限于黏膜层时,可再次行内镜黏膜切除。目前多数学者认为,EMR 治疗食管癌和癌前病变的绝对适应证为:Ⅰ. 病理证实为重度不典型增生、M1(上皮内癌)或 M2(黏膜内癌)期病变,表面没有溃疡和瘢痕,直径小于 2 cm;Ⅱ. 累及食管周径的 1/3 以内。相对适应证为:Ⅰ. M3(黏膜肌层癌)或 SM1 期(黏膜下层的上 1/3)病变;Ⅱ. 直径大于 2 cm;Ⅲ. 病变超出上述范围且拒绝常规方法手术者或有明显心、肺、肾功能衰竭不能耐受手术者。黏膜下层是黏膜切除术的切缘,因此黏膜下浸润癌 EMR 的禁忌证。

② 多环套扎黏膜切除术(multiband mucosectomy,MBM)

由于运用经改装的曲张静脉结扎器,与 EMR 相比,MBM 不需要行黏膜下注射,进行多块切除时,MBM 可以应用同一组套扎圈,减少了手术的时间和手术费用,同时减轻了患者的痛苦。不足之处是,经 MBM 切除标本的最大直径(18 mm)比 EMR 标本直径(21 mm)略小,因此对同一范围的病变,MBM 切除的块数比 EMR 多。然而较小直径的 MBM 切除的标本对食管深层组织的损伤更小,这一点可降低并发症发生率(如出血)以及大面积切除后导致食管狭窄的发生率,提高切除后创面愈合率。

③ 射频消融术(radiofrequency ablation,RFA)

内镜下 RFA 是利用消融导管发射电磁波,直接将高频电磁波传递至病灶黏膜,使肿瘤内离子震荡、互相摩擦产生局部高温,引起病灶组织的变性、凝固性坏死,因具有治疗效果明确、创伤小、安全性高而得以广泛应用。这项技术在内镜指示下均匀地治疗多发、病变较长或累及食管全周的早期食管癌及其癌前病,其治疗的深度控制在 1 000 μm 左右,避免了治疗后狭窄、穿孔的发生。射频消融不需要切除部分器官,无烧灼和凝固不均匀导致病变残留甚至局部复发,或由于热能量无法控制导致烧灼和凝固过度而发生食管狭窄、穿孔等严重的并发症。

④ 多极电凝术(multipolar electro coagulation,MPEC)

MPEC 治疗 Barrett 食管的一项多中心研究显示,经 MPEC 随访 6 个月,85%患者内镜下证实有鳞状上皮转覆,78%内镜和组织学均证实有鳞状上皮逆转。表明大多数 Barrett 食管患者能够通过 MPEC 清除 Barrett 上皮。MPEC 治疗的并发症主要是出血、一过性的胸部不适、吞咽困难和食管狭窄等。

⑤ 光动力治疗术(photodynamic therapy,PDT)

PDT 的原理是光敏剂选择性地聚集于肿瘤组织,在有氧的条件下,用特定波长的激光激发,产生单态氧破坏肿瘤细胞膜、线粒体、溶酶体等细胞结构,同时破坏毛细血管内皮,激发免疫反应,促进血栓形成致使微循环障碍,导致肿瘤坏死。该疗法使用的光敏剂有光卟啉、卟吩姆钠、5-氨基乙酰丙酸等,对大面积的早期环周病变有独特的治疗优势,同时对进展期的食管癌姑息治疗也有确切效果。其主要缺点包括光敏剂过敏、避光时间长、术后穿孔狭窄等不良事件,因此更有效、更安全的光敏剂,更规范的治疗方案是光动力治疗的研究方向所在。

⑥ 氩离子凝固术(argon plasma coagulation,APC)

APC 是一种非接触性热凝固方法,以氩气为介质,将高频能量传到靶组织,从而有效凝固组织表层,起到破坏组织和止血等作用。该方法的主要优点为不接触创面、连续自动凝固、组织损伤深度浅,视野更清晰等,可应用于内镜下切除失败、局部复发、多发病灶者。有研究对 171 例癌前病变及早期食管癌患者进行了 APC 术后的 5 年随访,其中 160 例癌前病变的患者中,144 例均无癌生存,癌变率为 3.1%,11 例早期癌(即黏膜内癌)患者中,只有 3 例无癌生存,5 年生存率仅为 27.3%。因此认为 APC 治疗食管癌的癌前病变是有效和成功的,但治疗黏膜内癌时,还需要对适应证予以严格把握。

(2) 化学药物预防

① 核黄素

核黄素广泛存在于动物性和植物性食物中,以肝、肾、心、奶类、蛋黄和鳝鱼中含量较多。核黄素是黄酶辅基 FMN 和 FAD 的组成成分,直接参与氧化反应及电子传递系统,是蛋白质、脂肪和糖类在体内代谢所不可缺少的物质。早在 1989 年 Bespalov 在动物实验中发现,核黄素与钼联合应用,可以显著减少小鼠组织癌症的发生;随后的研究通过人群血清分析指出,癌症发生率与血清当中核黄素浓度成反比,核黄素缺乏可以诱导狒狒食管下段出现与人类食管癌极为相似的病变,证实核黄素缺乏是食管癌发生的背景和条件。多项研究从不同人群对照实验发现,核黄素联合其他营养素或者是药物在食管癌的治疗或预防过程中存在积极作用。

② 叶酸

叶酸广泛存在于动物内脏、鸡蛋、牛奶和豆类等各种动植物性食品中,以四氢叶酸的形式在体内发挥作用。肿瘤中异常甲基化是导致基因功能丧失的一个重要机制,有研究证实叶酸可通过体内代谢反应参与 DNA 的甲基化而调节染色体 DNA 的表达。许多研究发现,叶酸缺乏可增加恶性肿瘤的发病风险。1989 年就有报道溃疡性结肠炎患者辅助使用叶酸有预防不典型增生或癌变的作用,可使发生结肠癌的机会下降 62%。大样本的前瞻性病例研究证实,溃疡性结肠炎患者提高叶酸摄入量能够有效预防结肠癌的发生,结肠腺瘤性息肉服用叶酸之后,与安慰剂组相比,能有效减少结肠癌前病变的细胞异常增生。服用叶酸对慢性胃炎的异常细胞增殖有改善和逆转作用,可减少萎缩和不典型增生的发生几率,进而延缓或阻止癌的发生。在食管癌方面,研究表明 β-胡萝卜素、叶酸、维生素 C 和维生素 B_6 与食管腺癌和鳞癌发生危险性呈显著负相关。早期诊断出的食管癌患者血中视黄醇、锌、叶酸、清蛋白显著低于对照组,增加食物中叶酸的摄入量会减少患食管腺癌的风险,亦可减少吸烟者和饮酒者患食道鳞状细胞癌的风险。

③ 烟酸、维生素 B_6

烟酸广泛存在于动植物食品中,其中含量最丰富的是酵母、花生、谷类、豆类及肉类,尤其是动物肝脏。烟酸参与体内构成辅酶Ⅰ(NAD^+)和辅酶Ⅱ($NADP^+$),在生物氧化过程中起递氢作用。维生素 B_6 是吡啶的衍生物,广泛存在于各种食品中,如各种谷类、豆类、肉类、肝、蛋黄和酵母,在体内参与氨基酸的转氨、脱羧和消旋反应。有研究表明,烟酸和维生素 A、维生素 C、核黄素等营养元素联合可以显著降低食管癌发生几率。大剂量的维生素 B_6 和烟酸,配合其他矿物质以及膳食纤维可以显著降低食管和胃贲门部位癌症的发生,但有学者认为,维生素 B_6 对于食管鳞状细胞癌并没有直接作用。

④ 非甾体类抗炎药(NSAIDs)

食管癌、肺癌、乳腺癌等多种恶性肿瘤中均存在环氧合酶-2(COX-2)高表达,其可增强 bcl-2 或 Akt 的活性,继而抑制癌细胞凋亡。同时,COX-2 可促进 VEGF 的表达,其代谢产物 PGE2、PGI2、TXA2 也能直接或间接刺激内皮细胞生长因子,诱导肿瘤血管形成。非甾体类抗炎药(NSAIDs)的作用机制为非选择性抑制 COX(同时抑制 COX-1 和 COX-2)活性或选择性抑制 COX-2 活性,前者包括阿司匹林、布洛芬等药物,后者包括塞来昔布、罗非昔布等药物,两者均可抑制 COX-2 阳性表达的食管癌细胞的增殖效应,且诱导凋亡。已有诸多流行病学调查资料表明:阿司匹林、苏灵大、布洛芬、塞来昔布等非甾体类抗炎药能降低食管癌的发病率和病死率,并可降低食管上皮不典型增生比例,对轻度不典型增生的干预效果尤为明显。研究表明,阿司匹林对食管癌细胞增殖的抑制作用与时间和剂量呈正相关。

⑤ 多酚

多酚是一大类结构各异的化合物,大多数多酚天然存在于水果和蔬菜中,如鞣酸、鞣花鞣酸、茶多酚等衍生物、姜黄素等。这些化合物可以抑制前致癌物激活成终致癌物。许多实验表明鞣花酸类化合物具有抗肿瘤、抗突变的效应,在小鼠和人组织体外和体内实验均证实其对结肠癌、食管癌、肺癌、乳腺癌等多种肿瘤良好的抑制作用。茶多酚是一种强抗氧化剂,可抑制致突变物的致突变性,抑制肿瘤细胞增殖及诱导肿瘤细胞凋亡,干预细胞周期等。茶多酚可以调节 C-FOS 和 C-MYC 基因促进细胞凋亡,对端粒酶有抑制作用,可能为茶多酚抗癌作用的主要机制之一,目前具体途径尚不清楚。姜黄素是从姜科姜黄属植物姜黄的根茎中提取出来的酚类色素,可以抑制多种癌症肿瘤细胞系的增殖,可以预防化学性或放射性诱导的癌肿形成,特别是对啮齿类动物的食管癌、胃癌、肝癌、大肠癌、胰腺癌和乳腺癌等效果明显。

⑥ 抗氧化剂类

抗氧化剂能对抗和清除体内代谢产生的自由基和活性氧,从而达到癌化学预防效果,其包括类胡萝卜素、维生素 C 和维生素 E 及微量元素硒等。β-胡萝卜素和番茄红素是人体血清中最为重要的两种类胡萝卜素,可促进癌细胞缝隙连接通讯功能而发挥抗肿瘤作用,目前它们的体外抗肿瘤作用机制尚未完全明确。维生素 C 又称抗坏血酸,为一种电子供体,其对正常细胞起保护作用,而对肿瘤细胞却有抑制及杀伤作用。研究发现,维生素 C 和三氧化二砷共同诱导急性前髓细胞性白血病细胞的凋亡率是单独使用三氧化二砷诱导细胞凋亡率的 5 倍以上。在维生素 E 的肿瘤预防作用中,以其同型衍生物维生素 E 琥珀酸酯(RRR-α-tocopheryl succinate,α-TOS,vitamin E succinate,VES)的活性最强,无论体内体外实验均发现 VES 能有效抑制多种肿瘤细胞生长而对正常细胞无损害。硒是人体必需的微量元素,具有广泛的生物学作用,在超营养水平时,硒可降低致癌因子的致癌活性,选择性抑制癌细胞生长,并可有效保护机体 DNA 大分子的结构和功能,有效干预并阻断多类肿瘤的发生发展。

⑦ 维生素 A 类

维生素 A 类化合物是典型的分化剂,进入细胞核后,与特异性核受体结合,调节靶基因表达,进而诱导肿瘤细胞程序性死亡,其对人癌前病变如口腔黏膜白斑、外阴白斑、宫颈不典型增生等有逆转及化学预防作用。体外实验研究发现:培养基中正常细胞加入致癌剂后,细胞出现鳞状上皮化生、发育不良等癌前病变,而加入维生素 A 类化合物后,可防止癌前病变并使其发生逆转。我国早在 1983 年开始用维生素 A 类化合物维胺酯对食管癌癌前病变进行化学预防治疗,证实维胺酯可以使食管癌癌变率明显下降,这也是国内首次大规模样本食管癌化学预防取得成功,确立了该类药物在食管癌化学预防中的地位。

3. 三级预防

即临床(期)预防或康复性预防,在这一阶段,肿瘤已经形成,此阶段的任务是采取多学科综合诊断和选择正确合理的诊疗方案,尽可能提高食管癌患者的治愈率、生存率和生存质量,防止病情恶化,防止残疾。对病人提供规范化诊治方案,进行生理、心理、营养和康复方面的指导。

多年研究发现,无论是病因学、流行病学、诊断还是对治疗的反应,食管腺癌和鳞癌都有着本质的不同。食管腺癌与肥胖、胃食管反流病的关系密切,而鳞癌多与烟草和酒精的滥用有关。美国 NCCN 每年公布各类癌症的防治指南。由于中国食管癌在病因学、组织学及发病机理等各方面有别于西方国家,国外标准肯定不适合中国人群,国家卫计委的《中国食管癌规范化诊治指南》更多的是国内长期从事食管癌诊治,具有丰富食管癌诊疗经验的专家、学者共同智慧的结晶,由于紧密结合中国自身实际情况,因此更适合中国食管癌患者。

1) 各期食管癌治疗方法的选择

(1) 早期食管癌

对于 Tis~T1N0M0 患者,手术切除是该期患者的标准治疗。近年来,一些新的手术方式主要是微创手术方法,如胸腔镜下食管切除术、纵隔镜辅助下食管剥脱术和 EMR 用于临床。但应用这些新方法治疗的数量尚少,其确切的临床价值仍在研究观察中。对于 T1-2N0-1

的局限期患者,手术切除也是标准治疗。但是一旦区域淋巴结有转移,即使手术切除,其 5 年生存率小于 25%。对于食管癌接受单纯手术切除治疗的选择"金标准"为 T1-2N0M0 病例,比此分期晚者应选择多学科综合治疗。在非手术治疗方面,放疗是食管癌常用和有效的治疗手段之一,还有一些其他方法也可选择,如光动力治疗。应用光动力治疗早期食管癌的显著优点是给患者提供了保存食管的机会,减少了治疗所造成的对患者生活质量方面的显著影响。

(2) 局部晚期食管癌

单纯手术并不是该期患者的标准治疗。因为即使采用手术治疗,对于 T3~T4 期患者,有 30%~50% 难以达到手术完全切除。即使肿瘤病灶通过完全切除后,围手术期间不给予其他抗肿瘤治疗,患者 5 年生存率也小于 20%。患者单纯手术后的失败包括局部区域性复发和远处转移两个方面,因此,对于该期患者的治疗更多的是强调多学科综合治疗。综合国内外研究所提供的信息,局部晚期食管癌综合治疗的主要策略体现在:① 单纯手术切除已经不是该期患者的标准治疗;② 围手术期化疗提高了食管下段或食管胃交接处腺癌的疗效,可以列为该类患者的标准治疗;③ 术前化放疗能在一定程度上提高该期患者生存疗效,同时也增加了治疗的不良反应;④ 手术参与该期患者的治疗价值以及时机尚不明确。由于化放疗加手术对该期患者生存疗效的提高不是非常突出,该综合治疗的不良反应相对较大,对患者生活质量影响较大。因此,局部晚期食管癌患者的另一个综合治疗策略是先行化放疗,再以手术作为化放疗后有残留或非手术综合治疗失败者的挽救治疗。

(3) 晚期食管癌

晚期食管癌不宜手术切除,多以全身治疗为主(化疗和靶向药物治疗等),同时加用姑息性外放疗、腔内放疗等局部治疗措施,以达到提高患者生活质量的目的。

(4) 复发食管癌

初次治疗未控制或复发患者再次治疗的方法很多,但无统一有效的治疗方法,大多数治疗为姑息对症治疗。若患者一般情况差,不能耐受手术和化放疗等治疗者,或初次治疗失败时伴有远处转移病灶,再次治疗则大多选择最佳支持治疗。若一般情况良好者,初次治疗以手术或局部治疗为主者,再次治疗可考虑化放疗;若初次治疗为化放疗者,再次治疗可以考虑手术挽救,若复发距离初次治疗时间较长者,可以考虑再次实施化放疗。

2) 各类治疗方法的原则

(1) 外科手术原则

术前根据胸腹部 CT、全身 PET-CT 和内镜超声进行临床分期,由食管外科医生评估患者行食管切除术的生理承受状况,以评估可切除性。① 可切除的食管癌包括:Ⅰ. Tis/T1a 期(肿瘤侵犯黏膜但未至黏膜下层),可考虑 EMR 或食管切除术;Ⅱ. 位于黏膜下层(T1b 期)或更深的肿瘤,如 T1~T3(包括有区域淋巴结转移者),T4 肿瘤单纯侵及心包、胸膜或膈肌,病变位于远端食管、腹腔淋巴结可切除且腹腔动脉、主动脉或其他器官未被累及,Tis/T1a 或 T1bN0/Nx 期(非颈段)食管癌可首选食管癌切除术;Ⅲ. T1bN1 或 T2-4N0-1/Nx 或任何 T 任何 NM1a(ⅣA 期)食管癌建议选择新辅助放化疗加手术治疗(仅针对食管下段或贲门腺癌),或直接选择根治性放化疗。② 不可切除的食管癌包括:Ⅰ. T4 肿瘤累及心脏、大血管、气管或邻近脏器,包括肝脏、胰腺、肺和脾脏等;Ⅱ. ⅣA 期:肿瘤位于远端食管,腹腔淋巴结不可切除且腹腔动脉、主动脉或其他器官包括肝脏、胰腺、肺和脾脏被累及;Ⅲ. ⅣB

期:远处转移或非区域淋巴结转移。手术方式选择取决于肿瘤位置、可选择的食管替代物、外科医生的经验及患者的意愿。

(2) 放疗原则

治疗建议须由多学科专家讨论制定,必要时对 CT 扫描、钡餐、超声内镜、内镜检查和 PET-CT 进行回顾研究,以明确治疗剂量和范围界限。鼓励 CT 下模拟定位和三维治疗,静脉和(或)口服造影剂可增强靶区的 CT 模拟。由于日常操作的重复性,强烈推荐固定化设备。大体肿瘤区域(GTV)应包括经过计划扫描确认的原发肿瘤和受累区域淋巴结;临床靶区(CTV)应包括有镜下残留病灶的区域,部分特定区域淋巴结转移的相对风险主要取决于原发肿瘤的部位;计划靶区(PTV)应包括肿瘤及上、下两端各 5 cm 的边缘、两侧 1.5~2 cm 的放射边缘,呼吸运动引起的误差须考虑在内。放射野遮挡很必要,可减少正常组织包括肝、肾、骨髓、心脏和肺不必要的剂量照射。

(3) 化疗原则

食管癌是化疗相对敏感的肿瘤,与腺癌相比,食管鳞癌对化疗和放疗更敏感,但是两者化疗的远期疗效相似。建议化疗前应检查各器官功能和情况是否达适当要求;化疗的疗程、毒性和疗效须与患者及其家属详细交流,同时还应告知降低并发症严重程度和持续时间的预防及处理措施;化疗期间密切观察和处理并发症,支持治疗,化疗后评估患者反应,监测各种远期并发症。

① 化疗药物选择

《2013 年中国食管癌规范化诊治指南》推荐顺铂作为一线化疗药物,于术前化疗、术前放化疗、根治性放化疗、术后化疗及转移或局部进展食管癌的化疗、晚期复发食管癌的化疗和放化疗;推荐奥沙利铂作为二线化疗药物(2B 类证据),于术前放化疗、根治性放化疗及转移或局部进展食管癌的化疗。在《2010 年食管癌 NCCN 指南》中,奥沙利铂的相关研究主要针对食管腺癌患者(大于 80%),中位年龄为 61~65 岁,单组例数小于 100 例,治疗疗效与顺铂相当,脱发、贫血及中性粒细胞减少症等不良反应的发生率较低,而神经毒性及胃肠道毒性显著高于顺铂;推荐卡铂作为二线化疗药物(2B 类推荐),用于术前放化疗。《规范》推荐奈达铂作为一线化疗药物,用于晚期复发转移食管癌化疗及放化疗,还可用于局部晚期食管癌的新辅助化疗。大量国内及日本的临床研究证实,组织学类型以鳞癌为主的食管癌患者接受奈达铂联合化疗或放化疗方案治疗后,临床疗效显著。

多数现有的联合化疗方案都是由单药治疗食管癌有效的药物所组成,虽然目前尚无公认的标准化疗方案,但含铂的 DDP+5-FU 及 DDP 联合 CF 或 5-FU 方案被认为是一线治疗食管癌的基本方案,对食管鳞癌有较好的疗效。

② 辅助治疗

接受辅助化疗的对象一般是 Ⅱ 期以上有高危复发因素的食管癌患者,治疗时机宜在术后 3 周左右。化疗方案多采用顺铂(DDP)+5-氟尿嘧啶(5-FU)、DDP+亚叶酸钙(CF)+5-FU、DDP+紫杉醇(PTX)或多西他赛(TXT),一般治疗 4~6 个周期。

③ 一线化疗

食管癌的一线治疗方案:① DCF(TXT+DDP+5-FU)方案(1 类证据)或其改良方案(2B 类证据);② ECF(表柔比星+DDP+5-FU)或其改良方案(1 类证据);③ CPT-11 联合 DDP、5-FU 或卡培他滨(CAP)方案(2B 类证据);④ 奥沙利铂(OXA)联合 5-FU 或 CAP 方案(2B 类证据)。

尽管以铂类为基础联合紫杉烷类、NVB、吉西他滨(GEM)、CPT-11等形成的新型联合方案显示了较高的RR和较长的缓解期,但除食管动脉灌注化疗外,全身化疗并没有显著提高患者长期生存率,故仍主张化疗与放疗、手术联合应用。

④ 二线化疗

一线化疗后疾病进展且一般状况良好的患者仍需要接受二线治疗,然而目前尚无标准的二线化疗方案,故寻找一线化疗失败后的解救治疗方案就显得尤为重要。近十多年来,许多新药包括多西紫杉醇、伊立替康及吉西他滨等已被试验用于晚期食管癌的化疗。

(4) 靶向治疗

随着分子靶向药物的进步,也为食管癌的内科治疗提供了新的治疗途径。分子靶向治疗通过作用于肿瘤细胞特定靶点,在多种肿瘤中显示出了良好的疗效。在食管癌的治疗中也相继有一些药物进行了临床探索和应用。但在EGFR、HER-2+、VEGF、C-MET、PI3K/Akt/mTOR等通路的靶向药物中多数Ⅱ、Ⅲ期临床研究结果令人失望。酪氨酸蛋白激酶抑制剂和血管内皮生长因子单克隆抗体在部分食管癌人群中显示出一定的生存受益。当然,还有一些新靶向药物(PD-1单克隆抗体、C-MET通路的单克隆抗体)研究结果值得期待。但目前大多数食管癌相关靶向研究均来自于西方人群的食管腺癌或食管胃结合部癌,国内数据相对缺乏。

(5) 支持治疗原则

对于可处理的急性毒副作用,避免中断治疗或减少剂量,在间歇期应对患者进行密切观察和进一步支持治疗;放化疗期间患者每周至少接受一次检查,包括生命体征、体质量和血细胞计数;酌情预防性给予止吐药,必要时给予制酸剂和止泻剂;估计患者摄入热量小于1 500 kcal/d时可考虑行口服或肠内高营养,必要时行空肠造瘘;放化疗和早期恢复期间给予足够的肠内或静脉营养支持。

4. 四级预防

晚期食管癌患者,会出现各种因肿瘤导致的并发症,这个阶段的治疗主要是缓解症状,营养支持,提高生存率和生活质量,以及减轻由肿瘤引起的疼痛等。

晚期食管癌治疗方法的选择主要依据患者一般情况、治疗前患者有无体重明显下降以及是否存在中到重度贫血等不良预后因素。若存在不良预后因素,晚期食管癌的治疗以最佳支持治疗为主,必要时可以考虑姑息性外放疗和腔内放疗,以及支架或胃造瘘等措施减轻进食梗阻和转移灶压迫等症状,以达到止痛目的。

针对食管癌患者常见的临床症状,进行相应的对症处理:

(1) 吞咽困难:食管癌引起的吞咽困难常来源于梗阻,但也可能源自肿瘤引起的食管运动障碍,故应评估病变范围、吞咽功能损害程度(不能吞咽口水、只能吞咽液体、可吞咽半流质、能吞咽直径小于18 mm的固体食物、无需特别注意大小及咀嚼即能吞咽固体食物),并明确吞咽困难的病因。

(2) 梗阻:① 完全性食管梗阻:可行内镜下管腔重建治疗;无条件行内镜治疗或内镜治疗失败者应建立肠内营养通路;术中放置空肠营养管(拟行食管切除术者)或行胃造瘘术置管(不行食管切除术者),并可尝试通过胃造口处行逆行内镜治疗;可考虑以近距离放射疗法代替外放射治疗;其他方法包括化疗、手术。② 严重食管梗阻:内镜下管腔扩张;导丝、球囊扩张;临时应用可取出的小直径支架(8~16mm)取代大直径支架,但可能导致不可控制的胸痛、出血和穿孔。③ 中度食管梗阻(可进食半流质):间断内镜治疗,亦可考虑上述措施。

(3) 疼痛:与肿瘤相关疼痛参见 NCCN 成人肿瘤疼痛治疗指南;需要强调的是:对于预计生存数天到数周的临终患者,不要仅因为血压、呼吸频率及意识水平下降就减少阿片类药物用量;适当维持麻醉药品的治疗,并滴定到最佳剂量。如果有阿片药物减量指征,禁止骤然停药,避免爆发性疼痛的发生,所减少的药物剂量,不宜超过 24 小时用量的 50%,忌用阿片类药物拮抗剂;根据患者意愿调整麻醉药物用量,维持患者适当的清醒水平;按照等量换算原则,选择最合适的给药途径;对顽固性疼痛的临终患者可考虑使用镇静药物控制难治性症状,因为终末期使用镇静药物并不会加速死亡。灵活正确地使用阿片类药物、巴比妥类药物镇静药物可获得良好的镇静效果。食管支架置入所致不可控制的严重疼痛应即刻内镜下取出支架。

(4) 出血:食管癌急性出血常继发于食管主动脉瘘,多提示为肿瘤中晚期;内镜下检查和治疗可能造成突然性大出血,应谨慎实施;肿瘤表面出血者可采用内镜电凝技术如双极电刀和氩气电刀;肿瘤造成的慢性失血可行外放射治疗。

(5) 恶心、呕吐:依据 NCCN 推荐的止吐指南进行治疗。恶心呕吐与便秘相关时,给予相应的便秘治疗;与肠梗阻相关时,给予相应肠梗阻治疗;中枢侵犯颅内高压引起的呕吐,给予脱水、激素及放射治疗;代谢紊乱引起的呕吐,给予补液、纠正高钙血症治疗;药物引起的呕吐,应停止药物治疗并及时测定药物浓度。治疗因精神性厌食症、恐惧症引起的非特异性恶心、呕吐,可给予多巴胺受体拮抗剂治疗,也可改变给药途径,如直肠、透皮给药。治疗顽固性呕吐,可给予大剂量胃复安静脉滴注、5-羟色胺拮抗剂或激素治疗。

食管癌的确切病因还没有完全清楚,但某些理化的长期刺激和食物中的致癌物质是食管癌的重要病因。由于不同地域的人群暴露于各种危险因素的程度不同,个别因素的确切作用效果还有待研究。可以根据现有的研究成果在人群中开展相关健康教育,使一级预防渗透到日常生活中。食管癌患者的早期诊断、早期治疗已经被广泛重视起来,但目前尚缺少十分有效的早期诊断方法,也没有对患者癌变风险的判定方法,早期食管癌及癌前病变接受治疗的比例仍较小。因此,如何准确识别高危人群是未来工作应解决的主要问题。随着食管癌前病变诊治技术的不断发展和治疗技术的应用及完善,相信未来会有更多、更先进的食管癌早期诊断、早期干预的方法问世。总之,了解并远离食管癌危险因素和对癌前病变积极治疗可以降低食管癌的发生率和死亡率,但要根本实现防治食管癌的目标还有很多的工作要做。尤其在食管癌的高发区域,特别是基层单位,需要对高危人群进行积极的筛查和干预。

参考文献

[1] 汤钊猷. 现代肿瘤学[M]. 上海:复旦大学出版社,2011.
[2] 万德森. 临床肿瘤学[M]. 北京:科学出版社,2012.
[3] 赫捷,邵康. 中国食管癌流行病学现状、诊疗现状及未来对策[J]. 中国癌症杂志,2011,21(7):501-504.
[4] Jemal A, Bray F, Center M M, et al. Global cancer statistics[J]. CA Cancer J Clin, 2011, 61:69-90.
[5] Siegel R L, Miller K D, Jemal A. Cancer statistics, 2015[J]. CA Cancer J Clin, 2015, 65(1):5-29.

[6] Cook M B, Kamangar F, Whiteman D C, et al. Cigarette smoking and adenocarcinomas of the esophagus and esophagogastric junction: a pooled analysis from the international BEACON consortium[J]. J Natl Cancer Inst, 2010, 102(17):1344-1353.

[7] Kollarova H, Machova L, Horakova D, et al. Epidemiology of esophageal cancer—an overview article[J]. Biomed Pap Med Fac Univ Palacky Olomouc Czech Repub, 2007, 151(1):17-20.

[8] Chow W H, Finkle W D, McLaughlin J K, et al. The relation of gastroesophageal reflux disease and its treatment to adenocarcinomas of the esophagus and gastric cardia[J]. JAMA, 1995, 274(6):474-477.

[9] Lagergren J, Bergström R, Lindgren A, et al. Symptomatic gastroesophageal reflux as a risk factor for esophageal adenocarcinoma[J]. N Engl J Med, 1999, 340(11):825-831.

[10] Sharma P. Clinical practice. Barrett's esophagus[J]. N Engl J Med, 2009, 361(26):2548-2556.

[11] Islami F, Sheikhattari P, Ren J S, et al. Gastric atrophy and risk of oesophageal cancer and gastric cardia adenocarcinoma—a systematic review and meta-analysis[J]. Ann Oncol, 2011, 22(4):754-760.

[12] Lagergren J, Ye W, Lindgren A, et al. Heredity and risk of cancer of the esophagus and gastric cardia[J]. Cancer Epidemiol Biomarkers Prev, 2000, 9(7):757-760.

[13] 钟钏,谭家驹,徐致祥. 食管癌流行病学病因学研究进展[J]. 河南预防医学杂志,2011,22(1):1-10,17.

[14] Rice T W, Blackstone E H, Rusch V W. 7th edition of the AJCC Cancer Staging Manual: esophagus and esophagogastric junction[J]. Ann Surg Oncol, 2010, 17(7):1721-1724.

[15] 罗成贵. 食管癌前病变诊治进展[J]. 中外医学研究,2012,10(10):146-147.

[16] 中华医学会消化内镜学分会,中国抗癌协会肿瘤内镜专业委员会. 中国早期食管癌筛查及内镜诊治专家共识意见(2014年,北京)[J]. 中华消化内镜杂志,2015,35(4):320-337.

[17] Lightdale C J, Kulkarni K G. Role of endoscopic ultrasonography in the staging and follow-up of esophageal cancer[J]. J Clin Oncol, 2005, 23(20):4483-4489.

[18] Lardinois D, Weder W, Hany T F, et al. Staging of non-small-cell lung cancer with integrated positron-emission tomography and computed tomography[J]. N Engl J Med, 2003, 348(25):2500-2507.

[19] 陈钢,王洲. 食管癌的治疗原则[J]. 山东医药,2010,50(35):104-106.

[20] ASGE Standards of Practice Committee, Evans J A, Early D S, et al. The role of endoscopy in Barrett's esophagus and other premalignant conditions of the esophagus[J]. Gastrointest Endosc, 2012, 76(6):1087-1094.

第六章 胃癌的临床预防方略

第一节 胃癌的流行病学

胃癌是世界第四大常见恶性肿瘤,是第二大致死人数最多的肿瘤。2012年中国肿瘤登记年报数据显示,我国胃癌发病率为36.21/10万,是仅次于肺癌的第2位常见恶性肿瘤,死亡率为25.88/10万人,仅次于肺癌和肝癌,居第3位。根据最新的中国肿瘤发病统计报表,2015年我国胃癌发病人数为67.9万,死亡人数为49.8万。胃癌的发病有明显的地域性差异和性别差异,男性发病率明显高于女性。根据中国抗癌协会发布的数据,胃癌可发生于任何年龄,发病率随年龄的增长而增加。

1. 胃癌流行病学的地区分布

胃癌的世界地理分布差异明显,不同国家和地区之间发病率和病死率有很大的差别。虽然世界各地肿瘤登记资料均显示胃癌的发病率呈下降趋势,但发病率的地理分布并无明显改变。胃癌最多发的地区为中国、日本、南非和东亚,在发达国家,胃癌发病率逐年下降。澳大利亚、加拿大、美国的发病率最低。高发地区胃癌的发病率和低发地区相差十几倍。在国家内部,胃癌的发病率也存在明显的地域差异。从胃癌高发地区向低发地区的第一代移民,胃癌发病率没有明显改变,但移民的下一代胃癌发病率和所居住国家人群的发病率相同。2008年全球有约100万新发胃癌病例,其中74%的新发病例位于亚洲,而47%在我国。亚洲地区是胃癌发病的重灾区,而我国的胃癌新发病例约占全球发病总数的近一半。日本的胃癌发病率最高,可能与其高盐饮食密切相关,其男性年龄标化发病率为59.5/10万,女性为22.3/10万。胃癌相对高发的地区主要集中在东亚、东欧和拉丁美洲,而北美、西欧、南亚和澳洲的胃癌发病率较低。女性的发病率和男性发病率的地理分布大致相同。胃癌发病率的地区分布差异绝大部分可归因于非贲门部胃癌的发病率差异,而贲门癌发病率的地区分布较为一致。如日本大阪的男性胃癌病例中,贲门癌仅占4%,而美国白人则占30%左右。

据估计,全球28%的胃癌病例发生在发达国家,72%的病例发生在发展中国家,发展中国家胃癌标化发病率是发达国家的1.3倍。全球近一半的胃癌发生在东亚,主要集中在我国。我国的胃癌分布广泛,发病率和死亡率有明显的地区差异,且地理相对集中的趋势。西北地区的青海、宁夏、甘肃三省发病率最高,其次为东南沿海的江苏、浙江、福建、上海等地,而南部的广东、广西、云南、贵州发病率较低。胃癌的发病率和死亡率有明显的城乡差别,2008年中国肿瘤登记年报显示肿瘤登记地区城市胃癌的发病率和死亡率较农村低约

50%,这可能与城乡的经济发展水平有关。

2. 胃癌流行病学的种族分布

同一国家的不同种族的胃癌发病率不同。美国黑种人的胃癌发病率高于白种人。在美国洛杉矶居住的黑种人、白种人、华人及日本人胃癌的发病率均不同。我国是一个多民族国家,哈萨克族、回族、藏族、朝鲜族和蒙古族的胃癌发生率高于其他种族的胃癌发病率。同一地区居住的居民也因种族的不同导致胃癌的病死率有较大的差异,如吉林省延吉市朝鲜族的胃癌病死率明显高于汉族。这除了与各民族对胃癌的基因遗传易感性不同有关外,还可能与各民族间生活习惯和居住环境的差异有关。

移民流行病学是研究具有某种特点的人群从一个国家迁入另一个环境不同国家(或在国内从一个地区迁入另一地区)时,比较迁入居民与迁入国家与原住国家居民间的某病发病率或死亡率,以探索病因或流行因素。如果环境因素在疾病发生发展过程中占主要作用,则移民中该病的发病率及死亡率与原地居民相似。若遗传因素占主要地位,则移民发病率不同于移民地而与原住地居民相似。

移民美国的日本移民流行病学结果显示,高发区向低发区移民的胃癌患病危险居于原住居住国和移居国之间,第一代居民仍保持了胃癌的高发状态,但在美国出生的日本移民后裔其胃癌的发病风险则明显降低并接近居住国的水平。这一结果提示在遗传、生活方式和环境因素的作用中,环境因素可能是胃癌发生的主要因素。

3. 胃癌流行病学的年龄分布

胃癌的发病率和病死率随着年龄的增长而升高。20岁以前胃癌病例很少,40岁以后发病率明显升高,以后随着年龄的增长发病率逐渐上升,发病率在50~70岁达到高峰,随后快速下降。性别比例45岁以前差别不大,45岁以后男性明显高于女性。胃癌的死亡率随年龄的增长呈对数线性递增,35岁以下人群胃癌发病率较低,40岁以后迅速升高,多数胃癌病例集中在55岁以上,占总死亡的70%。国际上年龄小于30岁的胃癌患者占胃癌患者总数的2%左右,而在我国,这个数字高达7.6%,我国的胃癌患者有年轻化、低龄化的趋势。

4. 胃癌流行病学的性别分布

世界各地及我国的流行病学资料结果均显示胃癌发病率及病死率男性高于女性,且男性发病率约为女性的2倍。中国2003—2007年肿瘤登记资料显示,男性胃癌发病率为女性的2.05倍,上海市2008年男性发病率为女性的1.81倍,病死率是女性的1.69倍。男性以非贲门部胃癌较为常见,男女性别比约为2∶1。贲门癌有更高的男女性别比,在美国白人中这一比例高达6∶1。

第二节 胃癌可能的发病因素

胃癌的发生是多因素多途径共同作用的长期结果。移民流行病学研究表明,环境因素在胃癌的发生过程中占主要作用,而宿主因素则居从属地位。目前的研究结果显示,幽门螺杆菌(helicobacter pylori,HP)感染、饮食、吸烟及宿主的遗传易感性是影响胃癌发生的重要因素。其中饮食因素和幽门螺杆菌感染是远端胃癌的主要危险因素,而胃食管反流性疾病和肥胖是近端胃癌的主要危险因素。从流行病学角度考虑,胃癌可分为家族性胃癌和散发性胃癌两大类,其中家族性胃癌占胃癌患者总数的10%。

1. 幽门螺杆菌(HP)感染

幽门螺杆菌是一种半厌氧的螺旋杆形革兰阴性菌。自1982年首次分离以来已经有大量研究证实幽门螺杆菌感染是胃十二指肠溃疡及胃癌发生的重要危险因素。目前全世界一半以上人群都存在幽门螺杆菌的感染,且发展中国家的感染率明显高于发达国家(74%与58%)。考虑到幽门螺杆菌在胃癌发生中的重要作用,1994年世界卫生组织(WHO)国际肿瘤研究署(International Agency for Research on Cancer,IARC)基于大量研究结果将幽门螺杆菌确定为Ⅰ类致癌因子并在2010年国际癌症研究机构发布的WHO文件中再次强调了这一点。这一规定的主要依据是:① 前瞻性流行病学研究提示幽门螺杆菌感染可使胃癌的发病风险增加2.8~6倍。② 幽门螺杆菌感染是慢性活动性胃炎的主要病因。Correa等提出的胃癌演变的过程中胃黏膜组织学变化学说已经被人们广泛认同。这一学说的主要内容是,幽门螺杆菌定植感染胃黏膜上皮,几乎百分之百导致浅表性胃炎,部分患者进展成为萎缩性胃炎和肠上皮化生等癌前病变,极少部分引起肠型胃癌。幽门螺杆菌感染最初主要定植在胃窦,随着时间的推移,炎性反应区域逐渐扩大,从胃窦、窦体交界处,最终扩展至胃体近端,同时伴随局部腺体减少萎缩。此种扩展在胃体小弯侧较为迅速,而大弯侧则较为缓慢。胃体大弯侧发现萎缩提示萎缩区域较为广泛,萎缩越趋于胃体近端表明萎缩程度越严重。鉴于幽门螺杆菌在胃癌发生过程中的重要作用,我们有理由假设幽门螺杆菌感染与胃癌发病密切相关。③ 1998年日本学者在仅用幽门螺杆菌感染的蒙古鼠中诱发出胃癌,为幽门螺杆菌是致癌原提供了更有力的证据。

幽门螺杆菌可能的致癌机制包括氧自由基导致的损伤、抗氧化物减少、胃黏膜萎缩导致的内源性亚硝基化合物的产生、细胞增殖凋亡平衡破坏等。但胃癌的发生是一个多因素参与的长期演变的复发病理过程。全球半数以上人群存在幽门螺杆菌感染,我国感染率为42%~64%(平均为55%),但感染人群中仅极少部分发生胃癌。因此幽门螺杆菌感染是胃癌发生的必要但非充分条件。其他的危险因素还包括生活习惯(高盐、亚硝胺化合物、烟草、饮酒等)、宿主因素(种族、性别和遗传易感性等)和人口学因素(年龄)。此外,一些毒性较强的幽门螺杆菌菌株感染可能与胃癌的发病关系更为密切。据统计,2002年全球因幽门螺杆菌感染引发的肿瘤病例为190万,约占恶性肿瘤总数的17.8%,其中幽门螺杆菌感染居首位。

Meta分析结果显示,幽门螺杆菌感染患者胃癌的风险增加近2倍,罹患十二指肠溃疡、胃溃疡、胃息肉或非溃疡性消化不良的1 526例患者中,2.9%患者后来罹患胃癌,而没有感染幽门螺杆菌的人群中未见胃癌患者。2001年的一项汇总了12项幽门螺杆菌感染与胃癌发生关系的病例对照研究,共纳入了1 228例胃癌患者,结果发现,幽门螺杆菌血清抗体阳性与贲门癌发生无相关性(OR=1.0;95%可信区间:0.7~1.4),但血清抗体阳性与高非贲门胃癌的发病率呈明显的正相关(OR=3.0;95%可信区间:2.3~3.8),若将分析局限于在胃癌诊断前10年以上采集的血样,相对危险度升高至5.9%(95%可信区间:3.4~10.3),根据这一数据,约63%的非贲门胃癌可归因于幽门螺杆菌的感染。一种可能的解释是,在萎缩性胃炎或肠化生阶段,幽门螺杆菌定植丧失,致使胃癌患者在疾病有所表现时丧失抗幽门螺杆菌抗体。来自亚洲的一项 Meta 分析结果显示,幽门螺杆菌感染患者出现非贲门胃癌的 OR 值为 1.92,其结果与其他研究结果类似。

近年的研究结果已经不是单纯考虑是否存在幽门螺杆菌感染,而是把幽门螺杆菌的毒力因素考虑进来。近几年的研究发现,患者血清长期存在细胞毒素相关蛋白 A(CagA)及其抗体对胃癌风险有一定的影响。有研究发现,如果将 CagA 状态考虑进来,幽门螺杆菌归因 OR 值可从 2.2 增加到 21.0。在所分析的人群中,71%~91%胃癌可归因为幽门螺杆菌感染。一项包含了 16 项研究和 5 054 例的 Meta 分析结果显示,CagA 阳性人群与阴性人群相比,胃癌的风险率比增加了 1.64 倍。

晚期胃癌患者由于丧失血清抗体而使幽门螺杆菌感染与患胃癌的风险比下降。实际上,早期胃癌患者幽门螺杆菌抗体普遍较晚期胃癌患者高。另外,血清样本的取样时间也与幽门螺杆菌感染者罹患胃癌的风险有更密切的关系。如果血清取样在肿瘤胃切除后 90 天内进行,幽门螺杆菌感染者罹患胃癌的 OR 值明显升高。

大部分研究结果显示幽门螺杆菌的感染与远端胃癌有相关性,是否与近端胃癌的发生有相关性目前结论尚不一致。如果原发病灶能准确定位,约 80% 的远端胃癌患者可追溯到既往或现在有幽门螺杆菌感染病史。

除了有大量研究证实幽门螺杆菌感染与胃癌的发生密切相关外,还有文献报道根除幽门螺杆菌后胃癌发病风险明显降低,间接证实了幽门螺杆菌在胃癌发生中的重要作用。近 20 年来,在胃癌的高发地区进行了多项以人群为基础的根除幽门螺杆菌预防胃癌的临床对照研究。Meta 分析研究结果显示,根除幽门螺杆菌后可减低胃癌的发病风险,风险的降低程度取决于根除治疗时胃黏膜萎缩严重程度和范围。根除治疗时未发生胃黏膜萎缩者,根除幽门螺杆菌几乎可以完全预防肠型胃癌的发生;对已有胃黏膜萎缩者,则预防效果降低。一项历经 10 年在山东省临朐县胃癌高发区开展的多因素干预试验,纳入 3 365 例幽门螺杆菌感染者,进行了癌前病变与胃癌发生关系、病变转变及影响因素、遗传易感性等研究。该研究证实,根除幽门螺杆菌能有效降低慢性萎缩性胃炎、肠化生、异型增生等癌前病变及胃癌的发生,可使癌前病变及胃癌的发病风险降低 39%。另一项在福建省长乐市胃癌高发地区进行的前瞻性随机安慰剂对照一级预防研究,共纳入 1 630 例幽门螺杆菌感染者,其中根除治疗组 817 例,安慰剂组 813 例,中位随访时间为 7.5 年。结果显示,对于无癌前病变的受试者,根除治疗可显著降低胃癌的发生率,且差异有统计学意义($P=0.016$)。对于已出现癌前病变的受试者,幽门螺杆菌根除治疗对其胃癌发生率无影响,根除幽门螺杆菌不能减少该人群的胃癌发生。

2. N-亚硝基化合物

含亚硝基团的化学物统称为 N-亚硝基化合物,它们的致癌性强,致癌谱广。人胃内的酸性环境是 N-亚硝基化合物的良好的合成环境,经食物摄入胃内的前体物可进一步合成内源性亚硝基化合物。流行病学研究表明,硝酸盐的摄入量和胃癌的发生率和死亡率呈明显的正相关。

目前已经在动物实验中进行过实验的亚硝基化合物有 300 多种,其中有明确致癌性的占 75%。亚硝基化合物致癌有以下几个特点:① 亚硝基胺需要经过活化后才有致癌性,亚硝基酰胺具有直接致癌作用;② 致癌性强,致癌剂量远远小于芳香胺及偶氮染料;③ 不同化学结构的亚硝基化合物有不同的器官特异性;④ 对多种动物的多种器官有致癌性;⑤ 能与其他致癌物有协同作用。

除了以上特点外,亚硝基化合物及其前体在水、空气、土壤及多种饮食中广泛存在,而且还可在机体内合成。因此其致癌作用非常重要,是目前公认的可引起人类癌症的重要化合物,对胃癌的发生有非常重要的作用。

对亚硝基化合物的致癌研究主要集中于亚硝胺类和亚硝酰胺,已证实亚硝酰胺不需经过任何代谢激活即能在实验动物中直接诱发胃癌。大量天然产生的胍类物质和含多肽的L-精氨酸的亚硝基化可产生诱导有机体突变的化合物。食物中的硝酸盐在胃酸的作用下可转变为致癌的亚硝基化合物,增加胃癌风险。某些食物可能含有少量亚硝基化合物和亚硝胺,如熏肉、速溶汤料、火焰炙烤的咖啡等。除食物的特殊成分外,某些烹调方法也能增加胃癌的发病风险,如烧烤肉类、烤面包、烘烤烘焙食品、煎炸食品、盐渍食品等,这些加工方法均能增加亚硝酸盐的含量。烟熏食物可生成多环芳香烃类如苯并芘,是许多地区胃癌高发病率的重要原因。

虽然同样暴露于亚硝基化合物中,但是否发生胃癌却因人而异,这与致癌物的代谢酶和DNA修复酶在人群中的多态性分布有关,由于代谢酶活性的不同,致癌活性物在人体内的致癌性可相差数十倍甚至数百倍。遗传与环境相互联系,基因也可影响人体对高危环境的选择,修饰机体对环境危险因素的易感性。

3. 生活习惯

1) 饮食因素

饮食因素在胃癌的发生中占重要地位,高盐饮食及常吃腌、熏、烧烤、油煎和霉变食物是胃癌发生的重要的危险因素。相反,新鲜水果蔬菜则具有较强的保护作用。

高盐食物能破坏胃黏膜屏障,延长胃部排空时间,间接促进致癌物进入胃黏膜上皮细胞。与此同时,高盐饮食还能直接损伤胃黏膜上皮。在韩国、日本和哥伦比亚等胃癌高发地区,都存在高盐饮食与胃癌发病率呈正相关的流行病学证据。烘、烤、熏、炸食品在加工过程中会产生大量的具有致突变和致癌性的多环芳烃化合物,其主要代表是3,4-苯并芘。

张栓虎等综合国内1991—2005年关于饮食习惯与胃癌发生关系的文献研究进行了Meta分析,结果显示各因素合并值比(OR)分别为暴饮暴食2.66,三餐不定时2.61,喜食油炸食物2.30,喜食硬食1.94,喜食盐食1.82,饮酒1.70,饮茶0.63,吃大蒜0.47,吃新鲜菜0.26。从这一结果可以看出,我国居民胃癌发生的危险因素主要是暴饮暴食,三餐不定时,喜油炸食品、喜烫食、干硬食和饮酒等不良饮食习惯,而饮茶,吃大蒜和新鲜蔬菜则是保护因素。山东磁县开展的一项大蒜素和硒干预的双盲试验结果显示,服用大剂量大蒜素和微量硒者胃癌的危险性显著降低,在男性组这一保护作用更加明显,但在女性组则未能观察到这种保护作用。

胃癌高危人群的饮食消耗以淀粉居多,而进食蛋白质低下,新鲜水果和蔬菜进食少。高糖高淀粉低蛋白质饮食有利于胃内酸性催化的亚硝化作用,导致胃黏膜损伤。研究发现冰箱的使用和水果的摄入与胃癌死亡风险呈负相关,而和胃癌的发生率和死亡率呈正相关的因素为高钠盐摄入。流行病学和实验室研究均支持高盐摄入在胃癌的致病中起重要作用。Meta分析显示,食盐摄入越多,胃癌风险越大。大量消耗咸鱼、咸肉、腌制食品有利于幽门螺杆菌在胃内定植,直接损伤胃黏膜,引起胃炎,增加胃癌风险。食盐可致高促胃液素血症和胃壁细胞基因突变,促使上皮细胞增殖,导致胃壁丧失和胃癌发生。

近年来,水体中微囊藻毒素与胃癌的发生关系逐渐引起重视。微囊藻毒素是由广泛生长在世界各地的水体中的某些蓝藻产生的,具有较强的肝毒性。江苏无锡开展的太湖饮用水中微囊藻毒素与消化道肿瘤死亡率的关系的研究发现,饮水中微囊藻毒素暴露与男性胃癌死亡率升高有关。

新鲜蔬菜和水果因含有丰富的维生素及其他抗氧化物质因而对胃癌的发生有保护作用。新鲜水果蔬菜的摄入量与胃癌的发生风险呈明显负相关。高维生素C、胡萝卜素和钙的摄入可显著降低胃癌的发生风险。胃癌高发地区江苏扬中市的研究发现,肿瘤死亡率的地理分布与当地居民血硒水平呈负相关,食管癌、胃癌患者和高癌家族成员中血硒水平尤其低下。

2) 吸烟

关于吸烟与胃癌的关系已经有大量的研究,多数研究均发现吸烟与胃癌具有相关性,但大部分研究结果显示吸烟者发生胃癌的相对危险度低于2,仅少数研究发现了明显的剂量反应关系。La Torre 等对1997年1月到2006年6月出版的有关吸烟的胃癌风险调查报告进行了 Meta 分析,分析结果显示,在14 442名吸烟者和73 918名非吸烟者中,曾经吸烟者胃癌的相对风险率比为1.48,现在吸烟的胃癌相对风险率比为1.69。如果对研究项目进行质量评分,高评分的研究结果显示,曾经吸烟者的胃癌相对风险率比为1.43,风险率比升高43%,现在吸烟的人群胃癌风险率比为1.57,风险率比升高57%。

3) 长期饮酒

酒精可对胃黏膜产生刺激,多数研究者认为嗜酒是增加胃癌发病风险的重要因素,经常饮酒可导致男女胃癌发病率升高。但也有研究显示,即使每天饮酒超过200 g,不论酒精种类和浓度,均未能证实两者之间有关联性。一些前瞻性的临床研究中也没有发现嗜酒和贲门癌之间存在因果关系。因此,长期饮酒和胃癌发病的风险是否有相关性还没有统一的结论。

4. 环境因素

胃癌发病率的地区差异除了与当地的饮食习惯有关外,还与地质土壤环境不同有关,日本的胃癌与其酸性土壤有关,荷兰、英格兰等地的胃癌与泥炭土壤有关。智利、日本与冰岛等地的胃癌高发可能与火山的有机物土壤有关。有研究表明,我国胃癌死亡高发地区位于大面积出露的第三系地质及第三系地层冲积平原区,认为与胃癌高发相关的致癌物存在于出露的第三系地层或来源于这一地区的沉积物中。水可能是这一地质致促癌物进入机体的主要媒介。

电离辐射是导致胃癌发生的重要因素。电离辐射对胃癌发生影响的最佳证据来源于第二次世界大战期间日本广岛和长崎原子弹爆炸后幸存者的前瞻性研究。在8 000名遭到核电离辐射的幸存者中2 600名患胃癌。1980—1999年对核爆炸幸存者的回归分析结果显示电离辐射暴露、男性、年龄和吸烟史为胃癌发生的高危因素。也有资料证实,接受消化道溃疡胃部辐射治疗的患者胃癌发生的风险明显升高。

石棉是明确的导致肺癌和间质瘤的致癌物,但能否引起胃癌尚无定论。国内外的一些研究资料提示石棉暴露和胃癌的高发有相关性,但仍存在争议。Meta 分析结果也显示单纯接触石棉的病人死亡危险升高。

5. 宿主遗传易感性

1) 家族性胃癌

芬兰人 Lauren 在 1965 年按照组织发生学将胃癌分为肠型和弥漫型两类。肠型胃癌的发生年龄较晚,多发于胃窦部,弥漫型胃癌的发病年龄早,多发生于胃体,有遗传倾向。1913 年 Warthin 第一次描述了胃癌家族聚集现象,其后 Barber 报道遗传性胃癌占胃癌总例数的 5%,但也有报道遗传性胃癌的比例高达 10%。1999 年国际遗传性胃癌协作研究组制定了家族性胃癌的诊断标准。诊断标准为:① 一个家系中,至少有 3 例确诊的胃癌患者,其中 1 例必须是另外 2 例的第一代亲属;② 胃癌至少累及连续两代人;③ 至少 1 例胃癌患者发病年龄小于 45 岁。可疑家族性胃癌诊断标准为同时符合两条上述标准。

家族性胃癌主要有以下几个特点:发病年龄早,诊断时分期较早,肿瘤组织学分化差,病理类型比较一致,大部分家族性胃癌的病例分型为弥漫型,但近年来也发现肠型胃癌的家族史;有肠外肿瘤和多发癌的趋势。

胃癌的核心家系的遗传流行病学研究发现父母均患有胃癌,其子女胃癌患病率为 22.58%。日本的一项前瞻性研究发现一级亲属有胃癌病史者患胃癌死亡的相对危险度增加,若家族中有 2 名以上成员患胃癌,则女性患胃癌的相对危险度高达 9.45 倍。

E-钙粘素被报道与家族性弥漫型胃癌的发生有关。E-钙粘素变异首先在新西兰一个遗传性弥漫型胃癌毛利人家族中发现。遗传性弥漫型胃癌占胃癌的 1%~3%,E-钙粘素基因能调节同种细胞之间的相互作用,保持细胞的极性。E-钙粘素表达下降会导致肿瘤细胞与基质分离,促进胃癌细胞的转移和浸润。弥漫型胃癌患者中有 51% 的患者出现 E-钙粘蛋白表达下降。一个大宗的马里奥家族表现为早期发生弥漫型胃癌,对此家族进行的连续分析表明,该家族胃癌的发生与位于 16 号染色体长臂的 E-钙粘素/CDH1 有关,且该基因出现了明显的突变。从此之后,该基因 8~16 外显子范围内先后被报道出现超过 4 种 E-钙粘素的突变。该家族成员被诊断为弥漫型胃癌的年龄范围为 14~69 岁。一项较大的包括 10 个表现为弥漫型胃癌家系的研究发现,3 个家族有 E-钙粘素的种系突变。没有该基因种系突变的表现为散发性弥漫型胃癌的是一个英国的家族,平均患病年龄为 62 岁。

以 E-钙粘素突变结果为基础,对 42 个新发弥漫型家族性胃癌家族进行的普查结果显示,40% 的家族发生多例胃癌,并且至少有 1 例患者患病时年龄小于 50 岁,且病理检查证实有 E-钙粘素种系突变,因此 E-钙粘素是否有突变被推荐为家族性胃癌的普查方法。对这些家族性胃癌成员进行基因普查非常有必要,但需要指出的是,单纯的 E-钙粘素突变的检测并不能解决所有问题,至今为止,已经证实的 2/3 的遗传性弥漫型胃癌家族没有发生 E-钙粘素基因突变。

目前发现的特征明显的与胃癌相关的遗传性疾病是遗传性非息肉病性结直肠癌。这种疾病会出现基因错配修复,并且有发展为多种肿瘤组织的潜在可能。在一项已经完成的遗传性非息肉病性结直肠癌病例研究中,研究对象患胃癌的平均年龄为 56 岁,胃癌多为小肠型,患者并没有幽门螺杆菌的感染,且多数患者出现微卫星不稳定性。

有文献报道大范围的 Li-Fraumeni 家族胃癌患者有潜在的 p53 基因突变,也有研究发现胃癌发生于胃肠息肉病患者,如家族性多发性腺癌和本-周氏综合征。很少有家族被报道具有位点特异性胃癌易感性,偶尔和其他遗传缺陷相关。在一名合并智障和心脏缺陷的 14 岁胃癌患者中发现,遗传自母亲的 18 号染色体短臂的缺失及后天长臂的缺失,是胃癌的一个可能的易感因素。

2) 基因多态性

胃癌的发生是一个复杂的多因素多基因作用的过程。原癌基因或增殖基因的激活,抑癌基因的失活、突变,凋亡基因的失调以及转移相关基因的作用均可使细胞增殖失控而导致细胞恶化。随着人们对人类基因组学研究的不断深入,近十年来有不少研究显示人群的基因多态性和表观遗传学改变均与胃癌的发病危险性有一定的相关性。

单核苷酸多态性(single nucleotide polymorphism,SNP)为最常见的DNA一级结构变化。在分子流行病学研究中,有很多研究证实单核苷酸多态性与多种肿瘤发生的易感性相关。目前涉及胃癌易感基因多态性的研究主要集中于毒物代谢通路、炎症反应、氧化损伤、DNA损伤修护及细胞增殖能力等方面。下面将近年发表的与胃癌遗传易感性相关的SNP进行简单的介绍。

(1) DNA损伤修复基因多态性

各种有害因素会导致DNA出现不同程度的损伤,如果损伤不及时修复,当损伤积累到一定程度的时候即可导致疾病的发生。DNA损伤修复的基本方式有碱基切除修复、核苷酸切除修复、错配修复、双链断裂修复等。

HOGG1基因是编码碱基切除修复基因蛋白的基因之一。该基因的第326密码子的Ser/Cys和Cys/Cy基因型与胃癌易感性有关,具有Cys等位基因的萎缩性胃炎患者有较高的胃癌易感性。XRCC1基因也是编码碱基切除修复基因蛋白的编码基因之一。XRCC1基因主要存在3个SNP位点,C26304T(Arg194Trp),G27466A(Arg280His)和G28152A(Arg399Gln)。我国人群的研究发现26304CC基因型能显著增加贲门部胃癌患者的发病风险。研究者在首尔的病例对照研究没有发现以上SNP与胃癌易感性存在关系,但单倍型A(194Trp,280Arg和399Arg)能使胃癌的发病风险降低,而单倍型D(194Arg,280Arg和399Arg)与胃癌高发无关但可增加发生胃窦癌的风险。

(2) 代谢酶基因多态性

化学致癌物一般需要经过代谢酶活化后才具有致癌性,但经解毒酶作用后则失去致癌作用。致癌物的代谢过程主要有两种酶的参与,一类是Ⅰ相酶介导的氧化代谢,具有活化毒物的作用;一类是Ⅱ相酶具有解毒效果。这些酶在基因结构上存在的单核苷酸多态性有可能影响人群中胃癌的患病风险。

细胞色素P450(CYP450)酶系统为机体重要的Ⅰ相代谢酶。CYP1A1,CYP2E1和CYP2C19等基因多态性被认为与胃癌易感性相关。CYP1A1基因第7外显子5'端4 889位点的A>G多态性在我国和日本等亚洲人群中发生率较高,可达20%以上,明显高于西方人群。江苏扬中的一项研究表明,CYP1A1多态性与吸烟对胃癌的发生有明显的交互作用,能显著增加胃癌的发病风险。CYP2E1酶参与了亚硝胺及其前体致癌物的代谢,蔡琳等在福建地区的研究发现CYP2E1 c2/c2基因型人群胃癌易感性增加,若人群长期摄入鱼肉,其危险性增高具有更显著的意义,人群归因危险度高达94.1%。

谷胱甘肽硫转移酶(glutathione S-transferase,GST)属于Ⅱ相酶系统,其基因有3种等位基因,包括A,B和空白型。空白型基因不能产生有活性的酶蛋白,代谢能力降低,使机体对化学致癌物的解毒能力下降。但现在关于GSTM1空白型对个体胃癌的易感性关系尚无一个肯定的结果,大部分研究显示空白型能增加胃癌的患病风险。

除了以上两项代谢酶外,还有其他代谢酶与胃癌的易感性有关。其中亚甲基四氢叶酸还原酶(methyleneterahydrofolate reductase,MTHFR)677TT基因型者患胃癌的危险性升高,患贲门腺癌的危险性更高,同时携带 MTHFR 677T、1298C 和 1793A 基因型的人群患贲门腺癌的危险性增加约 4.64 倍。

(3) 免疫相关基因多态性

人类白细胞抗原(human leukocyte antigen,HLA)是人体最复杂的基因系统,具有高度的多态性。HLA 的很多多态性被报道与多种肿瘤的易感性有关。有研究发现,DQA*0102 与抑制幽门螺杆菌感染有关,而 DRB1*1061 可能与胃癌的发展有关,且这种关联性在幽门螺杆菌阴性患者中表现尤其明显。美国的一项病例对照研究发现,胃癌患者中 HLA-DQB1*0301 等位基因频率明显高于对照组(OR=3.2),但并没有观察到 HLA-DQA1、DRB1 基因多态与胃癌间的关系。

白介素 1(IL-1)是白细胞和免疫细胞间相互作用的一类细胞因子,可以介导 T、B 细胞的活化与增殖,在炎症反应中起重要作用。在苏格兰和波兰开展的一项病例对照研究结果显示,IL-1B-31C>T 和 IL-1 受体拮抗剂(IL-1RN)*2/*2 纯合子基因型的个体患胃癌的危险性升高。葡萄牙和我国的研究者也发现了类似的现象。

(4) 表观遗传学

DNA 一级结构没有改变的前提下,通过表观遗传学的改变仍然可以改变 DNA 的空间结构,从而在转录水平调控基因的表达。肿瘤发生时,癌细胞内的 DNA 甲基化模式可发生改变,全基因组呈现低甲基化状态,同时伴有局部的高甲基化。低甲基化能通过激活癌基因或反转录转座子或引起染色体不稳定来促进肿瘤发生,导致个体患肿瘤的风险增加,促进肿瘤的形成和发展。例如与胃癌相关的抑癌基因 p16 在原发性胃癌的高甲基化是其 mRNA 表达降低的主要原因,其甲基化频率高达 45%。p14 是另一种抑癌基因,其启动子区高甲基化频率在原发胃癌中为 35%,弥漫型胃癌的高甲基化状态较肠型更普遍。

研究发现血型也与胃癌发生的危险性呈一定的相关性。多数研究认为 A 型血的人患胃癌的危险度比其他血型高 20%~30%。一些学者对血型和胃癌的关系进行了初步的机制研究,认为两者之间存在着免疫学联系,但具体的机制尚不十分明确。

胃癌除了跟患者的遗传因素有关,还与人群的胃病病史和胃部手术史有关。胃溃疡与胃癌的发生有正相关,而十二指肠溃疡则与胃癌的发生风险呈负相关。此外许多研究发现胃部手术可增加胃癌的患病风险,且这种风险主要发生于胃部术后 15 年以上。

第三节 胃癌的临床表现及诊断依据

1. 胃癌的临床表现

1) 早期胃癌的临床表现

早期胃癌的临床表现常常不明显,无特异性,与慢性胃炎、胃溃疡、胃息肉等良性疾病的症状难以区分。日本的普查资料表明,40%~60%的早期胃癌患者无自觉症状。

早期胃癌的常见症状主要有上腹部轻度疼痛或胀痛不适感、饱胀感、食欲下降、乏力、恶心、吞咽困难、呕血、黑便等。上述症状的发生频度与早期胃癌的大体形态有一定的相关性,这主要体现在是否有溃疡的形成。溃疡形成的早期,胃癌发生急症出血的危险性较高,患者的表现多与胃溃疡的表现有关。隆起型病变以上腹部不适感居多,其次为剑突下疼痛。

早期胃癌无特异性体征,上腹部压痛较常见,部分可有贫血表现。

2) 进展期胃癌临床表现

胃癌一旦出现临床症状,多数胃癌患者已经处于疾病晚期或出现并发症。进展期胃癌的表现主要取决于肿瘤所处的部位及病变类型、病变程度等。常见的症状如下:

(1) 食欲减退:食欲缺乏,逐渐消瘦,体重减轻,或食后饱胀嗳气,厌恶肉食等,是胃癌比较常见的临床表现。

(2) 上腹部疼痛:疼痛部位为心窝部,有时仅为上腹部不适或隐痛,较典型的是无规律的疼痛,疼痛与进食无明显关系。

(3) 恶心呕吐:大部分胃癌位于幽门窦部,常见幽门梗阻症状。早期梗阻可引起食后膨胀感,轻度恶心、反胃,典型的梗阻则引起胃扩张呕吐。呕吐物多为宿食,有腐朽的酸臭味。

(4) 上消化道出血:早期胃癌即可有出血,表现为黑便,柏油便。晚期胃癌出血量大,若合并幽门梗阻时,常在呕吐物中可见咖啡色或暗红色血液。大便隐血试验阳性。

2. 胃癌的临床分期

1) TNM 分期

目前国内通常使用美国癌症联合委员会(AJCC)和国际抗癌联盟(UICC)于 2010 年公布的第 7 版的 TNM 分期系统,胃癌 TNM 分期系统见表 6.1。

表 6.1 胃癌 TNM 分期系统(AJCC/UICC 2010 年第 7 版)

原发肿瘤(T):	分期			
Tx:原发肿瘤不能评估	ⅠA 期:	T1	N0	M0
T0:无原发肿瘤的证据	ⅠB 期:	T2	N0	M0
Tis:原位癌未侵及固有层的上皮内肿瘤,重度增生		T1	N1	M0
T1:肿瘤侵及固有层、黏膜层、黏膜下层	ⅡA 期:	T3	N0	M0
T1a:肿瘤侵及固有层、黏膜层		T2	N1	M0
T1b:黏膜下层		T1	N3	M0
T2:肿瘤侵犯肌层	ⅡB 期:	T4a	N0	M0
T3:肿瘤侵犯浆膜下层		T3	N1	M0
T4:肿瘤穿透浆膜层或侵犯邻近结构		T2	N2	M0
T4a:肿瘤穿透浆膜层		T1	N3	M0
T4b:肿瘤侵犯周围邻近结构	ⅢA 期:	T4a	N1	M0
		T3	N2	M0
区域淋巴结(N):		T2	N3	M0
Nx:无法判断确定区域淋巴结转移	ⅢB 期:	T4b	N0~1	M0
N0:无区域淋巴结转移		T4a	N2	M0
N1:有 1~2 个区域淋巴结转移		T3	N3	M0
N2:有 3~6 个区域淋巴结转移	ⅢC 期:	T4a	N3	M0
N3:有 7 或 7 个以上区域淋巴结转移		T4b	N2~3	M0
N3a:有 7~15 个区域淋巴结转移	Ⅳ期:	任何 T	任何 N	M1
N3b:有 16 个或 16 个以上区域淋巴结转移				

续表 6.1

| 远处转移(M):
M0:无远处转移
M1:有远处转移 | |

2) 病理分型

卫生部《胃癌诊疗规范(2011年版)》公布胃癌的病理诊断标准:① 低级别上皮内肿瘤:黏膜内腺体结构及细胞学形态呈轻度异型性,与周围正常腺体比较,腺体排列密集,腺管细胞出现假复层,无或有极少黏液,细胞核染色浓重,出现核分裂象。② 高级别上皮内肿瘤:黏膜内腺体结构及细胞学形态呈重度异型性(腺上皮原位癌),与周围正常腺体比较,腺管密集,腺管细胞排列和极向显著紊乱,在低级别上皮内肿瘤的基础上进一步出现共壁甚至筛状结构,缺乏黏液分泌,核分裂象活跃,可见灶状坏死,但无间质浸润。③ 黏膜内癌:即黏膜内浸润癌,不规则的腺上皮细胞团巢或孤立的腺上皮细胞浸润黏膜固有层间质,局限于黏膜肌层以内。④ 黏膜下癌:即黏膜内浸润癌继续向深层浸润,侵透黏膜肌层达到黏膜下层,未侵及胃固有肌层。⑤ 早期胃癌(T1N0/1M0):包括黏膜内浸润癌和黏膜下浸润癌,无论有无区域淋巴结转移证据。

3) 组织分型

胃癌的组织学分类:腺癌(包括乳头状腺癌、管状腺癌、黏液腺癌、印戒细胞癌),腺鳞癌,鳞状细胞癌,小细胞癌,未分化癌。

3. 诊断

诊断主要依靠血清肿瘤标志物、X线钡餐检查、超声、CT和胃镜检查,尤其是胃镜检查,可在直视下检查胃部黏膜情况,并对可疑有病灶的地方进行活检从而通过病理学检查获得最终诊断。

1) 实验室常规检查

早期胃癌贫血并不多见,但中晚期胃癌可出现不同程度的贫血。由于胃癌患者可有消化道出血症状,因此粪便隐血实验可为阳性,早期胃癌患者隐血阳性率可达20%,中晚期达80%以上。

2) 血清肿瘤标志物

肿瘤标志物又称肿瘤标记物,是指特征性存在于恶性肿瘤细胞,或由恶性肿瘤细胞产生的物质,或是宿主对肿瘤的刺激反应而产生的物质,并能反映肿瘤发生、发展,监测肿瘤对治疗反应的一类物质。肿瘤标志物存在于肿瘤患者的组织、体液和排泄物中,能够用免疫学、生物学及化学的方法检测到。胃癌相关血清肿瘤标志物中最常检测的指标主要包括血清癌胚抗原(carcino embryonic antigen,CEA)、胃蛋白酶原(pepsinogen,PG)、糖类抗原125(carbohydrate antigen 125,CA125)、糖类抗原199(carbohydrate antigen 199,CA199),糖类抗原724(carbohydrate antigen 724,CA724),糖类抗原242(carbohydrate antigen 242,CA242)、甲胎蛋白(alpha-fetal protein,AFP)等。这些肿瘤标志物单独检测很难取得较好的诊断效果,而联合起来检测将大大提高检测的敏感性和特异性,因此临床上一般将这些肿瘤标志物联合检测,以期早期发现肿瘤。

(1) CEA：CEA 作为体内重要的免疫球蛋白之一,是目前应用最广的肿瘤标志物之一,在正常人的血清中几乎不表达,但是其能够通过干预肿瘤细胞的黏附过程而对肿瘤细胞的生长、转移产生重要影响。肿瘤患者血清 CEA 多呈显著高表达。由于胰腺癌、乳腺癌、肺癌、直肠癌等多种恶性肿瘤均能够引起血清中 CEA 水平升高,因此,CEA 对于胃癌的特异性和灵敏度均较低。在可切除的胃癌患者中只有 15% 病例的血清 CEA 水平大于 $5.0~\mu g/mL$,而在不能切除的胃癌患者中则有 48% 病例的血清 CEA 水平大于 $5.0~\mu g/mL$。早期胃癌患者很少有 CEA 水平升高,但晚期患者尤其是肝转移患者一般都有 CEA 明显升高。因此 CEA 水平在诊断早期胃癌方面价值不高。

(2) PG：主要来源于胃部,包括两种类型,即 PG Ⅰ 及 PG Ⅱ。PG Ⅰ 型是由胃底腺主细胞分泌的,PG Ⅱ 型是由胃窦和幽门腺细胞分泌的,胃黏膜的萎缩可使血清胃蛋白酶水平和 Ⅰ/Ⅱ 型比值改变,反映胃黏膜的病变状况。在研究的早期阶段,普遍认为 PG Ⅰ/PG Ⅱ 变化能够反映胃炎的疾病过程,随着研究的进展,相关研究发生血清 PG 能够准确反映胃黏膜功能,对于胃癌诊断具有意义。血清 PG 检测已在部分地区或国家大规模应用于普查或胃癌高危人群的筛查。

(3) CA125：CA125 是胃癌、卵巢癌诊断的重要标志物。胃癌血清 CA125 表达与生存率具有显著相关性,血清 CA125 异常升高不仅是采取胃癌根治性切除术的重要依据,而且能够提示胃癌复发可能性高、生存时间短的重要指标。

(4) CA199：胃癌患者血清 CA199 通常处于显著高水平,由于其敏感度、特异度较低,因此,临床通常不将 CA199 作为独立评估因子,CEA 和 CA199 同时显著可提示胃癌处于晚期,预后不佳。

(5) CA724：是 1981 年美国 Colcher 等用乳腺癌肝转移的癌细胞膜成分免疫小鼠,所得 IgG 型单克隆抗体 B72-3 所识别的肿瘤相关糖蛋白抗原,是胃肠道肿瘤和卵巢癌的肿瘤标志物。80% 以上的人体腺癌可在其细胞膜上检出 CA724,非上皮的恶性肿瘤及良性增殖性疾病均无该抗原的表达,因此它与其他肿瘤标志物相比特异性更强。

(6) CA242：CA242 在胃癌血清中的检测阳性率为 13.5%～26.1%,其血清中的水平可随胃癌 TNM 分期的增加而升高。

(7) AFP：在部分组织类型的胃癌中可检测到 AFP 的含量增高,但它不同于肝癌产生的 AFP,而是具有胃肠道特异性。AFP 在三种类型的胃癌中升高比较明显,分别为肝样型、卵巢瘤样型及胎儿胃肠型,其中以肝样型胃癌相对最常见,恶性度高。

4. X 线钡餐检查

应用气钡双重对比法、压迫法和低张造影法,可清楚显示胃部病灶,提高诊断率。胃癌主要表现为边缘欠规则或腔内龛影(溃疡)、充盈缺损(息肉样或隆起性病变)和胃壁僵直失去蠕动(癌浸润)等。对部分充盈缺损型病变,需与良性息肉相鉴别;对恶性特征欠明显的溃疡,需与良性溃疡鉴别。胃癌的诊断最终需要依赖病理学检测,因此 X 线钡餐检查对于胃癌尤其是早期胃癌诊断的正确性不如胃镜检查。

根据胃癌的发生部位、大小、浸润深度的不同,X 线钡餐可有如下征象:

(1) 龛影:此为溃疡型胃癌的典型表现,常为盘状及不规则形龛影,位于胃腔轮廓线之内,龛影口部可有指压迹征、裂隙征、双重边缘征,并可见有小结节状充盈缺损。

(2) 充盈缺损:表面凹凸不平或有小的钡剂斑或小龛影,双重对比造影可见被钡剂涂布的软组织肿块影,切线位多显示宽基底与胃壁相连。

(3) 胃腔缩小、边缘硬直并浅在性充盈缺损:胃的形态、大小、位置固定不变或胃弯的弧度变化较小。

(4) 其他如黏膜皱襞中断、破坏或增粗,胃壁僵硬,蠕动性变差或消失。

5. 超声检查

(1) 早期胃癌:声像图显示局部胃壁增厚,回声减弱。经腹检查很难显示,需充盈胃剂后,仔细检查。

(2) 中晚期胃癌:进展期胃癌,基本声像图改变为胃壁增厚隆起,多呈不均质低回声,形态不规则,胃壁结构破坏。通常情况下癌病变侵犯深度已超越黏膜下层,达到固有基层甚至更深。按照胃癌的生长模式不同可分为三型:① 溃疡型:隆起胃壁表面形成不规则凹陷,凹底部不光滑,可见小结节回声,凹陷周缘隆起不规则、厚度不均匀,凹陷口僵直。周围胃壁也呈不规则增厚、隆起。② 肿块型:胃壁局限性隆起,突向胃腔,形态不规则,呈菜花状,内回声减低,胃壁五层结构消失,周围胃壁厚度及层次在正常范围。③ 弥漫型:胃壁大部分或全部呈弥漫性增厚、隆起,其厚度大于 15 mm,呈"革袋状",黏膜面不规则破溃或糜烂时局部呈强回声,饮水后增厚的胃壁更加明显。

6. 影像学检查

1) 电子计算机断层扫描(CT)

CT 检查时胃癌的主要表现为:

(1) 胃壁增厚:适度充盈的胃壁厚度一般不超过 5 mm,发生胃癌时,胃壁的增厚从轻度到数厘米不等。增厚的胃壁可以较为均匀,但多数为不规则,病灶与正常胃壁分界不清,侵犯浆膜层时外缘轮廓多不光整,增强扫描时病灶处胃壁强化明显,少数病例胃壁广泛增厚形成皮革胃。胃壁环状增厚造成胃腔不规则变形和狭窄。

(2) 软组织肿块:肿瘤向腔内或腔外同时生长形成不规则软组织肿块,表面往往高低不平。肿块如有脱落坏死形成腔内不规则溃疡时,其内可见对比剂或气体充盈。邻近胃壁可不规则增厚。

(3) 肿瘤侵犯周围组织:中晚期胃癌常常伴有肿瘤侵犯浆膜层并侵犯临近周围组织,表现为胃轮廓不清,胃周围脂肪层不清或消失。一般认为,当胃壁增厚大于 2 cm 时,多数病例伴有浆膜层或胃周围浸润。在胃的邻近器官中,大网膜受累最为常见。其次是胰腺,然后是肝脏、食管下端、横结肠和十二指肠等。轻度侵犯与粘连不易区分,若表现为胃与邻近器官轮廓改变或密度改变,则为局部受侵犯的可靠表现。局部脂肪层消失并非脏器受累的可靠征象。

(4) 局部和远处淋巴结转移:淋巴结转移是胃癌的主要转移方式。胃大、小弯,幽门下病变局部肿大淋巴结 CT 显示率低,尤其伴软组织肿块时,CT 不易分辨。腹腔动脉旁、肠系膜上血管根部和腹主动脉旁等后腹膜淋巴结 CT 最易显示。

(5) 远处转移:胃癌最常转移到肝脏。其次为肾上腺、胰腺、卵巢等,也可以以种植的方式转移到网膜、肠系膜、盆腔等。

2) 磁共振成像(MRI)

胃癌的 MRI 表现和 CT 相似。肿块一般为 T1WI 低信号或等信号,T2WI 中等信号,不规则增厚的胃壁在T1WI和T2WI均表现为较低信号。快速动态增强扫描胃癌病灶多数早期不均匀强化,且在延迟期持续强化。肿大的淋巴结在T1WI和T2WI均表现为中等的信号。

7. 内镜检查(endoscopy)

20世纪70年代以来,纤维胃镜在临床上广泛使用和迅速推广,为胃癌临床诊断提供了一种便捷准确的方法。随着内镜的普及以及清晰度和分辨率更高的电子胃镜在临床上的应用,胃癌的诊断正确率和敏感性有了很大的提高。大多数胃癌患者通过胃镜检查加活检可得到准确的诊治。胃镜及其活检病理检查已经成为胃癌临床诊断的第一选择。进展期胃癌内镜诊断难度不大,部分Borrmann Ⅳ型病例活检假阴性影响诊断的病例,可通过深挖活检或内镜超声检查提高诊断率。部分早期胃癌内镜诊断有一定的难度,可导致漏诊,像微小病变和非溃疡性病变等肉眼不易发现或活检阴性,可借助新的内镜技术,如染色、放大、荧光及同聚焦内镜技术等发现微小病变或指导活检定位,提高早期胃癌诊断率。

第四节 胃癌发生的干预方略

胃癌和其他许多肿瘤一样是可以预防的。胃癌的致病因素绝大多数存在于环境和生活习惯中,因此我们可以通过改变生活习惯、避免接触环境中的有害物质而有效预防胃癌。然而,胃癌的预防仅仅靠肿瘤防治研究机构是不够的,必须在全国范围内建立健全的肿瘤防治制度和防治结构,完善肿瘤报告系统,加强对胃癌的病因学研究和相应的防护措施,同时在人群中加强相关知识宣教,加强高危人群的早期筛查,增强个人防癌意识,从而最终有效预防胃癌。

1. 胃癌的一级预防

一级预防即病因学预防,其目标是防止癌症的发生,任务包括研究胃癌的病因和危险因素,针对各种具体的促癌物、促癌因子和体内外致癌因素,采取有效的预防措施,加强环境保护,倡导健康饮食,促进身体健康,是防病于未然的关键时期。WHO提出的人类健康四大基石"合理膳食、适量运动、戒烟限酒、心理平衡"是一级预防的基本原则。

1) 改变不良膳食习惯和生活方式

胃癌的发生是多因素综合的结果,其中以饮食因素的比重比较大。目前研究认为以胃癌为首的消化道肿瘤的发生和营养膳食因素的关系较为明确。

有关饮食成分、饮食习惯、食物加工方法和胃癌关系的研究报道较多。多数研究认为糖的摄取和胃癌发生率没有明确的关系;淀粉的摄取增加可能增加胃癌的发生;高纤维饮食可降低胃癌的发生。蛋白质摄入量的多少对胃癌发生的影响还不十分明确,但有些研究认为蛋白质摄入与胃癌的发生呈正相关。

高谷类饮食尤其是精炼谷类饮食可以增加胃癌发病的危险性,但目前的研究结果并不一致。以面包、谷类加工产品为主的食品可能缺乏一些营养素,这些营养素的缺乏可能降低了对胃癌发生的保护作用。1985年和1993年德国、意大利、保加利亚、瑞典、波兰、美国开展了关于精炼谷类食品对胃癌影响的研究,研究结果表明,完整谷类(不含精炼谷类)食品能减少胃癌的发生,但精炼谷类因为丢失了谷物外层的纤维素和大量的微量元素可能导致胃癌高发。

新鲜蔬菜、水果的摄入量与胃癌的发生呈负相关。30多个全球性大型流行病学调查研究结果显示,高水果蔬菜量的摄入能降低胃癌的发生,其中葱类的摄入对降低胃癌的发生效果较为明显。洋葱的防癌作用主要因为它富含硒元素和槲皮素。硒是一种抗氧化剂,能刺激人体免疫反应,抑制肿瘤细胞的分裂和增殖,还可降低致癌物的毒性。槲皮素能抑制癌细胞活性,阻止癌细胞生长。经常吃洋葱的人,胃癌发病率比少吃或不吃洋葱的人要少25%。花椰菜中含有较丰富的微量元素钼,可阻断致癌物亚硝酸胺的合成,从而起到抗癌防癌的作用。吃花椰菜对预防食管癌和胃癌均有一定的作用。研究表明,胃癌患者血清硒的水平明显下降,胃液中维生素C的浓度也低于正常人,花椰菜不但补充一定量的硒和维生素C,同时也能提供丰富胡萝卜素,起到阻止癌前病变形成的作用,抑制胃癌发生。西红柿含有丰富的番茄红素和胡萝卜素,能清除人体内自由基,具有降低肿瘤发生的作用,对于预防胃癌有利。流行病学资料肯定了新鲜蔬菜水果具有降低胃癌发生的风险,但若食用过期或经过腌制的蔬菜则会丧失这种保护作用,甚至有致癌的可能。

食物中的类胡萝卜素能降低胃癌的发生风险。1995年对居住在夏威夷的日本人进行的一项前瞻性研究发现类胡萝卜素能明显降低人群中胃癌的发生风险。但在饮食中认为加入胡萝卜素并没有对人群患胃癌有保护作用。在维生素和胃癌的关系中,维生素C受到广泛的关注。多项研究表明食物中的维生素C具有减少胃癌发生的作用。维生素C对胃癌的保护作用可能是因为维生素C能抑制致癌物亚硝胺等化合物在胃内的形成,补充维生素C也能降低胃液致突变性。饮食中维生素E、维生素A和胃癌发生的关系暂时没有统计学关系。

食物中的大蒜对胃癌的发生具有很强的保护作用。我国的研究结果显示,与不摄入大蒜者相比,每年摄入0.5 kg大蒜具有很强的抗胃癌作用。大蒜的抗胃癌作用可能与其具有抗突变性和抗癌作用有关。由于幽门螺杆菌在胃癌的发生中起着重要的作用,大蒜提取物能够杀死幽门螺杆菌减少胃黏膜的炎性反应可能也是大蒜对胃癌具有保护作用的原因之一。另外,大蒜能显著降低胃中亚硝酸盐含量,减少亚硝酸铵合成,从而达到防癌效果。

绿茶也有较强的抗癌作用。1985—1995年日本和中国进行了五个病例对照研究,研究结果发现饮用绿茶具有明显的抗癌作用。绿茶中含有多酚类化合物,而多酚类化合物具有很强的抗癌效应,这可能是绿茶发挥抗癌作用的主要原因。红茶中茶多酚含量较少,因此饮用红茶对胃癌的反生并没有预防和保护作用。

高盐饮食能增加胃癌的发生率。几乎所有的流行病学资料均证实这一点。来自美国、日本和西班牙的研究均显示摄入含盐高的食物可增加胃癌的患病风险。如果淀粉类食物如面包中含盐,则胃癌的发病率明显升高。在非洲,面包中无盐,胃癌的发病率很低。来自高盐摄入国家如中国、古巴和低盐摄入国家如英国、保加利亚等国家的研究报道也证实高盐饮食具有增强化学物质的致癌作用。高盐饮食增加胃癌的发病风险可能是高盐饮食破坏了胃黏膜的保护层,引起胃的退行性反应性炎症,增加胃癌细胞增殖。幽门螺杆菌的感染与胃癌的发生有明显的正相关,但这一现象在非洲人群中并不存在。非洲人群的幽门螺杆菌感染率很高,但其食盐的摄入量低,胃癌的发生率也相当低。这一现象提示我们高盐饮食是幽门螺杆菌致癌的重要的外部条件，只有高盐饮食引起胃部黏膜损伤后，幽门螺杆菌的致癌作用才会表现出来，间接说明高盐是胃癌发生的促进因子。

除了高盐摄入可增加胃癌的发病率外，高盐食物的摄入也能增加胃癌的发病率，如咸鱼、咸肉、腌制烧烤食物等也能增加胃癌的发生。这可能是因为鱼肉在烧烤、腌制过程中能释放出胺，胺再与亚硝基作用生成亚硝胺而致癌。

吸烟饮酒也与胃癌的发生呈正相关。烟草本身含致癌物，吸烟者比不吸烟者胃癌发病率高50%，且开始吸烟年龄越低，死亡率越高。酒精会破坏胃黏膜屏障，经常饮用烈酒者胃癌发病率为不饮酒者的9倍。

胃癌的病因学预防非常重要，因此建立健康的膳食习惯对胃癌的预防非常重要。在明确了胃癌和饮食的关系后，应该在社会上倡导健康良好的膳食习惯，增加新鲜蔬菜和水果的摄入，适量食用大蒜、饮用绿茶，倡导低盐饮食、忌烟戒酒。我国是胃癌的高发国家，通过在民众中尤其是胃癌高发地区的民众中广泛宣传健康合理膳食，让广大民众知晓膳食对胃癌发生的重要作用，改变不良饮食结构和饮食习惯，对我国胃癌的病因学预防非常重要。

2) 根除幽门螺杆菌

为了防治幽门螺杆菌感染以及预防胃癌，已有多个组织发布了不同版本的指南。《幽门螺杆菌感染的处理——Maastricht Ⅳ/Florence 共识报告》指出，幽门螺杆菌感染是胃癌重要的危险因素，根除幽门螺杆菌是降低胃癌发病率较有前途的策略。根除幽门螺杆菌可消除炎性反应，使萎缩进展减慢或停止，甚至可逆转萎缩，但尚无证据表明根除治疗能够逆转肠化生。根除幽门螺杆菌可降低胃癌发生的风险，且在癌前病变发生前进行根除治疗能更有效地降低胃癌的发生率。在胃癌高发地区，根除幽门螺杆菌以预防胃癌的策略具有成本—效益比的优势。《第四次全国幽门螺杆菌感染处理共识报告》和《中国慢性胃炎共识意见（2012年，上海）》均指出，根除幽门螺杆菌可消除幽门螺杆菌相关性慢性胃炎的活动性，使慢性炎性反应程度减轻，防止胃黏膜萎缩和肠化生进一步发展，并可使部分患者的萎缩得到逆转，亦有可能减缓癌变进程；降低胃癌的发生率。

胃癌的发生涉及多个环节、多个阶段。由幽门螺杆菌感染导致的胃癌需要细菌特异性的毒力、宿主免疫反应、环境饮食因素的综合协同作用，其中感染继发的慢性炎性反应是胃癌产生和进展的核心步骤。因此，理论上根除幽门螺杆菌可有效预防胃癌的发生。一项Meta分析显示，将无症状的幽门螺杆菌感染者分为根除治疗组和非根除治疗组，随访各组胃癌的发生率并进行比较，结果发现有2项研究显示根除幽门螺杆菌对胃癌发生无效，另外4项研究则表明幽门螺杆菌的根除治疗可明显降低胃癌的发病风险。研究结果显示在3 294例接受根除治疗的受试者中有51例（1.6%）发生胃癌，在3 203例对照组受试者中有76例（2.4%）发生胃癌，相对危险度（RR）为0.66。根除治疗组与非根除治疗组相比较，胃癌相关死亡的RR值为0.67。该研究结果显示根除幽门螺杆菌可有效降低胃癌的发生风险。

Ford等的Meta分析进一步对在基线水平有癌前病变组和无癌前病变组进行亚组分析，结果均未显示出幽门螺杆菌根除治疗的益处。然而其中一项研究显示，对基线时无癌前病变的受试者进行幽门螺杆菌根除治疗可显著降低胃癌的发生风险，提示在胃癌的发生过程中可能有一个不可逆点，在此之后进行根除治疗将不能预防胃癌的发生。另有研究表明，基线病情在肠化生及之后的癌前病变更可能进一步发展为胃癌，在此之前的胃黏膜改变（非萎缩性胃炎、萎缩性胃炎）则较少进展，因此肠化生可能是胃癌发展过程中不可逆的一点。

2013年，日本将幽门螺杆菌根除治疗纳入了国家医疗保险范围，成为世界上首个实施全民幽门螺杆菌筛查和治疗的国家。在此基础上,日本规划了消灭胃癌的路线图并加以实施,实施的方法为:幽门螺杆菌阳性的慢性胃炎患者均接受根除治疗,后续辅以定期内镜监测,计划在10~20年内显著降低胃癌的病死率。2015年,韩国也制定了消灭胃癌的路线图,考虑在50岁左右的幽门螺杆菌阳性胃癌高危患者中进行根除治疗。

目前只有少数几个国家将根治幽门螺杆菌预防胃癌纳入国家计划,我国尚无此项计划。但对于胃癌的高发人群,可考虑自行到医院进行根治幽门螺杆菌治疗。在动物实验中,幽门螺杆菌疫苗对幽门螺杆菌感染有明显的预防和治疗作用。我国是胃癌的高发地区,幽门螺杆菌感染率高,因此研究幽门螺杆菌疫苗也是一个可行的研究方向。

2. 胃癌的二级预防

胃癌要早发现早治疗,胃癌一般在出现症状后3个月能得到诊断的不足1/3,而在出现症状后1年以上才得到诊断的超过1/3,我国早期胃癌的诊断率仅10%~15%,而日本的早期胃癌诊断率为60%~70%,治愈率超过70%。我国的很多胃癌患者失去了早期诊断的机会,因此胃癌的早期诊断非常重要。

胃癌的预后有赖于胃癌的早期发现和早期治疗。浸润性胃癌患者术后5年生存率为20%左右,但早期胃癌患者术后5年生存率则高达90%。因此胃癌早期发现、早期诊断与治疗是提高生存率的关键。由于胃癌病因到目前为止尚不完全清楚,针对胃癌发病病因的一级预防还有不少困难。因此,如果临床上能对患胃癌的高危人群及癌前病变进行严密的观察和随访并研究其预防和治疗的方法,即二级预防,那么胃癌的早期检出率和治愈率就会大幅度提高,从而使更多的胃癌患者获得治愈的机会。

二级预防又称为临床前预防,"三早"预防,其目标是防治初发疾病的发展,任务包括诊断癌症症状做到"三早"(早期发现、早期诊断、早期治疗)措施,阻止或减缓疾病的发展,恢复健康。

二级预防首先要确定患胃癌的高危人群,并对这些人群进行定期普查。

(1) 不良的饮食及生活习惯。① 高盐饮食:长期食用腌制、烧烤食品,如咸鱼、咸肉、腌菜等食物,这些不良饮食习惯均与胃癌的发生率和死亡率升高有关;② 高亚硝酸盐化合物摄入:高亚硝酸盐摄入与患胃癌的危险性显著相关,尤其是幽门螺杆菌感染者;③ 长期缺乏或摄入蔬菜水果过少者患胃癌风险明显增加;④ 长期吸烟和中度以上酗酒者发生胃癌的危险显著升高。此外老年人也是胃癌的高发人群。

(2) 幽门螺杆菌感染者:世界卫生组织已经将幽门螺杆菌感染列为Ⅰ类致癌物。尤其与非贲门胃癌关系更大,其发病率较无幽门螺杆菌感染者高达6倍以上。

(3) 残胃者:残胃癌可发生于残胃内和胃肠吻合口。一般手术15年以上胃癌发生率逐渐升高。20年以上术后胃癌者,胃癌发生率是一般人群的7~8倍。残胃癌的发生与首次胃部手术的方式有关,胃次全切除术后做毕Ⅱ式较单纯胃空肠吻合术毕Ⅰ式者更易发生残胃癌。

(4) 胃溃疡:可以癌变,癌变率为5%,癌变的原因是慢性溃疡边缘的黏膜受到损伤破坏,机体对其反复增生和修复的过程容易诱发癌变。长期慢性胃溃疡患者胃癌的患病风险明显升高。

(5) 慢性萎缩性胃炎:慢性萎缩性胃炎会演变为胃癌。一般从浅表性胃炎进展到萎缩性胃炎再到癌,往往需要10~20年的时间甚至更长。

（6）胃息肉：胃息肉可分为有蒂和无蒂息肉。无蒂息肉较有蒂息肉容易癌变。息肉体积大的癌变率高，尤其是息肉直径大于 3 mm 者，癌变率可达 70%。与胃癌发生关系最为密切的是腺瘤样息肉，直径大于 2 cm，底部较宽者易癌变。

（7）肠上皮化生：在胃黏膜上发现肠腺上皮，就是肠上皮化生，肠上皮化生有小肠型和大肠型，其中大肠型与胃癌关系最为密切。如果发现大肠型肠上皮化生且伴有重度不典型增生时，经内科治疗效果不明显者，应定期做胃镜检查。

（8）胃黏膜不典型增生：与胃癌关系较为密切，分为轻度、中度和重度。

（9）遗传因素：有家族性癌症病史的人群发生胃癌的危险性显著高于对照人群，少见的弥漫型胃癌尤其明显。

建议上述人群每 2 年至少做一次胃镜。对残胃的随访，有人建议：凡 40 岁以前的手术者，术后 20 年起每年随访 1 次；凡 40 岁以后的手术者，术后 10 年起每年 1 次；有慢性胆汁返流者，术后 10 年起每年 1 次；残胃有重度异型增生者，应缩短随访间隔；出现上腹部症状时应及时做胃镜检查。

胃癌的早期症状非常隐匿，仅部分患者有轻度消化道症状，如上腹部不适、轻微饱胀、疼痛、恶心等，而这些症状并非胃癌所特有，也可见于慢性胃炎、胃溃疡等。正因为没有明显症状，让多数人放松了警惕。发现早期胃癌的最好的方法就是早做胃镜检查。我国胃镜检查的普及程度远远低于国际平均水平，患者和社会对胃癌的认识普遍不足，没有定期的体检筛查也是我国早期胃癌诊断率低的重要原因。

3. 胃癌的三级预防：系统治疗和对症治疗

三级预防又称临床预防。三级预防可以防止伤残和促进功能恢复，提高生存质量，延长寿命，降低病死率。其主要是系统治疗、对症治疗和康复治疗。

对症治疗可以改善症状、减少疾病的不良反应，防止复发转移，预防并发症和伤残等。对已丧失劳动力或伤残者提高康复治疗，促进其身心方面早日康复，使其恢复劳动力，争取病而不残或残而不废，保存其创造经济价值和社会价值的能力。康复治疗包括功能康复、心理康复、社会康复和职业康复。

三级预防是对疾病进入后期阶段的预防措施，此时机体对疾病已失去调节代偿能力，将出现伤残或死亡的结局。此时应采取对症治疗，减少痛苦延长生命，并实施各种康复工作，力求病而不残，残而不废，促进康复。

1) 系统治疗

(1) 早中期患者手术治疗

手术治疗是唯一有可能根治胃癌的一种治疗手段。对于早中期患者，如果身体条件允许，均应行手术治疗。在胃癌手术治疗中，扩大的 D2 淋巴结清扫术作为标准的胃癌根治术的地位已获得了全球共识。无论是中国卫生部胃癌诊疗规范、日本胃癌指南、亚洲胃癌管理指南还是欧洲肿瘤内科学会(European Society of Medical Oncology，ESMO)指南，美国国立癌症综合治疗联盟(National Comprehensive Cancer Network，NCCN)指南均推荐有条件的胃癌患者进行标准的 D2 根治术。我国的大部分胃癌患者基本上接受的是 D2 根治术。到目前为止，对进行 D2 根治术的患者的术后辅助化疗的研究目前主要有两个：ACTS-GC 研究和 CLASSIC 研究。

ACTS-GC 研究是一项在日本开展的Ⅲ期临床研究，该研究主要将胃癌患者单纯手术与术后进行一年的口服 S-1 单药治疗的疗效进行比较。该研究首次证实进行 D2 根治术的胃癌患者能从术后辅助化疗中获益。但该研究仅验证了 S-1 在日本人群中的疗效,且该研究的分组分析提示Ⅲ期胃癌患者从 S-1 单药中的获益并不如Ⅱ期患者明显,因此需要进一步探索能使Ⅲ期胃癌患者有较大获益的化疗方案。

CLASSIC 研究是由韩国和中国参加的迄今为止最大规模的国际多中心胃癌辅助Ⅲ期临床研究($n=1\,035$),也是首个涵盖中国患者的胃癌辅助化疗国际多中心Ⅲ期研究。该研究对胃癌患者单纯手术和术后进行 XELOX(卡培他滨+奥沙利铂)方案化疗的疗效进行了比较。该研究进一步肯定了 D2 术后的患者能从术后辅助化疗中获益。在这项研究中,两药联合的方案使Ⅱ期和Ⅲ期的患者有较一致的化疗获益,且在耐受性方面也优于 S-1 单药治疗。因此,目前 NCCN 指南推荐的胃癌患者 D2 术后的标准辅助化疗方案是卡培他滨联合奥沙利铂或顺铂。

对进行 D2 根治术的患者是否需要进行术后放疗这一问题,ARTIST 临床研究给了我们部分答案。这项研究显示在术后辅助化疗中加入同步放疗并不能延长患者的无病生存期(DFS),但分组分析发现,淋巴结阳性的患者加入放疗后其 3 年 DFS 优于术后化疗的患者($P=0.036\,5$)。这一研究提示 D2 术后化疗加放疗的联合治疗手段可能对淋巴结阳性的患者有进一步获益,但在总体结果阴性的前提下,淋巴结阳性的亚组患者的获益不宜直接推广到临床实践。目前研究者进一步开展了前瞻性随机对照的 ARTIST-Ⅱ研究,旨在评价淋巴结阳性的患者是否能从辅助放化疗中获益。

目前对于术后辅助治疗患者的化疗建议是:对肿瘤浸润深度超过黏膜下层(肌层或以上),或伴有淋巴结转移但尚未侵犯邻近脏器的胃癌患者,均应行标准手术(D2 根治术)。对于术后病理分期为ⅠB期伴淋巴结转移者,Ⅱ期及以上胃癌患者均应进行术后辅助化疗。辅助化疗方案推荐氟尿嘧啶类药物联合铂类的两药联合方案。卡培他滨联合奥沙利铂或顺铂是目前 NCCN 指南推荐的首选术后辅助化疗方案。对临床病理分期为ⅠB期、体力状况差、高龄、不耐受两药联合方案者,考虑采用口服氟尿嘧啶类药物的单药化疗。对 D2 术后患者是否需要进行放疗仍存在争议,临床治疗中需谨慎选择。

(2)局部晚期不可切除的胃癌患者的治疗

对于局部晚期不可切除的胃癌患者是否可进行新辅助化疗后再行手术治疗这一问题,近年来有几项Ⅱ期临床试验的报道,这些报道显示对局部进展期的胃癌患者在经过了 3~4 个月的两药或三药联合化疗后,有 70%~85% 的患者可进行手术治疗,且有 60% 的患者能达到 R0 切除(包括 D2 淋巴结阳性的患者),这些患者的总生存期在 14.6~31.8 个月之间,3 年总生存率为 27%~42%,这些生存数据均优于未进行手术的局部晚期胃癌患者。因此,我国卫生部的胃癌诊疗规范推荐对无远处转移的局部进展期胃癌(T3/4,N+)进行两药或三药联合的新辅助化疗再联合手术治疗。但由于新辅助化疗的地位尚缺乏随机对照的Ⅲ期临床试验的验证,NCCN 和 ESMO 指南仍然推荐姑息化疗作为不可切除的局部晚期的胃癌或食管胃交界肿瘤的标准治疗方案。

最近的一项Ⅲ期临床研究比较了局部晚期的胃食管结合部腺癌患者在术前化疗中加或不加放疗对患者生存期的影响。研究发现,术前进行同步放化疗的患者获得的病理学完全缓解率(15.6% 与 2.0%)和淋巴结阴性(64% 与 37%)的比例较单纯术前化疗组显著提高。术前同步放化疗使患者的 3 年生存率由 28% 提高至 47%。尽管该研究因为入组缓慢而提前关闭,但对于胃食管结合部的腺癌患者而言,术前同步放化疗与术前化疗相比存在生存获益的趋势,提示我们在临床工作中对于局部晚期的胃食管结合部腺癌患者可在手术前行同步放化疗。

(3) 转移性或不可切除胃癌患者的治疗

目前 NCCN 指南中获得Ⅰ类循证医学证据的用于治疗转移性或不可切除胃癌患者的化疗有 DCF(多西他赛+顺铂+5-氟尿嘧啶),ECF 改良方案(表柔比星+顺铂/奥沙利铂+5-氟尿嘧啶/卡培他滨)和 CF(5-氟尿嘧啶/卡培他滨+顺铂)方案。在这些一线治疗方案中,两药联合方案(CF)因毒性低推荐作为首选。三药方案对体力状况好的且能定期评估毒副反应的患者可考虑选择。

氟尿嘧啶类和铂类药物是晚期胃癌化疗的主流药物,但近年来晚期胃癌化疗也发生了一些变化,主要体现在：

① 口服氟尿嘧啶类药物逐渐增多。2009 年以前临床上绝大多数使用的是静脉 5-氟尿嘧啶,2009 年以后口服氟尿嘧啶类药物在临床使用中逐渐增多,甚至可以替代静脉 5-氟尿嘧啶。卡培他滨是一种口服的氟尿嘧啶类药物,能在细胞内转化为 5-FU。有两项Ⅲ期临床试验(REAL-2 和 ML17032)比较了卡培他滨治疗胃癌的疗效和安全性并证实卡培他滨与氟尿嘧啶相比有相似的疗效和毒副反应。关于这两项临床试验的 Meta 分析显示,与接受含5-FU 联合方案治疗的患者相比,接受含卡培他滨联合治疗的患者总生存期获得改善。因此,NCCN 指南推荐卡培他滨可与静脉滴注 5-FU 互换使用。另一种新型的口服氟尿嘧啶类药物 S-1 被 FLAGC 研究证实与 5-FU 有相似的疗效,两种药物分别与顺铂联用取得了相似的中位生存时间,且顺铂和 S-1 联合方案安全性更好。因此,2011 年欧洲药品管理局批准了 S-1 和顺铂联合方案用于晚期胃癌患者,该方案也是日本晚期胃癌患者的一线治疗方案。

② 第三代化疗药物逐渐进入胃癌一线治疗。与顺铂的强致吐性和肾毒性相比,第三代铂类奥沙利铂的毒副反应明显降低。最近的两项Ⅲ期临床研究显示含奥沙利铂方案与含顺铂方案相比疗效相当甚至略优且病人的耐受性更好。因此,NCCN 指南推荐顺铂和奥沙利铂可以根据毒性反应互换使用。与铂类药物相比,以往的胃癌治疗中很少出现紫杉类药物参与的Ⅲ期临床,而 2002 年发表的Ⅲ期临床研究(V325)首次确认了紫杉类药物在胃癌中的地位,包含了多西他赛的 DCF 方案被 NCCN 列为晚期胃癌患者推荐的一线治疗方案。近年来有越来越多的关于胃癌的临床研究将紫杉类药物纳入其中。随着这些临床试验结果的出炉,紫杉类药物在晚期胃癌治疗中的地位可能得到进一步的肯定。

③ 晚期胃癌的维持治疗开始受到关注。近年来在肺癌和乳腺癌等肿瘤的治疗中,维持治疗的地位逐渐得到肯定。胃癌方面也有研究者致力于维持治疗研究。2011 年 ASCO 上公布的一项Ⅱ期临床研究表明晚期胃癌患者进行紫杉醇联合卡培他滨化疗后再进行卡培他滨维持治疗这一治疗模式有良好的耐受性和疗效。一项旨在比较卡培他滨维持治疗疗效的Ⅲ期临床研究(ML22697 研究)正在进行,我们期待着这一研究的最终结果。

(4) 靶向治疗

国际多中心Ⅲ期临床试验 ToGA 研究证实,曲妥珠单抗联合化疗在 HER-2 阳性晚期胃癌患者的疗效显著优于单纯化疗。从 2010 年起欧盟、美国、日本和中国相继批准曲妥珠单抗联合化疗用于 HER-2 阳性的晚期胃癌或胃食管结合部腺癌患者,这也是最早被批准的用于晚期胃癌患者的靶向药物。近年来我国批准抗血管生成药物阿帕替尼联合或不联合化疗用于治疗晚期胃癌患者的三线治疗。

2) 对症治疗和康复治疗

(1) 手术后并发症

手术切除是胃癌患者治愈的主要手段,由于手术改变了患者的消化道结构,因此术后一些并发症也较为常见。下面将胃癌手术后的一些常见的远期并发症及相关的处理、护理、预防做一介绍。

① 倾倒综合征

倾倒综合征是胃大部切除术和各式迷走神经切断术附加引流性手术后的常见并发症,文献报道发生率为15%～30%。发生倾倒综合征的主要原因是血容量减少和高渗物质倾入空肠。早期倾倒综合征主要表现是在进食后30分钟内出现以下症状,主要包括:乏力、困倦、颜面潮红或苍白、全身发热、冷汗、头晕、麻木及神志不清等,消化系统症状包括嗳气、肠鸣、腹痛、腹泻、腹胀等。晚期倾倒综合征的表现是饭后2～3小时出现以上症状。

预防和治疗方面,多数患者可通过饮食调节控制症状,症状严重或持续的病人,可少量多餐高蛋白、高脂肪和低碳水化合物饮食。避免进食液体食物,餐后平卧30分钟,餐后30～60分钟可饮用无糖水并口服果胶,延缓胃部排空,减慢小肠内容物的流速,抑制碳水化合物的吸收。非手术无效的患者可考虑手术治疗。

② 反流性食管炎

主要由于胃切除术后,胃、十二指肠及空肠的液体返流入食管,引起食管炎。消化液返流入食管内和反流物在食管内排除延迟为两个主要因素,发病多在术后1年内,主要症状是有心前区烧灼感、心窝部疼痛、胸骨后刺痛感等,卧位、饭后或劳累过度容易诱发。

治疗方面大多数患者通过保守治疗能缓解。睡眠时保持头高脚低位,可预防和治疗反流性食管炎。由于饭后容易引起胃食管反射,所以饭后要间隔充分的时间再入睡非常重要。药物治疗方面可选择黏膜保护剂、胃酸抑制剂和改善胃肠动力的药物。极少数症状严重的患者可考虑手术治疗。

③ Roux-en-Y 滞留综合征

目前病因尚不清楚,主要认为胃部手术后迷走神经切断,导致胃肠肌张力减低,胃壁松弛,胃腔扩张,胃排空无力。其主要表现为患者进食后出现上腹饱胀感、腹痛、恶心、呕吐等。

治疗方面主要以保守治疗为主,滞留症状随时间的推移会逐步消除。预防和治疗方面,以流质为主,可口服改善胃肠动力的药物及抗生素。对滞留严重或长期不缓解的患者可考虑进行手术治疗。

④ 贫血

胃切除术后贫血的发生率为33%,贫血的主要原因是胃切除术后胃容积减少,食物不能与消化酶充分融合,导致消化不良。另外,术后患者体内维生素 B_{12}、叶酸、铁蛋白、内因子缺乏也可导致贫血。

预防和治疗方面,胃癌切除术后的患者应多进食含铁丰富的食物,已经出现贫血的患者可口服铁剂治疗,必要时肌注铁剂治疗。巨幼红细胞性贫血时肌肉注射维生素 B_{12},同时补充维生素C和铁剂。胃癌术后应该定期复查血常规,如出现贫血应及早纠正和治疗。

⑤ 骨代谢障碍

胃癌术后约有30%的患者会出现骨代谢障碍。骨代谢障碍的主要表现是胃切除术后出现龋齿、手足麻木、骨痛、骨质疏松等。发生骨代谢障碍的主要原因是胃切除术后进食量与胃酸分泌减少,对脂肪不耐受,小肠对钙与脂溶性维生素D吸收减少,导致钙质流失。

治疗方面,要摄取含钙质多的食物。使用活性维生素 D 治疗后有效率达 80%,骨关节症状改善 60%。

(2) 化疗后并发症

① 消化道反应

几乎每种肿瘤化疗药物都具有不同程度的消化道反应,有迟发的,也有剂量限制的,主要表现为恶心、呕吐、厌食、口腔黏膜炎、腹泻、便秘等。

消化道反应常较骨髓抑制出现早,恶心、呕吐反应以顺铂最明显,给予止吐药及激素可减轻或防止呕吐,常用甲氧氯普胺(胃复安)、昂丹司琼、格拉司琼。调整给药时间(尽量睡前给药);尽量减少药物对胃黏膜刺激(同时服用氢氧化铝凝胶等);少食多餐并限食含 5-羟色胺丰富的水果和蔬菜如香蕉、茄子等。抗代谢类药物氟尿嘧啶及其衍生物、伊立替康、紫杉类、干细胞移植时应用大剂量化疗方案等可引起腹泻,如出现严重的腹泻(如血性腹泻)应立即停药,并给予洛哌丁胺(易蒙停)等止泻药治疗同时给予补液治疗。氟尿嘧啶、多柔比星等可引起口腔黏膜炎或溃疡,应注意口腔卫生,化疗后开始一周内可用温开水 200~300 mL 加庆大霉素 8 万 U 含漱后服下或以复方氯己定液漱口,可减少腹泻和口腔溃疡的发生率,溃疡处可应用口腔溃疡膜、锡类散等治疗,也可用 2.5%~5% 碳酸氢钠溶液漱口。

② 骨髓抑制

多数肿瘤化疗药都会引起骨髓抑制,骨髓抑制的最初表现以白细胞特别是粒细胞下降最多见,也有些主要引起血小板减少,如奥沙利铂等,严重时血红蛋白也下降。以往当骨髓出现抑制时采用输全血及激素类药物治疗,但效果不甚理想。20 世纪 90 年代初相继研究出粒细胞集落刺激因子(G-CSF)和粒细胞-巨噬细胞集落刺激因子(GM-CSF),解决了这个问题。现在可通过成分输血、给予 G-CSF 或 GM-CSF、骨髓移植、外周血干细胞移植来解决。患者白细胞低于 $1\times 10^9/L$ 时需输血小板,也可使用促血小板生成素、白介素-2 等促进血小板恢复。在使用 G-CSF 或 GM-CSF 时应注意在化疗结束后 24~48 小时开始使用,不宜在化疗前或化疗过程中使用。这类细胞因子本身有致骨痛的不良反应,在治疗过程中应密切观察血常规变化。

③ 肝肾毒性

绝大多数化疗药物都要经过肝脏或肾脏代谢,一些化疗药物可引起肝肾毒性。如多柔比星、雷替曲塞可引起不同程度的肝损伤,一过性肝损伤经过停药后可恢复,但有些药物导致的肝损伤是迟发性的,给药后比较长的一段时间都会有肝功能异常,可给予护肝药物治疗。

顺铂和氟尿嘧啶类药物可造成不同程度的肾损伤。在使用顺铂等肾损伤比较明显的药物的时候要多饮水,同时静脉补充大剂量液体水化利尿治疗。治疗期间可给予氨磷汀治疗可减少肾毒性。

④ 心脏毒性

使用卡培他滨、蒽环类药物时可出现心脏毒性,因此在使用这些药物的时候要了解患者有无心脏病史或胸部放疗史。心脏毒性和药物的累积剂量有关。多柔比星的累积剂量不宜超过 450 mg/m^2。治疗的过程中要做心电监护、心脏超声检测左心室射血分数、心电图等。如出现左心室射血分数迅速降低等应及时停止用药并给予保护心肌的药物。

⑤ 神经系统毒性

主要指周围神经损伤,主要表现为指/趾端麻木,感觉迟钝异常,腱反射消失等,一般停药一段时间后可恢复,治疗上可给予维生素 B_{12}、维生素 B_1、营养周围神经的药物等。奥沙利铂可引起周围神经损伤,当奥沙利铂的累积剂量达到 800 mg/m² 后发生不可逆周围神经损伤的危险性为 10%～15%。

⑥ 脱发

化疗药物会损伤毛囊,导致毛囊内增殖较快的细胞死亡,引起不同程度的脱发,其中以蒽环类和紫杉类药物引起的脱发最为明显。药物可能引起的脱发等副反应在治疗前应该跟患者交代清楚。脱发一般无需处理,药物停止使用后毛发可再生。

4. 胃癌的四级预防

四级预防即临终关怀,包括临终前的姑息和对症治疗,又称为晚期胃癌的最佳支持治疗。

1) 幽门狭窄或梗阻

幽门狭窄或梗阻的传统姑息治疗手段是胃—空肠转流,但晚期患者常体质状况差,难以耐受手术,术后病死率高,因此有报道认为胃—空肠转流术并不能改善患者的生存率及生活质量。近年来,应用自动扩张型金属支架可改善缓解梗阻症状。该金属支架需在局部麻醉下经纤维内镜引导,气囊扩张幽门狭窄段后放置自动扩张型腔内支架以缓解症状。该方法操作简单、安全、疼痛少、成功率高。文献报道放置支架可使30%的患者恢复普通饮食,55%的患者可进食半流饮食,15%的患者可进食流质,但仍有5%的患者难以进食。对于难以放置支架的极晚期患者,可采用经皮内镜引导下胃造口术。

2) 上消化道出血及穿孔

胃癌出血的发生率为9.6%～26.0%,显性出血的发病率为4.5%～19.0%。胃癌出血的原因包括:肿瘤生长迅速,坏死脱落;肿瘤血管基底膜不完善,肌层发育不良,难以有效回缩止血;凝血功能障碍等。晚期胃癌患者一旦出现消化道大出血往往难以控制。在患者不允许手术的情况下,可用腔内微创技术如内镜下喷洒止血药和明胶,内镜下激光及冷冻技术止血等。晚期胃癌患者合并穿孔常常伴有腹膜炎的症状,只要身体条件允许,均应行剖腹探查,若原发灶可被切除,则争取姑息切除。单纯进行穿孔处修补益处不大,如条件许可,可同时施行胃造口及空肠造口术,解决患者营养问题。

3) 疼痛

疼痛是晚期肿瘤患者常见的并发症,约有70%的晚期肿瘤患者都会出现疼痛症状。疼痛不仅使患者在精神和肉体上饱受折磨,还直接影响家属的休息和工作。因此,解除疼痛是处理胃癌晚期患者的重要环节。

晚期肿瘤患者出现疼痛首先要了解疼痛的病因,如骨转移疼痛首先要诊断骨转移灶进行必要的治疗,如抗骨转移治疗,必要时行骨转移灶放疗等。在对疼痛的病因进行了处理后,如仍存在疼痛可按照"癌症患者三阶梯止痛治疗"的原则进行镇痛治疗。其主要原则是根据疼痛的程度,分为轻度、中度和重度疼痛。按阶梯给药是指根据疼痛程度的不同给予不同程度的止痛药物,并且从低阶梯药物开始逐渐使用高阶梯药物。对于轻到中度疼痛,先选用非阿片类药物。如果推荐剂量达不到镇痛效果,则应升高一级,使用非阿片类药物联合弱阿片类药物。若仍不能达到满意的止痛效果,则应再升高一级,使用强阿片类药物加或不加非阿片类药物。对于一些神经病理性疼痛则需要在以上用药的基础上加用抗抑郁药物。对于顽固性的神经侵犯或压迫引起的疼痛,可行选择性神经阻滞或切断治疗。

4)心理家庭治疗

对于大多数晚期患者来说,保证生活质量可能比延长生存时间更为重要。许多终末期患者都希望在家庭中进行治疗和护理,家庭治疗逐渐受到重视。家庭治疗主要体现在缓解症状、镇痛和改善营养等。终末期患者在家庭中治疗可以有更多的时间和家人团聚,使精神和生理上得到安慰,在一定程度上也降低了治疗的费用。

参考文献

[1] Chen W, Zheng R, Baade P D, et al. Cancer statistics in China, 2015[J]. CA Cancer J Clin. 2016, 66: 115-132.

[2] Parkin D M, Bray F, Ferlay J, et al. Global cancer statistics, 2002[J]. CA Cancer J Clin, 2005, 55: 74-108.

[3] Correa P, Haenszel W, Cuello C, et al. A model for gastric cancer epidemiology[J]. Lancet, 1975, 2: 58-60.

[4] Ford A C, Forman D, Hunt R H, et al. Helicobacter pylori eradication therapy to prevent gastric cancer in healthy asymptomatic infected individuals: systematic review and meta-analysis of randomised controlled trials[J]. BMJ, 2014, 348: g3174.

[5] 陆红. 根除幽门螺杆菌预防胃癌[J]. 中华消化杂志, 2016, 26: 17-19.

[6] 徐飚, 王建明. 胃癌流行病学研究[J]. 中华肿瘤防治杂志, 2006, 13(1): 1-7.

[7] 徐明, 杨坚波, 林玉娣, 等. 饮用水微囊藻毒素与消化道恶性肿瘤死亡率关系的流行病学研究[J]. 中国慢性病预防与控制, 2003, 11: 112-113.

[8] Morinaga K. Cohort Studies on Cancer Mortality Among Workers Exposed Only to Chrysotile Asbestos: a Meta-analysis[J]. Biomed Environ Sci, 2004, 17: 459-468.

[9] Guilford P, Hopkins J, Harraway J, et al. E-cadherin germline mutations in familial gastric cancer[J]. Nature, 1998, 392: 402-405.

[10] Gayther S A, Gorringe K L, Ramus S J, et al. Identification of germline E-cadherin mutations in gastric cancer families of European origin[J]. Cancer Res, 1998, 58: 4086-4089.

[11] Stone J, Bevan S, Cunningham D, et al. Low frequency of germline E-cadherin mutations in familial and nonfamilial gastric cancer[J]. Br J Cancer, 1999, 79: 1935-1937.

[12] Lynch H T, Grady W, Suriano G, et al. Gastric cancer: new genetic developments[J]. J Surg Oncol, 2005, 90: 114-133.

[13] Lee S G, Kim B, Choi J, et al. Genetic polymorphisms of XRCC1 and risk of gastric cancer[J]. Cancer Lett, 2002, 187: 53-60.

第七章 结直肠癌的临床预防方略

第一节 结直肠癌的流行病学

结直肠癌是消化系统常见肿瘤,根据2015年《CA:临床医师癌症杂志》(*CA Cancer J Clin*)所发表的《2012全球癌症统计》资料显示,其在世界范围内发病率已位于恶性肿瘤第3位,仅次于肺癌及乳腺癌,死亡率位于恶性肿瘤第4位,仅次于肺癌、肝癌和胃癌。目前全世界每年大约有140万新发结直肠癌患者。其中男性结直肠癌发病率排在第3位,约为10.0%,位于肺癌、前列腺癌之后,死亡率排在第4位,位于肺癌、肝癌与胃癌之后;在女性中,结直肠癌发病率仅次于乳腺癌,居第2位,而死亡率位于第3位,排在乳腺癌、肺癌之后。2012年中国男、女性结直肠癌发病率分别为16.9/10万和11.6/10万,死亡率分别为9.0/10万和6.1/10万。其发病率排在第5位,位列肺癌、胃癌、肝癌和乳腺癌之后,死亡率则排在肺癌、肝癌、胃癌和食管癌之后,同样位列第5位。根据流行病学调查,结直肠癌的发病率和死亡率存在明显地区分布差异、时间分布差异和人群分布差异。

1. 地区分布

世界各地结直肠癌的发病率与死亡率有巨大差异。总体来说,其发病率与地区经济发展正相关,发达地区高于欠发达地区,男女发病率地区分布差异不明显。发达地区结直肠癌发病率为29.2/10万,占恶性肿瘤的12.1%;欠发达地区发病率为11.7/10万,占恶性肿瘤的7.8%。澳大利亚、新西兰、美国等发达国家是结直肠癌发病率最高的国家,其中澳大利亚、新西兰男性和女性世界标化发病率分别为44.8/10万和32.2/10万,英格兰、威尔士、以色列等地发病率居中,亚洲、非洲和多数拉丁美洲国家发病率最低,其中西非男性和女性世界标化分别为4.5/10万和3.8/10万,若将国家细化为地区再分布进行统计,则差异更为明显。但值得注意的是,目前结直肠癌高发地区,如美国,发病率有所下降,而低发地区的发病率则呈上升趋势。死亡率同样是发达地区高于欠发达地区。发达地区死亡率为11.6/10万,占死亡总数的11.6%;欠发达地区死亡率为6.6/10万,占死亡总数的6.8%。

同样的地区差异也在我国显现。在结直肠癌发病率与死亡率统计中,城市高于农村,沿海高于内陆,高收入地区高于低收入地区。其中发病率最高的地区为华南区,而发病率最低的地区为西北区。根据最新的统计数据,城市地区的发病率为26.70/10万,农村地区为15.01/10万;城市地区的死亡率为12.57/10万,农村地区为7.48/10万;城市地区的发病率与死亡率比农村地区分别高1.78倍与1.68倍。再看地区间的数据,结直肠癌发病率东部地区为 21.50/10 万,中部地区为 20.33/10 万,西部地区为 20.64/10 万;死亡率东部地区为 10.28/10 万,中部地区为 9.18/10 万,西部地区为 10.74/10 万。根据 2010 年我国 145 个肿瘤登记点上报的数据,发病率位于前五位的地区依次为深圳、厦门市区、吉林通化、广州和湖南岳阳楼区,发病率位于后五位的地区依次为江苏海安、山东滕州、江苏涟水、厦门同安和江苏泰兴。结直肠癌死亡率与发病率顺序不完全相同,死亡率前五位依次为厦门市区、保定市区、吉林通化、成都彭州、成都龙泉驿区,后五位依次为河南西平、辽宁康平、河南济源、江苏涟水、河南禹州。其中,深圳市发病率为 42.85/10 万,江苏泰兴发病率 4.06/10 万;厦门市区死亡率为 11.69/10 万,河南禹州死亡率为 1.40/10 万。由此可见,结直肠癌的发生与地区经济、生活习惯等相关,如果我们能从这些方面加以研究,总结出其发生发展的危险因素并加以早期干预,可以降低结直肠癌的发生并改善其预后。

2. 种族分布

尽管在 20 世纪 80 年代,多数地区白人结直肠癌发病率比非白人高,但从 90 年代后,非裔美国人的发病率已经超过白人。1993—1997 年,美国白人男女发病率分别为 38.1/10 万与 27.6/10 万,而美国黑人男女发病率则分别为 44.2/10 万与 34.3/10 万。2010 年,结直肠癌的发病率由高到低依次为非裔美国人、白人、西班牙人、亚洲/太平洋岛人和美国印第安人/阿拉斯加州本地人。与发病率趋势相一致,非裔美国人的死亡率在男性与女性中均为最高,其余人种死亡率稍有差别。这种差异主要可能是因为白种人能享受较好的医疗资源,做到早期筛查。此外,亦与生活环境、收入差异、教育待遇等方面的差距有关。

中国的结直肠癌发病率低于美国,但移居至美国后,二代华裔发病率显著上升,发病率与当地居民类似,可见,相对于遗传因素,环境因素在结直肠癌的发生发展中起了决定性作用。

3. 性别分布

世界范围内男性结直肠癌的发病率与死亡率均高于女性。GLOBOCAN 2012 的数据显示,全世界男女结直肠癌发病和死亡数比分别为 1.21 和 1.17,发达地区为 1.18 和 1.11,欠发达地区为 1.26 和 1.22。美国白人中结直肠癌男女发病率比为 1.49,黄种人男女发病率比为 1.22。

我国 2010 年城市、农村男女结直肠癌发病率与死亡率的数据显示,在东部地区,男女发病率比为 1.22,其中男性发病率为 23.59/10 万,女性发病率为 19.32/10 万;男女死亡率比为 1.24,其中男性死亡率为 11.34/10 万,女性死亡率为 9.18/10 万。在中部地区,男女发病率比为 1.28,其中男性发病率为 22.78/10 万,女性发病率为 17.78/10 万;男女死亡率比为 1.34,其中男性死亡率为 10.49/10 万,女性死亡率为 7.81/10 万。在西部地区,男女发病率比为 1.37,其中男性发病率为 23.79/10 万,女性发病率为 17.31/10 万;男女死亡率比为 1.43,其中男性死亡率为 12.57/10 万,女性死亡率为 8.81/10 万。据此可见,我国不同地区男性结肠癌发病率与死亡率整体趋势均高于女性,与世界范围内的数据相一致。

4. 年龄分布

结直肠癌发病危险性随着年龄增加而增加。在发达国家,发病高峰年龄较大,例如,在美国,40 岁以下患者发病率不足 6%,发病高峰年龄为 75 岁,而在英国,发病高峰年龄为 70 岁。

相对而言,发展中国家结直肠癌患者的发病高峰则要提前,例如,泰国报道结直肠癌患者发病平均年龄为61.2岁,而菲律宾的数据显示发病平均年龄为55.3岁。埃及人结直肠癌发病平均年龄更低,仅为40岁,且有约38%的患者在40岁之前即发病。由此看出,结直肠癌发病率整体趋势为发展中国家发病率较发达国家早。

我国的数据则显示,结直肠癌发病率在50岁年龄组以下较低,50岁以上迅速升高,70岁以上年龄组达到峰值,80岁后缓慢下降。同时,结直肠癌死亡率亦随年龄增大而增加,但增加幅度并不一致。50岁以下患者中死亡率较低,50岁后迅速升高,80岁以上患者死亡率最高。我国不同地区之间发病和死亡年龄趋势基本一致,70岁以上发病率急剧上升,80岁后又缓慢下降,但中西部农村地区发病率在60岁以上患者中基本保持平稳;同样的,中西部农村地区死亡率在60岁以上患者中变化幅度不大,到70岁以上开始上升,但西部农村地区死亡率在75岁即达到峰值。

第二节 结直肠癌可能的发病因素

结直肠癌可能的发病因素包括遗传易感性,例如Lynch综合征(又称为遗传性非息肉性结直肠癌)和家族性腺瘤性息肉病(FAP)等。炎症性肠病(如溃疡性结肠炎,克罗恩病)患者患结直肠癌的风险也会增高,其他可能导致结直肠癌的危险因素包括吸烟、饮酒、食用红肉和加工肉类、低运动量以及肥胖等。

1. 遗传与结直肠癌

约有3%~5%的结直肠癌为遗传性结直肠癌,其中已被明确证实的包括遗传性非息肉性结直肠癌(HNPCC)、家族性腺瘤性息肉病(FAP)、MYH相关性息肉病(MAP)、幼年性息肉病、Cowden综合征、Bannayan-Riley-Ruvalcaba综合征、Peutz-Jeghers综合征。因此提倡对具有以上遗传性结直肠癌危险因素的患者进行严格监测,如条件允许应行基因检测。

1) 遗传性非息肉性结直肠癌

遗传性非息肉性结直肠癌又被称为癌症家族综合征或Lynch综合征。临床常用阿姆斯特丹Ⅱ标准来诊断该病,其标准如下:① 3个或3个以上亲属的病理证实为HNPCC相关癌症(包括结直肠癌、子宫内膜癌、小肠癌、输尿管癌及肾盂癌),其中1人是其他2人的直系亲属,但应排除FAP;② 连续2代家族成员被诊断为HNPCC相关癌症;③ 1个或多个家庭成员在50岁之前确诊为HNPCC。遗传性非息肉性结直肠癌患者平均诊断年龄约为44岁,然而,越来越多的研究表明,20~40岁的患者也并不少见。多数患者多发生在右半结肠,即结肠肝区。

遗传性非息肉性结直肠癌是一种由DNA的错配修复基因突变导致的常染色体显性遗传病,包括MSH2,MLH1,PMS2和MSH6,其中,MSH2和MLH1基因突变占总突变的90%以上。微卫星不稳定性是结直肠癌患者DNA的种系错配修复基因突变引起的,在正常黏膜中不存在,是通过插入或剔除重复DNA单元的方式循环DNA序列而达到微卫星不稳定效果。90%以上遗传性非息肉性结直肠癌患者可以检测出微卫星不稳定性,而散发性结直肠癌患者仅有15%～20%具有微卫星不稳定性。其临床诊断标准为修订后的贝塞斯达指南,其标准如下:① 家族成员在50岁之前确诊为结直肠癌;② 无论年龄如何,同时或非同时发生结直肠或其他HNPCC相关癌症;③ 家族成员在60岁之前确诊为结直肠癌,同时存在MSI-H病理阳性;④ 一个或多个伴HNPCC相关癌症的直系亲属被确诊为结直肠癌;⑤ 无论年龄如何,2个或更多伴HNPCC相关癌症的直系亲属或旁系亲属被诊断为结直肠癌。

对遗传性非息肉性结直肠癌进行早期筛查已达成共识,建议行基因检测,无条件进行基因检测者,从20～30岁开始,每1～2年行结肠镜检查。考虑到子宫内膜癌或卵巢癌的风险,已婚妇女建议每年行阴道超声或子宫内膜活检。在消化系统肿瘤或泌尿系统肿瘤患者家族史中,应常规行胃镜检查、尿液或尿脱落细胞学检查。

2) 家族性腺瘤性息肉病

家族性腺瘤性息肉病是腺瘤性结肠息肉病基因(APC基因)突变导致的常染色体显性遗传疾病,发病广泛。95%的家族性腺瘤性息肉病患者的APC基因突变位于常染色体5q21上。APC基因是一种肿瘤抑制基因,其翻译后的蛋白质功能包括细胞黏附、信号传导及转录激活等。典型家族性腺瘤性息肉病患者发病平均年龄为15岁,如不进行结肠切除,会全部发展为结直肠癌。除肠内病变表现外,也有多种肠外表现。肠外表现包括良性病变与恶性病变,恶性病变主要有纤维母细胞瘤、上消化道恶性肿瘤、甲状腺肿瘤、胆道系统肿瘤、胰腺肿瘤及脑肿瘤。

对该病患者家属成员的突变基因进行检测是最有效的筛查手段,当基因检测不能进行时,应对高危成员常规行结肠镜检查,美国癌症协会制定的筛查标准为12岁、15岁、18岁、21岁及以后的每2年进行一次结肠镜检查。4%～5%的家族性腺瘤性息肉病患者可患有十二指肠球部及壶腹部恶性肿瘤,因此多数专家认为每1～3年亦应进行一次胃镜检查。7岁以下儿童肝母细胞瘤发病率达1/300,应给予常规超声检查。一般来说,明确诊断后手术治疗是防范结直肠癌风险的唯一有效途径。

3) MYH相关性息肉病

MYH相关性息肉病(MAP)是一种因MYH双等位基因突变而导致的常染色体隐性遗传病,位于常染色体1p35上。受影响的个体在青少年时期可发展成腺瘤性息肉病和少腺瘤性息肉病,但表现很难与家族性腺瘤性息肉病区分。另外,需要注意的是,MYH双等位基因突变是MYH相关性息肉病的明确病因,而单等位基因突变与结直肠腺癌发病率的关系尚不明确。MYH相关性息肉病的直系亲属极有可能遗传此病,受影响的个体后代至少是单等位基因突变的携带者。因此建议这类人群40岁即开始筛查结直肠癌。与家族性腺瘤性息肉病类似,基因检测是最好的筛查办法,手术是最好的治疗选择。

4) 幼年性息肉病

幼年性息肉病可表现为散发型幼年性息肉与幼年性息肉病综合征。前者罕见,常因直肠出血或息肉脱出肛外而就诊,是一种非遗传性疾病,并不会增加结直肠癌的患病风险。而后者则是一种常染色体显性综合征,患儿在学龄期因为贫血、低蛋白血症、发育不良或腹痛就诊。BPMR1A基因突变、SMAD4/MADH4基因突变是已知的部分患病原因,其中SMAD4/MADH4基因突变还可伴发动静脉和其他心血管畸形表现,也被称为Osler-Weber-Rendu综合征。同样,基因检测BPMR1A、SMAD4有无突变为筛查高危人群的主要手段,无条件者应行全消化道内镜检查及钡剂透视检查,确定有无幼年性息肉病。在受影响的患者中,定期

(每1~3年)行结肠镜及胃镜检查并对息肉及平坦黏膜进行多次随机活检。发现不典型增生应行息肉切除或结肠切除,结肠切除后对残存肠管再次发生肿瘤的可能性仍需保持警惕。

5) Cowden 综合征

Cowden综合征是一种极其罕见的常染色体显性遗传病,其特征是多发错构瘤。多数患者具有PTEN基因突变。90%以上患者出现面部毛囊瘤,此外,疣状皮损及颊黏膜和舌的鹅卵石样丘疹也可以看到。约35%患者表现为胃肠道错构瘤性息肉,病变可贯穿整个消化道。该病的肠外病变表现包括甲状腺瘤或囊肿、甲状腺癌、纤维囊性疾病、乳腺纤维腺瘤、乳腺癌、卵巢癌、卵巢囊肿、子宫癌等。对肠外病变的认识有助于早期筛查,18岁后应常规检查甲状腺,25岁女性应常规检查乳腺,35岁可行子宫内膜活检。但如果胃肠道症状不存在,则不必常规行胃肠道检查。

6) Bannayan-Riley-Ruvalcaba 综合征

Bannayan-Riley-Ruvalcaba综合征,又被称为Bannayan-Zonana综合征,或Bannayan-Ruvalcaba-Myhre-Smith综合征。该病非常罕见,约半数患者出现PTEN基因突变,其患病机制目前研究尚不明确,可能为Cowden综合征的一个变体,与Cowden综合征表现类似,但颅面畸形、发育迟缓、脂肪沉积表现明显,借此可资鉴别。受影响个体可以合并结直肠息肉性错构瘤,包括幼年性息肉病。预防该病主要包括定期筛查,筛查方式与治疗手段类似Cowden综合征。

7) Peutz-Jeghers 综合征

Peutz-Jeghers综合征又称黑斑息肉综合征,是常染色体19p上STK11基因突变导致的一种常染色体显性遗传病。Peutz-Jeghers综合征的息肉主要发生在小肠,也可发生在胃与结肠,其特征为口唇与颊黏膜处可见1~5 mm的棕色或黑色黏膜斑,偶发于手、足及眼睑处。Peutz-Jeghers综合征常可合并乳腺癌、胰腺癌、胃癌、卵巢癌、肺癌、小肠癌、子宫癌、食管癌等,但不常出现子宫颈癌、卵巢癌、睾丸癌等生殖系统肿瘤。这类疾病患者的亲属为高危患者,对其筛查建议从出生时开始每年进行,如果条件允许,应给予STK11/LKB1的基因检测,如果基因检测未能进行,则应在12岁、18岁、24岁时分别对高危患者进行胃镜、肠镜检查。当发现息肉时,可行内镜下息肉切除术,以降低恶变可能性。

2. 饮食与结直肠癌

结直肠癌是一种富贵病。一来,它在发达国家发病率较发展中国家高;二来,在我国,随着生活水平的提高,结直肠癌的发病率越来越高。其发病率高的原因与人们饮食中的蛋白含量、动物脂肪含量呈正相关。一项美国护士健康研究(nursing health study,NHS)前瞻性研究结果表明,每月至少食用一次肉类的女性患病风险为每月食用肉类不足1次的女性患病风险的2.5倍。这是因为,高动物脂肪食物中的饱和脂肪酸可以增加结肠中胆汁酸与中性固醇环的浓度,改变大肠菌群的组成。胆汁酸、固醇环可经细菌作用而形成致癌物质。此外,胆固醇本身虽不致癌,但与胆石酸反应时可促癌。鱼油中的ω-3脂肪酸可以减少结肠黏膜前列腺素E的水平,被认为是一项重要的保护机制。因此,目前公认的观点是,将脂肪总量控制到总热量的30%以下,增加鱼类的摄入来代替脂肪的摄入,同时尽量用植物油来代替动物油。

尽管纤维素对结直肠癌的保护作用尚有争议,但目前大多数研究认为,多进食纤维素可以预防结直肠癌的发病。增加食物纤维的摄入,可以促进粪便排出,降低其刺激肠道产生突变物的可能,同时可以降低次级胆酸的浓度。食物纤维可以改变肠道酸碱度,从而预防结直肠癌,因为已有研究表明粪便 pH 值高的地方发病率较低。食物纤维还可以影响黏膜上皮细胞的生长速率,通过黏蛋白加强黏膜屏障作用,影响肠黏膜结构与功能,减少肠内有毒物质对肠上皮的侵害,从而预防结直肠癌。

淀粉类食物也具有降低结直肠癌发病率的功效。流行病学资料显示,凡是淀粉类食物消费量大的国家和地区,结直肠癌发病率也低。淀粉类食物主要通过以下两种方式降低结直肠癌发病率:淀粉类为肠道益生菌群提供充分的营养,促进益生菌群繁殖,加速粪便排出,从而减少致癌物质与肠黏膜接触时间;淀粉经肠道发酵后产生丁酸盐,丁酸盐具有抑制壁细胞癌变的作用。

一些微量元素,如维生素 C、维生素 B_2、胡萝卜素等,都具有一定的抗癌作用,其机制包括减少肠黏膜细胞复制、防止腺瘤复发等。关于钙对结直肠癌预防的研究,大部分研究认为钙可以通过减少异形细胞的复制来阻止结直肠癌的进展。叶酸也被认为具有抗癌作用,它可以促进 DNA 的甲基化,而 DNA 低甲基化通常被认为是结直肠癌发生的早期事件,故通过促甲基化可预防结直肠癌发生。

3. 体力活动与结直肠癌

体育锻炼与结肠癌患病成反比,在一项对 45 906 名瑞典男性参与的前瞻性研究中发现,即使中等强度的体育锻炼也可以使结直肠癌的患病风险降低 32%,但体力劳动者与非体力劳动者直肠癌患病率的差别却并不明显。同时,体力活动的剧烈程度与结肠癌的发病率也有明显相关性,在一项 11 例的病例对照中,有 10 例反映了这种相关性,但机制尚不明朗。

在职业体力活动的分析中发现,长期处于坐位的职业类别患结肠癌的危险性是一些体力活动需求量大的职业者的 1.4 倍,并且其与盲肠癌的联系较为密切。体力活动减少与结直肠癌的发病可能有以下相关机制:① 体力活动减少可使粪便在肠道中的通过时间延长,从而增加了致癌物与肠黏膜接触的机会;② 体力活动减少可降低机体内 T 细胞、B 细胞、自然杀伤细胞及白介素-1 的水平和功能,不利于杀灭体内癌细胞;③ 体力活动与正常范围内的体重能够调节机体新陈代谢,包括降低体内胰岛素与血糖水平,刺激前列腺素的产生与分泌、降低甘油三酯、生长因子以及其他一些激素的水平,使人体内环境不适应肿瘤的发生,尤其是结直肠癌。因此从这个角度来说,结肠癌可以认为是一种由能量失衡引起的代谢性疾病。

肥胖同样可以增加结直肠癌的患病风险,但随后的研究并未能证实体重指标究竟在多大程度上与结直肠癌相关。此外,这些研究发现,肥胖对结直肠癌的发生具有性别选择性:在男性中发现肥胖与结直肠癌发生具有明显相关性,但在女性中这一现象并不明显。一项来自马萨诸塞州的研究显示,体重指数(BMI)高于 30 的人群结直肠癌患病风险增加 1.5~2.4 倍,向心性肥胖与结肠癌的关系尤为密切。

值得注意的是,美国对一项大规模病例对照研究显示,当体力活动多时,体重指数与结直肠癌的发病不再相关。而当体力活动较少时,总能量的摄入与体重指数均与结直肠癌的发病相关。有研究发现,男性中较高的腰围/臀围比值(大于 0.99)与结肠癌发病相关,但与直肠癌发病不相关。凡体力活动量少、摄入能量高、体重过重者,尤其是男性,罹患大肠癌的风险明显增加。

4. 慢性炎症与结直肠癌

1) 炎症性肠病

溃疡性结肠炎患者可进展为结直肠癌是目前已被证实的结论。炎症范围、程度、病程长短均是独立的高危因素。一般认为炎症性肠病发展到癌是一个渐进的过程，在形态学上出现从轻度异常、重度异常到癌的连续过程，在这个过程中可出现包括 p53、RAS、APC 在内的基因突变、染色体不稳定等异常。克罗恩病是否为结直肠癌发病的高危因素尚不确定，但是一些大样本研究显示该病与结直肠癌具有显著相关性，发病的危险度为 4%～20%，且与患者年龄、病情严重程度相关。炎症性肠病病变位于左半结肠时，大肠癌发病率是普通人的 3 倍，如果病变累及全结肠，发病率可达普通人的 15 倍。溃疡性结肠炎在反复发作的过程中会出现假性息肉，说明其处于治疗的好转阶段，如果活检发现有腺瘤则需严密监控，视其发展情况采取不同的处理措施。定期行结肠镜检查，是早期发现炎症性肠病和大肠癌的重要手段。

2) 血吸虫病

我国南方 12 省市的调查显示，血吸虫病发病率与结直肠癌死亡率之间的等级相关系数为 0.706，具有显著相关性，同样的结果也在浙江嘉兴 10 县的调查中获得。在我国血吸虫病严重流行地区，血吸虫病可能与结直肠癌高发有关。血吸虫病可能因为使肠黏膜反复破坏修复而致癌。但是也有研究得到相反结果，如在结直肠癌高发区浙江嘉善的病例对照研究显示，未发现血吸虫病史与结直肠癌发病存在相关性（RR=1.25，$P>0.05$）。

5. 药物与结直肠癌

动物实验表明阿司匹林、吲哚美辛以及其他一些环氧化酶抑制剂能抑制结直肠癌的发生。人体试验主要集中于阿司匹林与舒林酸。一些大样本临床试验提示适当服用阿司匹林能减少结直肠腺瘤和结直肠癌的发生，但这一结论还未被充分证实。值得注意的是，如果推广这种预防方法，还应当考虑到该类药物的副作用。在一些家族性腺瘤性息肉病的患者中，服用舒林酸能大大减少其大肠内腺瘤的数量，但息肉却不能消失，有些甚至向恶性转变。因此，尽管部分研究证实舒林酸能防止直肠腺瘤复发，但不能替代腺瘤病患者的传统治疗。

另一类可能预防结直肠癌的药物是熊去氧胆酸。它是一种合成胆汁酸，临床前期研究表明，熊去氧胆酸具有化学预防作用。在一个对溃疡性结肠炎和原发性硬化性胆管炎患者的横截面研究中，熊去氧胆酸能使异型增生的发生率降低，作用机制可能由于它能降低次级脱氧胆酸的水平，而后者对结肠上皮细胞具有毒性，可以诱导其过度增殖。

6. 烟酒史与结直肠癌

尽管 20 世纪 50 年代至 60 年代的研究数据并未证实烟草制品与结直肠癌的相关性，但后期的研究数据推翻了这一结论。原因可能在于早期研究中吸烟累计指数较低，而后期研究增加了随访时间，人群吸烟指数也大幅度上升，超过 40 这一阈值。此外，吸烟也与肺癌、胃癌、肾癌、膀胱癌、胰腺癌等肿瘤发病率相关。

乙醇长久以来被认为与上消化道肿瘤相关，例如口腔、咽喉、食管等部位肿瘤，关于其与结直肠癌是否具有直接相关性的证据相对匮乏。有报道认为大量饮酒与结直肠癌患者较差的预后相关。从目前已有的研究成果来看，饮酒能够提高结直肠癌患病率，虽然提高幅度不大,但是具有统计学意义。饮酒促进结直肠癌发展的可能机制包括免疫抑制、肝酶的改变、胆汁酸的改变及亚硝酸盐的直接作用。

第三节 结直肠癌的临床表现及诊断依据

1. 临床表现

结直肠癌早期无明显特异性症状,发展后主要有下列表现:

（1）肠刺激症状和排便习惯改变:便频、腹泻或便秘,有时便秘和腹泻交替、里急后重、肛门坠胀,并常有腹部隐痛。老年患者反应迟钝,对痛觉不敏感,有时癌瘤已经发生穿孔、腹膜炎才觉腹痛而就医。

（2）便血:肿瘤破溃出血,有时鲜红或较暗,一般出血量不多,间歇性出现。如肿瘤位置较高,血与粪便相混则呈果酱样大便。有时则表现为黏液血便。

（3）肠梗阻:肠梗阻一般属于结肠癌晚期表现,以左侧结肠梗阻多见,多为慢性低位性不完全肠梗阻,临床上以腹胀、腹部不适,然后出现阵发性腹痛、肠鸣音亢进、便秘或者粪便变细（铅笔状、羊粪状）以致排气排便停止为主要表现;有时也以急性完全性肠梗阻为首发症状。无论急、慢性肠梗阻,恶心、呕吐症状均不明显,如有呕吐,则小肠（特别是高位小肠）可能已受肿瘤侵犯。

（4）腹部肿块:肿瘤长到一定程度,腹部即可扪及肿块,常以右半结肠癌多见。老年患者多消瘦,且腹壁松弛,肿块易被扪及。肿块初期可推动,侵袭周围后固定。

（5）贫血、消瘦、发热、无力等全身中毒症状:由于肿瘤生长消耗体内营养,长期慢性出血引起病人贫血;肿瘤激发感染,引起发热和中毒症状。

（6）左右半肠癌临床症状差异:由于左右半大肠在胚胎学、解剖学、生理功能和病理基础上都有所不同,因而两者发生肿瘤后的临床表现也有所不同。

• 左侧大肠的肠腔内容物经右半结肠吸收水分后,转为固定状态的粪便;左侧大肠的管腔较右侧狭小,且左半结肠癌瘤的病理类型以浸润性多见,易致管腔狭窄,大便通过困难,因此梗阻症状比右侧结肠癌多见。左半结肠癌出血后,血液很快随大便一起排出体外,血便病人易察觉。

• 右侧大肠管腔相对宽大,肠腔内容物为流体状态,不易产生肠梗阻;肿瘤出血后,血液与肠内容物混在一起,如出血量不多,患者不易察觉,长期慢性失血可导致贫血;右半结肠癌瘤的病理类型以隆起型多见,肿瘤在肠腔内生长形成临床体检可扪及的腹块;而且右侧结肠的吸收功能较强,肿瘤因缺血坏死合并感染时,细菌产生的毒素被吸收后,临床可出现中毒症状。临床表现出现的频度,右侧结肠癌依次以腹部肿块、腹痛及贫血最为多见;左侧结肠癌依次以便血、腹痛及便频最为多见;直肠癌依次以便血、便频及大便变形多见。

（7）转移的表现:大肠癌发展到一定时间引起相应的晚期症状。如肿瘤盆腔广泛浸润,腰骶部疼痛,坐骨神经痛和闭孔神经痛;向前浸润阴道及膀胱黏膜;阴道出血或血尿,严重者可出现直肠阴道瘘、直肠膀胱瘘;双侧输尿管阻塞;尿闭、尿毒症;压迫尿道、尿潴留;腹水、淋巴道阻塞或髂静脉受压可导致下肢、阴囊、阴唇水肿;肠穿孔可导致急性腹膜炎、腹部脓肿、远处转移如肝转移导致肝大、黄疸、腹水;肺转移导致咳嗽、气促、血痰;脑转移导致昏迷;骨转移导致骨痛、跛行等。最后会引起恶病质、全身衰竭。

2. 诊断依据

1) 以临床症状为根据

结直肠癌的早期症状多不明显,易为患者或医生所忽视。一般报告直肠癌误诊率达50%～80%,多数误诊误治达半年以上,以致失去治愈机会。因此,凡有:① 近期出现持续腹部不适、隐痛、气胀;② 大便习惯改变,出现便秘或腹泻,或两者交替;③ 便血;④ 原因不明的贫血或体重减轻;⑤ 腹部肿块等,应考虑结直肠癌的可能,并进行相应的体格检查和内镜以及影像学检查。

2) 体格检查

(1) 腹部视诊和触诊,检查有无肿块。右半结肠癌90%以上可扪及肿块。

(2) 直肠指检简单易行,我国80%以上的直肠癌做直肠指检可以发现,如采取左卧位可以扪及更高部位的癌瘤。检查时要了解肿块的位置、形态、大小以及占肠周的范围、基底部活动度、肠腔有无狭窄、病灶有无侵犯邻近组织脏器。还须注意指套有无血染和大便性状,盆底有无结节。

3) 内镜检查

有70%～75%结直肠癌位于距肛门缘25 cm以内,应用乙状结肠镜可以观察到病变,25 cm以上的结肠可以用导光纤维结肠镜检查。在镜检时,可以照相、活检,以及刷检涂片做病理细胞学检查。

4) X线检查

钡灌肠X线检查,对乙状结肠中段以上的癌瘤是必要的检查方法,可发现肿瘤部位有恒定不变的充盈缺损、黏膜破坏、肠壁僵硬、肠腔狭窄等改变;亦可发现多发性结肠癌。此项检查阳性率可达90%。钡剂排出后,再注入空气,双重对比检查法对于发现小的结肠癌和小的息肉有很大帮助。已有肠梗阻的不宜用钡灌肠,更不宜做钡剂检查。疑有肠梗阻时,在立位或侧卧位X线摄片可见到不同的肠襻内有"阶梯状"液气平面的肠梗阻典型X线征,对诊断有重要价值。

5) B超检查

1 cm以上的肝转移灶可经B超检查发现,应列为术前及术后随访的一项常规检查,术中超声对发现不能扪及的肝实质内转移灶,指导手术切除很有价值。超声造影对肝内转移灶及区域淋巴结转移的诊断也有一定价值。

腔内超声能清楚显示肠壁5层结构及周围组织器官,对直肠癌浸润肠壁的深度、范围、扩散方向及毗邻脏器受累程度等方面具有特殊的价值。直肠癌超声图像为边界不规则的低回声或相对低回声区,对检查直肠癌浸润深度的正确诊断率为88.8%,对早期癌的正确诊断率为80%,而肛诊检查的正确诊断率仅为52.8%。直肠癌的超声分期以T2、T3、T4的分辨率较高,对于T1期及区域淋巴结转移的诊断仍有一定困难。

6) CT 扫描、磁共振(MRI)和 CT 仿真结肠镜技术

前两者均难鉴别良性和恶性,它们最大的优势在于显示邻近组织受累情况、淋巴结或远处脏器有无转移,因此有助于临床分期和手术评估。它们发现盆腔肿块的敏感性高,对于诊断直肠癌术后复发有一定的价值。当诊断不明时,可在 CT 或 B 超引导下做细针吸取细胞学检验或穿刺活检诊断。

新近发展的 CT 仿真结肠镜技术(CT virtual colonoscopy,CTVC)是一种令人鼓舞的新技术。它将 CT 技术和先进的影像软件技术相结合,产生出结肠的 3D(三维)和 2D(二维)图像。3D 图像以薄层螺旋 CT 扫描数据为资源,采用特殊的计算机软件对结直肠内表面具有相同像素值的部分进行立体重建,以模拟结肠镜检查效果的方式显示其腔内结构。2D 图像即将结直肠沿纵轴切开后,从横轴面、矢状面、冠状面观察的外部图像。3D 内部图像和 2D 外部图像相结合,互相补充,在检测结直肠病变方面发挥巨大的作用。

7) 正电子发射计算机断层摄影(PET-CT)

PET-CT 显像也能检出结直肠癌的原发灶,而且灵敏度很高,但全身显像主要在于能同时检出转移灶,全面了解病变的累及范围,进行准确的临床分期,为临床选用合理的治疗方案提供科学依据。另外,结直肠癌术后局部常出现复发灶,对于较小的复发灶,B 超、CT 或 MRI 难以与术后纤维瘢痕形成相鉴别,而 PET-CT 显示复发的肿瘤组织的葡萄糖代谢率明显高于纤维瘢痕组织,同时还可以全面了解全身的转移情况。

8) 肿瘤标志物

糖链抗原 19-9(CA19-9)和癌胚抗原(CEA),两者不是结直肠癌的特异性抗原,不能用作早期诊断。CA19-9 和 CEA 联合检测的敏感性明显高于单项检测。对估计预后、监察疗效和术后转移复发方面有一定价值,如治疗前 CA19-9 或 CEA 水平较高,治疗后下降,说明治疗有效,反之无效。手术后病人的 CA19-9 或 CEA 水平升高,预示有复发或转移的可能,应做进一步的检查,明确诊断。

9) 粪便隐血试验(FOBT)

粪便隐血试验有免疫法和化学法两种方法。免疫法的敏感性和特异性均高于化学法,而快速、简便、经济则是化学法的优点。有报道试剂中加入犬粪上清液可消除免疫粪便隐血试验中的带现象(假阴性),从而提高结直肠癌的真阳性检出率。

3. 结直肠癌的分期

目前采用的是美国癌症联合委员会(AJCC)和国际抗癌联盟(UICC)于 2010 年公布的 TNM 分期系统(第 7 版)。分期手册第 7 期标准结直肠癌分期的 T、N、M 的定义及分期分组见表 7.1。

表 7.1 结直肠癌 TNM 分期系统（AJCC/UICC 2010 年第 7 版）

原发肿瘤(T):	分期			
Tx:原发肿瘤无法评价	Ⅰ期:	T1	N0	M0
T0:无原发肿瘤证据		T2	N0	M0
Tis:原位癌:局限于上皮内或侵犯黏膜固有层	ⅡA期:	T3	N0	M0
T1:肿瘤侵犯黏膜下层	ⅡB期:	T4a	N0	M0
T2:肿瘤侵犯固有肌层	ⅡC期:	T4b	N0	M0
T3:肿瘤穿透固有肌层到达浆膜下层,或侵犯无腹膜覆盖的结直肠旁组织	ⅢA期:	T1-2	N1/1c	M0
		T1	N2a	M0
T4a:肿瘤穿透腹膜脏层	ⅢB期:	T3-4a	N1/1c	M0
T4b:肿瘤直接侵犯或粘连于其他器官或结构		T2-3	N2a	M0
区域淋巴结(N):		T1-2	N2b	M0
Nx:区域淋巴结无法评价	ⅢC期:	T4a	N2a	M0
N0:无区域淋巴结转移		T3-4a	N2a	M0
N1:有 1～3 枚区域淋巴结转移		T4b	N1-2	M0
N1a:有 1 枚区域淋巴结转移	ⅣA期:	任何T	任何N	M1a
N1b:有 2～3 枚区域淋巴结转移	ⅣB期:	任何T	任何N	M1b
N1c:浆膜下、肠系膜、无腹膜覆盖结肠/直肠周围组织内有肿瘤种植(tumor deposit, TD),无区域淋巴结转移				
N2:有 4 枚以上区域淋巴结转移				
N2a:4～6 枚区域淋巴结转移				
N2b:7 枚及更多区域淋巴结转移				
远处转移(M):				
Mx:远处转移无法评价				
M0:无远处转移				
M1:有远处转移				
M1a:远处转移局限于单个器官或部位(如肝,肺,卵巢,非区域淋巴结)				
M1b:远处转移分布于一个以上的器官/部位或腹膜转移				

第四节 结直肠癌发生的干预方略

国内大肠癌流行病学的特征对我国大肠癌的防治提供了重要的参考依据,从肿瘤的三级预防角度而言,强调一级预防和二级预防是最有效最节约成本的降低结直肠癌发病率和死亡率的方法。美国对其结直肠癌死亡率下降的原因进行分析发现,通过改变生活方式的一级预防发挥了 35% 的作用,通过开展结直肠癌的筛查普查的二级预防发挥了 53% 的作用,而对已经诊断的结直肠癌的规范性治疗仅发挥了 12% 的作用。我们需要对四级预防的各个方面进行关注,尤其是一级预防和二级预防方面,结合健康教育、筛查普查和规范化治疗培训,从而从整体上降低结直肠癌的发病率和死亡率。在目前中国的治疗现状下,三级预防取得效果主要依赖于规范的治疗前诊断、规范的治疗计划设计、规范的多学科个体化治疗及规范的治疗后随访。四级预防的目的主要是延长生命,减少病人的痛苦。

1. 结直肠癌的一级预防

1) 生活方式的改变

欧美国家开展较多的是生活方式对结直肠癌发病的研究,最著名的一个研究是欧洲关于癌症和营养的前瞻性研究 European Prospective Investigation into Cancer and Nutrition (EPIC 研究),该研究是目前为止世界上最大的队列研究,对欧洲 10 个国家超过 50 万人口进行长达 15 年的前瞻性队列研究,主要目的在于研究饮食、营养、生活方式和环境因素与癌症和其他慢性疾病的关系。EPIC 研究发表了一系列的研究文章,其中包含多篇结直肠癌的相关文献。在食物方面,发现红肉的摄取与结直肠癌的发生呈正相关,而鱼类的摄取和结直肠癌的发生呈负相关,摄入较多红肉的 50 岁以上的人群十年内其结直肠癌的发生风险最高增加 1.71%,而摄入较多鱼的人群十年内其结直肠癌的发生风险最高下降 1.86%。同时研究也证实蔬菜和水果的摄入增加也和结直肠癌的发生呈负相关,尤其是在结肠癌的发生中相关性更显著,而且证实这种负相关在不吸烟或已戒烟的人群中具有统计学差异。在生活方式方面,无论是仍在吸烟或已戒烟的人群,其结直肠癌发生的危险度均较从未吸烟的人群高,其相对危险度约为 1.2。对于肥胖的患者,研究也证实 20~50 岁时体重每年增加 1 kg,其结肠癌发生的风险上升 60%,特别在 50 岁时出现肥胖导致腰围明显增加的人群结肠癌的发生率最高,提示需要在 50 岁前减肥才能更好地降低结肠癌的发生率,研究还发现血液中 HDL 的浓度和结肠癌的发生呈负相关,进一步提示了减肥和代谢疾病的控制对降低结肠癌发病率的重要价值。

2) 化学药物

主要包括阿司匹林、其他非甾体类抗炎药(COX-2 抑制剂)、钙/维生素 D 以及其他抗氧化类药物。在一些观察性研究中发现阿司匹林能够降低结肠癌的发生率,但前瞻性随机对照临床研究比较了一般危险度人群应用小剂量(100~325 mg)阿司匹林在结肠癌发生率上的影响。研究发现在一般危险度人群应用阿司匹林的前 10 年并不显著降低结肠癌发生的风险,但是在存在结肠腺瘤和既往有结肠癌病史的患者中,应用阿司匹林后大腺瘤的发生率和腺瘤切除术后的复发率均有显著降低,其降低的风险度为 21%~34%。对于其他非阿司匹林类非甾体抗炎药,如 COX-2 抑制剂塞来昔布(西乐葆),有研究证实 400 mg/d 能够显著降低有腺瘤患者 34% 的腺瘤复发率,在一般人群中应用该药物在预防结直肠癌中的价值目前无相关临床研究开展,但是由于长期应用 COX-2 抑制剂被证明能够显著增加严重心血管疾病的风险,目前已不作为预防性药物常规应用。还有一些研究分别研究了叶酸、钙+维生素 D 以及其他抗氧化剂,在一般危险度人群中均未发现这些预防性药物能够显著降低结直肠癌的发生率,但是这些研究中仍然存在一些问题,譬如药物剂量是否足够、随访时间是否足够等问题,使得这些化学预防类药物在预防结直肠癌中的作用仍然不清楚。

2. 结直肠癌的二级预防

结直肠癌二级预防主要包括积极宣传、积极开展筛查、普查和积极治疗癌前病变。其中开展筛查、普查是结直肠癌二级预防的核心内容。目前常用的肠癌筛查方法主要有粪便隐血试验(FOBT)、乙结肠镜检、结肠镜检、CT 虚拟肠镜,其他如钡灌肠等方法已较少应用。

1) 国内外筛查现状

大部分结直肠癌具有缓慢的自然病程和明确的癌前病变而适宜于开展早诊早治筛查。早诊早治筛查通过发现结直肠癌前期病变和早期癌,能提高早诊率和生存率,有效降低结直肠癌发病率,最终使死亡率明显下降。全国几乎所有肿瘤登记地区的结直肠癌发病率均在上升。结直肠癌发病明显呈现出城市高于农村、高收入地区高于低收入地区、男性高于女性、老年人高发的特征。随着我国人口老龄化的加剧,以及经济条件的持续改善,在可以预见的将来,结直肠癌发病人数必将会进一步增长,这不仅将危害更多人的生命,而且将对我国的医疗和社会保障资源带来更大的负担。因此,加强我国的结直肠癌防治势在必行。

美国自 20 世纪 80 年代开始逐步推广结直肠癌筛查,而正是在 80 年代后期,美国结直肠癌发病率和死亡率呈现出了下降的趋势。最新调查的数据显示,2002—2010 年间,美国 50~75 岁间适龄人群的大肠癌筛查率从 52.3% 上升到 65.4%。与此同时,观察到的大肠癌标化发病率从 2003 年的 52.3/10 万下降到 2007 年的 45.5/10 万,平均年下降 3.4%;死亡率从 19.0% 下降到 16.7%,平均年下降 3%。双率下降的程度在各个州和地区明显呈现出了随筛查率上升越多而下降越多的趋势,如 Rhode Island 筛查率达到 74.7%,其发病率年下降达 6.3%。

2) 筛查的主要手段

(1) FOBT 试验:自 20 世纪 70 年代开始在欧美国家广泛开展人群前瞻性临床研究,由于随访时间长,其研究结果在近几年才逐步发表,结果发现 FOBT 试验作为肠癌筛查试验能够降低 11%~32% 的死亡率。纤维乙状结肠镜虽然在我国应用较少,由于其肠道准备要求低且无须麻醉,在欧美国家作为筛查普查方法广泛开展,有多个大型临床研究比较了纤维乙状结肠镜的筛查普查价值,提示应用纤维乙状结肠镜检查能够显著降低结直肠癌的死亡率,而且和 FOBT 检查相比,其降低结直肠癌的死亡率更高。

(2) 全结肠镜检查:作为肠癌诊断的金标准已经得到广泛应用,但是作为筛查普查的方案却尚未广泛应用,主要由于缺乏大规模前瞻性临床研究证实,且操作复杂并发症发生率高。文献报道肠镜检查发生需要住院或药物治疗的并发症发生率为 0.2%,虽然这个数值似乎不高,但 0.2% 是迄今为止所有恶性肿瘤筛查方案的并发症发生率的 10 倍,需要受到一定的重视。一个著名的前瞻性临床研究采用全结肠镜筛查了 3 121 人,发现有 37.5% 的人群合并有结直肠良性或恶性肿瘤,其中在 1 765 例脾曲远端无肿瘤的患者中 2.7% 的近端结肠发现有进展期肿瘤(包括大腺瘤和癌),在 128 例结肠近端有进展期肿瘤的患者中,52% 的患者并不合并脾曲远端肿瘤,这些肿瘤均不能通过纤维乙结肠镜检查获得阳性结果,正是这一结果使得多个国家的医保覆盖了全结肠镜作为肠癌的筛查手段。目前有三个正在开展中的前瞻性大样本研究——北欧大肠癌筛查项目(NordLCC)、西班牙筛查项目(SOLONPREV)和美国筛查项目(CONFIRM),比较了全结肠镜筛查方案的价值,这些结果预计最早在 2021 年才能最终得出结果。

3) 我国结直肠癌筛查策略

(1) 基于高危人群的筛查:大肠癌筛查从总体技术布局上可分为两类。一类是直接筛查法,即直接对所有筛查对象诊断性筛查,一般采用结肠镜或乙状结肠镜。另一类是二步筛查法,即先初筛确定高危人群,然后再对高危人群行诊断性筛查。直接用结肠镜筛查检出率相对低,费用高昂,但其敏感性高,较少漏诊,多在发达国家使用。二步筛查法仅对高危人群行结肠镜检查,其筛查命中率(阳性预测值)明显提高,减少了结肠镜检查费用。二步筛查法中高危人群初筛的方法非常关键,其方法的敏感性和阳性预测值直接影响到了诊断性筛查的效率。目前常用的高危人群筛检方法有化学法粪便隐血检测、免疫法粪便隐血检测、病史症状高危因素问卷等,这些初筛方法的敏感性在30%~60%。美国癌症协会的技术方案中对直接筛查法和二步筛查法均作了推荐。而我国的技术方案主要采用了病史症状高危因素问卷调查和免疫法粪便隐血作为初筛,结肠镜作为诊断性筛查的二步筛查方法。我国人口众多,筛查目标人数巨大,适合采用二步筛查法。

(2)覆盖年龄范围更广:美国把大肠癌一般风险人群的筛查起始年龄定在50岁,有腺瘤病史、家族史、炎性肠病史者适当提前,对于有明显遗传倾向的大肠癌,其筛查起始年龄则需提前到20岁(HNPCC),甚至10岁(FAP)。美国癌症协会的大肠癌筛查方案并未提出明确的筛查终止年龄。一般认为85岁以上无需再参加筛查,因为获益非常有限。75~84岁是否应参加筛查可根据受筛查者的实际情况而定,如身体状况较好的,可参加筛查,但其获益也比较有限。我国把筛查目标人群年龄定在40~74岁,主要是从成本效益最大化的角度来考虑的。

(3)用问卷调查确定大肠癌风险程度:问卷调查是指采用提问-回答形式调查受筛查者是否存在结直肠癌危险因素的方法。问卷调查法具有操作简便和成本低的特点。目前我国和日本都在大肠癌筛查中采用了问卷调查法。美国癌症协会的大肠癌筛查指南未采用问卷调查法,但其将大肠癌筛查目标人群分为一般人群、风险增高人群和高危人群。我国的问卷调查表中包含了美国癌症协会风险增高人群和高危人群的大部分内容,问卷调查实际上是对不同大肠癌风险人群的划分。问卷调查在我国大肠癌筛查中的采用,补充了当前基层卫生服务个人病史档案的不足,筛选出了大肠癌高危人群,同时面对面的提问解答对受筛查群众起到了一定的健康教育作用。

3. 结直肠癌的三级预防

结直肠癌的三级预防是指对肿瘤患者进行积极治疗,以提高患者的生活质量,延长生存期。目前结直肠癌患者的治疗是结合手术、化疗、放疗、靶向治疗、中医药治疗和免疫治疗的综合诊疗,积极推广多学科MDT讨论,极大地提高了结直肠癌患者的治疗效果。

1)非转移结直肠癌的治疗

(1)非转移结肠癌的治疗

① 早期发现无转移、适合切除的结肠癌可行手术切除,若临床分期为T4a,可考虑进行新辅助化疗。

② 外科治疗的原则

- 淋巴结清扫术:需要标示供养血管根部的淋巴结并送病理学检查;在根治术术野外的临床怀疑为阳性的淋巴结,可能的情况下应该行活检术或者切除;遗留阳性淋巴结视为不完全(R2)切除;至少应该送检12个淋巴结才能进行准确的N分期。

- 必须满足以下标准才考虑腹腔镜辅助下的结肠切除术:手术医师对腹腔镜辅助下的结肠切除术经验丰富;非局部晚期肿瘤;不适用于肿瘤引起的急性肠梗阻或穿孔;需要进行全腹部探查;考虑术前标记病灶。

- 对确诊或临床怀疑为遗传性非息肉病性结肠癌(HNPCC)的处理:对于有明显的结肠癌家族史或者年轻患者(小于50岁)考虑行更广泛的结肠切除术。

- 完全切除才可被认为是治愈性的。

③ 术后根据病理分期决定后续治疗

- 卫星灶不稳定(MSI)或错配修复蛋白(MMR)检测：年龄小于或等于70岁，或大于70岁但符合Bethesda指引诊断标准的结直肠癌患者，都应进行Lynch综合征筛查。由于Ⅱ期MSI-H患者预后较好，而且不能从5-FU辅助治疗中获益，所有Ⅱ期患者均需行MMR或MSI检测；此外，所有伴有转移的患者也需要行MMR或MSI检测。
- 若病理分期为Tis/T1/T2/T3N0M0(MSI-H或dMMR)，则无需辅助治疗。
- 若病理分期为T3N0M0(MSI-L或MSS且无高危因素)可以进入临床试验、观察等待或使用卡培他滨或5-FU/LV。
- 若病理分期为T3N0M0伴高危因素或T4N0M0，可行卡培他滨或5-FU/LV、FOLFOX或CapeOx或FLOX或临床试验。
- 若病理分期为T1-3N1-2M0或T4N1-2M0，则首推FOLFOX或CapeOx(Ⅰ类证据)，其他可选方案包括FLOX(Ⅰ类证据)或卡培他滨或5-FU/LV。

（2）非转移直肠癌的治疗

- 若患者临床分期为T1-2N0M0，可直接行手术切除，术后根据病理情况决定下一步治疗方案。
- 外科治疗的原则同非转移性结肠癌。
- 若患者临床分期为T3N0M0或任何TN1-2或局部不可切除，推荐行新辅助治疗，包括：长程放疗联合卡培他滨或5-FU(Ⅰ级推荐)、短程放疗(不推荐用于T4)。术后推荐6个月的围手术期化疗，方案首选FOLFOX或CapeOx。
- 卫星灶不稳定(MSI)或错配修复蛋白(MMR)检测：同非转移性结肠癌。

2) 转移性结直肠癌的治疗策略

（1）明确诊断

若考虑患者为转移性结直肠癌(mCRC)，应该通过影像学和病理组织学进一步确诊。首选腹部/盆腔和胸部CT扫描或磁共振(MRI)，其他如超声，正电子发射计算机断层摄影(PET-CT)可以了解肝脏和肝外病灶，如腹膜、盆腔等。在开始治疗前，必须取得原发灶或转移灶的病理组织学诊断。若是手术可切除的转移瘤，术前无需对其进行病理组织学或细胞学诊断。对于异时性转移瘤，如果临床或影像学表现不典型，或者转移瘤出现时间距离肠原发瘤诊断的时间过长(例如，超过3年)，应该获得转移瘤的组织病理学或细胞学诊断。

（2）一线治疗决策的驱动因素

最佳一线方案选择需要考虑的因素包括：体力状况评分(PS)，疾病的生物学，肿瘤的分子特征，一线治疗的时程及药物毒性等，然后通过MDT讨论决定。

① 可切除或潜在可切除的转移性结直肠癌

这类患者的治疗目的是通过手术＋围手术期化疗(术前新辅助化疗和/或术后辅助化疗)达到无瘤状态，争取治愈。其主要分为以下两类：转移瘤适合手术切除者和转移瘤初始不可切除，但在联合化疗取得很好治疗反应后转移灶有可能变为可切除者。若为同时性转移性结直肠癌患者，如果肠道原发瘤出现症状(例如梗阻、出血等)，则在全身化疗前，手术切除原发瘤；若原发瘤没有症状，则应先行全身化疗以控制病灶。

若为初始可切除的仅有肝转移患者，即可以行直接切除(单个肝转移且病灶直径小于2

cm;无手术禁忌证;无围手术期化疗指征;原发灶容易切除或已经切除。单个肝转移,病灶直径 3~5 cm 由 MDT 讨论决定),术后可以进行辅助化疗 6 个月(FOLFOX 12 疗程或 CapeOx 8 疗程);不推荐辅助治疗中加用靶向药物。不推荐 FOLFIRI 作为辅助治疗方案。对于这部分患者也可以行围手术期化疗(符合以下任何一项标准:转移灶大于 3 个;最大直径大于或等于 5 cm;转移瘤出现距离原发灶切除的时间小于 12 个月;原发灶伴淋巴结转移;CEA 升高,大于 200 ng/mL)。推荐化疗方案:FOLFOX 或 CapeOx 方案;若患者原发病灶辅助化疗结束后 12 个月内出现肝转移或外周神经毒性未完全缓解,可考虑 FOLFIRI 方案;靶向药物暂无循证医学证据。围手术期疗程数一般不超过 2~3 个月;避免发生影像学 CR。术后辅助化疗,使用新辅助化疗有效方案。围手术期化疗总疗程数:6 个月(2 周方案 12 疗程,3 周方案 8 疗程)。若术前新辅助化疗过程中出现肝脏肿瘤增大或新病灶,暂不考虑肝脏手术切除,只有在更换化疗方案获得肿瘤控制后再考虑手术。但在临床实践中,可能会出现患者放弃进一步治疗的情况,这时可考虑手术切除,但应该跟患者及家属说明可能预后不良等情况。

如果转移瘤初始不可切除,则需要进行转化。若为 RAS 野生型则首选两药化疗联合西妥昔单抗;若为 RAS 突变型,则优先推荐三药(或两药)化疗联合贝伐单抗。治疗后 3~4 个月,若出现肿瘤退缩,推荐患者接受根治性手术。若疗效欠佳(没有治疗反应或疾病进展),应更换化疗方案来争取手术切除的最大机会。同时除了手术以外,一些非手术局部治疗手段,如各种消融术(射频、微波、冷冻等)、立体定向放疗(SBRT)、高剂量近距离放疗等也可以和手术联合使用。

② 不可切除的广泛性转移性结直肠癌

这类患者的治疗主要目的是以全身治疗为主,降低肿瘤负荷,控制疾病进展。

这类患者的一线治疗可以推荐:单用化疗或者化疗联合贝伐单抗/西妥昔单抗(RAS 野生型患者),每 2~3 个月进行一次评估。如果疾病控制良好,可以继续治疗或全疗程结束后予维持治疗。如果控制不佳,则需要根据患者的 PS 评分考虑换药治疗或进行最佳支持治疗。

③ 外科治疗

• 转移病灶的切除

肝转移:对适合的患者进行可切除的结直肠癌肝转移病灶(CLM)的外科手术 R0 切除,是潜在的治愈性治疗。完整切除必须考虑到肿瘤范围和解剖学上的可行性,剩余肝脏必须能维持足够功能。原发灶必须能根治性切除(R0),同时无肝外不可切除病灶。不推荐减瘤手术方案(非 R0 切除),同时转移病灶的不完全切除(部分切除或姑息切除)是没有价值的。可切除的原发病灶和转移病灶均应行根治性切除,根据两者切除的复杂程度、伴发病、术野暴露和手术者经验不同可同期切除或分期切除。CLM 的 R0 切除标准仍未标准化,而且差异很大,可切除性并不受限于转移瘤数目、大小和肝脏两叶受累。当肝转移灶由于残肝体积不足而不能切除时,可考虑术前门静脉栓塞或分期肝切除等方法。消融技术可单独应用或与切除相结合,所有病变的原始部位均需要进行消融或手术。部分经过严格挑选的患者或者在临床试验的情况下可以考虑适型外照射放疗。

在临床工作中非常重要的是筛选出如下病人:转移瘤适合手术切除者;转移瘤初始不可切,但联合化疗取得很好治疗反应转移有可能变为可切除者。

肺转移:完整切除必须考虑到肿瘤范围和解剖部位,肺切除后必须能维持足够功能,同时原发灶必须能根治性切除。有肺外可切除病灶并不妨碍肺转移瘤的切除,部分患者可考虑多次切除。当肿瘤不可切除但可用消融技术完全处理时可考虑消融。同时性可切除肺转移患者可选择同期切除或分次切除。部分经过严格挑选的患者或者在临床试验的情况下可以考虑适型外照射放疗(3类推荐)。

- 特殊情况

同时性转移性结直肠癌患者,如果肠道原发瘤出现症状(梗阻、出血),则在全身化疗开始前,应该手术切除原发瘤。

同时性转移性结直肠癌患者如果原发瘤没有症状,全身疾病的控制应被视为治疗的主要目标。

④ 全身治疗所用细胞毒药物的选择

5-FU/LV 或卡培他滨是一线治疗的基石药物,可单药使用或联合奥沙利铂或伊立替康。与单药相比,FOLFOX 或 FOLFIRI 联合化疗方案可获得更高反应率(RR),延长 PFS,并获得更长的 OS。同时应视患者具体情况,给予奥沙利铂或伊立替康为基础的化疗方案。对伊立替康为基础治疗方案耐药的患者,二线治疗应选择奥沙利铂联合方案(FOLFOX,CapeOx)。对 FOLFOX/CapeOx 方案耐药者,应选择伊立替康为基础方案为二线治疗方案。

⑤ 生物靶向制剂

生物标志物的检测:当患者有计划使用 EGFR 抗体(西妥昔单抗和帕尼单抗)治疗时,必须用转移瘤或者原发瘤组织进行 RAS 检测。RAS 基因检测应包括 KRAS 的第 2,3,4 外显子(第 12,13,59,61,117 和 146 密码子)和 NRAS 的第 2,3,4 外显子(第 12,13,59,61,117 和 146 密码子)。BRAF 基因状态的评估应与 RAS 一起进行。

EGFR 抗体包括西妥昔单抗和帕尼单抗,能够抑制多种依赖于此的信号通路并诱导抗体依赖的细胞毒效应(ADCC)。对于 KRAS 野生型患者,一线治疗使用西妥昔单抗/帕尼单抗联合 FOLFIRI 或者 FOLFOX 能够提高 OS、PFS 和 RR,但不推荐 EGFR 单抗与卡培他滨为基础方案进行联合。与最佳支持治疗(BSC)相比,EGFR 抗体可以提高化疗耐药的 RAS 野生型患者的 PFS。

靶向 VEGF 的药物包括单克隆抗体(贝伐单抗)或融合蛋白(阿柏西普)。mCRC 患者一线使用贝伐单抗联合伊立替康/5-FU 或奥沙利铂/5-FU 可提高 PFS 与 ORR。若患者体质较佳,贝伐单抗+FOLFOXIRI 较贝伐单抗+FOLFIRI 方案能获得更高的 PFS 和 RR,OS 有延长趋势。一线治疗进展后二线继续贝伐单抗治疗,更换细胞毒性药物,可以改善 OS 和 PFS。阿柏西普是一种能有效阻断 VEGF-A、VEGF-B 及胎盘生长因子功效的融合受体蛋白。无论患者既往是否应用过贝伐单抗一线治疗,在奥沙利铂经治患者中,应用阿柏西普联合 FOLFIRI 二线治疗能够提高 OS、PFS 和 RR。

RAS 野生型 mCRC 患者,使用 FOLFOX/FOLFIRI 和抗体(EGFR 单抗和 VEGF 单抗)的联合方案均被视为可行,抗体的选择需要考虑诸多临床因素和患者意愿。

瑞戈非尼是口服的多靶点酪氨酸酶抑制剂,能够延长对所有细胞毒药物,贝伐单抗和 EGFR 单抗等药物耐药患者的 OS 和 PFS,可以用于 mCRC 患者的三线治疗。

⑥ 维持治疗

当患者使用 FOLFOX 或 CapeOx 进行诱导治疗 3~4 个月或 FOLFIRI 诱导治疗至肿瘤不再退缩或疾病已经达到稳定化状态时,应该使用 5-FU/卡培他滨进行维持治疗。若使用贝伐单抗诱导治疗,不推荐贝伐单抗单药维持治疗,可以联合 5-FU/卡培他滨。在维持治疗过程中,均可以考虑初始诱导治疗的再次引入。

⑦ 二线联合靶向治疗

一线接受贝伐单抗的患者,治疗时需要考虑如下因素:作为"跨线治疗策略",可以继续使用贝伐单抗。一线接受奥沙利铂的患者,推荐阿柏西普联合 FOLFIRI,RAS 野生型患者推荐 EGFR 单抗联合 FOLFIRI/伊立替康。

一线治疗快速进展患者,应考虑最有效的治疗,例如 RAS 突变型患者选择阿柏西普,RAS 野生型患者选择 EGFR 单抗治疗。

⑧ 三线或后线治疗

既往应用过 FP,奥沙利铂,伊立替康,贝伐单抗及 EGFR 单抗(RAS 野生型患者)治疗的患者,与支持治疗相比,瑞戈非尼是标准方案,它能够提高 OS,但是需要关注安全性/毒性,同时也可以考虑 TAS-102 或者参加其他药物临床验证。

4. 结直肠癌的四级预防

结直肠癌的四级预防是指对终末期结直肠癌患者的临终关怀,包括临终前的姑息对症处理及心理关怀,改善患者及家属生活质量的治疗方法,通过早期及时的诊断、准确的评估及合理的防治来达到缓解患者的疼痛和解决其他躯体、社会、心理及精神等各种问题。姑息治疗属于支持治疗,其目的和任务是:① 改善患者和家属的生存质量;② 帮助患者以较平静的心境和较强的毅力面对困难;③ 帮助患者积极地生活直至死亡;④ 帮助家属面对现实等。其最主要的目标是缓解因结直肠癌转移或治疗措施所导致的各种症状和并发症,减轻患者的躯体痛苦和心理负担。

(1) 姑息治疗的范畴

姑息治疗应包括:① 对疼痛的控制;② 对肿瘤伴随症状(各种肿瘤急症)或抗肿瘤治疗所致不良反应的预防、诊断、评估和治疗;③ 心理辅导和护理;④ 终末期恶性肿瘤患者的临终关怀及居丧辅导;⑤ 姑息治疗领域相关科研和宣传教育等。

(2) 姑息治疗的具体原则

在临床具体实践中,需要遵循以下一些原则:

① 适度治疗原则:即保持必要的适度治疗,避免不必要的过度治疗。

② 无痛治疗原则:遵照 WHO 疼痛治疗三阶梯的要求,结合患者实际情况制定个体化的治疗方案,尽可能控制或消除疼痛,这是恶性肿瘤患者晚期姑息治疗的重要任务之一。

③ 个体化治疗原则:在姑息治疗开始前必须首先明确诊断,综合既往病史及现状进行病情评估,根据患者体质等具体情况选择合适的治疗方案。

④ 注重心理治疗原则:注重心理治疗和疏导,采取有针对性的措施改善或消除恐惧、焦虑、悲观、失望等消极心理。

⑤ 全面细致护理原则:包括皮肤黏膜基础护理、呼吸道管理、生活护理、心理护理等,可以缓解症状、提高生活质量。

(3) 姑息治疗的方式

姑息治疗的实施手段主要包括以下几个方面:

① 姑息性手术:在无法行根治手术时,为了减轻患者痛苦、延长患者生命,可行姑息性手术,如各种造瘘术、姑息性肿瘤切除术等。

② 姑息性化疗：其在中晚期恶性肿瘤患者治疗中的应用尚存争议。在应用时应根据患者全身情况、肿瘤病理类型及既往治疗情况等充分评估疗效和不良反应。

③ 姑息性放疗：是指应用放疗方法治疗晚期肿瘤或复发、转移灶，常用于缓解肿瘤骨转移所致的疼痛，以及原发或转移性肿瘤引起的咯血，肿瘤浸润引起的压迫、梗阻等。

④ 传统的中医药：中西医结合辨证实施治疗手段，可以缓解患者症状、减少复发和转移，提高患者生存质量。

（4）晚期结直肠癌引起的不适症状

主要包括疼痛、肠梗阻、腹水等躯体症状和睡眠障碍、焦虑抑郁等心理问题症状，严重影响晚期结直肠癌患者的生活质量。

① 疼痛

结直肠癌患者出现疼痛的原因主要是两个方面：一是直肠癌细胞浸润或侵犯邻近血管、神经、淋巴管、软组织、内脏和骨组织，对其压迫或刺激，从而产生疼痛；二是肿瘤本身所产生的一些化学致痛物质、肿瘤的代谢产物、坏死组织分解等刺激痛觉感受器产生疼痛。

② 肠梗阻

肠梗阻是肿瘤患者最常见的急腹症，发病率约占肿瘤患者急腹症的40%，原发性结肠肿瘤是大肠梗阻最常见的原因（78%），肿瘤直接浸润肠壁、堵塞肠腔、腔外压迫或诱发肠套叠均可引起肠梗阻。

- 临床表现

腹痛、腹胀、恶心、呕吐、停止排气排便为肠梗阻共有的临床特征，结肠癌所致肠梗阻有缓慢发生、逐渐加重的特点，多伴有腹痛、消瘦、呕吐、黑便等症状。此外，狭窄性肠梗阻常伴有休克、中毒和胃肠道出血征象；完全性肠梗阻之前多有不完全性肠梗阻的表现。

- 诊断

应详细询问病史，体检可发现不同程度的局限性腹膜炎体征、腹部包块或肠型，肠鸣音减弱、消失及高调肠鸣音。应进行直肠指检，75%直肠肿瘤位于能被手指触及的范围。立位腹部平片可发现气-液平面及大小肠扩张。

- 治疗

最根本的方法是外科手术，但手术时机选择非常重要。急诊手术由于患者的一般情况较差，且无法进行完善术前准备，术后出现感染、吻合口漏的机会较高。对于不全梗阻患者可以通过非手术治疗缓解症状，择期手术。非手术治疗包括：禁食、胃肠减压；纠正水、电解质和酸碱平衡紊乱；适当应用抗生素和胃肠外营养支持。

③ 腹腔积液

结直肠癌可扩散至全腹，引起癌性腹膜炎，出现腹腔积液。其形成机制复杂，包括：受侵组织毛细血管通透性增加致组织液外渗，癌栓阻塞静脉及淋巴管致组织液回流障碍，肿瘤所致低蛋白血症影响组织液回收导致腹腔积液的生成，免疫调节剂渗透诱导因子基因的异常表达等。

- 临床表现和诊断

患者多有腹胀的主诉，B超和CT可提示腹腔积液。多数患者为血性腹水，其中可找到肿瘤细胞，同时伴有腹水中肿瘤标志物等恶性细胞产物含量升高。结合患者病史、体检和辅助检查结果，确诊并不困难。

- 治疗

利尿剂:对恶性腹腔积液有效率约为43%,通常首选安体舒通或连用速尿。

腹腔穿刺置管引流术:腹腔内置入导管,可迅速缓解腹胀,在放液过程中需注意控制流速和液体总量。

腹腔内化疗:腹腔内化疗比全身给药浓度要高3~5倍,可延长药物与肿瘤直接接触时间,常用腹腔内化疗药物包括顺铂、卡铂、氟尿嘧啶、丝裂霉素等。但腹腔内化疗可发生药物毒性作用引起的发热、腹痛,长期应用有引起肠粘连的风险。近年来的研究表明VEGF、MMP抑制剂等靶向及生物免疫治疗在恶性腹腔积液治疗中起着重要作用,但仍需要大样本、随机、对照研究。

参考文献

[1] Favoriti P, Carbone G, Greco M, Pirozzi F, Pirozzi R E, Corcione F. Worldwide burden of colorectal cancer: a review[J]. Updates Surg, 2016,68(1):7-11.

[2] International Agency for Research on Cancer. Colorectal cancer estimated incidence, mortality and prevalence worldwide in 2012[EB/OL]. http://globocan.iarc.fr/Pages/fact_sheets_cancer.aspx.

[3] 李道娟,李倩,贺宇彤.结直肠癌流行病学趋势[J].肿瘤防治研究,2015,42(3):305-310

[4] 曾红梅,陈万青.中国癌症流行病学与防治研究现状[J].化学进展,2013,25(9):1415-1420.

[5] Boyle P, Leon M E. Epidemiology of colorectal cancer[J]. Br Med Bull, 2002, 64:1-25.

[6] Hill L B, O'Connell J B, Ko C Y. Colorectal cancer: epidemiology and health services research[J]. Surg Oncol Clin N Am, 2006, 15(1):21-37.

[7] 万德森.结直肠癌流行趋势及其对策[J].癌症,2009,28(9):897-902.

[8] 陈万青,彭侠彪.常见消化系统恶性肿瘤预防和控制[M].北京:军事医学科学出版社,2014:234-249.

[9] Jemal A, Murray T, Samuels A, et al. Cancer statistics, 2003[J]. CA Cancer J Clin, 2003,53(1):5-26.

[10] 徐瑞华,潘志忠,张苏展,等.结直肠癌肝转移MDT临床操作共识[M].北京:人民卫生出版社,2016:18-24.

[11] 顾岩.结直肠癌早期诊断与治疗[M].北京:人民卫生出版社,2015:17-25.

[12] Vasen H F, Watson P, Mecklin J P, Lynch H T. New clinical criteria for hereditary nonpolyposis colorectal cancer (HNPCC, Lynch syndrome) proposed by the International Collaborative group on HNPCC[J]. Gastroenterology, 1999,116(6):1453-1456.

[13] Vasen H F, Mecklin J P, Khan P M, Lynch H T. The International Collaborative Group on Hereditary Non-Polyposis Colorectal Cancer (ICG-HNPCC)[J]. Dis Colon Rectum, 1991,34(5):424-425.

第八章　原发性肝癌的临床预防方略

原发性肝癌(PLC)简称肝癌,是世界最常见且恶性程度最高的肿瘤之一。我国也是肝癌的高发地区之一,近几年每年约30余万人死于PLC,它严重威胁着人们的健康及生命。原发性肝癌按病理组织学类型可分为肝细胞癌(hepatocellular carcinoma,HCC)、肝内胆管细胞癌(intrahepatic cholangiocarcinoma,ICC)、混合型肝癌和其他少见类型。HCC最常见,占原发性肝癌90%以上,ICC占原发性肝癌5%及以下。其他少见类型有透明细胞型、巨细胞型、硬化型、纤维板层型等。本文非特指时主要讨论HCC。

第一节　原发性肝癌的流行病学

根据2015年《CA:临床医师癌症杂志》(*CA Cancer J Clin*)所发表的《2012全球癌症统计》资料显示,全世界肝癌每年有78.2万新发病例,74.5万死亡病例。其中,中国的新发病例数及死亡病例数均占了约50%。与上次(2008年)公布的数据相比,全球范围内男性肝癌发病率稳定在第5位,女性由原来的第7位下降至第9位;肝癌死亡率在男性中居第2位,女性中居第6位,排位未发生改变。根据流行病学调查,肝癌的发病率和死亡率存在明显地区分布差异、时间分布差异和人群分布差异。

1. 地区分布

1) 国外肝癌的地区分布

国外肝癌主要分布于东非东南部、中非、东南亚、东亚等地,肝癌男性标化发病率最高的是莫桑比克的洛伦索马贵斯(103.8/10万),尼日利亚的伊巴丹和南非的约翰内斯堡均为10.2/10万。北美、北欧等肝癌发病率较低,大洋洲发病率最低,如南美牙买加为2.0/10万,智利1.1/10万,美国0.2/10万~1.0/10万,欧洲除希腊、西班牙和瑞士外,15个国家估计标化发病率均在1.0/10万以下。

2) 中国肝癌的地区分布

我国属肝癌高发区,发病率和死亡率均居世界首位,平均发病率为25.7/10万,其发病也有明显的地理分布特点:东南地区高于西北、华北和西南地区,沿海高于内陆,沿海岛屿和江河海口又高于沿海其他地区。从各省市自治区肝癌标化率分布来看,上海、福建、江苏、广西、浙江肝癌死亡率最高,云南、贵州、甘肃和新疆肝癌死亡率最低。肝癌的地区分布很不均匀,甚至在一些高发区中各乡镇之间也有较大差异。以南通为例,启东和海门肝癌死亡率较高,而向北、向西其他几个县肝癌死亡率较低,在启东县境内北部四个乡肝癌死亡率较低,而南部较高。在我国高发区,如江苏启东、海门、福建同安县、广东顺德和广西扶绥县等其男性死亡率在40/10万以上,而低发区则在3/10万以下。高发地区有如下特点:温暖、潮湿、多雨,大多受海洋气候影响,年平均气温在30℃以上,相对湿度在80%以上。地理分布的差异为研究病因和开展预防提供了有力的依据。

据统计,近年来,在15岁以上人群中,发达国家HCC发病率呈上升趋势,如在欧洲、北美等一些原发性肝癌低发的地区,近年来其发病率有增加的趋势,而在高发的中国及日本,发病率有下降趋势。不论是肝癌的高发地区或低发地区,在尸检中肝癌发病率均呈上升趋势。2012数据显示,肝癌在全球发病率已跻身前五位,同时死亡率也仅次于肺癌,位居第2。全球新发肝癌数782 451,相关死亡数达745 517,其中新发人数及死亡人数均有一半来自中国,肝癌的总体5年生存率仅20%,仍然是预后最差的恶性肿瘤之一。

2. 种族分布

HCC在同一地区不同人种中发病率不同。在美国1975—2002年间每3年中不同人种肝癌发病率:亚洲人种是白人的2倍,白人发病率又是黑人的2倍,2000—2002年的3年中,亚洲人种发病率为8/10万、白人为5/10万、黑人为2.5/10万。

在同一人种中不同职业的人群发病率亦不相同,国内几个肝癌高发区中肝癌发病率或死亡率最高的为农民,其他人群调查表明海岛上渔民死亡率较高,启东县的粮站职工和佛山市某陶瓷厂职工有较高的肝癌死亡率。

3. 性别分布

全球各地调查表明男性肝癌的发病率明显高于女性,通常男女比例为2:1~4:1之间。我国愈是高发地区,男性与女性的比例愈大,低的地区为1:1,而高的地区为6:1,如高发区广西扶绥县男女比例为5.46:1,江苏启东县为3.46:1,上海市为2.60:1,低发区如山西、内蒙古男女比例为1.76:1,甘肃为1.59:1。国外的性别发病率差异也是如此,一些肝癌高发区如莫桑比克、尼日利亚、新加坡、夏威夷和我国香港等地男女比例均大于3:1;一些低发区如智利、冰岛、哥伦比亚则女性略高于男性,男女性别比例为0.5:1~0.9:1,在西班牙、以色列、芬兰和丹麦,男女比例相近,约为1.0:1~1.5:1。性别差异的原因尚不清楚。

4. 年龄

据调查,肝癌发生于2个月的婴儿至80岁的老人,平均患病年龄为43.7岁。国内几个肝癌流行地区年龄别死亡率比较表明,凡是死亡率较高的地区年龄别死亡率曲线向小年龄组推移。而流行程度比较轻的地区,大年龄组死亡率较高。从患原发性肝癌的平均年龄都可得出同样印象,即流行程度愈严重的地区,肝癌患者的平均年龄愈小。如我国扶绥县原发性肝癌患者平均年龄为42.5岁,启东县为48.5岁,非高发区的浙江慈溪县为53.7岁,北京市为58.6岁。

随着年龄增长,发病率和死亡率呈上升趋势。根据我国肿瘤登记中心公布的2014年《肿瘤登记年报》数据,我国原发性肝癌年发病率为25.67/10万,患病人数为402 208,死亡率为23.68/10万,死亡人数为372 096,占亚洲近70%,居亚洲之首。其发病率居所有恶性肿瘤的第4位,而死亡率居所有癌症死亡的第2位。我国72个人口的癌症注册中心,总人数为85 470 522位,其中男性43 231 554位,女性42 238 968位,城市人口注册中心共31个,总人数为57 489 009位,农村人口注册中心41个,总人数为27 981 513位。统计结果显示,肝癌在我国有一定的地区分布性,江苏、福建、广东、广西为高发地区。中国城市和农村的肝癌发病率和死亡率呈增长趋势。原发性肝癌中位发病年龄为50~60岁,男女比例为2:1~8:1。

世界上原发性肝癌发病高峰年龄段根据性别、地区不同而有所区别。几乎所有地区,女性发病高峰年龄段都比男性大5岁左右。国外文献报道原发性肝癌发病高峰在60岁,但近年研究发现肝癌的发病率和死亡率有向小年龄组推移的趋势,我国原发性肝癌发病率从30岁组开始明显上升,至45岁组达高峰,国外有些地区如莫桑比克男性肝癌发病率在20岁已达高峰,班图族男性肝癌患者平均年龄为32岁。

第二节　原发性肝癌可能的发病因素

原发性肝癌的病因及发病机制尚未完全明确,原发性肝癌的主要发生因素为病毒性肝炎、饮水污染、长期酗酒、食物污染、肝脏代谢疾病、自身免疫性疾病以及遗传因素等,东西方国家原发性肝癌的发生因素存在高度异质性。在欧美,原发性肝癌的主要致病因素是慢性丙型肝炎病毒(hepatitis C virus,HCV)感染;而在亚洲(不包括日本)和非洲,则是慢性乙型肝炎病毒(hepatitis B virus,HBV)感染。我国南方还存在饮水污染(蓝绿藻类毒素)、长期酗酒、食物污染(黄曲霉毒素)等危险因素。肝硬化显著增加了原发性肝癌的发病风险,而大部分患者(西方国家占95%,亚洲国家占60%)在原发性肝癌发生前合并肝硬化。

1. 肝炎病毒与肝癌

据文献报道,在已知的肝炎病毒中,除甲型肝炎(hepatitis A virus,HAV)外,均与肝癌有关,乙型肝炎病毒(HBV)与肝癌的关系已研究多年,二者的密切关系可归纳为:二者全球地理分布接近;肝癌病人血中有HBV感染证据者在我国可达90%;免疫组化也提示肝癌有明显的HBV感染背景;证实肝癌病人中有HBV-DNA整合,我国肝癌病人中有HBV-DNA整合者占68.2%;不少动物模型如土拨鼠、地松鼠等提示动物肝炎与肝癌有关;分子生物学研究提示HBV-DNA整合可激活一些癌基因如N-RAS基因,并使一些抑癌基因突变,已发现HBxAg的表达与p53突变有关。

我国往年乙肝病毒携带者(HBsAg携带者)约占总人口的10%,近几年有所下降,约占总人口的7%左右,根据国家卫生和计划生育委员会在2015年第5个"世界肝炎日"通报的我国乙肝防控情况,我国乙肝病毒携带者约9千万人,每年约65万人死于肝病,其中约30万死于肝癌,肝炎的垂直传播是肝癌高发的重要因素,母亲HBsAg阳性者其婴儿约40%~60%感染HBV,根据对我国三个肝癌高发地区的研究,HBsAg阳性者发生肝癌的机会比无HBV标志物者发生肝癌的机会约高10倍,HBV标志物越多(除抗HBs)患肝癌危险性越高。根据队列调查结果,世界各地 HBsAg 与原发性肝癌关系几乎完全一致,肝癌危险度(relative risk,RR):中国江苏启东县为 8.8～12.5,日本为 10.4,英国为 12.0。因此,目前认为乙肝病毒是已知的可导致肝癌的病毒,它会反复对肝细胞进行破坏,从而增加肝细胞对致癌因素的敏感性,同时还会促进细胞癌变。

HBV 是原发性肝癌的一个重要因素,但非唯一因素,因 HBV 感染者中仅部分人患原发性肝癌,而原发性肝癌病人中仍有 HBV 阴性者。

丙型肝炎(HCV)与原发性肝癌关系的研究近年受到重视,日本和南欧的报告提示,原发性肝癌病人中合并 HCV 感染者远高于 HBV 感染者,西班牙、意大利、法国等也有类似的报道,因此,HCV 与原发性肝癌的关系在日本和南欧可能更重要。

除 HBV、HCV 与肝癌关系密切外,欧洲一些国家发现肝癌病人中丁型肝炎病毒(HDV)阳性率高达 81%,提示这些国家原发性肝癌的发生与 HDV 也存在一定的关系。

总的来看,在发展中国家,肝癌与 HBV 关系密切,在发达国家,则与 HCV 关系密切。对于我国,加强采血、用血、输血管理,防止输血后 HCV 感染,亦是我国肝癌防治的重要一环。

2. 黄曲霉毒素(Aflatoxin,AFT,AFB)与肝癌

自从 20 世纪 60 年代发现黄曲霉毒素以来,已一再在动物实验中证实黄曲霉毒素可诱发肝癌,而通过流行病学的调查也提示黄曲霉毒素与原发性肝癌密切相关,尤其是气候温湿且经常食用玉米、花生等易产生黄曲霉毒素的地区为肝癌高发区,间接支持黄曲霉毒素为肝癌的病因之一。研究证实黄曲霉毒素致肝癌过程大致分三步:① 肝细胞变性坏死;② 肝细胞增生灶和结节形成;③ 肝癌发生癌变的细胞主要来自增生的嗜酸性或嗜碱性细胞,黄曲霉毒素在体内被肝微粒体混合功能细胞色素酶 P450 活化,形成黄曲霉毒素环氧化物,黄曲霉毒素环氧化物可与亲核大分子 DNA 结合引起基因突变,最终形成肝癌。

值得重视的是,不少资料提示黄曲霉毒素与肝炎病毒有协同作用,国内用树鼩鼠做实验,HBV 阴性、黄曲霉毒素阴性对照组未出现肝癌(0/6),HBV 阳性、黄曲霉毒素阴性组仅 1/9 出现肝癌,HBV 阴性、黄曲霉毒素阳性组则 12.5% 有肝癌,HBV 和黄曲霉毒素均阳性组则 52.9% 出现肝癌。

3. 饮水污染与肝癌

根据大量流行病学调查,发现饮水污染与肝癌的发生也密切相关,不同饮水群体肝癌发病率依次是:宅沟水(沟塘水)＞泯沟水(灌溉沟)＞河水(河溪水)＞浅井水＞深井水;饮用沟塘水地区肝癌死亡率高,饮用深井水及自来水原发性肝癌的发病率低。

至于水中的致癌物质,目前尚未完全弄清,近年由于水质分析的进步,已发现水中有百余种有机物为致癌、促癌和致突变物,包括六氯苯、苯并芘、多氯联苯、氯仿、二氯乙烯、氯乙烯、四氯甲烷等。饮用水含有腐殖酸、微囊藻毒素等也可增加肝癌发生机会。

4. 其他因素与肝癌

(1) 微量元素与肝癌。研究发现,肝癌死亡率与环境硒含量呈负相关,在我国也观察到类似结果,对启东及扶绥两地居民的粮食和头发含硒量分析,硒含量显著低于其他地区。

(2) 性激素与肝癌。肝癌在性别比例上的失衡容易使人想到性激素与肝癌有关,研究

表明雄激素受体阴性病例预后优于阳性者,女性肝癌预后优于男性。继而发现 AFB1 致雄性大鼠肝癌比雌性大鼠发生时间早,发生率高,提出雄激素是肝癌的促癌因素。

(3) 酒精与肝癌。酒精被认为与肝癌也有一定的关系,当酒精进入人体后,主要在肝脏进行分解代谢,酒精对肝细胞的毒性使肝细胞对脂肪酸的分解和代谢发生障碍,引起肝内脂肪沉积而造成脂肪肝,饮酒越多,往往脂肪肝也就越严重,从而可能诱发肝纤维化,进而引起肝硬化,最终转化为肝癌,而由肝硬化转化成肝癌的比例高达 70%。

(4) 肥胖与肝癌。随着饮食西化的增多和肥胖人口的增加,每年非酒精性脂肪性肝病(non-alcoholic fatty liver disease, NAFLD)患者都在增长。NAFLD 近年来备受关注,主要分两大类:非酒精性脂肪肝(non-alcoholic fatty liver, NAFL)——仅发生脂肪沉积和非酒精性脂肪性肝炎(non-alcoholic steatohepatitis, NASH)——肝细胞气球样变,进一步发生肝纤维化。越来越多的证据显示是 NAFLD 进展到终末期 NASH 所致,NAFLD 是这类原发性肝癌的起源。估计 30%~40% 的成人存在 NAFLD,NAFLD 人群中将近 40% 存在 NASH,而 NASH 人群发生原发性肝癌的比例约为 2%。目前 NAFLD 的发病机制还不太清楚,一些假设的机制正在动物模型上进行研究,包括肥胖、氧化应激、胰岛素抵抗、脂肪细胞因子功能障碍、基因突变等可能机制都有报道。NAFLD 患者发生 HCC 的比例依赖于肝病背景,但显然会随着疾病的进展而增加。

(5) 血色病与肝癌。血色病又叫遗传性血色病,是常染色体隐性遗传疾病,属于常见的慢性铁负荷过多疾病,是由于肠道铁吸收的不适当增加,导致过多的铁储存于肝脏、心脏和胰腺等实质性细胞中,导致组织器官退行性变化和弥漫性纤维化、代谢和功能失常。其主要临床特点为皮肤色素沉着、肝硬化、继发性糖尿病。血色病与肝癌的联系早已引起人们注意,如有人对 1897—1932 年内死于波士顿市医院的肝硬化患者做尸检,尸检报告显示血色病患者中肝细胞癌的发生率为 8.2%。在同一医院,对 1917—1954 年的 108 例肝细胞癌作系统的尸检研究发现,血色病患者中肝细胞癌的发病率为 7.7%。相比之下,肝细胞癌在其他类型的肝硬化中的发病率仅为 3.4%。血色病中肝细胞癌的发病率也影响患者的生存期。研究表明,肝细胞癌占血色病死因的 20%~36%,说明了血色病与肝细胞癌有密切的关系。

研究发现肝癌由遗传因素所致者在肝癌发生中约占一半左右,肝癌高发家族可能与家族成员暴露于同一危险因素机率多有关。如 HBV 在家族成员中的相互传染或饮用同一污染水源,使得肝癌发病具有家族聚集性。但遗传因素在肝癌病因中的作用仍不可忽视。

第三节 原发性肝癌的临床表现及诊断依据

1. 临床表现和诊断

1) 临床表现

原发性肝癌起病隐匿,早期多无症状和体征;有症状的早期患者临床表现主要来自于肝炎和其肝硬化背景。因此出现临床表现时,肝癌已多处在中、晚期。

(1) 症状

早期原发性肝癌多无症状,中、晚期肝癌症状多但无特异性。右上腹疼痛或不适多为肝癌的首发症状,多位于剑突下或右肋部,呈间歇性或持续性钝痛或刺痛,若肿瘤位于肝右叶近膈顶部,疼痛常可放射至右肩或右背部。其他症状还有食欲减退、腹胀、乏力、消瘦、腹部肿块、发热、黄疸和下肢水肿等,但这些多属中、晚期症状。有时还可出现腹泻、出血倾向等,少部分左肝外叶肿瘤压迫贲门引起进食梗咽症状。有时远处转移为首发症状。

(2)体征

最常见的体征为进行性肝脾肿大。其他还有上腹肿块、黄疸、腹水、下肢水肿、肝掌、蜘蛛痣和腹壁静脉曲张等常见肝硬化表现。若肝癌破裂,可引起急腹症、失血性休克体征。肝门静脉瘤栓、肝癌浸润可以引起顽固性或癌性腹水。

(3)旁癌综合征

旁癌综合征是指由于癌组织本身产生或分泌影响机体代谢的异位激素或生理活性物质而引起的一组特殊症候群。最常见为红细胞增多症、低血糖症。发生率较低,机制尚不明确。可能原因是肿瘤细胞分泌促红细胞生成素和胰岛素样活性物质,以及肝对其代谢、灭活减低等有关。其他旁癌综合征还表现为高钙血症、男性乳房发育、高纤维蛋白原血症、高胆固醇血症、血小板增多症、高血压、高血糖症等。

(4)转移的表现

原发性肝癌多通过血行转移,其次为淋巴道,亦有直接蔓延、浸润或种植。血行转移中以肝内转移最为常见,肝外转移常见部位依次为:肺、骨、肾上腺、横膈、腹膜、胃、肾、脑、脾以及纵隔。淋巴转移首先见于肝门淋巴结,有时可见左锁骨上淋巴结。原发性肝癌还可直接侵犯邻近脏器如膈、肾上腺、结肠、胃、网膜等。

(5)并发症

由肿瘤本身因素或肝硬化所引起。上消化道出血为原发性肝癌最常见并发症,可由肝门静脉或肝静脉瘤栓加重肝门静脉压力所致食管胃底静脉曲张破裂出血,也可由应激下胃黏膜糜烂溃疡所致。肝癌破裂出血常因肿瘤生长迅速、肿瘤坏死或挤压外伤所致;常引起休克,大部分无手术机会,短期内死亡。自发性腹膜炎,常因机体免疫功能下降,加上门静脉高压,肠道循环障碍,导致肠黏膜抵御细菌的屏障功能下降,细菌繁殖,进入腹腔引起。肝性脑病、肝肾功综合征为终末期表现,多由肿瘤或瘤栓及其他诱发因素引起肝衰竭所致,常反复发作,预后极差。

2)肝脏储备功能评估

通常采用Child-Pugh分级(表8.1)和吲哚氰绿(ICG)清除试验等综合评价肝实质功能。肝脏体积可作为反映肝脏储备功能的一项重要指标,能够客观反映肝脏的大小和肝实质的容量,间接反映肝脏的血流灌注和代谢能力,客观评估患者肝脏对手术的承受能力,有助于指导选择合适的手术方式。对于肿瘤直径大于3 cm的肝癌,可以采用CT和/或MRI扫描,计算预期切除后剩余肝脏的体积。标准残肝体积则是评估肝切除术患者肝脏储备功能的有效且简便的方法,对预测患者术后发生肝功能损害的程度及避免患者术后发生肝功能衰竭有重要的临床指导作用。已有研究表明,采用CT扫描测定国人的标准残肝体积(standard remnant liver volume,SRLV)小于416 mL/m^{2}者,肝癌切除术后中、重度肝功能代偿不全发生率比较高。

表 8.1 肝功能 Child-Pugh 分级

	评分		
	1	2	3
总胆红素(μmol/L)	小于 34	34~51	大于 51
血清白蛋白(g/L)	大于 35	28~35	小于 28
凝血酶原时间延长	1~3 s	4~6 s	大于 6 s
腹水	无	轻度	中等量
肝性脑病(级)	无	1~2	3~4

注:按积分法,5~6 分为 A 级,7~9 分为 B 级,10~15 分为 C 级。

ICG 清除试验主要是反映肝细胞摄取能力(有功能的肝细胞量)及肝血流量,重复性较好。一次静脉注射 0.5 mg/kg,测定 15 分钟时 ICG 在血中的潴留率(ICG-R15),正常值小于 12%,或通过清除曲线测定肝血流量。

3) 原发性肝癌的分型

(1) 大体病理分型

原发性肝癌按传统的病理分型分为:巨块型、结节型与弥漫型三型。

巨块型:巨大的肿瘤占据肝脏的大部分,肿块直径常在 5 cm 以上,超过 10 cm 者为巨块型,边缘多不规则,常向四周浸润。此型在肝癌病例中占 23% 左右。巨块型肝癌相对而言,临床诊断比较容易。

结节型:肿瘤呈结节状,癌结节直径常小于 5 cm,与四周分界清楚。此型最为常见,约占全部肝癌病例的 64%。若为单个结节,或较局限的少数结节尚有手术切除的可能性,有的病理学家认为结节型只是一种过渡的类型,因为单个结节长大可成为巨块型,多个结节融合也可成为巨块型。

弥漫型:许多小的癌结节弥漫地散布在肝的各叶,癌结节周围多被结蒂组织包绕,肝脏肿大不显著,甚至可以缩小,病患往往因肝功能衰竭而死亡。此型约占肝癌的 13%,且几乎皆伴有肝硬化,而且临床诊断不易,也无手术切除的可能,也不适宜做无水酒精注射等局部治疗。实际上弥漫型在我国少见。

这一分型主要适用于已有临床表现的较大和较晚期的肝癌。20 世纪 70 年代由于甲胎蛋白(AFP)检查用于人群普查,出现了亚临床肝癌,或小于 3 cm 的小肝癌,为此国内肝癌病理协作组在传统分型的基础上提出分为:① 块状型;② 结节型;③ 小癌型;④ 弥漫型。

(2) 按组织学来源分型

原发性肝癌按组织学来源分为肝细胞癌(HCC)、胆管细胞癌(ICC)和混合性肝癌。肝细胞癌其癌细胞来源于肝细胞,并常在肝硬化基础上发生,而胆管细胞则来源于肝内胆管细胞。我国肝癌中肝细胞癌约占 90%,胆管细胞癌约占 5%,肝细胞癌与胆管细胞癌的混合型肝癌约占 5%。

肝细胞癌多合并肝硬化,AFP 试验多阳性,肿瘤质地可软可硬,但多较软,肿块易坏死出血,易侵犯血管(门静脉或肝静脉)形成癌栓。肝细胞癌的组织学特点:以梁索状排列为主,癌细胞呈多边形,细胞质嗜酸性,细胞核圆形,梁索之间衬覆血窦,也可出现多种细胞学和组织学上的特殊类型,若出现假腺管结构可类似肝内胆管癌和转移性腺癌,需要注意鉴别。癌细胞的分化程度,可以采用经典的 Edmondson-Steiner 肝癌四级分级法(I 级:癌细胞呈高分化状态,核/

质比接近正常;Ⅱ级:癌细胞中度分化,但核/质比增加,核染色更深;Ⅲ级:癌细胞分化较差,核/质比更高,核异质明显,核分裂多见;Ⅳ级:癌细胞分化最差,胞质少,核染色质浓染,细胞形状极不规则,排列松散),或分为好、中、差三级(分化好也叫高分化,细胞分化程度较好;分化中等即中分化,细胞分化程度居中;差分化也叫低分化,细胞分化程度较差)。

胆管细胞癌则罕见合并肝硬化,AFP试验多阴性,其肿块质地多坚硬致密,坏死和出血较少见,常表现为浸润性,其组织学特点:以腺癌结构为主,癌细胞排列成类似胆管的腺腔状,但腺腔内无胆汁却分泌黏液。癌细胞呈立方形或低柱状,细胞质淡染,胞浆透明,纤维间质丰富,即癌细胞周围含有较多的纤维组织。也可出现多种细胞学和组织学上的特殊类型,若出现梁索状排列可类似肝细胞癌,需要注意鉴别。癌细胞分化程度可分为好、中、差三级。

(3) 临床分型

原发性肝癌按临床分型可分为单纯型、硬化型和炎症型三型。单纯型:临床和化验检查无明显肝硬化表现者。硬化型:有明显的肝硬化临床和化验表现者。炎症型:病情发展迅速并伴有持续癌性高热或血清谷丙转氨酶(ALT)升高1倍以上者。

我国肝癌合并肝硬化的比例高达80%,肝癌有无肝硬化,其手术和非手术治疗均有明显不同。在硬化型肝癌中,多中心发生的比例远高于单纯型肝癌,前者的生存期也远低于后者,而炎症型肝癌病程发展快,常伴持续性或间隙性发热,ALT持续升高,预后恶劣,临床上易误诊和漏诊。

4) 原发性肝癌的临床分期

临床常用的原发性肝癌的分期有国际抗癌联盟(UICC)的TNM分期、(巴塞罗那临床肝癌分期)BCLC分期和我国推荐的分期。

(1) 国际抗癌联盟(UICC)的TNM分期(见表8.2)

表8.2 原发性肝癌的TNM分期(AJCC/UICC 2010年第7版)

原发肿瘤(T):	分期			
Tx:原发肿瘤不能评估	Ⅰ期:	T1	N0	M0
T0:无原发肿瘤的证据	Ⅱ期:	T2	N0	M0
T1:单个肿瘤没有血管受侵	ⅢA期:	T3a	N0	M0
T1a:肿瘤小于或等于2 cm	ⅢB期:	T3b	N0	M0
T1b:肿瘤大于2 cm	ⅢC期:	T4	N0	M0
T2:有血管受侵的单个或多发肿瘤,最大直径小于或等于5 cm	ⅣA期:	任何T	N1	M1
T3:多个肿瘤,任何1个肿瘤直径大于5 cm,或侵犯门静脉或肝静脉主要分支	ⅣB期:	任何T	任何N	M1
T3a:多发肿瘤,任何1个肿瘤直径大于5 cm				
T3b:肿瘤侵及门静脉或肝静脉主要分支				
T4:肿瘤直接侵及除胆囊以外的邻近脏器,或脏器穿孔				
区域淋巴结(N):				
Nx:不能判定区域淋巴结转移				
N0:无区域淋巴结转移				
N1:有区域淋巴结转移				
远处转移(M):				
M0:无远处转移				
M1:有远处转移				

TNM分期主要根据肿瘤的大小、数目、血管侵犯、淋巴结侵犯和有无远处转移而分为Ⅰ～Ⅳ期,由低到高反映了肿瘤的严重程度;其优点是对肝癌的发展情况做了详细的描述,最为规范,然而TNM分期在国际上被认可程度却较低,原因在于:① 多数肝癌患者合并有严重的肝硬化,该分期没有对肝功能进行描述,而治疗原发性肝癌时非常强调肝功能代偿,肝功能显著地影响治疗方法的选择和预后的判断;② 对于原发性肝癌的治疗和预后至关重要的血管侵犯,在治疗前(特别是手术前)一般难以准确判断;③ 各版TNM分期的变化较大,难以比较和评价。

(2) 巴塞罗那临床肝癌分期(Barcelona Clinic Liver Cancer,BCLC)(见表8.3)

表8.3 原发性肝癌的BCLC分期(2010年)

期别	PS评分	肿瘤状态		肝功能状态
		肿瘤数目	肿瘤大小	
0期:极早期	0	单个	小于2 cm	没有门脉高压
A期:早期	0	单个 3个以内	任何 小于3 cm	Child-Pugh A-B Child-Pugh A-B
B期:中期	0	多结节肿瘤	任何	Child-Pugh A-B
C期:进展期	1～2	门脉侵犯或N1、M1	任何	Child-Pugh A-B
D期:终末期	3～4	任何	任何	Child-Pugh C

BCLC分期与治疗策略,比较全面地考虑了肿瘤、肝功能和全身情况,与治疗原则联系起来,并且具有循证医学高级别证据的支持,目前已在全球范围被广泛采用。但是,亚洲(不包括日本和印尼)与西方国家的原发性肝癌具有高度异质性,在病因学、分期、生物学恶性行为、诊治(治疗观念和临床实践指南)以及预后等方面都存在明显差异。同时,我国有许多外科医师认为BCLC分期与治疗策略对于手术指征控制过严,不太适合中国的国情和临床实际,仅作为重要参考。

(3) 中国抗癌协会肝癌专业委员会(Chinese Society of Liver Cancer,CSLC)原发性肝癌的临床诊断与分期标准(2009年)

Ⅰa 单个肿瘤最大直径小于或等于3 cm,无癌栓、腹腔淋巴结及远处转移;肝功能分级Child A。

Ⅰb 单个或两个肿瘤最大直径之和小于或等于5 cm,在半肝,无癌栓、腹腔淋巴结及远处转移;肝功能分级Child A。

Ⅱa 单个或两个肿瘤最大直径之和小于或等于10 cm,在半肝或两个肿瘤最大直径之和小于或等于5 cm,在左、右两半肝,无癌栓、腹腔淋巴结及远处转移;肝功能分级Child A。

Ⅱb 单个或两个肿瘤最大直径之和大于10 cm,在半肝或两个肿瘤最大直径之和大于5 cm,在左、右两半肝,或多个肿瘤无癌栓、腹腔淋巴结及远处转移;肝功能分级Child A。肿瘤情况不论,有门静脉分支、肝静脉或胆管癌栓和(或)肝功能分级Child B。

Ⅲa 肿瘤情况不论,有门静脉主干或下腔静脉癌栓、腹腔淋巴结或远处转移之一;肝功能分级Child A或B。

Ⅲb 肿瘤情况不论,癌栓、转移情况不论;肝功能分级Child C。

5) 诊断

(1) 肝癌的早期诊断

从20世纪70至80年代起,由于AFP的应用及实时超声、CT的逐步普及,大大促进了原发性肝癌的早期诊断。早期诊断率提高,手术切除率随之提高,预后亦获得明显改善。故原发性肝癌的诊断,尤其是早期诊断,是临床诊疗的关键。

就早期诊断而言,患者的肝病背景应予充分重视。我国的原发性肝癌患者中,95%有HBV感染背景,10%有HCV感染背景。对于此类人群应定期进行筛查,当出现AFP升高或肝区"占位性病变"时,不可掉以轻心。此外,还应关注下列危险人群:中老年男性中HBV载量高者、HCV感染者、HBV和HCV重叠感染者、长期嗜酒者、NALFD患者、合并糖尿病或肥胖者以及有直系亲属肝癌家族史者。35~40岁以上的HBV、HCV感染者,应每6个月做1次AFP检查与肝脏超声检查。

(2) 肝癌的肿瘤标志物

① 甲胎蛋白(a-fetoprotein,AFP)

AFP是胎儿蛋白,也是一种糖蛋白。对于恶性肿瘤来说是一种相关的抗原。分子量为70 kDa。其主要合成于卵黄囊、胚胎肝和胎儿胃肠道。妊娠4周后的胎儿血清中就可检测到AFP,并在12~16周时血清AFP水平达到高峰,以后逐渐下降,胎儿出生数月至1年后体内的AFP水平接近成年人。多年来的临床应用已证实了AFP是诊断原发性肝癌的最好指标,也是目前用于早期原发性肝癌诊断的较好指标。据有关文献报道应用这项指标可在临床症状出现前6~12个月做出诊断。

正常成年人实验参考范围是20 μg/L以下(ELISA法)。在肝癌诊断方面:临床一般以400 μg/L作为原发性肝癌的诊断临界值,但一部分患者AFP也在正常范围内。一般认为AFP的含量与肿瘤的分化程度有关。中等分化程度的肝癌多合成AFP,而高分化和低分化肝癌很少或不合成AFP。因此,临床检测AFP的值对于病情的估计和治疗效果的评价有一定意义。

AFP虽然对早期诊断是较好的指标,但临床意义仍有限。据报道AFP对胆管细胞癌和纤维板层型原发性肝癌没有诊断价值。另外有一些原发性肝癌患者血清AFP浓度持续在20~200 μg/L,故对做出早期诊断有一定困难。一般情况是血清AFP≥400 μg/L,持续1个月,排除其他相关疾病,尤其要与肝硬化鉴别,或AFP≥200 μg/L,持续检查,2个月不下降,再参考血清生化肝功能指标异常,即可考虑为原发性肝癌。

由于肝癌患者中有30%~40%血清AFP检测为阴性,为此其他的标志物对AFP阴性的肝癌患者有一定参考价值。如:血清生化肝功能指标γ-GT(γ-谷氨酰转移酶)在活动性肝癌患者血清中显著升高。

对于近晚期的肝癌患者,血清AFP的升高并不一定同肿瘤的生长相关。相反,由于肝代谢紊乱、肝衰竭、肝细胞的坏死致使AFP的浓度下降。

在肿瘤治疗期间AFP可监测治疗效果。但值得注意的问题是在治疗(手术、放疗、化疗)的初期往往部分患者出现血清AFP水平短暂升高的现象,这是因手术的创伤、药物及放射线的作用使肿瘤细胞急性坏死和肿瘤溶解综合征引起的AFP释放所致。这种情况的半衰期小于5天,如迅速降至正常或比治疗前水平低,表明治疗有效。

② 血清铁蛋白(serum ferritin,SF)

SF是人体内一种水溶性的铁储存蛋白,也是重要的铁储存形式。其结构是由脱铁蛋白组成的具有大分子结构的糖蛋白,分子量为 450 kDa。铁蛋白存在于各组织体液中,1965 年 Richter 等从恶性肿瘤细胞株中分离出来,它参与细胞内代谢、细胞增殖和免疫调控。

临床常用检测 SF 一方面判断患者体内铁储存情况,对于诊断缺铁性贫血、铁负荷过度等有重要的意义;另一方面作为恶性肿瘤的标志物,对于临床诊断某些恶性肿瘤具有一定的辅助价值,如原发性肝癌、肺癌、胰腺癌、卵巢癌、白血病等恶性肿瘤时 SF 都可见升高。在肝癌患者血清 AFP 测定值低时 SF 的检测可作为补充参考。在某些良性疾病(肝炎、心肌梗死、肝硬化、输血后含铁黄素沉积、继发性血色素沉着症等)时循环血中 SF 的水平也增高。由于 SF 临床诊断特异性的不足,因此,单纯 SF 的增高不能作为恶性肿瘤的诊断。

③ α-L-岩藻糖苷酶(α-L-fucosidase,AFU)

AFU 是与含有岩藻糖的糖脂、糖蛋白等的分解代谢有关的一种溶酶体酸性水解酶。广泛存在于哺乳动物各组织细胞和体液中。AFU 是近年来应用临床的一项标志物,主要用于辅助诊断原发性肝癌,尤其对 AFP 阴性或浓度较低者更有意义。有研究显示诊断原发性肝癌时 AFU 的特异性仅次于 AFP,其敏感性为 79.5%～81.2%,假阳性率相对较高。恶性肿瘤除原发性肝癌外,转移性肝癌、子宫癌、胃癌、胰腺癌、白血病等血清中 AFU 都可见升高。一些良性疾病血清中 AFU 也有不同程度的升高,如肝硬化、慢性肝炎、糖尿病等。一般临床应用时常将 AFU、AFP、GGT 等联合检测,提高其诊断的敏感性和特异性。

④ γ-谷氨酰转移酶(γ-glutamyl-transferase,γ-GT)

γ-GT 是参与 γ-谷氨酰循环的一种酶,其天然底物是谷胱甘肽,具有氨基转移酶的作用。其主要存在于肾、前列腺、胰腺、肝、盲肠和脑组织细胞中,尤其以肾组织中含量高。因经尿液排出,所以检测尿中的 γ-GT 可监测肾疾病。血清(血浆)中的 γ-GT 主要来源于肝胆系统。临床常见肝胆良、恶性疾病时血清 γ-GT 水平均升高。肝胆恶性疾病的患者血清 γ-GT 升高更加明显。如肝癌、胰头癌、阻塞性黄疸、胆汁性肝硬化、胆管炎时 γ-GT 明显升高,传染性肝炎、肝硬化、胰腺炎时 γ-GT 轻度升高。因此,γ-GT 具有肝胆系统疾病的临床诊断价值。

在肝中 γ-GT 主要位于胆小管内上皮细胞及肝细胞的滑面内质网中。当肝汁淤积时导致 γ-GT 合成增加,胆汁促使 γ-GT 从膜结合部位溶解释放出来。有文献报道高浓度的肝汁反流入血,以及细胞破坏和通透性改变导致血清中 γ-GT 活性增高,这是各种肝胆系统疾病血清中 γ-GT 升高的原因。肝癌患者因癌细胞的浸润使正常的肝组织细胞受到损伤释放 γ-GT,循环血中 γ-GT 水平增高。

(3)肝癌的影像学诊断方法

① B 超

B 超是目前肝癌最常用的定位诊断方法,也是普查的首选的方法。其价值包括:Ⅰ.确定肝内有无病灶(可检出 0.7～1 cm 的小肝癌)。Ⅱ.鉴别占位性质。Ⅲ.肿瘤定位(包括穿刺或局部治疗定位)。Ⅳ.明确肝内肿瘤与血管和邻近脏器的关系。术中超声在肝外科有重要地位:有助于深部肿瘤的术中定位;可能发现微小转移灶;明确与周围血管关系进行可切除性判断;有助于引导术中局部治疗或估计手术切除范围。实时超声造影灰阶成像技术(简称超声造影)可显著增强超声对肝病变的准确性,可提高小肝癌和微小转移灶的检出率。超声显像的优点是为无创性检查,可多次重复,价格低廉,无放射性损害,敏感度高。缺点是存在超声难以测到的盲区,检查效果受操作者解剖知识、操作手法和经验等因素的限制。

② 计算机断层显像(CT)

CT 是目前肝癌诊断和鉴别诊断最重要的影像学检查方法,用来观察肝癌形态及血供状况、肝癌的检出、定性、分期以及肝癌治疗后复查。CT 的分辨率高,特别是多排螺旋 CT,扫描速度极快,数秒内即可完成全肝扫描,避免了呼吸运动伪影;能够进行多期动态增强扫描,最小扫描层厚为 0.5 cm,显著提高了肝癌小病灶的检出率和定性准确性。通常,在平扫下肝癌多为低密度占位,边缘有清晰或模糊的不同表现,部分有晕圈症,大肝癌中央常有坏死或液化,可以提示病变性质和了解肝周围组织器官是否有癌灶,有助于放疗的定位;增强扫描可以清晰显示病灶的数目、大小、形态和强化特征,还可明确病灶和重要血管之间的关系,肝门和腹腔有无淋巴结肿大以及邻近器官有无侵犯,为临床上准确分期提供可靠的依据,且有助于鉴别肝血管瘤。原发性肝癌的影像学典型表现为在动脉期呈显著强化,在静脉期其强化不及周边肝组织,而在延迟期则造影剂持续消退,具有高度特异性。

③ 磁共振成像(MRI)

MRI 是一种非侵入性、无放射性损害的检查方法,组织分辨率高。在观察肿瘤内部结构变化,如出血坏死、脂肪变性以及包膜的显示和分辨率优于 CT 和 B 超。对良、恶性肝内占位,尤其是血管瘤的鉴别,可能优于 CT;同时,无需增强即能显示门静脉和肝静脉的分支;对小肝癌 MRI 优于 CT。特别是高场强 MRI 设备,使 MRI 扫描速度大大加快,可以与 CT 一样完成薄层、多期相动态增强扫描,充分显示病灶的强化特征,提高病灶的检出率和定性准确率。通常肝癌结节在 T1 加权像呈低信号强度,在 T2 加权像呈中-高信号强度。

④ 数字减影血管造影(digital subtraction angiography,DSA)

DSA 属侵入性检查,随着非侵入检查的发展,目前应用亦减少,仅在上述检查仍未能定位时用。常用于介入治疗前的定位诊断,有一定的定性诊断价值。DSA 的指征:Ⅰ. 肝内占位病变良恶性用常规方法难以鉴别者。Ⅱ. 病灶较大,边界不清者。Ⅲ. 怀疑有肝内卫星转移或多原发灶者。Ⅳ. 拟行肝动脉化疗栓塞者,栓塞前常规行肝动脉造影检查。

⑤ 核医学影像检查

Ⅰ. 单光子发射计算机断层显像(SPECT)

近年来由于超声、CT、MRI 等检查的日趋完善,SPECT-CT 应用于肝癌检查相对减少。肝血池显像有助于鉴别肝血管瘤。骨扫描有助于发现肝外骨转移,可较 X 线和 CT 检查提前 3~6 个月发现骨转移癌。

Ⅱ. 正电子发射计算机断层显像(PET-CT)

PET-CT 是将 PET 与 CT 融为一体而成的功能分子影像成像系统,既可由 PET 功能显像反映肝脏占位的生化代谢信息,又可通过 CT 形态显像进行病灶的精确解剖定位,同时全身扫描可以了解整体状况和评估转移情况,达到早期发现病灶的目的,同时可了解肿瘤治疗前后的大小和代谢变化。但是,PET-CT 在肝癌临床诊断的敏感性和特异性还需进一步提高,且在我国大多数医院尚未普及应用,不推荐其作为肝癌诊断的常规检查方法,可以作为其他手段的补充。

(4)肝穿刺活检

在超声引导下经皮肝穿刺空芯针活检(core biopsy)或细针穿刺(FNA)进行组织学或细胞学检查,可以获得肝癌的病理学诊断依据,以及了解分子标志物等情况,对于明确诊断、病理类型、判断病情、指导治疗以及评估预后都非常重要。近年来虽被越来越多地采用,但是也有一定的局限性和危险性。肝穿刺活检时,应注意防止肝脏出血和针道癌细胞种植;禁忌证是有明显出血倾向,严重心肺、脑、肾疾病和全身衰竭的患者。肝穿刺的病理诊断存在一定的假阴性率,阴性结果不能完全排除肝癌的可能。

(5) 原发性肝癌的诊断标准

• 病理诊断标准

肝脏占位病变或者肝外转移灶活检或手术切除组织标本,经病理组织学和(或)细胞学检查诊断为原发性肝癌,此为金标准。

• 临床诊断标准

在所有的实体瘤中,唯有原发性肝癌可采用临床诊断标准,国内外均认可,具有非侵袭性、简易方便和可操作性强的优点,一般认为主要取决于三大因素,即慢性肝病背景、影像学检查结果以及血清 AFP 水平。但是在实际应用时也存在误差,因此,结合我国国情、既往国内外标准和临床实际,同时满足以下条件中的①+②a 两项或者①+②b+③ 三项时,可以确立原发性肝癌的临床诊断:① 具有肝硬化以及 HBV 和(或)HCV 感染的证据。② 典型的原发性肝癌影像学特征:同期多排 CT 扫描和(或)动态对比增强 MRI 检查显示肝脏占位在动脉期快速不均质血管强化(arterial hypervascularity),而静脉期或延迟期快速洗脱(venous or delayed phase washout):a. 如果肝脏占位直径≥2 cm,CT 和 MRI 两项影像学检查中有一项显示肝脏占位具有上述肝癌的特征,即可诊断原发性肝癌;b. 如果肝脏占位直径为 1~2 cm,则需要 CT 和 MRI 两项影像学检查都显示肝脏占位具有上述肝癌的特征,方可诊断原发性肝癌,以加强诊断的特异性。③ 血清 AFP≥400 μg/L 持续 1 个月,或血清 AFP≥200 μg/L 持续 2 个月,并能排除其他原因引起的 AFP 升高,包括妊娠、生殖系胚胎源性肿瘤、活动性肝病及继发性肝癌等。我国卫生部发布的《原发性肝癌诊疗规范》的诊断流程如图 8.1 所示。

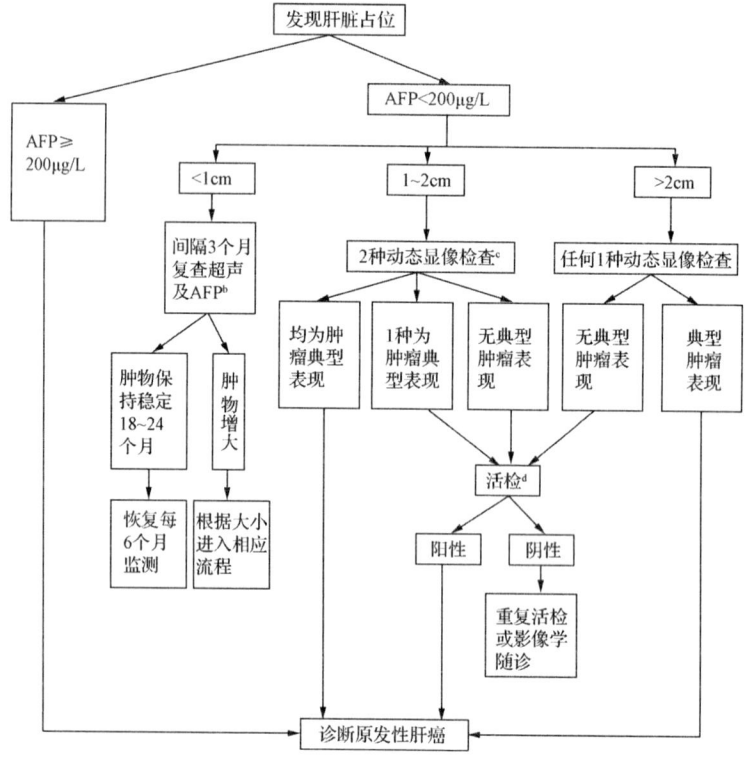

图 8.1 原发性肝癌的诊断流程

a. AFP≥200 μg/L 而肝脏未发现占位者,也应密切随诊监测,诊断困难的病例建议转

上级医院

  b. 对高度怀疑恶性患者可考虑缩短复查间隔时间,间隔 1 个月复查 AFP

  c. 动态显像检查包括超声造影、CT 及 MRI 增强扫描

  d. 细胞学穿刺不作为常规推荐,诊断困难的病例建议转上级医院进一步诊治

第四节 原发性肝癌发生的干预方略

  原发性肝癌的干预方略包括病因的干预、早诊早治及中晚期病人的治疗。所谓病因干预即一级预防,是通过一定的措施消除肝癌的可能致病因素来预防肝癌的发生。在预防措施中,针对病因的一级预防是最为经济有效的,如果能消除肝癌的病因,那么肝癌的发病率就会明显下降。早诊早治也即二级预防,可概括为"早期发现、早期诊断、早期治疗"。中晚期病人的治疗就是三级预防,是临床诊断为原发性肝癌后的积极治疗。四级预防是以减少病人的痛苦、延长病人的生存时间。

1. 原发性肝癌的一级预防

  尽管原发性肝癌的发病因素尚未完全弄清,但根据我国大量的流行病学调查,发现乙型肝炎病毒感染、黄曲霉毒素、饮水污染为我国原发性肝癌的三大致病因素。为了减少原发性肝癌的发生,早在 20 世纪 70 年代就提出了"改水、防霉、抗病毒治疗"或者称为"管水、管粮、防肝炎"的措施,不仅已初见成效,而且已成为我国原发性肝癌一级预防的特色。在过去的十几年间,在一些肝癌高发区的肝癌发生率和死亡率出现停止上升的趋势,个别还有下降之势。其具体的干预措施包括:

  1) 预防加强粮油食品防霉去毒

  减少黄曲霉毒素摄入量,阻断或抑制黄曲霉毒素的致癌作用。在肝癌高发地区,肝癌的发生率与粮食霉变,特别是玉米的黄曲霉毒素污染呈正相关关系。鉴于粮食霉变环节主要在于田间收获期和收获后的处理期以及储存期,不少学者认为加强这些环节的防霉措施极为重要。另外改变种植习惯,以水稻代替玉米,提倡食用大米,也是减少黄曲霉毒素摄入的方法之一。

  2) 治水管水、改善饮水卫生

  饮水中有机物污染与肝癌发生有一定关联。研究提示饮用高度污染的地面水、加氯水、高浓度三氯甲烷水使患癌症的危险性增加,这种危险性可能来自饮用水污染中具有相加和协同作用的多种致癌物。又有研究提示饮水和 HBV 携带状态在肝癌发病上有明显的协同作用。

  3) 阻断 HBV 感染,积极防治肝炎

  HBV 感染是目前严重的公共卫生问题。肝癌高发区,其乙肝病毒携带率也高,80% 的肝癌病人均有乙肝病毒感染。在肝癌病人中,发现了乙肝病毒 DNA 整合到肝细胞的 DNA 中。因此阻断 HBV 感染是预防原发性肝癌的重要途径,而接种乙肝疫苗是控制乙肝最根本

和有效的措施。

我国《HBV/HCV 相关性肝细胞癌抗病毒治疗专家共识》(以下简称《专家共识》)参考了多个地区最新 HBV/HCV 肝炎防治指南和原发性肝癌诊治指南,已经发布。根据现有病毒相关性原发性肝癌抗病毒治疗的循证医学证据,结合国内专家意见,提出针对这些患者应用抗病毒治疗的建议。《专家共识》根据循证医学证据分级 GRADE 系统回顾了干扰素(IFN)类、核苷/核苷酸类似物(NAs)和利巴韦林等在治疗 HBV/HCV 相关性原发性肝癌的应用进展,提出治疗建议。《专家共识》旨在强调抗病毒应用在病毒相关性原发性肝癌综合治疗中具有重要意义,提出具体而细化的应用建议,《专家共识》在临床的实践过程中也在进一步完善。

4) 非酒精性脂肪性肝病(non-alcoholic fatty liver disease, NAFLD)和非酒精性脂肪性肝炎(non-alcoholic steatohepatitis, NASH)的防治

流行病学资料将 NAFLD/NASH 和肝硬化及原发性肝癌联系了起来,但是相关的机制还不确定。针对 NAFLD 和 NASH 的有效治疗,将有可能减少原发性肝癌发生的危险。基于最近的一些研究进展,一些潜在的治疗手段如补充益生菌、维生素 D 以及胆汁酸中间体等可能对预防原发性肝癌有作用。另外,改善与发病相关的代谢参数,如降体重、身体锻炼、降低胰岛素抵抗(insulin resistance, IR)和控制糖尿病对此类患者防止原发性肝癌的发生可能有益。因为缺乏足够的临床研究、足够的病例数、足够的对照组、同源参数比较以及缺乏金标准的药物对照等,目前还不能给出肯定的 NAFLD/NASH 的预防指导,迫切需要开发用于疾病分期和进展的理想标志物,以利于早期诊断和治疗监测。

肝癌的一级预防是指以预防肝癌的发生为目标,使人们避免或尽量少接触已知的致癌因素和危险因素。根据肝癌的病因学方面的研究,我国在肝癌高发地区采取了"改水、防霉、抗病毒"的战略措施,或者说实行了"防治肝炎、管粮防霉、适量补硒、改良饮水"的一级预防。同时,结合最新的研究进展,针对 NALFD 不断攀升的流行病学特点,加强身体锻炼、控制糖尿病、适当补充益生菌和维生素 D 也将成为预防原发性肝癌发生的一级目标。

2. 原发性肝癌的二级预防

肝癌的二级预防即早期发现、早期诊断和早期治疗,就原发性肝癌而言,可概括为对亚临床肝癌和小肝癌的研究,研究的意义有:① 是获得肝癌治愈的主要途径;② 是提高肝癌总的 5 年生存率的重要途径;③ 治疗亚临床肝癌和小肝癌的效益远高于治疗大肝癌者,是治疗肝癌事半功倍之道;④ 有助于研究肝癌的自然病程。

1) 高危人群的筛查

由于肝癌的早期诊断对于有效治疗和长期生存至关重要,因此十分强调肝癌的早期筛查和早期监测。常规监测筛查指标主要包括血清 AFP 和肝脏超声检查(US)。对于 40 岁及以上的男性或 50 岁及以上女性,具有 HBV 和(或)HCV 感染,长期嗜酒、长期食用被黄曲霉毒素污染食物、NAFLD 患者、各种原因引起的肝硬化、合并糖尿病以及有肝癌家族史的人群,应该定期进行 AFP 检查加超声显像,必要时加用其他的肝癌标志物和影像学方法。但是,对于不同高危人群检查的频率应有所不同,建议肝硬化失代偿和有肝癌家族史的患者不超过 3 个月;肝硬化代偿期的患者不要超过 4~5 个月;慢性肝炎和其他慢性肝病患者每 6 个月复查一次。一般认为,AFP 是原发性肝癌相对特异的肿瘤标志物,AFP 持续升高是发

生原发性肝癌的危险因素。新近,有些欧美学者认为AFP的敏感性和特异度不高,2010版美国肝病研究学会(AASLD)指南已不再将AFP作为筛查指标,但是我国的原发性肝癌大多与HBV感染相关,与西方国家原发性肝癌多为HCV、酒精和代谢性因素致病因素不同,结合国内随机研究(RCT)结果和实际情况,对原发性肝癌的常规监测筛查指标中继续保留AFP。

2) 基于巴塞罗那临床肝癌分期(Barcelona Clinic Liver Cancer, BCLC)的早治疗

目前有关原发性肝癌预后的分期系统有多种,包括Okuda分期、AJCC TNM分期、意大利肝癌小组的CLIP评分系统、巴塞罗那肝癌小组的BCLC分期、香港中文大学预后指数(CUPI)评分系统、日本JIS积分法和法国肝细胞癌研究和治疗协作系统。关于现有的分期哪个最好的争论很多,最新的研究表明,经过反复验证,BCLC分期法优于其他分期法,能更好地预测分层。

BCLC分期始于1999年,当时是作为Okuda分期的改良。参照BCLC分期,原发性肝癌可以分为5个期,主要以肿瘤相关性参数(包括肿瘤大小、淋巴结转移数目、血管浸润等),患者一般状况(如ECOG评分)以及肝功能(如Child-Pugh评分)作为评价指标。这些指标将原发性肝癌分为了极早期、早期、中期、晚期、终末期(分别对应0、A、B、C、D)。除了预测作用,BCLC直接将肝癌分期与治疗策略相对应,并如图8.2所示分期以患者病情变化为更新分期的重要依据。该分期系统已被美国肝病研究协会(AASLD)和欧洲肝病研究协会(EASL)作为临床治疗决策的参考标准。关于选择哪种分期方法的争论持续不断,不同医疗中心使用不同分期系统取决于临床实践类型、患者特征、肝脏疾病潜在致病因素和不同国家肝硬化患者比例,需要进一步探讨分期系统中利于治疗实施的多变量预测参数,以制定出更精确的分期方法。

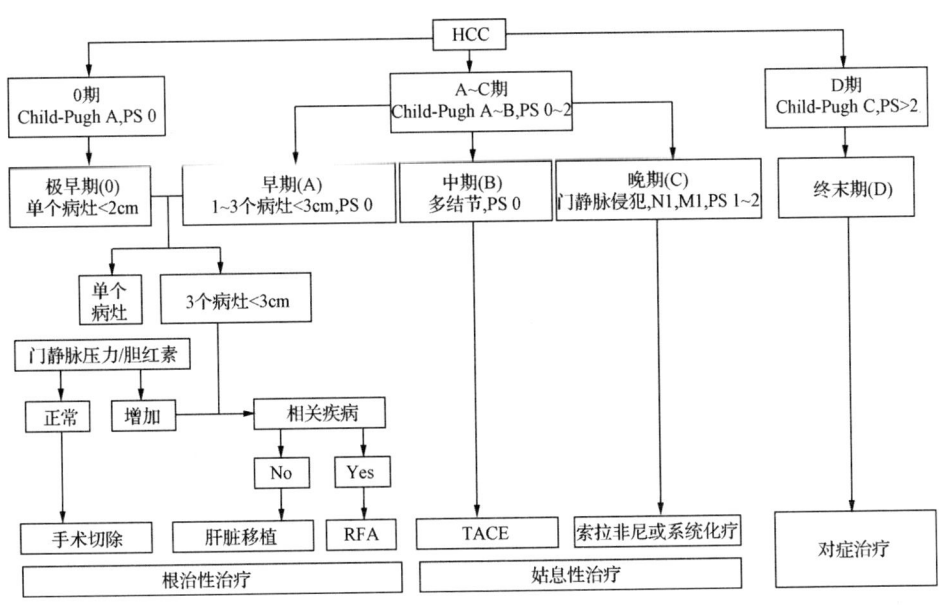

图8.2 BCLC分期系统和HCC的治疗

M:转移分期;N:淋巴结分期;PS:体力状况;RFA:射频消融;TACE:经动脉化疗栓塞

HCC的治疗方案通常是综合和个体化的,原发性肝癌多学科专家的参与,包括肝病学专家、移植专家、病理学专家、肿瘤内科专家、肿瘤外科专家、断层放射学专家、介入放射科专

家,因此治疗需要相互很好地合作。所谓的"早治疗"一般指针对 BCLC 0~B 期原发性肝癌的治疗,目的旨在提高患者的生存率,降低死亡率。

3) 外科治疗

(1) 部分肝切除

部分肝切除是早期原发性肝癌潜在可治愈的治疗方法。对于选择性原发性肝癌患者,目前部分肝切除术后并发症明显下降,死亡率小于 5%。二十年前,部分肝切除很少能使患者获得长期生存。然而,最近几项回顾性研究显示部分肝切除术后的 5 年生存率可以超过 50%,甚至对早期和具有较好的肝功能储备的选择性原发性肝癌患者,部分肝切除的 5 年生存率高达 70%。长期生存的获得可归因于以下几项重要进步:无症状原发性肝癌的诊断;更准确的分期帮助鉴别出早期患者;同时,对残肝功能更准确的评估可用于除外术后并发症和死亡率高发生的患者。

(2) 部分切除与解剖结构的关系

原发性肝癌部分肝切除通常划分为解剖性切除和非解剖性切除两种形式。解剖性切除是根据解剖节段来切除肝段。非解剖性切除依据切缘病理学阴性来切除肿瘤。

由于世界各地有关肝叶、部分、扇区、段的命名上存在许多重叠,因此 2000 年在布里斯班市举行的国际肝胰胆学会共识会议上制定了针对这些术语统一称谓的新指南,指南根据 Couinaud 解剖描述,见图 8.3。参照指南,右肝包括第Ⅴ至Ⅷ段,对这些肝段切除合适称之为"右肝切除"(右半肝切除)。"左肝切除"(左半肝切除)包括第Ⅱ至Ⅳ肝段的切除。右肝切除可以延伸至左肝的第Ⅳ段;同样,左肝切除可延伸至右肝的第Ⅴ和Ⅷ肝段。对于这些肝段,"扩大的右/左肝切除"和"右/左三段切除"是较合适的称谓。第Ⅱ、Ⅲ段的切除,通常出现在亚肝叶切除中,称为"左外叶切除"。第Ⅳ、Ⅶ段切除和第Ⅴ段切除则分别称为"右后叶切除"和"右前叶切除"。单个或两个段的切除通常简单称为第几段切除。

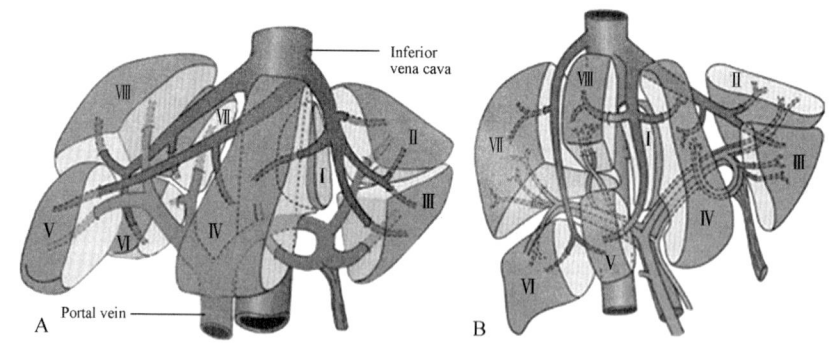

图 8.3 根据 Couinaud 命名法的肝脏节段解剖(A 图类似剖腹手术所见的解剖部位,B 图为离体所见)

(来自 Schulick RD. 肝胆解剖;Mulholland MW, Lillemoe KD, Doherty GM, 编辑. 格林菲尔德外科学:科学原则和实践. 第 4 版;Baltimore, MD: Lippincott Williams & Wilkins;2006;893-910.)

由于原发性肝癌具有血管侵犯和经由门脉系统转移的倾向,许多研究建议行解剖性切除,被荷瘤门静脉分支限制的肝段切除后可消除血管侵犯和肝内转移。多中心研究结果显示解剖性原发性肝癌切除较非解剖性切除具有生存优势,解剖性切除可以改善 T1-T2 原发性肝癌患者的生存,区域里静脉癌栓得到了清除。一项包含 233 例部分肝切除患者的综述显示解剖性切除较非解剖性切除减少了早期肝内复发率。尽管解剖性切除与生存获益相关,但肝切除的程度应该以慢性肝损害和肝功能储备为基础进行个体化。非解剖性切除强调在 R0 术后保留足够的预期残肝体积(future liver remnant，FLR)，以保证术后足够的肝功能。但是，最佳的病理切缘距离目前尚不清楚，还存在争议。一项前瞻性随机研究表明，相对于窄切缘(1 cm)，宽切缘(2 cm)可获得高达 74.9% 的 5 年生存率。在小肝癌(肿瘤直径小于 2 cm)中宽切缘的证据更强，所有观察到切缘处复发的病例均发生于窄切缘组。相反，来自另一项包含 456 例患者的数据却没有得出宽切缘和窄切缘在复发和总生存方面的差异。

(3) 淋巴清扫与术式

肿瘤根治术因其区域淋巴结清除的范围不同，分为不同的四种：未将第一站淋巴结完全清除的为 R0 术式；将第一站淋巴结完全清除为 R1 术式；清除全部第二站或第三站淋巴结的为 R2 或 R3 术式。根据淋巴结转移程度与淋巴结清除范围的关系区分绝对根治与相对根治。绝对根治是指淋巴结清除超越转移淋巴结第一站以上，否则就是相对根治。如第一站淋巴结有转移，施行 R2 或 R3 根治属于绝对根治；如仅作 R1 手术，虽然临床上也无残存转移淋巴结，但只能认为是相对根治。

(4) 门脉高压与手术

在欧美国家，通过临床检查或肝静脉插管来评价有无明显的门脉高压是术前评估的一项重要内容。多项研究已表明没有明显的门脉高压和正常的胆红素浓度是术后最好的预测因子，术后几乎不发生肝衰竭，5 年生存率超过 70%。相反，存在明显门脉高压的患者术后绝大部分会出现肝功能衰竭，5 年生存率小于 50%。如果同时存在明显的门脉高压和高胆红素水平和(或)多中心发生的患者，无论肝功能 Child-Pugh 分级如何，5 年生存率小于 30%。不过，门脉高压并不是肝硬化原发性肝癌患者进行切除的绝对禁忌。一项包含了 434 例肝功能为 Child-Pugh A 级，均存在多发肿瘤和(或)门脉高压的原发性肝癌患者研究，术前采用标化方案针对静脉曲张和腹水进行治疗，并应用吲哚氰绿 15 分钟潴留率指导切除的程度，对术后复发采用积极的治疗，结果显示 5 年生存率也可达 60%。另一项对 241 例肝硬化原发性肝癌患者的分析得出相似的围手术效果和生存率，这些存在或不存在门脉高压的患者在术前具有相似的肝功能，并经历相似的手术过程。

(5) 肝脏代偿能力与手术

按照 BCLC 分期系统，肝切除仅限于那些小于 2 cm 的单发肿瘤和肝功能储备良好的患者(比如，Child-Pugh A)，然而门脉高压与高胆红素则没有临床证据。这些患者进行肝切除术几乎没有术后发生肝衰竭的风险，并且可获得极好的长期生存率。然而，一项前瞻性的研究分析显示，BCLC 分期为 B 和 C 期的肝癌同样可获得令人满意的疗效。虽然肝外疾病和门脉主干、下腔静脉和肝总动脉的侵犯都是常见外科切除的禁忌，但肿瘤的大小和数目却不是决定成功切除的因素。巨大但孤立的原发性肝癌肿瘤，切除后其预后可能很好，即便是多发肿瘤，切除后同样可以生存获益。

鉴于大多数原发性肝癌患者起源于肝硬化，因此预留充足 FLR 来保证术后肝功能的考量是非常重要的。尽管扩大肝切除总体来说是安全的，但由 FLR 不足所引发的并发症，如凝血功能障碍、胆汁淤积、水肿及肝脏合成功能受损，经常导致患者康复慢和住院时间延长。鉴于有关门静脉主要分支栓塞可导致同侧和对侧肝叶代偿性增生的文章屡见报道，因此临床上对术前门静脉栓塞(portal vein embolization，PVE)的兴趣越来越浓。PVE 首次报道于 1980 年，是通过经皮肝脏穿刺完成。如果 PVE 可获得足够的代偿性增生肝组织，它将使部分因 FLR 太小而不能手术的患者获得切除的机会。许多研究已经证实 PVE 可使非栓塞肝段增生明显。当患者计划实施右或左肝三段切除,而 FLR 小到不能保证足够肝功能的时候,可以实施 PVE,4 周后可以获得足够的增生反应。

  影像技术的进步已经可以建立带有准确 FLR 的肝脏 3D 模型,估计总肝体积,并使得动、静脉血供和胆汁引流可视化。通常使用增强螺旋 CT 可计算出肝体积,随后计算出 FLR/总肝体积比值。有关 FLR/总肝体积比值为多少才能避免术后肝衰竭目前还没有取得一致意见。一些研究建议这个比值在无肝硬化背景患者中应该达到 20%,在 Child-Pugh A 的患者为 30%~40%之间。最近,一项 120 例进行 PVE 患者的研究显示 FLR≤20%或代偿性增生小于 5%的患者与肝脏相关的主要并发症明显增加,如肝功能衰竭和肝功能损伤的程度、住院时间、90 天内病死率。对于那些需要进行术前化疗、有脂肪性肝病以及正常肝脏需要进行复杂肝切除的患者,一个大的 FLR 是必要的。PVE 联合 TACE 治疗已经获得了令人鼓舞的效果。术前序贯进行 TACE 和 PVE 使得 FLR 代偿性增生的速度增加,肿瘤完全坏死率提高,无复发生存期延长。PVE 同样可作为肝脏再生功能的应激检测手段,增生反应不足则术后出现肝衰竭的风险增加。

  在实施部分肝切除前需要考虑肿瘤相关因素、患者本身因素和医疗机构经验三方面因素。肿瘤相关因素包括肿瘤数目、大小、位置、肝外疾病、主要血管包绕以及需要达到 R0 切除的程度;患者本身因素包括体力状态、肝功能和伴随疾病。多年来,实施部分肝切除患者的选择一直依据 Child-Pugh 分级系统。然而,一些肝功能为 Child-Pugh A 级患者的肝脏疾病可能已经很严重,如高胆红素水平、明显的门脉高压,甚至需要利尿剂治疗的微量腹水,这些都是部分肝切除的阻碍。因此,最近一项研究建议,Child-Pugh 系统对于鉴别肝功能失代偿十分有用,换句话说,可帮助排除不适合行部分肝切除的病例。

4) 肝移植

  理论上,肝移植是早期原发性肝癌患者的一个理想治疗选择。原发性肝癌患者进行肝移植治疗的理论基础有以下两方面。第一,原发性肝癌常为多发病灶,且目前 CT 或 MRI 检查通常低估了肿瘤病灶的范围。第二,80%以上的原发性肝癌患者有肝硬化,因此没有充分的 FLR 耐受标准肝切除术。肝移植术不仅能够去除已知与未知的肝脏肿瘤病灶,还能治疗潜在的肝硬化,对于原发性肝癌患者是个极具吸引力的治疗选择。据器官获取与移植网以及器官共享数据库联合网显示,移植后 5 年生存率已由 20 世纪 90 年代的 20%~50%显著上升至目前的 70%~75%。

  1996 年 Mazzaferro 等报道,对不可切除的原发性肝癌患者中符合米兰标准(Milan criteria,MC)的亚组进行肝移植,术后生存率大幅提高。MC 是指单个肿瘤直径小于或等于 5 cm 或多发肿瘤小于或等于 3 个并且最大直径小于或等于 3 cm,没有大血管侵犯或肝外转移,符合上述条件的早期肝癌患者行肝移植术可以获得良好疗效。由于供体匮乏,肝移植的筛选标准严格,仅包括早期原发性肝癌患者。对于那些稍偏晚期的原发性肝癌患者,即便有获益可能,也被排除在肝移植之外。

  因肝源匮乏,活体肝移植(living donor liver transplantation,LDLT)被引入,以扩大肝源并减少移植等待过程中的退出。在首次成功实施后,大量研究阐明,对于符合 MC 以及一部分可能超出 MC 的原发性肝癌患者来说,活体肝移植是一种合适的选择。一项 56 例接受 LDLT 的原发性肝癌患者的研究显示,20 例未达到 MC 的患者中有 15 例中位无复发生存期达到 12 个月。对健康供者的伤害是活体肝移植的最大风险。基于全世界范围内 14 000 例 LDLT 的评估,供者死亡率为 0.1%~0.3%。考虑到上述所有的风险,如常规移植的等待时间超过 7 个月,那么活体肝移植可以作为一个经济有效的选择。

5) 腹腔镜肝切除术

腹腔镜肝切除术出现于 1991 年,最早在妇科腹腔镜手术中用于肝脏良性肿瘤的切除治疗。此后,一系列大规模的 Meta 分析和综述对腹腔镜用于肝脏良、恶性肿瘤的可行性和安全性进行了分析,但当时尚缺乏腹腔镜肝切除术与开腹肝切除术的随机对比临床研究(randomized controlled trial, RCT)数据。随后,一项包括了 2 804 名患者的国际多中心回顾性文献分析显示,无论是使用腹腔镜进行肝脏良、恶性肿瘤的局部或扩大切除术都是安全的;并且其并发症的发病率和死亡率均在可接受范围之内。就 3~5 年的生存率而言,腹腔镜手术无论是用于原发性肝癌治疗还是用于结直肠癌肝转移的治疗,效果与开腹手术均不相上下。

2008 年,有关腹腔镜肝切除术的第一个共识性学术会议在路易斯维尔大学召开。这次会议综合了多个国家专家对腹腔镜肝切除术和开腹肝切除术的经验和意见,发表了腹腔镜肝脏切除术的手术流程指南。该指南将腹腔镜肝切除术分为三类,分别是:① 单纯腹腔镜手术;② 手辅助腹腔镜手术;③ 混合性手术。腹腔镜肝切除术的适应证为:孤立病灶不大于 5 cm 且位于肝脏的第 2~6 段。

目前最大的一项比较合并肝硬化的肝细胞癌患者接受腹腔镜手术治疗($n=54$)或开腹手术治疗($n=125$)的研究结果显示:接受腹腔镜治疗的患者近期获益更大(未对远期获益进行比较)。接受腹腔镜手术患者的并发症发生率明显较低,而两组的 3 年总生存期(overall survival, OS)和无疾病生存期(disease-free survival, DFS)无明显差异。这项研究的结果随后获得了其他研究小组的支持,并且研究者还发现无论是腹腔镜手术还是开腹手术,两者的切缘阴性率也没有差异。

6) 消融术

对于不适合手术或肝移植的患者可能适合行局部消融治疗。一些研究结果提示局部消融治疗对小肝癌非常有效。破坏肿瘤细胞可以通过注射化学药物(如酒精或醋酸)或者改变靶病灶局部的温度(如射频、微波、激光或冷冻)来实现。虽然局部消融治疗可以通过经皮、腹腔镜、开腹等多种方法实现,但通常采超声引导下经皮穿刺治疗,其中两种最常用的方法是经皮穿刺无水酒精注射(percutaneous ethanol injection, PEI)和射频消融(radio-frequency ablation, RFA)。

PEI 主要通过以下两种机制起到杀灭肿瘤的作用:① 无水酒精注入肿瘤后直接造成肿瘤细胞的凝固性坏死和胞质脱水;② 使上皮细胞坏死并引起血小板聚集,阻塞局部小静脉形成微血栓,造成肿瘤局部缺血。对于直径小于 2 cm 的肝细胞癌,PEI 的坏死率在 90% 至 100% 之间,但如果肿瘤直径在 2~3 cm 之间,坏死率就会下降至 70%;肿瘤直径增大至 3~5 cm,坏死率下降至 50%。长期随访研究结果显示,接受 PEI 治疗达到肿瘤完全坏死并且肝功能为 Child-Pugh A 级的患者,其 5 年生存率为 42%。PEI 治疗也有局限性,比如要分次多点重复注射,对于大于 3 cm 的病灶不能做到 100% 坏死等。肿瘤内部存在分割阻碍使得无水酒精无法均匀弥散至全部肿瘤组织。一些研究者甚至坚持认为,大肝癌病灶的 PEI 治疗必须辅以经导管动脉化学栓塞(transcatheter arterial chemo embolization, TACE)。

超声引导下 RFA 通过将电磁能转换为温度变化实现对靶病灶的治疗。单极或多极冷冻或 J-勾热消融治疗可以引起肿瘤局部组织的广泛坏死。对于直径小于或等于 2 cm 的肿瘤,RFA 与 PEI 的治疗效果相似,但是对于大于 2 cm 的肿瘤,RFA 治疗效果明显优于 PEI,并且 RFA 所需的治疗次数更少。BCLC 分期为 0 期或早期(A 期)的患者,如果可以行外科手术切除，同样可以选择RFA治疗。

消融术的有效性一般在治疗结束1个月后使用增强CT或MRI进行评估。如果在动脉期整个肿瘤组织区域均无强化，门脉期肿瘤组织周围可见至少0.5 cm的正常肝脏组织，则可认为肿瘤组织被彻底消融。

无论是PEI还是RFA治疗，其并发症的发生率都比外科手术低。一项随机对照临床研究结果提示RFA和PEI治疗的并发症和死亡率的发生率分别为4.8%和0%。一些研究显示，RFA的不良事件发生率(10%，主要为胸腔积液和腹腔出血)要比PEI高。由于位置的关系，一些部位的病变可能不能通过透皮穿刺的方法进行治疗。当肿瘤的位置靠近肝脏包膜或大血管时应特别注意，因为消融治疗可能造成器官破裂或器官过热。

7) 经导管动脉化学栓塞(transcatheter arterial chemo embolization, TACE)

经动脉介入治疗原发性肝癌的主要依据在于肿瘤组织的供血主要来自于肝动脉，而正常肝组织的供血主要来自于门静脉。在肝癌的极早期，肿瘤组织的血供来自于门静脉，随着肿瘤的生长与发展，其血供逐渐来自于肝动脉。经动脉治疗是通过导管选择肿瘤组织所在的肝脏区域的肝动脉分支注入栓塞剂的治疗。常见的三种经动脉治疗手段分别为经动脉栓塞术(transarterial embolization, TAE)、TACE和经动脉放疗栓塞术。

(1) TAE/TACE：TAE是在肝脏血管造影过程中阻断肿瘤供血的肝动脉，导致肿瘤组织缺血、坏死。明胶海绵颗粒、聚乙烯醇颗粒、聚丙烯酰胺微球、金属丝圈、甚至患者自体血凝块都可以用来阻断肝动脉血流。当TAE联合化疗药物(如阿霉素、顺铂)时，通常与液碘油混合在一起注入肝动脉，这个过程就是我们所熟知的TACE。为最大限度减少对肿瘤周围正常肝实质的损伤，TACE治疗迫切需要改进入肝动脉的导管，进一步超选进入肝叶和肝段的肿瘤供血分支。TAE和TACE适用于不能进行外科手术、无法接受经皮消融术，同时无肝外转移证据的原发性肝癌患者。而对于肝功能很差(Child-Pugh C级)和(或)临床症状处于终末期的患者不适合进行动脉栓塞术，对这样的患者进行动脉栓塞会增加肝衰竭和死亡的风险。胆道阻塞或者胆肠短路的患者行TAE可增加肝坏死和肝脓肿形成，总胆红素小于3 mg/mL应当认为是一个相对禁忌证。

TAE和TACE治疗尽管只有小于2%的完全缓解率(complete response, CR)，但却有超过50%的患者可以诱导肿瘤坏死。除了体现在肿瘤大小之外，疗效还体现在降低肿瘤标志物和通过CT或MRI动态鉴别瘤内的坏死变化。相关RCT证实，对于无法手术的原发性肝癌，与最佳支持治疗比较，TACE治疗可以有更好的生存获益。接受TAE、TACE或最佳支持治疗的1年和2年的生存率分别为：82%和63%、75%和50%、63%和27%。当临床研究的设计用于评估TAE或TACE的疗效时，需要考虑诸多因素，常常会遇到很多困惑，包括：栓塞剂的类型、化疗药物的选择、乳化剂的选择以及治疗的次数等。因此，目前迫切需要高级别证据指导临床选择最好的栓塞剂、最佳的化疗药物和最有效的重复治疗计划。

TAE和TACE治疗的常见并发症包括急性门静脉栓塞、胆囊炎、骨髓抑制和其他的毒性反应。约有50%的患者在治疗后出现栓塞后综合征，包括发热、腹痛、中等程度的肠梗阻，上述症状是由于肝动脉栓塞之后局部缺血导致的，常常是自限性的，一般在48小时之内恢复。需要24小时内禁食，不需要常规预防性使用抗生素。发热是由于肿瘤坏死引起的，极少数会发展为肝脓肿、胆囊炎等感染症状，据报道TAE和TACE治疗相关的死亡率低于5%。

(2) 经动脉放疗栓塞术：由于外照射对正常肝组织和外周器官的损伤限制了使用致死剂量治疗原发性肝癌，所以传统观点认为原发性肝癌对放疗是无效的。使用[90]钇(一种β射线发射器)微球经动脉放射性栓塞术,是原发性肝癌放射治疗领域的一个新概念。放射性同位素标记的粒子注射进入肝动脉到达前毛细血管,可以向肿瘤照射致死剂量的放射线。这个机理在于局限了放射线对正常组织的损伤,而对肿瘤组织可以达到比外照射更高的放射剂量。一项包含291例患者的单中心、前瞻性、纵向队列研究显示,经动脉放射性栓塞术可以取得生存获益。这项研究中,有效率(RR)为42%,这和另一项Ⅱ期临床研究报道结果接近。肝功能为Child-Pugh A和B级的患者中位生存期分别为17.2和7.7个月,肝功能为Child-Pugh B级患者中存在门静脉血栓的预后差,中位生存期仅为5.6个月。其毒副反应主要为乏力、疼痛、恶心、呕吐和胆红素升高。目前还缺乏证明经动脉放射栓塞术治疗原发性肝癌有效的更高级别证据,需要更多的RCT研究。

8) 外放射治疗

由于控制肿瘤所需要的照射剂量超过了全肝及部分周围器官的耐受力,大范围或者全肝照射导致的放射相关性肝脏疾病发生率很高,并且疗效很差。因此,外照射过去在原发性肝癌领域中的应用十分有限。近年来,随着放疗技术的发展,包括三维适形调强放疗(3DCRT)、立体定向放疗(stereotactic radiotherapy,SRT)以及质子和重离子放疗等,可以针对原发性肝癌肿瘤部位实施更高的照射剂量,而周围正常组织得到更好的保护。

3DCRT就是放射野的形状在三维立体空间方向上与靶区(肿瘤)的实际形状相一致,适形调强最大限度地提高了肿瘤的照射剂量。一些研究显示了高剂量的3DCRT对存在肝硬化的小肝癌患者和门脉癌栓患者中的可行性和有效性。SRT是通过立体定位装置使得放射线可以高度的适形,并且在原发性肝癌癌组织中达到很高的照射剂量。与传统的放疗甚至3DCRT相比,SRT在高剂量治疗肿瘤组织的同时,周边正常组织所受到的照射剂量极少,因此对正常肝组织的损伤可以最小化。据一项包括31例、含有大小不等肿块且肝功能为Child-Pugh A级的不可手术原发性肝癌患者的前瞻性研究表明,使用六分割SRT是安全的。很多其他的研究也证实SRT治疗原发性肝癌具有良好的局部控制率,并且没有严重的毒副反应。质子和重离子比电子物理质量更重,以及其独特的剂量分布特征,使其更适合治疗位置较深的原发性肝癌。一项纳入24例患者、肝功能为Child-Pugh A或B级的前瞻性研究,采用碳重离子放射治疗原发性肝癌,结果显示总有效率为71%,没有发生严重不良事件和治疗相关性死亡。另一项纳入34例无法切除的原发性肝癌患者接受质子刀治疗的Ⅱ期临床研究显示,2年的生存率至少为55%,肿瘤局部控制率为75%。

新的放疗技术和分割照射剂量,使得放疗成为了一种更加安全有效的姑息性治疗原发性肝癌的方法。尽管一些研究表明通过足够的放射剂量,原发性肝癌局部病灶可以得到良好的控制,但是在各种形式的外放射治疗可以被当成肝癌的标准治疗之前,仍然需要高质量的临床研究来支持。

3. HCC 的三级预防

HCC的三级预防就是对诊断出的中晚期病人的系统治疗,目前肝癌治疗模式是根据病人的临床分期和病人的具体状况,采取以外科手术为主的多种方法综合治疗及序贯治疗,具体治疗方法分局部治疗和全身治疗。局部治疗方法有手术治疗(包括肝切除术和肝移植)、局部消融治疗(包括射频、微波、激光、冷冻、瘤内无水酒精注射、高聚集超声)、TACE、放射治疗(包括外放射和粒子植入)等;原发性肝癌就诊时常常已经超出手术适应证范围,因此需要系统治疗。系统治疗主要包括化疗和分子靶向治疗、免疫生物治疗及中药治疗等。由于原发性肝癌本身生物学行为多样化,加之常伴有慢性肝病(肝硬化),使得系统治疗较为棘手。

1) 系统化疗

所谓系统化疗(全身化疗)是指主要通过口服、肌肉或静脉途径给药进行化疗的方式。对于晚期原发性肝癌患者,系统化疗是临床常用、不失为一种积极的治疗方法,其中顺铂(PDD)、氟尿嘧啶(5-FU)和阿霉素(ADM)是最常用的药物,但缺乏高级别的循证医学证据来证明其具有生存获益。一般认为,晚期原发性肝癌对传统的化疗药物不敏感,其客观有效率(ORR)波动很大,在0~25%之间,也没有化疗方案能使晚期原发性肝癌的5年生存率超过5%。影响原发性肝癌化疗效果的因素主要有:① 肝癌存在着原发性多药耐药,如MDR-1基因/P-糖蛋白的过度表达;② 绝大多数的肝癌常常合并肝炎(乙型肝炎/丙型肝炎)、肝硬化等基础肝脏疾病,肝功能已有损害,使得药物的代谢解毒存在障碍,明显限制化疗给药的剂量强度和密度,影响疗效;③ 有时化疗还有可能激活乙型肝炎病毒(HBV)和丙型肝炎病毒(HCV),导致肝炎活动,进一步损害肝功能。

迈入21世纪后,包括奥沙利铂(OXA)在内的一些高效低毒的新药不断问世和临床应用,临床研究的水平和规范化得到显著提高,使原发性肝癌不适合系统化疗的传统观念受到质疑和挑战。特别是自2002年以来,许多国内、外学者积极探索,陆续开展了OXA单药或联合其他新一代抗肿瘤药物以及分子靶向药物治疗晚期肝癌(大部分为原发性肝癌)的一系列临床试验,结果令人鼓舞。在亚太地区开展的一项国际多中心、Ⅲ期临床研究(EACH研究)的结果,证明了含OXA的FOLFOX4方案在整体ORR、疾病控制率(DCR)、无进展生存(PFS)、总生存(OS)方面,均明显优于传统化疗药物ADM,且耐受性和安全性较好。更为重要的是,对于预设的、占整个研究75%病例数的中国患者,亚组分析结果达到了全部研究终点。因此,EACH研究首次证明了以OXA为主的FOLFOX4方案系统化疗可以为中国晚期原发性肝癌患者带来生存获益,安全有效,不仅挑战和颠覆了肝癌采用系统化疗无效的传统观念,也改变了晚期原发性肝癌缺乏系统化疗标准方案的现状。2013年3月12日,我国国家食品药品监督管理总局(CFDA)正式批准了含OXA的FOLFOX4方案用于治疗晚期原发性肝癌的新适应证,OXA成为迄今为止全球范围内由国家药监部门正式批准的用于原发性肝癌系统化疗的首个细胞毒药物。此后,欧美多个国家的肝癌治疗规范和指南陆续将OXA为主的系统化疗列入晚期肝癌的治疗选择。迄今为止,晚期原发性肝癌的全身化疗并没有取得令人满意的进展。细胞毒类药物阿霉素曾一度作为原发性肝癌治疗方案中的基础药物,但并没有延长晚期原发性肝癌患者的DFS和OS,经单药阿霉素治疗后的RR为8.3%、mOS仅10.6周,进一步说明化疗对晚期原发性肝癌自然病程的影响有限。一项将单药阿霉素与PIAF方案(顺铂、干扰素、阿霉素、5-FU)随机对照的Ⅲ期临床研究显示PIAF方案组的RR为20.9%,但两组的OS分别为6.83个月和8.67个月($P=0.83$),没有显著差异。

2) 分子靶向药物治疗

目前发现与原发性肝癌有关的关键细胞内信号通路包括:RAS/Raf/Mek/Erk信号通路、PI3K/Akt/mTOR信号通路、血小板源性生长因子受体(PDGFR)、成纤维细胞生长因子受体(FGFR)和血管内皮生长因子受体(VEGFR),这些信号通路共同介导了肿瘤细胞的增殖、存活、迁移和转移,这些靶点的发现促成了治疗原发性肝癌的靶向药物(单靶点或多靶点)的研发。

为了研发有效的靶向药物,靶点涉及细胞外生长因子和细胞内信号传导通路(图8.4)。目前,抗血管形成通路的靶点在原发性肝癌的肿瘤发展过程中起着重要的作用。事实上,根据美国肝病研究学会(AASLD)的指南,当无法取得病理诊断时,可以根据扫描成像时肝脏病灶的血供变化情况取得诊断。

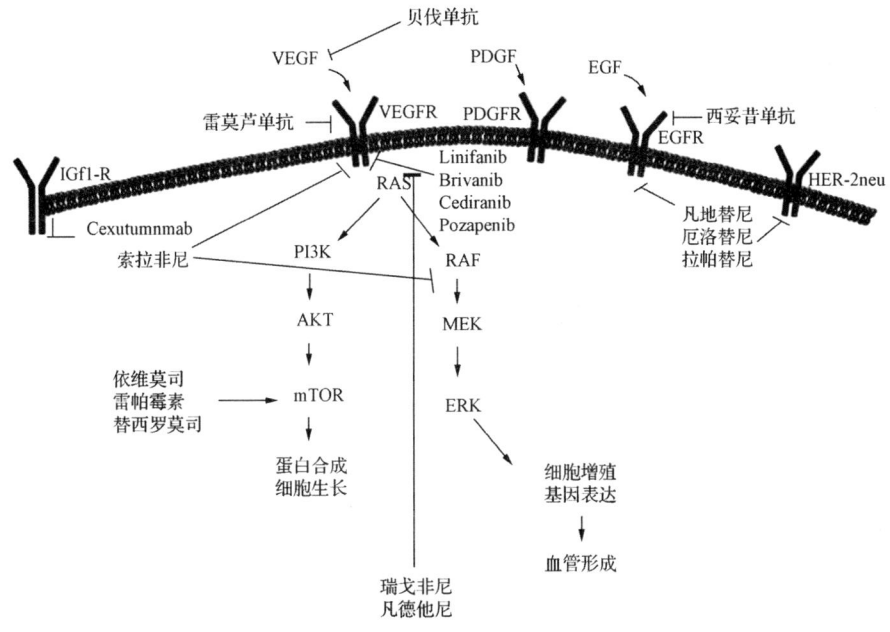

图8.4 HCC发病过程中相关信号通路

EGFR,表皮生长因子受体;EGF,表皮生长因子;VEGF,血管内皮生长因子;VEGFR,血管内皮生长因子受体;HER-2neu,人类表皮生长因子-2;IGF1-R,胰岛素样生长因子1受体;PI3K,磷酸肌醇3激酶;mTOR,雷帕霉素的哺乳动物靶点;MEK,促分裂原活化蛋白激酶;ERK,细胞外信号调节激酶

索拉非尼是一种口服的多靶点、多激酶抑制药,靶点包括了RAF激酶、血管内皮生长因子受体(VEGFR)-2、VEGFR-3、血小板源性生长因子受体-β(PDGFR-β)、干细胞因子受体(KIT)、Fms样酪氨酸激酶3(FLT3)和神经胶质细胞系来源的亲神经因子受体(RET);具有抑制肿瘤细胞增殖和肿瘤新生血管形成的双重作用,它的出现对肝细胞癌的治疗具有划时代的意义。在欧美国家进行的索拉非尼治疗晚期肝细胞癌的Ⅲ期临床研究(SHARP研究)显示:使用索拉非尼的患者中位总生存期(OS)为10.7个月,较对照组延长了2.8个月;中位至肿瘤进展时间(mTTP)为5.5个月,较对照组延长了2.7个月。不良反应为腹泻(11%)、手足皮肤反应(8%)、疲乏(10%)和出血(6%)。而在亚太地区进行的另一项Ⅲ期临床研究(ORIENTAL研究)显示:使用索拉非尼的患者OS为6.5个月,较对照组延长了2.3个月;mTTP为2.8个月,较对照组延长了1倍。不良反应的情况与SHARP研究的结果类似。

继索拉非尼之后,陆续开展了一系列分子靶向新药治疗HCC的临床研究,包括一线、二线、单药以及联合治疗等,这些药物既有和索拉非尼相类似的多靶点药物如:Brivanib、舒尼替尼(Sunitinib)和Linifanib,也有针对VEGFR-2受体的单克隆抗体Ramucirumab和mTOR抑制剂Everolimus,还有EGFR抑制剂厄洛替尼(Erlotinib)。遗憾的是,这些研究均以失败告终。

近年来,还有一些新型的分子靶向药物如C-MET抑制剂、阿帕替尼等正在积极试用于晚期HCC的治疗,有些药物已经展现出了可喜的苗头。一项旨在观察索拉非尼治疗进展后晚期原发性肝癌患者应用 Regorafenib 的疗效和安全性的 Ⅲ 期研究（RESORCE，NCT01774344），入组 573 例患者，按 2∶1 的比例随机接受 Regorafenib ＋最佳支持治疗（BSC）或者安慰剂＋BSC 治疗，主要终点是 OS。2016 年 5 月 4 日，拜耳公司公布消息，RESORCE 研究达到主要终点，Regorafenib 能够延长经索拉非尼治疗失败后晚期原发性肝癌患者的 OS，其安全性和耐受性与 Regorafenib 的已知情况相一致。

3) 系统化疗与分子靶向治疗的联合

原发性肝癌的形成是一个多源化分子异常导致的复杂的过程。索拉非尼作为一种多靶点药物，是治疗中晚期原发性肝癌的首选之一。是否可以在索拉非尼的基础上实施联合治疗，需要以此为基础进行设计，同时以临床前研究的数据为指导。但是，为了更好地评价多种药物联合治疗原发性肝癌的临床疗效，研究者仍需探索新的与原发性肝癌相关的分子靶点和标记物。

抗血管形成治疗已然成为联合治疗中不可或缺的成员之一。肿瘤新生血管不同于正常血管，它们生长不规则、富有通透性，不规则的血流灌注及逐渐增加的血管间隙压力降低了肿瘤细胞与氧气（一种已知的放疗增敏剂）及治疗药物的结合率。而抗血管形成治疗能使肿瘤血管正常化，进而增加肿瘤组织内细胞毒药物的浓度、提高疗效，因此抗血管形成和细胞毒药物联合治疗可能在一定程度上提高疗效。一项针对原发性肝癌患者应用索拉非尼单药对比索拉非尼联合阿霉素的随机对照研究正在进行中。国内多家中心也正在开展索拉非尼与奥沙利铂等不同方案的联合治疗，结果值得期待。

在原发性肝癌的治疗中，系统治疗联合靶向治疗疗效的评估是一项具有挑战性的任务，因为目前仍没有发现明确的预测疗效的生物学标志物。值得一提的是，靶向治疗能抑制细胞增殖和血管形成，更多的是延迟疾病进展、稳定肿瘤的大小，而不是缩小肿瘤获得客观疗效。因此，界定出替代疗效评估指标以及影像学终点指标是当务之急。

4) 亚砷酸注射液治疗

三氧化二砷（As_2O_3，亚砷酸）是中药砒霜的主要成分，我国学者首创应用其注射液（亚砷酸注射液）治疗早幼粒细胞白血病，取得了重大突破。2004 年，国内多中心协作临床研究的结果表明采用亚砷酸注射液治疗中晚期原发性肝癌具有一定的姑息治疗作用，可以控制病情进展，改善患者生活质量、减轻癌痛和延长生存期，同时不良反应较轻，患者的耐受性较好。因此，亚砷酸注射液已经获得国家食品药品监督管理局（CFDA）批准增加晚期肝癌的适应证，成为第 1 个通过多中心临床研究证明有效而获得批准治疗肝癌的系统治疗药物。在临床应用时，应注意选择适合的患者，注意积极防治不良反应，特别是肝肾毒性。

5) 免疫治疗

肿瘤的免疫治疗主要通过肿瘤病人本身的防御机制或生物制剂的作用以调节机体自身的生物学反应，从而抑制或杀灭肿瘤细胞。肿瘤免疫治疗的最大优点是针对肿瘤细胞。免疫治疗需要肿瘤的"免疫原性"较强，通俗地说就是肿瘤细胞容易被识别和受到免疫攻击的信号比较强。但由于目前很多肿瘤发生机制还未完全明了，除少部分肿瘤的免疫原性较强外，绝大部分肿瘤在发生发展过程中免疫原性极弱或者存在缺陷，并且与正常组织有交叉，给免疫治疗带来很多困难。目前的肝癌免疫治疗主要包括以下几类：

（1）非特异性免疫治疗

非特异性免疫治疗是指应用一些免疫调节剂通过非特异性地增强机体的免疫功能，激活机体的抗肿瘤免疫应答，以达到治疗肿瘤的目的。目前在肿瘤治疗中应用的有细胞因子

（白细胞介素-2、干扰素、肿瘤坏死因子等）、微生物及其产物（卡介苗、短小棒状杆菌、溶链菌（OK-432）、酵母多糖和香菇多糖等）、维生素K、热休克蛋白（HSP）及一些中医药等。

(2) 主动免疫治疗

肿瘤的特异性主动免疫治疗是指利用肿瘤细胞或肿瘤抗原物质诱导机体产生特异性免疫，进而主动杀伤肿瘤细胞，阻止肿瘤的生长扩散和复发以治疗肿瘤的方法。目前用于临床的肝癌主动免疫包括树突状细胞（DC）疫苗、肿瘤细胞疫苗及异种重组甲胎蛋白疫苗。

(3) 过继性细胞免疫治疗

过继性细胞免疫治疗是指向肝癌病人输入具有抗瘤活性的免疫细胞。直接杀伤肿瘤或激发机体抗瘤免疫效应，从而达到治疗肝癌的目的。

(4) 联合免疫治疗

癌症病人对免疫治疗的反应不能与动物模型或健康人比较。虽然在动物实验中的肿瘤免疫治疗取得了明显的治疗效果，但对癌症病人进行治疗的结果却不容乐观，"动物点头不等于人点头"。肝癌的免疫逃避机制和对病人本身免疫系统的抑制，几乎涉及机体免疫反应的所有环节。因此采用联合治疗有望产生协同作用，改善肝癌的治疗效果。目前临床常用的方法为肝癌行局部化疗（介入治疗）时，联合细胞因子、免疫增强剂、肿瘤疫苗或CIK等同时进行局部灌注。近年有研究者报道肝动脉栓塞治疗联合瘤内注射自体DC治疗肝硬化的肝细胞癌，显示了较好的疗效并且无明显的不良反应。联合免疫治疗较单一的介入治疗更有可能提高肝癌病人的远期生存率。

总体上，免疫治疗是基于肿瘤表达特异性抗原或肿瘤相关抗原而实现特异性和系统性消除肿瘤。迄今为止，几种治疗策略已在肝癌病人中显示出生物活性，有些还显示出较好的临床效果，特别是应用过继性细胞免疫治疗和针对肝癌新抗原靶点疫苗的临床试验证明这些方法能够影响肝癌复发和治疗后生存期。肿瘤的发生发展具有复杂性和多环节性，尤其是肝癌的异质性和遗传特征受个体影响以及危险因素广泛使它成为一种复杂的疾病，新的疫苗和多种疫苗联合治疗有望在肝癌病人免疫治疗中取得进展，特别是在肝癌的手术或消融治疗后，结合免疫治疗，可望杀灭残余的肿瘤细胞，降低复发率，提高远期疗效。

6) 其他药物

(1) 中医药治疗

中医药有助于减少放、化疗的毒性，改善癌症相关症状和生活质量，可以作为肝癌治疗的重要辅助手段。除了采用传统的辨证论治、服用汤药之外，多年来我国药监部门业已批准了若干种现代中药制剂，包括消癌平、康莱特、华蟾素、榄香烯和得力生注射液及其口服剂型等用于治疗肝癌，在临床上已经广泛应用和积累了许多实践经验，具有一定的疗效和各自的特点，患者的依从性、安全性和耐受性均较好，但是这些药物已上市多年，早期的实验和临床研究比较薄弱，尚缺乏高级别的循证医学证据加以充分支持，需要积极进行深入研究。

(2) 抗病毒治疗

对于具有乙型肝炎和（或）丙型病毒性肝炎背景的原发性肝癌患者，应特别注意检查和监测病毒载量（HBV DNA/HCV RNA）以及肝炎活动。已知上述抗肿瘤药物治疗（包括TAI/TACE，分子靶向治疗和化疗等），均有激活肝炎病毒的潜在可能性；而病毒复制活跃及肝炎活动，往往损害患者的肝功能，并且明显地影响抗肿瘤治疗的实施和效果，应予高度重视。如果检查发现肝炎病毒复制活跃，必须及时地积极进行抗病毒治疗，可以选用核苷类似物、α干扰素及其长效制剂和胸腺肽 α1 等。

（3）对症支持治疗

在肝癌的治疗全程中，都应该统筹考虑，加强支持对症治疗，包括镇痛、保护肝功能、利胆、纠正贫血、改善营养状况，对于合并糖尿病的患者控制血糖、纠正低蛋白血症、控制腹腔积液以及防治消化道出血等并发症。这些支持对症治疗措施对于减轻痛苦、改善患者的生活质量、保证抗肿瘤治疗的顺利实施及其效果是非常重要和必需的。由于多项国际随机临床研究（RCT）都没有证明具有生存获益，不推荐应用三苯氧胺、抗雄性激素药物或奥曲肽作为抗肝癌的系统治疗。但是，奥曲肽可用于控制肝癌合并消化道出血和缓解肠梗阻。

4. 原发性肝癌的四级预防——"对症处理和临终关怀"

晚期肿瘤患者，面临死亡威胁的同时，会出现各种因肿瘤导致的并发症，这个阶段的治疗是以缓解症状、营养支持、舒缓情绪和临终关怀为主要目标。

1) 保肝利胆治疗

（1）保肝利胆是治疗原发性肝癌的重要组成部分

肝癌是一个多因素诱发、多种病变同时存在的复杂疾病，尤其是乙肝病毒相关性肝癌。在合并存在肿瘤的同时，肝脏基础疾病（肝炎、肝硬化）也处于持续发展的过程中，如不能有效地控制肝脏组织炎症的发展、及时对受损的肝细胞进行修复，那么肝细胞破坏和肝纤维化的过程就有可能加速，从而导致肝炎重症化、肝功能的持续恶化，一方面加速疾病的进展，另一方面也对抗肿瘤治疗造成了障碍。因为大多数抗肿瘤药物是要经过肝脏代谢、转化后才能发挥作用的，而肝脏正常细胞的减少、肝功能的异常会使得这一过程减慢，从而导致药物疗效的降低和不良反应的增加。

另外，药物性肝损伤是指由药物和（或）其代谢产物引起的肝细胞毒性作用，或者机体对药物及其代谢产物发生的过敏反应而对肝脏造成的损伤。由于肝脏是多种抗肿瘤药代谢和解毒的主要器官，特别容易受到药物自身及其中间代谢产物的直接或间接损伤。药物性肝损伤主要包括三种类型，即肝细胞损伤型、胆汁淤积型和混合型。许多抗肿瘤药物都有肝脏毒性，治疗过程中如不注意保护肝脏，有可能导致严重的并发症如爆发性肝炎、肝坏死、肝衰竭等，患者常因此而不得不停止抗肿瘤治疗，从而导致肿瘤复发和死亡。因此，在抗肿瘤治疗过程中，预防性保肝利胆治疗是不可或缺的重要组成部分。

（2）常用保肝利胆药物及选择

保肝药是指具有肝脏保护功能、促进肝细胞再生、增强肝脏解毒功能、提高机体免疫力等功效的药物，其种类繁多，常用的保肝药大致可分为解毒类、促肝细胞再生类、促进能量代谢类、利胆类、中草药及其提取物等。

① 解毒类保肝药

此类保肝药主要作用是增强肝脏的解毒功能，或将有毒物质转变为水合物，通过尿液或胆汁排出体外，减少有毒物质对肝脏的损害而起到保肝的作用。代表药物有谷胱甘肽、葡醛内酯、硫普罗宁、青霉胺等。

② 促肝细胞再生类保肝药

此类保肝药能加速修复肝细胞，使受损的肝功能和酶活力恢复正常，从而促进肝细胞再生。代表药物是多烯磷脂酰胆碱。它是从大豆中提取出的一种磷脂，是所有细胞膜的主要组成成分,能对已破坏的肝细胞膜进行生理性修复,从而让受损的肝功能和酶活力恢复到正常状态,并且能够缓解肝脏的能量失调,从而促进肝细胞的再生。

③ 促进能量代谢类保肝药

此类药物能促进肝细胞能量代谢,保持代谢所需要的各种酶的正常活性,主要的药物有维生素 C、复合性维生素 B、辅酶 Q10、门冬氨酸钾镁等。

④ 利胆类保肝药

此类药物能促进胆汁分泌、减轻胆汁淤滞,改善血清胆红素升高引起的各种症状。代表药物有熊去氧胆酸、腺苷蛋氨酸等。

⑤ 中草药及其提取物

中草药以中医理论为指导,具有抗病毒、退黄、降酶、抗肝纤维化、改善肝功能、调节免疫功能、改善临床症状等作用。具有肝保护作用的中药提取物很多,代表性的药物包括甘草酸制剂(如甘利欣、异甘草酸镁注射液、甘草酸二铵肠溶胶囊等)、苦参碱以及联苯双酯等。

综上所述,保肝药种类繁多,功效不一。而保肝药在临床的治疗中应用广泛,需要专科医师根据患者的实际情况,遵循安全、有效、经济的原则选择单用或联合应用上述药物进行治疗。

2) 原发性肝癌并发症的防治

(1) 上消化道出血

原发性肝癌患者常伴有肝硬化、门静脉高压、食管胃底静脉曲张、小肠静脉淤血、凝血功能障碍等一系列变化,导致血管容易破裂出血。尤其在食用粗糙食物等诱因下,曲张静脉更容易破裂出血,导致呕血、黑便。出血量较大者可导致出血性休克。

出现上消化道出血的主要治疗为止血和抗休克治疗,包括止血药物、休息、输注新鲜血液等。根据不同原因的出血可采用不同的止血措施。食管胃底静脉曲张破裂出血可采用三腔二囊管压迫止血,硬化剂多点注射或圈套套扎止血;门脉高压性胃病口服或静注质子泵抑制剂及黏膜保护剂等。保守治疗无效时可考虑手术止血治疗。

(2) 肝昏迷

肝昏迷俗称肝性脑病,往往是肝癌终末期肝功能失代偿的表现,常因消化道出血、大量利尿剂、电解质紊乱及继发感染等诱发所致。

临床上除了有肝病功能损害的表现外,肝性脑病表现可归纳为两类:一类是精神错乱,如神志恍惚、沉默、情绪低沉、讲话缓慢、口齿不清、定向能力和理解力下降,书写错误,不能完成简单运算和智力动作,睡眠改变,后期可出现木僵、嗜睡、最终发生昏迷,部分患者有欣快感和幼稚行为,酷似精神分裂症;第二类是动作行为异常,常出现运动、共济-衡失调表现,以扑翼样震颤最具特征性。

肝性脑病是在肝功能衰竭的基础上产生的,所以对肝癌患者,要注意护肝治疗,避免使用损害肝脏的药物,保持水、电解质平衡,防止感染和消化道出血的发生。在治疗上应消除肝性脑病的诱因,控制感染,减少氨的摄入和体内形成,促进氨的排泄,改善肝功能,促进肝细胞再生,应用支链氨基酸、广谱抗生素以及对症支持治疗。

(3) 肝脏肿瘤破裂出血

肿瘤增大、坏死或液化时可自发破裂,或因外力而破裂,表现为上腹部疼痛。出血量较大者可在短时间内出现低血压、休克、腹水等表现;如出血缓慢,临床症状可不明显,仅表现为贫血症状,直到影像学检查或腹腔穿刺时才被发现。有相当一部分病人,以腹痛等类似急腹症的临床表现作为首发症状。

肝癌破裂出血患者往往因凝血功能障碍,非手术治疗难以止血,死亡率几乎达100%。因此,只要患者一般情况能耐受手术,应积极争取手术探查,止血治疗。

（4）腹水

主要由肝硬化门静脉高压导致,一般为漏出液。血性腹水多因癌侵犯肝包膜或向腹腔内破溃而引起,偶因腹膜转移所致。

治疗上首先要注意卧床休息,低盐饮食(每日),适当限制水的摄入量(每日1～1.5 L);其次是合理营养,口服静脉注射高营养物质,并加强保肝治疗,低蛋白血症患者可适当给予补充白蛋白、血浆治疗。若腹水较多,可适当放腹水,并配合利尿药。利尿药的使用必须在医生的指导下进行,以免利尿过多引起电解质紊乱。

（5）疼痛的管理

疼痛是癌症晚期病人常见的一种症状,据WHO统计,晚期癌症病人60%～90%有不同程度的疼痛,持续性的疼痛不仅影响病人的正常生活,也容易扰乱病人的情绪。特别是疼痛逐渐加重时,病人常常会失去生存的勇气和信念,这样不但加重病人的思想负担和病情恶化,甚至产生轻生的念头。因此减轻疼痛是提高生命质量的最好方法。研究表明,有22%的晚期癌症病人希望尽快死亡而减少疼痛带来的生理和心理上的痛苦。因此,要理解病人的痛苦,帮助其解除疼痛,包括使用合适剂量的止痛药。

第1类非阿片类镇痛剂包括阿司匹林、布桂嗪、奈福泮、吲哚美辛等;第2类为弱阿片类镇痛剂,包括可待因、羟二氢可待因酮、丙氧吩、右旋丙氧吩等;第3类为强阿片类镇痛剂,包括哌替啶、吗啡、二氢吗啡酮、羟氢吗啡酮、盐酸吗啡等;第4类为辅助性药,如哌甲酯能增强麻醉剂的止痛效果,并能减轻麻醉剂的镇静作用。一般采用WHO的止痛阶梯方案,即疼痛缓解三步阶梯法:① 对于轻或中等程度的疼痛,可用非阿片类药物;② 对于持续的或不断加重的疼痛,可用弱阿片类药物;③ 对于严重的或不断加重的疼痛,可用强阿片类药物。并在三步过程中加以辅助性药物,同时注意"按时给药"替代"按需给药"和个体化给药。正确应用三阶梯止痛方案,可使80%病人免于疼痛的折磨。同时可结合其他止痛方法,如物理疗法,采取按摩、涂止痛药等达到止痛目的,或者使用镇痛泵和局部电疗解决疼痛。

3) 原发性肝癌患者的临终关怀

肝癌临终病人的心理反应主要包括5个时期。① 否认期:当病人间接或直接听到自己可能会死亡时,第一反应就是否认,不承认自己病情严重,认为医生搞错了,希望得到进一步的证实。有的病人到临终前一刻仍乐观地谈论未来的计划。② 愤怒期:此时病人常常表现烦躁、易激动、不配合治疗,甚至把不满情绪发泄在医护人员和亲属身上。这是正常的适应反应,是一种求生无望的表现。③ 协议期:此时病人开始接受现实,希望能延长生命,能积极配合治疗。④ 忧郁期:由于病情的恶化,病人已认识到自己将要死亡,此时病人表现出明显的忧郁、悲哀情绪,希望有人陪伴。⑤ 接受期:病人常处于嗜睡状态,不愿与人交谈,情感减退,且很平静。

临终病人家属的心理特征和悲伤表现:临终病人家属心理特征主要表现为悲伤。许多学者对此进行了深入研究,其中比较公认的是英国精神科医师帕克(Parkes, 1972)提出的悲伤反应四阶段理论,即麻木阶段、渴望阶段、颓丧阶段和复原阶段。病人家属的悲观表现可以分为两大类,一是正常悲伤:即悲伤程度和持续时间在一般常人范围;二是病态悲伤:在悲伤过程中,如果某些因素使正常悲伤过度延长,则可能导致病态悲伤,通常表现为过度的或与丧失不成比例的悲伤、持续无望感及非理性的绝望、强烈的罪恶感(自我谴责)、不寻常的愤怒及漫无目标的行为等。此外,针对肝癌病人,有的家属因陪伴久病的病人,经常表露出不耐烦的表情,认为病人的疾病会传染给自己,不敢碰病人的东西,使病人的心理受到恶性刺激;有的家属想到病人将不久于人世,不管是否合理,过分迁就;有的悲痛难以承受,不能正常料理家务及其他事务。

临终关怀是一门以临终病人的生理和心理特征及相应的医学、护理、心理、社会、伦理等问题为研究对象的一门学科,是社会发展的需要,也是人类文明的一个重要标志,目前在国外已受到广泛的关注和重视,而我国关注还不够。随着我国肝癌的发病率逐年上升,肝癌的临终护理亟待发展。我们需要在学习国外经验的同时,在实践中不断摸索,才能将临终关怀事业做到更好,使临终病人安详地、舒适并有尊严而无悔地走完人生最后的一段时光,并给临终病人家属支持与安抚。

总之,肝癌目前仍为威胁人类健康的常见恶性肿瘤之一,认真履行国家四级预防策略,尤其要将重心放在一级预防和二级预防上,即病因预防和"三早"预防(早发现、早诊断、早治疗)。虽然手术仍为当前最好的治疗方法,但是多学科治疗手段有计划、合理地联合应用及规范化应用十分重要。针对中晚期原发性肝癌,以系统化疗、靶向治疗、免疫治疗为代表的系统治疗的发展,将进一步提高治疗疗效,改善患者的生活质量,最终改善患者预后。

参考文献

[1] Facts & Figures Report:1.5 Million Cancer Deaths Avoided in 2 Decades[R]. http://www.cancer.org,2014-12-31.

[2] Melloul E,Lesurtel M,Carr B I,et al. Developments in liver transplantation for hepatocellular carcinoma[J]. Scmin Oncol,2012,39(4):510-521.

[3] Peng Z H, Zhang Y J, Chen M S, et al. Radiofrequency Ablation with or without Transcatheter Arterial Chemoembolization in the Treatment of Hepatocellular Carcinoma:A Prospective Randomized Trial[J]. Journal of Clinical Oncology,2013:426-432.

[4] Sun W,Sohal D,Haller D G,et al. Phase 2 trial of bevacizumab,capecitabine,and oxaliplatin in treatment of advanced hepatocellular carcinoma[J]. Cancer,2011,117(14):3187-3192.

[5] Ang S F,Tan S H,Toh H C,et al. Activity of thalidomide and capecitabine in patients with advanced hepatocellular carcinoma[J]. Am J Clin Oncol,2012,35(3):222-227.

[6] Gish R G,Lencioni R,Bisceglie A M,et al. Role of the multidisciplinary team in the diagnosis and treatment of hepatocellular carcinoma[J]. Expert Rev Gastroenterol Hepatol,2012,6(2):173-185.

[7] Huang G,Lai E C,Lau W Y,et al. Posthepatectomy HBV reactivation in hepatitis B-related hepatocellular carcinoma influences postoperative survival in patients with preoperative low HBV-DNA levels[J]. Ann Surg,2013,257(3):490-505.

第九章 胆囊胆管癌的临床预防方略

胆囊癌(gallbladder carcinoma,GBC)是指发生在胆囊(包括胆囊底部、体部、颈部以及胆囊管)的恶性肿瘤。胆管癌(cholangiocarcinoma,CCA)统指胆管系统衬覆上皮发生的恶性肿瘤,按所发生的部位分为肝内胆管癌(intrahepatic cholangiocarcinoma,ICC)和肝外胆管癌(extrahepatic cholangiocarcinoma,ECC)。由于胆囊管特异的解剖结构和生物学行为,部分学者认为将胆管癌列为一种独立的疾病更为合理,但是国内外主要文献和著作还是将胆囊管癌划归胆囊癌。

第一节 胆囊胆管癌的流行病学

胆囊癌是最常见的胆道恶性肿瘤,在消化道恶性肿瘤中排第五位,占胆囊手术的1‰~2‰,尸检检出率0.55%~1%,总体人群发病率为3/10万。据估计,2012年全球新发病例数17.8万例,占全部肿瘤的1.3%,其中男性患者7.68万例,女性患者10.13万例。同期,估计全世界因胆囊癌死亡人数为14.3万人。胆管癌相对少见,总体发病率为1.2/10万。美国每年新诊断的胆囊癌、肝外胆管癌在7 200例左右,约占所有消化道肿瘤的3%;胆囊癌、肝外胆管癌死亡率出现逐年升高的趋势。

胆囊癌的流行病学主要有以下特征:

1. 地区分布

胆囊癌的发病有明显的地域差异,世界范围的原发性胆囊癌高发地区位于南美洲、中欧,发病率较高的国家主要有智利(27/10万)、波兰(14/10万)、印度(10/10万)、日本(7/10万)。而发病率相对较低的地区是西欧、北欧、北美洲和大洋洲。如美国发病率为2.5/10万,法国为2.3/10万。原发性胆囊癌的死亡率分布和发病率有着相似的规律和特征。智利原发性胆囊癌的死亡率为12.4/10万,在一些低发国家胆囊癌的死亡率也很低。

在我国,原发性胆囊癌发病率也有地域差异,西北和东北地区发病率比长江以南地区高,农村比城市发病率低。

2. 种族分布

原发性胆囊癌的发病率与种族也有关系。黄种人发病率最高,黑种人的发病率最低。

在美国,墨西哥裔、西班牙裔和印第安人发病率高于平均水平的 6 倍以上。我国尚无关于原发性胆囊癌发病率种族间差异的报道。

3. 年龄分布

胆囊癌的发病率还随着年龄的增长而升高,研究发现 40 岁以下的人群中发病率是很低的。绝大多数胆囊癌和肝外胆管癌患者诊断年龄为 50~70 岁。美国以 65 岁以上居多,我国以 60 岁左右为主。

4. 性别分布

几乎所有的调查及临床资料都显示原发性胆囊癌的女性发病率约为男性的 2~3 倍。美国男女胆囊癌的发病率比为 1:1.67,而印度胆囊癌发病率男女发病率比为 1:4.3。胆管癌的发病率男性略多于女性,约为 1.5:1。我国胆管癌男女发病率比为 1:1.98,2005 年我国上海市胆囊恶性肿瘤的男性、女性发病率分别为 2.46/10 万、3.77/10 万。胆囊癌患者女性显著较多(男:女=1:3),胆管癌男性则较多(男:女=1.5:1)。

第二节 胆囊胆管癌可能的发病因素

1. 胆囊癌和胆管癌的共同因素

1) 结石

多数学者认为结石对胆囊和胆管黏膜的刺激及胆汁中存在的致癌物使胆囊和胆管黏膜上皮异型化,进而不典型增生,导致癌变。结石刺激胆囊和胆管黏膜能导致黏膜炎性增生、不典型增生进而原位癌的变化;同时结石可压迫黏膜,造成黏膜缺血、坏死、脱落、增生,反复发作,可造成癌变。75%的胆囊癌患者合并胆囊结石,当结石直径超过 2.0 cm 时,可增加胆囊癌相对危险度。慢性胆囊炎可导致胆囊壁增厚或变薄,使其失去正常弹性,黏膜层有不同程度的破坏,囊壁纤维化或者囊壁点片样钙化,进一步可扩散至整个囊壁,使其增厚、变硬,即形成所谓的"瓷样胆囊",导致肥厚型腺癌。胆囊癌并发结石患者多有慢性胆囊炎长期反复发病史。

2) 异常胆胰管连接

异常胆胰管连接是主胰管和胆总管在十二指肠肠壁外汇合,缺乏 Oddi 括约肌控制的一种先天性疾病。异常胆胰管连接患者的肿瘤发生率是其他人群的 10 倍。由于整个共同通道缺乏 Oddi 括约肌控制,致胰液和胆汁混合,胰液中的磷酸脂酶 A2 水解胆汁中的卵磷脂产生溶血卵磷脂,后者与胰液中的化学物质共同刺激胆囊胆管黏膜上皮,造成其反复感染,引起胆囊炎、上皮损伤及不典型增生,进而导致胆囊黏膜癌变。同时,高浓度的次级胆酸和自由胆酸致使癌风险增加。

3) 饮食、生活习惯

流行病学研究发现造纸、炼油、化工以及纺织等行业的人群中胆囊癌和胆管癌患病率明显高于其他职业。总热量及碳水化合物摄入过多与胆囊癌的发病率升高有直接关系,而纤维素、维生素 C、维生素 B_6、维生素 E 及蔬菜水果摄入量增多能减少胆囊癌发病。有研究发现多摄入大蒜头、洋葱等葱属类蔬菜以及根茎类蔬菜可能对胆囊癌有一定的保护作用,腌制品摄入,尤其是腐乳,可能会增加胆囊癌的发病风险。

4) 细菌感染

有文献报道,伤寒和副伤寒杆菌的慢性感染者和携带者患胆囊癌或胆管癌的风险高于正常人 100 倍以上。

2. 胆囊癌的影响因素

1) 年龄与性别

女性及年龄大于 50 岁是胆囊癌的独立危险因素。随着年龄的增加,患胆囊癌的风险也随之增加。大部分胆囊癌患者的年龄在 60~70 岁,女性的患病率比男性要高,原因不明,可能与激素水平相关。绝经年龄延迟和多次妊娠使雌激素水平升高,可能增加胆囊癌发生的风险。其可能机理有:① 雌激素可能转变为低浓度致癌复合物,增加体内致癌物浓度;② 雌激素受体可与致癌物质结合,且雌激素-雌激素受体复合物可加速细胞的有丝分裂,促进癌细胞的生长;③ 雌激素可提高羟甲基戊二酸单酰辅酶 A 还原酶活性,促进胆固醇合成,从而利于胆囊结石的形成;④ 雌激素可引起胆管平滑肌松弛,致胆囊容积增大而增加胆固醇的分泌,进而增加患胆囊癌的风险。

2) Mirizzi 综合征

Mirizzi 综合征多指由于胆囊颈部或胆囊管结石嵌顿和(或)其他良性疾病压迫或炎症引起肝总管或胆总管不同程度梗阻,导致胆管炎、梗阻性黄疸为特征的一系列症候群。胆囊结石持续性刺激损害胆囊黏膜,导致胆囊壁发生溃疡和纤维化增生,上皮细胞对致癌物质的防御能力降低,加上胆汁长期淤积,有利胆囊壁纤维性增厚,进而导致胆囊癌发病率明显升高。

3) Ⅱ型糖尿病

Ⅱ型糖尿病的血总胆固醇及低密度脂蛋白胆固醇水平显著增高,同时胆囊癌的发生率也明显增高。

3. 胆管癌的影响因素

1) 肝吸虫病

肝吸虫病是胆管癌的一个比较明确的危险因子,麝猫后睾吸虫感染的地区胆管癌的发生率高。肝吸虫的致癌机制可能与成虫在胆管内蠕动的机械性刺激,虫体代谢产物和胆汁成分的化学刺激有关。

2) 肝炎病毒

大量的流行病学和分子生物学研究已证实乙型肝炎病毒(hepatitis B virus,HBV)是肝细胞癌和肝内胆管癌的重要致病因素。近来有研究在胆管癌组织中识别出丙型肝炎病毒(hepatitis C virus,HCV)的 RNA。当 HBV 和 HCV 感染胆管上皮细胞,在免疫作用下造成病毒性胆管细胞损伤,但确切致癌机制尚不清楚。

第三节　胆囊胆管癌的临床表现及诊断依据

1. 胆囊胆管癌的临床表现

1）肝内胆管癌

肝内胆管癌(ICC)发病部位以肝左叶多见,与结石多发于肝左叶一致,多为单发。累及双叶者占 20%～25.8%。男性稍多于女性,多发生于 50～70 岁。ICC 患者可有下列临床表现:

(1) 肿瘤占位性病变临床表现:肿瘤位于肝脏左外叶时,可对胃造成压迫,患者可能有纳差、食欲不振等症状。肿瘤位于膈顶时,可对膈肌造成持续性的刺激,造成右侧肩背部的放射痛。肿瘤与周围组织有粘连时,可有局部的隐痛表现,隐痛可因深呼吸或咳嗽加重。患者偶有因扪及上腹肿物而就诊。

(2) 黄疸:ICC 患者出现的黄疸多为阻塞性黄疸,黄疸往往是此类患者就诊时的主要症状,临床上有大量病例因此而被误诊为黄疸型肝炎。ICC 患者出现黄疸多表明肿瘤已侵犯至对侧胆管,对整个肝脏的胆汁引流已造成影响。出血倾向可见于重度黄疸的病例,其原因是胆汁淤积,维生素 K 吸收障碍使凝血因子合成减少。

(3) 肝功能失代偿或肿瘤消耗恶病质的临床表现:晚期就诊的 ICC 患者常表现肝功能失代偿或肿瘤消耗造成的恶病质的表现,例如右上腹部隐痛不适、同时伴有恶心乏力、纳差及消瘦等非特异性的症状。

(4) 肝内胆管结石胆管炎表现:对于有长期肝内胆管结石病史的患者,原有上腹部不适腹痛、胆管炎等表现近期出现症状加重或规律发生变化或原来没有症状的患者近期出现上述表现,应当高度怀疑发生恶变的可能。

2）肝门部胆管癌

肝门部胆管癌又被称为 Klatskin 瘤,其来源于一侧肝管癌,早期诊断非常重要,但常有困难。常见的临床表现为进行性加重的梗阻性黄疸,开始时,肿瘤位于一侧肝管引起肝管的阻塞,阻塞以上肝内胆管扩张,肝组织萎缩,对侧肝脏发生代偿性增大,即所谓的"肝脏萎缩肥大复合征",临床上并不出现黄疸或其他明显的临床症状,直至肿瘤向肝门处侵犯当阻塞肝总管及对侧肝管时,才出现黄疸并引起临床上的注意,此时病情往往已达晚期。少数患者伴有较典型的胆道感染,这往往会明显加速病情的发展。大多数情况都扪及不到肿大的胆囊,而且粪便相应地渐呈灰白色。以上的表现都可以在肝功能检测、血细胞分析、凝血功能检测以及 B 超、CT、内窥镜逆行胰胆管造影术（endoscopic retrograde cholangio pancreatography，ERCP）尤其磁共振胰胆管造影（magnetic resonance cholangio pancreatography，MRCP）的检查中得到验证。肝门部胆管癌具体的症状和体征如下:

(1) 黄疸:90%以上的患者可出现黄疸,大多数是无痛性渐进性黄疸,皮肤瘙痒,可出现大便呈陶土色。

(2) 腹痛:主要为右上腹或腰背部隐痛,规律性差,症状难以控制。

(3) 肝脏肿大:若首发于一侧(左或右)肝管则常表现患侧肝脏的缩小和健侧肝脏增生肿大,即所谓的"肝脏萎缩肥大复合征"。如果胆道梗阻时间长,肝脏损害至肝功能失代偿期可出现腹腔积液、门静脉高压等表现。

(4) 胆管炎表现:合并胆道感染时出现右上腹痛、寒战高热、黄疸。

(5) 晚期表现:可有消瘦、贫血、腹腔积液、大便隐血阳性等,甚至呈恶病质,有的患者可扪及腹部包块。

3) 远端胆管癌

远端胆管癌是一种少见但侵袭性强的恶性肿瘤,其发病率逐年上升。目前远端胆管癌病死率仍较高,且因其早期诊断较为困难,晚期治疗效果欠佳,其诊断与治疗仍是临床研究的热点。

(1) 疼痛:胆管梗阻可引起胆汁引流不畅,梗阻上方胆道压力升高进而出现疼痛。在合并胆道感染的患者疼痛可有不同程度加重,晚期胆管癌患者肿瘤侵犯邻近脏器或发生转移时亦可出现疼痛。

(2) 黄疸:远端胆管癌一般均会伴有不同程度的胆道梗阻,患者可出现进行性加重的黄疸,伴皮肤瘙痒、尿黄、大便颜色变浅甚至为白陶土色。

(3) 肝胆肿大及腹部肿块:可因长期胆汁淤积导致肝脏和胆囊无痛性进行性肿大,部分患者可触及腹部肿块,一般出现该体征应高度考虑为肿瘤晚期。

(4) 消化道出血:肿瘤侵犯或压迫门静脉后,可出现门静脉高压,继发上消化道出血。

(5) 胆道感染及胆道出血:胆道感染以大肠埃希菌及厌氧菌最为常见,患者可出现典型的急性胆管炎表现:上腹痛、寒战高热、黄疸,甚至出现精神症状和休克,部分患者肿瘤坏死后局部溃疡形成,可引起胆道出血。

(6) 全身症状:部分患者可出现不明原因的发热,可因感染、肿瘤坏死等引起,晚期患者可出现厌食贫血及体重减轻等恶病质症状。

4) 胆囊癌

胆囊癌是胆系中常见的恶性肿瘤,近年来有逐渐增加的趋势。胆囊癌早期无特异表现,术前诊断率较低,因此提高对胆囊癌的早期诊断是治疗关键。按出现频率由高至低临床表现依次为腹痛、恶心呕吐、黄疸和体重减轻等。

(1) 右上腹疼痛:由于胆囊癌多与胆囊结石炎症并存故疼痛性质与结石性胆囊炎相似。开始为右上腹不适继之出现持续性隐痛或钝痛,有时伴阵发性剧痛并向右肩放射。既往有慢性胆囊炎或胆囊结石病史的患者,如出现以下症状,① 疼痛变为持续性或进行性加重并有较明显的消化道症状者;② 年龄在 40 岁以上,近期右上腹疼特别是较大的单个结石患者近期明显的消化障碍症状者;③ 40 岁以上无症状的胆囊结石,期间出现右上腹持续性隐痛或钝痛;④ 慢性胆囊炎病史较短局部疼痛和全身情况有明显变化者;⑤ 胆囊结石或慢性胆囊炎患者近期出现梗阻性黄疸或右上腹可扪及肿块者,均应高度怀疑胆囊癌的可能性,应做进一步检查以明确诊断。胆囊癌患者中 10%～16% 的患者多系胆囊颈部肿瘤或结石嵌顿引起急性胆囊炎或胆囊积脓,有些患者按急性胆囊炎行药物治疗或单纯胆囊造瘘而误诊。故对老年人突然发生的急性胆囊炎,尤其是以往无胆道系统疾病者应特别注意胆囊癌的可能性,争取尽早诊断及行手术治疗。

(2) 消化不良:消化不良、厌油腻、嗳气、胃纳不佳。这是由于胆囊功能不足以对脂肪物质进行消化所致。

（3）黄疸：胆囊癌患者多是以黄疸为主要症状而就诊。胆囊癌患者中出现黄疸的可占 40%左右。黄疸多为癌组织侵犯胆管引起。该症状的出现提示肿瘤已侵犯胆管或同时伴有胆总管结石，此时的肿瘤分期多已为中晚期。皮肤、黏膜不同程度黄染，伴皮肤瘙痒。同时可出现消瘦、乏力甚至恶病质。

（4）右上腹肿块：右上腹或上腹部出现肿块。这是因为肿瘤迅速增长阻塞胆管使胆囊肿大；如侵犯十二指肠也可以引起梗阻；另外肿瘤侵及肝胃胰也可出现相应部位包块。

（5）其他症状：肝大、消瘦、腹腔积液、贫血都可能是胆囊癌的晚期征象。

2. 诊断

1）肝内胆管癌的诊断

（1）影像学检查

① B超：ICC 的首选诊断方法，优点在于检出率高、简便经济、安全无痛、无放射性。ICC 通常表现为肝内边缘不规则的肿块。由于 ICC 没有特征性表现，因此容易将其误诊为其他疾病，如肝细胞癌、肝脓肿、转移性肝癌等。合并结石的早期 ICC 易被误诊为肝内胆管结石。当病灶周围有扩张的胆管、病灶内有结石、肝门区淋巴结肿大等现象出现时，应该高度警惕此病。

② CT：CT 检查是诊断 ICC 的重要手段。肿块型 ICC，平扫可见边缘欠清的低密度实质性肿块，其密度较 HCC 更低。增强早期，病灶强化不明显，增强扫描的特征性表现是动脉期肿瘤外围轻度不规则环状增强，之后逐渐同心圆性向中间增强。病灶内或周围可见到扩张的胆管，其中以延迟强化区内见到扩张的胆管为其典型表现。病灶边界多数不清楚。ICC 伴有肝门及腹膜后淋巴结转移较肝细胞癌（hepatic cellular cancer，HCC）多见，CT 检查有助于评估肝门部及腹膜后淋巴结转移，从而为手术治疗提供参考。管周浸润型 ICC，CT 检查可见边界不清的低密度肿块，增强扫描强化不明显，Glisson 系统结构紊乱，门静脉分支多有侵犯，呈现不规则的形态，管壁僵硬，病灶远端胆管扩张。病灶多侵犯肝门，造成患侧肝脏萎缩，对侧肝脏可代偿性增生，如果病灶位于右肝，这种改变更加明显，肝脏往往发生逆钟向转位。由于病灶周围的 Glisson 系统经常受到侵犯，所属肝脏组织的血供受到影响，增强扫描时在动脉期可见病侧肝脏的密度与正常肝组织可能有一定差异。在延迟期，这种差别基本消失，可以与肿瘤相鉴别。CT 检查对于 ICC 可根治切除的判断相对比较准确，可以对治疗方法的选择提供参考。

③ MRI 与 MRCP：当 B 超和 CT 都不能明确诊断 ICC 时可以选用 MRI。MRI 可以更好地观察肝实质、胆管、肿瘤及其周围血管。肿块型 ICC，T_1 加权像可表现为低信号肿块，T_2 加权像表现为高信号肿块，病灶中央可见低信号的瘢痕区域，无包膜征肿瘤可呈分叶状，增强扫描与 CT 增强扫描表现相似。管周浸润型 ICC，T_2 加权像对肿瘤的显示更加清晰。而对于管内型 ICC，MRI 可清晰显示扩张的胆管。MRCP 可以清晰显示整个胆道树的结构，为肿瘤发生的部位提供清晰的影像资料，可以作为与肝门部胆管癌鉴别的重要依据。同时对肝内胆管结石等基础病变也能明确诊断。MRCP 具有无创伤性的优点，尤其对扩张的胆管有更清晰的显示。

④ ERCP：ERCP 即经内镜逆行性胰胆管造影术，ERCP 对于狭窄胆管的显示更加清晰，对胆管的精细结构观察得更准确，而 MRCP 对胆管扩张的显示优于 ERCP，ERCP 对于梗阻远端胆管的显示可能不理想甚至不显示，导致无法判断梗阻远端胆管的状况。在 MRCP 检

查出现后，ERCP 单纯用于诊断的目的越来越少，更多的是用于 ERCP 下的治疗或在 MRCP 不能清晰显示胆管解剖的情况下应用。同时，ERCP 是有创的检查，可能造成一些严重的并发症，主要原因是感染部位引流不通畅。ERCP 对于管内型 ICC 的诊断可能有特殊的价值，管内型 ICC 可分泌大量的黏液，这种黏液经胆管向下游排泄，其性质明显比胆汁黏稠，经 ERCP 注入造影剂后，造影剂在黏液中不能充分弥散，分布不均匀，可以观察到类似"卷发样"的征象，但是由于造影剂不能很好地充填胆管，所以很少能明确发现胆管腔内的肿块或结石等阳性征象，"卷发征"对于诊断管内型 ICC 有高度的特异性。

⑤ PET：PET/PET-CT 对于肝脏占位性病灶的定性诊断有一定的价值，但 PET/PET-CT 对肝内病灶与肝脏的精细解剖结构的显示明显逊于 CT 或 MRI 检查，对外科治疗的指导性意义不大。但是 PET/PET-CT 对 ICC 远处转移及淋巴结转移的诊断价值较高，有助于治疗方式的选择。同时由于 ICC 特别是肿块型 ICC 与肝脏转移癌的影像学表现有许多相似之处，PET/PET-CT 对于鉴别肝转移癌与 ICC，发现可能的原发病灶具有重要的价值。

影像学检查的目的首先是明确 ICC 的诊断，由于 ICC 特别是肿块型 ICC 的影像学表现不具特征性，明确诊断可能难于实现，但是影像学检查提供的资料为诊断 ICC 的可能提供了有价值的线索，同时影像学检查的结果有助于治疗方式的选择，特别是对于是否具备外科根治手术可能性的判断提供了依据，同时根据病灶的影像学特征，可以初步判断患者的预后，影像学检查可确定的与预后相关的因素有肿瘤大小、血管侵犯、肝内转移或多发病灶以及淋巴结转移等。

（2）肝功能测定

对于肝功能代偿的患者，肝功能检查并不表现出明显的异常。在发生黄疸前后，肝功能检查可发现阻塞性黄疸的特征。总胆红素升高，以直接胆红素升高为主伴有转氨酶的轻度升高，同时碱性磷酸酶与 γ-谷氨酰转肽酶同时升高。碱性磷酸酶与 γ-谷氨酰转肽酶的同时升高更具价值。由于 ICC 对胆管引流的影响，碱性磷酸酶与 γ-谷氨酰转肽酶在病程的早期即肿瘤尚未侵犯对侧胆管即尚未引发黄疸之前即可同时明显升高。在黄疸发生后，表明肿瘤已经对对侧肝脏胆汁引流造成影响，对早期发现肿瘤无明显的作用，只能表示肿瘤进展的程度。所以，对于碱性磷酸酶与 γ-谷氨酰转肽酶同时升高的患者，应当考虑到包括 ICC 在内的影响胆管引流疾病的可能，应当积极进行有针对性的影像学检查，尽早明确诊断。

（3）肿瘤标志物测定

糖类抗原 19-9(CA19-9)是目前已知的最佳的 ICC 标志物，约 85% 的患者伴有 CA19-9 升高。但是，CA19-9 不具备组织特异性，其他来源的恶性肿瘤也可见明显的升高，如胰腺癌、胃癌、结直肠癌、妇科肿瘤等。一些良性疾病如胆囊结石、胆管炎等也可见 CA19-9 的明显升高，所以不能单纯依靠 CA19-9 来诊断 ICC。对 ICC 高危人群特别是肝内胆管结石的患者动态观察 CA19-9，如果发现无明显诱因的 CA19-9 持续升高，应当高度怀疑发生 ICC 的可能。CEA 在 30% 的胆管癌病人中升高，但肠道炎症、胆道良性梗阻、胃肠道肿瘤及严重的肝损伤时 CEA 也可能升高，故 CEA 对于 ICC 的诊断意义不强。

(4) 肝内胆管癌的分期(见表9.1)

表9.1 肝内胆管癌TNM分期(AJCC/UICC 2010年第7版)

原发肿瘤(T):	分期			
Tx:原发肿瘤不能评估	Ⅰ期:	T1	N0	M0
T0:无原发肿瘤证据	Ⅱ期:	T2	N0	M0
Tis:原位癌(胆管内肿瘤)	Ⅲ期:	T3	N0	M0
T1:单发肿瘤,无血管浸润	ⅣA期:	T4	N0	M0
T2a:单发肿瘤,无血管浸润		任何T	N1	M0
T2b:多发肿瘤,有或无血管浸润	ⅣB期:	任何T	任何N	M1
T3:肿瘤侵透脏层腹膜或直接侵及邻近肝外组织				
T4:肿瘤伴肝外胆管侵犯(胆管外生长模式)				
区域淋巴结(N):				
Nx:无法确定区域淋巴结转移				
N0:无区域淋巴结转移				
N1:有区域淋巴结转移				
远处转移(M):				
M0:无远处转移				
M1:有远处转移				

2) 肝门部胆管癌的诊断

(1) 影像学诊断

肝门部胆管癌位置特殊,胆管近端深入肝内,其后方紧靠肝动脉、门静脉及其分支,因而病变所处位置所侵及的范围程度、血管受累情况以及引流淋巴结的状态都是判别病变、制定治疗方案的主要依据,目前主要是根据影像学检查进行定位诊断,尤其是建立胆管树对定位诊断非常重要。影像检查主要有如下几种:

① 超声:当前对肝门部胆管癌最简便和有效的诊断方法是B超,可初步判定:Ⅰ.肝内外胆管是否扩张,胆道有无梗阻;Ⅱ.梗阻部位是否在胆管;Ⅲ.胆管梗阻病变的性质。

彩色多普勒超声检查可以明确肿瘤与其邻近的门静脉和肝动脉的关系,利于术前判断胆管癌尤其是肝门部胆管癌患者根治切除的可能性。但常规超声检查易受肥胖、肠道气体和检查者经验的影响,有时对微小病变不能定性,而且对手术切除的可能性判断有较大局限性。

超声内镜检查(EUS),通过内镜将超声探头直接送入胃肠十二指肠检查胆道,在内镜直视下对消化道管壁或邻近脏器进行断层扫描,对于肝门部胆管癌的评估和鉴别诊断有重要意义。

② CT:CT是诊断胆管癌常用的影像学检查方法,能显示胆管梗阻的部位、梗阻近端胆管的扩张程度,显示胆管壁的形态、厚度以及肿瘤的大小、形态、边界和外侵程度,可了解腹腔转移情况。如肿块位于肝总管,则全部的肝内胆管扩张,但左右叶可以不对称。位左或右主肝管者,则相应的胆管扩张。约70%的肝门型者可显示肿块,肿块呈中度强化;局限于腔内小的肿块,可见肝管壁增厚和强化,腔内见软组织块和显示中断的肝管。常侵及肝组织,以至于对肝门结构和周围难以区分肿块的来源。肝叶萎缩,一部分学者认为它是胆管癌的

提示征象,常见于严重梗阻而时间又较长的患者。CT 图像可分为直接征象与间接征象。

直接征象:受累部胆管管腔呈偏心性或管腔突然中断。Ⅰ.肿块型,局部可见软组织肿块,直径2～6 cm,边界不清,密度不均匀。Ⅱ.腔内型,胆管内可见结节状软组织影,凸向腔内,大小为 0.5～1.5 cm,密度均匀并可见局限性管壁增厚。Ⅲ.厚壁型,表现为局限管壁不均匀性增厚,厚度为 0.3～2 cm,内缘凹凸不平,占据管壁周径 1/2 以上,增强扫描显示肝门部胆管癌低度强化。值得注意的是,胆管癌在 CT 增强扫描中延迟强化有意义,在动态双期扫描中呈低密度者占大多数,但是经过 8～15 分钟时间后扫描,肿瘤无低密度表现,大部分有明显强化。

间接征象:主要为肝脏的改变,肝门部胆管癌直接侵犯肝脏时表现为肿块与肝脏分界不清,受累的肝脏呈低密度,肝脏转移时表现为肝脏内多发小的类圆形低密度灶。随着第 5 代及第 6 代高速 CT 机的出现,三维图像重建已在临床上广泛应用,此项技术可更直观显示肝门部胆管的空间结构和肿瘤的位置,更可通过伪彩色技术使医师能够更清晰准确地判断胆管癌与周围血管的关系,指导手术治疗。

③ 磁共振(MRI)与磁共振胆胰管成像:磁共振成像(MRI)除对软组织显像比 CT 清晰外,其他与 CT 成像基本相似,不再赘述。磁共振胆胰管成像(MRCP)与超声和 CT 比较有其明显的优势:Ⅰ.具非侵入性、无创性、无放射性、无需对比、病人易接受;Ⅱ.可以清楚地显示整个胆管树的情况,对临床分期和术前评估更准确;Ⅲ.安全,无并发症;Ⅳ.不能行 ERCP 检查或 ERCP 检查失败者可行 MRCP 检查;Ⅴ.可以指导 PTCD 和胆管内支架放置的位置。主要表现为肝总管、左右肝管起始部胆管壁不规则增厚、狭窄、中断或腔内充盈缺损;肝门部软组织肿块,向腔内或腔外生长,边界欠清晰,T_1 加权呈相对低信号,T_2 加权呈相对高信号;肿瘤上方肝管呈软藤状扩张、肿瘤下方胆总管正常。对肝门部胆管癌定位准确率为 100%,识别肿瘤范围正确率为 89%,诊断正确率为 75%～91%。根据 MRCP 成像对肝门部胆管癌按 Bismuth 分型进行术前分型,符合率高达 97%,对术式和治疗方案的选择都有重要的指导价值。

④ 经皮肝穿刺胆道造影(percutaneous transhepatic cholangiography,PTC)和内镜逆行胆胰管造影(ERCP):B 超或 CT 检查显示肝内胆管扩张的患者,可行 PTC 检查,能显示肿瘤部位病变上缘和侵犯肝管的范围及其与肝管汇合部的关系,是一种可靠实用的检查方法。PTC 可与 ERCP 联用,完整地显示整个胆管树,有助于明确病变的部位、病灶的上下界限及病变性质。ERCP 适用于有胆道不全性梗阻伴有凝血机制障碍者。胆管完全梗阻的患者单纯行 ERCP 检查并不能了解梗阻近侧的肿瘤情况,故同时进行时 PTC 加以弥补。PTC 有助于术前确定肿瘤确切部位,初步评估能否手术及手术切除范围及术前减黄的治疗作用。行 PTC 时如能从引流的胆汁中做离心细胞学检查找到癌细胞,即可确诊。还可以在 PTC 的基础上,对窦道进行扩张顺便行经皮经肝胆道镜检查(percutaneous transhepatic cholangioscopy,PTCS),可以观察胆管黏膜情况,是否有隆起病变或黏膜破坏,甚至活检。但是 PTC 和 ERCP 均属于有创性检查,而且有的并发症比较严重,甚至需要急症手术治疗。就诊断方面来讲,PTC 与 ERCP 有被 MRCP 替代的倾向。

⑤ 选择性血管造影(selective angiography,SCAG)及经门静脉造影:可显示肝门部血管情况及其与肿瘤的关系。胆管部肿瘤多属血供较少,主要显示肝门处血管是否受侵犯。

⑥ PET-CT:既可由 PET 功能显像反应肝门区占位的生化代谢信息,又可通过 CT 形态显像进行病灶及侵袭范围的精确定位,但其对肝门部胆管癌局部病变的评估和可切除性判断的

价值并不高于其他影像学检查。全身扫描可发现肿瘤的淋巴结转移、腹膜转移及远处转移。

(2) 细胞学诊断

术前行细胞学检查的途径有 PTCD、ERCP 收集胆汁，B 超引导下经皮肝胆管穿刺抽取胆汁或肿块穿刺抽吸组织细胞活检，还可行 PTCS 钳取活检，从而达到定性诊断。胆汁脱落细胞检查，经胆管造影用的造影管和内镜刷洗物细胞学检查胆汁的肿瘤相关抗原检查。DNA 流式细胞分析仪和 ras 基因、p53 基因检测等方法，可提高定性诊断率，但阳性率不高。临床工作中，一般不会过分强调术前定性诊断。及时手术治疗，术中活检从而达到定性的诊断目的。

(3) 肿瘤标志物检查

目前，临床广泛应用的肿瘤标志物，如 CA19-9、CA125 以及癌胚抗原 CEA 等，由于其缺乏组织学特异性，近期研究结果显示其诊断胆管癌的敏感性分别为 65.71%、59% 和 68%。寻找临床应用价值高的标记物是现在研究热点之一。

① 癌胚抗原(CEA)：CEA 在患者的血清、胆汁和胆管上皮均存在，胆汁中 CEA＞10 μg/L 才有诊断意义。

② CA19-9 和 CA50：血清 CA19-9＞100 U/mL 时对胆管癌的诊断有一定的价值，肿瘤切除患者血清 CA19-9 浓度明显低于肿瘤未切除患者。因此 CA19-9 对诊断胆管癌和监测疗效有一定的作用。CA50 诊断胆管癌的灵敏度为 94.5%，特异度只有 33.3%。

③ 胆管癌相关抗原(CCRA)：CCRA 是从人胆管癌组织中提取出来的抗原，其灵敏度为 77.8%，特异度为 72.5%～91.0%。与其他消化道肿瘤具有显著的鉴别诊断价值，对鉴别胆道良、恶性疾病有重要意义。

(4) 肝门部胆管癌的临床分型

肝门部胆管癌在临床分型上常用的是 Bismuth-Corlette 分型(见图 9.1)，它是以肿瘤的原发部位为划分依据。

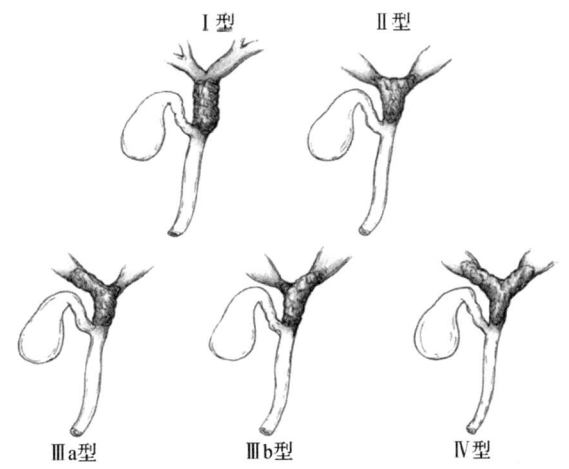

图 9.1　肝门部胆管癌 Bismuth-Corlette 分型

Ⅰ型：位于肝总管上段，未侵犯汇合部。
Ⅱ型：位于左右肝管分叉处，未侵犯左右肝管。
Ⅲ型：始发于左肝管或右肝管的肿瘤，其中累及右肝管为Ⅲa型，累及左肝管为Ⅲb型。
Ⅳ型：肿瘤侵及左右一级肝管，广泛分布于肝外胆管者。

(5) 肝门部胆管癌的临床分期

目前国内通常使用美国癌症联合委员会（AJCC）和国际抗癌联盟（UICC）于 2010 年公布的第 7 版的 TNM 分期系统。（见表 9.2）

表 9.2　肝门部胆管癌的 TNM 分期（AJCC/UICC 2010 第 7 版）

原发肿瘤（T）：	分期			
Tx：原发肿瘤不能评估	0 期：	Tis	N0	M0
T0：无原发肿瘤证据	Ⅰ期：	T1	N0	M0
Tis：原位癌（胆管内肿瘤）	Ⅱ期：	T2a,T2b	N0	M0
T1：肿瘤局限于胆管内可至肌层或纤维组织	ⅢA 期：	T3	N0	M0
T2a：肿瘤侵及胆管壁及周围脂肪组织	ⅢB 期：	T1,T2,T3	N1	M0
T2b：肿瘤侵及邻近肝实质	ⅣA 期：	T4	N0	M0
T3：肿瘤侵及门静脉或肝动脉的单个分支	ⅣB 期：	任何 T	任何 N	M1
T4：肿瘤侵及门静脉或其 2 个分支；或肝总动脉；或两侧二级胆管；或一侧二级胆管根及对侧门静脉或肝动脉				
区域淋巴结（N）：				
Nx：无法确定区域淋巴结转移				
N0：无区域淋巴结转移				
N1：有区域淋巴结转移，包括胆囊管周围、胆总管周围的淋巴结				
远处转移（M）：				
M0：无远处转移				
M1：有远处转移				

3) 远端胆管癌的诊断

(1) 影像学诊断

① 超声检查：超声检查是胆管肿瘤的首选检查方法。超声的优势在于能可靠地鉴别肿块与结石，并可根据肝内外胆管是否扩张初步确定梗阻的部位。超声可以显示胆管内及胆管周围的病变，评价门静脉受侵程度。对远端胆管肿瘤所致胆道梗阻，若其他影像学检查不能明确诊断，可选用超声内镜检查，它对远端胆管癌诊断准确率可达 80% 以上，并可引导细针对病灶和淋巴结穿刺活检。

② CT：它能较准确显示出胆管扩张的程度、范围及梗阻的形态特点，并可进一步明确肿瘤性质，与超声检查联合应用可提高胆管癌的检出率。中段胆管癌 CT 的表现特征有：Ⅰ.胆管癌沿胆管壁生长时胆管壁呈规则增厚，胆管腔变形狭窄；Ⅱ.肿瘤向腔内生长时，病变所在部位胆管内可见软组织肿块影，胆管中断。中段胆管癌腔内肿块较小，有时 CT 难以显示；Ⅲ.增强扫描时增厚的胆管壁和软组织肿块有强化；Ⅳ.胆管完全阻塞时可见梗阻部位以上部分的肝内外胆管扩张，胆囊显影并肿大。

③ MRI 与 MRCP：MRI 是诊断胆管癌的最佳方法。MRI 能显示肝和胆管的解剖和肿瘤范围，是否有肝脏转移。MRI 的主要表现与 CT 相似，为不同程度和范围的胆管扩张，胆管壁的增厚和肿块。肿瘤在 T1WI 上多表现为低或等信号，T2WI 上表现为稍高信号。动态增强扫描，动脉期少部分病例肿瘤早期不规则中等度强化，多数在门脉期和延迟期强化。MRCP 可较好地显示胆道分支，可反映胆管的受累范围，对判断胆道梗阻有较高的敏感性

(80%～95%)。超声初步确定梗阻的部位后,应选用 MRCP 对胆管受累范围进行全面评估。远端胆管癌所致胆道梗阻肝内、外胆管多成比例扩张,梗阻段呈横行或"鸟嘴"样截断,这一征象对鉴别诊断也有一定帮助。

④ 经皮肝穿刺胆道造影(PTC 或 PTCD):此属侵袭性检查,对于远端胆管癌的诊断是较为准确的方法,可清晰地显示肝内、外胆管的形态、分布和阻塞部位。由于胆管癌肝内胆管大多扩张,故施行 PTC 的成功率较高,远端胆管癌在 PTC 检查上的表现为不规则的充盈缺损,梗阻部位以上的胆管呈软藤样扩张,胆囊肿大并显影,此外,还可以行 PTCD 置管引流减黄。但 PTC 作为一项有创性检查有并发胆道出血与胆漏的可能。

⑤ ERCP:ERCP 可判断肿瘤对胆管的浸润长度、胆管的狭窄程度,并能粗略地判断梗阻的良、恶性,尤其判断远端胆管癌是否延伸至胰腺有一定意义。但对于完全性胆管梗阻的患者则不能显示梗阻以上的部位,对于不完全梗阻的患者,ERCP 检查也有出现逆行感染和急性胰腺炎等并发症的可能。

⑥ 十二指肠镜:十二指肠镜对诊断壶腹部的远端胆管癌具有一定价值。

对于远端胆管癌的影像学检查目前仍以超声检查为首选,CT 等检查方式作为进一步明确诊断的手段来应用,联合使用影像学检查手段可明显提高胆管癌的术前确诊率。关键是获得肿瘤与周围血管及脏器的关系,甚至行血管造影了解中段胆管癌对肝动脉与门静脉的侵犯情况,为手术提供信息,选择恰当的术式,从而达到精准诊断。

(2) 实验室检查

大多数患者血清中肿瘤标志物 CEA 及 CA19-9 也可升高,但没有特异性,一般不能作为确诊的主要依据。梗阻性黄疸可表现为血清总胆红素及直接胆红素升高,标志胆管上皮细胞损伤的碱性磷酸酶和 γ-谷胺酰转移酶显著升高,转氨酶可升高,伴有胆管炎时会显著升高。随着疾病的进展,白蛋白、血红蛋白和乳酸脱氢酶水平可随之下降。尿液检查可发现尿胆原阴性,尿胆红素阳性,粪便检查可见尿胆原减少或缺如。

(3) 远端胆管癌的临床分期

目前国内通常使用美国癌症联合委员会(AJCC)和国际抗癌联盟(UICC)于 2010 年公布的第七版的 TNM 分期系统。(见表 9.3)

表 9.3 远端胆管癌 TNM 分期(AJCC/UICC 2010 年第 7 版)

原发肿瘤(T):	分期			
Tx:原发肿瘤不能评估	0 期:	Tis	N0	M0
T0:无原发肿瘤证据	ⅠA 期:	T1	N0	M0
Tis:原位癌(胆管内肿瘤)	ⅠB 期:	T2	N0	M0
T1:肿瘤局限于胆管内	ⅡA 期:	T3	N0	M0
T2:肿瘤侵及胆管壁周围	ⅡB 期:	T1,T2,T3	N1	M0
T3:肿瘤侵及胆囊、肝脏、胰腺、十二指肠或其他邻近器官	Ⅲ 期:	T4	任何 N	M0
T4:肿瘤侵及腹腔动脉或肠系膜上动脉	Ⅳ 期:	任何 T	任何 N	M1
区域淋巴结(N):				
Nx:无法确定区域淋巴结转移				
N0:无区域淋巴结转移				
N1:有区域淋巴结转移,包括胆囊管周围和胆总管周围的淋巴结				
远处转移(M):				
M0:无远处转移				
M1:有远处转移				

4) 胆囊癌的诊断

(1) 影像学诊断

前已述及,胆囊癌临床表现缺乏特异性,其早期征象又常被胆石病及其并发症所掩盖。除了首次发作的急性胆囊炎便得以确诊外,根据临床表现来做到早期诊断非常困难。

(2) 影像学检查

① 超声检查:Ⅰ. 常规超声是诊断胆囊疾病首选检查方法,对胆囊腔内结节及局限性胆囊壁增厚显示很敏感,但特异性不高。有时可因同时存在胆囊结石而漏诊。常规超声检查对胆囊癌的诊断正确率为 70%~82%,但对早期胆囊癌的诊断正确率较低,仅为 23%。许多早期胆囊癌超声检查只是做出"胆囊息肉样病变"或隆起病变的影像学描述,而真正做出胆囊癌的明确诊断是不容易的。Konstantinidis 等总结了 10 年间所见胆囊病变的超声图像表现,认为当病人年龄大于 52 岁,胆囊壁厚度大于 5 mm,病变直径大于 9 mm,并对肝脏有侵犯,尤其合并结石者,应当高度怀疑胆囊癌的可能性。Ⅱ. 彩色多普勒(color doppler flow imaging,CDFI)检查时,胆囊癌比胆囊良性肿瘤更易探及血流信号,且血流速度常常高于良性肿瘤,这是诊断本病最常用也是最敏感的检查手段。彩色多普勒超声和超声造影能显示胆囊癌富血供的恶性肿瘤特性,大大提高了胆囊癌的诊断准确性。胆囊癌的超声图像可表现为小结节型、伞型、厚壁型、肿块型、混合型。因胆囊癌的病理类型以浸润型为多,常无肿块,易漏诊,故要警惕胆囊壁不规则增厚的影像特征。Ⅲ. 近年发展的超声内镜检查(EUS)采用高频探头隔着胃或十二指肠对胆囊进行扫描,由于它避免了肠气的干扰,能判定胆囊壁各层结构受肿瘤浸润的程度、区域淋巴结有无转移,因此可提高胆囊癌的早期诊断水平,并有助于临床分期指导手术治疗。EUS 可以清晰显示胆囊壁的层次,较经腹超声、CT 及 MRI 有更高的空间分辨力,因此常用于对胆囊癌的分期。有研究表明,EUS 对胆囊癌诊断的正确率可达 80%,分期正确率达 55.5%,有望成为诊断早期胆囊癌的一种可靠方法。

② 计算机断层成像(CT):CT 平扫及增强扫描在临床应用较为成熟,因其良好的密度、分辨力、对扫描层面的全面显示、直观清晰的后处理以及其能够以冠状面和矢状面成像的特点,亦使其成为胆囊癌的重要检查手段之一。其早期诊断要点有:Ⅰ. 胆囊壁局限或整体增厚,多超过 0.5cm,不规则,厚薄不一,增强扫描有明显强化。Ⅱ. 胆囊腔内有软组织块,基底多较宽,增强扫描有强化,密度较肝实质低而较胆汁高。Ⅲ. 合并慢性胆囊炎和胆囊结石时有相应征象。厚壁型胆囊癌需与慢性胆囊炎鉴别,后者多为均匀性增厚;腔内肿块型需与胆囊息肉和腺瘤等鉴别,后者基底部多较窄。随着螺旋技术的发展,三维螺旋 CT 胆管成像及 CT 仿真内镜成像(CTVE)成为胆囊疾病诊断的两种先进技术。CT 评估胆囊癌的可切除性,评估指标包括远处转移、对周围组织的侵犯、对血管的侵犯及胆管梗阻程度等。所以 CT 是诊断胆囊癌及评估其可切除性的有效手段,但对早期诊断仍无法取代 B 超。

③ 磁共振(MRI):磁共振弥散加权(diffusion weighted imaging,DWI)通过观察活体水分子微观运动,可以检出与组织含水量改变有关的形态学和生理学的早期改变。胆囊癌由于细胞密度大、细胞外间隙小、水分子运动受限,于 DWI 上呈实质性高信号,而胆囊炎、胆囊腺肌症等,于 DWI 上显示不清,可作为鉴别诊断的重要依据。近年出现的磁共振胰胆管成像(magnetic resonance cholangiopancreaticography,MRCP)是根据胆汁含有大量水分且有较长的 T_2 弛豫时间,利用 MR 的重 T_2 加权技术效果突出长 T_2 组织信号,使含有水分的胆道、胰管结构显影,产生水造影结果的方法。胆汁和胰液作为天然的造影剂,使得磁共振造

影在胆道胰管检查中具有独特的优势。胆囊癌表现为胆囊壁的不规则缺损僵硬,或胆囊腔内软组织肿块。MRCP 在胆胰管梗阻时有很高价值,但对无胆道梗阻的早期胆囊癌效果仍不如超声检查。Schwartz 等将 MRI 与 MRCP 结合运用于病理证实了的胆囊癌患者,发现所选病例中 76% 有局部胆囊壁增厚伴偏心性肿块,91% 肝脏直接受侵,76% 淋巴结受侵,62% 胆管受侵,MRI 结合 MRCP 对胆囊癌直接侵犯肝脏的敏感度为 100%。

④ 血管造影:需通过超声选择性插管、显示胆囊动脉。本法对胆囊癌的定性诊断及浸润深度判断的正确性比 B 超、CT 和胆道造影高。Kockerling 等报道腹腔动脉造影对胆囊癌的诊断率达 72%。胆囊癌常见的血管造影异常为胆囊动脉扩张,胆囊壁不规则和中断,胆囊壁呈高低不平的增厚以及肿瘤区有新生血管形成动脉包绕。胆囊癌在 4 mm 大小时便可见肿瘤新生血管形成,动脉造影可见肿瘤染色现象,肿瘤在 1.5 cm 大小时可清楚显示。当有肝脏浸润时,造影可见肝右动脉有新生血管形成,肝静脉早期淤血和肝右动脉缺损。尽管选择血管造影可成功发现早期病变,但毕竟是创伤性检查,加之技术要求较高,有一定的并发症,目前尚难以在临床上普遍应用。

⑤ 胆囊双重造影:由 ERCP 发展而来的胆囊双重造影采用十二指肠镜经乳头胆囊内插管(ETCG)注入二氧化氮和造影剂,显示细微的胆囊黏膜结构。该方法对胆囊癌的诊断意义重大,尤其对于早期胆囊癌,显示出其他检查不能替代的优越性,是诊断Ⅱ期 b 型早期胆囊癌有效手段。

⑥ 经皮肝穿刺胆道造影(percutaneous transhepatic cholangiography,PTC):常用于胆囊癌已侵犯胆管的病人,在黄疸病人中可以帮助确定梗阻部位,引导置入支架解除梗阻。经皮肝穿刺细针活检可以较准确地诊断胆囊疾病,但是由于耗时长,操作难度大,难以被病人接受,目前较少用于临床。而且 PTC 属于侵袭性的检查,术后出血、胆漏是常见的并发症。

⑦ 内镜逆行胆胰管造影(endoscopic retrograde cholangiography,ERCP):对胆囊癌常规影像学诊断意义不大,仅有一半左右的病例可显示胆囊,早期诊断价值不高。适用于鉴别肝总管或胆总管的占位性病变或采集胆汁行细胞学检查。

⑧ 氟代脱氧葡萄糖正电子发射体层 X 线摄影(fluorodeoxyglucose positron emission tomography,FDG-PET):随着 PET 技术的产生,PET 技术已应用于胆囊癌早期诊断。Koh 等研究 FDG-PET 对于胆囊癌的鉴别诊断能起到重要的辅助作用,FDG-PET 即诊断胆囊癌的敏感性和特异性分别为为 75% 和 87.5%,并且在隆起型胆囊癌患者 FDG 聚集更加明显。

综上所述,各种影像学手段在胆囊癌的诊断及分期中各有其优缺点,在日常临床工作中,根据患者情况适当选用影像学检查手段可以准确地评估病变状况,为治疗方式的选择提供可靠依据。

(3) 胆囊癌的细胞学检查

术前行细胞学检查的途径有 ERCP 收集胆汁、B 超引导下经皮肝胆囊穿刺抽取胆汁或肿块穿刺抽吸组织细胞活检。通常患者到较晚期诊断相对容易,故细胞学检查应用较少,但早期诊断确有困难时可采用,脱落细胞检查有癌细胞可达到定性诊断目的。

(4) 肿瘤标志物检查

目前常用的肿瘤标志物对胆囊癌的诊断可提供一定提示。肿瘤相关糖链抗原 CA19-9 和癌胚抗原(CEA)在胆囊癌患者中有一定的阳性率,升高程度与病期相关,对诊断有一定帮助,在术前良、恶性病变鉴别困难时可采用。有报道称 CEA 浓度超过 4 μg/L 对胆囊癌诊断的特异性达 93%,但敏感性仅为 50%;CA19-9 浓度超过 20 U/mL 对胆囊癌诊断敏感性为 79.4%,特异性为 79.2%。检测胆汁内的肿瘤标志物较血液中更为敏感,联合检测能显著提高术前确诊率。这提示我们术前应用一些手段采集胆汁做胆囊癌检测的必要性。近年来有报道通过血清中的游离 DNA 检测,可发现某些肿瘤基因的异常改变,这一检测已经在临床用于其他肿瘤。随着现代分子生物学发展,深入研究开发适于胆囊癌临床诊断的新指标是今后研究的方向。

(5) 胆囊癌的分子生物学诊断

K-RAS 的活化突变直接导致细胞内出现持续过度的生长信号,而这一变化是肿瘤发生过程中的标志性事件;β-catenin 是一个多功能蛋白,其介导的 Wnt 信号是调控细胞生长、发育和分化的重要通路。正常成熟细胞中没有 Wnt 信号,其异常激活与肿瘤的发生密切相关。C-MYC 基因的激活表达与胆囊癌的形成、发展和淋巴结转移有关,可反映胆囊癌侵袭性,并为早期诊断和治疗提供参考;C-erbB-2 的表达与胆囊癌的分化程度和预后有关;Bcl-2 基因是一种细胞程序性死亡抑制基因,其表达蛋白可以干预细胞程序性死亡,当其过度表达时,抑制细胞正常的程序性死亡;p53 的突变与胆囊癌的发生密切相关,胆汁标本 p53 基因检测可充分利用所获得的胆汁材料,取得更可靠的诊断结果;p16 基因可提高胆囊癌早期诊断率,对估计胆囊癌患者的生存时间有十分重要的意义;$p27^{kip1}$ 可为胆囊癌预后不良的标志;CDX-2 是一个新发现的特异性核转录因子,对正常和肿瘤性的肠上皮均有相对特异性和敏感性。

(6) 胆囊癌的术中冰冻诊断

术前怀疑而不能确诊的原发性胆囊癌,术中应对切除标本仔细地观察,必要时结合术中冰冻病理检查,条件许可时可应用免疫组织化学等方法检查一些肿瘤相关基因的突变表达,对发现胆囊癌、及时调整手术方式有很大帮助。

(7) 胆囊癌临床分期

目前国内通常使用美国癌症联合委员会(AJCC)和国际抗癌联盟(UICC)于 2010 年公布的第 7 版的 TNM 分期系统。(见表 9.4)

表 9.4　胆囊癌 TNM 分期(AJCC/UICC 2010 年第 7 版)

原发肿瘤(T):	分期			
Tx:原发肿瘤不能评估	0 期:	Tis	N0	M0
T0:无原发肿瘤证据	Ⅰ 期:	T1	N0	M0
Tis:原位癌(胆管内肿瘤)	Ⅱ 期:	T2	N0	M0
T1:肿瘤侵及固有层或肌层	ⅢA 期:	T3	N0	M0
T1a:肿瘤侵及固有层	ⅢB 期:	T1,T2,T3	N1	M0
T1b:肿瘤侵及肌层	ⅣA 期:	T4	任何 N	M0
T2:肿瘤侵及肌层周围结缔组织,但未突破浆膜层或侵犯肝脏	ⅣB 期:	任何 T	任何 N	M1
T3:肿瘤突破浆膜层(脏层腹膜),和(或)直接侵及肝脏,和(或)侵及肝外一个相邻的器官或组织结构,例如:胃、十二指肠、结肠、胰腺、网膜或肝外胆管				
T4:肿瘤侵及门静脉或肝动脉,或侵及 2 个或更多肝外脏器或组织结构				

续表9.4

区域淋巴结(N):
Nx:无法确定区域淋巴结转移
N0:无区域淋巴结转移
N1:有区域淋巴结转移,包括胆囊管周围及胆总管周围的淋巴结,肝总动脉周围淋巴结和门静脉周围淋巴结
远处转移(M):
M0:无远处转移
M1:有远处转移

第四节 胆囊胆管癌发生的干预方略

世界范围包括我国近年来胆管癌的发生率在逐年升高,其发病率约占所有消化道肿瘤的3%。胆管癌是一组临床特征、生物学行为、生长方式、基因表型以及组织分化高度异质性疾病。根治性手术切除是胆管恶性肿瘤唯一可能的治愈方式。由于胆道恶性肿瘤早期缺乏特异性症状,恶性程度高,其诊断时多已处于晚期,失去了手术时机,对人类的健康和生命是极大的威胁。因此,胆管癌的预防干预就显得尤为重要。胆管癌四级预防是改善胆管癌预后的关键所在。

1. 胆囊胆管癌的一级预防

早期胆囊胆管癌的患者大多数无症状,经常出现皮肤、巩膜黄染时才就诊。由于胆管仅剩针尖大小隧道也不会出现黄疸,当出现黄疸时胆道已几乎完全阻塞,此时的病程已属于中晚期,预后差。因此胆囊胆管癌的预防干预应把一级预防放在首位。一级预防即病因学预防,消除或减少可能的致癌因素,防止癌症的发生、减少癌症的发生率。胆管癌的发病因素包括:先天性胆道疾病、其他消化道的疾病、胆肠手术等,以及致癌物,如钍、化学物品(石棉、亚硝胺)、药物(异烟肼、甲基多巴肼、避孕药等)等。另外EB病毒感染、慢性伤寒带菌者以及直肠癌术后、胆管错构瘤等均与胆管癌发生有一定关系。对胆囊胆管癌高危因素的病因积极防治,必要时进行预防性切除,可有助于降低胆囊胆管癌的发生率。

(1) 大量的流行病学调查发现,胆管癌与胆总管囊肿、先天性肝内胆管多发节段性囊性扩张病(CarolIC病)有关。胆总管囊肿的恶变率为2.5%~28%,胆总管囊肿并发胆管癌的年龄多在40岁左右,较不伴有胆总管囊肿的胆管癌平均年轻20~30岁。CarolIC病多见于女性,其恶变率约为7%左右,较正常人群高100多倍。胆管癌还见于先天性肝纤维化、肝纤维化性多囊病、先天性胆道闭锁及胆汁淤积等,其终身癌变率为8%~15%。对先天性胆道疾病的早期干预治疗、仔细地随访可降低胆管癌的发生率。

(2) 消化道的疾病,包括胆管结石、肝吸虫病、原发性硬化性胆管炎、慢性胆管炎、慢性炎症性肠病等也是胆管癌的重要发病因素。对原发性硬化性胆管炎患者通过十二指肠镜(包括子母镜)细胞刷取脱落细胞学检查或组织活检,定期观察胆管上皮细胞的异型性程度。

对胆管癌高发区的人群应积极早期治疗如胆石症、肝吸虫病等可能导致胆管癌的疾病。

（3）避免或减少暴露职业场所或环境中的致癌物,对长期服用可能引起肿瘤发生的药物的患者需定期随访胆囊癌相关指标,及早发现可能导致胆管癌的疾病。

（4）生活方式的干预,包括：① 养成良好的饮食习惯,尽量减少脂肪,特别是动物脂肪的摄入；胆石症、慢性胆囊炎与体内胆固醇含量过高及代谢障碍密切相关,因此应限制鱼子、蛋类的蛋黄及动物肝、肾、心、脑等胆固醇含量高的食物；戒烟、戒酒及少食辛辣刺激性食物；增加纤维素、维生素 C、维生素 B_6、维生素 E 及蔬菜水果的摄入量；② 适当参加一些力所能及的体育锻炼,提高机体免疫力,保持愉快的心理状态。

2. 胆囊胆管癌的二级预防

胆管癌的二级预防即"早发现、早诊断、早治疗",这是该病防治的重点。对于存在高度危险因素的患者,建议定期随访 B 超、CT 以及 CEA、CA19-9 等相关指标。一旦确诊,根据病情具体情况确定具体治疗方案。目前认为手术切除是最有效的手段。

（1）高危人群的早期筛查：对有胆管癌发病高危因素的人群,尤其是来自胆管癌高发区人群,加强随访,发现病情变化及早治疗。

（2）目前的研究显示,胆道的癌前病变可分为两种：平坦的异型增生和有恶性潜能的良性肿瘤。病理可见：上皮内见排列紊乱的不典型柱状或立方形细胞,染色加深,细胞核增大,极性丧失。其多与胆道结石、胆管炎、华支睾吸虫感染及胆总管囊肿等并发,并与炎症的发生密切相关。多篇文献已证实,胆管上皮内瘤变、胆管内乳头状瘤及黏液囊性肿瘤均为胆道恶性肿瘤的癌前病变。Bennett 等的一项研究结果显示,胆管内乳头状瘤的癌变率为 100%(16/16),胆囊内乳头状瘤的癌变率也达到 57%（4/7）。同时研究者指出,术前内镜检查针吸穿刺或术中冰冻切片存在假阴性率可达 20%(2/10),积极治疗后,患者的预后明显好于典型的胆系肿瘤(BTCs)患者。胆管的癌前病变的首选治疗方式为手术。因此,对存在癌前病变的病例应予以积极的手术治疗。

（3）目前临床广泛应用的肿瘤标志物,如 CA19-9、CA125 以及 CEA 等,由于其缺乏组织学特异性,使其存在一定的临床局限性。研究结果显示,其诊断胆管癌的灵敏性分别为 65.71%、59% 和 68%。对胆管癌实现早诊断,需要特异性和敏感性均高的肿瘤标志物。肿瘤相关抗原 RCAS1、血清 MUCH5AC、DNA 非整倍体等显示了巨大的潜力。K-RAS 基因突变广泛存在于 BTCs 中。30% 的原发性硬化性胆管炎患者同样存在 K-RAS 基因突变,而原发性硬化性胆管炎是胆管癌的重要危险因素。胆道肿瘤主要为 K-RAS 基因第 12 密码子的点突变,突变率高达 77.4%。因此 K-RAS 基因可能参与胆管癌的发生过程。抑癌基因 p53 的突变是肿瘤细胞中最常见的点突变,其他与胆管癌关系密切的基因还有 CDKN2(9p21)、Bcl-2、C-MYC 和 COX-2。研究者还发现多种癌基因(C-erbB-2、C-MYC、C-MET 等)的表达异常也与胆管癌的发生有关。多种标志物相结合,以及基因型标志物联合胆管癌危险因素的综合指导可在一定程度上提高胆管癌的早期诊断率及预后。

（4）早治疗目的在于提高患者的生存率,降低死亡率。胆管癌对放疗、化疗不敏感,手术切除仍是目前唯一有效的治疗方法。

3. 胆囊胆管癌的三级预防

1）肝内胆管癌的手术切除

（1）根治性手术切除：目前可能治愈 ICC 的最重要的方法是根治性手术切除。根治性手术切除后,ICC 的 5 年生存率可达 60%,其他非根治性的治疗措施均无满意的疗效。尽管根治切除率不高但仍应积极争取,以提高 ICC 患者的总体疗效。ICC 根据 TNM 分期决定手术适应证及手术原则。

0～Ⅰ期,肝肿瘤切除,至少保持 1～2 cm 的肝脏无瘤切缘。

Ⅱ期,规则性肝切除联合受侵血管一并切除。

Ⅲ期,规则性肝切除联合受侵脏器切除。

ⅣA 期,规则性肝切除联合淋巴结清扫。

ⅣB 期,非手术治疗。

即使临床分期不超过Ⅲ期,对疑有淋巴结转移者,应根据术中淋巴结快速冰冻病理检查的结果决定是否行淋巴结清扫。

在拟行根治性切除病例,如预计残留肝脏体积较小、可采用门静脉栓塞(portal vein embolization,PVE)的方法诱导患侧肝脏萎缩,对侧肝脏代偿性增生,PVE 后 2～4 周后行患侧肝叶的切除,采用 PVE 的方法,扩大了肝切除术的指征,保证了 ICC 患者的根治性,对于提高 ICC 患者的整体疗效有重要的作用。

(2) 肝移植:肝移植是根治性外科手术切除外的能够治愈 ICC 的手段。但是由于肝移植治疗本身的限制,肝移植治疗 ICC 尚未普遍开展,由于早期采用肝移植治疗的 ICC 多在晚期的病例,术后极易复发,疗效很差,但是在特殊选择的早期病例仍可达到满意的疗效。大多数学者开始不提倡肝脏移植治疗 ICC,是因为复发率高、远期生存率低,与肝切除术相比疗效无明显优势,而且治疗费用昂贵。然而,Rea 等通过积极的放、化疗和肝移植联合治疗 ICC 患者,取得很好的结果,使一些学者再次强调肝移植对胆管癌的治疗作用。

(3) 经动脉化疗栓塞(transarterial chemoembolization,TACE):TACE 是不可根治切除 ICC 的主要治疗手段。TACE 对于 ICC 有一定的疗效,与肝癌相比,ICC 瘤内富含纤维组织而少含血供,因而对化疗不如肝癌敏感。其疗效与肿瘤的肝动脉供血丰富程度直接相关,在 TACE 治疗的同时给予缓释药物如多柔比星、丝裂霉素,疗效可能进一步提高,但治疗 ICC 至今缺乏随机对照研究。

(4) 局部毁损、消融肿瘤:射频消融及无水酒精注射在 ICC 治疗中的地位已经明确,对于某些肿瘤的疗效与手术切除相近,在特殊选择的 ICC 病例射频消融治疗可能也有一定的治疗作用。

(5) 多学科综合治疗:提高 ICC 的总体疗效需要非手术疗法的进步,同时 ICC 术后复发率高,提高 ICC 的外科疗效也需要其他治疗方法的辅助,所以 ICC 的治疗原则必然是综合治疗。目前来说顺铂联合吉西他滨治疗晚期 ICC 疗效显著,这一化疗方案为目前临床一线用药方法。放射疗法则更多地与其他治疗相结合,比如化疗、光动力疗法、TACE 等,来控制并发症在患者耐受范围内,配合胆道支架,延长胆道的通畅时间和患者生存期。

2) 肝门部胆管癌的手术切除

(1) 手术切除

手术切除肿瘤作为肝门部胆管癌唯一可能的治愈性手段,其方式包括局部切除和联合肝切除两类。围绕着"根治性"切除的目标,手术内容包含:Ⅰ.肝十二指肠韧带的骨骼化处理,即切除肝动脉、门静脉以外的肝门和(或)肝外胆道、神经、淋巴、脂肪、纤维组织等可能被肿瘤侵犯的软组织结构;Ⅱ.侵犯左或右肝一侧肝管的肿瘤,常需配合进行同侧半肝加肝尾叶Ⅰ段的切除、胆管整形术;Ⅲ.完成以 RouxY 襻(Y 襻)的肝管空肠吻合的胆肠通路的重建术和肝管支撑引流术；Ⅳ．肝门胆管癌的切除术，联合应用肝外科技术的机会是很多的。有些时候是用以对肝门的显露，尤其当肝左内叶增大时的肝方叶切除术肝正中裂劈开术。更多的是为了根治肝管的癌浸润而不得不联合相应的半肝切除术肝尾状叶（Ⅰ段）的切除有利于减少肿瘤的复发。

① 单纯肝外胆管切除：单纯肝外胆管切除时的切离线肝脏侧为肿瘤前缘 5 mm 以上，胰腺侧常设定在胰腺上缘。适用于 Bismuth Ⅰ型、高分化、无淋巴结转移及神经丛侵犯的 Tis/T1 期肝门部胆管癌的治愈性切除，也用于体能状态不良或肝脏功能低下的高风险病例的姑息性切除。

② 区域性淋巴组织和神经丛廓清：研究表明，肝门部胆管癌淋巴结转移发生率为 30%～60%，由于常规病理检测不能发现淋巴结微转移，因此实际淋巴结转移率可能更高。肝门区、肝十二指肠韧带、肝总动脉周围以及胰头后的淋巴结和神经丛组织。应整块切除肝十二指肠韧带内除肝动脉和门静脉以外的全部组织，实现肝十二指肠韧带的"骨骼化"。

③ 尾状叶切除：尾状叶胆管支直接汇入肝门部胆管，肝门胆管的解剖特性和肝门部胆管癌的生物学行为决定了尾状叶在肝门部胆管癌手术治疗中的重要性。

④ 规则性肝切除：肝门部胆管癌的病理边界常超过影像诊断和物理诊断所确定的癌肿边界，联合规则性肝脏区段切除能提高肝门部胆管癌的 R0 切除率和减少肿瘤复发这一观念已基本得到共识。除少数 Bismuth Ⅰ型的患者外，多数患者均需联合规则性肝脏区段切除。若肝门部胆管癌的病理边界超越胆管、门静脉和肝动脉中任何一组脉管可切除重建的极限点，则需联合切除受累脉管支配的肝段，才能实现肿瘤治愈性切除。此外，对于单侧肝叶萎缩或肝内有转移灶的病例，应联合规则性肝切除。

⑤ 保留功能性肝实质的手术：在常规施行肝外胆管切除、肝十二指肠韧带骨骼化以及尾状叶切除的基础上，探索实施联合 S5 段和（或）S4b 段等保留功能性肝实质的肝门部胆管癌根治切除术，对部分选择性肝门部胆管癌患者取得了与扩大切除相似的疗效。该术式的优点是最大限度保留了功能性肝实质，无需胆道引流等预处理，降低手术侵袭性和风险，在适当选择的病例同样可获取充分的无瘤切缘。

⑥ 血管切除重建：联合切除受累血管是实现 R0 切除的重要保证。当肝动脉浸润成为获得 R0 切除的唯一障碍时，应考虑联合肝动脉切除和重建。

⑦ 胆管空肠吻合：肝门部胆管癌治愈性切除术中剩余肝脏断面上肝管残端的数目取决于肝门部胆管癌切除的手术方式和近端肝管的切离位点，但通常需吻合数支细小和薄壁的肝管，此类胆管空肠吻合有相当大的技术难度和较高的技术要求。胆管空肠吻合的基本原则是胆管空肠全周黏膜对黏膜吻合，从而恢复黏膜上皮的连续性和完整性。

⑧ 切除术的并发症：肝门部上段胆管癌切除是一项耗时和复杂的大型组合手术，术中和术后的并发症和死亡率都较高。其并发症主要有如下几方面：Ⅰ．术后低血压休克。术前低血容量，术中腹内脏器长时间的暴露，蒸发多量水分，加之术中失血甚易处于低血压状态；如术中发生大的失血，将导致难以逆转的休克。要检测中心静脉压，制定合理的补液方案。Ⅱ．长时间的高胆红素血症，胆色素在各重要脏器、组织内淤积，肾小管易有胆栓形成，有时甚至发生急性肾乳头坏死，导致急性肾功能不全。Ⅲ．术后肝失代偿、黄疸加深、腹腔积液形成、急性肝功能衰竭。术前、术中应选择合理的手术方案，避免过多切除肝脏导致余肝失代偿。Ⅳ．胆汁瘘、胰漏，腹腔内感染。Ⅴ．急性上消化道出血，包括应激性溃疡出血和胆肠吻合口的继发性出血。Ⅵ．化脓性胆管炎。

(2) 肝移植

虽然肝移植对治疗肝门部胆管癌有一定效果,但是在供肝紧张的情况下,肝移植不是胆管癌治疗的首选。因为肝移植后癌复发率相当高,可达20%~80%。理论上,肝脏移植治疗肝门部胆管癌有以下优势:① 可用于常规手术无法实现治愈性切除的肝门部胆管癌病例;② 可用于合并肝脏基础疾病、肝功能受损及肝切除耐受性差的病例;③ 术前无需胆道引流及PVE等预处理;④ 减少常规手术可能导致的肿瘤种植转移。肝移植术后必须采用放射治疗才能取得一定的疗效。早期肝移植效果差的主要原因是患者选择不合理,包括对未考虑肿瘤分期、血管侵犯及淋巴结或肝外转移的患者进行移植。Robles等报道肝移植治疗36例肝门部胆管癌患者,肿瘤分期处于Ⅰ~Ⅱ期的患者术后5年生存率为47%,然而Ⅲ~Ⅳ期患者移植术后5年生存率则仅为15%。因此,肝门部胆管癌患者行肝移植治疗前是否应考虑肿瘤分期有待后续研究。

(3) 放射治疗

肝门部胆管癌的放射治疗主要包括两种方式,第一种是外照射放疗,第二种是近距离内放射治疗。对于肝门部胆管癌最常用的方法是三维适形放疗技术,可在有效定位肿瘤的同时,减少周围脏器的放射副损伤。

① 外照射放疗:术中对残留的癌组织边缘可留置银夹作为放射范围的标志,放射源多为^{60}Co,一般剂量为40~50 Gy。外照射常常是近距离放疗后的辅助治疗,由于癌肿直径太大,近距离放疗的有效辐射距离仅为0.5 cm,所以需要辅助外照射。

② 近距离放疗(后装放疗):放射源为192Ir,每次剂量为7~8 Gy,每5~7天一次,一般4次,总剂量为28~36 Gy。后装放疗在术后2周病情稳定后即可进行。后装放疗弥补了外照射放疗照射剂量的不足,而外照射放疗又解决了后装放疗照射范围的受限。

对于肝门部胆管癌根治性切除术后是否行辅助放射治疗,文献研究结果尚未得出一致结论。

3) 远端胆管癌的三级预防

(1) 根治性手术治疗:目前根治性手术切除是唯一可能治愈远端胆管癌的方法,根据TNM分期决定手术适应证及手术的基本原则。

0~ⅠB期,对胆总管上中段的肿瘤,行单纯胆管切除;对胆总管远端肿瘤,行胰十二指肠切除术。

ⅡA期,胆管癌联合邻近受侵脏器切除或胰十二指肠切除术。

ⅡB期,对胆总管上中段的肿瘤,行胆管癌切除+淋巴结清扫术;对胆总管远端肿瘤,行胰十二指肠切除术+淋巴结清扫。

Ⅲ~Ⅳ期,非手术治疗。

即使临床分期不超过ⅡA期,对疑有淋巴结转移者,亦应行淋巴结清扫。

(2) 介入治疗:通过介入方法胆道引流,包括经皮经肝穿刺胆道引流术(percutaneous transhepatic biliary drainage,PTBD)、经内镜逆行胰胆管造影(endoscopic retrograde cholangio pancreatography,ERCP)胆道支架置入术等,主要适用于远端胆管癌晚期胆道梗阻时间长、黄疸严重、高龄、一般状态差而难以耐受手术打击的患者,介入治疗也可应用于梗阻性黄疸的术前引流以降低血胆红素水平,减少术后并发症,但可能增加术后感染、胆瘘、胆道出血的发生率。

(3) 药物治疗:对不能手术切除或伴有转移的进展期胆管癌,主要推荐吉西他滨

(Gemcitabine)联合铂类抗肿瘤药(顺铂、奥沙利铂等)和(或)替吉奥的化疗方案,加用厄洛替尼(Erlotinib)可增强抗肿瘤效果。对不能切除的胆管癌应用基于上述方案的新辅助化疗,可能使肿瘤降期,获得手术切除的机会。目前,数种靶向阻断胆管癌发病机制主要信号通路的药物已批准用于临床试验,包括EGFR抑制剂(Cetuximab、Erlotinib和Gefitinib)、Raf激酶抑制剂(Sorafenib)、HER-2抑制剂(Trastuzumab和Lapatinib),以及血管内皮生长因子抑制剂(Sorafenib和Bevacizumab)。这些靶向药物的临床疗效还有待于在大样本前瞻性随机临床研究中进一步证实。

(4) 放射治疗:对不能手术切除或伴有转移的胆管癌病人,植入胆管支架+外照射放疗的疗效非常有限,但外照射放疗对局限性转移灶及控制病灶出血有益。目前尚无证据表明术中放疗及导管内短距离放疗对进展期胆管癌的疗效优于标准化疗、放化疗联合或者仅放置胆管支架。

(5) 免疫治疗:随着医学技术的发展,近年出现应用于临床的免疫治疗包括被动免疫治疗、主动免疫治疗、细胞因子和免疫调节剂等。临床免疫治疗尚处于起步阶段,未来与放化疗、手术治疗相结合势必会有良好的应用前景。

4) 胆囊癌的三级预防

多年来,人们对胆囊癌临床病理分期与预后关系的认识逐渐加深,影像学检查日益普及使得胆囊癌术前诊断率有所提高,根治性手术是原发性胆囊癌患者获得治愈可能的唯一方法。胆囊癌的外科治疗应在具有丰富经验的胆道外科医师和病理科医师的医疗中心内完成。手术方式的选择应基于胆囊癌的TNM分期。

(1) 手术治疗

① 肝切除范围:根据不同T分期的肿瘤入侵肝脏的途径和范围确定肝切除范围,包括肝楔形(距胆囊床2 cm)切除、肝段切除、右半肝切除。

② 肝外胆管处理:术中根据胆囊管切缘活组织检查结果,阳性需联合肝外胆管切除,范围从胰头后上方至第一肝门部,行胆管空肠Roux-en-Y吻合。

(2) 非手术治疗

胆囊癌目前尚无统一标准的化放疗方案。基于目前现有的大样本回顾性研究及随机对照临床实验结果显示:

① 放射治疗:胆囊癌的放疗包括外照射放疗(external-bean radiation therapy,EBRT)、术中放疗(intraoperative radiotherapy,IORT)和近距离放疗(brachytherapy,BT)。为防止和减少局部复发,可将放疗作为胆囊癌手术的辅助治疗。Ⅰ.外照射是胆囊癌放疗中最常用方法。常在术后13~39天进行。照射范围为肿瘤周围2~3 cm的区域,包括胆囊床、肝门至十二指肠乳头胆管、肝十二指肠乳韧带、胰腺后、腹腔干和肠系膜上动脉周围淋巴结。其常用总剂量为40~50 Gy,20~25次,每周5次。Ⅱ.术中放疗:由于外照射治疗剂量有所限制,Todoroki等于1980年首次报道对6例患者行术中放疗。有证据表明术中放疗可以提高患者的5年生存率。Ⅲ.近距离放疗是术中留置或经术后穿刺放置的引流管将放射源(如铱、铯、镭)放置在肿瘤残留部位(如胆囊床等),用剂量为10~25 Gy射线照射0.5~1.0 cm区域。

② 化学治疗:对晚期胆囊癌病人而言,因为癌症已侵犯胆囊壁全层、肝脏及(或)其他脏器,同时合并周围淋巴结转移,已无手术时机或仅可行姑息性切除,平均生存期只有6~8个月。因此提高晚期胆囊癌化疗等综合性治疗的疗效显得十分重要。由于缺乏有效的化疗药

物,也无标准的、系统的化疗方案可供参考,晚期胆囊癌化疗后5年生存率几乎为零。胆囊癌化疗方案主要分成几大类:5-FU(含S-1)、顺铂(cisplatin,DDP)为基础的多药联合方案以及吉西他滨(GEM)单药治疗等。

选择性动脉插管灌注化疗药物可减少全身毒性反应,其选择性动脉插管灌注化疗的优点是:Ⅰ.靶器官的药物浓度高。Ⅱ.术前应用使肿瘤和周围血管之间产生炎性间隙,有助于提高手术切除率。Ⅲ.术后应用可杀死体内残留的肿瘤细胞,减少术后复发和转移。Ⅳ.对于不能切除的胆囊癌患者能有效地抑制肿瘤生长,延长患者生存期。Ⅴ.减轻全身性的毒副作用。腹腔内灌注顺铂和5-FU对预防和治疗胆囊癌的腹腔种植转移有一定的疗效。近年来应用化疗与热疗或免疫治疗相结合,在提高化疗疗效、减轻毒副作用等具有重要意义。

③ 其他治疗:针对肿瘤的分子生物学研究为其分子靶向治疗奠定了基础,这种新的药物治疗模式将会引领肿瘤治疗的彻底变革。近年来的研究发现,K-RAS、C-erbB-2、C-MYC、p53、p15、p16和nm23基因与胆囊癌的发生、发展和转归有密切关系。但由于肿瘤是多基因异常的产物,单一靶点的阻断很难完全奏效。事实上,分子靶点药物的临床应用已发现这一问题,如针对EGFR的分子靶向治疗在K-RAS野生型疗效较好,对突变型K-RAS病人的疗效较差,其原因是因为突变激活型K-RAS介导的细胞生长不依赖于EGFR信号通路。因此,对肿瘤进行分子靶点分析与预测,对肿瘤病人实施个体化多分子联合靶向治疗应是未来发展的方向,这一思路也已在实验和临床研究中展现了良好的前景。在目前胆囊癌疗效较差的情况下,积极探索各种综合治疗的措施是合理的,有望减轻患者的症状和改善预后。

4. 胆囊胆管癌的四级预防

晚期胆囊胆管癌多已失去根治性的手术机会。因此,以重建胆汁引流为中心的姑息性治疗成为了胆囊胆管癌四级预防的重点,其目的是减少胆道感染,缓解疼痛,解除黄疸、瘙痒,促进脂肪吸收等。其次,胆囊胆管癌的四级预防还包括并发症的对症处理及临终关怀。胆囊胆管癌常见的并发症包括,黄疸、腹腔出血、胆瘘、胆道感染、肝功能衰竭、继发于重度黄疸后的急性肾衰以及恶性肿瘤共有的疼痛、恶病质等。对于并发症的对症处理,包括减黄、保肝保肾、营养支持、镇痛等治疗能改善患者的营养状况和生活质量,最大限度延长患者的生命。

1) 胆汁引流与减黄

胆管癌侵犯、闭塞胆管而引起恶性梗阻性黄疸,手术切除为首选治疗方法,但大多数患者确诊时肿瘤多已侵犯周围组织,失去手术切除机会。因此恶性梗阻性黄疸以减黄以及提高生活质量为姑息治疗的主要内容。

施行经皮金属胆道支架置入术,能建立有效的内引流,明显延长患者带瘤生存期。胆道支架置入术已成为姑息治疗恶性梗阻性黄疸的一种重要方法。然而,支架后期多会出现不同程度的腔内狭窄或再梗阻,其中肿瘤通过支架网眼向其内生长以及在支架两端的过度生长是其主要原因。因此球囊扩张及支架再置入术被用于延缓支架再堵。最近研究提示,经皮金属胆道支架联合^{125}I粒子腔内照射治疗在具有相同减黄效果同时,亦可有效抑制胆管肿瘤生长、延长患者生存期及支架通畅时间。

另外,利用ERCP技术对肝门部及以下部位的恶性梗阻进行胆道内引流或外引流,是目前胆管癌患者姑息性治疗的主要的微创手段,可与外科手术在减黄效果及生存时间上起到相近的疗效。对晚期胆管癌患者,姑息性减黄首选经内镜胆道支架置入术,对内镜下治疗不成功者,再考虑经皮途径治疗。

体部伽玛刀治疗恶性梗阻性黄疸可明显改善症状,提高患者生存质量,不良反应小,近期和远期疗效均较满意,对晚期恶性梗阻性黄疸是一种较好的姑息治疗手段。

2) 胆囊胆管癌并发症的对症姑息治疗

(1) 腹腔出血:多见于合并肝叶切除及术中门静脉损伤,亦见于胆肠吻合口出血。治疗包括非手术治疗与手术治疗。非手术治疗的适应证为:① 出血量不大,且逐渐减少者;② 经保守治疗后,出血量减少者;③患者全身情况较差,对手术治疗不能耐受者。其治疗目的是补充血容,以防休克,积极控制感染,适当选用止血药物止血。在出血量较少时,可以先给予输血,静脉给于 Vit K、止血敏、立止血等止血药物进行止血。在术后有 T 管者中,还可经 T 管局部注入去甲肾上腺素、肾上腺素、安络血、凝血酶等也可获得不错疗效。手术止血的适应证为:① 经非手术保守治疗后无效者;② 出血灶明确,伴有出血性休克者;③ 经非手术治疗仍继续出血者。

(2) 胆瘘:最为常见的胆囊胆管癌并发症,多发生肝叶切除肝创面胆管处理不当或肝内胆管分别与空肠吻合,因肠内胆管开口众多,有时难以处理妥善,改用胆管成型后与空肠吻合,胆瘘发生可减少,亦可发生于经肝引流管穿出肝表面处。治疗胆瘘的最好方法为超声引导下腹腔穿刺引流,对长时间引流胆瘘不能愈合的患者可考虑手术治疗。

(3) 疼痛:疼痛为所有晚期癌症的常见症状,疼痛治疗的目标是实现镇痛的最佳效果同时副作用最小。WHO 三阶梯止痛原则仍是目前癌痛治疗的最基本原则,是为全世界广泛接受的癌痛治疗方法。根据疼痛程度按阶梯选择止痛药物。轻度疼痛选择对乙酰氨基酚或非甾体类抗炎镇痛药,中度疼痛选择弱阿片类药物(如可待因、曲马多),或低剂量强阿片类药物;重度疼痛选择强阿片类药物,如吗啡、羟考酮、芬太尼等。同时注意个体化治疗,全面评估患者基础情况及疾病程度,选择适宜的药物及剂量。

参考文献

[1] Hundal R, Shaffer E A. Gallbladder cancer: epidemiology and outcome[J]. Clin Epidemiol, 2014, 6:99 - 109.

[2] Hneman M T, Vollmer J, Pawlik T M. Evolving treatment strategies for gallbladder cancer[J]. Ann Surg Oncol, 2009, 16(8): 2101 - 2115.

[3] Edge S B, Byrd D R, Compmn C C. AJCC Cancer Staging Manual. 7th ed. New York: Springer, 2009: 191 - 209.

[4] Bosman F T, Carneiro F, Hruban R H, et al. WHO classification of tumours of the digestive system[M]. 4th ed. Lyon: IARC Press, 2010: 217 - 224.

[5] Claessen M M, Vleggaar F P, Tytgat K M, Siersema P D, van Buuren H R. High lifetime risk of cancer in primary sclerosing cholangitis[J]. J Hepatol, 2009, 50: 158 - 164.

[6] Razumilava N, Gores G J. Cholangiocarcinoma [J]. Lancet, 2014, 383(9935): 2168

-2179.
[7] Khan S A, Thomas H C, Davidson B R. Cholangiocarcinoma[J]. Lancet, 2005, 366(9493):1303-1314.
[8] Bennett S, Marginean E C, Paquing obeil M, et al. Clinical and pathological features of intraductal papillary pcoplasm of the biliary tract and gallbladder[J]. HPB, 2015, 17(9):811-818.
[9] Isa T, Tomita S, Nakachi A, et al. Aalysis of microsatellite instability, Kras gene mutation and p53 protein overexpression in intrahepatic cholangiocarcinoma [J]. Hepatogastroenterology, 2002, 49(45):604-608.
[10] Qin X L, wang Z R, Shi J S, et al. Utility of serum CA199 in diagnosis of cholangiocarcinoma in comparison with CEA[J]. World J Gastroenterol, 2004, 10930:427-432.
[11] Chen C Y, Shiesh S C, Tsao H C, et al. The assessment of biliary CA125, CA199, and CEA in diagnosing hepatolithiasis[J]. Hepatogastroenterology, 2002, 49:616-620.
[12] Siqueira E, Schoen R E, Silveman W, et al. Detecting cholangiocarcinoma in patients with primary sclerosing cholangitis[J]. Gastrointest Endose, 2002, 56:40-47.
[13] Yang N, Xia Y Y, Feng L, et al. Value of ultrasound-guided percutaneous transhepatic cholangio drainage in the treatment of obstructive jaundice[J]. Chin J Interv Imaging Ther, 2012, (7):494-496.
[14] Wei W, Ai H, Ruan L T, et al. Ultrasound-guided percutaneous transhepatic cholangiographic drainage in treatment of obstructive jaundice[J]. Chin J Interv Imaging Ther, 2012, 9(11):782-785.
[15] Huang Y, Jiang Y G. Biliary tract stent implantation for palliative treatment of malignant obstructive jaundice[J]. Guide of China Medicine, 2010, 8(16):121-122.
[16] Lu Q M, Wang X G, Ni Q F, et al. Effect of endoscopic retrograde biliary drainage in the treatment for patients with malignant obstructive jaundice and its influence on the cellular immunity[J]. Journal of Chinese Oncology, 2013, 19(6):484-487.
[17] Liu C F, Guo Z, Sitong G. Analysis of factors influencing recurrent occlusion of metallic stents in malignant biliary obstruction[J]. J Intervent Radiol, 2009, 18(11):850-852.
[18] Fei S X, Liu H C, Sun Z, et al. Evaluation of the curative effect of biliary stents combined with 125I particles for intracavitary treatment of malignant jaundice in cholangiocarcinoma[J]. Chin J Clin Oncol, 2015, 42(11):564-569.
[19] Xiao Z Z, Cao J. Clinical observation on body gama-knife for the treatment of obstructive jaundice caused by cholangiocarcinoma[J]. Cancer research and clinic, 2014, 26(7):473-475.
[20] Wang X, Li A C. Research advances in palliative treatment of cholangiocarcinoma[J]. J Clin Hepatol, 2016, 32(5):1022-1025.

第十章 胰腺癌的临床预防方略

胰腺癌(pancreatic cancer)是常见的消化道恶性肿瘤之一,约占全部恶性肿瘤的2%。近年来胰腺癌的发病率和死亡率仍处在上升阶段,尤其是在我国,并呈现出年轻化趋势。约95%的胰腺癌为导管细胞腺癌(pancreatic ductal adenocarcinoma cancer, PDAC),特殊类型的导管起源的癌、腺泡细胞癌、小腺体癌、大嗜酸性颗粒细胞性癌、小细胞癌等其他病理类型的胰腺癌约占5%。胰腺癌恶性程度很高,诊断和治疗都很困难,约90%的病人在诊断后1年内死亡,5年生存率仅有1%~3%,是预后最差的恶性肿瘤之一。

第一节 胰腺癌的流行病学

全世界每年新发胰腺癌病例数和死亡率呈现逐年上升的趋势,2010年全世界新发胰腺癌病例估计已达到292 471例。胰腺癌患者的预后较差,其5年生存率仅约6%,死亡和发病率之比约为0.95/1。全球胰腺癌世界人口标化发病率男性为4.4/10万,女性为3.1/10万。发达国家和地区男女性胰腺癌标化发病率分别为7.9/10万和5.0/10万,而发展中国家和地区则为2.5/10万和1.7/10万。

1. 地区分布

1) 国外胰腺癌的地区分布特点

胰腺癌发病率和死亡率有明显的地理差异,高发国家或地区的发病率可以是低发地区的5~7倍。从世界范围来看,如北美、新西兰、欧洲、日本、澳大利亚等一些发达国家和地区胰腺癌的发病率较高,东南亚、中南亚、非洲一些国家和地区胰腺癌发病率较低。就全球而言,20世纪胰腺癌发病率最高的地区为新西兰、美国夏威夷、北欧、东亚日本及北美一带,最低的地区为印度、北非、西非及太平洋地区的亚美尼西亚等地。随纬度增高,胰腺癌的发病率有增高趋势。

2014年统计数据显示,2013年在美国估计有45 220人被确诊为胰腺癌,死亡人数大约有38 460人,胰腺癌死亡居男性肿瘤第4位(仅次于肺癌、前列腺癌和结直肠癌),同时也居女性肿瘤死亡第4位(仅次于肺癌、乳腺癌和结直肠癌),发病率居男、女肿瘤第7、8位,发病率和死亡率趋于稳定。

加拿大人是胰腺癌的高危人群,1992年在男性人群中有1 400例、女性中有1 500例新发病例,相当于每年男性10/10万、女性11/10万的发病率,在每年恶性肿瘤新发病例中所占比例男性为2.3%、女性为2.7%。

2014年欧洲癌症死亡率数据的内容显示,2014年欧盟国家中有41 300位男性患者死于胰腺癌,41 000位女性患者死于胰腺癌,也就是每10万男性中有8位、每10万女性中有5.6位死于胰腺癌。2000—2014年间,每10万男性中有7.6位,每10万女性中有5位死于胰腺癌,发病率和死亡率逐年上升。

日本胰腺癌的发病率也明显上升,男性胰腺癌为恶性肿瘤死亡原因的第4位。

目前发展中国家胰腺癌发病率较低,但随着生活方式的改变、经济水平的提高,其发病率可能将出现增长。

2) 中国胰腺癌的地区分布特点

中国男性胰腺癌发病率高于世界和发展中国家的平均水平,低于发达国家平均水平,在统计的184个国家中排第45位。而中国女性胰腺癌的发病率同样高于世界及发展中国家的平均水平,低于发达国家平均水平,在世界184个国家中排第58位。根据2010年全国145个肿瘤登记处提供的发病、死亡数据及人口学数据资料,计算胰腺癌发病率和死亡率等指标,人口标化率分别采用中国2000年人口普查和Segi's世界人口结构为标准进行标化,2010年我国胰腺癌新发病例68 182例,死亡病例57 735例。胰腺癌发病率为5.19/10万(男性6.00/10万,女性4.33/10万),中标率为3.95/10万,世标率为3.93/10万。胰腺癌死亡率为4.39/10万(男性5.13/10万,女性3.62/10万),中标率为3.32/10万,世标率为3.31/10万。与亚洲一些国家相比,中国男性胰腺癌发病世标率低于韩国的8.0/10万和日本的10.0/10万,远高于印度的1.0/10万和孟加拉国的0.4/10万,与新加坡5.1/10万相近。而女性低于日本的6.1/10万和韩国的4.7/10万,与新加坡的3.7/10万相近,高于印度的0.8/10万和孟加拉国的0.4/10万。中国与世界大部分国家胰腺癌死亡率的对比情况与发病率的描述大致类同。2017年中国癌症发病率大数据公布:胰腺癌发病率和死亡率均为男性高于女性、城市高于农村、东部地区高于中部和西部。胰腺癌死亡率小城市:3.75/10万,中等城市:6.88/10万,大城市:8.96/10万。

中国肿瘤登记中心及其相关的肿瘤登记合作单位2003—2007年符合质控标准的32个肿瘤登记处的胰腺癌发病与死亡数据显示胰腺癌发病率最高的是嘉善县,其次是上海市和嘉兴市。发病率分别为13.57/10万,12.94/10万和11.75/10万。发病率最低的是涉县为0.77/10万,扶绥县为0.81/10万和林州市为1.18/10万。调整年龄结构后,胰腺癌发病率最高的是嘉善县,其次为嘉兴市和海宁市,最低的为扶绥县、涉县和四会市。男性发病率和中标率最高的是嘉善县,为15.50/10万和6.86/10万。发病率和中标率最低的均为涉县,为0.89/10万和0.72/10万。女性发病率最高的分别是上海市12.37/10万和嘉兴市4.87/10万;发病率和中标率最低的均为扶绥县为0.60/10万和0.36/10万。在32个登记处中胰腺癌死亡率最高的是上海市,为12.41/10万;中标率最高的是嘉善县5.06/10万,死亡率和中标率最低的是涉县,分别为0.62/10万和0.50/10万。男性死亡率和中标率最高的是嘉善县,为13.92/10万和6.04/10万。男性死亡率和中标率最低的是涉县,为0.69/10万和0.55/10万。女性死亡率最高的是上海市,为12.01/10万,中标率最高的是嘉善县,为4.18/10万。死亡率和中标率最低的是扶绥县,分别为0.50/10万和0.30/10万。

2. 种族分布

胰腺癌是一种工业化地区的疾病,在美国黑人男性中其发病率为 12.50/10 万,而在匈牙利人、尼日利亚人和印度人发病率最低,仅为 1.50/10 万,相差近 10 倍。波利尼西亚男性,包括夏威夷本地人和新西兰毛利人的发病率也很高。日本人的发病率在 1960 年为 1.80/10 万,到 1985 年上升为 5.20/10 万。

不同种族饮酒后其胰腺癌发病率亦有不同。据观察饮酒与美国黑人和白人胰腺癌发病率关系的研究显示,与白人相比,黑人男性嗜酒者及女性中度饮酒者均有较高发生率。

美国白人女性及白人男性胰腺癌患者死亡率分别在 20 世纪 90 年代中期及 90 年代末期显著上升。而美国黑人男性及女性胰腺癌患者死亡率自 90 年代后逐渐下降。近期,*Journal of the National Cancer Institute* 杂志上刊登了一篇文章,其中报告了美国癌症学会对 1970 年至 2009 年期间美国胰腺癌死亡率变化的趋势。研究者发现美国白人男性及女性胰腺癌患者死亡率分别在 20 世纪 90 年代中期及 90 年代末期显著上升,而与此同时,美国黑人男性及女性胰腺癌死亡率在逐渐下降。研究的数据来源于美国国家癌症研究所,选取了 1970 年至 2009 年间来自美国的、年龄在 35 岁至 84 岁之间的胰腺癌成人患者,基于性别和种族对入组患者进行每年死亡率变化百分率的统计。并使用年龄-日期-同期组群模型计算出不同时期出生人的死亡率对研究结果产生的影响。

美国在白人女性群体中,胰腺癌死亡率以每年 0.4% 的速度从 1970 年的 14.6/10 万人上升到 1984 年的 15.3/10 万人,随后在 1984 年至 1998 年期间保持平稳,随后再以每年 0.5% 的速度上升至 2009 年的 15.9/10 万人。而在美国白人男性中,死亡率以每年 0.7% 的速度从 1970 年的 24.8/10 万下降到 1995 年的 20.4/10 万,随后以每年 0.4% 的速度上升至 2009 年的 21.5%/10 万人。

在美国黑人女性中,胰腺癌死亡率以年均 1.3% 的速度从 1970 年的 18.3/10 万上升至 1989 年的 23.1/10 万人,随后以年均 0.5% 的速度下降至 2009 年的 20.9/10 万人。在美国黑人男性中,死亡率以年均 0.5% 的速度从 1970 年的 29.0/10 万上升至 1989 年的 31.3/10 万人,随后以 0.9% 的速度下降至 2009 年的 27.5/10 万人。

3. 性别分布

胰腺癌无论发病率和死亡率,成年人中男性都高于女性,并随年龄的增加差别愈加明显。胰腺癌男性死亡率明显高于女性,绝大部分的研究显示,男性胰腺癌发病率要明显高于女性。全球每年约有 12 万名男性死于胰腺癌,而每年死于胰腺癌的女性人数为 10.7 万。比例为 1.4:1,但死亡构成比女性却明显高于男性,年龄别死亡率变化趋势男女基本相同。性别差异结果提示男性胰腺癌发病率明显高于女性。

4. 年龄分布

任何年龄都可发生胰腺癌,但不同年龄组死亡率差异很大,40 岁以前胰腺癌发病率很低,几乎不发生,然后随年龄增长而迅速、不间断、有规则地上升,在 0~64 岁这个年龄段,男性每增加 1 岁,因患胰腺癌而死亡的风险增加 0.2%。而女性年龄每增加 1 岁,因患胰腺癌而死亡的风险增加 0.1%。直至到 80~84 岁年龄组死亡率达到最高峰。

马少军报道,胰腺癌发病年龄集中于 55~68 岁,平均年龄(62.3±10.38)岁,年龄基本呈正态曲线分布。美国一项针对全球所作的肿瘤统计数据显示,70~74 岁的人群胰腺癌发病率为 57/10 万,而 50~54 岁的人群中,胰腺癌的发病率为 9.8/10 万。

依据监测、流行病学和最终结果数据库(2006—2010 年)的数据,全美胰腺癌患者中年龄 45 岁以下的不足 3%。诊断时中位年龄为 71 岁。文献回顾显示全球胰腺癌更多见于老年患者,超过 80% 的病例年龄超过 60 岁。

上海市区胰腺癌的发病和死亡病例中 50 岁以上者约占 93%,且发病和死亡粗率随年龄呈指数上升,40 岁以上年龄每增加 10 岁,发病率和死亡率将递增 1~5 倍。

第二节 胰腺癌可能的发病因素

近年来国内外越来越关注胰腺癌的早期诊断和早期治疗,而流行病学研究对胰腺癌的早期诊断具有重要意义,因此,进行胰腺癌的病因学探索从而对相关危险因素的干预控制对预防胰腺癌是非常重要的。胰腺癌发病危险因素和保护因子包括生活方式和环境因素、个体因素、疾病与药物史等。

1. 生活方式和环境因素

1) 吸烟

在环境因素中,吸烟是目前唯一被公认的、对胰腺癌发病有确定作用的危险因素,因此,吸烟与胰腺癌发生相关已经成为共识。据有关调查,吸烟者胰腺癌发病率比不吸烟者高 2~3 倍,而且吸烟者胰腺癌的发病年龄提前,也就是吸烟可以使人更容易且更早地患胰腺癌。

根据美国、英国和日本等国的大量前瞻性研究及病例对照研究的资料,吸烟的胰腺癌患者与非吸烟患者死亡的危险比在 1.6~3.1。吸烟量的多少与胰腺癌的发病呈正相关。动物实验可证实吸烟对胰腺的致癌作用,尸检可以见到吸烟者胰腺导管细胞增生,细胞核不典型改变等,而且这些改变与吸烟的量呈正相关。

1985 年,国际癌症研究会就指出,吸烟与胰腺癌密切相关。1993 年,美国的一项研究结果显示,每天吸烟 25 支以上者,发生胰腺癌的危险是不吸烟者的 4 倍。2003 年,日本也有类似的报道。

意大利一项回顾性队列研究,选取某家大型综合医院从 1991—2008 年的 326 例胰腺癌,652 例急性非肿瘤性病例作为对照,利用多元 Logistic 回归分析发现,胰腺癌与吸烟有相关性,且每日吸烟量越大,患胰腺癌的风险越高。一项在欧洲进行的研究似乎并不认同有关被动吸烟的观点,Vrieling 等在一项由 46 591 人参与的前瞻性研究中发现,当前吸烟者比从未吸过烟的人群患胰腺癌的风险要高,且风险与吸烟的强度和数量呈正相关。戒烟时间小于 5 年的人,比戒烟时间等于或大于 5 年的人患胰腺癌的风险要高。上海市肿瘤研究所进行的一项包括 11 万余成年居民长达 12 年的前瞻性队列研究表明:在 40 岁及以上居民中,与非吸烟者比较,男女性吸烟者胰腺癌死亡的相对危险度分别为 1.70 和 1.53,男性中吸烟对胰腺癌死亡的人群归因危险度达 27.8%。

对于从未吸烟的人,他们的胰腺癌发病率与暴露于二手烟环境的时间有关,暴露时间越长,发病率越高。2004年,加拿大则报道称,胰腺癌与环境性吸烟之间也轻度相关,所以对二手烟与胰腺癌的关系应当引起人们的关注。吸烟与被动吸烟都会使胰腺癌的发病率升高。

吸烟与胰腺癌发生的机理可能既有烟草的器官特异性致癌效应,也有器官非特异性致癌效应。有资料称,烟草中致癌物质作用于胰腺的可能途径包括:烟草中的N-亚硝酸盐经肝脏胆汁分泌进入胆道,再反流入胰管内反复刺激胰管,发生致癌效应,以此解释吸烟者胰腺癌几乎均为导管细胞癌似有一定道理;通过肺部吸收后,随血循环进入胰腺;通过气道和消化道共同通路进入胰腺。因为胰腺癌好发部位为胰头部,故推测第一种途径可能为主要途径。

2) 饮酒

饮酒对胰腺癌的作用结论不一。酒精是否可使胰腺癌的发病率升高至今仍具争议。美国一项前瞻性研究显示,酗酒者胰腺癌的发病率稍有增加,但与香烟之间的混杂因素亦不能排除。每天超过30g的乙醇摄入,使胰腺癌的发生率略有增加。有研究显示,当乙醇与代谢综合征同时存在时,才会增加胰腺癌的发病率。乙醇在胰腺癌的发病中似乎作用有限。目前认为适量饮酒与胰腺癌无明显的相关关系,但长期大量饮酒可能使危险度增加。

研究饮酒与胰腺癌之间相关性时存在的问题之一是难于区别吸烟与饮酒、慢性胰腺炎各自所起的作用。长期饮酒者合并慢性胰腺炎较多,而慢性胰腺炎是胰腺癌发病的一个重要危险因素。所以,有些日本学者认为"饮酒与胰腺癌的关系可能是间接的",是经过慢性胰腺炎致病的。

3) 咖啡

咖啡导致胰腺癌的说法在国外已经流传40年,近年来这一传言在国内广泛传播。事实上,在国外这种传言发端于20世纪70、80年代的一些流行病学研究,随后的研究大部分否定了这种说法。据统计,迄今公开发表的有关咖啡与胰腺癌之间关系的研究已经超过500多份。随着研究的深入,真相逐渐浮出水面,虽然研究结论并不完全一致,但大多数研究否定了咖啡与胰腺癌危险性的关联性。

咖啡包含上千种各种不同化合物,咖啡因是已知的可以导致突变和染色体畸变,或者促发基因突变和染色体破坏作用,是一种可能的致癌因子。但是,同时有研究发现,咖啡中的某些成分具有抗氧化性和针对各种诱变剂或致癌物质的抑制作用,因此,总体上不能明确与癌症发生的关系。

4) 饮茶

流行病学研究已经报告了有关饮茶和胰腺癌的风险不一致的结果。饮茶与胰腺癌的关系值得进一步探讨,绿茶被认为可能是胰腺癌相关的保护因素,主要抗癌成分为茶多酚。上海市区的研究表明,调整吸烟在内的有关因素后,与不饮茶者相比,男、女性饮绿茶量最高组的胰腺癌相对危险度下降40%~50%。

美国洛杉矶生物医学研究所的一项新的研究显示,喝绿茶可降低患胰腺癌的风险。绿茶萃取物中的儿茶素改变了癌细胞的新陈代谢,进而抑制癌细胞生长。研究人员对胰腺癌细胞研究后发现,绿茶中含有一种生物活性物质儿茶素,它对乳酸脱氢酶A有抑制作用,而这种酵素与癌细胞的生长密切相关。研究还发现,有一种称为草氨酸盐的酵素抑制剂也会减少乳酸脱氢酶素 A 活性,并干扰胰腺癌细胞的新陈代谢。

5) 职业暴露

一定的职业环境暴露因素促使癌基因(基因或抑癌基因)突变,加快或促进了胰腺癌的发生,多种动物实验研究支持这种看法。可能包含危险因素的职业有:橡胶和塑料制品工业、化学加工业、医药加工业、重金属工业、采矿、水泥建筑、纺织、药品制造与销售等。相应的可能致癌物有农药杀虫剂类、金属镉类、亚硫酸盐、放射剂、石棉、铬酸盐、蜡类、磨光剂、清洗剂、合成树脂等。

有报告称从事石油产品生产 10 年以上的男性,胰腺癌的发病率 5 倍于对照者。有报道在暴露于农药的职业中胰腺癌危险性升高,农民和面粉厂工人中危险性升高,也认为可能与农药暴露有关。一组 1 766 例从事化工 32 年以上的死亡者病因调查报告显示,胰腺癌死亡者 9.9 倍于对照组。据分析,相关的化学物质有 DDT 化合物类,8-萘胺和联苯胺等。在化学和石油化工、橡胶、理发行业工作人员中曾发现胰腺癌危险性升高,认为可能与芳香胺暴露有关。中国专家经 23 年的随访调查发现,橡胶厂与制鞋厂工人易患胰腺癌,可能与橡胶化合物中的溶剂与亚硝胺有关。同样的研究也发现,暴露于三氯化烃溶剂环境,是工人发生胰腺癌的危险因素。文献中还提到氯化烃、碳氢化合物溶剂、镍化合物、铬、多环芳烃、矽尘、石棉、煤油、苯并芘、电离辐射等职业暴露与胰腺癌的关系,但研究结果甚不一致,证据不足。

2. 个体因素

1) 家族遗传性及个体基因易感性

遗传性基因变化可能是胰腺癌重要的危险因素。流行病学研究证实了胰腺癌有家族聚集的特点,胰腺癌病人中有胰腺癌家族史是非胰腺癌病人的 3~13 倍。1991 年,Ghadirian 报道的病例对照研究中,179 例胰腺癌与 179 例对照病例的年龄、性别、语言无差异,7.8% 的胰腺癌病人具有家族史,而对照组只有 0.6% 有家族史。胰腺癌与几种高度特征性遗传性综合征相关,其中包括遗传性胰腺炎、家族性多发性非典型丘状黑色素瘤(FAMM)、Peutz-Jeghers 综合征(PJS)、遗传性乳腺-卵巢癌和遗传性非息肉性结肠癌(HNPCC)等。这些综合征常伴有生殖细胞的某些基因突变。美国的一项病例对照和队列研究表明,有胰腺癌家族史的人患癌的风险增加大约 1.9 到 13 倍。胰腺癌家族史的一级亲属,患癌风险比普通美国人高出 6.8 倍。据报道,胰腺癌和黑色素瘤家族中存在 CDKN2A(细胞周期蛋白依赖性激酶)(p16)基因突变。特别是最近发现,PALB2 基因突变有可能会增加胰腺癌的易感性。过多的胰腺癌病例也见于 BRCA-2(乳腺癌易感基因-2)突变的家族。

研究发现,散发型胰腺癌 p16、BRCA2、STK11/LKB1 及错配修复基因突变引起胰腺癌家族性聚集。遗传性阳离子胰蛋白酶原基因 PRSS1y 突变也与家族性胰腺癌有关。吸烟与家族史、基因的交互作用也受到关注。

2) 肥胖

发表在《中国实用外科杂志》(*Clin Gastroenterol Hepatol*)的 Meta 分析结果表明,患胰腺癌前的肥胖不仅与死亡率有关,身体质量指数(body mass index,BMI)和死亡率还存在剂量关系,并且这种关系与糖尿病治疗与否无关。

研究者将纳入的 13 项研究中胰腺癌患者的 BMI 进行合并分类:超重组、肥胖组和正常 BMI 组(对照组),然后进行 Meta 分析。Meta 分析结果显示,死亡风险比较:超重组与对照组相对校正风险比(adjusted hazard ratio，aHR)＝1.06；95％置信区间(confidence interval，CI)：1.02～1.11；肥胖组与对照组 aHR＝1.31；95％ CI：1.2～1.42。只对参与者在纳入研究时就患上胰腺癌的 5 项研究进行分析后这种相关性仍然存在。此外，研究者发现 BMI 每增加 1 kg/m^2，死亡率增加 10％(aHR＝1.1；95％ CI：1.05～1.15)。接着研究者以种族进行亚组分析，肥胖只与西方人群胰腺癌的死亡率有关(aHR＝1.32；95％ CI：1.22～1.42)，这种相关性不存于在亚洲-太平洋人群中。

专家们认为：饮食结构失衡，过多摄入脂肪，会导致肥胖症，也会增加患胰腺癌的危险性达 50％～60％，且该危险还随着热量摄入的增加而上升，尤其是女性与黑人。这说明肥胖也是胰腺癌的诱发因素之一。

3. 疾病因素

1) 糖尿病

胰腺癌与糖尿病的关联性非常复杂。最近的研究显示，胰腺癌与糖尿病有确切的相关性。在美国南部地区的一项前瞻性研究中，比较了 110 919 例糖尿病患者与 211 695 位非糖尿病者胰腺癌的发病率，前组共发现胰腺癌患者 124 例(发病率为 0.112％)，后者发现胰腺癌患者 140 例(发病率为 0.066％)。利用 COX 回归模型分析得出，糖尿病组比非糖尿病组胰腺癌发生的危险指数要高 2.17 倍。在美国北部、欧洲、日本、韩国等地区进行的类似研究，也得出一致的结论，表明糖尿病确实与胰腺癌的发病存在着某种联系。

许多流行病学研究发现糖尿病与胰腺癌间有相关性，问题是糖尿病是胰腺癌的一个真实病因还是仅为胰腺癌的早期临床表现。据报道，有 60％～81％的胰腺癌病人表现糖耐量降减或呈现糖尿病。有两个大规模队列研究的结果支持糖尿病是胰腺癌危险因素的观点，但增高的危险性只发生在非胰岛素依赖型糖尿病患者或诊断时年龄大于 40 岁的糖尿病患者中，这一联系性的机制仍不清楚。

2) 慢性胰腺炎

一些研究证明，有过慢性胰腺炎病史的人群患胰腺癌的风险有所增加。Dite 等在 1992 年至 2005 年间，对患过慢性胰腺炎的 223 例患者进行跟踪调查，定期对其进行经典的分子生物学及影像学检查，旨在早期发现和诊断胰腺癌。14 年后，共有 8 人死于胰腺癌，患病率远远高于正常人群的 4/10 万～10/10 万的发病率。Duell 等对 10 项病例对照研究的 Meta 分析得出如下结论：65 岁以下的胰腺癌患者与慢性胰腺炎病史的相关性更强，而 65 岁以上的胰腺癌病例与慢性胰腺炎之间的相关性则较弱。如果胰腺炎能被有效控制，胰腺癌的发病率则会相应地有所降低。有过慢性胰腺炎病史的人群患胰腺癌的风险远远高于普通人群，并且这种联系在老年人中尤为突出。美国的研究发现，胰管上皮化生有助识别早期胰腺癌，而化生的导管是慢性胰腺炎的一个重要特征，这也许是慢性胰腺炎为什么是胰腺癌的重要危险因素的原因。最近的一项研究进一步证实，自身免疫性胰腺炎可能与胰腺癌具有更密切的关系。

慢性胰腺炎是胰腺癌发生的重要危险因素，现在认为可能是慢性胰腺炎所导致的长期炎症会启动或促进胰腺癌的发生和发展。但一般人群中慢性胰腺炎发生很少。估计约只有 3％～4％的胰腺癌可归因于慢性胰腺炎。发生在南部印度和次撒哈拉非洲的热带胰腺炎是一种罕见的胰腺炎，多见于年轻人，临床进展较快。此病不是遗传性疾病，发生胰腺癌的危险性很高。有报告其危险性达 100％，95％ CI：0.37～2.18。慢性胰腺炎与胰腺癌的关系则是又一个关注的研究热点。与糖尿病相似的是,慢性胰腺炎的病程越长,其胰腺癌发病的危险度反见降低。

3) 感染因素

(1) 幽门螺杆菌感染

世界卫生组织国际癌症研究中心已将幽门螺杆菌(HP)感染列为人类已证实致癌物之一,并确认幽门螺杆菌是胃癌的致病原。芬兰的一项大规模男性吸烟者前瞻性队列研究发现,幽门螺杆菌可增加胰腺癌的发病危险比值(odds ratio,OR)=1.87,95% CI:1.05~3.34,特别是血清幽门螺杆菌 CagA 抗体阳性者胰腺癌危险性为血清幽门螺杆菌 CagA 抗体阴性者的2倍(OR=2.01,95% CI:1.09~3.70)。

王狄克等对 HP 感染与胰腺癌的关系进行了 Meta 分析,检索相关文献,对符合纳入标准的8篇文献进行资料提取,用 Revman5.3 软件进行 Meta 分析,估计合并效应量 OR 值及对应的95% CI,再绘制漏斗图评价发表性偏倚,结果显示:病例组和对照组共3 133例,HP感染与胰腺癌关系的合并 OR 值为1.27,95% CI:1.04~1.56,I^2=24%。按照研究对象人种不同,分为东、西方两个亚组,西方人群(OR=1.14,95% CI:0.91~1.42,I^2=0%),表明HP 感染与胰腺癌没有关系,但东方人群(OR=2.06,95% CI:1.29~3.29,I^2=0%),表明HP 感染与胰腺癌有关系,且 HP 感染是胰腺癌的危险因素,倒漏斗图示基本对称。

(2) 沙门氏菌感染

有报道沙门氏菌能将胆汁降解成潜在的致癌物,而胆汁可逆流入胰腺导管系统,推测胆汁内携沙门氏菌的带菌者胰腺癌危险性升高,然而对于大多数人来说,沙门氏菌暴露比较少见。

(3) 乙型肝炎病毒(HBV)感染

庄汉等对乙肝病毒感染与胰腺癌之间的关系进行了 Meta 分析,检索了 PUBMED、Web of Knowledge、EMBASE、Cochrane、万方、CNKI、维普全文数据库等,纳入乙肝病毒感染与胰腺癌有关的病例对照研究,并采用 Revman5.0 软件对符合纳入标准的6个研究通过固定效应模型或者随机效应模型 Meta 分析,结果显示:胰腺癌组中乙肝表面抗原的阳性率高于健康对照组(8.87%与5.86%,OR:1.24,95%CI:1.06~1.47,P=0.009),乙肝表面抗原以及乙肝核心抗体阴性率胰腺癌组低于健康对照组(69.4%与77.1%,OR:0.68,95%CI:0.51~0.92,P=0.01);而乙肝 e 抗原阳性率无统计学差异(P=0.55>0.05)。结论认为:乙肝病毒感染特别是乙肝表面抗原阳性可以增加胰腺癌的发病风险。

(4) 丙型肝炎病毒(HCV)感染

杜国明等同时还研究了丙型肝炎病毒感染与胰腺癌的关系,回顾性研究了753例胰腺癌患者和3 012例健康对照的资料,采用多变量回归分析估计校正风险比,结果显示:丙型肝炎病毒抗体阳性时胰腺癌的校正风险为2.30(95% CI:1.30~4.08;P<0.01)。结论认为HCV 阳性可以增加胰腺癌发生风险。

(5) 戊型肝炎病毒(HEV)感染

郑宗富等以12例 HEV 感染的胰腺癌患者(感染组)和47例非 HEV 感染的胰腺癌患者(非感染组)为研究对象,结果显示:感染组胰腺癌发病的平均年龄较非感染组提前8.5年,2例 HEV 感染的胰腺癌患者的胰腺组织中检测到 HEV ORF2 片段。结论认为:HEV感染与胰腺癌发病存在相关性。

4) 癌前期病变

1982 年 Ohashi 和 Takagi 首次报道导管内乳头状黏液瘤，有关研究越来越多以主胰管的扩张及分支胰管过度分泌黏液为特征。外科手术发现这种疾病中侵袭性癌肿的发生率为 25%～50%，故认为该肿瘤是一种癌前病变。

4. 医源性因素

1) 手术史

胰腺癌发病与胆囊切除术可能有关。临床病例对照研究提示，有胆囊切除术史 20 年以上的患者发生胰腺癌的危险性超过 70%。实验研究证实胆囊切除术可以引起体循环中缩胆囊素水平升高，而后者可以促进啮齿类动物发生胰腺癌。胃切除术后的胰腺癌危险有不一致的看法，有报道良性消化性溃疡胃大部切除术后患者（尤其是术后 20 年以上）为胰腺癌的高危人群，相对危险度(relative risk, RR)为 1.8 左右，提示对该人群应早期检测胰腺癌，但 Silverman 等认为 RR 值没那么高，接受胃切除手术治疗的危险与不接受外科手术危险相同，不支持胃切除是胰腺癌的危险因素。另外有报道认为扁桃体摘除术是保护因素，阑尾切除术是独立的危险因素。

2) 药物史

有关阿司匹林等非甾体类抗炎药物与胰腺癌关系的研究结果也不一致，小部分研究认为非甾体抗炎药物对胰腺癌有保护作用，而更多的研究却显示相反的结果。历时 7 年的对 28 000 例 55～69 岁绝经后妇女的研究显示，服用阿司匹林或含阿司匹林成分药物的妇女比其他妇女胰腺癌的发病率降低了 43%，相对危险为 0.57。而且阿司匹林的保护作用随着服用频率的增加而增大。与从不服用阿司匹林的妇女相比，每周服用 2～5 次阿司匹林的妇女的罹患胰腺癌危险降低了 53%，而每周服用 6 次阿司匹林的妇女罹患胰腺癌危险降低了 60%。但是，Dr. Scherhatamer 小组对 88 000 余名妇女的数据进行分析，参照阿司匹林的结肠癌预防效果，开始假设阿司匹林也能预防胰腺癌。结果发现，18 年随访期间出现 161 例胰腺癌，并没有降低胰腺癌的发病率。

第三节　胰腺癌的临床表现及诊断依据

胰腺癌初期症状与其他消化道疾病症状难以鉴别；由于位置深在，往往难以由病人本身发现胰腺肿物。胰头部肿物由于邻近胆总管末端壶腹部，在其受到压迫时可出现黄疸，症状出现较胰体尾癌为早；而胰体尾癌往往发展到侵犯周围脏器或腹腔神经丛时方出现疼痛及相应的症状。

自不典型症状开始至确诊一般病程 1～6 个月，平均 3 个月；临床出现典型症状如黄疸、疼痛的病程平均不超过 10～20 天。胰腺癌的恶性程度很高，一般不治生存期 6～12 个月；而胰头癌甚至更短，往往由于梗阻性黄疸造成肝脏损害死亡。

1. 临床症状

1) 初期非特异性症状

(1) 上腹部不适或腹部隐痛

以往一般认为胰头癌的典型症状为"无痛性黄疸",实际上,无论胰头癌或胰体尾癌,其初期均有上腹部不适或隐痛,往往为其首发症状。一般认为此症状约占90%。患者主要临床表现为上腹部"粗糙感",间或隐痛,往往自认为胃痛或饮食不适,可忍受。反复发生,持续时间长,不易缓解。

(2) 腹部胀闷、食欲减退

此为胰腺癌的常见症状,约占80%。病人表现为进食后不消化,且食欲有所改变,厌食油腻及动物蛋白饮食,以及排便习惯的改变(便秘,腹泻,吸收不良,胃胀气或肠胀气)。由于胃、幽门或十二指肠直接受到侵害,或是由于胃功能的紊乱,可并发胃排空障碍的症状。

(3) 消瘦乏力

胰腺癌病人多有消瘦乏力症状,经休息常难以完全缓解。在胰腺癌的情况下,胰管阻塞,使癌肿周围及胰管受阻,远端的胰腺组织呈炎症状态,局部胰腺组织水肿,胰液分泌减少及(或)胰液排泄受阻所致,导致消化功能障碍,甚至食物吸收不良或病人害怕进食而出现消瘦、体重减轻。

(4) 焦虑、忧郁

在胰腺癌病人中偶尔也可见以抑郁症状为主的精神症状,可出现焦虑、忧郁症、疑虑病和癔病。这种有精神症状的病人半数以上其精神症状比重比生理体征和症状的出现早6个月。

(5) 糖尿病可伴随发作

胰腺癌与糖尿病的关联性非常复杂。最近的研究显示,胰腺癌与糖尿病有确切的相关性。至于血糖代谢异常的原因,至今尚不清楚。Huang等利用蛋白芯片技术对糖尿病相关性胰腺癌患者进行研究,发现了58个标志性基因,其中23个基因表达上调,35个基因表达下调。有研究显示,rs780094作为一种葡萄糖激酶调节器,会增加胰腺癌的发病风险。

糖尿病或者糖耐量异常作为胰腺癌的病因尚有争论,争论的焦点主要是糖尿病究竟是胰腺癌的一个早期症状或并发症,还是致病因素,目前赞成意见占优势。据报道,有60%～81%的胰腺癌病人表现糖耐量降减或呈现糖尿病。有两个大规模队列研究的结果支持糖尿病是胰腺癌危险因素的观点,但增高的危险性只发生在非胰岛素依赖型糖尿病患者或诊断时年龄大于40岁的糖尿病患者中,这一联系性的机制仍不清楚。

2) 胰腺癌的典型症状

(1) 黄疸

皮肤巩膜黄染、皮肤瘙痒、大便颜色变白为梗阻性黄疸的典型表现,是胰头癌的重要症状,约90%的胰头癌具有此症状。

黄疸通常是进行性加重的,但也有呈自然波动状态的。对邻近胆总管的小胰腺癌病人,黄疸可为唯一的临床表现。黄疸常伴有上臂、小腿和腹部的烦人的瘙痒,特别在夜间加重。瘙痒与皮肤胆盐潴留有关。胆盐促进了周围细胞中蛋白酶的释放,而这些蛋白酶可以引起瘙痒，然而不是所有的病人都主诉瘙痒。偶尔可能见到瘙痒出现在临床上黄疸发生之前。

(2) 疼痛

65%～80%的病人有腹痛，而且疼痛常常模糊不清，难以言明，这种情况往往延误诊断。无论胰头癌或胰体尾癌，疼痛均是其重要症状，常常预示为晚期。疼痛的性质和肿瘤的部位以及产生的原因有关。胰腺癌肿块或腹膜后淋巴结转移侵及或压迫胰腺周围腹腔神经丛时，病人常有顽固性、难以缓解的持续性腰背部不适、酸胀疼痛，疼痛为隐痛或钝痛，以夜间为甚，平卧位和坐位可使疼痛加重，仰卧时常加重，从而迫使病人终夜弯腰抱膝坐位，以减轻痛苦，影响病人夜间休息。胰头癌侵及或压迫胰管、胆总管末端形成胆道梗阻时，胆汁排泄不畅，胆道内压力增高，可致绞痛，往往很剧烈，并伴随发热、黄疸而形成胆道梗阻时产生的"三联征"，此时意味着已并发胆道感染。

(3) 消瘦、体重减轻

体重减轻是一种非特异性的症状，通常是渐进性的，在确认胰腺癌数月前即开始发生。90%的病人在疾病的初期即有消瘦、体重减轻症状。初期由于进展较慢，不足以引起重视；病变进展阶段，病人明显消瘦，体重减轻迅速，并伴随其他症状体征，进而至恶病质状态。其原因主要有，肿瘤对正常组织的慢性消耗；消化液分泌排泄障碍，致使食物消化吸收不良，营养缺乏；疼痛所致病人不能正常休息或伴有高热等增加身体消耗。

(4) 胃肠道症状

进展期胰腺癌病人均有严重的腹部胀闷、纳差。对于有消化道梗阻的病人，甚至出现恶心及严重呕吐。部分病人可有腹泻等。

(5) 发热

胰腺肿块造成胆道梗阻并继发感染的情况下，病人往往具有严重的高热，体温可达40℃。此外，晚期胰腺癌病人，胰腺肿块增大，肿瘤中央坏死，坏死组织吸收亦可导致吸收热。

2. 体征

胰腺癌病人在病变初期常无明确体征，表现为明确体征时常为进展期或晚期。主要为病人全身皮肤和巩膜黄染；重度消瘦，严重时表现为恶病质；形成梗阻性时，伴有肝、脾、胆囊肿大。

由于胰腺在腹部位置深在，在上腹部触及肿块时，一般病期较晚；当肿块侵及腹膜后器官时，肿块可有固定或活动欠佳，并伴有触痛。胰腺癌侵及胰腺被膜或肿瘤转移至腹膜形成腹膜癌性结节或肿瘤造成门静脉阻塞时可出现腹水，腹水可为清亮或为血性。少数胰体尾癌可引起周围静脉血栓形成或血栓性静脉炎。胰腺癌远处淋巴结转移最常见的部位是左锁骨上淋巴结。胰腺癌如出现血行转移，如肝、肺、胸膜、骨或脊椎等，则出现相应的症状体征。胰腺癌转移相关的血栓性静脉炎(Trousseau征)也可能是胰腺癌的早期体征。

3. 胰腺癌血清肿瘤标志物

癌胚抗原(CEA)和碳水化合物抗原CA19-9对胰腺癌的临床意义较为肯定。另外，其他一些血清分子标志物具有无创性及花费低的优点，有望成为检测早期胰腺癌的理想。

1) CEA、CA19-9

癌胚抗原CEA是临床上用于诊断胰腺癌的第一个肿瘤标志物。此外，在其他消化道肿瘤如胃癌、结直肠癌等消化道肿瘤中也有 CEA 表达,使得 CEA 的特异性下降。因此,在此后 20 年,CEA 被诊断胰腺癌性能更好的 CA19-9 逐渐取代。CA19-9 是一种比 CEA 诊断胰腺癌更为特异的肿瘤标志物,在被发现并得到广泛使用后,一直被作为诊断胰腺癌的标准肿瘤标志物,其用于诊断胰腺癌的敏感性和特异性分别达到 80.0% 和 86.0%。在有症状的胰腺癌患者中,CA19-9 的敏感度和特异性为 80% 左右。CA19-9 对胰腺癌的筛查意义不大,文献报道诊断胰腺癌敏感性明显高于 CEA。由于其升高导致部分假阳性的后果,因此将 CA19-9 和其他肿瘤标志物联合检测以提高其对胰腺癌诊断的准确性。在早期胰腺癌中,CA19-9 的特异性较低。由于胰腺癌发病率低,在欧美国家,CA19-9 并不被推荐作为无症状的个体进行胰腺癌筛查的标志物,CA19-9 尤其在诊断早期胰腺癌方面作用有限。美国临床生化研究院建议,在诊断胰腺癌时,CA19-9 应作为影像学检查的辅助手段。

2) CA242

CA242 是胰腺癌的一种新标志物。CA242 是一种唾液酸化的糖类抗原,健康人和良性疾病血清中含量较低,是近年来应用于临床较新的一种肿瘤标志物,是表现胰腺癌和结肠癌较好的肿瘤标志物。Kawa 报告其诊断胰腺癌的敏感性和特异性分别为 79% 和 93%,具有较高的特异性。同时 CA242 水平随着胰腺癌的进展而升高,肿瘤切除后也随之降低。目前研究认为,CA242 在胆胰良性肿瘤及慢性胰腺炎中不表达或表达很低,而 CA19-9 水平在一些良性疾病和非胰腺癌患者中也会升高,良性疾病包括胆道梗阻、急慢性胰腺炎、胆囊炎和胆管炎等,恶性疾病包括其他胃肠道癌、像胃癌、结直肠癌、胆管癌等,这极大限制了 CA19-9 在胰腺癌筛查中的作用。CA242 特异性与 CA19-9 相仿甚至更高。

3) CA195

CA195 是由单抗 CC3C195(IgM) 提纯的一种糖抗原。文献报告 CA195 对胰腺癌的敏感性为 64%~100%。Andicoechea 报告 CA195 血清临界值 12 kU/L,敏感性 89.5%,优于 CEA(53.7%)。特异性为 73.1%,若取 100 kU/L 为临界值,其特异性则为 97.1%。Hyoty 等认为 CA195 水平反映胰腺癌的病期,在癌肿可否切除间显示显著区别。

4) CA125

还有学者认为,CA125 的表达与胰腺肿物部位密切相关,胰头癌高表达最常见。

胰腺癌肿瘤标志物的研究已取得很大进展,但尚未有高度特异的诊断标志物出现。因此,寻找胰腺癌较好的标志物,对胰腺癌的早期诊断、预后评估及治疗具有重大意义。

4. 胰腺癌的影像学诊断

胰腺癌的影像学诊断手段包括超声、CT、MRI、PET-CT、ERCP 与 EUS 等。

1) 超声检查(ultrasonography, US)

超声检查费用低,易于得到,并可见到肝脏、肝内和肝外胆管肿瘤,其敏感性和特异性超过 90%。

(1) B 超

腹部超声是胰腺癌普查和诊断的首选方法。其特点是操作简便、无损伤、无放射性、可多轴面观察,并能较好地显示胰腺内部结构、胆道有无梗阻及梗阻部位,但超声波诊断的准确性受到操作者的技术、病人肥大的体形和胃肠道气体的限制。通常,超声检查作为 CT 的补充检查来运用。

(2) 彩色多普勒显像(CDFI)

直径 4cm 以内的胰腺癌内部很少能测到血流信号,肿瘤增大时部分可于周边检出低速血流,但远比肝癌、壶腹癌、肾癌和胰腺等其他类型的癌血流稀少。CDFI 检查的重点是肿瘤对周围大血管有无压迫和侵犯。从不同的切面显示肿瘤周围动脉和静脉管腔及管壁的改变,判定血管的受侵情况。

(3) 超声内镜检查(EUS)

在所有影像检查中超声内镜是目前胰腺癌最敏感的诊断手段,其主要优点是没有盲区,能均匀显示整个胰腺、胰腺被膜、胰管壁。EUS 下 1 cm 以上的肿瘤可以清晰显示,2 cm 以内的肿瘤检出率达 80%~95%,血管浸润的诊断准确率达 85%~92%,对于早期诊断和判定进展程度起着非常重要的作用。超声内镜为侵入性检查方法,一般不列为常规检查。

(4) 胰管内超声检查(intraductal ultrasonography, IDUS)

使用管内超声探头,频率 20~30 MHz,内径 2.0~2.4 mm,聚焦半径范围 0.3~1.0 cm,内镜逆行胰胆管造影(ERCP)结合胰胆管腔内超声(IDUS)通过十二指肠乳头或术中插入。它是观察胰管早期病变的敏感检查方法。正常胰管为高、低、高三层结构,胰管癌时管壁层次消失。

2) 电子计算机断层显像(CT)

最初应选择的诊断性检查是 CT 扫描。这种扫描器不依赖手术,不受病人体形和胃肠道气体的限制,可确定肝脏转移灶、淋巴病变和周围血管侵犯,但对小于 2cm 的损害或腹膜小结节的诊断不可靠。CT 可判断病人所处的病期,并对不能进行手术的病例提供信息。如发现有远处转移、邻近器官的侵犯,血管被包裹或侵犯,以及淋巴病变则不能手术切除肿瘤。然而,CT 对可以切除的肿瘤的诊断却不够精确。可在 CT 引导下进行经皮细针穿刺活检,因为需确定组织学诊断,尤其对不能手术的病人更为重要。

3) 磁共振成像(MRI)和磁共振胆道成像(MRCP)

MRI 常规胰腺扫描、MRCP、Gd-DTPA 动态增强扫描对胰腺癌、胰胆管扩张、周围血管侵犯及小胰腺癌诊断有价值,联合应用多种 MRI 检查技术可提高胰腺癌的诊断准确性。

4) 正电子发射型计算机断层显像(PET-CT)

全身 PET-CT 对于肿瘤的淋巴结和远处转移的判断及分期具有优势。

5) 经内镜逆行胰胆管造影(ERCP)

ERCP 在确定胆管结石,对胆管损害进行诊断以及获取十二指肠和壶腹部癌的组织活检方面均特别有用,如发现有压缩或堵塞的情况——称为双管症,可诊断小的胰头损害。胰腺恶性肿瘤存在时,胰腺的图像很少有正常的,不能切除的胰腺癌一般有胆管扩张,ERCP 为十二指肠乳头切除术的可能性提供依据,并为内修复术定位,这样可避免手术减压。在超声的帮助下插入内窥镜,为诊断胰腺肿瘤提供了新的方法,这一技术为早期诊断提供了可能性。

ERCP 获得的胰液及细胞刷检标本,可进行细胞学、肿瘤标志物或基因检测,为提高早期胰腺癌的诊断提供了依据。

6) 经口胰管镜(peroral pancreatoscopy, PPS)

经口胰管镜是结合 ERCP 将超细胰管镜通过十二指肠镜的活检孔道插入胰管内,直接观察胰管的病变,是一种直接、微创的检查方法,对判断胰管病变的性质有较大的参考价值,并能协助内镜下的治疗。

  7) 在CT或超声引导下的细针抽吸(FNA)

FNA细胞学检查对胰腺癌诊断的准确性可达76%~90%,其特异性几乎可达100%。当没有手术指征或不愿意接受手术时,无论对胰尾、胰体损害或转移病灶,FNA都可能特别有用。

  8) 超声内镜引导下细针穿刺活检(endoscopic ultrasound guided fine needle aspiration biopsy,EUS-FNAB)

内镜超声检查术(EUS)是近10年来开展的新技术,目前已广泛应用于上消化道及邻近脏器疾病的诊断。EUS引导下穿刺活检是EUS的重大进展,EUS引导下穿刺活检对胰腺疾病,尤其是胰腺肿瘤的诊断具有很高价值。

5. 诊断要点

胰腺癌早期缺乏特异性的临床表现,对早期出现的可疑症状应进行仔细分析和有关检查。对40岁以上、数月至半年来呈上腹部持续隐痛不适者,40岁以上、既不肥胖、又无家族史、而突然发生胰腺炎或糖尿病者,间歇性下腹部或腰背部隐痛不适、胃肠钡餐检查正常、排除胃肠道或肝胆疾患者,消瘦原因不明、体重减轻超过10%、或呈阻塞性黄疸者,均应怀疑有胰腺肿瘤可能。

要借助理化检查,在检查顺序上首先应进行超声波检查。如不能显示病变,在条件许可时,可作CT、磁共振检查,如果发现有相当大的胰腺肿块时,可在超声或CT导引下进行细针吸引活检。对有各种症状、体征,而经各种检查仍无法确诊的疑似者,主张及早剖腹探查,了解癌肿大小和扩散转移情况,力争根治手术,或可延长病员生存时间,减轻痛苦,为进一步治疗创造条件。

6. 病理分型

胰腺癌包括胰头癌、胰体尾部癌。90%的胰腺癌为导管细胞腺癌,特殊类型的导管起源的癌有:多形性癌、腺鳞癌、黏液癌、黏液表皮样癌和印戒细胞癌、纤毛细胞癌。少见黏液性囊腺癌、腺泡细胞癌、小腺体癌、大嗜酸性颗粒细胞性癌、小细胞癌。

7. 临床分期

目前分期主要有美国癌症联合委员会(AJCC)提出的TNM分期法,还有日本胰腺学会(Japanese Pancreas Society,JPS)的分期法。2002年修订的第6版TNM分期法调整了T分期中T3、T4的定义及N分期中N1的范围,进而对肿瘤的分期组别进行了重新规定。新分期法强调术前准确分期在胰腺癌可切除性评估方面的作用,减少不必要的开腹探查手术。此外,不再强调肿瘤侵犯胰腺周围脏器或是远处脏器,而是将超过胰腺范围的肿瘤侵犯统一归属为T3期,也不再将肿瘤是否累及肠系膜上静脉和门静脉作为分期。胰腺癌按照最新版美国癌症联合委员会的肿瘤-淋巴结-转移分类法进行分期,该分类法基于采用螺旋CT进行的可切除性评估。T1、T2和T3期肿瘤是有可能切除的,而T4期肿瘤(累及肠系膜上动脉或腹腔干)是不可切除的。累及肠系膜上静脉、门静脉或脾静脉的肿瘤被归为T3期,因为这些静脉只要通畅是可以切除和重建的。

1) 胰腺癌 TNM 分期(AJCC,第 7 版)见表 10.1)

表 10.1　胰腺癌 TNM 分期(AJCC/UICC 2010 年第 7 版)

原发肿瘤(T):	分期			
Tx:原发肿瘤不能评估	0 期:	Tis	N0	M0
T0:无原发肿瘤的证据	ⅠA 期:	T1	N0	M0
Tis:原位癌(包括 PanIN-3)	ⅠB 期:	T2	N0	M0
T1:肿瘤局限于胰腺,肿瘤小于或等于 2 cm	ⅡA 期:	T3	N0	M0
T2:肿瘤局限于胰腺,肿瘤大于 2 cm	ⅡB 期:	T1,T2,T3	N1	M0
T3:肿瘤超出胰腺,但未侵及腹腔干或肠系膜上动脉	Ⅲ 期:	T4	任何 N	M0
T4:肿瘤侵及腹腔干或肠系膜上动脉	Ⅳ 期:	任何 T	任何 N	M1
注:胰腺上皮内肿瘤(pancreatic intraepithelial neoplasia, PanIN)				
区域淋巴结(N):				
Nx:不能判定区域淋巴结转移				
N0:无区域淋巴结转移				
N1:有区域淋巴结转移				
远处转移(M):				
M0:无远处转移				
M1:有远处转移				

2) 日本胰腺学会分期

日本胰腺学会将其分为四期:

① Ⅰ期:肿瘤直径小于 2 cm,无区域淋巴结转移,未浸润胰腺包膜、后腹膜、门静脉、肠系膜上静脉及脾静脉;

② Ⅱ期:肿瘤直径 2.1~4.0 cm,紧靠肿瘤的淋巴结有转移,胰包膜、后腹膜和前述血管有可能转移;

③ Ⅲ期:肿瘤直径 4.1~6 cm,第 1 站和第 3 站之间的淋巴结有转移,胰腺包膜和后腹膜有浸润;

④ Ⅳ期:肿瘤直径大于 6 cm,第 3 站淋巴结转移,侵犯邻近内脏、后腹膜及前述静脉有广泛浸润。

8. 胰腺癌的转移

胰头癌与胰体、尾癌的转移途径不完全一致,胰头部癌常侵犯到胆总管、十二指肠、胃及腹腔动脉,其淋巴转移途径主要是经肠系膜上动脉周围淋巴结向五动脉周围淋巴结转移。胰体、尾部癌常沿神经鞘向腹腔神经丛及脊髓方向转移,或沿淋巴管转移至胰上及肝门淋巴结等处。此外,胰腺癌的转移还有以下特点:出现转移早、沿神经分布转移。

胰腺由于被膜很薄,淋巴及血运丰富,容易发生转移,胰腺癌转移的方式有淋巴结转移、血路转移、浸润、沿神经周围转移等四种方式。

第四节 胰腺癌发生的干预方略

近几十年来,国内外学者进行了大量的胰腺癌流行病学调查并取得了一些进展,但对于胰腺癌的病因预防和早期诊断而言,并没有提供有价值的线索与资料。造成这种情况的原因主要有:胰腺特殊的解剖位置使获取活体组织标本比较困难;胰腺癌患者确诊后的生存期很短,很难搜集到足够多的病例进行调研;胰腺癌被发现时绝大多数已处于晚期,使得对流行病学和早期诊断的研究受到了限制。如何确定胰腺癌的高危人群,查明危险因素,仍需进行大量的调查工作。

1. 一级预防

胰腺癌的一级预防,也就是病因预防,致力于消除可能产生胰腺癌的诱因。

1) 改变不良生活习惯

由于大约80%以上的癌症发生与人们的生活方式有关,胰腺癌也不例外。因此,建立健康的生活方式,从日常生活做起,把预防工作做在前面确实是十分重要的。

(1) 不吸烟和戒烟

吸烟与胰腺癌危险性的联系已为国际上公认,在40岁及以上居民中,与非吸烟者比较,男女性吸烟者胰腺癌死亡的相对危险度分别为1.70和1.53,男性中吸烟对胰腺癌死亡的人群归因危险度达27.8%。危险性随每日吸烟量、吸烟年限和累积年包数而显著升高,吸烟指标最高组的胰腺癌相对危险度约为非吸烟者的3~6倍。危险性随戒烟年限增长而降低,戒烟10年以上者其危险性已和非吸烟者相仿。

(2) 少饮酒

尽管目前对饮酒是否会引起胰腺癌尚无定论,但是减少饮酒,尤其少饮和不饮高酒精含量饮料可避免发生胰腺炎,也可能会避免或减少发生胰腺癌的可能性。

酗酒可以引发胰腺炎,尤其饮酒、吸烟和摄入高脂肪、高蛋白质饮食的综合作用,长期酗酒可使胰腺炎症反复发作最终导致慢性胰腺炎,增加胰腺癌的发病风险。另外,长期酗酒导致慢性酒精中毒,进行性损害胰腺实质,增加胰腺癌的发病几率。

(3) 膳食结构合理、均衡

要吃结构合理、低脂、低热量、低盐、低糖膳食。日常饮食需注意保持谷类、豆类、薯类等粗粮作为膳食的主体,多吃新鲜蔬菜、水果。

美国饮食、营养及癌委员会(American Diet, Nutrition and Cancer commission, DNC)的调查表明:胰腺癌是有可能通过改变饮食习惯而加以预防的。事实上,合理的膳食可能对大部分癌都有预防作用,特别是植物类型的食品中存在各种各样的防癌成分,这些成分几乎对所有癌的预防均有效果。

采用合理的烹调方法:采用如炖、熬、蒸等的烹调方法,不要用油煎、炸等方法,尽量少吃熏烤煎炸、腌制多盐的食品,以尽量减少胰腺的过度分泌。家庭中常吃熏烤煎炸食品和腌制食品的,患胰腺癌的概率也会增加,要禁止食用烧焦和烤煳的肉食。

(4) 减肥

肥胖与胰腺癌的确关系密切,我们应重视生活方式,关注体重指数和腰围,预防肥胖发生比治疗更重要。应避免超重和肥胖,少吃猪肉及加工肉类等。

(5) 保持良好的心态,学会劳逸结合

心理压力是重要的癌症诱因,压力导致过劳体虚从而引起免疫功能下降、内分泌失调、体内代谢紊乱。

(6) 加强体育锻炼

胰腺癌的发生与身体热量过高有关,运动最直接的作用就是消耗热量,因而对胰腺癌的预防最直接。

2) 远离环境与职业危害因素

国际癌症研究机构将107种物质、合剂及暴露环境定为人类致癌物,其中包括石棉、苯、砷、镉、环氧乙烷、苯并芘、二氧化硅、紫外线辐射(包括人工日光浴设备的紫外线辐射)、氡、铝和焦炭生产、钢铁铸造和橡胶制造业。生活和工作要远离这些物质。

3) 预防感染

预防和及时治疗幽门螺杆菌、沙门氏菌、乙型肝炎病毒、丙型肝炎病毒、戊型肝炎病毒等与胰腺癌发生相关的感染。

4) 消除胰腺慢性炎症因素

慢性胰腺炎的治疗原则是去除病因,控制症状,纠正改善胰腺内外分泌功能不全及防治并发症。一般治疗包括戒烟戒酒,调整饮食结构,避免高脂饮食,可补充脂溶性维生素及微量元素,营养不良者可给予肠内或肠外营养支持。积极治疗者可缓解症状,但不易根治。

5) 糖尿病病人应警惕胰腺癌

采用结合体育锻炼的低胰岛素反应饮食、控制体重和不吸烟等手段,可显著降低胰腺癌的发病率与病死率。

需要警惕的是,某些胰腺癌病人的首发症状也表现出糖尿病。除了中老年糖尿病患者外,孕妇患有妊娠期糖尿病也有可能引发胰腺癌的发生,因此妊娠期糖尿病患者也要做好胰腺癌的预防工作。

对于胰腺癌高危人群的新发糖尿病,必须慎重选择降糖药,以预防胰腺癌的发生。二甲双胍被证实可以通过胰岛素依赖或非胰岛素依赖途径抑制肿瘤形成。噻唑烷二酮类被认为具有抑制细胞生长、促进细胞凋亡、阻止肿瘤细胞侵袭转移的作用。磺脲类药物的降糖机制为刺激胰岛素分泌或增强胰岛素功能,因此具有刺激细胞增殖及肿瘤形成的作用,应该避免使用。

2. 二级预防

利用已知的肿瘤标志物与影像学检查手段对胰腺癌的高危人群的癌前病变或早期胰腺癌实现早发现、早诊断、早治疗(简称"三早"预防),对降低胰腺癌的死亡率至关重要。

1) 发现高危人群

由于胰腺癌的发病率相对较低,不适合进行全人群的普查,因此采用高危人群筛查策略的成本效益更高,特别是对有特殊发病危险因素的群体和社区居民进行预防工作。所谓高危人群筛查策略,首先需要检出高危个体,然后采取有针对性的预防措施,进而纠正其高危因素。

(1) 遗传因素——基因多态性

胰腺癌的家族史对胰腺癌的发生有很大影响,约7%~10%的胰腺癌患者有家族史。家族性胰腺癌在大多数研究中被定义为家族中有两个或以上的一级亲属被诊断为胰腺癌。

在遗传易感性标志物的研究方面也取得了一定的成绩,伴随着罕见的遗传性疾病与胰腺癌的关联研究结果,一些高外显性的胚系突变被确定。约7%的散发性胰腺癌存在BRCA2基因的胚系突变,携带BRCA2基因胚系突变体的个体终身患胰腺癌的风险约为5%。BRCA1与家族性胰腺癌(familial pancreatic cancer,FPC)的关系不如BRCA2密切,BRCA1基因突变的携带者,胰腺癌发病风险比一般人群高2~3倍。约80%的黑斑息肉综合征(Peutz-Jeghers syndrome,PJS)患者存在着STK11/LKB1基因的胚系突变,而黑斑息肉综合征的患者发展为胰腺癌的风险是一般人群的132倍,终身胰腺癌发病风险为36%。PRSS1基因位于染色体7p35区域,在保护胰腺组织避免被自身消化中起重要作用,该基因的胚系突变与遗传性胰腺炎的发病相关。目前已发现超过25个PRSS1基因的突变位点,最常见的是R122H和N29I,外显率接近80%。遗传性非息肉性大肠癌综合征(HNPCC)又称Lynch综合征,与DNA错配修复基因家族的胚系突变相关,其中最常见的突变在hMLH1(3p21.3)和hMSH2(2p21)两个基因上,大约能解释90%的HNPCC家系基因突变。在有错配修复基因突变的家族中,累积发展为胰腺癌的风险在50岁时为1.31%,70岁时增加至3.68%,是一般人群的8.6倍,而该家族20~49岁患者的患病风险是一般人群的30.5倍。家族性非典型多痣黑色素瘤(FAMMM)是常染色体显性遗传性疾病,CDKN2A为其抑癌基因,它的胚系突变是FAMMM遗传基础的一部分。FAMMM家族成员患胰腺癌的风险较一般人群增加13~22倍,而CDKN2A突变体携带者患胰腺癌的风险更是较普通人群增加了38倍。家族性腺瘤性息肉(FAP)是一种常染色体显性遗传性疾病,APC基因的胚系突变是FAP的遗传基础,APC的胚系突变也被报道与胰腺癌的发病风险增加相关,携带APC基因突变体的个体与FAP患者较一般人群患胰腺癌的风险增加4倍,终身患胰腺癌的发病风险为1%。

(2) 体细胞突变

大量研究表明胰腺癌的发生、发展是一个多步骤、多阶段、多基因参与的过程,与各种原癌基因与抑癌基因的异常等多种因素有关。从正常的胰腺导管上皮细胞到胰腺上皮内肿瘤(pancreatic intraepithelial neoplasia,PanIN),直至浸润癌的发生、发展过程,是多种基因异常改变的累积结果,其中最主要的是K-RAS、p53、p16、DPC4等基因。在胰腺癌的发生过程中,这些基因改变有先后的时间顺序,而非随机出现。HER-2/neu基因过表达与K-RAS基因点突变属早期事件,类似的,K-RAS基因的点突变在PanIN-1 A、PanIN-1 B和PanIN-2/3期分别为36%、44%和87%。

由于胰腺癌患者的K-RAS基因突变率极高,越来越多的学者开始强调依靠检测K-RAS基因突变来达到早期诊断胰腺癌的目的。目前,通过收集胰液和十二指肠液、患者的粪便等检测脱落细胞及ERCP刷检和细针穿刺检测组织K-RAS基因突变诊断胰腺癌在国内外已应用于临床。

(3) 临床高危人群

临床高危人群主要包括：中老年糖尿病病人，慢性胰腺炎病人，幽门螺杆菌、沙门氏菌、乙型肝炎病毒、丙型肝炎病毒、戊型肝炎病毒等感染病人，胆囊切除20年以上的患者等。

2)"三早"预防

(1) 对胰腺癌高危人群进行筛查

针对前文提及的胰腺癌的高危因素，对高危人群进行彩超和胰腺癌诊断血清标志物CEA、CA19-9、CA242、CA195以及大便K-RAS和p53突变进行评价，以此为基础建立筛查方案，如果发现高危患者，可以立即进行影像学、内窥镜等检查，尽早检测出癌前病变与早期胰腺癌，可能有助于提高胰腺癌的早期诊治水平。

(2) 重视胰腺癌的非特异性的早期症状

单纯临床表现很难明确或排除胰腺癌，如年龄超过45岁，出现以下症状：黄疸，不能解释的消瘦且体重减轻超过10%；不能解释的上腹部或腰背部疼痛；不能解释的消化不良；突然出现的糖尿病；一次或几次"先天性"胰腺炎史；不能解释的脂肪泻等，同时没有阳性体征、常规影像学检查阴性，应考虑到胰腺癌的可能，进一步追踪检查，以免漏诊。

(3) 合理应用影像检查手段

目前常用超声、CT、磁共振等检查手段，因其敏感性差、分辨率低，在高危人群筛查方面的应用受到限制。内窥镜超声、管内超声和经口胰管镜检查等是发现早期胰腺癌较好的方法，灵敏度高，对高危人群最好每2年检查1次，其缺陷在于费用较高，有创检查，操作技术要求高，需要特殊的设备。

3. 三级预防

胰腺癌由于恶性程度高，手术切除率低，预后不良。尽管手术仍然是首要的治疗方法，但由于胰腺癌常常发现较晚，而丧失根治的机会，因此需要对胰腺癌进行综合治疗。迄今同大多数肿瘤一样，还没有一种高效和可完全应用的综合治疗方案。现在的综合治疗仍然是以外科治疗为主，放疗、化疗、分子靶向治疗为辅。

1) 外科治疗

手术是唯一可能根治的方法。胰腺癌由于自身的生物学特性，目前以手术为主的综合治疗依然是提高疗效的主要手段，对于胰腺癌患者不应轻言放弃手术治疗，即使是姑息手术治疗亦能显著提高患者生存质量。胰腺癌的治疗手术方式的选择有赖于肿瘤的部位、有无远处转移及胆道消化道的梗阻、全身状况及并发症、综合医疗条件及手术者的经验及能力。胰腺癌早期缺乏明显症状，大多数病例确诊时已是晚期，手术切除率低，术后五年生存率也低。

(1) 可切除胰腺癌

可切除和可能切除(borderline resectable)胰腺癌仅占20%，报道的术后最好5年生存率居于25%~30%之间。

① 胰十二指肠切除术

肿瘤位于胰头，无肝门、腹腔动脉干周围、肠系膜根部及远处的淋巴结转移，无肝动脉、肠系膜上动脉或下腔静脉的侵犯，未侵及或只是局部侵及门静脉，无脏器的转移，可以行胰十二指肠切除术。

② 保留幽门的胰十二指肠切除术

胰头癌实施保留幽门的胰十二指肠切除术的主要条件是：Ⅰ．病变尚未侵犯幽门及十二指肠球部。Ⅱ．无幽门淋巴结转移。此外，恶性程度低的胰头部肿瘤（囊腺癌、胰岛细胞癌、腺泡细胞癌等）也可施行保留幽门的胰十二指肠切除术。

③ 合并血管切除的胰腺癌手术

过去认为门静脉和肠系膜上静脉系膜受肿瘤侵犯属于手术切除禁忌证，因此，手术切除率比较低。近20年来，随着术前、术后处理的加强和手术操作技术的提高，肿瘤侵犯门静脉系统不再成为手术切除的禁忌证，这种方法明显地提高了胰腺癌或壶腹周围癌的手术切除率。

④ 胰体尾部切除术

胰体尾部切除术是治疗胰体尾部肿瘤的常用方法，适应于无远处转移的胰体尾部癌。

⑤ 全胰切除术

胰头癌患者、年龄在65岁以下、手术探查显示病灶属于第Ⅰ或第Ⅱ期（无淋巴结转移），可行全胰切除术。

（2）不能切除的胰腺癌的手术疗法

① 胆道引流术：胆道阻塞性外引流术、胆囊或胆管十二指肠吻合术、胆囊或胆管空肠吻合术。

② 胃空肠吻合术：适用于有十二指肠梗阻的病例。

③ 胆肠、胃肠吻合术：适用于胰腺癌合并梗阻性黄疸，同时有十二指肠梗阻者。

2) 介入治疗

（1）经动脉介入化疗（transarterial interventional therapy，TAIT）

介入化疗通过将导管插至肿瘤供血动脉提高肿瘤局部的药物浓度。胰腺癌区域性化疗可大大提高化疗疗效，但胰腺癌系统性化疗仍不能摒弃，选择最优的胰腺癌化疗方案，以延长患者生存期。

（2）腔道介入

对于梗阻性黄疸又不能切除的胰腺癌，可选择经皮经肝胆道支架植入术、胆管外引流术、内镜下胆道支架植入术，以解除梗阻，减轻黄疸，改善症状，提高患者的生存质量。

3) 放射治疗

胰腺癌是对放疗敏感性较低的肿瘤。早期常规放疗疗效欠佳，近年来随着放疗技术的提高以及多种放疗方法的应用，无论是对可手术切除的胰腺癌，还是不可手术切除的局部晚期胰腺癌，放疗的价值均得以提升，其应用现状也备受关注。放疗及放化疗同步是局部晚期和远处转移胰腺癌患者的主要治疗手段。

（1）术前放疗

美国学者Evans等早期完成的一系列回顾性或前瞻性Ⅱ期临床研究结果均未显示术前诱导放化疗可提高手术切除后胰腺癌患者的生存率。Hoffman等的研究结果表明，术前放疗（联合化疗）治疗胰腺癌的局部复发率为9%～20%，而治疗导致的并发症和病死率均在可接受的范围。Kim等的研究结果显示，常规放疗和5-FU化疗仅有8%～13%的不可切除病变转变为可切除病变，用总量30 Gy，每次3 Gy取代总量(45.0～50.4)Gy，每次1.8 Gy，缩短术前过程，显示相似的生存曲线，而且没有明显增加手术病死率和并发症。最近Stessin

等对1994至2003年监测的流行病学最终结果数据进行了回顾性分析,研究的终点是总生存率,结果发现,对可手术切除胰腺癌患者,新辅助放疗、辅助放疗与未接受放疗相比,中位总生存期分别为23、17和12个月。从现有的Ⅱ期临床和回顾性临床研究看,胰腺癌为放射中等敏感性肿瘤,术前放疗(联合化疗)耐受性良好,其应用前景好,但需要多中心大宗病例的随机对照Ⅲ期临床研究进一步证实。

(2) 术中放疗

电子束术中放射治疗(intra-operative radiotherapy,IORT)是将高能加速器产生的高能电子线通过限光筒引导到需要照射的部位进行照射,避开周围敏感组织和器官,理论上可给术后易复发区瘤床较高的靶区剂量。Neoptolemos等研究显示,IORT可降低局部复发率50%,而不增加手术病死率和并发症,因照射野外的高转移率对长期生存影响很小。2001年Reni等分析了IORT对不同分期胰腺癌的作用,对于早期胰腺癌,接受Whipper手术+术中放疗者局部复发率、5年生存率分别为27%、22%,未接受术中放疗者为60%和6%,前者显著优于后者。

虽然术中放疗可以显著降低胰腺癌的局部复发率,但也可导致较高的治疗并发症,如消化道溃疡、穿孔、十二指肠纤维化和胰腺坏死,这些不良反应提示单次放疗剂量应有所限制。术中放疗剂量不能一次给予20 Gy以上的剂量,照射野内包括胃或肠道,单次剂量应低于12.5 Gy。

(3) 术后放疗

近30年来的研究表明,局部区域性复发是胰腺癌术后复发转移的主要形式之一。对于可手术切除胰腺癌患者,术后辅助放化疗成为可手术切除胰腺癌的标准治疗模式,但胰腺癌根治术后是否应常规施行辅助联合放化疗目前尚存争议。

多数文献提示术后放化疗较单纯化疗提高了总生存率,而含吉西他滨的放化疗联合方案提高了无瘤生存期,推荐含吉西他滨的化疗与放疗联合可作为手术切除胰腺癌患者的辅助治疗模式。目前美国放射肿瘤学协作组(radiation therapy oncology group,RTOG)主导的胰腺癌辅助治疗的相关研究仍采用联合放化疗作为标准治疗模式。联合放化疗是胰十二指肠切除术后的标准辅助治疗手段,局部进展期胰腺癌(locally advanced pancreatic cancer,LAPC)根治术后应考虑辅助联合放化疗。

(4) 局部晚期不能手术切除胰腺癌的放疗

早期的临床研究表明,单纯放疗对LAPC患者的疼痛和梗阻症状有较好的姑息治疗作用,与最佳支持对症治疗相比,单纯放疗也可延长局部晚期不能手术切除胰腺癌患者的生存期,但单纯放疗的疗效不尽如人意。目前以吉西他滨为基础的同步放化疗已作为局部晚期不能手术切除胰腺癌标准的推荐治疗手段之一。但即便如此,目前放疗在此类胰腺癌中的治疗价值仍有争议。

据目前已知的最佳临床证据,建议对无法手术的胰腺癌患者考虑使用吉西他滨联合3D CRT或调强放疗(intensity modulated radiation therapy,IMRT)治疗。对无法接受吉西他滨治疗的患者仍可考虑采用以卡培他滨或5-FU为基础的同步联合放化疗。虽然同步联合放化疗较单一治疗更具疗效优势,但因胰腺部位深且邻近重要脏器,针对胰腺癌的放疗剂量较为局限,通常介于45～54 Gy。高剂量的常规外放疗在同步使用吉西他滨化疗时可能导致严重的不良反应。放疗剂量的限制目前被认为是胰腺癌辅助放化疗及"根治性"放化疗后疗效不佳的主要因素之一,随着自适应放射治疗、图像引导放射治疗等放疗技术的不断发展,肿瘤局部可接受的剂量也会不断提高。此外，提倡多学科整合的治疗策略，也是进一步提高进展期胰腺癌总体疗效的发展方向。

（5）其他放射治疗方法

伽玛刀治疗中晚期胰腺癌的原理，主要是提高了病灶区的吸收剂量。伽玛刀治疗胰腺癌提高了患者的生存率，不良反应小，对肿瘤进展有较好的控制和疗效等。

经皮穿刺碘^{125}I粒子植入或术中粒子植入放疗对延长生存期有一定作用，且止痛效果明显，但由于技术复杂，存在精确定位问题，同时常造成消化道出血、胰腺炎和胰瘘的并发症，仅在少数医院使用，没有大样本病例的临床报道。

4）化疗

对不能手术切除、姑息切除或术后复发的胰腺癌，或者为预防根治性切除术后复发，均可进行化学治疗。吉西他滨、替吉奥、奥沙利铂、白蛋白结合型紫杉醇、伊立替康、卡培他滨等化疗药物有一定的疗效，可单药使用或联合使用。对胰腺癌的术后辅助化疗可期望降低术后复发与转移的发生率。

（1）术后辅助化疗

术后辅助化疗较单纯手术可延长生存期和减少肿瘤复发。在CONKO-001研究中，368例单纯手术患者DFS仅为6.7个月，5年生存率为10.4%，而吉西他滨辅助化疗组DFS为13.4个月，5年生存率为20.7%。

CA19-9是胰腺癌重要预后因子，影像学检查为局部病变，高水平CA19-9预示可能存在远处转移。50 U/mL和100 U/mL的临界值可预测早期复发和预后。术后CA19-9降到正常值或下降20%～50%与OS改善相关。术前CA19-9临界值目前还未达成共识，100～400 U/mL提示可能存在早期远处转移。

专家组推荐术后接受6个月吉西他滨或5-FU辅助治疗，前者毒性更低。辅助放化疗争议较大，不常规推荐放疗。放疗目的是减低局部复发，第一站淋巴结全部被清扫的R1患者在完成4～6个月辅助化疗后可考虑局部放疗。对于新辅助治疗方案和治疗持续时间，目前无RCT研究，专家组建议总共6个月药物治疗。

（2）术前辅助治疗

手术优先策略在胰腺癌中并不理想。手术是局限性胰腺癌的标准治疗，但单纯手术治愈率低，与化疗联合可延长生存期。手术优先仅适用于从手术中获益最大的人群。

欧非胰腺肝胆协会的主席Pierre-Alain Clavien在胰腺癌新辅助治疗方面做出了非常出色的工作。他先前证实了新辅助化疗在胰腺癌中应用的安全性和可行性，研究内容发表在*Journal of Clinical Oncology*杂志上，对于我们在新辅助治疗方面的探索有着非常好的指导意义。

新辅助治疗具有以下几点优势：

① 新辅助治疗可以使边缘可切除（borderline resectable）的人群获得手术切除的机会，减少切缘阳性的比率，提高手术的根治性；

② 新辅助治疗可以抑制循环血里的肿瘤细胞，减少术前微转移的形成，筛选出一批的确处在局限期的胰腺癌，最大限度地提高手术疗效；

③ 新辅助治疗可以在术前所有人群中实施，不会因手术创伤而影响系统性治疗的开展。基于以上的理论依据以及针对胰腺癌更有效的系统治疗方案的出现，新辅助治疗已成

为目前胰腺癌研究的热点问题。

(3) 姑息化疗

姑息化疗适用于：不可切除的胰腺癌、术后复发的胰腺癌、姑息切除的胰腺癌。

- 一线化疗

① 可供选择的方案及循证依据级别

A. 良好机能状态患者可接受的化疗联合方案

a. FOLFIRINOX(类别1)

b. 吉西他滨＋白蛋白结合型紫杉醇(类别1)

c. 吉西他滨＋厄洛替尼

d. 吉西他滨＋卡培他滨

e. 吉西他滨＋顺铂(尤其是对可能遗传的癌症患者)

f. 吉西他滨，多西他赛，卡培他滨固定剂量比例(GTX方案)(类别2B)

g. 氟尿嘧啶＋奥沙利铂(类别2B)(例如，5-FU/亚叶酸钙/奥沙利铂或者CapeOx)

B. 较差机能状态患者可接受的化疗联合方案

a. 吉西他滨 1 000 mg/m^2，大于30 min，每28天，每周一次维持3周(类别1)

b. 吉西他滨固定剂量率(10 mg/(m^2·min))输注可以替代吉西他滨大于30 min的标准输注(类别2B)

c. 卡培他滨或者持续输注5-FU(类别2B)

② 单药方案

A. 吉西他滨单药方案

吉西他滨仍是晚期胰腺癌治疗的金标准。目前作为胰腺癌一线化疗方案的是吉西他滨，给予静脉滴注30 min，剂量为1 000 mg/m^2，每周1次，共7周，休1周后，每周重复1次，连用3周休1周。

吉西他滨在美国以及欧洲被广泛应用于晚期胰腺癌的治疗，但其肿瘤缓解率(RR)较低，仅为5%～15%，中位生存时间(MST)为5～7个月。

B. 替吉奥胶囊单药方案

替吉奥胶囊是一种复方口服化疗药，由替加氟、吉美嘧啶、奥替拉西钾三种药物按照特定比例配制而成。主药是替加氟，它在体内转换成5-FU而起到杀死肿瘤细胞的作用。

一项关于晚期胰腺癌伴远处转移的早期Ⅲ期试验显示肿瘤缓解率为21.1%(19名患者中4名有反应)，至进展时间(TTP)为77天，MST为169天。另外一项Ⅱ期试验显示肿瘤缓解率(RR)为37.5%(40名受试者中15名有反应)，TTP为113天，MST为281天。上述数据支持了2006年8月日本所作出的关于S-1治疗胰腺癌的批准。

③ 吉西他滨联合方案

吉西他滨两药联合方案的Meta分析一项共纳入15项随机研究4 465例晚期胰腺癌患者的Meta分析支持吉西他滨联合方案(GEM+X)治疗晚期胰腺癌。此项Meta分析，与吉西他滨组成联合方案的药物有5-FU、FDR、卡培他滨、伊立替康、拓扑替康、培美曲塞、顺铂及奥沙利铂等。结果显示：GEM+X方案有显著生存获益，可能优于单药，死亡风险降低9%(HR=0.91；P=0.004)。吉西他滨为基础的联合化疗方案可使体能状况好的患者获得生存获益，而体能状况差的患者未获得生存获益。

A. 吉西他滨联合奥沙利铂

GERCOR/GISCAD 的一项Ⅲ期随机临床研究,313 例局部晚期或转移性胰腺癌患者随机分为 2 组:GemOx 组(157 例):吉西他滨 1 000 mg/m² d1+奥沙利铂 100 mg/m² d2,每 2 周重复;Gem 组(156 例):吉西他滨 1 000 mg/m² d1,每周 1 次。GemOx 组和 Gem 组的有效率(RR)分别为 26.8%和 17.3%($P=0.04$),临床获益率分别为 38.2%和 26.9%($P=0.03$),中位无进展时间(mTTP)为 5.0 个月和 3.7 个月($P=0.04$);中位生存时间(MST)GemOx 组较 Gem 组延长,分别为 9.0 个月和 7.1 个月,但两者差异无统计学意义($P=0.13$)。GemOx 组总体耐受性较好,Ⅲ～Ⅳ级毒性反应发生率较 Gem 组增高;其中,血小板下降发生率分别为 14.0%和 3.2%,呕吐的发生率分别为 8.9%和 3.2%,神经症状的发生率分别为 19.1%和 0%。

B. 吉西他滨联合卡培他滨

欧洲的一项Ⅲ随机临床研究比较了吉西他滨联合卡培他滨(GemCap)方案与单药吉西他滨(Gem)治疗晚期胰腺癌患者;319 例患者随机 GemCap 组(Gem:1 000 mg/m² d1、8;Cap:650 mg/m² bid d1-14,每 3 周重复)和 Gem 组(Gem:1 000 mg/m²;每周 1 次;连用 7 周停 1 周;然后每周 1 次,连用 3 周,每 4 周重复);GemCap 组的 MST 为 8.7 个月,Gem 组为 7.2 个月($P=0.234$);体能状况较好(KPS 评分为 90～100)的患者,GemCap 组的 MST 明显长于 Gem 组,MST 分别为 10.1 个月和 7.4 个月($P=0.014$);两组的毒副反应相似,最常见的Ⅲ～Ⅳ级毒性反应均为中性粒细胞下降。在 Cunningham 的Ⅲ随机临床研究中,比较吉西他滨联合卡培他滨(GEM-CAP)方案与单药吉西他滨(GEM)治疗晚期胰腺癌。563 例患者随机分为 GEM-CAP 组(267 例)和 GEM 组(266 例)。GEM-CAP 组的有效率明显高于 GEM 组,分别为 19.1%和 12.4%($P=0.034$);GEM-CAP 组的无进展生存时间改善(HR=0.78;$P=0.004$),同时有改善生存的趋势(HR=0.86;$P=0.08$)。

C. 吉西他滨联合顺铂

吉西他滨联合顺铂是否优于单药吉西他滨尚存有争议。在 GIP-1 研究中,比较单药吉西他滨与吉西他滨联合顺铂;单药组:Gem 1 000 mg/m²,每周 1 次,连用 7 周停 1 周,然后每周 1 次,连用 3 周,每 4 周重复;联合组:吉西他滨用法同单药组;DDP:25 mg/m²,d1、8、15;每 4 周重复;有效率两者相似,单药组和联合组分别为 10.1%和 12.9%($P=0.37$);mPFS 分别为 3.9 个月和 3.8 个月($P=0.8$);MST 分别为 8.3 个月和 7.2 个月($P=0.37$);两组的非血液学毒性反应相似,而联合组的血液学毒性更明显。而另一项Ⅲ期随机临床研究显示联合用药可能优于单药吉西他滨。195 例局部晚期或转移性胰腺癌患者随机分为吉西他滨联合顺铂(GemCis)组和单药(Gem)组;GemCis 组具体用药:Gem 1 000 mg/m²+DDP 50 mg/m²,d1、15,每 4 周重复;Gem 单药组具体用药:Gem 1 000 mg/m²,d1、15,每 4 周重复。结果显示,联合组的 mPFS 和 MST 均有延长,mTTP 为 5.3 个月对比 3.1 个月(HR=0.75;$P=0.053$),MST 为 7.5 个月对比 6.0 个月(HR=0.80;$P=0.15$),两组Ⅲ～Ⅳ级毒性反应发生率均超过 15%;作者认为,尽管未达到统计学差异,研究结果支持使用联合方案。

D. 吉西他滨联合 S-1

2011 年 ASCO 报道了一项多中心随机临床研究的最终结果,共有 106 例不可切除局部晚期和转移性胰腺癌患者入组,随机分为吉西他滨单药组和吉西他滨联合 S-1 组。单药组给药方法:GEM 1 000 mg/m²,30min,iv. d1,8,15,每 4 周重复;联合组:GEM 1 000 mg/m²,30 min,iv. d1,15+S-1 40 mg/m²,bid,d1～14,每 4 周重复;58%的单药组患者在疾病进展后接受 S-1 治疗。两组的 OS 分别为 8.8 个月(95% CI:7.0～10.6)和 13.5 个月(95% CI:

7.0～10.6),两者差异无统计学意义($P=0.104$);1年生存率分别为30.2%和50.8%,两者差异有统计学意义($P=0.031$)。研究者认为OS的延长未达到统计学意义,是因为样本数较小,提示吉西他滨联合S-1可能是晚期胰腺癌的一线标准化疗方案。

在日本和中国台湾进行吉西他滨对比S-1对比吉西他滨/S-1治疗局部晚期胰腺癌或转移性胰腺癌的随机Ⅲ期试验(以下简称为GEST试验)。该试验自2007年7月2日开始,截至2009年12月已入选834例病例。初步结果显示了S-1组有较好的安全性及疗效。

E. 吉西他滨联合纳米白蛋白结合紫杉醇

2013年VonHoff等开展的一项吉西他滨联合白蛋白结合紫杉醇一线治疗晚期胰腺癌的Ⅰ/Ⅱ期研究发现,其治疗有效率可达48%,中位总生存期为12.2个月,为胰腺癌化疗带来新希望,白蛋白结合紫杉醇目前也已经作为一线化疗推荐进入NCCN指南。

纳米白蛋白结合紫杉醇联合吉西他滨,尽管联合治疗的效果比不上FOLFIRINOX组,但相比于单独使用吉西他滨能够提高患者的总生存期。

④ 其他多药联合化疗方案

一项多中心Ⅲ期临床研究,52例晚期胰腺癌患者接受吉西他滨为基础的四药联合方案(PEFG)化疗,47例接受单药吉西他滨化疗。PEFG组:DDP 40 mg/m² d1,EPI 40 mg/m² d1,GEM 600 mg/m² d1、8,5-FU 200 mg/m²/d civ d1～28,每4周重复。单药组:GEM 1 000 mg/m²,每周1次,连用7周停1周;然后每周1次,连用3周,每4周重复。4个月时PEFG组和单药组的无进展生存率分别为60%和28%(HR=0.46),1年生存率分别为38.5%和21.3%(HR=0.68),有效率分别为38.5%和8.5%($P=0.000\ 8$);Ⅲ～Ⅳ级的中性粒细胞下降和血小板下降发生率,PEFG组高于单药组($P<0.000\ 1$)。研究者认为PEFG方案可以用于治疗晚期胰腺癌。

2010年ASCO报道的一项随机Ⅲ期临床研究,采用5-FU/LV、伊立替康和奥沙利铂组成的FOLFIRIOX或单药吉西他滨治疗转移性胰腺癌。共有342例患者入组,随机分为FOLFIRIOX组(OXA 85 mg/m² d1+IRI 180 mg/m² d1+LV 400 mg/m² d1+5-FU 400 mg/m² iv d1,2 400 mg/m² civ46h;q2w)和Gem组(Gem:1 000 mg/m²;每周1次;连用7周停1周;然后每周1次,连用3周,每4周重复)。FOLFIRIOX组和Gem组的有效率分别为27.6%和10.9%($P=0.000\ 8$),mPFS分别为6.4个月和3.4个月($P<0.000\ 1$),MST分别为10.5个月和6.9个月($P<0.001$);两组Ⅲ～Ⅳ级毒性反应的发生率,腹泻分别为12.3%和1.6%,恶心分别为15.6%和6.3%,呕吐分别为17.2%和6.3%,乏力分别为24%和14.3%,中性粒细胞下降分别为47.9%和19.2%,发热性粒细胞缺失为5.7%和0%。此研究显示,在OS,PFS及有效率等方面,FOLFIRIOX方案优于单药吉西他滨,且毒性反应可控制,可能是治疗PS评分较高的转移性胰腺癌新的标准方案。

PRODIGE 4/ACCORD 11的临床研究发现,与吉西他滨治疗组相比,亚叶酸钙治疗组表现出生存优势,但同时不良反应也明显增加,对于转移性胰腺癌并且一般状态评分良好的患者来说,亚叶酸钙是一种治疗选择,目前亦作为胰腺癌可选化疗一类推荐纳入NCCN指南。5-FU联合亚叶酸钙、伊立替康和奥沙利铂(FOLFIRINOX)治疗的毒副作用比吉西他滨要高很多,但是它将患者的生存时间提高了2倍(11.1对比6.8个月)。1年后,联合治疗的患者中有48.4%存活下来,而接受吉西他滨单独治疗的患者只有20.6%的存活率。

这些研究改变了治疗胰腺癌的模式,它表明胰腺癌的治疗是可以取得进步的。

⑤ 吉西他滨联合分子靶向治疗

A. 吉西他滨联合厄洛替尼

一项国际多中心、双盲、安慰剂对照、随机Ⅲ期临床研究,将569例晚期胰腺癌随机分为吉西他滨联合厄洛替尼(G+E)组和吉西他滨联合安慰剂(G+P)组。G+E组的mPFS明显延长,分别为3.75个月和3.55个月($HR=0.77$; $P=0.004$);生存期同样明显延长($HR=0.82$),MST分别为6.24个月和5.91个月($P=0.038$);1年生存率为23%和17%($P=0.023$);有效率两组无统计学差异,但G+E组疾病稳定者较G+P组多。2010年ASCO上,此研究就并发症及总生存又作了进一步报道。65岁及以上者常常ECOG较高($P=0.009$),65岁及以上者往往查尔森并发症指标(CCI)>0($P=0.02$),联合厄洛替尼显著延长65岁以下($HR=0.73$; $P=0.01$)和CCI>($HR=0.71$; $P=0.03$)患者的生存期。

B. 吉西他滨联合贝伐单抗

分子靶向药物是当前研究的热点,厄洛替尼(联合吉西他滨)被证实是目前唯一一种较吉西他滨单药能延长晚期胰腺癌患者生存期的分子靶向药物,但对生存的改善也非常有限,而其他如贝伐单抗、西妥昔单抗等分子靶向药物治疗晚期胰腺癌,亦显示出提高有效率、延长mPFS和MST的端倪,可能在以后的研究中取得突破性进展。

C. 吉西他滨联合西妥昔单抗

SWOG S0205研究中,比较吉西他滨联合西妥昔单抗(G+C)和单药吉西他滨治疗晚期胰腺癌。此Ⅲ期随机研究的结果显示,联合C225毒性反应可耐受,有延长MST和mPFS的趋势,但差异未达到统计学意义。

D. 吉西他滨联合贝伐单抗和厄洛替尼(AviTA研究)

2008年ASCO报道的AviTA研究,共有607例既往未接受过化疗、KPS 60~100分的转移性胰腺癌入组,随机接受吉西他滨、厄洛替尼、贝伐单抗(GEB)三药联合方案和吉西他滨、厄洛替尼两药(GEP)联合方案治疗。研究显示,三药组在有效率、mPFS方面有明显优势,MST有延长趋势。

E. 吉西他滨联合索拉非尼(BAYPAN研究)

2011年ASCO报道的一项多中心、随机、双盲、Ⅲ期临床研究中,比较吉西他滨联合索拉非尼(G+S组)和吉西他滨联合安慰剂(G+P组)一线治疗晚期胰腺癌,提示加用索拉非尼并不能使患者得到生存获益。

总之,目前为止,吉西他滨是标准的治疗胰腺癌药物,但需要注意的是吉西他滨可改善患者的生活质量,客观有效率不高。寻求更具疗效的新药仍是今后胰腺癌治疗努力的方向。

- 二三线化疗

二三线治疗中,绝大多数的单药或联合方案仅能对体能状况较好(KPS≥70、PS 0~1)的患者有一定的临床获益。二线化疗可能包括以吉西他滨为基础的治疗方案(那些之前经氟尿嘧啶为基础的治疗的患者)和以氟尿嘧啶为基础的治疗方案(那些之前经吉西他滨为基础治疗的患者),但是缺乏随机对照Ⅲ期临床试验的支持。

对于一线治疗失败后的晚期胰腺癌,大部分二线治疗方案尚未显示出明显的生存获益,因此,关于难治患者的二三线治疗尚无标准方案。

5) 分子靶向治疗

基础研究发现,多数胰腺癌都存在环氧合酶-2(COX-2)、血管内皮生长因子(VEGF)及其受体(EGFR)的过度表达。针对肿瘤生长、侵袭和转移的信号传导通路,采用特异的药物阻断传导,可以高效特异地杀伤肿瘤细胞,靶向治疗为胰腺癌的治疗提供了新的策略,是目前研究的热点之一。目前进入临床试验的有：EGFR 单克隆抗体靶向药物、酪氨酸激酶抑制剂（EGFR-TKI）、抗血管内皮生长因子（VEGF）靶向药物、法尼基转移酶抑制剂（FTIs）、基质金属蛋白酶抑制剂（MMPIs）、多聚二磷酸腺苷核糖聚合酶抑制剂（PARPi）、环氧合酶-2 抑制剂、细胞周期控制。

6) 免疫治疗

近几年来随着对肿瘤免疫相关分子机制的深入研究，以肿瘤疫苗为代表的细胞免疫治疗在胰腺癌的治疗中也取得了较大进展，为胰腺癌的治疗提供了新的方法和手段。

进入临床研究的单克隆抗体治疗有：间皮素（mesothlin）的嵌合型单克隆抗体、Mapatumumab 为靶向肿瘤坏死因子相关凋亡诱导配体（TNF-related apoptosis-inducingligand，TRAIL）受体-1 蛋白的人单克隆抗体。过继性细胞免疫治疗、肿瘤疫苗治疗有：多肽疫苗、核酸疫苗、重组病毒疫苗、细菌疫苗、基因修饰的肿瘤细胞疫苗、树突状细胞（dendritic cells，DC）疫苗等。

尽管临床研究的结果显示免疫治疗用于胰腺癌的治疗取得了令人兴奋的结果，但是多数的临床研究未能显示显著的疗效以及患者生存的明显改善。免疫治疗的疗效欠佳与患者体内的多重免疫抑制机制有关，因此通过多种疫苗联合、打破肿瘤微环境中的免疫抑制有望改善针对胰腺癌的免疫治疗，同时如何优化放化疗与免疫治疗的联合也是胰腺癌免疫治疗的重要方向。

7) 热疗

胰腺癌属于对放化疗敏感性低的乏氧性肿瘤，但对热的敏感性高。近年来由于技术上的改进，使得温热疗法得到了应用。其常用的温度是 44 ℃。

热疗也就是用非电离辐射物理因子的生物热效应，使生物组织加热升温杀灭肿瘤组织或促进肿瘤细胞凋亡，从而达到治疗癌症目的。超高速电磁波肿瘤治疗仪（RF-8）采用 8 MHz 电磁波，使人体内细胞的分子极性转换摩擦而在人体内部产生热能。此加热方法既安全、无害、又洁净、轻松。

8) 其他局部治疗

目前用于胰腺癌局部治疗方法还有：射频消融、高能聚焦超声、冷冻治疗、微波固化治疗、纳米刀（不可逆电穿孔）技术治疗等。

4. 四级预防——对症治疗与临终关怀

1) 镇痛

晚期胰腺癌患者最常见的症状就是疼痛，而且常人难以忍受，应如何缓解呢？

（1）药物镇痛

胰腺癌疼痛的药物治疗原则：尽量口服给药，有规律按时给药，按阶梯给药，用药应该个体化，精准止痛，可联合使用抗焦虑、抗抑郁和激素等辅助药物提高镇痛治疗效果。

（2）手术镇痛

对于由肿瘤压迫、刺激所致的梗阻性疼痛，外科手术是必要而有效的治疗方法。

（3）化疗镇痛

对于因肿瘤侵及内脏及腹腔神经丛引起的疼痛可采用化疗的手段，从而减轻或消除肿瘤多神经根的压迫,缓解和消除神经痛。

(4) 放疗镇痛

放疗对癌症压迫或浸润神经引起的疼痛缓解率达70%～85%,若原发灶对放疗敏感,则效果更佳。

(5) 水酒精注射腹腔神经丛阻滞

对不能根治切除的胰腺癌患者行术中腹腔神经丛阻滞,操作方法简便,定位准确且安全,对晚期胰腺癌所致疼痛镇痛效果明显。

胰腺癌晚期患者的疼痛不是单一的疼痛,而是各种疼痛掺杂在一起,因此临床治疗上会采用多种方式共用来镇痛,这也需要患者家属对病人进行心理疏导,增加治疗信心。

2) 营养支持治疗

胰腺癌患者中85%伴有营养不良和体重下降。临床上营养支持包括肠内和肠外营养支持,其中肠内营养支持是最佳的方式。具体选用原则应根据病情、肠外营养支持的时间等多方面的因素来考虑,肠内、肠外两种营养途径不是对立的,而是互补的。

3) 并发症的治疗

(1) 体重减轻

体重下降明显是常见胰腺癌晚期症状,90%的患者有消瘦症状。考虑与胰液胆汁缺乏、消化吸收功能差、食欲不佳、睡眠、精神负担重以及癌细胞直接作用等相关。同时还会伴随体质衰弱,全身乏力的现象。可通过肠内、肠外两种营养途径加强营养支持。

(2) 血栓性静脉炎

在胰腺癌晚期患者当中,有部分患者会出现游走性血栓性静脉炎的现象,也有患者会伴随动脉血栓的形成,这些都是胰腺癌晚期患者最常出现的并发症。可应用阿司匹林和低分子肝素治疗。

(3) 精神症状

随着疾病的发展,当患者的疾病发展到晚期,一部分患者会逐渐出现焦虑、暴躁、忧郁、失眠、性格改变等症状。这些精神症状也是胰腺癌晚期患者较常出现的症状,可应用抗抑郁、镇静、催眠等药物进行治疗。

(4) 胆道梗阻

胰腺癌胆道梗阻现象是胰腺癌最常见的并发症,可行经皮胆道引流(PTCD)或胆总管空肠吻合术。胆囊空肠或胆总管空肠吻合的死亡率分别为16%和20%,其生存期分别为5.3个月和6.5个月,但胆囊空肠吻合者常有黄疸复发和胆管炎的发生。

(5) 十二指肠梗阻

胰腺癌十二指肠梗阻也是导致胰腺癌死亡的又一重要因素,治疗十二指肠梗阻可以通过胃空肠吻合术,加强营养同样重要。

(6) 发热

至少有10%的患者在病程中有发热出现。胰腺癌晚期临床可表现为低热、高热、间歇热或不规则热等。原因可能与癌细胞本身释放的致热源或继发性胆道感染有关,可应用抗生素及激素等治疗。

4）胰腺癌患者的临终关怀

（1）临终关怀的目的

临终关怀的目的是使生命有价值、有尊严地存在，直至自然地结束，它并不是为延长生命，而是为改善生命质量。临终关怀服务不只是在生命的最后几天才进行，而应是贯穿于疾病的全过程，而且要与其他相关专业良好配合。因此，临终关怀是一门关怀和支持的学科，一般需要采用合作式治疗模式，即从疾病的确诊开始直到死亡，历经疾病治疗逐渐过渡到姑息治疗的全过程。

（2）临终关怀的基本特点与核心内容

临终关怀的最基本特点是让患者舒适；其核心内容是尽量控制疼痛和身体的其他不适，在疾病的终末期最常见的是疼痛、呕吐和便秘，有些患者还可能不限于这些症状，其最痛苦的症状是虚弱、口干、食欲丧失、焦虑、吞咽困难、褥疮、瘙痒等，临终关怀的医务人员对任何一细小的症状，都应给予高度的重视，不能视为微不足道。有时并没有特异有效的治疗措施，也应采取一些简单而常用的治疗与护理，目的在于让患者感到自己备受关怀，这样同样会收到很好的效果。

（3）临终关怀的原则

① 以舒缓疗护为主的原则。就是对晚期癌症患者的治疗与护理本着舒缓疗护的原则，不以延长患者的生存时间为主，而以对患者的全面照顾为主，以提高患者临终阶段的生命质量，维护患者临终时的尊严与价值。

② 全方位照护原则。主要包括对临终患者生理、心理、社会等方面的全面照顾与关心，为患者家属提供全天候服务。

③ 人道主义原则。对临终患者提供更多的爱心、同情与理解，尊重他们做人的权利与尊严，这就包括尊重他们选择安乐活的权利，也包括他们选择死亡时安乐状态的权利。

（4）患者的基本需求

晚期胰腺癌患者基本需求包括维持生命、解除痛苦，直至无痛苦地逝去。临终关怀要在满足患者基本生活需要基础上，满足他们的心理需要。

① 心理治疗与护理

Ⅰ. 支持求生心理。晚期癌症患者有强烈的求生希望，因此要尽量维持患者心中的希望，因为希望是晚期肿瘤患者病程中一个重要的让患者生存下来的基本条件。医护人员应抓住患者这种特有的心理特点，细心观察他们的行为、表情、神态、眼神、体态姿势等非语言行为，探求、了解其心理状态及其变化，做好心理诱导，多关心患者，尊重患者意愿，做好生活护理，使其以最佳心态，乐观、愉快的心境对待死亡。

Ⅱ. 消除自卑心理，确立生活信念。晚期癌症患者受尽病痛的折磨，渴望社会关爱，希望得到亲人尤其是配偶的关怀和爱抚。他们害怕孤独，在生命的最后时光，不希望亲人离开。因此，我们可以为患者安排单人病房，允许家属或朋友陪护和探视，满足他们在生命最后时刻与亲人朋友一起度过。医务人员和家属应协助患者树立一个明确的有意义的生活目标，并帮助使之实现。

Ⅲ. 积极开展死亡教育。死亡教育是临终关怀的一项重要内容，对临终患者运用临终心理"安乐"的心理护理方法，能在一定程度上缓解患者的焦虑、悲观、恐惧等情绪，使患者能安静地接受死亡。死亡教育在国外一些国家已较为普及，甚至为大、中、小学生开设死亡课程。死亡已被他们普遍接纳,认为死亡是生命循环中有意义的连贯性,是人类作为一个整体存在所必然的事情。死亡教育目的在于帮助临终患者树立正确的死亡观。突破对死亡的恐惧和不安,学习"准备死亡,面对死亡,接受死亡",达到让生命"活的庄严,死的尊严""生如春之灿烂,死如秋之静美"。只有让患者认识死亡是人生无法抗拒的必然结果,与其痛苦挣扎,不如顺其自然,就会使患者安心,从而消除焦躁、恐惧心理,"安乐"接受死亡。

② 美化环境

应当看到,能否让临终患者在最后的人生旅途中过得更幸福,更有尊严和价值,不仅取决于旁人的关怀护理,而且美好环境也可唤起患者对生命的留恋,珍爱剩余的生命。因此,临终患者的房间要光线充足、温暖、整洁和安静,并摆放一些患者平时喜爱的鲜花和物品,让患者最喜爱的人陪伴,使患者多享受一份人间情谊,安详地度过余生。

③ 生活关怀

临终患者已失去生活自理能力,护士应协助患者料理日常生活。例如,尽量使患者保持舒适的体位,及时更换衣物、床单,保持患者皮肤清洁干燥,及时擦净皮肤上的血迹,把患者床头上的物品摆放整齐。还要根据患者的病情,协助患者翻身,按摩受压部位,促进血液循环,并保持床单清洁干燥、平整、无皱折,以防褥疮发生。

④ 补充营养

由于癌症患者长期慢性消耗,营养不良,胃纳不佳,故应给高营养、高维生素、易消化饮食,例如可让营养师烹调适合患者口味的最喜爱的饮食,每天进食前,认真做好患者的口腔护理,以增强患者食欲,同时鼓励患者进食,必要时采用胃肠外静脉高营养输入,以补充营养和维持体内水电解质平衡。

参考文献

[1] Siegel R, Naishadham D, Jemal A. Cancer statistics, 2013 [J]. CA Cancer J Clin, 2013,63:11-30.

[2] Simard E P, Ward E M, Siegel R, Jemal A. Cancers with increasing incidence trends in the United States: 1999 through 2008 [J]. CA Cancer J Clin,2012, 62(2):118-28.

[3] Ma C, Jiang Y X. Trend and prediction on the incidence of pancreatic cancer in China [J]. Chin J Epidemiology,2013,34(2):160-163.

[4] Bosetti C, Lucenteforte E, Silverman D T, et al. Cigarette smoking and pancreatic cancer: an analysis from the International Pancreatic Cancer Case-Control Consortium(Panc4) [J]. Ann Oncol,2012,23(3):1880-1888.

[5] Bao Y, Hu F B. Nut consumption and risk of pancreatic cancer inwomen[J]. Br J Cancer,2013, 10(22): 665.

[6] Ma S J, Kong D. Analysis of the Clinical Characteristics and Prognosis of Pancreatic Carcinoma[J]. Chin J Surgery of Integrated Traditional and Western Medicine,2014, 20(20):11-16.

[7] Mersch, Jackson M A, et al, Cancers Associated With BRCA1 and BRCA2 Mutations Other Than Breast and Ovarian[J]. Cancer,2014,9(15):15-17.

第十一章 肾癌的临床预防方略

据估计美国2014年约有63 920例新诊断肾癌病例,其中13 860例死亡。肾细胞癌(renal cell carcinoma, RCC)占所有恶性肿瘤的3.8%,诊断时中位年龄为64岁。在2002—2011年的10年间,RCC发病率年增长1.6%。发病率增长的原因不明。肾脏肿瘤约90%为RCC,其中85%为透明细胞癌,其他少见类型包括乳头、嫌色细胞和集合管癌。集合管癌占肾癌不到1%。髓样癌是集合管癌的特殊亚型,最早被描述见于镰状细胞阳性患者。筛查、流行病学以及预后数据库分析显示局限期肾癌与进展期肾癌的5年生存率逐年提高。5年生存率最重要的预后因子为肿瘤分期、分级、局部侵犯程度、区域淋巴结是否转移和是否有远处转移灶。肾细胞癌可依次转移至肺、淋巴结、骨、肝、肾上腺和脑等。

第一节 肾癌的流行病学

1. 地区分布

肾癌约占成人恶性肿瘤的2%~3%,占成人肾脏恶性肿瘤的80%~90%。世界范围内各国或各地区的发病率各不相同,总体上发达国家发病率高于发展中国家,城市地区高于农村地区。根据GLOBOCAN 2012年世界恶性肿瘤流行病学研究数据,肾癌的全球发病率居恶性肿瘤第14位,死亡率居第16位。2012年,全世界估计新发肾癌338 000例,死亡143 000例,分别占恶性肿瘤发病及死亡的2.4%和1.7%。

北美洲、拉丁美洲、非洲、欧洲、大洋洲及亚洲各国报告给WHO的国家或地区年龄标准化的肾癌发病率,最高的地区为欧洲,其中捷克最高,男性20.0/10万,女性10.2/10万,其次为东欧国家、德国和意大利等。北美国家和大洋洲的澳大利亚、新西兰等国的发病率也较高。而多数亚洲、非洲国家和部分南美国家发病率较低,其中最低的是非洲的冈比亚,男性0.4/10万、女性1.0/10万。目前普遍认为发达国家比发展中国家发病率高。

中国肿瘤防治研究办公室的全国肿瘤登记中心对全国肾癌的发病率和死亡率等情况进行了长期的调查,结果发现,中国肾癌发病率接近世界平均水平,且呈逐年增加趋势,平均每年增长约6%。人口结构老龄化,生活方式西方化及早期筛查的推广可能是发病率增高的原因。随着收录的登记处数量及登记覆盖人口不断增加,自2010年起,肿瘤登记中心不再是仅仅统计登记地区的发病率情况,而是用登记地区的发病率结合全国人口普查情况,估算全国肿瘤发病率,使得数据更加可靠。2010年起的数据与2009年前的数据无可比性。不过,对比2010年与2011年肾癌的发病率和死亡率情况,可以看到发病率和死亡率依然有上升趋势。城市的发病率和死亡率高于农村,城市发病率是农村的3.9~6.7倍。值得注意的一点是,2011年城市肾癌死亡率相比2010年下降了3.4%,体现出城市中肾癌人群的早期化趋势,以及我国肾癌治疗水平的不断提高。

2. 种族分布

美国Chow WH(2008)研究分析了美国2002—2005年间不同种族的肾癌发病模式和趋势。黑人发病率最高,男性17.0/10万,女性7.5/10万;白人男性14.3/10万,女性7.2/10万;亚裔是白人的一半,男性7.8/10万,女性3.7/10万。黑人相对于白种人、亚洲人生存率更低,但局限性肾癌更多,且黑种人比其他种族的患者的平均诊断年龄低,另一方面,亚洲人较其他种族的人发病率更低,生存率更高。

3. 性别分布

从1998年到2009年,以全国肿瘤登记地区的数据代表全国肿瘤流行病学情况可以看出:中国男性肾癌发病率由1998年的2.99/10万,至2008年达到6.54/10万的高峰后,2009年回落至5.72/10万,年均增长6.1%。女性肾癌发病率由1998年的1.74/10万,至2008年达到3.58/10万的高峰后,2009年回落至3.24/10万,年均增长5.8%。中国男性肾癌死亡率由1998年的0.93/10万,至2008年达到1.99/10万的高峰后,2009年回落至1.90/10万,年均增长6.7%。中国女性肾癌死亡率由1998年的0.53/10万,至2008年达到1.05/10万的高峰后,2009年回落至1.01/10万,年均增长6.04%。统计学数据进行性别分层后可以看出,肾癌的年龄标化发病率男性是女性的两倍($6/10^5$ vs. $3/10^5$),年龄标化死亡率男性也约是女性的两倍($2.5/10^5$ vs. $1.2/10^5$)。

4. 年龄分布

肾癌发病率随年龄的增长而增加。以2008年为例,60岁以前中国人肾癌发病率水平较低,年龄别发病率低于1/10万,0~39岁中国人的肾癌的年龄别发病率低于1/10万。60岁以后肾癌年龄别发病率突破1/10万,出现明显升高;在70岁以后肾癌发病率达到69.77/10万的峰值。

分性别统计,女性中,55岁以前的肾癌年龄别发病率低于1/10万,60岁以后肾癌年龄别发病率突破1/10万,并出现明显升高。70岁以后女性肾癌发病率明显上升,居女性泌尿系恶性肿瘤发病率第2位;至85岁以上年龄组女性膀胱癌发病率达到31.62/10万的峰值。男性中,各年龄组肾癌发病率均高于女性,其随年龄增长而增高的幅度为女性的3~4倍。55岁以前的男性肾癌年龄别发病率低于1/10万,60岁以后肾癌年龄别发病率突破1/10万,并出现明显升高。

第二节 肾癌可能的发病因素

肾肿瘤病因至今尚不明确,流行病学家曾进行过大量的调查,发现以下因素可能与肾肿瘤发病有关:吸烟、肥胖、职业、经济文化背景、高血压、输血史、糖尿病、放射、药物、利尿剂、饮酒、食物、家族史等。

1. 肾癌的分子生物学发病机制

肾小管上皮细胞多阶段一系列的复杂突变导致了透明细胞癌的发生。近年来的研究,发现VHL。基因-缺氧诱导因子-缺氧反应基因通路(VHL-HIF-HRG通路)在肾癌发生发展过程中起重要作用。

研究发现透明细胞癌的发病机制与VHL(von hippel-lindau)基因发生突变密切相关,在遗传性和散发性的患者中都能发现VHL基因的异常,因此VHL基因被认为是肾透明细胞癌的主要癌基因。该基因得名于VHL病,是一种罕见的常染色体显性遗传的家族性肿瘤综合征,涉及多个系统病变,主要包括视网膜和中枢神经系统的成血管细胞瘤,肾上腺嗜铬细胞瘤,肾透明细胞癌。

目前发现的VHL靶蛋白中,对缺氧诱导因子(hypoxia inducible factor,HIF)的研究最为深入。HIF在pVHL作用下迅速降解消失;但缺氧或者pVHL失活时,HIF-α不可被pVHL降解而浓度增加,转入细胞核内后HIF-α与HIF-β共价结合形成活性HIF异二聚体而活化,继而与缺氧反应基因(hypoxia responsive gene,HRG)启动子区的缺氧反应元件(hypoxia responsive element,HRE)结合,转录激活一系列HRG,包括血管内皮生长因子(vascular endothelial growth factor,VEGF)、转化生长因子-α(transforming growth facto-α,TGF-α)、葡萄糖转运因子-1(glucose transporters-1,GLUT-1)、血小板来源生长因子-β(Platelet derived growth factor-β,PDGF-β)和促红细胞生成素(erythropoietin,EPO)等,这些细胞因子广泛参与细胞能量代谢、血管生长、细胞周期、细胞凋亡等生理过程,并且在肿瘤的发生、发展和转移过程中均起到重要作用。VHL基因通过介导降解HIF-1,间接对各因子的转录起到抑制作用,因此该途径被称为"VHL-HIF-HRG通路"。

2. 不良生活习惯

1) 吸烟

吸烟与肾癌关系的流行病学研究较多,大量回顾性调查分析显示:主动吸烟及被动吸烟均可增加肾癌的发病风险。吸烟量和吸烟年限与肾癌发生呈正相关,戒烟时间与肾癌的发病呈负相关。分类分析显示与目前吸烟者相比,戒烟超过30年者的肾癌发病风险减少50%。长期戒烟与不吸烟者发病风险相似。肾癌的发病率和死亡率均与吸烟水平、肥胖、体力锻炼情况直接相关。

2) 饮酒

饮酒与肾癌的关系也有报道,20世纪90年代的研究多数认为饮酒与肾癌无相关性。最近的研究表明饮酒与肾癌发病有相关性。Hu J(2008)和 Pelucchi c(2008)分别对加拿大和意大利的饮酒与肾癌相关性的研究结果进行了报道,两个完全独立的研究同时发现男性和女性饮酒者的肾癌发病率明显低于非饮酒者。

3) 饮食

肾癌的发病风险与能量摄入总量呈正相关,食用蔬菜可降低肾癌的发病风险,而肉食摄入量可增加发病风险,水果对于肾癌的发病风险无明显影响,白面包和白马铃薯可增加肾癌发病风险,而番茄可降低其发病风险。越来越多的研究发现,肥胖是肾癌的危险因素。曾经对美国艾奥瓦州地区近10万绝经期妇女调查发现,体重和身体质量指数(Body Mass Index,BMI)与肾癌相关。最近 Setiawan 的研究发现肥胖者患肾癌的风险在男性增加1.76倍,女性增加2.27倍。Lowrence 于2009年的报道认为肥胖者更易患透明细胞癌,BMI是一个独立的透明细胞癌预测因素。

3. 高血压、糖尿病

近年来,越来越多的研究发现高血压与肾癌的关系。与正常人比较,高血压患者的肾癌相关风险在男性是1.42倍,女性为1.58倍。另外,治疗高血压用药与肾癌发病密切相关,其中主要是利尿剂。研究发现,高血压与 VHL 基因突变相关,抗高血压药和利尿剂的应用与非 VHL 基因突变的肾癌相关。曾经报道糖尿病与肾癌相关,Miller 等研究了美国国家癌症研究院(National Cancer Institute,NCI)数据库的1 136例肾癌患者,结果发现无症状肾癌患者的比例从2002年的35%增加至2007年的50%,并高血压者占58%,并糖尿病者占17%,24%的患者诊断时至少同时合并两种并发症。身体质量指数(Body Mass Index,BMI)高血压和泌尿系结石是发病危险增加因素。

4. 遗传

肾癌分为散发性和家族性,与遗传相关的属家族性肾癌。家族性肾癌发病年龄早,易多发或双侧肾癌。家族性肾癌分为3类:常染色体显性型,染色体3q缺失、易位的非乳头状肾细胞癌;VHL(von Hippel-Lindau)病,肾癌占该病28%~45%;常染色体显性型乳头状肾细胞癌。VHL 基因位于3号染色体,它的突变和功能缺失导致体内多处发生良性和恶性肿瘤,包括肾细胞癌、肾囊肿、胰腺癌和囊肿、视网膜血管瘤、嗜铬细胞瘤、小脑和附睾等病变。

5. 肾癌的基因易感性

肾细胞癌的遗传易感基因主要涉及 DNA 修复通路基因、细胞因子相关通路、HIF 通路、哺乳动物雷帕霉素靶蛋白(mammalian target of rapamycin,mTOR)通路。近来,全基因组关联性研究(genome wide association study,GWAS)以及表观遗传 microRNA(miRNA)基因变异也为肾癌病因学和发病机制研究提供了很好的途径。

1) DNA 损伤修复通路

DNA 损伤修复是在多种酶的作用下,生物细胞内的 DNA 分子受到损伤以后恢复结构的现象。各种原因引起的 DNA 损伤可以通过不同方式修复,主要包括碱基切除修复(base excision repair,BER)通路、核苷酸切除修复(nucleotide excision repair,NER)通路和 DNA 错配修复(mismatch repair,MMR)通路。如果修复功能有缺陷,DNA 损伤就可能造成两种结果:一是细胞死亡;二是发生基因突变,或进而恶性转化为肿瘤细胞。DNA 损伤修复通路上关键基因的多态变异可影响该基因功能,进而影响其正常的修复过程,导致肿瘤的发生发展。BER通路中另一关键基因XRCC6的rs2267437 C>G变异和rsl32770 A>G变异同样被证实与肾癌的发生密切相关,8-羟基鸟嘌呤DNA糖基酶基因rsl052133 C>G变异在中国人群中也被证实与肾细胞癌的发生有关。一项针对高加索人的研究已经证实了XPArsl800975 G>A变异可显著增加肾细胞癌的发生风险。此外,在一项针对日本人群的研究中,泛素蛋白连接酶基因的rs2279744 C>T多态变异与肾细胞癌发生风险增高有关,且与肾细胞癌的生存也密切相关。

2) 细胞因子相关通路

细胞因子通过与之相应的受体结合参与多种重要的生理功能,维持体内平衡。细胞因子调节紊乱将导致疾病包括肿瘤的发生。淋巴因子作为一种重要的细胞因子,参与人体各种免疫反应,在肾细胞癌的发生发展过程中发挥重要作用。作为一种重要的细胞因子,白细胞介素(interleukin,IL)在传递信息,激活与调节免疫细胞,介导T细胞和B细胞活化、增殖与分化及在炎症反应中发挥重要作用。针对南亚人群的小样本研究发现,IL-4基因的rs1805010 Ile50Val多态变异可增加肾细胞癌的发生风险,但在大样本中国人群研究中发现,IL-4 rs1805010 Ile50Val与肾细胞癌的发病风险降低显著关联。此外,IL-4基因的另一变异-590 T>C(rs2243250)也与肾细胞癌发生风险降低显著相关;IL-16基因-295 T>C变异可显著增加中国人群罹患肾细胞癌的风险。

3) HIF通路

HIF是一种异源二聚体转录因子,由HIF-α和HIF-β亚基组成,属于bHLH/PAS转录因子家族。肿瘤形成过程中一个关键的步骤是对缺氧的适应,HIF-α上调和肾肿瘤微血管密度密切相关,蓄积的HIF连接一种特异的DNA缺氧应答物质,后者通过促进VEGF-mRNA的转录,增加VEGF蛋白的表达,最后导致血管生成,而肿瘤生长和转移形成与血管生成密切相关。研究发现,HIF-1α和(或)HIF-2α与肾肿瘤细胞的增殖、浸润以及转移能力有关,其高表达常常提示不良预后。Morris等在高加索人的研究中发现,HIF-1α Vall6Glu多态变异可影响该基因的转录活性。

VHL基因是与VHL综合征和肾细胞癌有关的抑癌基因,同HIF-α降解密切相关,HIF-α的水解过程需VHL蛋白和E3蛋白连接酶存在。中国人群中的研究发现,VHL和HIF1A基因多态变异与肾癌预后密切相关,4个SNPs(rs779805、rsll549465、rsll549467和rs2057482)与肾细胞癌的预后关系密切。上述研究结果表明,HIF-1α基因上常见的多态变异可能是影响肾细胞癌发生发展及其预后的重要分子事件。

相对于正常肾组织,VEGF在肾细胞癌中表达升高。VEGF是参与肿瘤血管生成的主要调控因子,能特异地结合血管内皮细胞,促进内皮细胞生长,增加血管通透性,进而促进血管生成。研究还表明,在缺氧条件下调节VEGF表达的信号通路中,HIF起着关键作用,其功能包括增强VEGF基因的转录活性与增加VEGF-mRNA稳定性,两者协同参与肾细胞癌的发生与发展。但目前有关VEGF的表达调控机制尚未完全明确。不同人群中VEGF基因多态变异在肿瘤发生与发展中所起的作用并不完全相同。

4) 哺乳动物雷帕霉素靶蛋白(mammalian target of rapamycin, mTOR)通路

mTOR是调节细胞生长和增殖的重要信号分子,也是一种蛋白激酶,主要通过激活核糖体40 s小亚基S6蛋白激酶(p70s6k)和抑制真核起始因子4E(eIF-4E)结合蛋白-1而发挥

重要作用。mTOR 信号通路的异常激活与肿瘤的发生、发展及转移密切相关。中国人群中 mTOR 基因启动子区 rs2295080 G>T 变异可显著降低肾细胞癌的发生风险,AKT3 基因 rs4132509 A>C 变异则可增加肾细胞癌的发生风险。

5) miRNA 相关研究

miRNA 充当癌基因或抑癌基因参与肿瘤的发生、发展过程。通过实时荧光定量 PCR 技术研究 miRNA-142-5p 在肾透明细胞癌中的表达,发现相对于癌旁正常组织,miRNA-142-5p 的表达水平明显增高。miR-210 在肾癌患者血清中存在差异性表达,可能成为肾癌患者的潜在分子标志物。

6. 维生素 D(vitamin D,VD)缺乏

流行病学研究方面,Gallicchio 教授的团队在以美国为主的八个地区开展了多中心的前瞻性研究,根据调查问卷采集到的信息进行评估后发现 VD 与肾癌的发病并没有显著相关性,美国的另一个研究也持有同样的观点。然而在近几年的研究中,也出现不同的观点,欧洲的一个前瞻性队列研究,对 9 791 个研究对象进行了长达 28 年的随访,结果发现血清 VD 水平与肾癌的发生风险呈负相关。同样,由 40 万丹麦人参与的健康研究,在 8 年的追踪随访中,共有 560 例确诊为肾癌,研究结果显示,高水平 VD 可以降低肾癌约 19% 的发病风险,但与肾癌的死亡率可能成正相关。

多项研究表明 VD 结合蛋白(vitamin D binding protein,VDBP)也可能是一些癌症的病因,如膀胱癌、前列腺癌以及胰腺癌,而在与肾癌方面的相关研究仍然较少。芬兰一项长达 20 年的前瞻性队列研究,共纳入了 30 万个吸烟男性,通过研究发现在男性中高浓度的 VDBP 显著地降低了肾癌的发病风险。

第三节 肾癌的临床表现及诊断依据

1. 临床表现

肾癌经典教科书式的"三联征"表现为血尿、腰痛及腹部肿块。随着检查手段的进步及体检意识的提高,目前临床上"肾癌三联征"已不到 5%~10%。

国内外报道无症状肾癌的发现率逐年提高,国内目前报道的发现率大于 60%。有症状肾癌患者中约 10%~40% 的患者出现副瘤综合征,表现为高血压、贫血、体重减轻、恶病质、发热、红细胞增多症、肝功能异常、高钙血症、高血糖、血沉增快、神经肌肉病变、淀粉样变等。约 20% 患者为转移性肾癌,可由于肿瘤转移所致的骨痛、骨折、咳嗽、咯血导尿管症状而就诊。

肿物:在腰部或腹部,摸到坚硬的凸凹不平的肿物,说明肾肿瘤体积已经较大,肿物常成为肾胚胎瘤的第一征象,患者以 1~3 岁的幼儿为多,十之八九是被其母亲发现。

血尿：在一般成人发生肾肿瘤之后，其一大特征是会出现无痛性、间歇性血尿，大约有60％的此病患者有此表现。"无痛性"表示肿瘤在早期除了血尿外，无任何其他痛楚；"间歇性"表示肿瘤出血时，或者侵犯肾盂时，才出现血尿；出血停止时，血尿随之消失。

疼痛：肾癌病人可有腹部钝痛和隐痛；肾盂肿瘤只在引起肾积水或血尿严重时出现肾绞痛；肾胚胎瘤一般不会引起疼痛。

左侧精索静脉曲张：成年男子突然发现平卧时，左侧精索静脉曲张不能消退，应怀疑左肾是否患有肿瘤。其原因在于，左肾发生肿痛时，肿瘤细胞可从肾静脉进入相通的精索内静脉，将其堵塞形成曲张。

全身中毒症状：一些病人首先表现为全身中毒症状，如消瘦、贫血、衰弱等。大约有10％～20％的患者有不同程度的发热。低热常见于有肾胚胎瘤的病核。

转移瘤：如发生骨转移，引起骨折；有脊柱转移的引起腰痛，下肢麻痹；有肺转移时，发生咳嗽、咯血等。转移瘤的病象往往十分明显，常出现在原发癌症状之前。

内分泌改变：肾脏肿瘤可造成人体内分泌系统的功能紊乱。如发生红细胞增多症、高血钙症、性机能改变等，这些情况的出现应考虑肾脏是否有肿瘤发生。

2. 诊断依据

患者应采集完整病史，以及进行仔细的全身体检，实验室检查应包括血常规、血沉、生化（包括肌酐、尿素氮、肝功能、血钙、碱性磷酸酶、乳酸脱氢酶），凝血机制筛查与尿液分析。低龄肾癌患者（≤46岁）有可能是VHL病，建议前往遗传肿瘤门诊进行进一步的检查与评估。

初筛首选腹部B超或彩色多普勒超声。腹部/盆腔电子计算机断层扫描（CT）（有条件者应行增强扫描）和胸部影像学（胸片或CT）是评估之初最为重要的分期检查。如果考虑下腔静脉肿瘤受侵，应行腹部磁共振成像（MRI）检查，或另外患者如果过敏或肾功不全不能使用造影剂时，可以进行MRI检查来替代CT进行检查来明确肿瘤与分期。中央型肿块应警惕可能为尿路上皮癌，这时候应考虑同时行尿细胞学和输尿管镜检查。除非合并有碱性磷酸酶升高或存在骨痛，否则骨扫描不作为常规检查项目。病史或查体怀疑脑转移时行脑CT或核磁检查。细针穿刺活检也可以用于明确肾癌的诊断，以及用于可疑病灶的筛查。腹部影像学检查有较高的诊断价值，术前细针活检常无必要，尤其是对于那些影像学较为明确的患者，但对于冰冻、射频消融及需密切随访的患者，细针活检通常作为诊断肾癌的依据。虽然正电子发射断层-X线计算机断层组合系统（PET-CT）用于肾癌的价值得到肯定，但当前单独应用PET-CT不是肾癌诊断与术后复查的标准手段。

随着影像技术的发展，肾癌的诊断方法及观念已在悄然变化：① B超的广泛应用，越来越多地诊断出毫无症状的偶发癌和不足3 cm的小肾癌；② B超作为肾癌诊断的首选影像学检查，CT平扫及增强扫描作为肾癌临床诊断、分期的最佳影像学检查已获公认；③ 静脉尿路造影（intravenous urography，IVU）已经不再作为肾肿瘤必行的影像检查，因其诊断价值小，同时CT增强扫描亦可替代其满意评价对侧肾功能；④ 肾动脉造影作为有创性检查，已被其他损伤更小、诊断率更高的肾声学造影、螺旋CT、MRI及三维影像重建等无创影像技术所取代；⑤ 对于影像检查难以诊断的小肾肿瘤不再推荐术前穿刺活检，而是推荐定期影像检查或行保留肾单位手术；⑥ 腹部B超、彩色多普勒超声、CT及MRI扫描检查可准确了解下腔静脉瘤栓的状况；⑦ 发射断层扫描PET或PET-CT可发现远处转移病灶或评定化疗、放疗的疗效；⑧ 核素肾图可以评价患侧及对侧的肾功能，核素骨扫描可发现骨转移。肾癌诊断中最大难题是小肾肿瘤的鉴别。小肾肿瘤中肾癌约占68%～87%,还有嗜酸细胞瘤、血管平滑肌脂肪瘤、平滑肌瘤、纤维瘤及淋巴瘤等。应用现代影像技术已能分清绝大多数的小肾肿瘤,但有时需要多种影像学检查交互印证。

(1) B超检查

随着灰阶图像及彩色多普勒技术的不断发展,超声对小肾癌的诊断水平明显提高,B超检查时肾癌病灶一般多呈低回声,内部回声不均;而小肾癌病灶常表现为强回声,内部组织回声均匀。病灶内存在小液性回声(坏死灶)有利于小肾癌诊断;小肾癌的低回声边界(假包膜或囊性病变所致)有助于与AML鉴别。超声血管造影能增强血流显示,弥补常规彩超对肿瘤内的低速血流或部位较深、较小肿瘤血流显示不充分的缺点,使少血供或无血供的肿瘤明显强化,有助于小肾肿瘤的鉴别诊断。Tammela报道B超对肾癌的诊断准确率为85%,分期准确率为70%～74%。彩色多普勒超声诊断肾静脉及下腔静脉内瘤栓的准确率为93%,敏感度为81%,特异度为98%。

B超检查的缺点:多发瘤灶者易漏诊;肾占位性病变及肾癌病理组织学亚型的定性困难。

(2) CT检查

目前CT扫描是检出和定性诊断小肾癌的最佳方法,薄层扫描是提高检出率的关键。常规CT因受扫描速度的限制,增强扫描层面多为肾实质期。螺旋CT扫描速度加快,可一次屏气全肾连续多期扫描,避免呼吸幅度不同导致的层面遗漏,减少了部分容积效应的影响,CT值测定更准确,小癌灶检出率增加,囊性肾癌的分隔、结节及肿瘤侵犯血管等恶性特征的显示更加改善。而近年推出的多层螺旋CT进一步弥补单层螺旋CT不足,采样速度更快,球管旋转一周仅需0.5 s,采集4层或更多层图像,完成全肾扫描仅需几秒,对于肾上极和下极癌灶的扫描时间差基本可以忽略。MSCT如采用动态增强加1～2 mm的薄层扫描,不仅能提高密度分辨率,正确定位,显示直径0.5～1.0 cm甚至更小的肿瘤;而且能准确反映病灶的强化特征,对大多数肾癌的病理组织学亚型进行定性。有报道透明细胞癌在增强扫描的皮质期CT值一般升至100 Hu以上,而颗粒细胞癌强化程度较低,CT值在100 Hu以下。

MSCT平扫:小肾癌密度均匀,低于或等于肾实质,少数表现为高密度。出血、坏死、囊性变及钙化罕见。

多层螺旋CT多期增强扫描:① 皮质期(动脉期)可显示肿瘤组织的供血特点及邻近皮质浸润情况。多血供小肾癌呈非常显著增强,CT值较平扫增加50～120 Hu,达到甚至超过肾皮质增强程度,但为短暂、一过性、不均匀强化,随后密度明显下降;而少血供小肾癌强化不明显,常被正常的肾实质遮掩。② 实质期可显示正常组织与瘤灶的密度对比,有利于确定肿瘤与正常组织分界,多数肿瘤有不同程度的强化表现,CT值的上升超过20 Hu。由于强化迅速消退,密度低于肾实质,呈快进快退的特征性改变,可为小肾癌的正确诊断提供可靠依据。③ 肾盂期(排泄期)可清晰显示癌灶境界、集合系统受侵情况及静脉血栓,对指导外科制定手术方案有帮助。

CT三维立体重建:可应用多种图像后处理,将动脉造影、静脉造影和常规CT检查综合在一起,准确显示肿瘤与肾脏血管系统、集合系统及正常肾实质的关系,减少有创检查的应用,对小肾癌行保留肾单位手术(nephron-sparing surgery, NSS)及微创手术具有极其重要的指导价值,已经成为肾脏肿瘤外科手术设计的影像学前沿。

多层螺旋 CT(multi-slice helical CT,MSCT):诊断肾癌的特异度为 95%,准确率为 95%,分期准确率为 91%;诊断肾静脉与下腔静脉瘤栓的敏感度为 85%,特异度为 98%,准确率为 96%。对于直径大于 3 cm 的肾癌,SCT 检测透明细胞型敏感度为 80.2%,检测非透明细胞敏感度为 80.7%。

CT 检查的缺点:有 X 线辐射,有可能发生对比剂过敏,部分腺瘤或嗜酸细胞瘤或伪增强的小肾囊肿有可能误诊为小肾癌,显示静脉内癌栓不如磁共振检查。

(3) 磁共振检查(MRI)

小肾癌血管丰富,屏气动态多维梯度回波,于静脉内注射钆增强可见病灶早期增强,数分钟后病灶与邻近肾实质类似或增强减少。CT 或血管造影缺血或增强不明显的肿瘤,MRI 对比增强后,可见明显增强。T1w 对比增强发现小的肾肿物比不增强 T1 或 T2w 或动态 GRE 对比增强后敏感率高。以自旋回波 T1w 钆增强发现直径小于 3 cm 肾癌的准确率为 80%~100%。此外,用钆增强可助鉴别肾囊、实性肿物。出血性病变 T1w 为高信号,因此需对比增强前后评估才能准确发现病变及定性。MRI 可发现肾癌假包膜。假包膜为膨胀性肿物旁被压缩的肾实质,而无恶性特异性。有假包膜的肿瘤较小,组织分级低于无假包膜的肾癌,分级高的肿瘤有侵袭性,边界往往不清楚。有假包膜肾癌,增强 CT 表现为一低密度环,而 MRI T1w 及 T2w 有低信号环,T2w 权重像显示假包膜更好。

肾腺癌较大者,由于出血、坏死引起不均匀信号。T1w 可见坏死区,表现为一均匀低信号,而 T2w 为高信号,病变边缘有中等信号。某些肿瘤有纤维化,T2w 可见肿瘤内信号变低。肾肿块内出血,如为亚急性或慢性出血,正铁血红蛋白细胞外期,T1w 短,T2w 延长,因此 T1 及 T2 均见高信号。长期出血分解为含铁血黄素,信号降低为典型变化。T1 及 T2 权重由于顺磁效应,边缘环状时显影。过去有出血的肿瘤,信号明显降低也是以上原因。一般来说,出血于 T1w 为高信号,为非特异变化。脂肪也是高信号,所以应用脂肪抑制可以鉴别出血或脂肪。由于钙化,病变偶见不均匀,MRI 多为混合低信号,但 MRI 显示钙化不如 CT 显示钙化好。10%~15% 肾腺癌为囊性,有以下情况:① 肿瘤内囊变(部分肿瘤生长成 1 个或多个含液小房);② 实性癌内坏死或出血,但少见;③ 单纯囊肿壁内发生癌。CT 鉴别单纯囊肿或肿瘤有效,常可显示肿瘤各种不同类型囊变区。囊性腺癌最常见表现是多房比单囊性病变多见。多房可分为大囊(超声可显示为囊性)或微囊性(超声为实性)。小房有恶性细胞为衬,常含不同量的新旧血液。多房大囊癌与多房囊性肾瘤肉眼及放射影像学类似,但组织学不同。慢性肾功能衰竭病人发生肾癌约 7%,其特点是比正常肾功能患者血运少。MRI 比动态 CT 增强扫描对发现肾癌、定性、分期的优点如下:① 碘对比剂过敏患者不能做 CT 扫描;② 肾功能衰竭,不宜做 CT 增强扫描;③ 双肾肿瘤(用 CT 及超声可能遗漏 50% 直径小于 1 cm 肾肿瘤)肾功能衰竭时,肾实质 MR 增强较好,对比剂用量少,对肾毒性少于常规的 MR 钆增强。

对肾癌来说,最重要的问题是术前分期,即评价肿瘤的范围、肾周脂肪、肾静脉、下腔静脉及局部淋巴结受累的情况。这些问题多数 CT 即可解决,但 MRI 对于评价肾周及血管受累效果较好。动态 MRI 有助于显示恶性肾肿瘤在肾内的范围。虽然就肿瘤的分期来讲意义不大,但它有助于设计肿瘤的手术方案。采用适当回波时间的梯度回波 MRI 可清楚显示肾周脂肪的浸润。当脂肪与水质子的相位相反时,肾周脂肪中可见信号降低的肿瘤细胞,此即可证实肿瘤的存在。但是,肾脏周围淋巴或静脉水肿也可出现上述表现,在此情况下,采用加脂肪抑制技术的对比增强成像有助于显示肿瘤的肾周浸润,在平扫时为低信号区的肾周组织出现强化即表示肿瘤肾外浸润。对于显示肾静脉和下腔静脉的瘤栓,MRI是最好的无创性方法。MRI可以提供和静脉造影同样的信息。由于没有流空,梯度回波图像甚至可以显示没有扩张的静脉内的栓子。对后腹膜淋巴结病的显示,梯度回波MRI图像与CT和B超的精确度一样,但是CT与B超诊断恶性浸润的唯一标准是测量淋巴结大小。

MRI的缺点:空间分辨率较低,费用较高,一般在CT检查难以诊断时应用。

3. 临床分期

临床分期一般认为会参考美国癌症联合委员会(AJCC)和国际抗癌联盟(UICC),于2010年公布的第7版的TNM分类。(见表11.1)

表 11.1 肾癌 TNM 分期(AJCC/UICC 2010 年第 7 版)

原发肿瘤(T):	分期			
Tx:原发肿瘤不能评估	Ⅰ期:	T1	N0	M0
T0:无原发肿瘤证据	Ⅱ期:	T2	N0	M0
T1:肿瘤局限于肾脏,最大直径小于或等于7 cm	Ⅲ期:	T3	N0	M0
T1a:肿瘤最大直径小于或等于4 cm		T1,T2,T3	N1	M0
T1b:肿瘤最大直径大于4 cm,小于或等于7 cm	Ⅳ期:	T4	任何N	M0
T2:肿瘤局限于肾脏,最大直径大于7 cm		任何T	N2	M0
T2a:肿瘤最大直径大于7 cm,小于或等于10 cm		任何T	任何N	M1
T2b:肿瘤局限于肾脏,最大直径小于10 cm				
T3:肿瘤侵及大静脉或同侧肾上腺外的肾周围组织,但未超过肾周围筋膜				
原发肿瘤(T):				
T3a:肿瘤侵及肾静脉或肾静脉分支的肾段静脉(含肌层的静脉)或侵犯肾周围脂肪和(或)肾窦脂肪(肾盂旁脂肪),但未超过肾周围筋膜				
T3b:肿瘤侵犯横膈下的下腔静脉				
T3c:肿瘤侵犯横膈上的下腔静脉或下腔静脉壁				
T4:肿瘤侵透肾周筋膜,包括侵及邻近肿瘤的同侧肾上腺				
区域淋巴结(N):				
Nx:区域淋巴结转移不能确定				
N0:无区域淋巴结转移				
N1:单个淋巴结转移				
N2:多个淋巴结转移				
远处转移(M):				
M0:无远处转移				
M1:有远处转移				

第四节　肾癌发生的干预方略

肾癌发生的干预方略包括病因的干预、早诊早治及中晚期病人的治疗,所谓病因干预即一级预防,是通过一定的措施消除肾癌的可能致病因素来预防肿瘤的发生。在预防措施中,针对病因的一级预防是最为经济有效的,如果能消除肾癌的病因,那么肾癌的发病率就会明显下降。早诊早治也即二级预防,可概括为"早期发现、早期诊断、早期治疗"。中晚期病人的治疗就是三级预防,是临床诊断肾癌后的积极治疗。四级预防是以减少病人的痛苦、延长病人的生存时间。

1. 一级预防:针对病因的预防

(1) 饮食方面:到了一定年纪的中老年人一定要对日常饮食多加注意和关注。预防肾癌就需要重视日常饮食,要有良好的饮食习惯。要少吃高脂肪、高热量食物,坚持运动,控制体重,避免肥胖、高血压。多吃香蕉、胡萝卜以及甜菜等果蔬可以明显降低患癌风险。每日摄入果蔬的量越大,患病几率就越小。有研究显示,每天吃 6~8 根香蕉的人比完全不吃香蕉的人患肾癌的风险性要低将近一半;有规律地摄入胡萝卜或甜菜等根类植物也会降低 50%~65% 的患病风险,其原因是香蕉等水果蔬菜中含有一种特殊的抗氧化物质,这种物质具有很强的抑制肿瘤形成的功能。腌菜对我们的身体健康有害,大家要少吃或者不吃。腌菜中含有大量的亚硝酸盐和二级胺,在胃内适宜酸度或细菌的作用下,能合成亚硝胺类化合物,这类化合物是很强的致癌物质,所以食品要新鲜,提倡冰箱冷藏。要想预防肾癌的发生大家还应尽量不要吃烟熏和油煎的食物。熏鱼和熏肉中含有大量的致癌物质,如 3,4-苯并芘和多环芳烃。油炸、烘烤、烧焦食物和重复使用的高温食油中也含有此类致癌物质,应尽量少食用。人体温凉平衡是生命的基本保障,是健康的基本保证,是预防疾病的根本保障。人体一旦失去温凉平衡,各种疾病就跟随而来,遇到诱因就会发生。饮食上要注意温凉平衡,不过分食用大补的食品、保健品,不过分贪凉,多食用温补性食品,最好食用应季蔬菜;同时还要保持饮食的生命活力,生命活力是维持生命活动的基础,多吃一些新鲜的水果蔬菜和动物的肝脏。同时要保持营养摄取,肾癌是一种高消耗疾病,尤其是久病的患者,更需要摄取高营养、高蛋白的食物,例如鸡蛋、豆浆等,也要多吃一些抗癌的食物,如栗子、海参、红薯等。在平时养成良好的饮食习惯对肾癌的预防有很大的帮助。

(2) 吸烟酗酒有害健康,这是众所周知的,不吸烟、少饮酒也是预防肾癌的一个重要措施。烟雾中含有苯并芘、多环芳香烃、二苯并卡唑等多种致癌或促癌物质,是肾癌的病因之一。酒精本身虽不是致癌物质,但烈性酒会刺激胃黏膜,损伤黏膜组织,促进致癌物质的吸收。如果饮酒同时吸烟,其危害性更大。因为酒精可增强细胞膜的通透性,从而加强对烟雾中致癌物质的吸收。

(3) 中老年人要随时了解自己的身体情况,定期体检,以便防患于未然。另一个预防肾癌的措施就是进行体检,这是做到早发现的前提。肾癌患者常出现血尿、腰痛和肿块等由局部肿瘤浸润引起的症状。但大多数早期肾癌缺乏明显的症状表现,如果出现腰痛、血尿、肿块等症状,多数患者病情已发展到中晚期。因此,定期体检是早期发现肾癌的根本方法。对于 40 岁以上,尤其有吸烟等不良生活方式和家族肾癌病史的男性,每年体检一次尤为重要。B 超是筛查肾癌最好的方法之一,可发现直径 0.8 cm 以上的肾肿瘤。B 超发现异常者,应进行 CT 检查,CT 可发现 0.5 cm 以上的肿瘤。

(4) 要想很好地预防肾癌疾病的发生,有一个好的身体基础是关键,所以大家要勤于锻炼身体,增强体质。俗话说得好,"生命在于运动",体育锻炼有利于增强体质,提高机体抵抗力,防止感染细菌、病毒以及免疫反应性损害的发生。预防肾癌疾病大家还要注意很好的劳逸结合和养成良好的生活习惯,综合起来可大大地防范肾癌的发生。生活作息不规律、睡眠不充足、暴饮暴食、酒色过度、劳累过度,均可降低人体对外邪的抵抗力,增加患病的机会。所以,在日常生活中,应劳逸结合,按时作息,以维持人体阴阳平衡与气血调畅。

(5) 讲究卫生也是肾癌的预防的一个重要措施,不仅可以防范肾癌,更能保持我们身体的长久健康。有病要早治,皮肤的疮疖痒疹、上呼吸道感染、扁桃体炎反复发作等,都有变成肾炎的可能,因此有病早治非常必要。保持下体清洁,勤换衣裤,可防止泌尿系感染;保持大便通畅,定时排便,有利于代谢废物的排除。

2. 二级预防:早期诊断和治疗

1) 局限性肾癌的早期诊断及治疗

外科手术切除仍是局限性肾癌治疗的一项有效治疗手段,术式可选择根治性肾切除或保留肾单位手术,每种术式后续分别进行阐述。这两种术式都具有各自的优点与风险,需要在长期肾功能以及预计的无病复发时间之间进行平衡。

根治性肾切除包括肾周筋膜、肾周脂肪、区域淋巴结和同侧肾上腺的切除。如果肿瘤侵犯下腔静脉,首选肾癌根治术。这些患者约一半获得长期生存。开放性、腹腔镜以及机器人辅助手术也可以开展根治性肾切除术,长期随访表明腹腔镜手术与开放性手术效果相当。

最初保留肾单位手术仅用于行根治术将导致功能性无肾、必须透析的患者,包括孤立肾、对侧肾功能不全、双侧原发 RCC 等情况。

部分肾切除术目前已经获得与根治性肾切除术相当的预后数据,而肾癌根治术患者增加了罹患慢性肾脏病的风险。基于人群数据,慢性肾脏病可以增加心血管病的发生率与死亡率。与肾癌根治术比较,部分肾切除术可以保留肾功能,降低总死亡率与减少心血管事件的发生。遗传性肾癌如 VHL 综合征,也可以考虑接受保留肾单位手术。现在对于病变为 T1a、T1b(最大直径小于或等于 7 cm)且对侧肾功正常的患者进行保留肾单位手术,且日益增多,其疗效与肾癌根治术相似。因此如果能够使用保留肾单位手术,不应该考虑肾癌根治术。最近越来越多的研究显示对于早期肾癌,部分肾切除术较根治性肾切除术可以获得更好的生存预后。

目前一些有限的术后随访研究显示腹腔镜行部分肾切除术的肿瘤预后与开放性手术效果相当。部分肾切除术应该在肿瘤局部控制达到最佳的同时将血液阻断时间最小化,达到理想状态下不足 30 min。但是,有些病灶局限的肾癌,可能由于局部侵犯或位置因素而不适合行部分肾切除术。对于有经验的外科医师,腹腔镜手术、机器人辅助以及开放性部分肾切除术的疗效与预后大体相当。在医疗条件允许的情况下,从Ⅰ期到Ⅲ期病变的患者应采取手术切除。

2) 早期肾癌是否应行区域淋巴结清扫

区域淋巴结清扫并不能获得治疗益处,但能够提供相应的预后信息。这是因为几乎所有的淋巴结转移患者即使进行了淋巴结清扫术,也很快出现远处转移,淋巴结切除并非治疗目的而是提供预后信息,因所有淋巴结受累的患者尽管行淋巴结切除,但随后常出现复发或远处转移。据最新公布的欧洲肿瘤研究与治疗组织((European Organzation for Research and Treatment of Cancer,EORTC)一项Ⅲ期临床研究比较了肾癌根治术进行淋巴结清扫术与单独肾切除术的情况,结果显示两组人群在总生存、疾病进展时间或无进展生存时间方面没有显著差异,但是原发肿瘤的病理特征,如核分级、肉瘤成分、肿瘤大小、分期以及肿瘤坏死是影响肾癌根治术时淋巴结受侵可能的所有因素。淋巴结状态的评估基于影像学(CT/MRI)和手术时所见。但CT/MRI可能无法探及正常淋巴结中的小转移灶。

美国国立癌症综合治疗联盟(National Comprehensive Cancer Network,NCCN)肾癌委员会推荐区域淋巴结清扫术适用于那些术中可触及或术前影像学检查发现淋巴结肿大的患者。CT发现淋巴结肿大的患者以及那些淋巴结显示正常却需要获取足够分期信息的患者。

3) 早期肾癌的密切监测和消融技术

密切监测的定义是用影像学手段,对初始肿瘤进行密切监测可推迟干预时间。适用于早期、肿块小的患者和那些合并其他疾病,且死于肾癌概率较低的患者。

对于部分选择性患者,特别是老年人与身体条件高危的患者,密切监测或者射频消融术也是可以作为替代治疗,目前尚未开展射频消融与手术切除比较的随机Ⅲ期临床研究。

3. 三级预防:系统治疗及对症治疗

1) 进展期肾癌或Ⅳ期患者的治疗

局限性肾癌患者手术后约20%~30%出现复发或转移。Ⅳ期患者也可以从手术治疗中获益,例如CT上可疑的淋巴结可能是与肿瘤不相关的增生,因此,区域淋巴结肿大并不影响手术治疗。另外,原发灶合并单一孤立有手术切除可能转移灶的患者可以接受手术治疗,这些情况包括原发性RCC合并单一孤立转移灶或距离肾切除术后较长无病复发的患者出现孤立复发灶。可切除的孤立转移灶包括肺、骨和脑。原发灶和转移灶可同期或分期手术切除。大部分行孤立转移灶切除的患者可能出现原发灶或转移灶复发,然而已经有报道证实这些患者可以获得较长的无复发生存时间。

(1) 区域或扩大淋巴结清扫术

早期的研究主张做区域或扩大的淋巴结清扫,而最近的研究结果认为区域或扩大淋巴结清扫术对术后淋巴结阳性患者只对判定肿瘤分期有实际意义;由于淋巴结阳性患者多伴有远处转移,手术后需综合治疗,区域或扩大淋巴结清扫术只对少部分患者受益。

(2) 肾静脉和(或)腔静脉瘤栓的外科治疗

多数学者认为TNM分期、瘤栓长度、瘤栓是否浸润腔静脉壁与预后有直接关系。建议对临床分期为T3bN0M0的患者行肾和腔静脉瘤栓取出术。术中可能出现静脉瘤栓脱落,引起肺动脉栓塞致死。目前CT或MRI是确定肾静脉或腔静脉瘤栓最常用的影像学检查方法。

(3) 术后辅助治疗

局部进展性肾癌根治性肾切除术后尚无标准的辅助治疗方案。肾癌属于对放射线不敏感的肿瘤,单纯放疗不能取得较好效果。术前放疗一般较少采用,不推荐术后对瘤床区域进行常规放疗,但对未能彻底切除干净的Ⅲ期肾癌可选择放疗或参照转移性肾癌的治疗。多种靶向治疗药物的辅助、新辅助及免疫治疗尚在进一步研究中。

2) 复发或Ⅳ期肾癌患者及无法手术切除患者的初始治疗

原发病灶有可能能够手术切除但合并多发转移灶的患者,推荐全身治疗前行减瘤性肾切除术。多项随机试验显示接受减瘤性肾切除术后予干扰素治疗患者生存获益。西南肿瘤组(SWOG 8949)和欧洲肿瘤研究治疗组织行随机试验,对行或不行肾切除的患者予干扰素治疗,联合分析显示手术联合干扰素组的中位生存优于单用干扰素组(13.6月对比7.8月)。

(1) 细胞因子

截至2005年,转移性肾癌的全身治疗仅限于细胞因子治疗或新药临床试验。在过去15年间,有多个针对转移、复发或无法切除的透明细胞癌患者的IL-2与干扰素不同剂量不同形式的联合的临床试验。IL-2首先在老鼠的肿瘤模型研究发现具有抗肿瘤活性,其后用于肾癌患者。IL-2与IFN-α联合,曾报道客观有效率为5%~27%,虽然这些药物部分患者能获益,但对于绝大部分患者来说疗效益处轻微,而副作用较大。

(2) 高剂量IL-2用于透明细胞为主型的一线治疗

IL-2为主的免疫治疗用于晚期肾癌的治疗,有报道一小部分患者可以获得持久的完全缓解或部分缓解。而IFN-α治疗很难获得持续的完全缓解。美国食品药品监督管理局(Food and Drug Administration,FDA)批准干扰素(interferon-α,IFN-α)和高剂量静脉注射IL-2治疗,已经不再被美国医疗中心所采用,因而无法进行直接比较。来自于法国的一项多中心研究表明高强度IFN-α或IL-2治疗的预后相似,而联合治疗组在付出严重毒性代价基础上获得较高的缓解率。高剂量IL-2与严重毒性相关,尝试寻找较好预测患者疗效的肿瘤特征或患者因素也未能成功。接受高剂量IL-2治疗患者的最佳选择原则很大程度上建立在用药安全性方面,包括患者一般行为状态,医疗相关并发症,肿瘤组织学(透明细胞为主),MSKCC(Memorial Sloan Kettering Cancer Center)评分或UCLA(University of California, Los Angeles)术后与免疫治疗生存评分,以及患者对治疗风险的态度。

NCCN肾癌委员会推荐,高剂量IL-2可以作为2A证据推荐,用于选择性的复发或不能手术Ⅳ期转移性肾癌患者的一线治疗选择。

(3) 靶向治疗:包括舒尼替尼、索拉菲尼等

含有肉瘤样分化的肾细胞癌以及非透明细胞癌的治疗仍是一项挑战。

肉瘤样成分的肾癌更具有侵袭性,这种情况可以发生于所有类型的肾癌,其预后差。化疗在肉瘤的治疗中具有重要价值,因此已经将化疗应用于肉瘤样肾癌的治疗。吉西他滨联合多柔比星或吉西他滨联合卡培他滨用于肉瘤样分化的透明细胞癌或非透明细胞癌的治疗具有一定疗效。

非透明细胞肾癌中,髓样癌相当少见,约占年轻患者所有原发肾脏肿瘤的2%,95%的患者都为转移性疾病,虽然预后很差,但化疗仍然是髓样癌的主要治疗方式。

肾集合管也是类型非常少见的非透明细胞癌,疾病恶性程度高。将近40%的患者最初诊断时即出现远处转移,大部分患者确诊后1~3年内发生死亡。肾集合管癌的生物学行为与尿路上皮癌有相似之处,一项多中心前瞻性研究显示23例既往未接受过治疗的患者接受吉西他滨联合顺铂或卡铂治疗,结果显示有效率达26%,总生存达10.5个月。

NCCN 肾癌委员会将化疗作为 3 级证据推荐用于肉瘤样分化的透明细胞癌与非透明细胞癌的治疗选择,已经显示一定疗效的化疗方案包括:吉西他滨联合多柔比星或卡培他滨。另外,已经观察到吉西他滨联合卡铂,或紫杉醇联合卡铂治疗其他类型的非透明细胞癌,如集合管癌或髓样癌等显示一定疗效。

4. 四级预防:临终关怀,包括临终前的姑息对症处理

1) 支持治疗

支持治疗是所有晚期肾癌患者的基础治疗,其中包括了颅外肿瘤控制良好情况下孤立性脑转移的手术治疗,病灶大小合适的话,可以考虑放疗。对于肿瘤负荷不大的患者,如果出现肿瘤导致的脊髓压迫、即将或已经发生的承重骨骨折也可以接受手术治疗。另外对于骨转移,特别是伴发疼痛的骨转移,可以接受双磷酸盐类药物治疗的同时给予局部放疗。门诊随访、影像学检查以及实验室检查的频率应该根据患者的具体情况个体化安排。

30%~40%晚期肾癌患者会出现骨转移。肾癌患者骨破坏为典型的溶骨性改变,将会导致一系列骨相关事件,其中包括需要手术或放疗解决的骨痛、高钙血症、病理性骨折、脊髓压迫。两项关于骨转移患者的研究指出使用不同的放疗方式能明显改善骨痛。

目前包括唑来膦酸在内的双磷酸盐类治疗骨转移的价值得到肯定,现在也出现了一些新的药物治疗骨转移,如核因子 κ-β 受体活化因子配体(receptor activator for nuclear factor-κ-β ligand,RANK)配体抑制剂(如 Denosumab),一项Ⅲ期临床试验比较 Denosumab 与唑来膦酸用于预防多发性骨髓瘤或实体瘤骨转移导致的骨相关事件(skeletal related events,SRE),共入组了 1 776 例未接受过唑来膦酸治疗的晚期肿瘤骨转移患者,这其中也包括肾癌患者(6%),结果显示发生骨相关事件的中位时间达到统计学上显著的非劣效性($HR=0.84, P=0.0007$)。

NCCN 肾癌委员会推荐双磷酸盐或 RANK 配体抑制剂用于肾癌合并骨转移且肌酐清除率≥30 mL/min 患者的治疗。强烈推荐患者每天口服钙剂以及维生素 D。患者的对症治疗,尤其是一般情况不好出现远处转移的患者,应包括给予最佳镇痛治疗。

2) 关怀治疗

晚期肾癌的常见身体症状包括:疼痛、疲倦乏力、消瘦、食欲不佳、恶心呕吐、肢体水肿、便秘、贫血、呼吸困难、咳嗽、胸腹水等。对于晚期肾癌患者的关怀治疗主要包括患者身体状况的照顾(包括控制身体不适症状至最低程度,整洁的需要,饮食合适,大小便处理,睡眠安适,环境适合和可自主活动)。

晚期肾癌患者常见的心理症状包括:焦虑、孤独、抑郁、愤怒、恐惧、绝望及自杀倾向。这时候的患者心理状态处于高度敏感阶段,需要医护人员及心理健康相关方面的人员进行一对一、个体化、系统化、科学化的心理疏通、辅导,帮助患者建立正确、积极、健康的心理环境,乐观面对疾病及身体心理的不适。

参考文献

[1] 马建辉,李鸣,张思维,等. 中国部分市县肾癌及泌尿系其他恶性肿瘤发病趋势比较研究. 中华泌尿外科杂志,2009,30(8):511-514.

[2] Stafford H S, Saltzstein S L, Shimasaki S, et al. Racial/Ethnic and gender disparities in renal cell carcinoma incidence and survival. Journal of Urology, 2008, 179(5):1704-1708.

[3] Aron M, Nguyen M M, Stein R J, et al. Impact of gender in renal cell carcinoma: an analysis of the SEER database. European Urology, 2008, 54(1):133-140.

[4] Hu J, Ugnat A M. Active and passive smoking and risk of renal cell carcinoma in Canada. European Journal of Cancer, 2005, 41(5):770-778.

[5] Parker A S, Cerhan J R, Janney C A, et al. Smoking cessation and renal cell carcinoma. Annals of Epidemiology, 2003, 13(4):245-251.

[6] Hu J, Chen Y, Mao Y, et al. Alcohol drinking and renal cell carcinoma in Canadian men and women. Cancer Detection & Prevention, 2008, 32(1):7.

[7] Mellemgaard A, McLaughlin JK, Overvad K, et al. Dietary risk factors for renal cell carcinoma in Denmark. European J Cancer, 1996, 32A(4):673-682.

[8] Grieb S M, Theis R D, Benardot D, et al. Food groups and renal cell carcinoma: results from a case-control study. Journal of the American Dietetic Association, 2009, 109(4):656-67.

第十二章 膀胱癌的临床预防方略

2014年美国约有74 000例新发膀胱癌诊断(56 320例男性和17 680例女性),在常见肿瘤中膀胱癌发病率位居第6,其中男性患者是女性3倍多。同时,约16 000例患者死于膀胱癌(11 510例男性和4 490例女性)。膀胱癌很少发生于40岁以下的人群,中位诊断年龄为65岁,因此治疗同时需考虑伴随疾病。

膀胱癌临床上根据预后、管理和治疗目标可分为3类。第一类为非肌层浸润肿瘤,治疗目标为减少复发和预防进展。第二类为肌层浸润病变,治疗的目标是决定是否保留膀胱而不影响生存,是否可独立处理原发灶,以及高危转移患者是否需要系统治疗提高治愈率。第三类转移性患者的治疗主要考虑如何延长生存时间和质量。许多不同机制的药物有抗肿瘤作用,但问题是如何应用这些药物达到最佳治疗效果。

第一节 膀胱癌的流行病学

1. 地区分布

膀胱癌在男性中是继前列腺癌、肺癌和直肠癌以后排名第4位的最常见的恶性肿瘤之一。在欧洲和美国,膀胱癌占男性恶性肿瘤的5%~10%。年龄在75岁以下的男性膀胱癌发病危险度为2%~4%,女性为0.5%~1%,相比之下,肺癌的发病危险度为男性8%,女性2%,平均年龄为65~70岁。在欧洲,意大利北部、西班牙和瑞士日内瓦男性发病率最高,为30/10万,英、德、法发病率居中,最低的是东欧和北欧国家及瑞士其他登记地区。

我国各地区膀胱癌发病率的分布存在不平衡现象。2008年,在41个肿瘤登记地区中,男、女性年龄调整发病率最高的分别是连云港市(13.34/10万男性)和大连市(6.96/10万女性),而林州市(0.38/10万男性,0.00/10万女性)、淮安市(0.98/10万男性,0.35/10万女性)等地区膀胱癌的发病率相对较低。以北京、上海及广州三大城市为例,2008年男性人口的膀胱癌发病率分别达到16.65/10万、16.20/10万及11.71/10万。年龄调整后,男性膀胱癌发病率分别为8.88/10万、7.47/10万及8.66/10万。居北京市及上海市男性恶性肿瘤发病率的第6位,居广州市男性恶性肿瘤发病率的第8位。北京、上海及广州市0~74岁男性膀胱癌发病累积率分别为1.00%、0.81%及1.80%;占各城市男性恶性肿瘤发病构成分别为5.49%、3.93%及3.25%。三大城市男性膀胱癌发病率均低于前列腺癌发病率,居男性泌尿系恶性肿瘤发病第2位。

2008年,北京、上海及广州市女性人口的膀胱癌发病率分别达到6.48/10万、6.01/10万及3.42/10万。年龄调整后,发病率分别为3.12/10万、2.23/10万及2.17/10万,分别居北京、上海及广州市女性恶性肿瘤发病率的第14、15及16位。0~74岁女性膀胱癌发病累积率分别为0.35%、0.22%及0.26%;占各城市女性恶性肿瘤发病构成分别为2.18%、1.60%及1.08%。1998—2008年的10年间,北京、上海及广州市的膀胱癌发病率,无论男女均呈现逐年增长趋势。年龄调整后,除上海市男性及广州市女性膀胱癌发病率略下降,北京及广州市男性和北京及上海市女性的膀胱癌发病率均呈现上升趋势。2009年,全国肿瘤登记分析城市地区膀胱癌发病率为农村地区的2.4倍,死亡率为农村地区的1.9倍。

2. 种族分布

膀胱癌的发病率在不同人种间也有着显著的差异。在美国,高加索白人男性膀胱癌发病率是美国黑人的2倍,而白人女性的膀胱癌发病率为黑人女性的1.5倍。西班牙人种的美国人和美洲土著居民膀胱癌发病率分别是白色人种的1/2和1/6。从病理上看,白种人比黑人高的发病率主要局限于浅表性膀胱癌,在浸润性膀胱癌上,白人和黑人的发病率相当。同性别和人种一样,年龄对于膀胱癌发病率来说也是一个重要的影响因素。

从人种上来讲,白种人男性、黑种人男性、白种人女性和黑种人女性5年生存率分别是84%、67%、76%、58%。换句话说,在美国,黑种人女性在发现膀胱癌后其死亡率比黑种人男性高30%,而白种人女性膀胱癌死亡率比白种人男性高50%。

美国及大多数国家中,膀胱癌的病例类型主要以移行细胞为主,占膀胱癌的90%以上,而非洲国家则以血吸虫感染所致的鳞状细胞癌为主,如在埃及,鳞状细胞癌的比例约占膀胱癌的75%。

3. 性别分布

美国癌症学会每年都会发布全美恶性肿瘤的统计数据,这一数据每年都发表在著名的杂志CA:A Cancer Journal for Clinicians上,供全世界的临床医生与研究人员查阅。2015年的数据(Cancer statistics,2015.)也已发表(CA Cancer J Clin. 2015Jan-Feb;65(1):5-29)全美约3.2亿人口。Cancer statistics预计,2015年全美男性的膀胱癌新发病例将达到56 320例,占男性恶性肿瘤新发病例数第4位;2015年全美男性的膀胱癌死亡病例将达到11 510例,占男性恶性肿瘤新发病例数第8位。2015年全美女性的膀胱癌新发病例将达到17 680例;死亡病例将达到4 490例。

英国人口约6 400万。2011年,英国的统计数据表明,膀胱癌占全部恶性肿瘤的第7位,占新发恶性肿瘤病例的3%;膀胱癌占男性恶性肿瘤的第4位,占女性恶性肿瘤的第13位。2011年,英国膀胱癌的新发病例达10 399例,占新发恶性肿瘤的3%;其中男性患者为7 452例,女性患者为2 947例;英国膀胱癌的发病率达到24/10万(男性)和9/10万(女性)。2012年,全英国有5 242例膀胱癌患者死亡,占恶性肿瘤死亡患者的3%。

在中国,男性膀胱癌发病率居全身恶性肿瘤的第7位,女性排在第10位以后。2009年,全国肿瘤登记地区膀胱癌的发病率为6.61/10万;按性别统计,男女发病率分别为11.41/10万和3.51/10万。2009年,全国肿瘤登记地区膀胱癌的死亡率为2.60/10万;按性别统计,男女发病率分别为3.75/10万和1.24/10万。

4. 年龄分布

膀胱癌发病率随年龄的增长而增加。以 2008 年为例,40 岁以前中国人膀胱癌发病率水平较低,年龄别发病率低于 1/10 万,0～39 岁中国人的膀胱癌的年龄别发病率低于 1/10 万。40 岁以后膀胱癌年龄别发病率突破 1/10 万,出现明显升高,但发病率水平在 60 岁以前低于肾肿瘤。在 60 岁以后膀胱癌发病率超过肾肿瘤,居中国泌尿系恶性肿瘤发病率第 1 位,至 85 岁以上年龄组膀胱癌发病率达到 69.77/10 万的峰值。

分性别统计,女性中,45 岁以前的膀胱癌年龄别发病率低于 1/10 万,45 岁以后膀胱癌年龄别发病率突破 1/10 万,并出现明显升高。70 岁以前膀胱癌发病率低于肾肿瘤。70 岁以后女性膀胱癌发病率超过肾肿瘤,居女性泌尿系恶性肿瘤发病率第 1 位。至 85 岁以上年龄组女性膀胱癌发病率达到 31.62/10 万的峰值。男性中,各年龄组膀胱癌发病率均高于女性,其随年龄增长而增高的幅度为女性的 3～4 倍。35 岁以前的男性膀胱癌年龄别发病率低于 1/10 万,35 岁以后膀胱癌年龄别发病率突破 1/10 万,并出现明显升高。55 岁以后男性膀胱癌发病率即超过肾肿瘤,居男性泌尿系恶性肿瘤第 1 位,但在 70 岁以后的男性由于前列腺癌发病率的迅猛增高,男性膀胱癌发病率又降至第 2 位。至 85 岁以上年龄组男性膀胱癌发病率达到 133.52/10 万的峰值。

分城乡统计,中国城市人口各年龄组膀胱癌发病率略高于全部登记人口膀胱癌年龄别发病率,并且随年龄增长的趋势与全部登记人口数据相似,至 85 岁以上年龄组中国城市人口膀胱癌发病率达到 77.71/10 万的峰值。中国农村人口膀胱癌年龄别发病率略高于中国女性膀胱癌年龄别发病率,并随年龄增加而增高,在 80～84 岁组达到 34.75/10 万的高峰后,85 岁以上年龄组发病率回落到 33.01/10 万。

尽管膀胱癌可以发生于任何年龄阶段,但是膀胱癌主要是一个老年性疾病,发病的平均年龄男性为 69 岁,女性为 71 岁。美国国立癌症研究所(National Cancer Institute,NCI)的 SEER 研究发现膀胱癌的发病率随着年龄的增长而增加,65～69 岁年龄组男性膀胱发病率为 142/10 万,女性为 33/10 万,85 岁年龄组男性为 296/10 万,女性为 74/10 万,且膀胱癌在 50 岁以下人群不常见。2005 年成都市和昆明市驻地部队体检在职和离退休干部共计 5 701 人,调查结果显示被调查的人群膀胱癌平均患病率为 0.17%。调查中同时发现从 70 岁以后膀胱癌患病率急剧上升,80 岁以后达到高峰 1.06%,说明了膀胱癌患病率在老年期后随着年龄的增加而增长;膀胱癌发病较晚,其患病率在 70 岁以后增加明显,80 岁以后才达到高峰。

第二节　膀胱癌可能的发病因素

膀胱癌的发生是复杂、多因素、多步骤的病例变化过程,既有内在的遗传因素,又有外在的环境因素。

1. 吸烟与被动吸烟

吸烟是膀胱癌的危险因素早已明确,尽管两者之间的联系不如吸烟与呼吸道癌症之间的关系明显。在一些病例对照研究中经常可以观察到,吸烟者患膀胱癌的危险度是不吸烟者的 2~4 倍,且随着吸烟数量和时间的增加而增加。在美国、西欧等发达国家,吸烟对膀胱癌的归因危险度百分比男女分别为 25%~60% 和 20%~33%。膀胱癌危险度的高低与烟草的不同制品和类型以及开始吸烟年龄、吸烟年限、吸烟量与吸烟深度等因素有关。吸黑色的烟草的危险度是吸黄色烟草危险度的 3 倍,无过滤嘴香烟比过滤嘴香烟增加 35%~50% 危险度。对于暴露于烟草而非吸烟是否增加膀胱癌危险性尚不清楚,有几项研究报道称用烟斗吸烟者危险度增加,而与雪茄、鼻烟和嚼烟草的关系待定。目前尚无被动吸烟与膀胱癌发生有关联的报道。Zeegers 等系统回顾了吸烟、饮食等与膀胱癌的发生率的关系后认为,长期大量吸纸烟能大大增加膀胱癌的危险性,而其他几种吸烟形式与膀胱癌的关系证据不足,吸雪茄、用烟斗吸烟和被动吸烟可能会增加膀胱癌的危险性。Castelao 等认为吸烟是饮食与膀胱癌相关性的一个强修饰因子。另外一些研究表明,吸烟者仅在戒烟 2~4 年内患膀胱癌的危险性降低,随着戒烟年限的增加,危险性并不持续降低。目前尚无被动吸烟与膀胱癌发生有关联的报道。大量流行病学调查研究还发现吸烟和泌尿系肿瘤有相关性,表现在男女膀胱癌患者中,吸烟是主要的危险因素,大约有 1/2 男性、1/3 女性泌尿系肿瘤可能由于吸烟引起。在烟草中已鉴定出 60 多种致癌物,其中多是多环芳烃(polycyclic aromatic hydrocarbons,PAHs),例如苯并芘和芳族胺及 2-萘胺和 4-氨基联苯等。究竟香烟烟雾中所含的哪种致癌物与此相关尚不清楚。除了芳香胺以外,焦油和某些烟草烃也能致膀胱癌。近年来,被动吸烟与膀胱癌的关系越来越受到重视。Zeegers 等在芬兰开展过一项有关被动吸烟与膀胱癌关系的前瞻性队列研究,调整吸烟年限和吸烟量后,未发现两者的相关性。研究发现被动吸烟者血、唾液和尿中尼古丁代谢产物可替宁的水平显著高于无被动吸烟者,且尿中水平还与暴露被动吸烟的量有关。

2. 职业接触

1895 年,德国 Rehn 报道染料工人比普通人群膀胱癌高发,随后美、意、法、日、瑞士等国也在染料工人中发现了膀胱癌,通过动物实验资料证实了毯萘胺和联苯胺有很强的致癌性,另有多项队列研究和病例对照研究报道橡胶、制革、职业接触多环芳烃和油漆等行业中工人患膀胱癌的危险性增加。1987 年国际癌症研究中心(International Agency for Research on Cancer,IARC)已将联苯胺列为一组确认致癌物,至此膀胱癌是人类所认识到的第一种可由化学物质引起的人类肿瘤。

(1) 芳香胺:芳香胺类在体内须经代谢酶活化后才有致癌性,是引起职业性膀胱癌的主要化合物,多数已被禁用。在橡胶、电网、油漆和纺织行业也发现膀胱癌发病率增加,而化合物氨基萘已知是橡胶和电网制造中的抗氧化剂。一些实验结果显示膀胱癌与芳香胺的生产存在显著的剂量反应关系。膀胱癌在从事染料、橡胶和皮革等接触芳香胺的人群中发病率较高。在芳香胺中以 2-苯胺致癌力最强,联苯胺次之,其余有 4-氨基联苯、4-硝基联苯和金胺等。Montanaro 等对 1955—1988 年于意大利某制革厂接触联苯胺染料的 1 244 名工人进行回顾性队列研究,以该地区的死亡率为标准,工人患膀胱癌的标化死亡比(standardized mortality ratio,SMR)=242(95% CI 为 116~446)。曲宝庆等对我国 11 家重点染料生产厂 34 284 名职工恶性肿瘤发病及死亡情况进行回顾性队列研究,结果发现男性膀胱癌发病 19 例(其中 17 例为接触联苯胺作业工人),发病率为 10.21/10 万。毕文芳等对全国 21 家生产和使用联苯胺工厂中工人的恶性肿瘤流行病学调查发现,我国联苯胺作业工人膀胱癌明显高发,男性粗发病率为167.3/10万,标化发病比(standardized illness ratio,SIR)为25.2,即相当于上海市居民膀胱癌发病水平的25.2倍。男性工人膀胱癌的标化相对危险度(standardized relative risk,SRR)为31.6。并且发现患者发病与工龄、工种及接触联苯胺的程度呈正相关。

(2) 多环芳烃(polycyclic aromatic hydrocarbons,PAHs):多环芳烃类是人类认识最早的致癌物。其不溶于水,也须在体内代谢活化后才有致癌性。其主要存在于焦油、煤油、沥青、煤气和焦炭等生产场所以及汽油、天然气、煤等燃烧过程中,是大气的主要污染物之一。既可造成职业性暴露,又可造成公众的气源性被动暴露。多数工业化国家对其严格限制。暴露于PAHs的职业主要有钢铁铸造、铝生产、煤气、焦炭、煤焦油蒸馏、铺路和碳电极生产等。Mallin对美国某钢铁制造厂进行巢式病例对照研究,每个膀胱癌病例选择4个对照,对照者均选自该厂工作的健康工人且年龄与病例匹配(病例与对照均为白人)。研究发现高炉工人(PAHs暴露者)患膀胱癌的OR=21.1(95% CI 为2.2~205.8)。Romundstad等对挪威某铝厂工人的回顾性队列研究,以1953—1996年在该厂工作的11 103名男性PAHs暴露工人为暴露组,以挪威全国的膀胱癌发病率为标准计算SIR,结果发现PAHs暴露工人膀胱癌的危险性增高SIR=1.3(95% CI 为1.1~1.5),且有随着PAHs的累积暴露程度增加而增高的趋势。Gaertner等对40篇铸造工人膀胱癌流行病学研究文献进行Meta分析,发现综合危险估计(summary risk estimates,SRE)为1.11,若选择其中23篇暴露资料完善的文献分析,则SRE为1.16,提示铸造行业的PAHs暴露与膀胱癌之间存在微弱的联系,其中铝熔炼工人的PAHs暴露与膀胱癌之间存在剂量反应关系,制模工(SRE=1.44,95% CI 为1.00~2.06)、翻砂工(SRE=1.34,95% CI 为1.14~1.91)患膀胱癌的危险性均有所增加。

(3) 油漆:Steenland等对42 170名油漆工和14 316名非油漆工为期15年的队列研究的结果显示与美国一般人群相比,油漆工膀胱癌的SMR=1.23(95% CI 为1.05~1.43),与队列中非油漆工相比,油漆工膀胱癌的SMR=1.77(95% CI 为1.13~2.77)。Brown等利用瑞典1960—1970年人口普查资料和1971—1989年的肿瘤登记资料,对油漆暴露人员的肿瘤发病进行研究。发现男性金属漆匠和画家患膀胱癌的危险显著增加,SIR分别为1.2和1.5;木工漆匠及油漆制造工人膀胱癌危险的增高差异无统计学意义。女性中只有画家患膀胱癌的危险显著增高(SIR=1.9)。

(4) 铅:铅是一种古老的工业和环境毒物。1987年IARC鉴于有充分的铅致肿瘤的动物实验证据但人类致癌证据不充分,将无机铅及铅的化合物列为2B组。叶细标等在上海某冶炼厂的回顾性队列研究中,以3 344名铅接触车间工人为暴露组,以本厂非铅接触车间的3 627名工人为非暴露组,观察期间为1985—1997年。研究发现有铅接触工作史且工龄超过20年的工人患膀胱癌的相对危险度(relative risk,RR)为6.66(95% CI 为2.83~13.01)。然而其他一些研究认为职业接触铅与膀胱癌无关。Fu等进行的Meta分析,显示铅暴露者患膀胱癌的RR为1.41(95% CI 为1.16~1.71),但在进行Meta分析的14篇文献中仅有4篇文献的结果中涉及到了膀胱癌,所以该结果尚不能排除出现偏倚的影响。

(5) 尾气:尾气分为柴油机尾气和汽油机尾气,IARC分别将其一起列为2A组和2B组。Silverman等以男性(白种)膀胱癌患者为研究对象,在当地人群中选择对照进行研究,发现卡车司机中患膀胱癌的RR高于一般人群(RR=2.1,$P<0.05$),且随着接触时间的增加,膀胱癌发生的RR显著增高。与汽油机卡车司机和其他职业人群相比,柴油机卡车司机患膀胱癌的危险度增高尤为明显。Boffetta等研究也表明,在不考虑分类误差及混杂因素的情况下暴露于柴油废气可能会增加膀胱癌的发生。

(6) 碳黑：职业性接触碳黑和膀胱癌发病之间联系的研究多集中在码头搬运工中。Puntoni 等回顾了意大利 1933—1980 年间受雇于 3 个船舶修造厂的 2 286 名码头装卸工人的癌症发病率。按碳黑暴露水平不同将男性工人归类。每月（919 名）和每日（771 名）用铲车和升降机卸碳黑纸袋的码头装卸工人分别为低、中度暴露；用肩膀运碳黑纸袋的工人（596 名）为高暴露。此项研究共计有 208 名癌症患者，其中 53 名肺癌患者和 32 名膀胱癌患者。高暴露水平男性工人的膀胱癌标准化发病率明显升高（SIR＝204，95％ CI 为 112～343）。在其他一些相关研究中也得到了类似的结果。

(7) 染发剂：染发剂的使用是暴露于芳香胺类的潜在来源已经被认识。多个队列和病例对照研究发现对染发剂有职业暴露的理发师、染发师中患膀胱癌的危险增加，但个人使用染发剂与膀胱癌的关系尚有争论。Andrew 等根据几个大样本的病例对照和队列研究结果，没有发现个人使用染发剂与膀胱癌的关系，但通过控制混杂因素后，回归分析显示染发剂使用与膀胱癌有关，进一步研究还发现女性使用染发剂会提高膀胱癌危险，而男性则不会，并且强调应重视染发剂第一次使用的年龄、使用频率和第一次使用后持续的时间。Yu 等研究结果支持染发剂中的芳香胺类是致癌物质的观点，并认为女性染发易患膀胱癌的部分原因可能是女性比男性更易使芳香胺类活化。由于染发剂使用的流行，加之种类繁杂，进一步的研究需要明确特殊的颜色和染发类型对个人易感性的可能作用。

3. 慢性炎症

慢性泌尿系统感染（urinary tract infection，UTI）被报道与膀胱癌的发生发展相关，尤其是鳞状上皮癌。在对美国 10 个不同地区 2 982 名膀胱肿瘤患者及 5 782 名对照的研究中发现，有泌尿系统感染病史，膀胱癌相对危险度增加（RR＝2.0），反复感染大于三次的患者，其膀胱癌尤其是鳞状上皮癌的相关危险度为 4.8，膀胱结石患者膀胱癌相对危险度为 1.8，肾结石与膀胱癌无相关。

4. 药物及电离辐射刺激

环磷酰胺在治疗恶性肿瘤如卵巢癌、横纹肌肉瘤等和自身免疫性疾病如 Wegener's 肾病中被作为重要的一线用药，但是环磷酰胺被报道增加膀胱癌的危险度且存在明确的剂量依赖性，与膀胱癌关系比较明确的是非那西汀，现已停用。患者皆为用药过量所致，其致癌作用可能为 4-乙烯氨苯，其化学结构近似已知的尿路上皮致癌物。

放疗能否导致膀胱癌的危险度增高，目前仍不明确。Kaldor 等通过一项卵巢癌放射治疗后膀胱癌的发病率的病例对照研究表明，经过放疗的女病人是仅手术治疗病人膀胱癌危险度的 1.9 倍。

5. 饮食因素

近年来，饮食营养与膀胱癌关系的研究也很受重视，流行病学研究提示：大量摄入脂肪、胆固醇、油煎食物和红肉可能增加膀胱癌的危险。一项新加坡的队列研究报道摄入较多的豆类食品可能增加膀胱癌的危险。维生素是维持人体正常物质代谢和某些特殊生理功能不可缺少的低分子有机化合物，主要参与各种酶的组成，能显著降低肝匀浆中脂质过氧化物的含量和抑制自由基的生成，促进自由基清除作用，因此有抗氧化作用。国外研究结果显示，进食维生素 A 和维生素 C 的量和膀胱癌危险度呈相反关联，即进食维生素 A 和维生素 C 越多,发生膀胱癌的危险度越低,也有一些证据提示维生素 D 能抑制多种肿瘤包括膀胱癌。Wakai 等研究认为维生素 A 能减少膀胱癌的发生。Kamat 等认为对膀胱癌而言,维生素 A、维生素 B_6、维生素 C、维生素 E 和锌有显著的保护作用。Fowke 等认为十字花科芸薹属蔬菜能降低结肠、膀胱、肺、乳房、前列腺和其他癌症的危险性,原因是该属蔬菜内含异硫氰酸盐,能够减低机体的氧化应激反应,减少内源性及外源性致癌物质的生成,而不依赖这些蔬菜内维生素及矿物质的含量。Zeegers 等认为水果可能使膀胱癌的危险性降低。维生素 E 可以预防疾病,维持机体的免疫力,其抗癌作用越来越得到认可。

Radosavljevic 等研究认为膀胱癌的饮料类危险因素有苏打水($OR=8.32$)、咖啡和酒($OR=0.52$)、脱脂乳和酸奶。Zeegers 等认为饮酒能增加男性膀胱癌的危险性。饮酒者的膀胱癌发生率是不饮酒者的 2.53 倍,可能与酒内的乙醇被乙醇脱氢酶催化转变为有致癌作用的乙醛,并部分地被分泌到尿液中有关。Donato 等报道男女性饮酒者罹患膀胱癌的危险性分别为 2.1 和 3.4,男性每天饮酒超过 5 杯患膀胱癌的危险性为 4.5。有关的流行病学研究结果提示大量饮用咖啡可能增加膀胱癌的危险性,这与咖啡可能是膀胱的一种致癌物的有些研究观点是一致的,尽管证据仍然有争议。

6. 液体摄入不足

Michaud 等在 10 年间对 47 909 名参与者进行前瞻性调查,发现液体摄入总量与膀胱癌危险性之间的相关性有统计学意义。液体摄入总量与膀胱癌危险性呈负相关,其机制可能为尿液的浓缩、排尿次数少使膀胱上皮对尿液中的致癌物质的暴露增加,促进了膀胱癌的发生。该假设已得到动物(狗)实验的证实,但纽约州立大学流行病学家 Vena 等的调查表明,摄取过量液体,尤其用氯处理过的自来水或由自来水加工的饮料,能增加患膀胱癌的危险性。该调查同时指出,大量摄取液体可使膀胱扩张,从而可使接触化学致癌物质的膀胱表面积增大。国内也有人报道饮氯消毒水可能是膀胱癌的危险因素,如我国重庆的一项病例对照研究结果显示长期饮用氯消毒水以及其他途径接触(如洗碗、洗澡等)氯消毒水均与膀胱癌发生有一定联系,危险性随每天饮水量及饮用年限增加而增大。

7. 遗传因素

家族性的膀胱癌相对家族性其他恶性肿瘤来说是相当少见的。不少病例报告描述膀胱癌的家族聚集性,其中一些病例发病年龄很少提示与遗传有关。有报道遗传性视网膜母细胞瘤患者的膀胱癌发生率明显增高。近期有大量研究报道了人体内多种基因动态性与膀胱肿瘤易感性的关系,也表明膀胱癌与基因及遗传的关联紧密。环境致癌物及(或)其代谢产物攻击机体细胞,引起 DNA 损伤,细胞的 DNA 修复系统进行修复,当机体不能及时有效地修复 DNA 损伤,损伤积累至一定程度导致基因组不稳定性增高,可引起细胞增殖和分化失控,进而导致肿瘤的发生。XRCC1 是重要的环境致癌物导致 DNA 损伤的修复酶。Stern 等研究发现,XRCC1 基因 28152 位点 Gln/Gln 基因型个体与 Arg/Gln 基因型和 Arg/Arg 基因型个体相比,发生膀胱癌的相对危险性有所降低,但不具有统计学意义。XRCC1 基因 26304 位点携带 Trp 等位基因的个体与 Arg/Arg 基因型个体相比,发生膀胱癌危险的 OR 值为 0.6(95% CI 为 0.3~1.0)。Sanyal 等的研究显示,XRCC1 基因 28152 位点 G~A 的变异,特别是纯合型突变对膀胱癌有保护作用。

8. 血吸虫感染

埃及血吸虫被 IARC 根据病例报告和病例对照研究认为是膀胱癌的一个明确的病因,并且埃及血吸虫感染者膀胱癌的危险度是非感染者的 5 倍。埃及血吸虫感染导致的膀胱癌的病理类型主要是鳞状上皮细胞癌且具有发病年龄较小的特点。在埃及血吸虫流行地区,膀胱癌的发病率亦明显增加,其中 70% 为鳞状上皮细胞癌,而在中国鳞状上皮细胞癌仅占 6%。血吸虫的致癌机制较为复杂。Tricker 等发现血吸虫感染的病人尿液中的亚硝酸盐和挥发性、不挥发性的 N-亚硝基化合物的结构在其引发膀胱癌的关系中起着重要作用。虽然血吸虫感染与膀胱癌有密切联系已被许多学说解释,但本质原因尚未阐明。在埃及和中东的一些地区血吸虫病很流行,膀胱癌在成人所患癌症中排居首位,在西方工业国家移行细胞癌比较常见,而与血吸虫感染有关的膀胱癌则以鳞状上皮细胞癌为主。

第三节 膀胱癌的临床表现及诊断依据

1. 症状与体征

膀胱癌最常见的症状是无痛性肉眼血尿,大约 85% 的病人有此症状,实际上如果尿液样本足够多的话,所有膀胱镜发现的膀胱癌都存在镜下血尿。

1) 肉眼血尿

多于半数的病人因肉眼血尿就诊而被诊断为膀胱癌,全程无痛肉眼血尿是膀胱癌的典型症状。Kretschmer 统计 860 名血尿待查病人发现其中 28% 为膀胱癌。Varkarakis 等统计 95 名无痛肉眼血尿病人发现 12 名(13%)膀胱癌。Lee 和 Davis 进行的类似的研究,1 000 名血尿病人中 15% 确诊为膀胱癌。

2) 镜下血尿

Mohr 等报道在人群中无症状镜下血尿占 13%,而尿路肿瘤仅占 0.4%,同时发现高倍镜下红细胞的数目与肿瘤几率无关,说明镜下血尿的意义远不如肉眼血尿,除非是 50 岁以上的患者,因为 50 岁以上的患者膀胱癌占无症状镜下血尿的 5%,而占有症状镜下血尿的 10.5%,所以说对镜下血尿的筛查仅对膀胱癌危险度高的人群如长期暴露于膀胱癌致癌因素或重度吸烟者有意义。

3) 其他症状

排尿困难是膀胱癌的第二大症状,伴有排尿困难往往是弥漫性原位癌或者浸润性膀胱癌的症状,其他还有膀胱刺激症状如尿频尿急等。血尿同时伴有膀胱刺激症状往往提示肿瘤侵犯膀胱颈或前列腺部尿道。有人认为尿频对膀胱癌来说是一个重要的症状,因为有报道称约 1/3 的病例有该症状,而原位癌要么没有症状,要么即为严重的尿频、尿急和排尿困难,其他还有因输尿管开口受阻引起的腰痛、下肢水肿以及可触及的盆腔包块。膀胱癌的转移症状如体重下降、腹痛、骨痛等则很少见。

2. 诊断依据

1) 尿脱落细胞学检查(urinary cytology，UC)

尿脱落细胞学是病理科医生在光学显微镜下观察病人尿样本中细胞形态的变化，其精确度往往取决于病理医生对细胞形态特征的认识以及足够量的样本。UC最主要的作用是检测膀胱肿瘤，它不仅能检测出移行上皮肿瘤，亦能检测出鳞状细胞癌、腺癌、小细胞癌甚至肉瘤。UC不适于人群筛查，因为甚至在有症状个体中35 000份样本中仅106例阳性，占10.3%。而UC对于监测高分级的肿瘤特别是已经经过膀胱内局部治疗的病人的复发有较大的作用，收集3次以上膀胱冲洗的样本，能发现90%以上的复发肿瘤，对于UC未发现肿瘤细胞的病人可以比UC发现肿瘤细胞的病人延长膀胱镜检查的周期。UC对低分级肿瘤的诊断意义也不大，原因包括低分级的移行细胞癌肿瘤细胞缺乏恶性肿瘤细胞的很多特征，如核多型、大核仁以及染色质的聚集等。样本的采集是否适当直接影响UC的精确度，加州大学的研究发现，在活检组织学提示高分级移行细胞癌病人膀胱冲洗液77%镜检发现肿瘤细胞，大于尿液。

2) 影像学检查

评估上尿路大部分膀胱癌表现为血尿，血尿待查的病人往往已行静脉肾盂造影(intravenous pyelography，IVP)，而对于膀胱肿瘤是否有常规IVP的必要，很多学者持反对意见，原因可能是上尿路肿瘤发生率很低仅为0.35%~2.3%，并且膀胱的分期、分级以及大小均与上尿路肿瘤的发生率无明显相关。事实上对于哪些膀胱癌病人有较高的上尿路移行细胞癌风险液缺乏明确的标准。

用于膀胱肿瘤的分期IVP和B超都不能用于评估膀胱肿瘤的分期，因为它们不能区分膀胱周围的组织。CT和MRI能够区分膀胱周围组织但精确度在40%~98%间波动，MRI比CT精确度更高。经尿道膀胱肿瘤电切术(transurethral resection of bladder tumor，TURBT)术后病人精确度降低至32%~55%，因为术后的改变往往表现出肿瘤浸润的假象，采用对比增强的MRI在这方面可能更加可靠。当前CT和MRI用于原发肿瘤的分期可能还不够精确，但是它们用于评估转移还是有意义的。评估转移MRI和CT评估淋巴结转移精确度约70%~98%，假阴性率20%~40%。腹部及盆腔影响最大的局限在于不能发现局部或者远端微小(镜下)的癌浸润，所以用于评估膀胱癌转移的检查还应该包括：胸部片、肝功能及碱性磷酸酶。骨扫描仅在碱性磷酸酶升高或者出现骨痛时使用，并不作为常规检查。

3) 膀胱镜

膀胱镜是诊断和治疗膀胱癌的一个重要手段，通过膀胱镜可以直接观察到肿瘤的数量、大小、形态以及部位。有文献报道膀胱癌在膀胱镜下的特征：20%的肿瘤在右侧壁，15%在左侧壁，17%在后壁，10%在三角区。膀胱镜下观察膀胱癌的形态，大约70%呈乳头状，10%为结节状，20为%混合型。Mulders等研究病理与膀胱镜下表现报道多发性肿瘤往往更容易复发，而广基底的肿瘤倾向分级高和低分化。Pagano等报道200名浅表性膀胱癌病人中，72.5%仅有1处病灶，11.5%有3~5处病灶，16%有5处以上病灶，同时发现病灶多的肿瘤更容易复发与浸润。大量研究发现肿瘤直径与肿瘤分级、进展无关。

4) 荧光膀胱镜

普通白光膀胱镜对于诊断非乳头状新生物如不典型增生及原位癌缺乏作用，因为它们常被正常黏膜或非特异性感染黏膜所隐蔽,通常人们往往采用对可疑部位进行活检,不仅是不典型增生及原位癌,乳头状癌很容易被普通白光膀胱镜漏过。Grimm 等报道浅表性膀胱癌 TURBT 术后残余癌占 33%。28% 的 T1 期癌残余癌在原位置边缘。多年来,人们寻找能够在膀胱镜下标记肿瘤部位的方法。用 5-氨基乙酰丙酸(5-aminolevulinic acid,5-ALA)诱导荧光标记肿瘤部位在 1994 年第一次被报道。5-ALA 是血红素合成的前体物质,5-ALA 膀胱灌注后,诱导荧光材料选择性增强膀胱黏膜新生物中原卟啉 IX,通过特殊的膀胱镜配套仪器,可以看到蓝光。使用 5-ALA 诱导的荧光膀胱镜检查发现分期早的膀胱癌准确率达 87%～96%,但是特异性稍差。特别对膀胱内化疗、卡介苗(bacillus calmette-guerin,BCG)治疗及 TURBT 术后改变导致特异性下降,尽管如此,使用 5-ALA 诱导的荧光膀胱镜检查比一般膀胱镜检查特异性提高 30%。对于非乳头状膀胱癌,使用 5-ALA 诱导的荧光膀胱镜更有优势,它可以比一般膀胱镜多发现 53% 的原位癌。总数 63 名患者普通膀胱镜检阴性,而病理诊断阳性,其中 51 例(80.9%)通过使用 5-ALA 诱导的荧光膀胱镜检查,被发现恶性肿瘤。有研究表明使用 5-ALA 诱导的荧光膀胱镜检查能明显降低 TURBT 手术肿瘤残余,一般膀胱镜 TUR 术后复发率达 30%,而使用 5-ALA 诱导的荧光膀胱镜的 TURBT 术后复发率仅为 9%。我国专家报道 56 名患者取活检 155 处,荧光膀胱镜敏感性达 98.4%(63/64),特异性为 73.5%(61/83),发现普通白光膀胱镜下未发现肿瘤位点 14 处。

3. 临床分期

临床分期一般认为会参考美国癌症联合委员会(AJCC)和国际抗癌联盟(UICC),于 2010 年公布的第 7 版的 TNM 分类。(见表 12.1)

表 12.1 膀胱癌 TNM 分期(AJCC/UICC 2010 年第 7 版)

原发肿瘤(T):	分期			
Tx:原发肿瘤不能评估	0 期:	Ta	N0	M0
T0:无原发肿瘤证据	0is 期:	Tis	N0	M0
Tis:原位癌,"扁平肿瘤"	Ⅰ期:	T1	N0	M0
Ta:非浸润乳头状癌	Ⅱ期:	T2a,T2b	N0	M0
T1:肿瘤侵及黏膜下结缔组织	Ⅲ期:	T3a,T3b	N0	M0
T2:肿瘤侵及肌层		T4a	N0	M0
T2a:肿瘤侵及浅肌层(内 1/2)	Ⅳ期:	T4b	N0	M0
T2b:肿瘤侵及深肌层(外 1/2)		任何 T	任何 N	M0
T3:肿瘤侵及膀胱及周围组织		任何 T	任何 N	M1
T3a:显微镜下				
T3b:肉眼可见(膀胱外肿块)				
T4:肿瘤侵及下列任何部位:前列腺、精囊、尿道、阴道、盆壁、腹壁				
T4a:肿瘤侵及前列腺、精囊、尿道、阴道				
T4b:肿瘤侵及下列任何部位:盆壁、腹壁				
区域淋巴结(N):				
Nx:区域淋巴结转移不能确定				
N0:无区域淋巴结转移				
N1:单个淋巴结转移(下腹的、闭孔的、髂外的或骶前淋巴)				
N2:多个淋巴结转移(下腹的、闭孔的、髂外的或骶前淋巴)				
N3:髂总淋巴结转移				

续表 12.1

远处转移(M):	
M0:无远处转移	
M1:有远处转移	

第四节 膀胱癌发生的干预方略

膀胱癌发生的干预方略包括病因的干预、早诊早治及中晚期病人的治疗。所谓一级预防,是通过一定的措施消除膀胱癌的可能致病因素来预防肿瘤的发生,在预防措施中,针对病因的一级预防是最为经济有效的,如果能消除膀胱癌的病因,那么其发病率就会明显下降。早诊早治也即二级预防,可概括为"早期发现、早期诊断、早期治疗"。中晚期病人的治疗就是三级预防,是临床诊断膀胱癌后的积极治疗。四级预防是减少病人的痛苦、延长病人的生存时间。

1. 一级预防:针对病因的预防

1) 保持合理的膳食结构

平时要注意适当多摄食蔬菜、水果,保证机体足够的维生素与微量元素,以利分解体内的致癌物质亚硝胺。同时也应尽量少吃肉类食品,大量摄入脂肪、胆固醇、油煎食物和红肉可能增加膀胱癌的风险,因肉类食品在体内代谢过程中,可产生类似苯胺和联苯胺结构的物质。实验证明,这些物质均易诱发膀胱癌。有研究显示,摄入较多的苏打水可能增加膀胱癌的风险。应该坚持科学的饮食习惯,多吃新鲜蔬菜水果。因为新鲜的蔬菜水果中含有丰富的维生素和微量元素,可以分解体内的致癌物质,平常多食清利膀胱的食物,如绿茶、水果、蔬菜等,不要过量地吃咸而辣的食物,不吃过热、过冷、过时及变质的食物,年老体弱或有某种疾病遗传基因者酌情吃一些防癌食物和含碱量高的碱性食物。

2) 戒烟、限酒

吸烟是目前最为肯定的膀胱癌致病危险因素,有30%~50%的膀胱癌由吸烟引起,吸烟可使膀胱癌的危险率增加2~4倍。香烟中的尼古丁、焦油等多种特异性亚硝胺类毒性致癌物,甚易诱发膀胱癌。持续吸烟者尿中致癌物色氨酸代谢增加,而吸烟一旦停止,则色氨酸水平恢复至正常。虽然有关酒精和膀胱癌的关系尚不明确,但是有研究显示,饮酒者的膀胱癌的发病率是不饮酒者的2.53倍,因此要养成良好的生活习惯,戒烟限酒。世界卫生组织预言,若是人们都不再吸烟,世界上的癌症将减少1/3。烟和酒是极酸的酸性物质,持久吸烟喝酒的人,极易导致酸性体质。

3) 加强职业防护,避免接触毒性物质

膀胱癌另一重要的致病危险因素为长期接触工业化学产品,20%的膀胱癌是由职业因素引起的。长期接触芳香胺类物质,如橡胶、塑料和化学药品的人群,易患膀胱癌,其发病危险与接触芳香胺类物质时间长短、剂量大小与密切程度成正比。职业性致癌物进入机体后,经代谢分解，某些致癌成分作为废弃物随尿液贮入膀胱，由于尿在膀胱内停留时间较长，久而久之，膀胱黏膜受致癌因子的长期、反复刺激，容易恶变。因此，应加强职业防护，改善劳动保护设施，尽量防止致癌物经呼吸道或消化道进入人体。要少染头发，少焗黑油，装修屋子注意苯是否超标，少吃含苯的熟食。

4) 消除局部炎症等促癌因素

及早治疗慢性膀胱炎、膀胱结石、结核和异物等疾病，或消除局部刺激因子，可有效预防膀胱恶变。膀胱内的物理、化学或生物不良因子，若长期刺激膀胱黏膜，会导致细胞异型增生、单层扁平上皮组织转化、囊性组织转化或腺性组织转化等，最终恶变为膀胱癌，还有寄生虫病，如血吸虫病等，久治未愈，也可引起膀胱癌。

5) 多饮水，勤排尿

平时应养成多饮水、多饮茶、勤排尿的习惯。一般应每 1~2 小时排尿一次。尿量多能降低膀胱内尿液中致癌物的浓度，减少对膀胱黏膜造成伤害。另外，饮水越少，排尿间隔时间必然延长，就会给某些细菌，如大肠杆菌等，在膀胱内繁殖创造了有利条件。尿中细菌浓度的增加，不仅可诱发膀胱炎，也会对膀胱黏膜持续产生刺激作用，进一步加重对膀胱壁的损害，导致膀胱癌。资料已表明，膀胱癌患者大多是平时少饮水、少喝茶的人。因此，不仅要多饮水喝茶，而且要勤排尿，千万不能憋尿。

6) 其他注意事项

应用化疗药物环磷酰胺、滥用含有非那西汀的止痛药、近期及远期的盆腔放疗史、长期饮用砷含量高的水和氯消毒水、咖啡、人造甜味剂及染发也可能是膀胱癌的致病因素，也应引起注意。

2. 二级预防：早期诊断和治疗

1) 非浸润性疾病可通过膀胱镜以及细胞学检查进行早期诊断及早期治疗

如果怀疑患病，需行上尿路影像学检查。另外，如果怀疑无蒂或高级别病变可在 TURBT 前行盆腔 CT 检查。内镜评估通常应用白光膀胱镜（white light bladder，WLC）作为诊断非肌层浸润膀胱癌的一部分。最近出现了蓝光膀胱镜（blue light bladder mirror，BLC）来辅助诊断。BLC 通过尿道上皮胞浆吸收光敏药物进行血-生物合成代谢来鉴别恶性细胞。正常细胞会排泄光敏剂，而恶性细胞酶代谢异常会导致光敏卟啉的形成，并持续存在于细胞中在蓝光下发出红色荧光。早期研究应用光敏剂 5-ALA，目前只有六硝基氨基乙酰丙酸（six nitro amino acetic acid，HAL）获批。

非肌层浸润膀胱肿瘤行 TURBT 术后应用蓝光膀胱镜检（HAL-blue light bladder，HAL-BLC）联合单剂量膀胱内丝裂霉素 C 治疗，与 WLC 联合内丝裂霉素 C 治疗对比。HAL 没有相关不良事件，并可有效诊断原位癌（carcinoma in situ，CIS）（HAL 26% 与 WLC 14%）。但 3 个月（20% 与 17%；$P=7$）或 12 个月（16% 与 22%；$P=4$）的复发率没有显著性差异，表明应用最佳标准治疗后，联合 HAL 并不能降低新出现的非肌层浸润性膀胱肿瘤的复发率。

尽管数据表明该技术可提高发现率和降低复发率，但并不能预防进展和改善无复发生存期。因此，BLC 在发现难以辨别（例如 CIS）、WLC 容易遗漏的肿瘤方面的优势最大，在监测疾病进展方面应用有限。其他阻碍 BLC 包括适当的技术和仪器。BLC 的局限性需要谨慎应用这项新的诊断工具。

Tis、Ta、T1病变的标准治疗为TURBT,用来诊断、分期和治疗可见肿瘤。TURBT联合双合诊用来评估肿瘤,以及在肿瘤区域肌层活检评估是否浸润。Ta、T1、Tis病变有报道侵犯男性患者前列腺尿道和前列腺管。膀胱颈部病变的风险更高。因此,如果怀疑无蒂或Tis或高级别病变,需要考虑行前列腺定位活检和经尿道活检。

针对经TURBT或活检所取得标本进行的临床研究对于诊断和后继的治疗至关重要。临床分期基于麻醉下双合诊和内镜手术(活检或TURBT)以及影像学检查,而病理分期基于膀胱切除和淋巴结清扫术后的分期。

若初次TURBT中发现肿瘤高级别、T1分期或可能为Ta时,则应接受重复TURBT。切除组织中包括肌层成分是极为重要的。然而,对于特定浸润深度和病理分级,有时也推荐膀胱切除治疗。上述判断基于肿瘤复发概率和肿瘤进展概率。

2) 膀胱灌注治疗

是预防TURBT后局部复发最常用的治疗手段,对远处转移没有作用。TURBT术后24小时内即行膀胱灌注治疗,公认能明显降低肿瘤复发率,灌注策略根据复发的危险度来制定:

低危肿瘤(G1-2Ta期):术后灌注细胞毒药物,应在术后24小时内,1次即可。

中危肿瘤(多发G2Ta、G1T1、单发G2T1期):单次灌注+诱导灌注或持续灌注,术后24~48小时内首次灌注。欧洲泌尿外科学会(European Association of Urology,EAU)建议灌注持续6~12个月。中华医学会泌尿外科分会建议是:每周1次,共4~8周,随后每月1次,共6~12个月。药物可以是细胞毒药物或卡介苗(Bacillus Calmette Guerin BCG),两者疗效相近。

高危肿瘤(G2T1、G3Ta-T1、原位癌):首选BCG,其疗效优于细胞毒药物。术后第1周、2周、3周、3个月、6个月各灌注1次,后每半年灌注1次,持续3年,细胞毒药物与BCG联合序贯疗法可能提高疗效。

膀胱灌注所使用的细胞毒药物有:丝裂霉素40 mg/次、表柔比星50 mg/次、吡柔比星40~80 mg/次、阿柔比星50 mg/次,吉西他滨2 000 mg/次。它们的疗效相近,尿pH值,药物浓度与膀胱灌注疗效相关。药物浓度比药物剂量更重要。药物应保留0.5~2小时,灌注前不得大量饮水,避免尿液将药物稀释,细胞毒药物的副作用是药物性膀胱炎,药物性膀胱炎的程度与灌注剂量和频度相关,若出现严重膀胱刺激症状,应延迟或停止膀胱灌注,以免并发膀胱挛缩。多数副作用在停止灌注后可自行改善。

膀胱灌注也可使用生物反应调节剂,BCG最为常用,为了降低毒性常使用标准剂量80 mg的1/3~1/4量,低剂量与全剂量相比,对中危肿瘤疗效没有明显差异,但高危肿瘤需要用至120~150 mg或有更好的疗效。中、高危肿瘤手术损伤大,一般在术后2周进行灌注,术后有血尿,导尿管至尿道损伤者可适当延后灌注时间。目前BCG的作用机制尚不清楚,其主要副作用是膀胱刺激症状和流感样全身症状,少数可有结核性败血症、前列腺炎、附睾炎、肝炎。有报道灌注时加用氧氟沙星可减少BCG的毒副作用。

3) Ta、低级别肿瘤的早期治疗

TURBT是Ta、低级别肿瘤的标准治疗方案。尽管TURBT本身即可清除Ta、低级别肿瘤,但这些肿瘤复发风险相对较高。因此,指南编订委员会推荐TURBT术后除了常规观察随访以外,可考虑采用单一化疗药物(非免疫药物)于术后24小时内进行膀胱内灌注一次。一项纳入了 7 项随机临床试验的 Meta 分析证实了单发或多发膀胱癌患者中,术后即刻进行膀胱灌注可以将复发风险降低 11%(从 48%降低至 37%)。之后研究结论之间存在争议,两项研究显示可以降低复发率,另一项报道膀胱灌注并未表现出明确优势。术后即刻膀胱化疗药物灌注后,可继续为期 6 周的膀胱诱导灌注化疗。丝裂霉素是最常见灌注药物。在此类患者中,不推荐免疫治疗。

是否需行辅助治疗取决于患者的预后。若为复发低危患者,一次术后即刻灌注即可。预后判断指标包括肿瘤的大小、数目、TNM 分期、病理分级和同时存在的 CIS,以及之前是否存在复发。Meta 分析证实辅助性膀胱灌注化疗可降低复发风险。TURBT 范围广或怀疑膀胱穿孔患者中应避免采用即刻膀胱灌注。

尽管发展为进展期膀胱癌的概率较低,但需对所有患者进行严密地随访。因此,上述患者最初推荐每 3 个月行膀胱镜检查一次,之后可延长随访间期。

4) Ta、高级别肿瘤的早期治疗

Ta、高级别肿瘤为相对复发进展风险较高的乳头状肿瘤。初次 TUR 时发现肌层受累 Ta 患者中 27%在第二次 TURBT 时发现有病灶残留。初次 TUR 标本中未发现固有肌层受累的所谓浅表型患者中,49%分期过低,而有肌层受累患者中上述比例为 14%。当切除不完整时或标本中未发现肌层受累时,推荐第二次电切(Re-TURBT)。

TURBT 后,除观察外,Ta、高级别膀胱癌患者应接受膀胱 BCG 或丝裂霉素灌注。目前已有 4 项 Meta 分析证实高级别 Ta 和 T1 患者 TURBT 术后应用 BCG 灌注优于单纯 TURBT 或 TURBT 联合化疗药物灌注。NCCN 膀胱癌指南制定委员会对于高级别膀胱癌辅助治疗更推荐 BCG(而非丝裂霉素)。此外,也可单纯观察。

随访和定期复查:最初两年中应每 3～6 个月进行泌尿系细胞学和膀胱镜检查,之后可适当延长随访间期。上尿路影像学检查应每 1～2 年进行一次。目前已可进行尿路上皮肿瘤标志物的尿液分子学检查。上述检查大多数敏感性均高于泌尿系细胞学检查,但特异性相对较低。然而,目前尚不清楚这些检查是否可为非肌层浸润性膀胱癌检测和治疗提供额外的信息。因此,NCCN 膀胱癌指南制定委员会将其列为 2B 类推荐。

5) T1 期肿瘤的早期治疗

T1 分期肿瘤已浸润至上皮下结缔组织(也称黏膜固有层)。大多数 T1 肿瘤为组织学高级别肿瘤,因此复发进展风险高。这些肿瘤可表现为单发或多灶性,伴或不伴有原位癌成分。

此类肿瘤仍采用内镜下完整切除。高危患者尤其是肿瘤大小和部位而不能确定是否已完整切除或标本中肌层未受侵、存在脉管受侵或怀疑分期过低患者中,强烈推荐再次 TURBT。一项入组了 142 例患者前瞻性随机研究支持上述结论。研究将 T1 患者随机分为两组,一组首次 TURBT 后 2～6 周内接受第二次 TURBT 治疗,另一组则仅进行一次 TURBT 治疗,所有患者均接受辅助性膀胱灌注。尽管总生存相近,但重复 TURBT 组 3 年无复发率明显高于对照组(分别为 69%和 37%),高级别肿瘤患者这种差异尤为明显。

分期为 T1 的患者中,下述为复发进展的高危因素:肿瘤呈现多灶性、伴有脉管侵犯或接受 BCG 治疗后出现复发。由于具有上述特点患者具有发展为进展期膀胱癌的高危因素,因此一旦发现病灶残留,即应及早进行膀胱切除术。因此,对于高危患者,膀胱切除术优于再次 TURBT。

若第二次切除术后仍存在肿瘤残留,则推荐 BCG 免疫治疗或膀胱切除术。若二次切除术后无肿瘤残余,则推荐膀胱灌注 BCG 或丝裂霉素 C。高度选择性部分患者中,若肿瘤体积小,且局限于固有层,并且无 CIS,可仅观察。随访同高级别 Ta 肿瘤。

   6) Tis 期肿瘤的早期治疗

   原发 CIS 或 Tis 是一种病理分级较高侵袭性膀胱癌的癌前病变。标准治疗手段为 TURBT+BCG 膀胱灌注。BCG 灌注每周 1 次,共计 6 周,之后休息 4~6 周,治疗开始后第 12 周(即 3 个月)时进行全面复查评估。若患者无法耐受 BCG,可考虑应用丝裂霉素,随访同 T1 和 Ta(高级别)肿瘤。

3. 三级预防:系统治疗及对症治疗

   1) 肌层浸润性膀胱癌的治疗原则

   治疗开始前,首先应采用以下步骤以明确临床分期。实验室检查包括全血细胞计数和生化(必须包含碱性磷酸酶),患者必须接受检查评估以明确是否存在区域或远处转移灶。评估检查应包括膀胱镜、胸片或 CT,若患者存在相关症状或碱性磷酸酶升高则应查骨扫描,腹盆 CT 或核磁检查以明确上尿路情况。影像学检查可帮助评估肿瘤局部侵犯情况、淋巴结和远处器官是否存在转移。局部侵犯情况评估必须采用 CT 或 MRI 检查。然而,CT、超声和磁共振并不能精确地显示肿瘤浸润深度。

   2) 治疗方案

   TURBT 是肌层浸润性膀胱癌的初始治疗方法。TURBT 的目的在于明确分期,因此,活检标本中必须包括肌层。绝大多数的肌层浸润性膀胱癌为高级别尿路上皮癌。肌层浸润性膀胱癌在 TURBT 之后需要接受后续治疗。手术方式主要包括根治性膀胱切除术、膀胱部分切除术、新辅助或辅助治疗、保留膀胱治疗,以及针对进展期患者的化疗。

   (1) 根治性膀胱切除术

   推荐术式男性为膀胱前列腺切除术,女性为膀胱切除术(通常联合子宫一并切除),并联合尿流改道。尿流改道方法包括回肠输出道,或将尿流引至体内的储尿囊,再通过腹壁造口或尿道排出。原位膀胱的禁忌证包括前列腺导管的 Tis 或尿道切缘阳性。原位膀胱和新膀胱功能与之前膀胱类似,但夜间尿失禁或尿潴留(需间断自行导尿)风险增加。

   (2) 膀胱部分切除术

   不到 5%的患者中,侵袭性膀胱癌可在不损害膀胱尿液控制功能或不大幅降低膀胱容积情况下获得根治性切除(组织切缘足够,尿路上皮切缘距肿瘤至少 2 cm)。膀胱部分切除最常推荐用于原发于膀胱顶壁的膀胱癌,且其他部位不存在原位癌。相对禁忌证包括肿瘤位于膀胱三角区或膀胱颈。术中需输尿管膀胱再植并非绝对禁忌证。与膀胱切除术相似,膀胱部分切除术经腹入路(腹膜内),并进行盆腔淋巴结清扫。若手术过程中发现无法进行膀胱部分切除术,则应转为膀胱根治性切除术。术后是否推荐进行辅助放疗或化疗基于肿瘤病理分期(即阳性淋巴结情况或膀胱旁组织受侵情况),与接受膀胱切除术患者相似。

   (3) 新辅助化疗

   目前越来越多的证据支持 T2 和 T3 分期患者进行术前新辅助化疗。两项随机临床研究显示新辅助化疗生存获益,尤其是在临床分期为 T3 患者中获益尤为明显。Grossman 等将 307 例肌层受侵膀胱癌患者随机分为两组,分别接受膀胱全切术或 3 周期甲氨蝶呤+长春碱+多柔比星+顺铂(MVAC)方案新辅助化疗+膀胱全切术。新辅助化疗可延长中位生存时间(分别为 77 个月和 46 个月,$P=0.06$),并降低病灶残留率(分别为 15% 和 38%,$P<0.001$),而治疗相关患病率和死亡率无明显上升。另一项研究 196 例侵袭性膀胱癌患者随机分入两组,一组接受 2 周期 MVAC 方案新辅助化疗+膀胱全切术,而另一组仅接受膀胱全切术。新辅助化疗组达到 pT0 患者比例明显高于单纯膀胱切除组(比例分别为 34% 和 9%,$P<0.01$)。新辅助化疗组总生存也有延长的趋势,但尚无统计学意义。一项纳入 11 项临床研究共计 3 005 例患者的 Meta 分析显示:铂类为基础新辅助化疗与较长的 5 年总生存和无病生存相关(分别有 5% 和 9% 的改善)。

(4) 辅助化疗

由于尚无随机大样本临床研究显示全身辅助化疗可以带来生存获益,所以侵袭性膀胱癌中辅助化疗的地位目前仍存争议。许多显示出了生存获益的临床研究并没有随机化,因此结果分析中常存在关于选择偏倚争议。一项纳入了 6 项临床研究的 Meta 分析显示辅助化疗可以降低 25% 的死亡率,但作者也指出了相关数据的局限性,并称上述证据尚不足以指导临床决策。研究显示环磷酰胺+多柔比星+顺铂(CAP)方案和 MVAC 方案或甲氨蝶呤+长春碱+表柔比星+顺铂(MVEC)方案均可带来生存获益。然而,研究方法学上的问题对是否可将这些结论应用于所有尿路上皮癌患者存在争议。在 MVEC 研究中,对照组肿瘤复发的患者并未接受化疗,这不符合当前临床处理常规。一项纳入 194 例患者Ⅲ期临床研究报道,接受吉西他滨+顺铂(GC)方案辅助化疗和在复发后才接受化疗的患者在总生存和无病生存上无差异。

(5) 辅助放疗

目前仍缺乏膀胱全切除术后应用放疗或放化疗的相关循证医学证据,后续仍需前瞻性研究来评估其有效性和潜在毒性。一项早期随机研究纳入了 pT3a 到 pT4a 的膀胱癌患者共计 236 例,研究显示术后放疗与单纯手术相比可改善 5 年无病生存率和局部控制率。相似地,一项来自米兰的回顾性系列研究显示辅助放疗可改善 pT2 到 pT4a 患者肿瘤特异生存。由于部分患者膀胱切除术后局部复发率较高(pT3 到 pT4 的患者中复发率为 32%,切缘阳性者为 68%),因此这部分患者中可考虑进行术后辅助放疗,放疗剂量常为 40~45 Gy,可单独应用,亦可顺铂同步化疗。

(6) 保留膀胱治疗

分期为 T2 和 T3a 尿路上皮癌而言,部分经选择的患者可考虑保留膀胱。治疗选择包括单纯内镜 TURBT、TURBT+化疗,单纯放疗,或放化疗联合治疗。膀胱部分切除术也是保留膀胱的治疗选择之一(详情见前文,此段不再赘述)。目前 T2 病变患者如何选择接受保留膀胱治疗,业内尚未达成统一认识。保留膀胱治疗为那些由于医学原因不适于手术或不愿接受膀胱全切患者的另一选择。保留膀胱治疗方案也受到了国际泌尿疾病协会和欧洲泌尿学会的循证医学指南推荐。非膀胱全切术的患者(尤其是高龄和少数族裔患者)中,保留膀胱的侵入性治疗手段应用相当有限。65 岁及以上肌层浸润性膀胱癌患者中,约 23%~50% 未接受治疗或仅接受保守治疗。患者能否采用保留膀胱治疗部分取决于病灶的部位、浸润深度、大小、"未受侵"的尿路上皮情况,以及患者膀胱情况(膀胱容量、功能和并发症)。医学上认为那些适合根治性膀胱切除术但合并肾积水患者不适合于保留膀胱。考虑保留膀胱治疗的患者,治疗前即应进行肿瘤完整 TURBT(若有可能)、EUA 并进行相关检查以明确是否存在远处转移。

(7) TURBT 后化疗

仅临床研究中尝试单纯化疗,目前认为单纯化疗是不够的。这是基于新辅助化疗后达到病理学完全缓解比例仅有 38% 这一事实,而同步放化疗可提高上述比例,而有助于保留膀胱。

(8) 化疗后行膀胱部分切除术

基于肿瘤部位及生长方式因素,膀胱部分切除术可获得根治性切除的侵袭性膀胱癌不到 5%。非随机研究显示患者接受化疗+膀胱部分切除术 5 年和 10 年总生存率为 69%～73%;但其复发率高达 23%～33%。虽然目前化疗后膀胱部分切除术未广泛应用,但它使手术切除病灶部分膀胱并进行精准淋巴结分期成为可能。

(9) TURBT 后放疗

侵袭性膀胱癌患者中,单纯放疗不如放化疗联合治疗;能够耐受联合治疗患者不推荐进行单纯放疗。一项入组 360 例患者的随机临床研究中,放疗联合同步丝裂霉素 C+5-FU 方案化疗可将 2 年局部无病生存率由单纯放疗的 54% 提高到 67%($P=0.01$),5 年总生存率由 35% 提高到 48%($P=0.16$);而 3、4 级早发或迟发不良反应率并未升高。因此,单纯放疗仅适用于那些由于并发症无法耐受膀胱全切术或化疗患者中应用。

(10) TURBT 后同步放化疗

数项研究比较了 TURBT 后放化疗同步治疗、放疗+序贯化疗和单纯放疗疗效和安全性。采取这些治疗的前提必须是内镜下尽可能完整切除。因为肿瘤不完整切除是降低保留膀胱率和生存的不良预后因素。临床研究放疗肿瘤协作组方案(radiation therapy oncology group, RTOG 89-03)比较了同步放化疗(化疗采用顺铂方案)与未接受 2 周期 MCV 方案(甲氨蝶呤+顺铂+长春碱)诱导化疗。两组完全临床缓解率和 5 年总生存率上无差异。其他研究还报道了保留膀胱的放化疗联合治疗前进行新辅助化疗并未带来显著生存获益。

放疗联合顺铂为基础同步化疗(作为放疗增敏剂)是目前肌层浸润性膀胱癌最常见也是研究最多的治疗方案。完整 TURBT 后,进行 40 Gy 的外照射(常为 4 个放疗野),并在第 1 周和第 4 周给予两周期顺铂方案同步化疗,这些诱导治疗结束后,重新进行内镜下评估。若发现残余病灶,则建议行膀胱全切术。若未见肿瘤,且细胞学和活检均为阴性(T0),则加用 25 Gy 的巩固外照射放疗联合一周期顺铂化疗,接下来患者应接受前文述及的常规尿液细胞学和膀胱镜复查。

目前认为,以下放疗增敏方案均可用于最大程度 TURBT 术后保留膀胱的同步放化疗:顺铂,顺铂+5-FU,5-FU+丝裂霉素,顺铂+紫杉醇,以及低剂量吉西他滨。若有合适临床研究,推荐加入。

多达 80% 长期生存者能够保留完整膀胱,而其余患者最终需要行膀胱全切术。一项对 4 项临床研究中生存患者进行汇总分析(中位随访时间 5.4 年)显示:联合治疗 3 级不良反应发生率较低(泌尿系统不良反应率 5.7%,消化道反应 1.9%),未出现迟发性 4 级不良反应或治疗相关死亡。

(11) 术后肿瘤残留或复发

膀胱切除术后出现肿瘤转移或局部复发可行姑息化疗、放疗或放化疗联合。

细胞学检查阳性但未发现膀胱内占位的患者,推荐行选择性上尿路灌洗和尿道前列腺部活检。若结果阳性,则需按如下方法处理。保留膀胱患者,若出现局部复发或肿瘤残留,则应将其作为新病灶进行评估。复发灶处理方案应基于肿瘤侵及的范围,并考虑到既往的治疗方案。Tis、Ta 和 T1 期肿瘤通常的处理方法为膀胱内 BCG 治疗或膀胱全切术。若 BCG 治疗无效,则推荐膀胱全切术。侵袭性膀胱癌常行根治性膀胱全切术,不推荐再次尝试保留膀胱。对于接受过全量外照射放疗或残留大块肿瘤的患者而言,常无法进行膀胱全切术,此类患者推荐进行姑息性化疗,推荐和初始化疗无交叉耐药的方案。若患者未接受放疗,则亦可考虑行放疗。此外也可选择姑息性 TURBT。

4. 四级预防:临终关怀,包括临终前的姑息对症处理

晚期膀胱癌出现严重影响患者生活质量的疼痛、出血、排尿困难和上尿路梗阻。临终关怀及支持治疗对这些患者具有重要的意义。

(1)上尿路梗阻:肾造瘘可以有效解决上尿路梗阻,但是多数患者更愿意选择输尿管内支架,因为输尿管内支架比肾造瘘管对生活带来的不便更少,但是输尿管支架有时难以顺利置入并需要定期更换,而且输尿管支架也会出现堵塞及移位等意外情况。尿流改道也是解决上尿路梗阻的有效措施之一。

(2)出血和疼痛:对于无法根治的膀胱癌患者出现血尿,首先要明确患者是否存在凝血功能障碍或者服用抗凝药物。对于肿瘤填满膀胱腔的患者,难以进行经尿道电凝或者激光凝固止血,予膀胱内灌注 1% 硝酸银或 1%~2% 明矾可以达到较好的止血效果,且无需麻醉。另一种可选择的止血方法为膀胱内注入福尔马林,福尔马林浓度一般为 2.5%~4%,保留 30 min。由于此法会导致疼痛,一般需要局部或者全身麻醉。福尔马林灌注出现的副作用风险高,如膀胱纤维化等。膀胱输尿管反流的患者应避免膀胱内灌注福尔马林,以免造成肾脏伤害。放疗也具有一定的止血作用,同时也有止痛作用。如果上述方法均无法控制出血,膀胱切除尿流改道是最后的选择。

参考文献

[1] Ahmedin Jemal, Rebecca Siegel, Elizabeth Ward, et al. Cancer Statistics ,2006. CA CancerJ Clin,2006,56:106-130.

[2] JemalA ,ThomasA ,MurrayT ,ThunM ,et al. Cancer Statistics,2002. CA Cancer J Clin,2002,520:23-47.

[3] Zeegers M P A, Goldbohm R A, Brandt P A V D. A prospective study on active and environmental tobacco smoking and bladder cancer risk (The Netherlands). Cancer Causes & Control, 2002, 13(1):83-90.

[4] Markowitz S B, Levin K. Continued epidemic of bladder cancer in workers exposed to ortho-toluidine in a chemical factory. Journal of Occupational & Environmental Medicine, 2004, 46(2):154-60.

[5] Knight A, Askling J, Granath F, et al. Urinary bladder cancer in Wegener's granulomatosis: risks and relation to cyclophosphamide. Annals of the Rheumatic Diseases, 2004, 63(10):1307-1311.

[6] Castelao J E, Yuan J M, Gago-Dominguez M, et al. Carotenoids/vitamin C and smok-

ing-related bladder cancer. International Journal of Cancer, 2004, 110(3):417.
[7] Radosavljevi V, Jankovi S, Marinkovi J, et al. Fluid intake and bladder cancer. A case control study. Neoplasma, 2003, 50(3):234-238.
[8] Radosavljevi V, Ili M, Jankovi S, et al. Diet in bladder cancer etiopathogenesis. Acta Chirurgica Iugoslavica, 2005, 52(3):77.
[9] Mahboubi A O, Ahlvin R C, Mahboubi E O. Familial aggregation of urothelial carcinoma. Journal of Urology, 1981, 126(5):691-2.
[10] Golka K, Seidel T, Dietrich H, et al. Occupational and non-occupational risk factors in bladder cancer patients in an industrialized area located in former East-Germany. Aktuelle Urol, 2005, 36(5):417-422.

第十三章 前列腺癌的临床预防方略

第一节 前列腺癌的流行病学

前列腺癌是威胁男性健康的常见肿瘤之一,2002年全球有679 000例前列腺癌新发病例,占所有肿瘤新发病例的11.7%,位列常见肿瘤的第5位和男性肿瘤的第2位。据全球肿瘤流行病统计数据(GLOBOCAN 2012)显示全球前列腺癌发病数增高,2012年全球估计新增前列腺癌患者111.2万,占男性癌症发病的15%。发病粗率为31.2/10万,是仅次于肺癌的第2位常见男性恶性肿瘤。在世界范围内(不分性别)前列腺癌已升至恶性肿瘤发病第4位。

1. 地域分布

前列腺癌的发病率在世界范围内的分布具有显著性差异,发病最高地区约为发病最低地区的25倍。前列腺癌发病率最高的地区是北美和澳大利亚、新西兰,以及西欧和北欧等国家,大部分亚洲国家都是低发病率地区。但是全球各地区前列腺癌死亡率差异相对较小,死亡率最高地区约为最低地区的10倍,其主要原因是PSA检测对前列腺癌发病率的影响更大,明显超过对死亡率的影响。

前列腺癌的发病与社会经济水平高度相关,发达地区呈现明显高发趋势。2002年在发达国家前列腺癌占肿瘤新发病例的19%,而在发展中国家仅占5.3%。2008年全球前列腺癌的发病主要(72%)集中在经济发达地区,同样,死亡半数以上(53%)也集中在发达地区。

自1984年起,前列腺癌已成为美国男性最常见的非皮肤恶性肿瘤。1995—2001年美国男性前列腺癌发病率年均增长2%,而此后发病率呈逐年下降趋势,2001—2008年美国前列腺癌发病率每年降低1.9%。美国癌症协会曾预测2014年美国前列腺癌新诊断病例将有23.3万例,约占男性恶性肿瘤发病的27%,居所有男性恶性肿瘤发病率的第1位。同时约有2.95万男性将死于前列腺癌,约占男性恶性肿瘤死亡的10%,成为仅次于肺癌的男性恶性肿瘤死因的第2位。

在我国虽然前列腺癌的发病率远低于欧美国家,但随着人均寿命的增长、饮食方式的西化以及诊断技术的不断提高,近10年来前列腺癌的发病率和死亡率有着明显上升趋势。根据全国肿瘤登记中心1998—2008年的数据显示,1998年中国男性前列腺癌发病率为3.62/10万,至2008年发病率达到11.00/10万,增加212.5%,10年间年均增长率为12.07%。根据2008年全国肿瘤登记地区统计数据显示,前列腺癌居中国男性恶性肿瘤发病第7位,占中国男性恶性肿瘤发病构成的3.33%。在全国肿瘤登记地区中,前列腺癌发病率目前低于膀胱癌,居中国男性泌尿生殖系恶性肿瘤发病率第2位。肿瘤统计数据显示,1998年中国男性前列腺癌死亡率为1.81/10万,至2008年死亡率达到4.07/10万,增加124.9%,10年间年均增长率为8.44%。2008年统计数据显示前列腺癌居中国男性恶性肿瘤死亡率第10位,占中国男性恶性肿瘤死亡构成的1.78%。

上海市具有较好的肿瘤登记系统和较高的医疗水平,对上海的前列腺癌发展趋势进行统计分析显示:从1973—1975年的1.6/10万升高到1997—1999年的5.3/10万,增加了3.3倍;2000年的发病率更是达到了7.7/10万,跃居男性泌尿生殖系统肿瘤的第1位。30年来上海市前列腺癌的发病率趋势可分为两个阶段:1973—1987年,前列腺癌发病率基本上稳定在同一水平;20世纪80年代后期开始,前列腺癌发病率呈快速上升趋势,1991—1999年发病率的年均增长14%。2000年以后前列腺癌仍保持着上升趋势,由2000年的12.6/10万(男性)上升至2005年的21.8/10万。

我国各地区前列腺癌发病率的分布存在不平衡现象,城市发病率通常高于农村。城市男性发病率约为农村男性的3.5～6.5倍,1998—2008年这10年间,中国城市男性前列腺癌粗发病率增加幅度为8.53/10万,远高于农村男性的2.53/10万。在全国肿瘤登记地区中,年龄调整发病率最高的是上海市(11.80/10万),其次为广州市(11.18/10万)、杭州市(8.81/10万)和北京市(8.29/10万);阳城县(0.00/10万)、淮安(0.52/10万)及泰兴(0.68/10万)等地区前列腺癌的发病率最低。

2. 种族分布

不同种族的前列腺癌发病率和死亡率差异很大,由高至低依次为黑人、白人、黄种人。美国1983—1988年的资料显示,发病率黑人为82.0/10万(男性),亚特兰大黑人更高达102.0/10万,白人为61.8/10万,而同期中国人的发病率则仅为1.7/10万,日本人为2.4/10万。根据美国国立癌症中心的SEER(Surveillance, Epidemiology, and End Results)材料,2000—2003年美国男性的前列腺癌发病率为170.3/10万,并且有着显著的种族差异:黑种人为258.3/10万,高于白种人的163.4/10万,亚洲和太平洋岛国人种最低为96.8/10万。2000—2003年美国前列腺癌的死亡率为27.4/10万,黑种人(59.1/10万)显著高于白种人(26.3/10万)和亚太裔人种(12.2/10万)。

2006—2010年美国癌症协会数据显示,美国黑人男性前列腺癌的发病率最高(220.0/10万),约为美国白人发病率(138.6/10万)的1.6倍,约为黄种人发病率(75.0/10万)的3倍。美国黑人男性前列腺癌的死亡率也最高(50.9/10)万,约为美国白人死亡率(21.3/10万)的2.4倍,约为黄种人死亡率(10.1/10万)的5倍。相对于白人而言,黑人患前列腺癌的恶性程度更高。在预后方面,同样的肿瘤恶性程度,黑人的预后更差,尤其在年轻人中特别明显。美国其他种族前列腺癌的发病率及死亡率介于美国白人和黄种人之间。

3. 年龄分布

前列腺癌的发病率与年龄成正相关,前列腺癌几乎全部发生在50岁以上的男性中,50岁以下男性罹患前列腺癌所占比例不到所有患者的0.1%,但是年龄大于50岁,发病率和死亡率就会呈指数增长。美国70%以上的前列腺癌患者年龄大于65岁。39岁以下的男性发生前列腺癌的概率为0.005%,40～59岁的概率为2.58%,60～79岁的概率达14.76%。但在PSA时代(1988年后),前列腺癌诊断发病年龄有年轻化趋势,65岁以下男性前列腺癌发病率不断上升,而65岁以上的发病率则出现下降,提示处于潜伏期的前列腺癌越来越多地被早期诊断。

同样在我国,50岁以下的前列腺癌也十分罕见,以2008年为例,50岁以下男性的前列腺癌发病率均低于0.4/10万,低于此年龄段肾及膀胱肿瘤发病率,居第3位。50岁以上男性前列腺癌发病率超过1/10万,并随年龄增加而迅速升高;64岁以上前列腺癌发病率超过肾肿瘤,仅次于膀胱肿瘤;至70岁以上,前列腺癌发病率已超过膀胱肿瘤达到第1位。

前列腺癌的死亡率也随年龄增长而增高,中国男性的前列腺癌死亡在55岁以后随年龄的增长出现快速增高。所有死于前列腺癌的患者中超过80%发生在70岁以上的男性。尸检研究发现85岁以上的男性发现前列腺癌微病灶的比例高达75%,但是在世界范围内,85岁男性罹患前列腺癌的累计风险在0.5%~20%之间,这说明大多数前列腺癌发展缓慢,将终身隐匿而不会发展至临床前列腺癌。

第二节 前列腺癌可能的发病因素

随着我国逐渐步入老年社会时期,前列腺癌的流行病学及病因研究也变得越来越重要。长期以来,流行病学的研究发现,前列腺癌的危险因素主要有家族史,环境因素比如饮食结构、生活方式以及激素水平等,其发生和发展是一个涉及多因素、多基因和多步骤的过程,是诸多先天和后天因素综合作用的结果。

1. 家族史及遗传因素

1) 家族史

前列腺癌发病具有一定的遗传因素,其亲属的发病风险将会有一定的增加。早在1960年就有专家指出,家族有前列腺癌患病史的男性家族成员患该病的相对危险度是普通人群的3倍。到20世纪80年代,也有多项研究得出了相对危险度2~4倍的结论。家族中前列腺癌患病者人数越多,与患病者血缘关系越近,发病危险性也越高,并且,遗传因素的作用在年轻患者中体现更为明显。Steinberg等指出,一级亲属(父亲、兄弟)患病时,危险度为2,二级亲属(叔父、伯父)患病时,危险度为1.7。而如果一个人的一、二级亲属中均有人患前列腺癌,那么他患病的危险度将上升至8.8。文献表明,一个一级亲属患有前列腺癌,其本人患前列腺癌的危险性会增加2~3倍;2个或2个以上一级亲属患前列腺癌,其本人患前列腺癌的危险性会增至5~11倍;单卵双生的孪生兄弟前列腺癌发生率是双卵双生者的5倍,有前列腺癌阳性家族史的患者比那些无家族史患者的确诊年龄大约早7年。家庭成员的发病人数及其发病年龄是决定其他亲属发病风险的重要因素,家族肿瘤史是前列腺癌发病的一个独立危险因素。真正遗传性前列腺癌是指3个或3个以上亲属患病或至少2个为早期发病(55岁以前),约占全部前列腺癌的9%。

2) 遗传易感性

尽管个体遗传因素,如单核苷酸多态性(single nucleotide polymorphism,SNP)引起前列腺癌的外显率很低,约1%~2%,但对其认识在前列腺癌的发生发展中有重要意义,就分子水平而言,80%以上前列腺癌的发病病因与多基因相互作用有关,而非单一基因作用。

研究发现 SNP 不仅可以预测前列腺癌发病风险,同时还可以预测患者预后情况。有研究报道利用 14 个 SNPs 来估计前列腺癌的绝对危险度,从而研究出前列腺癌的风险预测模型。有家族史并且高危易感位点≥14 个的人群患前列腺癌的风险最大。对不同年龄段人群,根据是否有家族史和高危易感位点的个数,通过校正发病率来预测未来 20 年的患病风险。近年来,随着全基因组关联研究(genome wide association studies,GWAS)的广泛运用,大量与前列腺癌发生相关的 SNP 位点被发现,目前已发现超过 70 个的前列腺癌易感位点,其中大部分以欧美人群为主,而在前列腺癌低发病率地区开展的 GWAS 研究中发现,低发病率地区存在种族特异的易感位点。以日本人群为主的 GWAS 研究发现了 5 个在欧美人群中没有报道过的前列腺癌易感位点,位于染色体 5p15、13q22、2p24、6p21、6q22 上,与基因 GPRC6A/RFX6、C2orf43 及 FOXP4 相关。在中国人群中开展的一项 GWAS 中,同样发现了 2 个中国人群特有的前列腺癌易感位点,rs817826 和 rs103294,分别位于染色体 9q31.2 和 19q13.4 上。

已发现一些基因突变与前列腺癌的风险增加相关,如 RnasL/HPC1、ELAC2/HPC2、SR-A/MSR1、CHEK2、BRCA2、PON1、OGG1 和 MIC1 等。在这些易感基因中,遗传性前列腺癌基因 1(hereditary prostate cancer gene 1,HPC1)是特征最明确的基因,约 30%~40% 有遗传倾向的前列腺癌是由于此基因突变造成。位于 HPC1 基因座的 RNASEL 基因在部分连锁家族中出现种系突变,导致其基因产物核糖核酸分解酶表达的异常,使前列腺细胞凋亡失控。然而,RNASEL 基因的突变仅占遗传性前列腺癌的一小部分,前列腺癌发生过程中复杂的基因作用机制仍不清楚。

此外,尚有报道显示 PSA 基因突变,RAS、C-FOS、MYC、PTTG、VEGFR-3、miRNAs 等基因表达异常与前列腺癌的发生、发展、生物学行为及预后方面有一定的相关性,端粒酶的激活、染色体畸变和融合基因表达也可能在其中起一定的作用。

2. 饮食和营养因素

前列腺癌受基因与环境两方面因素影响,中国人前列腺癌发病率低,但移民至美国后发病率迅速上升,说明环境特别是饮食因素起了决定性作用。移民流行病学和生态学研究均提示,前列腺癌的发生和膳食结构或食物成分密切相关,特别是与富含脂肪、肉类和奶类的饮食相关。中国人前列腺癌发病率较低,主要是由于膳食结构中含有较多的蔬菜、豆类、植物性蛋白质,而动物性高蛋白、高脂肪、高热量则较少。

1) 总能量和脂肪

许多流行病学研究显示总能量摄入与前列腺癌的发生密切相关。每天总能量摄入大于 10 204 kJ 者患前列腺癌的危险性明显增加,局限性前列腺癌增加 115%,进展性前列腺癌增加 96%。能量摄入与前列腺癌发病相关的机制可能是通过胰岛素样生长因子。额外的能量摄入导致胰岛素样生长因子Ⅰ水平的升高。高动物脂肪饮食是前列腺癌的一个重要危险因素。目前认为高脂肪饮食可以增加循环中雄性激素的水平,而高水平的雄激素长期以来被认为是导致前列腺癌的主要因素,并且在高温烹调加工过程中产生致癌物也可促使前列腺癌的发生。前列腺癌的发病率和死亡率与脂肪摄取的水平高度相关,特别是多不饱和脂肪。饮食中高水平脂肪在体内、体外实验中均能刺激前列腺癌细胞尤其是 LNCaP 细胞增生,其中主要是来源于红色肉类中的饱和脂肪酸以及来源于菜籽油、豆油中的亚油酸均被证明能提高前列腺癌发病率，Giovannucci 等报道 α-亚麻酸的摄入也是前列腺癌的强危险因素。但是鱼肉及海产品中富含的鱼油是不饱和脂肪酸，是一种保护因素，能抑制前列腺癌细胞生长，降低前列腺癌的发病率。而经常食用富含单不饱和脂肪酸的橄榄油、花生油、杏仁油的希腊人、西班牙人，前列腺癌的发病率较低。

2) 维生素 A 和类胡萝卜素和番茄红素

维生素 A 属脂溶性维生素，对于人类上皮细胞的正常分化、生理生长、视觉功能及生殖功能是必需的。维生素 A 与前列腺癌发病率之间的关系并不十分明确，正相关或负相关均有报道。有报道显示在几个动物模型上维生素 A 缺乏症与几种不同的肿瘤生长有关，而替补疗法能抑制实验性动物的前列腺癌。欧美人饮食中的维生素 A 主要来源于动物脂肪，因此维生素 A 摄入与前列腺癌的危险性实际上是由于高动物脂肪摄入而致，而不是维生素 A 本身。在亚洲等前列腺癌低发区，维生素 A 的摄入主要来源于水果、蔬菜中，其前体为类胡萝卜素。

类胡萝卜素能降低前列腺癌的发病率。在番茄中含量很高的番茄红素，是类胡萝卜素的一种，也有研究报道能降低前列腺癌发病率。

3) 钙和维生素 D

有研究表明，无论是饮食性还是补充性摄入高剂量钙，都能在一定程度上增加罹患前列腺癌的风险。每天摄入钙超过 2 000 mg 者比每日摄入低于 500 mg 者患转移性前列腺癌的机会显著增加。牛奶能增加前列腺癌发病率也被怀疑与高钙有关。

人体维生素 D 的来源是饮食和日晒，后者使无活性的维生素 D 在皮肤中转化为有活性的 1,25-二羟维生素 D_3（骨化三醇），而骨化三醇则被证明具有抗增殖、促分化、免疫抑制及诱导人前列腺细胞凋亡的作用。临床上已有使用人工合成的骨化三醇治疗前列腺癌骨转移，并且疗效得到肯定。日常摄入富含钙的奶制品会降低血清中维生素 D 的水平，并且高钙抑制了维生素 D 的转化从而降低了机体对肿瘤的抑制。John 等报道阳光照射能降低前列腺癌的发病率，而生活在北部高纬度地区缺少日照的男性前列腺癌的死亡率更高。美国黑人是世界上前列腺癌发病率和死亡率最高的人群，主要由于其肤色较深，皮肤中的黑色素可以抵抗紫外线的辐射，不利于骨化三醇合成。日本本土男性的饮食中富含鱼类食物来源的维生素 D，他们的前列腺癌发病率明显更低。

4) 维生素 E

维生素 E 是一种脂溶性维生素，具有抗氧化作用，主要存在于棉籽、莴苣、大麻籽油中，其低摄入可能增加前列腺癌的发病风险。研究发现，维生素 E 能通过阻止细胞膜磷脂的氧化和过氧化反应，使动物上皮肿瘤发生率下降，因此能降低前列腺癌发病率。Moyad 报道每日摄入 50 IU 剂量的维生素 E 能降低吸烟者前列腺癌发病率。

5) 绿茶

绿茶是亚洲国家人们的主要饮品，流行病学证明亚洲人前列腺癌发病率比欧美人低，可能是由于绿茶的饮用量相对较高。绿茶是前列腺癌的预防因子，因为绿茶中的茶多酚，表没食子儿茶素没食子酸酯（epigallocatechin gallate，EGCG）有很强的抗氧化作用，能抑制癌细胞的生长。有文献报道，EGCG 可以诱导激素依赖型和非依赖型的前列腺癌细胞发生程序性的死亡，还可以抑制与前列腺癌相关的鸟氨酸脱羧酶的活性。体外试验中儿茶酸对多系前列腺癌细胞均有抑制作用，EGCG 可以使种植在裸鼠身上的人前列腺癌体积缩小。为调查绿茶与前列腺癌的关系,在浙江杭州做的一项病例对照研究中发现,饮茶量与前列腺癌的关系具有显著意义,绿茶对前列腺癌具有抑制作用。

6) 酒精

酒精可以通过影响体内荷尔蒙的新陈代谢改变人体内雌激素和雄激素的平衡,继而影响激素依赖型肿瘤如前列腺癌。因此,饮酒在前列腺癌中的作用也是关注热点之一。有研究发现前列腺癌的发病风险与酒精摄入量有关,随着饮酒量的增加,患前列腺癌的危险性增高。重度(35 g/d)和极重度(90 g/d)饮酒者患前列腺癌的风险性分别为1.4和1.9,也有研究认为前列腺癌发病风险与饮酒总量无关,但每周喝少量(1～3杯)葡萄酒可降低前列腺癌风险。

7) 微量元素硒(Se)

血浆硒元素水平低与许多肿瘤有关,与胃肠道肿瘤和前列腺癌关系尤为明显。有研究证明硒能降低前列腺癌发病率,尽管其中的机理研究并不十分明确。有许多假说提出:硒能影响致癌物质的代谢;硒能影响免疫系统,诱发细胞凋亡;硒能对氧自由基氧化作用引起的损伤起到保护作用。相关报道显示,每日补充200 mg硒能降低前列腺癌发病率,尤其是在低PSA水平(<4 ug/dl)及低血硒水平(<123 ng/mL)时,另有研究报道,硒与前列腺癌的负相关关系在血α-生育酚浓度低的人群中尤为明显,因此建议硒与维生素E联合使用。

8) 其他因素

相关研究发现咖啡的摄入量与前列腺癌的发病风险呈负相关。烹调方式如蒸、炖的方式与前列腺癌的发生成负相关,而烧烤和油炸则呈正相关,煎烧未见有统计学关联。其他因素包括鱼油、豆类食品、青绿色蔬菜、水果的低摄入可能增加前列腺癌的致病风险。

3. 激素失衡

前列腺是一个雄激素依赖性器官,激素水平的失衡,包括雄激素及雌激素等水平紊乱与前列腺癌的发病密切相关。

1) 雄激素

雄激素暴露程度对前列腺癌的发生有着重要的作用。研究显示游离睾酮水平升高与前列腺癌发病相关。低脂高纤维素饮食可降低血循环中睾酮水平进而影响男性激素的代谢,这种改变对前列腺癌的发展起到很重要的作用。已有研究证明年轻的美国男性黑人血清睾酮水平较同龄白人高约15%,美国男性睾酮代谢酶水平与同龄的日本人有显著差别,从而导致这些人群前列腺癌发病率不同。长期缺乏雄激素可以防止前列腺癌的发生,睾丸不发育则不发生前列腺癌。

2) 雌激素

雌激素在前列腺癌的发生中也有重要意义,在日常饮食中富含植物雌激素的人群前列腺癌发病率低,目前机理尚不明确,推测雌激素可能通过抑制前列腺上皮的生长、促进细胞凋亡以及抑制新生血管形成等发挥抑癌作用。然而,当雌激素与雄激素联合引发炎症或产生致突变代谢产物,则会增加前列腺癌的发病风险。

3) 胰岛素和胰岛素样生长因子

胰岛素和胰岛素样生长因子(insulin-like growth factors,IGF)也是前列腺癌发病的相关因素。相关流行病学资料显示,按胰岛素浓度均分为4组,浓度最高组者患前列腺癌的危险为最低组的2.6倍。IGF-1是一种肽类激素,可促进儿童及青春期的生长发育,也参与调节肿瘤细胞的增殖、分化和凋亡。体外实验发现IGF-1可以促进前列腺正常细胞及肿瘤细胞的生长并抑制细胞凋亡。糖尿病人中前列腺癌发病率较低,可能与胰岛素及IGF水平低有关。

4. 其他因素

1) 炎症因素

慢性炎症和前列腺癌的相关性已成为关注热点。慢性炎症可引起过度的细胞增殖,破坏细胞的DNA,导致前列腺细胞的癌变,并促进前列腺癌的发展。有性传播疾病(如淋病或衣原体)或前列腺炎病史的男性,其前列腺癌发病风险增高,并且遗传流行病学研究提示的前列腺癌高危基因是炎症反应的调控基因。当然,炎症的致癌机制仍有待进一步的研究和验证。

2) 肥胖

我们通常用体重指数(BMI)来衡量。BMI=体重(kg)/身高^2(m^2),正常值为20~25 kg/m^2。有研究显示与体重正常(BMI小于25 kg/m^2)的男性相比,肥胖(BMI大于35 kg/m^2)、轻度肥胖(BMI为30~35 kg/m^2)和超重(BMI为25~30 kg/m^2)的男性发生前列腺癌的风险分别增加75%、46%和25%。发生这一现象的原因可能是由于肥胖患者饮食中摄入更多的不饱和脂肪酸,促进前列腺癌细胞增生;并且这类人群体内激素水平较体重正常者发生了变化,往往具有较高的雌激素水平及胰岛素样生长因子水平。也有学者认为肥胖只与前列腺癌的病死率有关。

3) 性活动

性活动与前列腺癌的关系存在争议。有研究发现前列腺癌与提早的性交史以及性伴侣人数存在一定的关系。性传播疾病,尤其是淋病可增加前列腺癌发病危险性2~3倍,但是,尚不能确定前列腺癌是由性传播疾病直接造成的。性传播疾病可能反映了性活动,进而反映个体的雄激素的状况。但国外大多数研究认为性活动频率、性伴侣数、初婚年龄、感染性传播疾病等因素与前列腺癌发病率无关。

4) 吸烟

吸烟与前列腺癌的关系受到国内外学者的重视。烟草中含有一种微量元素镉,有研究显示接触镉与前列腺癌的发生有弱相关性,其原因可能是镉与锌的相互作用,而锌在前列腺组织中的含量很高,是多种细胞内代谢途径所必需的,但两者相关性的研究结果并不一致。早期国内外均有文章指出吸烟和前列腺癌的发生不相关,但近些年来发表的一些研究则发现吸烟能独立地增加前列腺癌发病或死亡的危险性,且两者还存在剂量反应关系,每天吸烟量在一包及以上者发生前列腺癌的风险分别为1.9和2.9。此外,Eichholzer等发现吸烟对前列腺癌的作用可能还受维生素E等其他因素的影响,经常吸烟且血清维生素E水平低者患前列腺癌的危险性显著增加。

5) 体育锻炼

有研究认为适度体力活动可降低体内睾酮水平,进而降低前列腺癌的发病风险,但也有不同的观点,一项国外研究表明,年轻时过多的体育活动将增加患前列腺癌的可能性,也有学者认为体育锻炼与前列腺癌发病率没有相关关系。

6) 输精管结扎术

输精管结扎术与前列腺癌发病率的关系尚存在争议。一项在中国进行的多中心研究发现输精管结扎与前列腺癌危险性的增加有统计学关联。另有报道显示接受了输精管结扎术的男性罹患前列腺癌的风险增加相关,相对危险度为1.1。一项Meta分析报告的混合危险度为1.37,危险性随着时间延长而增加,输精管结扎后每10年前列腺癌的发病风险将增高约10%。因此行输精管结扎时间越早,其罹患前列腺癌的危险性越大,但也有研究认为输精管结扎没有增加前列腺癌的风险。输精管结扎与前列腺癌的关系值得进一步探讨。

7) 男性秃顶

男性秃顶家族史与前列腺癌相关,可能与雄激素有关。Hawk等在一个前瞻性临床研究中发现男性秃顶是前列腺癌的独立危险因子,可增加相对危险1.5倍。

8) 非甾体抗炎药

非甾体抗炎药(nonsteroidal antiinflammatory drugs,NSAIDs)的作用机理主要通过抑制环氧化酶(cyclooxygenase,COX)减少前列腺素的生成,而COX-2在许多肿瘤组织中高表达,具有抗凋亡作用,前列腺素能促进肿瘤新生血管形成。研究证明非甾体类抗炎药如阿司匹林、布洛芬等能降低前列腺癌发病率。

总之,前列腺癌的发生与发展具有某种遗传倾向,同时也受多种环境因素的影响,并且某些因素在前列腺癌发病过程中呈协同作用,前列腺癌的预防应采取针对这些因素的综合性预防措施。

第三节　前列腺癌的临床表现和诊断依据

1. 临床表现

大部分前列腺癌产生于腺体的外周带,早期的前列腺癌多局限在前列腺内未侵犯前列腺周围组织结构(如尿道、直肠),所以早期的前列腺癌临床上常无明显症状。随着肿瘤的发展,而出现多种不同的临床症状和体征。

1) 症状

(1) 下尿路症状

下尿路症状包括刺激症状和梗阻症状。当肿瘤向前列腺的前中部浸润时,侵及尿道和膀胱颈部、三角区时可梗阻膀胱出口,引起下尿路症状。

①刺激症状

Ⅰ.尿频:正常成人日间排尿4~5次,夜间排尿0~1次,不超过2次。排尿次数增多称为尿频,产生原因可能是前列腺癌侵犯膀胱颈引起的膀胱出口梗阻。

Ⅱ.尿急:指突然出现的、强烈的、不可抑制的排尿愿望。

② 梗阻症状

Ⅰ.排尿踌躇:指排尿开始出现延迟症状。当发生膀胱出口梗阻后,需要延长时间增加膀胱压力来解尿,就会出现排尿延迟的症状。

Ⅱ．排尿中断：指排尿过程中，排尿的开始和停止为无抑制性。

Ⅲ．尿后滴沥：指排尿结束后仍有滴尿的现象。其产生原因是由于少量停留在球部尿道或前列腺尿道的尿液不能被挤压回膀胱。

Ⅳ．排尿费力：指排尿需借助腹部肌肉来完成。其常表现为在排尿结束时，需要憋气增加腹压，或用手压膀胱区帮助排尿，尿线变细、无力不能远射。

(2) 局部浸润症状

膀胱直肠间隙是局部浸润性前列腺癌最先侵犯的区域。癌肿侵犯到前列腺包膜及其附近的神经周围淋巴管时，可出现会阴部疼痛及坐骨神经放射痛；癌肿侵犯、压迫输精管时会出现腰痛以及患侧睾丸疼痛，以及出现血精并减少射精量；癌肿侵犯膀胱直肠间隙的上方时，可以压迫输尿管导致单侧或双侧肾积水，严重时引起肾衰竭；癌肿侵犯到前列腺后外侧神经血管束时还会导致勃起功能障碍；癌肿侵犯直肠时会导致排便困难或结肠梗阻；癌肿侵犯尿道膜部时可发生尿失禁。

(3) 转移性症状

最常转移的部位是骨骼、盆腔淋巴结等，其次为肺部、肝、肾上腺等。前列腺骨转移是前列腺癌较为独特的转移方式之一，30%初诊患者可出现肿瘤转移，其中骨转移占70%以上。前列腺癌骨转移盆腔内好发部位为髂骨、骶骨、耻骨、坐骨、股骨、髋臼、腰椎；骨盆外骨转移好发部位为颅骨、肋骨、脊柱、四肢骨。低位腰椎是骨转移的最常见部位，其次是高位椎体。骨转移会导致骨痛、病理性骨折、骨质破坏后碱性磷酸酶升高等，如果侵犯骨髓会导致全血细胞减少，转移瘤所致的脊髓压迫可能引起截瘫。癌肿转移到盆腔淋巴结时会引起下肢水肿、淋巴结肿大，转移到肺部会引起咳嗽、咯血、胸痛等。癌细胞也可沿输尿管淋巴组织扩散，引起恶性腹膜后纤维化，少数甚至发生弥散性血管内凝血(disseminated or diffuse intravascular coagulation，DIC)。

(4) 全身症状

晚期前列腺癌患者全身症状表现为消瘦、乏力、低热、进行性贫血、恶病质或肾衰竭等。

2) 体征

早期前列腺癌常无任何体征，当癌肿进展到一定程度时可出现不同的体征。

(1) 局部体征：局部体征的发现主要靠直肠指诊(digital rectal examination，DRE)。DRE对早期前列腺癌诊断及肿瘤分期均有重要价值，使得局限在包膜内、可治愈的前列腺癌发现增多。DRE可触及前列腺质硬或结节，对于这些发现的可疑结节，需要与前列腺增生的结节、前列腺炎等相鉴别。

(2) 转移引起的体征：盆腔淋巴结转移引起下肢水肿，癌肿压迫输尿管引起腰痛及全身水肿，骨转移引起病理性骨折、截瘫。

2. 诊断

前列腺癌的诊断主要依靠临床症状、体征、DRE、前列腺特异抗原(prostate specific antigen，PSA)、经直肠超声检查(TURS)、电子计算机断层扫描(CT)、磁共振成像(MRI)，但最终明确诊断需要前列腺穿刺活检行病理学检查。全身骨显像检查有助于判断有无骨转移，明确前列腺癌的临床分期。

1) 临床症状和体征

前列腺癌早期无典型症状和体征，排尿不畅多因前列腺增生所致。等前列腺癌出现相应症状和体征往往为局部晚期或转移病灶。相应症状及体征可表现为排尿困难、尿频、尿急、少尿、急性尿潴留；血尿、血精、阳痿；下肢浮肿、淋巴结肿大；骨痛、病理性骨折及截瘫。

2) 直肠指诊

前列腺癌多发生于前列腺外周带，故疑似前列腺癌患者，可首先采取 DRE 进行初步筛查，该方法简单易行，且无创，大多数患者可以接受。DRE 发现肿瘤多起源于外周带，触到结节，质硬，晚期表现为前列腺肿大、硬结、固定。但 DRE 本身也存在一定缺陷，其诊断前列腺癌的敏感性不高，且容易受到医师水平、经验等人为因素的影响。DRE 诊断前列腺癌的阳性预测值仅为 10% 左右。另外，DRE 应在 PSA 检测之后进行，因为此操作可能会影响 PSA 的准确性。

3) 血清前列腺特异性抗原

在前列腺肿瘤标志物中最有价值的是前列腺特异性抗原。目前公认血清 PSA 联合直肠指诊是前列腺癌早期发现的最佳筛查方法。

PSA 由前列腺的柱状分泌细胞产生并在精液中排泄，是一种糖蛋白，其表达受雄激素影响。正常情况下，血清 PSA 水平随着年龄和前列腺体积增加而不断升高。前列腺体积每增加 1 g，血清 PSA 增高 0.3 ng/mL。正常人的 PSA 变化 30% 归于前列腺体积增大，5% 归结于年龄。患前列腺癌时，前列腺正常的生理屏障遭到破坏，PSA 会进入血液，作为诊断前列腺癌的重要肿瘤标志物，但 PSA 并非前列腺癌所特有，在前列腺增生、前列腺炎症时也会升高，PSA 异常者患前列腺癌的可能性仅为 20%～25%，而 10% 的前列腺癌患者可以 PSA 和直肠指诊均正常。

PSA 的结果受许多因素的影响，所以 PSA 检查应在射精后 24 h，直肠指诊、膀胱镜检查、导管等操作后 48 h，前列腺按摩后 1 周，前列腺穿刺 1 个月后进行。检查时应无急性前列腺炎、尿潴留等疾病。

在血浆中，PSA 以游离和结合两种形式存在，主要以结合为主。血清总 PSA(tPSA)正常值为 0～4 ng/mL，大于 4 ng/mL 时为异常。对初次异常者建议复查。PSA 值 4～10 ng/mL 为灰色区间，欧美发生前列腺癌的可能性大于 25%，国内为 15.9%，可以通过以下进一步检查判断是否存在前列腺癌的可能性。

游离 PSA(fPSA)：fPSA 占总 PSA 的 10%～20%。血清 tPSA 增高，fPSA/tPSA 降低，则强烈提示前列腺癌的存在。国内以 fPSA/tPSA>0.16 为正常值。当 tPSA 为 4～10 ng/mL 时，fPSA 水平与前列腺癌发生呈负相关，fPSA/tPSA<0.1，该患者发生前列腺癌的可能性高达 56%；fPSA/tPSA>0.25，发生前列腺癌的可能性只有 8%。

PSA 密度(PSAD)：血清总 PSA 与前列腺体积的比值，是根据前列腺大小调整的血清 PSA 值。PSAD 正常值小于 0.15，PSAD 有助于鉴别良性前列腺增生和前列腺癌。如果 PSAD>0.15，则建议行前列腺穿刺活检。

PSA 速度(PSAV)：即连续观察血清 PSA 水平的变化，前列腺癌患者往往 PSA 升高较快，明显高于前列腺增生和正常人。PSAV 正常值为 0.75/(mL·a)。对于 PSA 为 4～10 ng/mL 的人群，72% 的前列腺癌患者每年的 PSAV>0.75 ng/mL。PSAV 比较适合 PSA 值较低的年轻患者。2 年内至少需要有 3 次 PSA 检查去了解 PSA 变化的平均速度，计算公式为：$PSAV=[(PSA2-PSA1)+(PSA3-PSA2)]/2$。

4) 经直肠超声检查(TRUS)

临床常用经腹部或经直肠的前列腺检查，后者准确性较高，可清楚地显示前列腺的大小和内部结构，以及周围组织是否受侵等情况，特别当显示前列腺外腺有低回声病灶时，要高度警惕前列腺癌的可能性,但需与良性前列腺增生、前列腺炎症、前列腺上皮内瘤变、前列腺梗死和前列腺萎缩相鉴别。在 TRUS 引导下进行前列腺的穿刺活检,是前列腺癌诊断的主要方法。典型超声表现为前列腺内部尤其是外周带出现低回声团块,病灶较大时,腺体不对称,包膜中断或隆起,精囊消失或增大。少数病例在前列腺内部出现点状、斑状或团状形态不规则的强回声,伴或不伴有后方声影。

5) CT 检查

CT 对癌的诊断敏感性较低,不如 B 超和 MRI,尤其是早期前列腺癌,CT 主要显示肿瘤对邻近结构和淋巴结侵犯情况,为肿瘤分期提供依据。前列腺癌 CT 的主要特点是增强扫描时病灶呈现不明显的低密度区,包膜显示不清。当癌肿突破前列腺包膜后,腺体周围脂肪消失,精囊侵犯后可表现为精囊边界模糊、膀胱精囊角消失或精囊增大。骨转移时 CT 可见混合型转移或成骨转移。CT 诊断淋巴结转移标准是淋巴结直径大于 1.5 cm 为转移,大于 1.0 cm 为可疑转移。有报道显示 CT 对前列腺癌的肿大淋巴结诊断准确率达 77%～93%,但仍存在一定的假阴性和假阳性。

6) MRI 检查

MRI 对前列腺癌诊断的准确率优于 CT 检查,可对前列腺进行分区,并对肿瘤及正常腺体加以区分。前列腺癌在 T1w1 加权上呈低信号,在 T2w1 加权上呈高信号。MRI 检出前列腺癌主要靠 T2 加权,在此加权像上可以看到高信号的前列腺外带内出现低信号的缺损区,外周带与中央带界限消失等。MRI 可以显示包膜完整性,在 T2 加权像上前列腺包膜为线样低信号,当病变侧显示包膜模糊或中断、不连续时,则提示包膜受侵。MRI 还可以对前列腺周围组织、器官侵袭程度、盆腔淋巴结受侵情况以及骨转移情况进行评价,它在诊断前列腺癌骨转移上的特异度和准确度较骨扫描高,对临床分期有着重要的作用。因前列腺穿刺引起出血影响影像学临床分期,为了保障检查效率,通常在活检穿刺前或完成穿刺后 3 周进行。

7) 正电子发射型计算机断层显像(PET-CT)

^{18}F-FDG 在高分化前列腺癌中摄取偏低,但肿瘤细胞胆碱利用率高。胆碱被磷酸化后就停留在细胞中,可以用于肿瘤显像。^{18}F-FECH PET-CT 在前列腺癌的诊断中有较高价值,灵敏度与准确性明显高于^{18}F-FDG,准确分析患者生理性摄取及非前列腺癌相关病灶的摄取对前列腺癌的诊断至关重要。^{18}F-FFCH PET-CT 显示前列腺癌病灶呈结节状或弥漫性放射性异常浓聚,前列腺癌与前列腺增生病灶 SUV 值差异有统计学意义。造成 PET-CT 假阳性的良性病变主要是炎症反应。

8) 核素检查(ECT)

骨骼是前列腺癌最好发的转移部位,早期骨转移多不表现出骨痛症状,ECT 全身骨扫描比常规 X 线片提前 3～6 个月发现前列腺癌骨转移,敏感性高但特异性较低。前列腺癌的骨转移多为血行播散而来,以骨盆、腰椎、股骨等处常见,严重者侵犯全身骨骼,转移瘤破坏骨质多伴有局部修复成骨过程,所以 ECT 骨扫描常表现为多发、局灶的异常放射性浓聚灶。但骨扫描诊断出现假阳性结果比较多,原因是许多良性骨病如退行性病变、陈旧性骨折、骨慢性感染等也会出现放射性浓聚灶,因此骨扫描应与其他影像检查相结合排除骨良性病变导致浓聚可能。前列腺癌骨转移以成骨型最常见,也可表现为混合型(成骨和溶骨同时存在)及溶骨型。当 PSA<20 ng/mL 时常无骨转移,不需做骨扫描。

9) 前列腺穿刺活检

经超声引导下前列腺穿刺活组织检查术是临床诊断前列腺癌的金标准,亦是确定前列腺癌分级、制定治疗计划及改善患者预后的关键。但穿刺本身为有创操作,并不适用于大量人群的筛查,同时穿刺有造成肿瘤沿穿刺道种植转移的潜在风险。目前公认的前列腺癌穿刺指征主要是:① 直肠指诊发现前列腺结节,任何 PSA 值,但 PSA 值处于 4~10 ng/mL 为检测灰区时,穿刺活检阳性率不高;② B 超发现前列腺低回声结节或 MRI 发现异常信号;③ PSA>10 ng/mL,任何 fPSA/tPSA 和 PSAD 值;④ PSA 为 4~10 ng/mL,fPSA/tPSA 和(或)PSAD 值异常。

以前常采用系统性 6 点活检及随机活检,包括前列腺两侧叶尖部、中部和底部的取样,但检出率较低。通过 10~12 针的系统活检可以提高 35% 的前列腺癌检出率,增加的针数主要分布在前列腺外周带,因为此部位为前列腺癌好发部位,仅有约 1/4 的前列腺癌发生于移行带和中央带。

对于初次系统活检阴性,若发现高级别上皮内瘤变(intraepithelial neoplasia, IN)或非典型增生时,应行可疑部位重复活检;活检阴性但 PSA 或 PSAD 值持续增高,PSAD>0.75 ng/年,需重复活检。2 次穿刺间隔时间为 1~3 个月,2 次活检阴性者,可进行第 3 次或第 4 次穿刺。

10) 病理

(1) 病理分型

根据最新世界卫生组织(World Health Organization,WHO)的组织学分类,前列腺原发性恶性肿瘤可分为:上皮性肿瘤、神经内分泌肿瘤、前列腺间质肿瘤、间叶性肿瘤、血管淋巴系统肿瘤和其他类型。95% 的前列腺癌为发生在腺泡上皮的腺癌,发生于前列腺导管的癌很少,可以为腺癌、尿路上皮癌或同时具备二者的混合性导管癌。前列腺腺癌通常为多灶的异质性病变,呈乳头样、筛孔样、粉刺样或腺泡样结构。前列腺癌典型的免疫组化表现为 34βE12 和 p63 阴性、AMACR 阳性。免疫组化指标有助于鉴别少量穿刺标本中的可疑区域为前列腺腺癌还是高级别上皮内瘤变。

前列腺原发性恶性肿瘤中非常见类型包括:上皮来源的导管腺癌、尿路上皮癌、鳞状细胞癌和基底细胞癌,神经内分泌分化的腺癌、小细胞癌、间叶组织来源的平滑肌肉瘤和横纹肌肉瘤以及淋巴瘤。这些类型的前列腺恶性肿瘤多以尿路症状起病,横纹肌肉瘤好发于年轻人群。

(2) 病理分级

目前前列腺癌的病理分级采用 Gleason 评分系统。这一系统是根据低倍镜至中倍镜下前列腺癌组织分化形式而定的。一般将前列腺癌组织分为主要分级区和次要分级区,每区的 Gleason 分值为 1~5 级,将主、次区相加的分值即为 Gleason 分值。

分级标准:

1 级:癌肿极为罕见。其边界清楚,膨胀性生长,几乎不侵犯基质,腺泡为圆形中度大小,排列紧密,胞质和良性上皮极为相近。

2 级:癌肿很少见,多发生在前列腺移行区,被间质分开。癌肿边界不清,腺泡呈圆形,大小不等,可不规则、疏松地排列在一起。

3 级:癌肿最常见,多发生在前列腺外周区,呈浸润性生长,腺泡大小不等,形状各异,核仁大而红,胞质多呈碱性染色。

4 级:癌肿分化差,浸润性生长,腺泡不规则融合,形成微小乳头状或筛状,核仁大而红,胞质可为碱性或灰色反应。

5 级:癌肿分化极差,边界可为规则圆形或不规则状,浸润性生长,呈片状单一细胞或粉刺状癌型,伴有坏死。细胞核大,核仁大而红,胞质染色不一。

Gleason 1 级表示分化最好,Gleason 5 级表示分化最差。若只有一种分级存在,Gleason 评分即为该分级数值×2。总分范围从 2(1+1)分到 10(5+5)分。研究结果显示 Gleason 评分与预后之间存在相关性,分值低则预后好,分值高则预后差。

3. 肿瘤分期

1) TNM 分期

前列腺癌分期采用 2010 年第七版 AJCC Prostate Cancer Manual(表 13.1)

表 13.1 前列腺癌分期(AJCC/UICC,2010)

原发肿瘤(T):					
Tx:原发肿瘤不能评估					
T0:无原发肿瘤的证据					
T1:临床上无法通过触诊或影像学检查发现的隐匿性肿瘤					
T1a:在小于或等于 5% 的切除组织中通过组织病理学发现肿瘤					
T1b:在大于 5% 的切除组织中通过组织病理学发现肿瘤					
T1c:穿刺活检发现的肿瘤(如由于 PSA 升高)					
T2:局限于前列腺内的肿瘤					
T2a 肿瘤限于单叶的一半或更少					
T2b:肿瘤超过单叶的一半,但局限于单叶					
T2c:肿瘤侵犯两叶					
T3:肿瘤突破前列腺包膜					
T3a:肿瘤侵犯包膜外包括显微镜下的膀胱颈部					
T3b:肿瘤侵犯精囊					
T4:肿瘤固定或侵犯除精囊外其他邻近组织结构,包括尿道外括约肌、直肠、肛提肌和(或)盆壁					
区域淋巴结(N):					
Nx:无法确定区域淋巴结转移					
N0:无区域淋巴结转移					
N1:有区域淋巴结转移					
远处转移(M):					
Mx:远处转移无法评估					
M0:无远处转移					
M1:有远处转移					
M1a:有区域淋巴结以外的淋巴结转移					
M1b:骨转移					
M1c:其他器官组织转移(伴或不伴骨转移)					

分期			
Ⅰ期:	T1,T2	N0	M0
Ⅱ期:	T2b,T2c	N0	M0
Ⅲ期:	T3	N0	M0
Ⅳ期:	T4	N0	M0
	任何 T	N1	M0
	任何 T	任何 N	M1

预后分期

分期	T	N	M	PSA(ng/mL)	Gleason
Ⅰ期	T1a-c	N0	M0	PSA<10	评分≤6
	T2a	N0	M0	PSA<10	评分≤6
	T1-2a	N0	M0	任何 PSA	评分 X
ⅡA 期	T1a-c	N0	M0	PSA<20	评分≤7
	T1a-c	N0	M0	PSA≥10	评分≤6
	T2a,b	N0	M0	PSA<20	评分≤7
	T2b	N0	M0	任何 PSA	任何评分
ⅡB 期	T2c	N0	M0	任何 PSA	任何评分
	T1-2	N0	M0	PSA≥20	任何评分
	T1-2	N0	M0	任何 PSA	评分≥8
Ⅲ期	T3a,b	N0	M0	任何 PSA	任何评分
Ⅳ期	T4	N0	M0	任何 PSA	任何评分
	任何 T	N1	M0	任何 PSA	任何评分
	任何 T	任何 N	M1	任何 PSA	任何评分

注:如果 PSA 水平或 Gleaso 评分之一无法获得,预后分组应当由 T 分期与任何一个 PSA 水平或 Gleaso 评分结果来决定,如果这两个指标均无法获得,则不能进行预后分组,要进行分期分组

* 穿刺活检发现的单叶或两叶肿瘤,但临床无法扪及或影像学不能发现的定为 T1c
** 侵犯前列腺尖部或前列腺包膜但未突破包膜的定为 T2,非 T3
*** 不超过 0.2 cm 的转移定为 $pN1_{mi}$
**** 当转移多于 1 处,为最晚的分期

2) 危险因素分析

根据血清前列腺特异性抗原(prostate specific antigen, PSA)、Gleason 评分和临床分期,将前列腺癌分为低危、中危、高危三类(表 13.2),以便指导治疗和判断预后。

表 13.2 前列腺癌危险性评价标准

	低危	中危	高危
PSA(ng/mL)	<10	10~20	>20
Gleason 评分	≤6	7	≥8
临床分期	≤T2a	T2b	≥T2c

第四节 前列腺癌发生的干预方略

恶性肿瘤的预防是根据目前对肿瘤病因的认识、机体的调节功能和代偿状况以及对肿瘤自然史的了解进行的。因此,肿瘤的预防可根据其自然史的不同阶段,采取不同的相应措施,来阻止疾病的发生、发展或恶化,即肿瘤的四级预防。前列腺癌发生的干预方略应遵循四级预防的原则。一级预防即病因预防,在疾病尚未发生时针对致病因素采取措施,目标是防止癌症的发生;二级预防即"三早"预防,"早发现、早诊断、早治疗",防止或减缓疾病发展;三级预防即针对临床发现的中晚期前列腺癌,采取积极的合理规范的治疗;四级预防即减轻患者痛苦,提高生存质量,延长生命。

1. 一级预防

一级预防亦称为病因预防,是预防疾病和消灭疾病的根本措施。其任务包括研究各种癌症病因和危险因素,针对化学、物理、生物等具体致癌、促癌因素和体内外致病条件,采取预防措施。WHO 提出的人类健康四大基石"合理膳食、适量运动、戒烟限酒、心理平衡"是一级预防的基本原则。

前列腺癌不仅与年龄、种族、遗传有关,而且与饮食、嗜好以及生活方式密切相关。因此认为,前列腺癌是一种生活习惯病,可通过改善生活习惯达到预防疾病发生的目的。

1) 合理饮食

前列腺癌的发生与膳食结构有密切关系,东西方饮食文化的不同导致在前列腺癌发病率上有显著差异。西方的高脂、高钙饮食造成了前列腺癌高发现象,而以高谷物、豆类及蔬菜、水果类为主要食物的东方人,前列腺癌发病率明显降低。医学研究证明,饮食中高动物脂肪是重要的前列腺癌的致病因素;饮用水含钙较高地区前列腺癌发病率也较高;大豆中的异黄酮,绿茶中的黄酮醇儿茶胺,均含抑癌作用的植物雌激素;蔬菜、水果中富含的维生素 C、维生素 D、维生素 E 等均为保护因子,番茄红素也有防癌抗癌作用。另外,饮食的食用频度与发病风险呈正相关。因此,预防前列腺癌首先要加强对饮食习惯的干预。日常生活中应减少红色肉类、蛋类、高脂奶制品等的摄入,增加豆制品、蔬菜、水果、绿茶摄入,尤其对于高危人群,应改变欧美饮食倾向,保持中国传统饮食习惯。注意饮食搭配,尽量以豆类等植物蛋白满足机体对能量的需要,选用天然食品补充维生素,制定合理食谱,强化防病意识,养成良好的生活习惯。

2) 积极控烟

吸烟是导致前列腺癌的又一重要危险因素,不仅给自身带来危害,而且也使周围人群被动吸烟而危害他人健康。美国调查表明吸烟是前列腺癌独立预报因素,并且证实吸烟与致死性前列腺癌有关,且呈剂量反应关系。因此积极控烟是预防干预的重点,并且干预工作不能只局限于个人不吸烟行为,而且要动员全社会积极行动起来。

3) 保护环境

目前研究显示少数毒物可能轻度或中度增加前列腺癌发病的危险性,如接触过多镉、橡胶等,应对从事电焊与电镀等工作人员加强干预。但是,有关前列腺癌环境方面危险因子的研究仍不全面,干预工作尚缺乏针对性。因此,医护人员有责任、有义务唤醒公众的环保意识,共同保护我们的环境,远离污染。中、老年男性公民尤其要减少接触化学物品,提倡使用绿色环保物品,以预防前列腺癌的发生。

4) 加强性教育

大量研究表明前列腺癌的危险性增加与性传播疾病有关,尤其是淋病。此外,性活动度、婚姻状况等均可改变前列腺癌的发病风险,虽然机制不明,但可能与性激素调控失衡有关。因此,医护人员乃至全社会应积极加以宣传、引导,以严肃、科学的态度开展性教育工作,树立正确婚姻观,是预防干预的重要手段。

5) 增加日晒

前列腺癌患者分布有区域差别,多见于北方,而靠近赤道的国家则相对较少。在美国前列腺癌的病死率与紫外线辐射成反比,而紫外线可以促进维生素 D 的吸收,所以增加体内维生素 D 的合成对预防前列腺癌是有效的,应鼓励多晒太阳。

6) 加强体育锻炼和减少应激

提倡保持健康体重和规律的体育锻炼有助于前列腺癌的预防。另外,应激可导致神经内分泌和免疫系统紊乱,如影响细胞因子白介素、肿瘤坏死因子-α的水平,在复杂的交互作用下导致癌的发生。所以在日常生活中应保持心态平衡,保持内分泌的稳定,这样既可以减少应激带来的不良影响,又可以延缓衰老,减缓前列腺癌的发病速度,提高生命质量。

2. 二级预防

二级预防亦称临床前预防或"三早"预防,即"早发现、早诊断、早治疗",其目标是防止初发疾病的发展。其任务包括针对癌症症状出现以前的那些潜在或隐匿的疾患,采取"三早"措施,以阻止或减缓疾病的发展,尽早逆转到正常状态,恢复健康。

我国前列腺癌的特点是潜伏期长,一般为20～30年,起病隐匿且不易与前列腺增生等疾病相鉴别。临床上确诊时多数病例已有远处转移。因此,早期前列腺癌的筛选尤为重要,如能抓住时机,做到早诊断、早治疗,当疾病还局限在前列腺内时将有完全治愈的机会。

1) 高危人群筛查

前列腺癌筛查的高危人群主要有:① 50 岁以上的男性:美国泌尿协会(American

Urological Association，AUA)和美国肿瘤协会(American Cancer Society，ACS)已推荐50岁以上的男性每年做一次血清PSA测定和直肠指诊，以期早期发现前列腺癌。由美国和瑞典学者的研究表明，男性在50岁之前进行PSA检测，可以提前25年预测前列腺癌的发生。② 有前列腺癌家族史者：文献报道前列腺癌患者的男性亲属前列腺癌的发病率增高。有家族史或遗传倾向的前列腺癌患者，发病年龄较小。研究表明：一个人若有5个或以上的单核苷酸多态性(single nucleotide polymorphism，SNP)位点，其患前列腺癌危险度将是未有者的10倍，这一人群的筛查年龄提前至40岁。③ 种族：前列腺癌的发病率在不同人种之间由高到低依次为黑人、白人、黄种人，且黑人发现时肿瘤的分期较晚，常常在较年轻时死亡，故这一人群的筛查年龄提前至45岁。有多种原因造成种族差异，如遗传因素、环境因素和社会因素等。④ 饮食和生活习惯：日常生活中高动物脂肪、红肉、乳制品、油煎食品和高钙摄入过多以及超重、肥胖、吸烟的人群具有较高的患前列腺癌的危险性。

2) 临床早期诊断

目前临床上常用的前列腺癌筛查方法有3项：前列腺特异抗原(PSA)、直肠指诊(DRE)、经直肠超声(TRUS)。当然，最终的确诊有赖于经直肠超声前列腺穿刺活检的病理学结果。目前发达国家常用的前列腺筛查方法是每年对50～75岁无症状男性进行直肠指诊、PSA检查，高危人群和有家族史则从45岁时开始。

(1) 直肠指诊

DRE是最经济、最基础的前列腺癌检测手段。但其诊断价值低，所发现的前列腺癌只有33%被证实为早期局限性前列腺癌，大多已是中晚期，并且与医师的临床经验密切相关。直肠指诊对有包膜浸润的确定有价值，但是必须要有结节。而事实上，早期前列腺癌很大一部分患者可以没有结节。

(2) 经直肠超声

前列腺癌在TRUS的检测下，大部分为周围带的低回声区，但也会表现为等回声甚至高回声。对于前列腺结节，TRUS可以清楚地了解结节的部位和情况，并在超声的引导下做穿刺活检。值得注意的是TRUS不作为症状患者的常规检查。

(3) 血清PSA检测

① 血清PSA影响因素

PSA是前列腺组织特异性抗原，不是前列腺癌特异性抗原。所以PSA升高可见于：前列腺恶性肿瘤，良性前列腺增生，前列腺炎，前列腺梗死，运动，射精，膀胱镜检查，直肠指诊，尿路感染，急性尿潴留，前列腺外科手术，导尿，遗传等。另外随着年龄增加PSA亦增高。而使PSA降低的因素：高体重指数，其原因不明，或许是激素的作用，或因体重较重有较高的血容量而稀释了PSA；服药，如服用非那甾胺和抑制素。

② PSA与前列腺癌早期筛查

从早期发现前列腺癌的要求来说，只有当前列腺癌长成一定"规模"时，DRE和TRUS才能发现，所以，虽然PSA在临床应用中的特异性较差，但相对于DRE和TRUS来说，PSA具有测定结果客观、定量、无昼夜变化、不受检查者技术影响，以及测定方法更易为患者接受等优点，目前仍是早期前列腺癌筛查的最好、最稳定可靠的指标。PSA检查能及时发现更多处于早期局限性的前列腺癌，降低新确诊病例中晚期前列腺癌的比例，使更多的前列腺癌患者获得根治性手术。对于年轻、中高级别的前列腺癌患者更具有重要的临床意义。

PSA 正常值范围一般认为:40～49 岁:0～2.5 ng/mL;50～59 岁:0～3.5 ng/mL;60～69 岁:0～4.5 ng/mL;70～79 岁:0～6.5 ng/mL。有关文献报道,血清 PSA＞4 ng/mL 的男性中有 35%～45%被诊断为前列腺癌,其敏感性为 67.5%～80%,特异性 60%～70%。以 PSA 检测发现的前列腺癌有 60%为早期。PSA 为 4～10 ng/mL 时,发生前列腺癌的概率为 25%～35%,PSA＞10 ng/mL 时发生前列腺癌的概率为 50%～80%。初始 PSA 水平＞2.5 ng/mL 者,增加了其一生中诊断为前列腺癌的危险性,50 岁以下男性若 PSA＞2.5 ng/mL,则是前列腺癌的一个重要提示。一项前列腺癌尸检研究表明:15%～20%尸检中发现的肿瘤患者,PSA 在 2.5～4 ng/mL 之间。降低 PSA 的正常值范围可提高诊断患者的数量,但同时会将大部分 PSA 升高但并无前列腺癌的患者也列入其中,造成过度诊断。

目前,PSA 在临床前列腺癌筛查时可遵循以下原则:PSA≥10 ng/mL 时,应进行前列腺穿刺活检;PSA＜4 ng/mL 时,可以继续观察,不进行其他检查;PSA 为 4.1～10 ng/mL 时,结合 PSA 密度、PSA 速度、年龄特异性 PSA、fPSA/tPSA 比值进行判断,综合考虑决定是否行前列腺穿刺活检;无论 PSA 值是否异常,DRE 或 TRUS 发现前列腺结节,均应行前列腺穿刺活检。另外,PSA 值受多种因素影响,应用 PSA 进行前列腺癌筛查时还应尽量减少、排除相应的干扰因素的影响,这样 PSA 结果更具有准确性,更有临床参考意义。

③ PSA 筛查的现状及弊端

进行前列腺癌筛查的目的是早期发现肿瘤,使肿瘤患者能及早得到治疗。前列腺癌筛查应做到:减少患病率,减少死亡的危险性,减少医疗投资。但由于 PSA 并非前列腺癌所特有,故对前列腺癌诊断的特异性较差,易出现假阳性和假阴性。又由于前列腺癌患者在 PSA 检测时,可以出现各种水平,因此 PSA 阳性阈值(4 ng/mL)以下的前列腺癌患者易被漏诊,以致耽搁了这类患者最佳手术治疗。而且前列腺癌起病隐匿病程长,需多次重复做 PSA 筛查试验,PSA 筛查的假阳性率较高,造成前列腺癌的过度诊断及过度治疗,甚至给患者带来一些治疗的副作用及心理障碍,如尿失禁、阳痿、勃起障碍、焦虑、抑郁等。

2010 年最新的美国 ACS《前列腺癌早期筛查指南》建议:进行前列腺癌筛查前,除了年龄外还要考虑患者总体健康状况,具体为:Ⅰ. 应用 PSA 联合或不联合 DRE 进行筛查;Ⅱ. PSA≥2.5 ng/mL 时,每年进行 1 次筛查;Ⅲ. PSA＜2.5 ng/mL 时,可每 2 年筛查一次;Ⅳ. PSA≥4 ng/mL 时,建议进一步评估或前列腺穿刺活检;Ⅲ. 若 2.5 ng/mL≤PSA＜4 ng/mL,医生个体化评估是否需要进行穿刺活检。

我国虽然前列腺癌发病率低于西方国家,但人口基数大,需进一步研究以 PSA 为主的前列腺癌筛查方案是否符合我国国情,以期达到最大限度的早期诊断,降低死亡率的目的。

④ PSA、DRE 和 TURS 综合诊断

三种方法综合检测,其中一项阳性,其前列腺癌穿刺活检阳性率为 6%～25%;两项阳性,活检阳性率为 18%～60%;三项阳性,活检阳性率为 56%～72%,故现提出三项综合来提高诊断率。

3) 癌前病变病理学诊断

尽早发现前列腺癌的前驱病变,以期能在其未转化成前列腺癌之前,趁早给予治疗,这也是一种早期发现前列腺癌的积极措施。这项工作需要病理学的支持,对前列腺癌前驱病变作一番探索,具有积极的临床意义。

(1) 前列腺上皮内瘤(prostatic intraepithelial neoplasia, PIN)

PIN 是指前列腺导管和腺泡上皮的异常增生,是目前公认的前列腺癌前驱病变。PIN

分为低度 PIN(PIN1)和高度 PIN(PIN2、PIN3)两类。高度 PIN 转化成前列腺癌的几率很高,一般分为 4 种表现:丛状、微乳头状、筛状和扁平状,其中丛状占 97%,是最为常见的一类。我们说 PIN 是前列腺癌的前驱病变,是因为 PIN 的病理学切片与前列腺癌很相似,在诊断前列腺癌的同时,见到 PIN 病理现象的概率高达 82%~90%。另一方面免疫组织化学发现诸如 p53 蛋白等物质会在 PIN 中相似于前列腺癌中一般的聚集。所以说,PIN 与前列腺癌之间确实有着密切的关系。

(2) 非典型腺瘤样增生(atypical adenomatous hyperplasia,AAH)

这是一种发生于前列腺移行带的小的腺泡增生。此类腺泡甚小,常常涉及前列腺导管,并且有向周围浸润的倾向。认为 AAH 是前列腺癌前驱病变,是因为其病理特征是小腺泡结构类似腺癌状。腺泡的上皮细胞核有明显增大的核仁,有丝分裂象,这些都与前列腺癌相似。在前列腺癌病理阅片中,有 30% 左右的几率同时见到 AAH 现象。

前列腺癌的预防和早期发现是完全可以做到的,医生和患者需保持足够的警惕性,定期筛查,做到早发现、早治疗,提高远期生存率。

3. 三级预防

三级预防亦称临床预防。其任务是采取多学科综合诊断(MDD)和治疗(MDT),正确选择合理甚至最佳诊疗方案,其目标是防止病情恶化,减少其并发症。前列腺癌治疗方法选择需根据患者年龄、健康情况、预期寿命、近期症状、肿瘤的分级、分期,综合评价各种治疗手段的疗效、不良反应,并结合患者的意愿,予以确定最佳方案。

1) 等待观察治疗

等待观察指主动监测病情,观察前列腺癌的发展进程,出现病情恶化或临床症状时采取适当治疗。一部分非侵袭性前列腺癌,即前列腺体积小、Gleason 评分低的老年患者若合并有严重并发症,积极的根治性治疗获益较少。临床上常采取等待观察,避免低危患者接受根治性手术及其带来的死亡风险。等待观察的适应证包括:① 低危前列腺癌患者(PSA 处于 4~10 ng/mL,GS≤6,临床分期≤T2a)及预期寿命短的患者。② 晚期前列腺癌患者因内分泌治疗会显著降低生活质量或缩短寿命者。对这些患者应密切随访,每 3 个月或更短时间复查 PSA、DRE,必要时进行影像学检查,对于病情进展的患者应予以治疗。

2) 外科治疗原则

前列腺根治术用于局限性前列腺癌,可选择经耻骨后、经会阴或腹腔镜下根治手术。

根治性前列腺切除术适应证:需要考虑肿瘤的临床分期、患者预期寿命和健康状况。具体为:① 局限性前列腺癌,即临床分期 T1~T2c 的患者,对于 T3 期的前列腺癌尚有争议,部分患者接受根治术,术后联合内分泌治疗或放疗可提高生存率。有主张对 T2c 和 T3 给予新辅助内分泌治疗后行根治术,可降低切缘阳性。② 预期寿命大于或等于 10 年的患者,可选择根治性手术。③ 健康状况良好,没有严重的心肺疾病,临床无骨和脏器转移,盆腔淋巴结阴性,可在麻醉后先经腹腔镜行盆腔淋巴结活检,病理证实淋巴结阴性者行根治性前列腺癌切除术。④ PSA>20 ng/mL 或 Gleason 评分≥8 的前列腺癌患者。若符合以上条件,根治术后给予辅助治疗。

手术禁忌证:有严重的心脑器官疾病、肺功能不良、出血倾向或血液凝固性疾病,或已有淋巴结转移或骨转移者,预期寿命不足 10 年。

前列腺癌根治手术范围：包括完整的前列腺、双侧精囊和输精管壶腹部及膀胱颈。术中发现肿瘤可能侵及神经血管束，则不予保留。

手术时机：根治手术时机可选择穿刺活检确诊后尽早施行。但由于穿刺后前列腺局部炎症水肿，即刻手术会造成周围器官的损伤，故建议经直肠穿刺活检者应等待6~8周，手术操作较为安全；经尿道前列腺切除术后则等待12周再进行手术。

前列腺癌根治手术并发症：主要有术中大出血、直肠损伤、闭孔神经损伤、术后勃起功能障碍、膀胱颈狭窄和尿失禁、吻合口狭窄等。随着技术改进，并发症减少，手术期死亡率为0%~2.1%。

3) 放射治疗原则

放射治疗是局限性前列腺癌的根治性治疗手段之一，适应证广，并发症少，适用于前列腺癌的T1b~T4NxM0各期患者。

根治性放疗：早期患者（T1~T2N0M0）行根治性放射治疗，局部控制率和10年无病生存率与根治性手术相近。

辅助性放疗：局部晚期前列腺癌（T3-4N0M0）治疗以辅助性放疗联合内分泌治疗为主。对前列腺癌根治术后切缘阳性、包膜或精囊受侵、病理T3或T4期、术后PSA持续升高、术后局部复发的患者应考虑术后放疗。

姑息性放疗：晚期前列腺癌盆腔扩散或淋巴结转移引起疼痛、血尿、输尿管梗阻、下肢水肿及前列腺癌骨转移引起的疼痛等症状可考虑对病灶的姑息性放疗。

放疗技术包括外照射和组织间照射（近距离照射或永久性粒子植入），外照射技术包括常规照射、三维适形放疗和调强放疗。永久性粒子植入仅适用于预后好的局限性早期前列腺癌。放射治疗前要充分考虑照射前列腺靶区的范围和剂量，盆腔引流区域是否需要照射，以及联合内分泌治疗等问题。

外照射的基本原则：根据临床分期、PSA和Gleason分级，将局限性前列腺癌分为预后好、预后中等和预后不良三组。肿瘤负荷大、预后不良的前列腺癌应用更高照射剂量，并联合内分泌治疗。① 建议应用三维适形放疗或调强适形放疗技术；② 低危患者适宜的照射剂量为70~75 Gy/35~41次，靶区为前列腺，包括或不包括精囊；③ 中位或高危患者的照射剂量为75~80 Gy，靶区包括前列腺和精囊腺；④ 高危或更高危患者应考虑盆腔淋巴结照射。

放疗的并发症：近期和远期毒副作用主要为直肠和泌尿道毒性，远期并发症包括直肠出血、前列腺炎、直肠或肛门狭窄、膀胱炎、尿道狭窄、膀胱挛缩等，尿道狭窄主要发生在经尿道前列腺切除术的患者。部分患者放疗后出现性功能障碍。

4) 内分泌治疗原则

前列腺的雄激素依赖性是前列腺内分泌治疗的基础，有研究表明双侧睾丸切除或雌激素治疗均可以延缓转移性前列腺癌病情进展。晚期前列腺癌内分泌治疗的目的主要是缓解症状，提高患者生活质量。内分泌治疗与放疗或者手术治疗联合可提高局部晚期前列腺癌患者的生存期。

（1）内分泌治疗的适应证

① 晚期前列腺癌，包括N1和M1期；② 局限性早期前列腺癌或局部进展前列腺癌，无法行根治性前列腺切除术或放射治疗；③ 根治性前列腺切除术或根治性放疗前的新辅助内分泌治疗；④ 配合放疗的新辅助内分泌治疗；⑤ 根治性手术或放疗后局部复发或远处转移；

⑥ 雄激素非依赖期的雄激素持续抑制。

(2) 内分泌治疗的方法

① 去势治疗：Ⅰ. 手术去势：采用双侧睾丸切除或实质剥脱术，被认为是前列腺内分泌治疗的金标准。晚期患者手术去势后，大部分患者可获得不同程度的缓解。副作用主要表现为潮热、性功能障碍、横纹肌萎缩、骨质疏松及心理影响等。Ⅱ. 药物去势：主要有两类：黄体生成素释放激素类似物(luteinizing hormone releasing hormone analogue，LHRH-α)和黄体生成素释放激素拮抗剂。LHRH-α 代表药物有醋酸亮丙瑞林、醋酸戈舍瑞林和醋酸曲普瑞林。目前 LHRH-α 已成为晚期前列腺癌药物去势的标准治疗方法之一。

② 雌激素去势：雌激素的作用是下调 LHRH 和血清促黄体素(luteinizing hormone，LH)的分泌，抑制雄激素的作用，同时也对前列腺细胞有直接毒性。常用药物是己烯雌酚，口服 1～3 mg/d，可达到手术去势相同效果，但由于雌激素对心血管方面的不良反应，需同时口服阿司匹林或华法林，目前很少用于前列腺癌的一线内分泌治疗。

③ 联合雄激素阻断(combined androgen blockade，CAB)：同时阻断睾丸及肾上腺素来源的雄激素可加强疗效，常用的方法是去势治疗联合抗雄激素治疗。抗雄激素药物有两类，一类是类固醇类药物，代表药物为醋酸甲地孕酮及醋酸甲羟孕酮；另一类是非类固醇类药物，主要有比卡鲁胺(康士德)和氟他胺。CAB 与单纯去势相比可提高 5 年生存率和延长总生存期。

④ 新辅助内分泌治疗：有文献报道，在根治性前列腺切除术前，对前列腺癌患者行内分泌治疗，可减少肿瘤体积，降低临床分期及切缘阳性率，适用于 T2、T3a 期。方法是术前单独或合用 LHRH-α 和抗雄激素治疗 3～9 个月，但近来研究表明术前新辅助内分泌治疗不能提高生存率，因此不提倡术前行新辅助内分泌治疗。

⑤ 辅助内分泌治疗：前列腺根治术后或放射治疗术后加用内分泌治疗，可治疗残余病灶、残余阳性淋巴结、微小转移病灶及预防复发，使总生存率和无病生存率显著提高。辅助内分泌治疗的适应证：Ⅰ. 术后病理淋巴结阳性；Ⅱ. 术后切缘阳性；Ⅲ. 局限高危前列腺癌或 T3 期患者；Ⅳ. 根治性放疗后或局部晚期的放疗患者。

⑥ 间歇性内分泌治疗：研究表明用雄激素阻断疗法的患者，在肿瘤进展前停止治疗，让雄激素敏感的细胞增殖，再用雄激素阻断，可延缓肿瘤进展至非雄激素依赖的时间，减轻激素治疗的副作用。推荐的停止治疗时间为 PSA≤0.2 ng/mL，持续 3～6 个月，间歇期重新用药时间为 PSA>4 ng/mL，也有认为 PSA 升至 10～20 ng/mL 或大于 20 ng/mL 或治疗前一半水平。

5) 化学治疗原则

全身化疗只推荐用于激素非依赖性前列腺癌(hormone refractory prostate cancer，HRPC)，对于这部分患者，采用化疗可延长生存时间、控制疼痛、提高生活质量。

转移性前列腺癌在向激素非依赖性前列腺癌转化时，可出现以下几种临床表现：① 有症状且转移灶进展；② 无症状，转移灶稳定，但 PSA 升高；③ 无症状、临床无明确转移灶，只有 PSA 升高。

对 HRPC 患者，化学治疗适应证：① PSA 快速升高；② 有症状的转移或虽无症状但病变广泛；③ 有内脏转移或伴贫血。临床采用含多西紫杉醇的化疗方案(联合波尼松或雌二醇氮芥)可延长这部分患者的生存时间。

6) 随访

根治性前列腺癌随访方案:每3个月进行 PSA、DRE 检测,2年后每6个月进行检测,5年后每年进行随访。无特殊情况者,不推荐做骨扫描和其他影像学检查。若 DRE(+),血清 PSA 持续升高,行骨盆 CT 或 MRI 及骨扫描,若是放疗后需行补救性根治术者,行经直肠超声或活检。

4. 四级预防

晚期肿瘤患者,会出现各种因肿瘤导致的并发症,这个阶段的治疗是以缓解症状,营养支持,减轻由肿瘤引起的疼痛,提高生活质量,以及临终关怀。

1) 前列腺癌并发症的治疗

(1) 骨痛

骨转移在前列腺癌中发生率很高,达65%~75%,而前列腺癌死亡患者中,骨转移达85%~100%。骨转移可导致骨痛、病理性骨折等骨相关不良事件,严重影响患者生活质量。

骨痛治疗方法:

① 药物治疗:Ⅰ.氯磷酸盐 1 600 mg/d,连续应用;Ⅱ.帕米磷酸盐 60~90 mg,每3~4周重复;Ⅲ.唑来膦酸 4 mg,每3~4周重复。

② 核素治疗:核素治疗可减轻前列腺癌骨转移疼痛、改善症状,但不能延长生存期。^{89}锶、^{153}钐已被批准用于治疗成骨性骨转移,核素治疗常见不良反应是骨髓抑制。

③ 镇痛治疗:镇痛治疗需遵循世界卫生组织癌症疼痛治疗基本原则,即首选口服给药、按阶梯给药、按时给药和个体化给药,同时给予其他辅助治疗。

(2) 贫血

晚期前列腺癌的另一个常见并发症是贫血,其原因是多方面的:① 骨转移破坏骨髓腔,干扰造血;② 放疗、化疗及其他药物导致的骨髓抑制;③ 营养不良、代谢紊乱;④ 凝血机制异常,失血增多。

治疗措施包括:① 补充维生素和铁剂;② 使用促红素;③ 输血。输血最为有效。由于每个患者的身体状况和耐受力不同,也无输血的绝对指征,但输血对改善患者的全身状况和抵抗力无疑是有益的。对贫血的患者可采用间断输血治疗,每次 200~400 mL,直到血红蛋白达到 90 g/L 以上。

(3) 尿路梗阻

晚期前列腺癌可向周围组织浸润扩散,常造成上尿路(输尿管)和下尿路梗阻,发生肾积水及尿潴留。尿路梗阻的处理应根据患者的全身和局部情况综合考虑,若为单侧肾积水,肾功能正常也无症状可观察。发生上尿路梗阻时,一般局部癌组织已较广泛和严重,难以采取更积极的方法(输尿管再植或皮肤造口),可选择外放射治疗和经皮肾穿刺引流,前者据报道可获得70%的缓解率。

对于并发下尿路梗阻,引起尿潴留者,应依身体状况选择手术方式,首选经尿道前列腺切除术(transurethral prostatectomy,TURP),虽然耻骨上膀胱穿刺造瘘术是可行措施,但电切可免病人长期遭受造瘘管之苦,提高生活质量;当发生再次梗阻时,仍应争取电切处理。

(4) 顽固性血尿

晚期前列腺癌常出现顽固性血尿甚至膀胱出血,其原因可能与凝血功能障碍有关,但机制不明,止血药物疗效不佳。膀胱镜下行血块清除及病灶电灼止血术,术后持续冲洗引流膀胱,可有效缓解症状。

(5) 下肢和阴囊水肿

下肢水肿和阴囊水肿也是晚期前列腺癌的常见并发症,其原因是:① 营养不良,低蛋白血症;② 癌组织发展阻塞下肢的静脉及淋巴管。采用下肢抬高、纠正低蛋白血症及利尿剂治疗等,部分患者的症状可得到缓解。

2) 晚期前列腺癌的临终关怀

临终是指疾病终末期、治疗无效,日益衰竭,即进入临终阶段。虽然药物等应用可以减轻临终患者的症状,但患者精神上的压力多难以缓解,而合理地临终关怀可以改善患者的情绪,是传统抗肿瘤或对症治疗的有效补充。

临终关怀是对临终患者及其家属进行的全面护理指导程序,它涵盖了所有生理、心理、社会和精神需要,其目的既不是治疗疾病或延长生命,也不是加速死亡,而是改善患者生存的质量,减少患者的痛苦,同时给患者家属精神上的支持。

晚期前列腺癌患者的临终关怀原则包括:① 以舒缓疗护为主的原则,对癌症患者的治疗与护理本着舒缓疗护的原则,不以延长患者的生存时间为主,而以对患者的全面照顾为主,以提高患者临终阶段的生命质量,维护临终患者的尊严与价值为原则;② 全方位照护原则,主要包括对临终患者生理、心理、社会方面的全面照顾与关心,为患者家属提供全天服务;③ 人道主义原则,对临终患者提供更多的爱心、同情与理解,尊重他们做人的权利与尊严,这既包括尊重他们选择安乐生存的权利,也包括他们选择死亡时安乐状态的权利。

总之,前列腺癌目前仍是威胁男性健康的常见恶性肿瘤之一,预防前列腺癌的发生是有可能的,早期发现前列腺癌更是能够做到的事,关键在于认真履行国家四级预防策略,尤其要将重心放在一级预防和二级预防上,即病因预防和"三早"预防。在确诊前列腺癌后,进行多学科综合诊断,采取合理规范化治疗十分重要。对于中晚期前列腺癌患者,以内分泌治疗、系统放化疗结合,并积极处理相关并发症,将进一步提高治疗疗效,改善患者的生活质量,提高远期生存率。

参考文献

[1] Siegel R, Ma J, Zou Z, et al. Cancer statistics. 2014[J]. CA Cancer J Clin, 2014, 64(1):9-29.

[2] IARC-GLOBOCAN 2012: Estimated Cancer Incidence. Mortality and Prevalence Worldwide in 2012.

[3] 韩苏军,张思维,陈万青,等. 中国前列腺癌发病现状和流行趋势分析[J]. 临床肿瘤学杂志,2013,18(04):330-334.

[4] 上海市疾病预防控制中心. 2005 年上海市恶性肿瘤发病率[J]. 上海预防医学杂志,2008,20(8):421-422.

[5] Heise M, Haus O. Hereditary prostate cancer[J]. Postepy Hig Med Dosw, 2014, 68:653-665.

第十四章 睾丸肿瘤的临床预防方略

第一节 睾丸恶性肿瘤的流行病学

睾丸肿瘤是临床上少见的肿瘤之一,约占人类恶性肿瘤的1%～1.5%,占泌尿生殖系统肿瘤的5%左右。与其他肿瘤相比,睾丸肿瘤的发病率虽偏低,但恶性比例较高,95%以上为恶性,因此备受关注。近几十年来,全球睾丸肿瘤的发病率有逐渐增加的趋势,尤其在一些西方国家,发病率以每年1%～2%的速度增长,在过去40年间睾丸肿瘤的总体发病率增加了1倍以上。

1. 地域分布

睾丸恶性肿瘤的发病率有明显的地域分布,常见于北美和北欧国家,以瑞士、德国和新西兰发病率最高,美国和英国次之,非洲和亚洲发病率最低。近40年来睾丸生殖细胞肿瘤(testis germ cell tumor,TGCT)的发病率不断攀升,欧洲22个国家的统计显示,其发病率平均每年增长1%～6%。近20年来,美国睾丸癌患者增加了25%,发病率平均每年增长1.1%。美国儿童TGCT总体发病率没有明显增加,其中0～14岁组的儿童发病率没有显著增长,但是15～18岁组的发病率明显增加。加拿大睾丸肿瘤发病率甚至上升了50%左右。芬兰图尔库近50年来睾丸生殖细胞肿瘤发生率从5/10万上升到30/10万,同时伴随男性的精子质量下降等症状。我国睾丸肿瘤的发病率及死亡率均在1/10万左右,占男性肿瘤的1%～2%,占泌尿系统肿瘤的3%～9%。据统计,北京城区1993—1997年睾丸肿瘤发病率为0.5/10万,上海地区1978—1989年间为0.8/10万,其中以1988年最高,达1.1/10万。

在军队,由于青年男性占大多数,睾丸肿瘤的发病率比普通人群高得多,我军每年至少有60～120例新发睾丸肿瘤病例,因此其又被称为"士兵癌"。据美国陆军医疗中心统计,美国国防部军人睾丸肿瘤发病率1988年为8.62/10万,1996年已达15.38/10万,8年增加了近1倍(资料排除了部队军人种族间差异)。可见,无论普通人群还是部队,近年来睾丸肿瘤发病率都有明显的增加。

2. 种族分布

不同种族睾丸肿瘤的发病有明显的种族差异。全球每年每10万男性中有3～6个新发病例,欧美地区发病率为2.0/10万～6.3/10万,东欧和亚洲地区发病率约为1/10万,黑人发病率最低。在美国,睾丸生殖细胞肿瘤在白人中的发病率明显高于黑人,且发病率增长速度也快于黑人。SEER(Surveillance, Epidemiology, and End Results)项目调查显示：1973—1978年，睾丸生殖细胞肿瘤在白人中发病率为3.69/10万，1994—1998年发病率为5.62/10万人，增长率为52%；而黑人中发病率从0.83/10万增长到1.04/10万，增长率为25%。另有研究显示，从2002年至2009年，拉美裔美国人的发病率增长速度显著高于非拉美裔。此外，亚裔男性睾丸生殖细胞肿瘤的发病率要高于白种人，而非裔美国人的发病率最低。另外同属高加索人种的丹麦人群的发病率要明显高于芬兰。这种发病率的差别在移民后代中仍然存在。

黑人和其他非白种人的发病率明显低于白种人，原因尚不清楚，可能是白人的遗传因素、生活方式、环境因素以及激素暴露水平更有利于疾病的发生。亚洲和非洲成年男性人群的睾丸生殖细胞肿瘤发生率较低，而斯堪的纳维亚的移民中发病率较高。然而那些具有非洲或亚洲血统的后裔男性在高发病地区/环境下也能保持较低的发病率，在美国成人SE和NS的发病人群中，白种人是黑人的5倍，是亚洲人的3倍。这进一步证实遗传易感性可能比环境因素更重要。但是在一项对婴幼儿睾丸生殖细胞肿瘤的种族差异的研究中，发现与成年男性的结果相反，认为亚洲/太平洋岛屿地区的男孩比白种男孩更有可能发生睾丸生殖细胞肿瘤。

3. 年龄分布

睾丸肿瘤多发生于性功能最活跃的时期，25～45岁患者占60%以上，新生儿和老年人少见。在15～35岁男性中，睾丸肿瘤为最常见的恶性肿瘤，是导致该年龄段男性死亡的重要原因。

睾丸生殖细胞肿瘤占睾丸肿瘤的96%～98%，好发于15～40岁左右的男性，主要有3个发病高峰：儿童期、20～40岁和>60岁，其中以精原细胞瘤(seminoma, SE)最为常见，在睾丸肿瘤中占约30%～40%，是15～45岁青年男性常见的恶性肿瘤之一，好发于30～40岁，是导致该年龄段男性死亡的重要原因之一。非精原细胞生殖细胞肿瘤(non-seminoma, NS)好发于20～30岁，成人胚胎癌约占睾丸肿瘤的20%，好发于30岁以下者。来源于睾丸间质细胞的Leydig细胞瘤是一种罕见肿瘤，它只占睾丸肿瘤的1%～3%，发病年龄主要集中在5～10岁和30～35岁两个高峰，以学龄儿童和青壮年多见，恶性Leydig细胞瘤从20～82岁都可发病。

婴儿和老年人中少见睾丸生殖细胞肿瘤。婴幼儿睾丸生殖细胞肿瘤主要发生在0～4岁间的儿童，每年发病率在0.12/10万。婴幼儿易发生卵黄囊瘤和成熟畸胎瘤，婴儿型胚胎癌大多发生于18个月以下的婴儿。老年人(65岁以上者，临床平均诊断年龄为53.6岁)易发生精母细胞精原细胞瘤。精母细胞精原细胞瘤也很少见，仅占生殖细胞来源的SE的2%～5%。

混合性生殖细胞肿瘤含有至少2种肿瘤成分。在儿童中，混合性生殖细胞肿瘤比较少见，在青春期后的睾丸生殖细胞肿瘤中，混合性肿瘤大约占睾丸生殖肿瘤的1/3。

4. 睾丸的良性肿瘤

与恶性肿瘤相比，以往研究认为良性肿瘤的发病更为罕见，但近年来发现该病也呈现出逐年上升的趋势。1966年报道睾丸良性肿瘤仅为1%，2002年Elert等报道在睾丸肿物冷冻切片检查中发现10%～20%的良性病变，2004年Meng等报道台湾地区睾丸良性肿瘤占全部睾丸肿瘤的19%，2006年中国大陆睾丸良性肿瘤为10.9%，值得关注。

第二节 睾丸恶性肿瘤可能的发病因素

睾丸肿瘤的发病原因目前尚不十分清楚,根据流行病学分析有多种危险因素。先天因素有隐睾或睾丸未降、家族遗传因素、Klinefelter综合征、睾丸女性化综合征、多乳症以及雌激素分泌过量等。后天因素一般认为与损伤、感染、职业和环境因素、营养因素、社会经济地位、生活方式以及母亲在妊娠期应用外源性雌激素过多有关。基因学研究表明睾丸肿瘤与12号染色体短臂异位有关,多种基因的异常改变也与睾丸肿瘤的发生具有相关性。

1. 环境因素

二战期间出生于丹麦和挪威的男性患睾丸生殖细胞肿瘤的风险相比于出生于战前或战后的明显降低。瑞典的一项研究发现,1969—2001年芬兰籍瑞典人的男性子孙与瑞典本土居民在睾丸生殖细胞肿瘤方面有同样的发病率,表明环境因素起很大的作用。最近一项在芬兰图尔库的调查显示,近50年来当地睾丸生殖细胞肿瘤发生率从5/10万上升到30/10万,同时伴随男性的精子质量下降等症状,提示睾丸生殖细胞肿瘤发生率快速增长的原因可能与环境因素有关。

多个实验中心的研究表明,睾丸生殖细胞肿瘤增加的危险与1,1-双(氯苯基)-2,2-二氯二苯乙烯(dichloro-diphenyl-dichloro-ethylene,DDE)、氯丹等有机氯杀虫剂、纺织尘埃、有机溶剂如脂肪族的和脂环族的碳氢化合物有关。尤以多氯联苯(polychlorinated biphenyls,PCBs)及其同系物为主,这些物质具有改变激素稳态的效果。对睾丸肿瘤男性患儿母亲体内的PCBs、六氯苯(hexachloro benzene,HCB)和氯丹的研究中发现,这三者在睾丸生殖细胞肿瘤患儿的母亲血液中浓度明显高于对照组母亲,并与患儿的肿瘤发病类型有关。作为塑化剂主要成分的邻苯二甲酸酯类化合物(phthalic acid esters,PAEs)近年来也被发现具有雄性生殖毒性。实验发现围生期大鼠暴露于PAEs,雄性子代会出现睾丸发育不良综合征(testicular dysgenesis syndrome,TDS)。因此,环境因素在睾丸生殖细胞肿瘤的发病中起着重要作用。

2. 内分泌干扰物与激素

主要是指男性在胎儿或出生时受到来自母亲体内的激素影响,有人称其为源于母亲的因素。早在20世纪80年代就有学者开始注意来自母亲的危险因素,Henderson等根据睾丸生殖细胞肿瘤的发生与先天性激素调节异常有关,提出了胎儿期暴露于母体雌激素下,可能会增加睾丸生殖细胞肿瘤的发病风险的假说,随后又有学者把这个假说扩展到包括内、外源性雌激素及其他非雌激素类激素都可能增加睾丸生殖细胞肿瘤的发病风险。目前研究最多的是母亲怀孕时体内雌激素水平的高低与睾丸肿瘤发生的关系。最早,人们认为恶心呕吐等妊娠反应是由于女性体内雌激素过高引起的,对妊娠反应与睾丸肿瘤发病的研究发现,恶心可使妊娠胎儿今后发生睾丸肿瘤的危险增加4倍。但是更多的研究则认为,怀孕时恶心并不会增加胎儿今后患睾丸肿瘤的危险性,甚至还可能具有保护作用。此后,有研究报道,与初产妇相比,经产妇所生男孩患睾丸肿瘤的危险性明显降低,主要是因为初产妇怀孕时体内的雌激素水平通常高于经产妇,恶心、呕吐的症状更为明显,但也有相反的结果。对孪生子的研究发现,双卵双生比单卵双生的兄弟发生睾丸肿瘤的危险性增加1.5~2倍,而孪生兄妹或孪生姐弟中男性患病的危险性高于孪生兄弟,孪生姐弟又比孪生兄妹中的男性患病危险低,上述研究的理论基础是认为孪生儿母亲体内具有较高的内源性雌激素水平。流行病学上的观察表明睾丸生殖细胞肿瘤的发生早在胎儿宫内发育时。新生儿黄疸及高或低出生体重儿中睾丸生殖细胞肿瘤的发生率更高。因此推测睾丸生殖细胞肿瘤的发生可能与产前的雌激素暴露有关。第二次世界大战期间出生的男性睾丸肿瘤发病率明显低于二战前后的男性,这可能是由于母亲妊娠时的体重增加与其体内胰岛素升高有关,进而可使性激素相关球蛋白增加,最终将提高由母体通过胎盘进入胎儿体内具有生物活性的雌激素水平。

研究发现,母亲在怀孕期有重度妊娠高血压的情况下,胎儿发生睾丸生殖细胞肿瘤的风险会降低;相反,在轻度妊娠高血压环境下发生的风险却有所增加。尽管对这种情况的发病机制仍然不清楚,但认为在重度妊娠高血压时绒毛膜促性腺激素(human chorionic gonadotropin, hCG)、雌激素和其他孕期激素水平都发生了变化。这可能对睾丸生殖细胞肿瘤的发生起到了保护作用。有文献进一步分析了外源性雌激素类物质在妊娠期对睾丸生殖细胞肿瘤的发病因果关系上不太可能成立。不管是外环境中的雌激素样物质还是内环境本身引起孕期激素水平的变化,在对睾丸生殖细胞肿瘤发病风险的作用上没有一致的意见。

有学者从睾丸肿瘤发病的种族差异(白人睾丸肿瘤的发病率明显高于黑人)角度,对比了150对白人和黑人孕妇体内的激素水平。结果发现,除黑人孕妇怀孕年龄和社会经济地位明显低于白人孕妇外,黑人孕妇体内雌二醇含量虽高于后者,但睾酮水平增高的程度却更为显著,造成其雌二醇/睾酮的比值明显低于白人孕妇。因此,其研究认为并非雌激素增高导致患病危险增加,而是由于雄激素具有保护作用,或者说雌激素与雄激素的比值较低有利于降低患病危险。

3. 个体因素

1) 年龄

睾丸肿瘤的年龄分布与其他恶性肿瘤有明显不同,主要发生于15~45岁男性。25~35岁是一个发病高峰,80岁以后还有一个小高峰,第一个发病高峰刚好在青春期过后。这种年龄分布特点似乎反映了睾丸肿瘤与性激素活性有一定关系。

2) 青春期年龄

青春期晚的男性发生睾丸肿瘤的危险明显降低,最多可降低50%。男性青春期不像女性容易界定,通常用与青春期发育改变有关的一些特征来定义,例如第一次剃须、体毛增加、第一次遗精或嗓音开始改变的年龄。

3) 职业

有研究认为,皮革制造业、飞机制造业、消防队员等经常接触一些化学品的人员睾丸肿瘤的发病率明显高于其他对照人群。军队野外、护卫及弹药清除兵种睾丸肿瘤的发病率似乎高于内勤兵种。

4) 生活方式

睾丸肿瘤的发病与较高的社会经济地位有明显的相关性。此外,还与高脂肪饮食、吸烟、饮酒等饮食习惯以及缺乏体育锻炼、久坐等习惯相关。为明确营养条件的改善与睾丸肿瘤发病的关系,人们调查了1931—1955年间孕妇分娩前体重与睾丸肿瘤发病的关系,结果发现母亲怀孕时体重的增加程度与睾丸肿瘤的发病具有明显的相关性。因此，与其他肥胖相关肿瘤以及糖尿病一样，睾丸肿瘤发病率的不断增加与日益西化的生活方式有关。

5) 其他因素

包括身高、体重、生殖健康以及睾丸外伤等也可能与睾丸肿瘤的发生有一定关系。各种感染性疾病如流行性腮腺炎、猩红热等，并发睾丸炎而导致睾丸萎缩者，是睾丸肿瘤的高危人群。

4. 遗传因素

1) 遗传易感因素

尽管睾丸肿瘤的病因至今仍不清楚，很多资料表明遗传因素与睾丸肿瘤的发生有关。已经证实与发病有关的危险因素包括有家族遗传倾向、先前睾丸肿瘤的发病史、隐睾症、低（无）生育症及各种形式的性别发育紊乱等。这些都支持睾丸生殖细胞肿瘤发病的一个假说，即认为睾丸生殖细胞肿瘤的发病开始于胚胎发育早期。

（1）家族性因素

据估计，有25%～33%的睾丸生殖细胞肿瘤患者具有遗传易患体质，睾丸生殖细胞肿瘤患者兄弟和儿子的发病风险是其他散发性对照人群的8～10倍和4～6倍，2%的患者伴有其家庭成员的发病。一份大样本的家族性睾丸生殖细胞肿瘤的诊断年龄研究报告认为，发生于睾丸生殖细胞肿瘤倾向家庭的患者通常比散发的患者诊断的年龄要平均早3～5年，而且更多地累及到双侧睾丸（15%：5%）。同时还有其他研究表明单卵双胞胎的发病危险性要比双卵双胞胎的高。虽然到目前为止还没有证实家族性睾丸生殖细胞肿瘤基因及相关基因的存在，但通过各项研究结果，可以推断出遗传易感性不是由某个基因（组）决定，而是可能由多个基因联合作用的结果。

（2）TDS与性别发育紊乱（disorders of sex development，DSD）

TDS是一组包括隐睾症、睾丸萎缩/发育不良、腹股沟斜疝和低（不）育等相关病群，其中研究最多的就是隐睾症患者。隐睾被认为是导致睾丸肿瘤的主要危险因素，其发生睾丸恶性肿瘤的风险显著高于正常下降的睾丸，达15～45倍。盆腔隐睾更易发生恶性肿瘤，危险性比腹股沟隐睾高约6倍。异位睾丸发生的恶性肿瘤以SE较常见，达60%～80%。我国隐睾发生情况：青春期为1%，成年期为0.3%；单侧隐睾占80%～90%，双侧隐睾占10%～20%；腹股沟隐睾占70%，腹腔隐睾占30%；隐睾肿瘤占睾丸肿瘤的20%～30%。尽管隐睾与睾丸肿瘤之间的具体关系尚不清楚，但目前认为隐睾与遗传、生活方式、环境因素等共同作用导致了睾丸肿瘤的发生，早期行睾丸下降固定可以减少睾丸肿瘤的发病风险。

DSD是一组因性腺或生殖器发育不完善或紊乱，导致了在遗传性别（X和Y染色体）、性腺性别（睾丸或卵巢的发育）和外观性别之间的不一致发育异常的病群。这些患者尤其增加青少年和成人的SE和NS的发病风险，其发生很可能跟雄激素水平有关。有研究对克氏综合征患者观察，发现对雄激素完全不敏感的患者可能与诱导睾丸生殖细胞凋亡有关。

2) 染色体异常

流行病学调查发现，睾丸肿瘤患者的父亲、兄弟该病发病率明显上升。有研究认为，某些染色体的改变与睾丸肿瘤的发生有关。

（1）婴幼儿睾丸畸胎瘤和卵黄囊瘤

目前已报道的关于婴幼儿睾丸生殖细胞肿瘤的染色体异常存在不均一性。现有的一些应用流式细胞术和核型分析技术的研究表明,婴幼儿睾丸畸胎瘤的染色体数目多是二倍体,卵黄囊瘤有的是二倍体,也有的是非整倍体的。结构异常包括1p上的片段缺失,尤其是1p36的缺失,6q的缺失,2号染色体及3p上的结构异常等。Rosenberg等应用比较基因组杂交(comparative genomic hybridization,CGH)技术开展的一系列研究发现,在2例畸胎瘤中存3p、12p(12.1~13.1)、17q、19q、20q、22q、Xq上的片段多余,以及4q、6q、8q部分片段的缺失,而在4例卵黄囊瘤中发现有4q、6q的片段缺失,20q的片段插入,部分8q的缺失以及部分3p、9q、12p、17q、19q、22q片段的多余,在1例由骶尾部畸胎瘤转移而来的卵黄囊瘤病例上也发现了类似的染色体结构异常,如3p、17q、19q、20q、22q的片段多余以及4q、6q、8q等片段缺失。19q、20q的片段多余以及4q、6q的片段缺失在所有的病例中都存在,提示可能与肿瘤的发生机制有关。婴幼儿的畸胎瘤中12p染色体无异常,但出现环形21染色体畸形,可用于畸胎瘤的产前检测。

(2) 青春期和成人SE和NS

流式细胞分析发现,SE和NS的染色体数目都是非整倍体。SE的染色体倍体常为超三倍体,而NS的染色体倍体多为亚三倍体。核型分析的结果也与前述结果相一致,7、8、12、21和X染色体常多于正常,而11、13、18和Y染色体常少于正常,这种数目异常是非随机的。核型分析的结果也发现,SE和NS在染色体构成上存在某些固定的差异。7、15、19和X染色体(或其部分片段)在SE多于正常,而在NS是正常的。恒定的染色体结构异常通常为肿瘤相关癌基因或抑癌基因的定位提供了基础。睾丸生殖细胞肿瘤最恒定的染色体结构异常是12号染色体短臂等臂染色体[i(12p)]的存在。大约50%的SE和80%的NS存在至少一条i(12p)。很多实验提示12p在睾丸生殖细胞肿瘤的发生中起了重要的作用。12号染色体的短臂长度约40 Mb。科学家在原发性睾丸生殖细胞肿瘤(主要是SE)12号染色体的短臂上发现了由重复序列构成的异常区带(12p11.2~p12.1),该区带中最短的重复扩增片段为SROA,这一特定片段的扩增可能作为原因或者伴随结果,与肿瘤的侵袭性生长有关。目前,12p染色体异常已被运用于睾丸生殖细胞肿瘤的分子生物学诊断中。

3) 基因(组)异常

基因的正常表达与细胞正常调节紧密相关,表观基因遗传的异常可能会扰乱这种调节,造成肿瘤的发生。同时DNA甲基化在正常胚胎发育和基因表达、基因组印迹、X染色体灭活和染色体稳定方面的调节中起到了重要作用,但在肿瘤发生时,这种作用出现失调。在睾丸生殖细胞肿瘤中,至少发现了2种DNA甲基化变化:在SE中可能跟DNA甲基化缺乏有关,并且表现出完全缺失CpG岛的超甲基化;而NS可能与较高的甲基化水平有关,其中未分化程度和多能性越高的肿瘤所发生的甲基化频率越低,从高到低依次为畸胎瘤、胚胎癌和卵黄囊瘤。在大样本睾丸生殖细胞肿瘤中,NS出现高频率的RASSF1、BRCA1和HIC1超甲基化基因表达,但在SE中罕见。

12号染色体短臂(12p)基因高表达是睾丸生殖细胞肿瘤中最常见的一种变化,Korkola等通过检测17例SE、84例NS和5例正常样本的基因,发现12p上的73个基因在睾丸生殖细胞肿瘤中高度表达,并进一步找到12p13.31上200kb的基因簇,此基因簇包含了一些干细胞相关基因,如NANOG、STELLA、GDF3等。因此,12p基因高表达可激活干细胞关键基因,从而促进干细胞的增殖并维持其功能,在睾丸生殖细胞肿瘤的发生中具有一定作用。其他基因如新型生殖细胞标志(BOB1,Prominin1等)、激光蛋白B在睾丸生殖细胞肿瘤中的表达也显著上调,这些基因与睾丸生殖细胞肿瘤发病的关系有待进一步研究。Krüppel-like factor4(KLF4)强烈表达于小管内生殖细胞肿瘤（intratubular germ cell neoplasia，IGCN）和 SE 中，KLF4 在 IGCN 和 SE 的维持和恶化方面起着重要作用。此外 Lin28 基因对 SE 和 EC 的维持有着重要作用，它可能是 OCT3/4、NANOG 等基因的上游调控因子。

在基因突变上，体细胞肿瘤上常见的突变基因在睾丸生殖细胞肿瘤中很罕见，但 KIT 除外。在 1‰～25% 的睾丸生殖细胞肿瘤中存在激活突变的 KIT，主要发生于 SE 中，同时还可能跟双侧睾丸生殖细胞肿瘤的发生有关。在激素代谢基因的变异研究中，发现特异性基因 AR、CYP17A1、CYP1A1、HSD17B1、HSD17B4 以及 CYP1A2 的异构体 rs762551 与睾丸生殖细胞肿瘤发生有关，同时发现 CYP1A1 和 HSD17B1 与 NS 呈负相关，说明 SE 和 NS 在基因易感性上还是存在一定的差异性。在睾丸生殖细胞肿瘤中，还发现存在激活突变 KRAS2 和 BRAF，前者能促进体外培养的 SE 细胞的生长，而后者与错配修复基因 hMLH1 的超甲基化有关。有研究者试图通过不同方法来证实睾丸生殖细胞肿瘤存在特异性突变基因（组），但至今没发现有突出作用的基因（组）。

4) 睾丸生殖细胞肿瘤发生相关的细胞信号通路及其他因子

信号分子或通路的表达改变会增加睾丸肿瘤的发病风险。胶质细胞源性神经营养因子（glial cell line-derived neurotrophic factor，GDNF）信号通路与睾丸生殖细胞肿瘤发病密切相关。在该通路中，GDNF 与其受体 GFRA1（GDNF family receptor-a1）结合形成复合物，再与 Ret 结合激活下游级联反应，影响生殖细胞的增殖和分化，高度表达 GDNF 的小鼠发生恶性睾丸肿瘤的几率大大提高。此外，有研究表明，TGF-β/BMP 信号通路可能在儿童睾丸生殖细胞肿瘤发病中发挥作用。miRNA-372 和 miRNA-373 在人类睾丸生殖细胞肿瘤发生中也起着重要作用，这两种 miRNAs 在正常睾丸组织表达中缺乏，并在体细胞肿瘤的细胞系中也非常罕见。实验证实睾丸生殖细胞肿瘤的易感基因 Dnd1 可与载脂蛋白 B 复合体（APOBEC3）相互作用后与 mRNA 联结，从而阻断 miRNAs 对 mRNA 的抑制，Dnd1 的缺失将导致生殖细胞的损伤，引发睾丸生殖细胞肿瘤。

5) 其他因素

有研究认为产前感染同样也能促进睾丸生殖细胞肿瘤的发生。母体高水平的 EB 病毒免疫球蛋白 G(IgG)抗体跟睾丸肿瘤的发生有显著关系，尤其是非精原细胞瘤；而母体血清中巨细胞病毒免疫球蛋白 IgG 阳性，与睾丸生殖细胞肿瘤的发生呈负相关；在围产期的因素中，年龄小于 20 岁或大于 30 岁的产妇相比年龄为 21～29 岁的产妇，会增加睾丸生殖细胞肿瘤的发病风险，但也有研究认为母亲年龄跟睾丸生殖细胞肿瘤发生呈负相关。此外，睾丸生殖细胞肿瘤的发病风险还跟父亲的年龄、出生体重大小（小于 2 500 g 大于 4 000 g）、剖宫产、臀位产和低生育男性伴有双侧睾丸微石症等因素有关。

第三节　睾丸肿瘤的临床表现及诊断依据

1. 临床表现

睾丸肿瘤多发生于性功能活跃的 20～40 岁青壮年，虽然婴幼儿和老年人亦有发生，但较少见。精原细胞瘤患者的年龄比胚胎癌和畸胎瘤患者大。

1) 症状

睾丸肿瘤多为单侧性,少数为双侧同时或先后发生,早期症状不明显。典型的临床表现为睾丸逐渐增大的无痛性肿块,一般肿物增长缓慢,半数患者有睾丸沉重下坠和牵拉感,跳跃、跑步、站立过久时症状加重。有时有疼痛感,约20%患者的首发症状为阴囊疼痛,挤压或碰击时加重,27%患者出现会阴部放射痛。部分患者进展快,有类似急性睾丸炎或附睾炎症状,肿物伴有疼痛、畏寒、发热、局部红肿,抗炎后症状缓解,但睾丸肿块不消退。发生疼痛的原因是肿瘤内出血或中心坏死,或因睾丸肿瘤侵犯睾丸外的组织而发生疼痛。约20%的病人因迅速肿大的肿瘤内出血会产生剧痛。

88%的患者睾丸呈不同程度肿大,有时睾丸完全被肿瘤取代,质地坚硬,正常的弹性消失。早期表面光滑,晚期表面可呈结节状,可与阴囊粘连,甚至破溃,阴囊皮肤可呈暗红色,表面常有血管迂曲。透光试验不透光。

极少数睾丸恶性肿瘤患者的最初症状为肿瘤转移所致,常见于髂内、髂总、腹主动脉旁及纵隔淋巴结。腹膜后转移淋巴结融合成巨块,压迫邻近组织、血管、神经丛和胃肠道时可产生各种压迫症状,如腰背酸痛、下肢水肿和胃肠道症状,腹部可以触及;肺转移时可引起咳嗽、咯血和气急。

腹股沟隐睾肿瘤典型表现为腹股沟肿块和疼痛。腹腔隐睾肿瘤常表现为一侧下腹部进行性增大肿块,有时可引起腹痛或肠梗阻。

睾丸肿瘤偶尔引起内分泌失调症状,多发生于滋养细胞肿瘤、间质细胞肿瘤及胚胎癌患者,表现为男性乳房肥大,乳头乳晕色素沉着,性早熟或女性化。

2) 体征

睾丸肿大,表面光滑,或睾丸内有数个增大的结节,质硬,无弹性。阴囊透光试验阴性,但并发鞘膜积液或肿瘤出血而形成血肿时可为假阳性。隐睾肿瘤体检时可于腹部、腹股沟等处扪及肿块,同侧阴囊内睾丸缺如。

2. 诊断

睾丸肿瘤的诊断可根据常见症状和体征,并依靠影像学检查、血清肿瘤标志物检测以及手术和病理学检查。影像学检查可协助诊断,初步鉴别病理类型,发现可能出现的远处转移病灶。血清肿瘤标志物 AFP、LDH、β-hCG 在睾丸生殖细胞肿瘤的诊断、治疗、预后和随访中起着非常重要的作用。为进一步明确诊断,需要切除活检,根据病理学类型,指导治疗。

1) 超声检查

由于生殖系统对放射线比较敏感,CT 检查方法很少使用,而高频彩色多普勒超声检查因具有极高的安全性和灵敏度,在睾丸肿瘤的影像学检查中具有独特优势,不仅可以多角度灵活地观察瘤体形态、大小,而且可以检查肿瘤血流动力学特征,为临床提供可靠依据,因此目前已成为检查睾丸疾病的首选方法。

(1) 精原细胞瘤

患者超声诊断可见睾丸体积增大,当肿块较小时内部回声光点细密较均匀,边界清晰;当肿块较大时,患侧睾丸形态失常,内部回声多表现为不均匀,呈低回声、高回声或伴有无回声,并且边界不清晰。弥漫浸润型多表现为肿块较大,轮廓欠清晰,内部回声欠均匀,比正常睾丸回声增粗。少数患者诊断过程中可见小片状无回声区或点状强回声。彩色多普勒超声在大多数睾丸精原细胞瘤内部可以检测到丰富的血流信号,血管增粗,呈条索状、带状或短树枝状,小部分睾丸精原细胞瘤血供稀少。睾丸精原细胞瘤内血流丰富的特征和睾丸炎时的高血流灌注不同:睾丸炎时整个睾丸内血流明显增多,血管走行及分布规律有序,很容易显示其血管长轴;精原细胞瘤血流丰富但较为杂乱,无规律性。睾丸肿瘤内部规则血管走行及其分布对睾丸肿瘤的诊断及鉴别诊断有帮助。

（2）非精原细胞瘤

超声图像显示内胚窦瘤低回声团块,边界模糊,肿瘤内部可见多个簇状强回声,彩色多普勒显示丰富的血流信号。畸胎瘤混杂腺体、软骨、平滑肌、脂肪等多种成分,因而超声图像也显示囊实混合回声团块,部分可见强回声伴声影,为骨组织、纤维、钙化的超声表现,彩色多普勒显示肿瘤实质部分存在点条状血流信号。胚胎癌无包膜,常侵犯包膜及相邻实质,故超声图像显示边界模糊,肿瘤内部回声不均。混合性生殖细胞瘤存在结构紊乱的混合回声,边界模糊,肿瘤内部可见点状强回声以及不规则液性暗区,彩色多普勒显示肿瘤内部存在丰富的血流信号。

（3）非生殖细胞肿瘤

睾丸淋巴瘤在诊断过程中可见团块型及弥漫型低回声,但主要以弥漫型低回声为主,肿块内部回声较不均匀,肿块内血流信号丰富。表皮样囊肿超声诊断中呈高低回声相间,病灶边界清晰,可见点状强回声,肿块内部无明显血流信号。错构瘤存在粗大的钙化后方伴声影,黏液性囊腺瘤伴灶性癌变可见大量睾丸异常组织,存在以囊性为主的蜂窝状混合回声,彩色多普勒显示肿瘤实质部分存在点状血流信号。

（4）睾丸肿瘤样病变

睾丸肿瘤样病变包括表皮样囊肿、慢性睾丸炎、睾丸囊肿、睾丸结节等,其中表皮样囊肿病理表现为真性囊肿,囊内充满干酪样的层状角化物,并呈实性样改变,故超声图像特征表现为回声呈"洋葱"样变化,边界清晰,还可见点状强回声。极少数患者病灶存在分布不均匀且边界清晰的低回声,无"洋葱"样变化,彩色多普勒显示病灶内无血流信号。慢性睾丸炎的超声图像表现存在回声降低,病灶内无血流信号,与弥漫性睾丸肿瘤极为相似,其鉴别诊断难度较大,可结合患者的具体病史进行粗略的诊断。

综上所述,超声可敏感地发现睾丸肿瘤,能提供肿瘤形态学改变,确定阴囊内肿块为囊性或实质性,观察肿块的来源,并根据睾丸肿块的声像图表现及彩色多普勒,初步估计其病理性质。通过观察睾丸肿瘤对附近组织的浸润、累及范围,探测腹膜后有无转移肿瘤,肾区有无转移性淋巴结,或腹腔脏器有无转移,对睾丸肿瘤作出术前分期,因此具有较高的临床诊断价值。

2) 磁共振（MRI）检查

MRI具有极高的软组织分辨力,可多参数及任意方位成像等优势。除了能够显示睾丸肿瘤本身的信号特征外,还可显示其周围结构情况,结合临床病史,MRI可对大部分有特征信号的睾丸肿瘤作出准确的诊断。MRI诊断睾丸肿瘤的敏感性和特异性优于B超,可帮助进行鉴别精原细胞瘤和非精原细胞瘤,其敏感性为100%,特异性为95%～100%,且MRI检查无X射线辐射之忧,在睾丸肿瘤的术前诊断及术后随访中将发挥越来越重要的作用。

正常睾丸T1WI上信号强度低于脂肪高于水,T2WI上则高于脂肪而低于水,周边有一薄的环状短T2低信号,代表白膜。附睾呈不均匀中等信号,T2WI上明显低于睾丸。鞘膜腔内少量液体，呈长 T1 长 T2 信号。以正常睾丸信号为参照物，睾丸、附睾肿瘤性病变 T1WI 上多呈等、低信号，伴出血时可见高信号，T2WI 上多呈不同程度低信号，极少数呈等、高信号。

(1) 精原细胞瘤

典型的精原细胞瘤由大小一致的瘤细胞构成，弥漫性片状分布，纤维性间隔将肿瘤细胞分隔成巢状或不规则腺腔状，肿瘤间质呈线状排列或分布均匀，间质中含丰富的血管和淋巴细胞。精原细胞瘤大多呈类圆形或结节状实性肿块，由于睾丸白膜限制肿瘤生长，大部分肿块边界清楚，与正常睾丸显著高信号对比，肿瘤在 T2WI 呈边界清晰的均匀或多结节状低信号，可见条形间隔信号影，注入对比剂后，间隔强化超过肿瘤组织强化，个别肿瘤因内部出血、坏死呈混杂信号。Johnson 等通过肿瘤病理组织学与 MRI 检查对照分析认为，精原细胞瘤 T2WI 均质低信号特点是区分精原细胞瘤与非精原细胞瘤的关键，特征性表现为增强检查肿瘤实质内可见网格样强化，多发分隔呈明显强化。

(2) 胚胎癌

胚胎癌发病多见于 30 岁以下，婴儿及儿童也可发生。胚胎癌主要呈实性，边界不清，MRI 表现为 T1WI 呈等信号，T2WI 呈等或稍低信号，瘤内包含局部出血和坏死的混杂信号，增强检查呈明显强化。可有睾丸包膜破坏，多伴有周围结构侵犯及淋巴结肿大。

(3) 卵黄囊瘤

卵黄囊瘤也称内胚窦瘤，主要好发于婴幼儿及青少年性腺，发病年龄一般在 4 个月至 3.5 岁，2 岁以内最常见，平均为 17 个月，占所有儿童睾丸肿瘤的 80%。血清 AFP 显著升高是其重要生物学特性。MRI 信号欠均匀，可见多发囊变坏死，无出血，增强后不均匀明显强化。结合患者发病年龄、AFP 检查对与其他生殖细胞肿瘤鉴别非常重要。

(4) 腺瘤样瘤

腺瘤样瘤进行 MRI 检查时表现为边界清晰锐利的圆形结节，平扫时 T1WI 多呈均匀等信号，T2WI 呈均匀低信号，增强检查呈明显强化。

(5) 睾丸淋巴瘤

睾丸淋巴瘤常见于 60 岁以上的患者，主诉睾丸无痛性弥漫性肿大，可迅速发展或缓慢增长，睾丸肿大质地硬、表面光滑或有结节，部分合并有其他全身系统性疾病。睾丸淋巴瘤也是最常见的双侧睾丸肿瘤，可同时发生，或先后发生。影像表现多呈睾丸弥漫浸润、密度或信号均匀肿块，T1WI 呈等信号或略低信号，T2WI 以均匀低信号为主，可以因出血、坏死呈以低信号为主的混杂信号，增强后轻度均匀强化。信号较均匀的淋巴瘤与精原细胞瘤有时不易鉴别，当患者发病年龄大于 60 岁，其他部位有淋巴瘤表现，同时伴有鞘膜积液，精索、附睾受累，双侧睾丸同时或先后发病，增强后轻度强化者，提示睾丸淋巴瘤的诊断。

(6) 睾丸浆细胞肿瘤

睾丸浆细胞肿瘤极少见，可为多发性骨髓瘤侵至睾丸或髓外浆细胞瘤原发于睾丸，亦有个别浆细胞白血病进展为睾丸浆细胞瘤的报道。一般多为多发性骨髓瘤累及睾丸，孤立性睾丸浆细胞瘤罕见，至今仅有数篇报道。原发性睾丸浆细胞瘤亦可进展为多发性骨髓瘤。目前文献报道尚未发现睾丸浆细胞瘤特征性 MRI 表现，一般在 T1WI 呈低等信号，T2WI 呈较均匀低信号或稍低信号，增强扫描肿块于早期显著不均匀强化，延迟期部分信号减低。对于睾丸浆细胞瘤的诊断，询问既往病史尤为重要，对于有淋巴瘤、骨髓瘤病史患者，发现包膜完整，显著均匀强化的睾丸肿块，应考虑睾丸浆细胞瘤的可能。为明确诊断，可进行

CD138、CD79a 与单克隆抗体 VS38 免疫染色。

(7) Leydig 细胞瘤

Leydig 细胞瘤是一种较少见的睾丸性索/性间质肿瘤,多发生于成年男性,男性乳腺发育是最常见的症状,发生于儿童的极少数病例可引起早熟的假性青春期表现。Leydig 细胞瘤多为良性肿瘤,大约 10% 为恶性。良性者体积较小,T2WI 呈均匀低信号,恶性者体积较大,多含有出血或坏死混杂信号。当患者年龄大于 60 岁,肿瘤体积直径大于 5 cm,呈浸润性生长,伴有出血、坏死及远处转移时应考虑恶性间质细胞瘤。

(8) 表皮样囊肿

睾丸表皮样囊肿内含有层状的角质成分,富含水和脂肪,因此在 T1WI 和 T2WI 上均呈现为高信号。

(9) 血管瘤

血管瘤是由增生的血管内皮细胞为特点的大量毛细血管和小静脉组成的病变,好发于婴儿和儿童,多见于头面部、躯干和四肢。发生于内脏者以肝脏居多,发生于睾丸附睾者极为罕见。睾丸血管瘤 MRI 图像上肿瘤 T1WI、T2WI 呈混杂高信号,其内可见斑点状高信号区,增强检查动脉早期呈结节状明显强化,特征性表现为其渐进性的强化方式。

(10) 睾丸肿瘤样病变

睾丸肿瘤样病变可仅发病于睾丸,也可累及附睾及睾丸旁组织。病变较大者正常睾丸组织消失,病变较小者可局限于睾丸内。MRI 表现信号及强化各异。侵犯附睾、精索的睾丸淋巴瘤须与感染性病变鉴别,后者一般明显持续强化,常伴有附睾或其他部位发病,特别是精囊,同侧精囊腺异常对两者的鉴别诊断非常重要。

MRI 对于腹腔内和腹股沟型睾丸肿瘤以及盆腔、腹膜后淋巴结转移的诊断有很大帮助,可了解腹股沟、腹腔及腹膜后淋巴结有无转移病变。MRI 检查也存在一些缺陷,微石症是睾丸生殖细胞肿瘤声像图标志,超声及 CT 检查能发现精原细胞瘤肿块内有多发微钙化,而 MRI 检查不能反映肿瘤内的微小钙化灶。

3) X 线胸部检查

睾丸恶性肿瘤容易转移到肺部,胸片能够提供有或无的影像学证据,必要时加做 CT 扫描,能够进一步了解病情状况。

4) CT 检查

腹盆腔 CT 是睾丸肿瘤分期的主要方法,发现有腹膜后淋巴结转移时或为非精原细胞瘤的患者,应加做胸部 CT 检查。

生殖细胞肿瘤起源于睾丸曲精细管中的生殖细胞,精原细胞瘤为低度恶性肿瘤,肿瘤多呈实性,单个分叶状或多个结节融合而成,边界清晰。CT 平扫显示阴囊内等或稍低密度的软组织肿块,边界清楚。增强后轻度强化,肿瘤中心可见散在坏死灶,常伴鞘膜积液。有研究认为分隔状强化是精原细胞瘤的特征性强化,此观点有待进一步大样本论证。

卵黄囊瘤是一种罕见生殖细胞肿瘤,好发于儿童,生长速度快,极易侵犯血管而引起瘤体出血和坏死,其 CT 平扫较多表现为不均匀,增强后明显不均一强化。

胚胎癌是一种高度恶性肿瘤生殖细胞来源的肿瘤,肿瘤大小一般较精原细胞瘤要小,与正常组织无明确边界,肿瘤常见出血、坏死、囊变,增强后明显不均一分隔状强化。

畸胎瘤分良性及恶性畸胎瘤。由于睾丸恶性畸胎瘤通常到青春期后才发病,而其他儿童睾丸肿瘤很少含钙化及脂肪成分,故青春期前CT平扫见到含有钙化及脂肪成分的睾丸肿瘤基本上可确定是良性畸胎瘤,而恶性畸胎瘤则发病年龄偏大,CT上表现为囊实性肿块,有明确边界,增强后轻度不均一强化。恶性畸胎瘤要与高分化的脂肪肉瘤相鉴别,两者在影像上鉴别较困难,都可以表现为脂肪成分及钙化,但脂肪肉瘤发病年龄较大,而脂肪肉瘤是非生殖细胞来源,AFP一般不高。

混合性生殖细胞瘤是含有两种或多种生殖细胞成分的肿瘤,混合形式包括畸胎瘤加胚胎癌、畸胎瘤、胚胎癌加精原细胞瘤,以及罕见的精原细胞瘤加卵黄囊瘤。各种肿瘤占不同比例。影像学表现没有特异性,肿瘤常完全地替代睾丸组织,CT表现为囊实性肿块,边界清楚,伴有出血坏死区,增强后呈不均一强化。

非生殖细胞来源肿瘤中以淋巴瘤最多见。睾丸淋巴瘤主要发生于50岁以上的男性,CT表现为睾丸实性肿块,密度相对均匀,其内可有小灶性坏死,增强后明显均匀强化。睾丸高分化脂肪肉瘤CT表现为睾丸内边界清楚的软组织肿块,内见斑点状钙化、脂肪组织及实性软组织影,增强后呈不均一强化。腺瘤样瘤是睾丸旁组织中最常见的良性肿瘤,CT表现为边界清楚的囊实性结节,增强后中度不均一强化。表皮样囊肿占睾丸肿块的1%,CT表现为边界清楚的囊性肿块,密度均匀,增强后无强化。

5) 正电子发射型计算机断层显像(PET-CT)检查

PET作为一种功能性显像手段,诊断灵敏度高,目前已广泛用于肿瘤诊断。睾丸是PET显像[18]F-FDG生理性摄取的器官之一,其间质细胞可类似易化扩散通过转运体摄取葡萄糖,且人类精子存在葡萄糖转运蛋白5(glucose transporter5,GLUT5),因此睾丸葡萄糖代谢较高。有关[18]F-FDG PET在睾丸肿瘤中的应用价值报道较少。1993年Wahl等报道PET可用于睾丸肿瘤转移病灶的检测及化疗后肿瘤活性的评价。此后的研究也证实PET对睾丸肿瘤分期,尤其对转移灶检测较常规检查有优势,能发现常规检查不能发现的转移病灶,提高对睾丸肿瘤,特别是精原细胞瘤分期诊断的准确性。据报道,PET对睾丸肿瘤患者分期诊断的灵敏度、特异性分别为70%～87%、94%～100%,而CT分别为40%～73%、78%～94%。PET对睾丸切除术后常规检查阴性患者的分期诊断灵敏度、特异性和准确性分别为70%、100%、93%,而常规检查的阴性预测值只有78%。研究发现PET诊断几乎没有假阳性,但对1cm以下的病灶及畸胎瘤的诊断存在假阴性。对PET检查发现睾丸SUV明显增高,特别是双侧睾丸放射性摄取明显不对称的患者要高度重视,注意有无睾丸肿瘤的可能。一般而言,PET-CT的检查不作为睾丸肿瘤分期的常规方法,但在睾丸精原细胞瘤患者化疗后有肿瘤残余时,应行此检查以决定后续治疗方案。

6) 静脉尿路造影

静脉尿路造影可明确有无先天性尿路畸形、梗阻、输尿管受压、移位和积水等现象,并可了解治疗效果及肿瘤有无复发,但不作为必要检查。

7) 血清肿瘤标志物

血清肿瘤标志物不仅对诊断和临床分期具有重要价值,而且在评价治疗效果、病情随访和预后评估方面也是重要的参照指标。在治疗前、中、后和随访过程中都应监测。一般来说,51%的睾丸肿瘤患者会有血清肿瘤标志物的增高。AFP是胚胎性糖蛋白,相对分子质量为70 000,半衰期为5～7 d。β-hCG为糖蛋白,相对分子质量为38 000,由α和β两个亚单位构成,在血清中半衰期为24～48 h。AFP和β-hCG是睾丸生殖细胞肿瘤(testis germ cell tumor,TGCT)最重要的标志物,约 90%的非精原细胞瘤患者会有血清 AFP 或 β-HCG 的升高,其中,50%～70%患者表现 AFP 升高(70%的卵黄囊瘤和胚胎癌),40%～60%的患者表现为 β-HCG 升高(绒毛膜上皮癌和 10%的精原细胞瘤)。精原细胞瘤不分泌 AFP。如果血清 AFP 高,病理切片发现为精原细胞瘤,应重复多重切片,仔细检查能发现非精原细胞瘤成分,应诊断为混合性睾丸肿瘤而非精原细胞瘤。睾丸切除后,AFP 和 β-hCG 不能降至正常水平,或半衰期延长,或降至正常后再升高,说明病灶残留或复发。根据 AFP 和 β-hCG 的变化可评价全身化疗效果。

还有一些肿瘤标志物不如 AFP 和 β-hCG 重要,但在 AFP 和 β-hCG 阴性的情况下,这些标志物对随访和预后估计具有重要价值。血清乳酸脱氢酶(lactate dehydrogenase,LDH) 在 60%的非精原细胞瘤患者中都有升高,而且升高的程度与肿瘤体积、病变范围呈正相关, 对预后估计和随访有重要意义。其他肿瘤标志物包括神经非特异性烯醇化酶(neural non-specific enolase,NSE)及胎盘样碱性磷酸酶(placental-like alkaline phosphatase,PLAP)。NSE 和 PLAP 对监测纯精原细胞瘤患者的价值有限。40%～100%的精原细胞瘤患者有 PLAP 的升高,对病情的随访有用,但是对非精原细胞瘤意义不大。通常来说,血清 AFP、HCG 和 LDH 的检测是必需的,而 NSE 和 PLAP 的检测可以有选择性。需要注意的是,肿瘤标志物阴性并不表明排除睾丸生殖肿瘤的诊断。

8) 手术活检

临床上为进一步明确诊断,需要行穿刺或切除活检。但睾丸穿刺细胞学检查穿破各层被膜可能导致肿瘤种植,应首先考虑经腹股沟睾丸切除术,隐睾患者须行下腹腔剖腹探查。部分病例因粘连较严重而无法全切,可仅做活检或肿瘤部分切除进行冰冻活检。异位生殖细胞瘤必须做睾丸检查,以除外转移的可能。睾丸切除术的一个重要目的在于明确睾丸肿瘤的病理学类型,用于指导治疗。

9) 其他检查

如患者碱性磷酸酶升高,有相应的骨症状应行核素骨显像;有头痛或相应神经系统症状患者应行头颅 CT 或 MRI 扫描。

3. 病理类型

按 2004 年世界卫生组织制定的睾丸肿瘤组织学分类修订后主要分成三大类:

第一类为起源于睾丸生殖细胞的肿瘤(TGCTs),占 90%～95%。生殖细胞来源的肿瘤包括起源于生长细胞系的各种类型的肿瘤。它们除了发生于性腺,还可见于性腺外的体壁中线上,如骶尾部、腹膜后、纵隔、头颈部、甚至丘脑下部的松果体区,还有极少数可见于体壁中线外的其他器官。这种分布与早期发育时原始生长细胞由卵黄囊向生殖嵴迁移有关。而根据发病年龄组、临床表现以及组织学构成的差异,发生于人类的睾丸生殖细胞来源肿瘤大致可分为三组:① 婴幼儿的睾丸生殖细胞肿瘤(畸胎瘤、卵黄囊瘤,两者发病率之比为 1∶4),发病年龄多在青春发育期前,多见于 4 岁之内的小儿。因为发生于青春期前,它们的发生不受精子发生的影响;② 青少年和成人的精原细胞瘤(SE)和非精原细胞瘤(NS),多发于青春发育期后;③ 成人的精母细胞性精原细胞瘤,其发生与精子的发生过程有关,通常见于老年男性,发病率约为 0.2/10 万。有些青春期发育比较早的男孩的睾丸生殖细胞肿瘤也有可能被错归到第 1 组。

60.6%的睾丸生殖细胞肿瘤属于 SE,SE 可分为经典型、间变型和精母细胞型 3 个亚型。经典型精原细胞瘤约占80%,生长慢,预后好。间变型精原细胞瘤,约占10%,恶性程度较高,预后比经典型精原细胞瘤差。精母细胞型精原细胞瘤是极少见的病理类型,约占10%,生长缓慢,极少转移,预后极好。

38.8%的睾丸生殖细胞肿瘤属于NS,包括多种细胞类型:胚胎癌、滋养细胞肿瘤、卵黄囊瘤和畸胎瘤。成人胚胎癌约占睾丸肿瘤的20%,纯的胚胎癌很少(小于5%),多作为混合性生殖肿瘤的一部分。原发肿瘤体积较小,局部侵犯力强,易较早发生腹膜后淋巴结和血道转移,预后较精原细胞瘤差。婴儿型胚胎癌又称睾丸母细胞瘤、卵黄囊瘤、内胚窦瘤、婴儿型腺癌、幼年胚胎癌等,预后较成人胚胎癌好。畸胎瘤约占睾丸肿瘤的10%,见于两种截然不同的患者群体,婴儿、儿童和青春期后。在这两类人群中其生物学行为截然不同,在婴儿和儿童中无论组织学是否成熟其生物学行为为良性的,而青春期后的畸胎瘤除了极少数成熟性畸胎瘤外,都有转移的可能性(20%~46%的转移性)。因此,对于睾丸生殖细胞肿瘤,世界卫生组织目前并不推荐区分成熟性和非成熟性畸胎瘤,青春期后的畸胎瘤均应按恶性肿瘤处理。睾丸生殖细胞肿瘤的生物学行为和年龄相关,这点与卵巢截然不同。滋养细胞肿瘤主要是绒毛膜癌。绒毛膜癌常常有中央出血和坏死,活的肿瘤细胞常常在出血坏死区的边缘,绒毛膜癌由合体滋养细胞和单个核滋养细胞构成。此外胎盘部位滋养细胞肿瘤,囊性滋养细胞肿瘤和上皮样滋养细胞肿瘤也有报道。混合性生殖细胞肿瘤:混合性生殖细胞肿瘤含有至少2种肿瘤成分,常见于青春期后的睾丸生殖细胞肿瘤。

睾丸的第二类肿瘤来自睾丸性索/性间质,包括睾丸间质细胞瘤、支持细胞瘤、颗粒细胞瘤等,第三类为杂类肿瘤,这两类肿瘤在临床上均少见。

表 14.1 睾丸恶性肿瘤的组织病理学分类

类型	名称
生殖细胞肿瘤	小管内生殖细胞肿瘤,未分类(IGCN-U) 精原细胞瘤 精母细胞型精原细胞瘤 胚胎癌 卵黄囊瘤 滋养细胞肿瘤 畸胎瘤 混合性生殖细胞肿瘤
性索/性间质肿瘤	间质细胞瘤 支持细胞瘤 颗粒细胞瘤 泡沫细胞瘤 纤维母细胞瘤
生殖细胞和基质瘤	性腺胚胎细胞瘤
附件和睾丸旁肿瘤	间皮瘤 软组织肿瘤 腺瘤样肿瘤 附睾囊腺瘤
其他肿瘤	类癌 淋巴瘤 表皮样囊肿
转移癌	

4. 睾丸肿瘤的临床分期

美国癌症联合委员会(AJCC)和国际抗癌联盟(UICC)于2010年公布第7版的TNM分类,分期手册第7版标准睾丸肿瘤分期的T、N、M的定义以及分期分组见表14.2。

表14.2 睾丸肿瘤TNM分期(AJCC/UICC 2010年第7版)

原发肿瘤(T):	分期				
Tx:原发肿瘤不能评估	0期:	pTis	N0	M0	S0,Sx
T0:无原发肿瘤的证据	Ⅰ期:	pT1-4	N0	M0	Sx
pTis:原位癌	ⅠA期:	pT1	N0	M0	S0
pT1 局限于睾丸或附睾,无血管/淋巴浸润,可侵及睾丸白膜但未到鞘膜	ⅠB期:	pT1-T4	N0	M0	S0
pT2:局限于睾丸或附睾,伴血管/淋巴浸润,或穿透白膜,到达鞘膜	ⅠC期:	任何pT/Tx	N0	M0	Sx
	Ⅱ期:	任何pT/Tx	N1-N3	M0	Sx
pT3:侵及精索,伴或不伴血管/淋巴浸润	ⅡA期:	任何pT/Tx	N1	M0	S0
pT4:侵及阴囊,伴或不伴血管/淋巴浸润		任何pT/Tx	N1	M0	S1
区域淋巴结(N):	ⅡB期:	任何pT/Tx	N2	M0	S0
Nx:无法确定区域淋巴结转移		任何pT/Tx	N2	M0	S1
N0:无区域淋巴结转移	ⅡC期:	任何pT/Tx	N3	M0	S0
		任何pT/Tx	N3	M0	S1
N1:少于或等于5个淋巴结,最大直径小于或等于2 cm	Ⅲ期:	任何pT/Tx	任何N	M1a	Sx
N1:单个或多个淋巴结,最大直径小于或等于2 cm	ⅢA期:	任何pT/Tx	任何N	M1a	S0
		任何pT/Tx	任何N	M1a	S1
pN1:少于或等于5个淋巴结,最大直径小于或等于2 cm	ⅢB期:	任何pT/Tx	N1-N3	M0	S2
		任何pT/Tx	任何N	M1a	S2
pN2:局限于睾丸或附睾,伴血管/淋巴浸润,或穿透白膜,到达鞘膜	ⅢC期:	任何pT/Tx	N1-N3	M0	S3
		任何pT/Tx	任何N	M1	S3
N3:最大直径大于5 cm		任何pT/Tx	任何N	M1a	任何S
pN3:最大直径大于5 cm	Ⅳ期:	任何T	任何N	M1	
远处转移(M):					
Mx:远处转移无法评估					
M0:无远处转移					
M1:有远处转移					
M1a:非区域淋巴结转移或肺转移					
M1b:其他部位的远处转移					
pM1:有远处转移					
血清肿瘤标志物(S):					
Sx:血清肿瘤标志物无法获得					
S0:血清肿瘤标志物处于正常范围					
S_1:LDH<1.5 xN,HCG<5 000 mIU/mL AFD<1 000 ng/mL					
S_2:LDH 1.5—10 xN,HCG 5 000—50 000 mIU/mL AFD 1 000—10 000 ng/mL					
S_3:LDH >10 xN,HCG>50 000 mIU/mL AFD>10 000 ng/mL					
注:N为LDH正常值的上限					

第四节 睾丸肿瘤发生的干预方略

睾丸肿瘤的发生与环境因素、遗传因素、内分泌干扰物与激素、个体的年龄、职业以及高脂肪饮食、吸烟、饮酒、缺乏体育锻炼、久坐等生活习惯相关。曾罹患睾丸炎症、睾丸外伤等其他疾病等也可能与睾丸肿瘤的发生有一定关系。睾丸肿瘤的预防应针对以上高危因素来开展。此外,对已经确诊的睾丸肿瘤应尽早采取多学科综合诊断和选择正确合理的诊疗方案,尽可能提高患者的治愈率、生存率和生存质量。同时注重康复、姑息和对症支持治疗,防止病情恶化和残疾。对晚期患者做好临床临终关怀,提高其生存质量。

1. 一级预防

1) 戒烟戒酒

烟草中含有多种致癌物质,并且吸烟可引起性激素的改变,是睾丸癌的风险因素之一,故戒烟是预防睾丸肿瘤的关键。

2) 调整饮食结构

避免高脂肪饮食,少食或不食辛辣食物,避免食用含有赭曲霉素A的食物。赭曲霉素是一种重要的致癌物质,极易诱发睾丸癌。它主要是由生长于谷物和咖啡豆上真菌产生的,因此应避免食用发生霉变的谷物。

3) 减少接触化学制剂

避免接触增加睾丸肿瘤发生风险的化学制剂,如有机氯杀虫剂、纺织尘埃、有机溶剂和塑化剂等。

4) 保持睾丸卫生,预防睾丸及附睾炎症

在日常生活中要注意个人卫生,养成良好生活习惯,不要久站久坐,不要过度性生活或频繁手淫等,注重睾丸保养。

5) 避免睾丸外伤

在日常生活中要避免对睾丸的意外伤害,比如骑自行车等,尽量减少对睾丸部位的压迫。

2. 二级预防

1) 筛查

美国预防服务工作组(U.S. Preventive Services Task Force,USPSTF)在2004年总结认为,对无症状的男性进行睾丸癌筛查并不比出现临床症状的患者会获得额外的好处。美国马里兰州罗克维尔市卫生保健研究院的研究人员最近完成了一项临床研究,总结了睾丸癌筛查的利与弊。研究人员收集了从2001年1月1日至2009年11月11日所有PubMed、循证医学数据库和发表过的英文文献,其中从随机对照临床试验、Meta分析、系统回顾、队

列研究和病例对照研究中分析筛查睾丸癌的益处;从随机对照临床试验、Meta 分析、系统回顾、队列研究、病例对照研究和大型病例系列数据库中分析筛查的害处。结果显示,仅有 3 项研究在回顾全文后考虑可以入选,这些研究介绍了睾丸小结石、XIST 基因检测和睾丸手术情况。到目前为止,在睾丸癌筛查中未发现与 USPSTF 先前的推荐指南相违背的证据。

2) 重视自查

(1) 自查时机:睾丸自查的最好时机是在沐浴后,因为任何的局部紧张都会使阴囊收缩,影响检查。沐浴后阴囊的皮肤最松弛,检查比较容易,准确率也较高。

(2) 自查方法:首先用手平托睾丸,感觉睾丸的分量和质地;然后用双手触诊,两手轻轻捏住睾丸,拇指放在上部,食指和中指放在下部,轻轻转动睾丸。

(3) 自我诊断:如果有隐痛、胀痛,或有肿块、下坠感、左右睾丸明显不对称的现象时,应引起警惕,及时就医。

3) 及早治疗睾丸异位和隐睾

异位睾丸患者易患生殖细胞肿瘤,以精原细胞瘤常见。出生时睾丸未下降到阴囊内的隐睾患者,其发生睾丸肿瘤的几率比正常人高 20~40 倍。时间对预后有重要意义。关于隐睾手术时机的选择,目前公认应在 2 岁前行复位固定术,睾丸一般不会发生恶变;3~10 岁手术,可明显降低睾丸的恶变率;10 岁以后即使手术,也几乎不能降低睾丸恶变率。Cortes 等推荐隐睾复位固定术的方案为出生后 15~18 个月进行,可同时防止睾丸的生精功能受损害。此外,文献报告一侧睾丸生殖细胞肿瘤可使对侧睾丸肿瘤的发病危险增加,对侧睾丸往往在 5~10 年内发病,最长 1 例可达 32 年。可见隐睾除了应该尽早行复位固定术外,术后亦应终身随访,同时注意对侧睾丸癌的发病。我国隐睾发生率与国外相似,但隐睾肿瘤的比例明显高于国外,可能与我国尚未普遍在学龄前对隐睾患儿进行睾丸牵引固定术有关。

3. 三级预防

对已经确诊的睾丸肿瘤应尽早采取多学科综合诊断和选择正确合理的诊疗方案,尽可能提高患者的治愈率、生存率和生存质量。

1) 睾丸生殖细胞肿瘤的治疗原则

(1) Ⅰ期睾丸生殖细胞肿瘤

Ⅰ期精原细胞瘤患者中约有 15%~20% 存在亚临床转移病灶,如果单纯行睾丸切除治疗可能会复发。在行根治性睾丸切除术后推荐进行主动脉旁区域或联合同侧髂腹股沟区域的中等剂量(20~24 Gy)辅助放疗,不推荐预防性纵隔照射。单周期卡铂辅助化疗(AUC=7)也是合理的选择。如果患者同意,对于随访依从性好、有相应经济能力的患者也可在根治性睾丸切除术后进行严密监测。

Ⅰ期非精原细胞瘤患者中约有 30% 存在亚临床转移病灶。pT1 且无脉管侵犯的低危患者可以严密随访观察,至少 5 年,对于不能或不愿坚持随访的患者可以考虑辅助化疗或者保留神经的腹膜后淋巴清扫术(retroperitoneal lymphnode dissection, RPLND),若淋巴结阳性,则需要术后两个疗程的 PEB 方案化疗。pT2~pT4 的高危患者推荐两个周期的 PEB 方案化疗,不能进行化疗者可选择密切随访或者保留神经的 RPLND,淋巴结阳性者需要化疗。化疗方案推荐以顺铂为基础的联合化疗方案,首选 BEP(博来霉素,依托泊苷,顺铂)。

（2）ⅡA/ⅡB期睾丸生殖细胞肿瘤

ⅡA/ⅡB期精原细胞瘤的标准治疗是放射治疗,放射剂量分别是 30 Gy 和 36 Gy。标准的放射野与Ⅰ期相比,从主动脉旁扩展到同侧的髂血管旁区域。ⅡB期放射边界应包括转移淋巴结周围 1.0~1.5 cm 范围。对于不愿意接受放疗的ⅡB期患者可以实施 3 个疗程 BEP 或 4 个疗程的 EP(针对博来霉素禁用者)化疗。ⅡA/ⅡB 期非精原细胞瘤肿瘤标志物不升高的患者可以选择 RPLND 或者随访,肿瘤标志物升高的患者推荐在 3~4 个疗程的 BEP 化疗后实施残留肿瘤切除;不愿实施基础化疗的患者也可以选择保留神经的 RPLND,术后再实施 2 个疗程的 BEP 辅助化疗。

（3）ⅡC/Ⅲ期睾丸生殖细胞肿瘤

ⅡC/Ⅲ期转移性生殖细胞肿瘤的基础治疗按照 IGCCCG 分类不同包括 3 或 4 个疗程的 BEP 联合化疗。对于预后好的患者,标准治疗为 3 个疗程 BEP 或 4 个疗程 EP(针对禁用博来霉素患者)方案。对于预后中等和预后差的患者 4 个疗程 BEP 化疗方案为标准治疗方案。

（4）转移性睾丸生殖细胞肿瘤再评估和后续治疗

转移性睾丸生殖细胞肿瘤经过 2 个疗程化疗后需再次评估,包括影像学检查和肿瘤标志物检测。当肿瘤标志物水平下降且肿瘤稳定或缓解,则继续完成化疗(通常为 3~4 个疗程)。如果肿瘤标志物浓度降低,而转移灶进一步生长,除非有手术禁忌证,否则应在诱导化疗结束后手术切除转移灶。若肿瘤标志物水平持续增高,则更换化疗方案。肿瘤标志物水平稳定者随访观察;若发现肿瘤标志物明显增高,则需进行补救性化疗。

对于残余肿块的切除要视情况而定。精原细胞瘤不推荐首选肿块切除,而是采用影像学和肿瘤标志物监测,若出现进展伴 HCG 升高,需行挽救性化疗,若不伴 HCG 升高,应在化疗前进行组织学检查。对于非精原细胞瘤,若存在肉眼可见的肿块均应考虑手术切除。如果二次手术切除的组织为坏死或成熟畸胎瘤则无需进一步治疗,如果未能完整切除有活性的肿瘤或切除组织中含有不成熟畸胎瘤则可进行以顺铂为基础的辅助化疗 2 个疗程。肿块中活性癌组织小于 10% 并且病灶已完整切除者进一步化疗并不能降低复发率,故不必进行辅助化疗。二线、三线化疗后切除的标本中仍存在活性肿瘤者预后很差,也不再推荐化疗。

（5）复发和难治性睾丸肿瘤的全身挽救性治疗

一线化疗方案失败的患者给予顺铂或卡铂加用一线方案中未用过的药物,约有 50% 左右的长期缓解率。可选择的方案有:PEI/VIP(依托泊苷,异环磷酰胺,顺铂)×4 个疗程;TIP(紫杉醇,异环磷酰胺,顺铂)×4 个疗程;VeIP(长春新碱,异环磷酰胺,顺铂)×4 个疗程。对于上述挽救性化疗方案治疗无效或者治疗后复发的患者,可以选择进行高剂量联合化疗+自体造血干细胞移植治疗。对于睾丸肿瘤原位复发或者复发灶小于 3 cm 者可直接予以 35 Gy 照射 4~5 周;对于复发病灶大于 3 cm 者则以化疗为主,辅以放疗控制局部转移病灶。挽救性治疗后若肿瘤标志物仍然升高,如果能够完全切除残余肿瘤则可以考虑手术治疗,可以达到约 25% 的长期存活率。

（6）睾丸肿瘤脑转移

睾丸肿瘤脑转移首选化疗,同时联合放疗。对持续存在的孤立性脑转移灶,综合全身情况、原发肿瘤的病理类型和转移灶的部位也可考虑手术治疗。

2) 睾丸非生殖细胞肿瘤的治疗原则

睾丸非生殖细胞肿瘤仅为睾丸肿瘤的2%～4%,但是种类很多,其中以睾丸间质细胞瘤和支持细胞瘤为主。目前只有《中国泌尿外科疾病诊断治疗指南》和EAU指南对于这些肿瘤提出了一些介绍和推荐意见,对于体积小、良性的间质细胞瘤和支持细胞瘤可考虑行保留睾丸手术。

3) 预后与随访

睾丸肿瘤的预后与肿瘤的组织类型、细胞分化程度、病理改变、临床分期、肿瘤标记水平等因素有关。20世纪70年代以后,睾丸生殖细胞肿瘤的治疗取得突破性进展,手术加放疗,尤其是加上顺铂为基础的联合化疗,使病死率从50%降到10%左右,生存率显著提高。

精原细胞瘤生长缓慢,局部侵犯程度较低,转移较迟,浸润较少。精原细胞瘤对放疗敏感,化疗的作用也显著。经过综合治疗,据TNM分期T1-4N0M0的5年生存率为99%;T1-4N1-3M0的5年生存率为92%;T1-4N1-3M1的5年生存率为40%～60%。

非精原细胞瘤采用顺铂为基础的联合化疗,完全缓解率为80%;治疗无效者85%在2年内死亡,15%在3年内死亡。据TNM分期,T1-4N0M0的5年生存率为98%;T1-4N1-3M0的5年生存率为88%;T1-4N1-3M1的5年生存率为40%～60%。

国际生殖细胞肿瘤协作组(International Germ Cell Cancer Collaborative Group, IGCCCG)制定了睾丸肿瘤的预后评估标准,详见表14.3。

表14.3 睾丸肿瘤预后分级

预后	非精原细胞瘤	精原细胞瘤
预后好	占非精原细胞瘤56%的病例,5年无进展生存率(PFS)为89%,总体生存率可达92%,同时满足以下条件:原发肿瘤位于睾丸或腹膜后,无肺以外的脏器转移,AFP<1 000 ng/mL,HCG<5 000 mIU/mL,LDH<1.5倍正常值	占精原细胞瘤90%的病例,5年PFS为82%,总体生存率为86%,同时,满足以下条件:任何部位的原发病灶,无肺外脏器转移,AFP正常,HCG和LDH不限
预后中等	占非精原细胞瘤28%的病例,5年PFS为75%,总体生存率可达80%。原发肿瘤位于睾丸或腹膜后,无肺以外的脏器转移,AFP为1 000～10 000 ng/mL或HCG为5 000～50 000 mIU/mL,或LDH为1.5～10倍正常值	占精原细胞瘤10%的病例,5年PFS为67%,总体生存率为72%。任何部位的原发病灶,有肺外脏器转移,AFP正常,HCG和LDH不限
预后差	占非精原细胞瘤16%的病例,5年PFS为41%,总体生存率可达48%。原发肿瘤位于纵隔或有肺外的脏器转移或AFP>10 000 ng/mL或HCG>50 000 mIU/mL或LDH>10倍正常值	无预后差的分组

随访目的主要为发现复发的病灶、发现第二原发肿瘤病灶、监测化疗和(或)放疗的毒副作用、监测远期心理健康和监测放射反应。随访原则上包括临床体格检查、血清肿瘤标志物和影像学检查,影像学检查因各国的情况不同在不同指南中有所变化。总的原则是有效、经济且对人体的毒副作用小。胸部随访首先推荐胸片检查,腹部、盆腔随访推荐CT检查,PET-CT一般不予推荐。由于大多数肿瘤在治疗后2年内复发,应当密切监测;2年后复发者也有报道,因此患者也应每年随访。治疗的效果和病灶的大小相关,所以对无症状肿瘤患者也应进行详细检查,同时放化疗后的并发症也是随访观察的项目之一。睾丸肿瘤的随访

建议详见表 14.4、表 14.5、表 14.6。

表 14.4 临床 I 期精原细胞瘤的随访建议

检查项目	第 1 年	第 2 年	第 3 年	第 4~5 年
体格检查	3 次	3 次	每年 1 次	每年 1 次
肿瘤标志物	3 次	3 次	每年 1 次	每年 1 次
胸片	2 次	2 次	—	—
腹部、盆腔 CT	2 次	2 次	每年 1 次	每年 1 次

表 14.5 临床 I 期非精原细胞瘤的随访建议

检查项目	采取临床检测治疗时的随访建议				采取 RPLND 或化疗后的随访建议			
	第 1 年	第 2 年	第 3~5 年	第 6~10 年	第 1 年	第 2 年	第 3~5 年	第 6~10 年
体格检查	4 次	4 次	每年 1 次	每年 1 次	4 次	4 次	每年 1 次	每年 1 次
肿瘤标志物	4 次	4 次	每年 1 次	每年 1 次	4 次	4 次	每年 1 次	每年 1 次
胸片	2 次	2 次			2 次	2 次		
腹部、盆腔 CT	2 次(第 3 和第 12 个月)				1 次	1 次		

表 14.6 转移性睾丸肿瘤的随访建议

检查项目	第 1 年	第 2 年	第 3~5 年	5 年以后
体格检查	4 次	4 次	每年 2 次	每年 1 次
肿瘤标志物	4 次	4 次	每年 2 次	每年 1 次
胸片	4 次	4 次	每年 2 次	每年 1 次
腹部、盆腔 CT	2 次	2 次	必要时	必要时
胸部 CT	必要时	必要时	必要时	必要时
头颅 CT	必要时	必要时	必要时	必要时

注:1. 如果腹膜后发现畸胎瘤,至少每年腹部 CT 扫描一次;2. 如果胸片发生异常,建议胸部 CT 扫描;3. 若患者有头痛或任何神经系统症状,建议头颅 CT 扫描

4. 四级预防

对于晚期睾丸肿瘤患者,应评估是否有姑息治疗的必要性,存在以下情况时,即可考虑进行姑息治疗:未控制的症状,与肿瘤诊断和治疗相关的中度到重度的疼痛,严重的躯体和社会心理不适,预计寿命小于或等于 6 个月,患者或家属关注疾病的进程和决策,患者或家属对姑息治疗有专门的要求。其中患者处于生命的最后 6 个月的指征有:转移性实体瘤、某些Ⅳ期肿瘤、基础状况较差(卡氏评分小于或等于 50 分)、高钙血症、脑或脑脊髓液转移、谵妄、上腔静脉综合征、脊髓束受压、恶病质、恶性积液、姑息性支架植入或减压胃造口术。

姑息治疗是对无法治愈或进入临终阶段的患者给予完全、主动、系统地治疗和生命关怀的总称,是以患者及家属为中心,综合心理、社会和精神问题,依据不同的人生观、信仰、文化及需求,重视控制疼痛、解除痛苦,在延长患者生命的同时,也注重关怀性治疗。传统观念上

的姑息治疗主要针对晚期无法治愈的肿瘤患者给予对症治疗尽可能缓解症状,提高生活质量,延长生存,当今的姑息治疗则是应用于肿瘤病程发展的各个阶段,采取"主动出击"的方式,是对已不能根治的所有病人所采取的一种积极而全面的治疗。根据恶性肿瘤病情发展,恶性肿瘤姑息治疗分为大致三个阶段:第一阶段,肿瘤患者的初始阶段(包括有可能治愈的患者)抗肿瘤治疗与姑息治疗相结合。此阶段姑息治疗主要是进行对症支持治疗,缓解或根除肿瘤进展及抗肿瘤治疗所致的各种不适,保障患者在治疗期间的生活质量。第二阶段,对于无法治愈的晚期恶性肿瘤患者,姑息治疗主要是减轻痛苦,缓解症状、改善生活质量。第三阶段,终末期恶性肿瘤患者提供临终关怀治疗及善终服务。

1) 疼痛

癌痛控制是姑息治疗的重点和需要优先解决的问题。姑息治疗中有关癌痛的治疗主要参照《2016年NCCN成人癌症疼痛指南》。以口服即释吗啡为例,口服给药60 min评价疗效及不良反应,疼痛评分未变或增加,剂量增加50%～100%,疼痛评分降至4～6,重复相同剂量;如果2～3个计量周期后疗效不佳,考虑继续滴定和(或)后续疼痛治疗和处理。如果疼痛评分降至1～3分,最初24小时按照当前有效剂量按需给药。

2) 乏力

乏力症状可通过非药物性干预及药物干预。非药物干预:患者可以选择活动。运动如行走、双臂抗阻力运动、跳舞等对减少抗癌治疗中的乏力是有效的,并且生活质量有上升趋势,焦虑减轻。心理社会干预、康复、改善睡眠、加强营养治疗、亲人关怀也是改善乏力的非药物方法。药物治疗:如哌醋甲酯等中枢兴奋药物治疗阿片类药物相关性嗜睡有一定作用;醋酸甲地孕酮能增加晚期癌症患者食欲,提高能量代谢水平,降低乏力程度;小剂量皮质类固醇激素可以改善终末期癌症患者食欲、疼痛、虚弱、抑郁等症状,提高患者的生活质量。皮质类固醇激素只应用于成年人,应晨间给药,减少对睡眠的影响。

3) 食欲不振

食欲不振可由原发肿瘤或肿瘤转移引起;也可由肿瘤治疗的胃肠道不适引起;或与患者紧张和忧虑、情绪抑郁等有关;也可能与各种原因引起的便秘、胃肠道炎症等有关。肿瘤的治疗;胃肠道反应的处理;家属和医护人员关怀;食物的色、香、味和形的搭配;让患者少量多餐,有人陪餐,甚至可用中药等方法刺激食欲。醋酸甲地孕酮及小剂量皮质类固醇激素可用于部分晚期癌症患者增加食欲,提高能量代谢水平。

4) 失眠

失眠是癌症患者很常见的症状。制定睡觉和起床的固定时间,避免午睡时间过长;避免在晚上服用咖啡等兴奋中枢神经的饮品;关灯拉窗帘、创造安静舒适的睡眠环境对改善失眠也有一定帮助。对于患病儿童,规定睡眠时间、提供安全感的环境或物品如毯子和玩具对改善睡眠都有一定帮助。

5) 便秘

便秘的原因包括饮食结构、药物以及心理原因等。晚期癌症患者进食水少,食物过于精细,缺少纤维素且活动减少是便秘形成的重要原因,多吃富含纤维素的蔬菜水果等食物及进水可缓解便秘症状;吗啡类止痛药也是引起便秘最常见的原因,在使用吗啡类止痛药的同时应使用缓泻药,大便软化剂及促进肠蠕动药物等防止便秘的发生更重要。常用的缓泻剂如麻仁丸、开塞露等能促进排便反射;大便软化剂如液体石蜡或甘油制剂润滑肠壁,软化大便;

刺激肠蠕动药物如蓖麻油、果导、大黄等刺激肠壁,使肠蠕动加强促进排便。使用剂量逐渐增加;当患者直肠有大量干的粪便时,可用开塞露灌肠。

6) 恶心、呕吐

放、化疗引起的呕吐的治疗可参考 NCCN 抗呕吐治疗指南。恶心呕吐与便秘相关时,给予相应的便秘治疗;与胃轻瘫相关时,给予胃复安治疗;与肠梗阻相关时,给予相应肠梗阻治疗;中枢侵犯颅内高压引起的呕吐,给予脱水、激素及放射治疗;代谢紊乱引起的呕吐,给予补液、纠正高钙血症治疗;药物引起的呕吐,应停止药物治疗并及时测定药物浓度。治疗因精神性厌食症、恐惧症引起的非特异性恶心、呕吐,可给予多巴胺受体拮抗剂治疗,也可改变给药途径,如直肠、透皮给药。治疗顽固性呕吐,可给予大剂量胃复安静脉滴注、5-羟色胺拮抗剂恩丹西酮、呕必停或激素治疗,也可通过调整阿片类药物剂量、针灸等替代疗法治疗。

7) 肠梗阻

包括良性梗阻,如粘连、放射性狭窄、小肠疝和恶性梗阻,如肿瘤压迫、癌性浸润。如需要手术治疗时,应避免手术风险,注重提高生活质量;腔镜治疗可采用经皮胃造瘘、支架;介入治疗如在影像引下置导管;药物治疗如阿片类药物、抗呕吐药物、奥曲肽、抗胆碱药物及激素治疗;静脉高营养治疗、鼻饲肠内营养治疗。恶性梗阻可在患者能耐受基础上给予小剂量化疗。

8) 心理治疗

肿瘤患者长期、反复住院,接受手术、放疗、多次化疗及对症治疗,严重影响患者的心理状态。通过与患者交流,给予耐心的心理疏导,培养其良好的情绪状态,改变患者的行为问题,有利于肿瘤的康复。

参考文献

[1] Ferlay J, Bray F, Pisani P, et al. Globocan 2002: Cancer Incidence, Mortality and Prevalence Worldwide. IARC CancerBase No. 5, version 2.0. IARC Press. Lyon. 2004.

[2] Nigam M, Aschebrook-Kilfoy B, Shikanov S, et al. Increasing incidence of testicular cancer in the United States and Europe between 1992 and 2009[J]. World J Urol, 2015, 33(5):623-631.

[3] Alanee S, Shukla A. Paediatric testicular cancer: an updated review of incidence and conditional survival from the Surveillance, Epidemiology and End Results database [J]. BJU Int, 2009, 104(9):1280-1283.

[4] Walsh T J, Davies B J, Croughan M S, et al. Racial differences among boys with testicular germ cell tumors in the United States[J]. J Urol, 2008, 179(5):1961-1965.

[5] 汤钊猷. 现代肿瘤学[M]. 上海: 复旦大学出版社. 2011.

[6] Mcglynn K A, Cook M B. Etiologic factors in testicular germ-cell tumors[J]. Future Oncol, 2009, 5(9):1389-1402.

[7] Pettersson A, Richiardi L, Cnattingius S, et al. Gestational hypertension, preeclampsia, and risk of testicular cancer[J]. Cancer Res, 2008, 68(21):8832-8836.

[8] Zhang Y, Graubard B I, Klebanoff M A, et al. Maternal hormone levels among populations at high and low risk of testicular germ cell cancer[J]. Br J Cancer, 2005, 92(9):1787-1793.

[9] Mcintyre A, Gilbert D, Goddard N, et al. Genes, chromosomes and the development of testicular germ cell tumors of adolescents and adults[J]. Genes Chromosomes & Cancer, 2008, 47(7):547-557.

[10] 秦晓东, 袁欣然, 李冬梅, 等. 睾丸生殖细胞肿瘤病因学研究进展[J]. 肿瘤防治研究, 2014, 41(7):825-828.

[11] 赵军锋, 包小周, 秦乐, 等. 睾丸生殖细胞肿瘤病因学研究[J]. 中华小儿外科杂志, 2010, 31(11):872-874.

[12] Voorhoeve P M, Sage C L, Schrier M, et al. A genetic screen implicates miRNA-372 and miRNA-373 as oncogenes in testicular germ cell tumors[J]. Cell, 2006, 124(6):1169-1181.

[13] 胡礼炳, 雷永虹, Makus Hohenfellner. 2012年欧洲泌尿外科学会睾丸肿瘤诊疗指南解读[J]. 昆明医科大学学报, 2012, 33(7):79-83.

[14] 于波. 超声在睾丸肿瘤及肿瘤样病变诊断中的应用价值[J]. 中国当代医药, 2016, 23(9):78-80, 86.

[15] 杜华芳, 韩树高, 陈英. 睾丸原发肿瘤的MRI表现[J]. 浙江医学, 2014, 36(10):906-909.

[16] Tsili A C, Argyropoulou M I, Giannakis D, et al. MRI in the characterization and local staging of testicular neoplasms[J]. AJR Am J Roentgenol, 2010, 194(3):682-689.

[17] Elert A, Olbert P, Hegele A, et al. Accuracy of frozen section examination of testicular tumors of uncertain origin[J]. Eur Urol, 2002, 41(3):290-293.

[18] 刘春雨, 孙光. 2011全球睾丸肿瘤诊断治疗指南进展[J]. 现代泌尿生殖肿瘤杂志, 2012, 4(6):321-324.

[19] Albers P, Albrecht W, Algaba F, et al. EAU guidelines on testicular cancer: 2011 update[J]. Eur Urol, 2011, 60(2):304-319.

[20] Motzer R J, Hudes G R, Ratliff T W, et al. Testicular cancer, NCCN clinical practical guidelines in oncology. Fort Washington: Pennsylvania. 2011.

第十五章 子宫颈癌的临床预防方略

子宫颈癌(cervical cancer)是最常见女性恶性肿瘤之一,在发展中国家的发病率和死亡率仅次于乳腺癌。严重危害女性健康。为了更好地防治子宫颈癌,降低其发病率和死亡率,自1974年德国病毒学家Harald zur Hausen发现人类乳头瘤病毒(human papillomavirus,HPV)感染与子宫颈癌的密切关系后,医疗工作者对子宫颈癌的病因学进行了更深入的研究;在美国,自1975年以来通过子宫颈细胞学检查和盆腔检查使得子宫颈癌的发病率下降超过50%。完善的全国性的筛查方案使子宫颈癌的发病率发生实质性的大幅下跌。HPV疫苗的大规模的使用再次使得子宫颈癌的发病率下降。这都使得子宫颈癌成为唯一有着较明确的病因和高危因素、可有效预防的恶性肿瘤。

第一节 子宫颈癌的流行病学

全球范围内子宫颈癌的发病率在女性恶性肿瘤中居第4位。据估计2015年全球新诊断有53万子宫颈癌,大约26.6万例死于子宫颈癌。自从1930年起,因子宫颈癌的筛查技术的普及,每年美国的子宫颈癌的发病率和死亡率持续下降。2015年美国大约有12 900新发子宫颈癌,只有4 100例患者死于子宫颈癌。然而在西班牙裔/拉丁美洲人、黑人和亚洲妇女中发病率和死亡率仍然很高。发展中国家的子宫颈癌发病率占全球的85%,同时也是致死的一个主要原因。2015年中国子宫颈癌居女性癌灶发病率第2位,新诊断131 500例子宫颈浸润癌患者,约占世界的1/4,大约33 000例死于子宫颈癌。研究表明子宫颈癌在发达国家的发病率和死亡率已跌至第9位和第10位,而在发展中国家发病率和死亡率均排在第2位。子宫颈癌的国际发病率趋势往往反映出不同国家对待性混乱的文化差异和开展大规模筛查计划的进行情况。最高的子宫颈癌发病率往往发生在低筛查、人乳头状瘤病毒(HPV)高感染背景和对性行为相对开放的人群中。在许多发展中国家子宫颈癌仍是女性癌症死亡中的主要病因。

我国尚无大规模统一的年发病率调查。

1. 地区分布

子宫颈癌广泛存在于全世界各地,但发病率和死亡率均存在明显的地理差别,不同国家的子宫颈癌发病率和死亡率不同,同一国家的不同地区的发病率和死亡率也不同。

据 2012 年调查发现子宫颈癌的全球年发病数是 528 000 例,死亡数是 266 000 例,其中 85% 患者为发展中国家女性,在发展中国家女性癌症死亡中位于首位。在拉丁美洲、非洲的南部和东部、印度和波利尼西亚的浸润性子宫颈癌的发病率特别高。Broker 于 1986 年报道哥伦比亚的子宫颈癌发病率为世界第一。我国各地的子宫颈癌发病率也是相差甚大,主要分布在中部地区,不论在省市区或县的分布都有聚集现象,且城市高于农村、山区高于平原。如新疆南部的子宫颈癌发病率明显高于东部、四川北部的高发区如广元的子宫颈癌发病率远远高于西部低发区如绵竹。在 2009 年的全国肿瘤登记资料中发现城市地区子宫颈癌的发病率均高于农村地区(13.35/10 万对比 12.14/10 万),城市地区各年龄组子宫颈癌的发病率均高于农村地区;城市地区子宫颈癌的死亡率低于农村(3.21/10 万对比 3.42/10 万),农村地区除 45 岁组外,其他各年龄组的死亡率均高于城市地区。地理分布反映了子宫颈癌的发病率与经济状况密切相关,与农村地区医疗卫生资源匮乏、就医晚、诊疗条件差,患者对子宫颈癌、HPV 感染等知识的缺乏等有关。

HPV 感染,作为子宫颈癌发病的重要因素,也存在地区分布特点。一项针对 78 例研究宫颈细胞学检查正常的 HPV 感染率的 Meta 分析指出,全球范围内的 HPV 感染率为 10.41%,其中非洲地区的感染率最高(22.1%),亚洲地区的感染率最低(8.0%)。全世界范围内最常见的 HPV 感染亚型是 HPV16、HPV18、HPV52、HPV31、HPV58。不同地区之间的 HPV 感染率差别达到 20 倍,如西班牙妇女的 HPV 感染率为 1.4%,而尼日利亚妇女的 HPV 感染率为 25.6%。我国地域辽阔,各地的经济文化、风俗习惯、生活环境以及卫生习惯等等差距很大,HPV 感染情况也不尽相同。吴玉萍等报道江西省子宫颈癌患者主要感染的 HPV 类型是 16、58、33、31 型;赵健等报道北京地区常见亚型是 16、58、52、33、53 和 6 型;蒋卫平等调查浙江丽水地区妇科患者主要感染类型是 16、52、58、33 和 53 型。朱春丽等对浙江省金华市妇科门诊患者的调查发现常见前三位亚型是 16、58 和 52。李春燕对云南楚雄地区检出的最常见类型是 52、58、16、53、51 型。资料显示 HPV 感染的基因型也存在明显的人群和地域特点。随着时间的推移和人口的迁移,HPV 的地区分布特征也发生很大变化。然而我国尚无大规模的 HPV 感染与子宫颈癌的大样本流行病学调查研究。

近十余年来因 HPV 疫苗的应用,使得子宫颈癌的地区分布发生了变化。开展疫苗接种的国家发病率及死亡率均有下降。子宫颈癌在大规模开展疫苗接种的发达国家的发病率和死亡率已跌至第 9 位和第 10 位,而在未开展大规模疫苗接种的发展中国家发病率和死亡率均排在第 2 位。具体分布尚无全球性最新报道。

2. 种族分布

子宫颈癌在同一国家不同人种中发病率也不同。虽然在美国的浸润性子宫颈癌的总发病率低,但黑人比白人的发病率高 30%,西班牙裔妇女是白人的发病率的 2 倍左右。在发达国家子宫颈癌多发病于社会经济地位低的女性。

不同种族的子宫颈癌发病率也有差别,在犹太人聚居的以色列子宫颈癌发病率最低,这可能与男性行割礼后 HPV 感染的风险低有关。在印度,以印度族的子宫颈癌发病率最高,而穆斯林教徒最低。我国各族人民中也存在不同的发病率和死亡率。新疆维吾尔族的子宫颈癌发病率是汉族的 6 倍多;死亡率是哈萨克族的 3 倍多。这些是与民族易感性还是生活卫生习惯不同或经济文化水平的差异等造成的,尚无进一步的研究结果。

子宫颈癌可以发生在不同的人群中,但其分布却是不相同的。处女、修女和尼姑的发病率显著低于一般人群；而妓女的发病率显著高于一般人群。这也提示了子宫颈癌的发病与性生活相关。

3. 年龄

子宫颈癌可以发生在任何年龄的女性。过去年龄低于20岁的女性患子宫颈癌的非常罕见。幼年女性子宫颈癌大部分为腺癌，且与母体孕前是否使用女性激素等密切相关。近20年来子宫颈癌发病年轻化趋势十分明显。这可能与过早性生活、性生活紊乱有关。

子宫颈癌的发病率和死亡率随着年龄的增长而上升，30岁以后子宫颈癌的发病率明显上升，老年女性和绝经后女性是子宫颈癌的高发年龄。有研究发现41~55岁女性更易发生子宫颈癌。根据近几年的全国肿瘤登记地区子宫颈癌的资料显示我国子宫颈癌的发病率和死亡率均在上升，并有年轻化趋势。我国2009年的全国肿瘤登记地区子宫颈癌的资料发现在30岁之前的发病率较低，但35岁之后，发病率迅速升高，至45岁年龄组发病率达到顶峰。这与HPV感染研究相一致，发现35岁以下宫颈上皮内瘤变患者的HPV阳性标本明显高于其他年龄段，且随着年龄增长，阳性检查率逐渐降低。美国的研究资料发现子宫颈癌的平均发病年龄为51.4岁，分布于30~39岁组和60~69岁组。同时发现老年组比年轻组的期别更晚，可能与老年患者比年轻人少参与了子宫颈癌的筛查有关。

国内外资料提示：过早性生活、性生活紊乱、多个性伴侣的女性患子宫颈癌的风险显著高于一夫一妻的女性。男性的性混乱也是一个危险因素。高危男子的性伴侣患子宫颈癌的风险高于一般人群。Castellsague等报道，行割礼的男性感染HPV的风险比未受割礼的男性低，相应的他们的女性伴侣患子宫颈癌的风险也低。

随着子宫颈癌普查普治的广泛开展，子宫颈癌诊治水平的提高、经济文化水平的提高以及妇女良好卫生习惯的养成，子宫颈癌的发病率和死亡率均呈下降趋势。子宫颈癌的许多流行病学的结果改变均与子宫颈癌的大规模筛查措施开展有关。发达国家子宫颈癌的发病率与死亡率大幅度下降可能与其接受子宫颈癌筛查的程度有关，而影响子宫颈癌筛查的主要原因与缺少保险、低收入和文化因素等有关，这些导致了黑人和西班牙裔妇女的高发病率和死亡率。同样巴西和英国的资料比较也显示：年轻女性子宫颈癌发病率相似，表明暴露于HPV的水平相似；但在老年女性中发病率却相差甚大，可能是这两个国家（发达国家和医疗服务不足的国家）之间行子宫颈癌大规模筛查的特定年龄规定不同而导致了子宫颈癌发病率的差异的最好解释。

在过去的30年以来，随着子宫颈癌大规模筛查的进行，宫颈腺癌的发病率上升了。过去宫颈鳞癌占90%以上，腺癌和非鳞癌不足10%；现在宫颈鳞癌占80%，腺癌占20%。史密斯等发现，在美国1973—1996年期间宫颈腺癌的年龄调整后的发病率增加了29.1%，而同期子宫颈癌的总发病率下降了41.9%。宫颈腺癌发病率增高，可能与宫颈细胞学的筛查方法不能像宫颈鳞癌早筛中那样有效地早期发现宫颈腺癌的癌前病变，因此宫颈腺癌的发病率未能如宫颈鳞癌那样达到明显减少。

自2006年6月8日以来，美国食品和药品监督管理局批准了在9岁至26岁之间的妇女中预防性使用HPV疫苗，美国的子宫颈癌发病率明显下降。这同样在其他被批准使用HPV疫苗的国家中得以验证。

第二节 子宫颈癌可能的发病因素

子宫颈癌的主要发病因素与人乳头状瘤病毒（HPV）感染、多个性伴侣、吸烟、性生活过早（小于16岁）、口服避孕药、性传播疾病、经济状况低下和免疫抑制等因素相关。

1. HPV感染

自1974年德国科学家Harald zur Hausen博士首次提出HPV感染与宫颈肿瘤密切相关的理论以来，国内外学者发现HPV感染，尤其是高危型HPV（HR-HPV）的持续感染是子宫颈癌发生的主要危险因素，其危险度比值高达500。目前研究已证实HPV感染是导致子宫颈癌及癌前病变的必要因素，尤其是高危型HPV。目前已知HPV共有200多个型别，30余种与生殖道感染有关，其中10余种与CIN和子宫颈癌发病密切相关。已在99.7%的子宫颈癌组织中发现有高危型HPV感染。95%的宫颈鳞癌与高危型HPV（包括16、18、31、33、35、39、45、51、52、56和58亚型）有关，其中HPV16型最常见于鳞癌，HPV18型最常见于腺癌。高危型HPV产生E6和E7癌蛋白，与其他致癌因素共同作用于宿主细胞的抑癌基因p53和Rb使之失活或降解，导致细胞周期出现紊乱、激活端粒酶的活性，使细胞逃避正常的免疫监视等一系列的分子事件导致癌变。在我国多省的研究报道中发现我国子宫颈癌患者主要感染的HPV类型是16、52、58、33、31型，而18型较国外报道少见。

2. 炎症

在临床上经常发现子宫颈癌的患者往往合并有感染。进一步的研究发现HPV感染的患者常常合并有淋球菌、衣原体、支原体、真菌等性传播疾病（sexually transmitted diseases，STDs）病原体的感染。有研究发现单纯疱疹病毒Ⅱ型（IISV-Ⅱ）及沙眼衣原体（CT）病毒等也可能与子宫颈癌发生有一定关系。阴道炎症与HPV感染共同存在，这些病原微生物可破坏生殖道局部微环境，使得宫颈抵御、修复能力都下降，增加HPV感染的几率，或通过免疫机制的改变使得HPV清除困难、感染持续存在，协同作用导致慢性宫颈炎、宫颈上皮内瘤变，进而逐渐发展为子宫颈癌。国际癌症研究协会（IARC）多中心病例对照研究证实，HPV-DNA阳性的女性中，CT血清抗体阳性者患鳞癌的风险增高，但未增加患腺癌或腺鳞癌的风险，因此认为CT感染可增加患宫颈鳞癌的风险。关于这些性传播病原体与子宫颈癌的关系，仍有争论。国内尚无大样本研究资料。因为HPV感染与其他性传播疾病有类似的性行为危险因素，如患者本人或配偶外生殖器卫生不良、不注意月经期卫生、配偶包皮过长或有包皮垢、不注意性生活过程中的卫生等，导致患者阴道环境不卫生、患阴道炎。往往这部分人中还经常会性生活紊乱与性卫生不良同时存在。

3. 吸烟

吸烟是否增加HPV感染风险存在争议。现在越来越多的研究发现子宫颈癌与吸烟之间有显著关系。一方面，吸烟与文化程度、社会地位、性行为等危险因素相关，使HPV感染和传播风险增加；另一方面，在吸烟女性的宫颈黏膜中检测到烟草中的化学物如尼古丁、烟酸。可能通过亚硝胺的一系列致癌作用导致宫颈上皮 DNA 损伤、局部免疫力下降，增加感染 HPV 和持续感染的机会，起协同作用，使得致癌风险增加。但吸烟是如何导致子宫颈癌的生物学机制尚不是很清楚，有待进一步研究。在我国由于公共场所控烟制度不完善，虽然女性吸烟不常见，但女性被动吸烟的几率较大，在如何评估吸烟对子宫颈癌的致癌风险上的研究存在困难。

4. 性行为及分娩次数

HPV 感染的最主要传播途径是通过性接触，因此多个性伴侣、初次性生活小于 16 岁、早年分娩、多产与子宫颈癌的发生有关。初次性生活过早，青春期子宫颈发育尚未成熟，对致癌物较敏感。如有致癌物入侵，容易发生宫颈细胞突变而致患子宫颈癌的风险增加。Sebastian 等将 18 岁以下开始性生活的女性列为子宫颈癌高危人群。张兴亮等的研究发现首次性生活年龄小于或等于 20 岁是 HPV 感染的危险因素。婚内或婚外多个性伴侣，随着性伴侣数的增加，子宫颈癌的相对危险度也有增高趋势。子宫颈癌患者或配偶的结婚次数增多，性伴侣数的增多，都在一定程度上增加了阴道炎症的风险、HPV 感染的风险，是子宫颈癌的危险因素。分娩次数增多，子宫颈创伤几率也增加，分娩及妊娠内分泌及营养也有改变，患子宫颈癌的危险也增加。阴道分娩大于或等于 4 次患病风险较小于或等于 1 次者增加约 2 倍。妊娠期妇女 HPV 感染率明显高于非妊娠期健康女性，且感染率随妊娠进展而逐渐上升，其中高危亚型尤为明显。妊娠时由于内分泌的改变、阴道免疫状态的改变等因素使得 HPV 清除减少；而多次妊娠使宫颈转化区反复变动，分娩过程多次出现不同程度的宫颈损伤，这都使得宫颈转化区活跃的未成熟细胞或鳞状上皮细胞易出现不典型增生，逐步发展最后形成浸润癌。张兴亮等研究显示我国女性子宫颈癌发病相关危险因素有怀孕大于或等于 3 次、分娩大于或等于 3 次、流产大于或等于 3 次、初次怀孕年龄小于或等于 21 岁、初次性生活年龄小于或等于 20 岁、性伴侣大于或等于 3 个、性传播疾病史、妇科疾病史及受教育程度小于或等于 9 年等。在江西省靖安县 14 年的子宫颈癌普查资料分析结果发现随着结婚次数的增加，子宫颈癌的发病率也在增高，结婚次数大于或等于 3 次具有显著意义，患者年龄小于 40 岁组中具有显著意义，在 40~49 岁组具有非常显著意义。

5. 避孕方式

国际癌症研究协会（IARC）提出：长期口服避孕药可能与 HPV 感染和子宫颈癌有关。一项对 HPV 阳性的女性随访研究发现，口服避孕药组相比于未服药组 HPV 清除率降低 85%，而使用避孕套可减少宫颈与阴茎直接接触、减少 HPV 感染的机会，从而降低子宫颈癌发生的风险。

6. 男性因素

男性因素在子宫颈癌的发病中也有一定的作用。与有阴茎癌、前列腺癌或其性伴侣曾患子宫颈癌的高危男子性接触的妇女，也易患子宫颈癌。当男性有婚外性伴侣时，接触到 HPV 等性传播病原体机会增加，于是其配偶更容易罹患子宫颈癌。据报道，丈夫有婚外性伴侣（1 个或 2 个以上）时，妻子患子宫颈癌的相对危险度上升为 2.08 和 4.31。有多个性伴侣、曾经与高危女子有过性接触、患有阴茎癌或包皮过长、包茎的男性均属于高危男子，与此类高危男子有性接触的女性患子宫颈癌的风险增加。使用避孕套可降低其风险。

7. 免疫抑制

HPV感染并不意味着一定会发生子宫颈癌。据统计,超过80%的有性生活的女性一生中都曾经感染过HPV,只有5%~10%发展成为持续感染,仅2%~3%的HPV感染最终发展为子宫颈癌。虽然大部分HPV感染都可自我清除而不需要治疗就可以自行痊愈,但持续的HPV感染会引起癌前病变,甚至发展为癌。HPV基因的表达不仅有利于病毒随着宿主上皮细胞分化复制,而且还参与了逃避宿主免疫监视的机制,干扰机体免疫反应的途径,使机体检测不到病毒的存在而导致HPV持续感染,从而使微小病变可能得以逐步积累,经过多年发展成子宫颈癌。机体的免疫功能状态可影响HPV的转归、持续感染等免疫功能异常者,如使用免疫抑制剂和免疫功能缺陷的患者,HPV感染的风险较正常人高,且更易致高危型HPV持续感染,更快诱发癌变。1993年疾病控制和预防中心将子宫颈癌加入了艾滋病相关肿瘤清单中。然而,与免疫抑制之间的关系(尤其是人类免疫缺陷病毒[HIV]相关的免疫抑制)是复杂的,目前尚未明了。现有资料强烈表明即使纠正混杂危险因素分析后,感染艾滋病的妇女患子宫颈癌的发病率增加,更易于宫颈HPV持续感染;HIV-阳性的妇女患有高度CIN后病情进展趋势迅速。在接受器官移植者的医源性免疫抑制也与CIN的发病率增加有关。

8. 遗传因素

国内外很多研究都提出具有子宫颈癌家族史的妇女更具有患子宫颈癌的危险。近年来国内外研究发现子宫颈癌的发生与基因的多态性有关,Meta分析发现有14等位基因或遗传印迹的相关变异会增加子宫颈癌的患病风险,这些变异主要通过免疫监控、免疫调节、DNA修复和细胞代谢或其他作用机制增加了子宫颈癌、高危HPV的易感风险。HPV感染存在基因易感性,对此进行分子和基因水平的研究来解释HPV感染的易感性取得了很多进展。如多项研究指出CYP1A1的多态性是子宫颈癌的高危因素。深入的研究发现CYP1A1基因Ile/Val多态性与子宫颈癌的发病易感性有关。而目前掌握的基因多态性与子宫颈癌易感性的具体机制尚不清楚,更深入地研究每一个基因及其相关性表达是今后研制基因探针来行疾病易感性基因筛查的一个方向。

9. 教育与社会经济地位

Klug等对39项研究HPV认知情况的系统评价指出,不同时期、不同国家和地区、不同年龄、不同性别对HPV的认知是不同的,但总体认知较低,约13%~38%。柏文珍对峨山县9 000例农村彝族妇女进行子宫颈癌防治知识知晓率调查,知晓1 296例,知晓率14.40%,部分知晓2 340例,占26%,合计3 636例,占40.40%;不知晓5 364例,占59.60%。此项调查发现峨山县农村妇女检出子宫颈癌及癌前病变均高于云南省农村妇女。这均提示子宫颈癌防治知识的知晓率高低直接影响子宫颈癌的发病率。

第三节 子宫颈癌的临床表现及诊断依据

子宫颈癌是最常见的妇科恶性肿瘤之一。子宫颈癌的患病年龄跨度很大，现诊治最小年龄为 13 岁。其高发年龄为 40~60 岁之间，近年来有年轻化趋势。自 20 世纪 50 年代始开展宫颈细胞学筛查的应用，子宫颈癌前病变及早期子宫颈癌得以早期发现和早期治疗，使得子宫颈癌的发病率和死亡率均有下降。

1. 子宫颈癌的临床表现

早期子宫颈癌常无明显症状或体征，甚至少数Ⅱ期以上的较晚期的子宫颈癌患者也可无症状，这可能与此类患者大多处于非性活跃期或因夫妻分居很长时间未有性生活，只是在普查时才被发现。更有甚者是子宫颈癌灶侵蚀到血管出现大出血或宫颈局部癌灶因感染而有臭味、阴道排液多才就诊。宫颈管型癌患者常因子宫颈外观正常而易误诊或漏诊。随着病变的发展，可出现以下临床表现：

1）阴道流血

常表现为接触性出血，即性生活或妇科检查后阴道出血；也可表现为不规则阴道流血或经期延长、经量增多。老年患者常为绝经后不规则阴道流血。出血量与病灶的大小、侵及间质内血管情况有关，若侵蚀大血管可引起大出血。一般外生型子宫颈癌出血较早、量较多；内生型癌出血较晚。鳞癌的出血发生要比腺癌等更常见，且发生接触性出血较早。

2）阴道排液

多数患者随着病情的进展白带表现不同，开始为黄水样白带，有异味；后出现白带中带血丝，进而为血性白带。晚期患者因癌组织坏死伴感染，可有大量米泔样或脓性恶臭白带，甚至于有些患者在白带中可发现有脱落坏死的肿瘤组织。

3）晚期子宫颈癌的症状往往与子宫颈癌扩散的方式与范围而不同

如癌灶向前方扩散，膀胱受压而出现尿频、尿急，病情继续进展膀胱受侵犯则会出现血尿、排尿困难、尿瘘；癌灶向后方扩散，直肠出现受压，经常出现便意、大便变细变扁平，进一步发展则会出现大便困难、肛门坠胀、便血及直肠阴道瘘；向下方扩散，阴道内充满肿瘤、阴道大出血、阴道排出腐肉样物、阴道排出恶臭液体、下坠感；向侧方延伸，影响盆壁的组织（神经、骨及淋巴管）受累，初时坠胀感，有的患者诉坐位时不适，进而出现疼痛，进行性加重，致剧痛，严重影响休息，需要镇痛药物控制；侵犯影响淋巴回流障碍而致下肢水肿；压迫或累及输尿管、尿道而引起输尿管梗阻、肾盂积水，严重者致尿毒症。癌细胞尚能通过血管和淋巴管系统扩散至远处器官而出现转移器官的症状，常见转移至肝脏、肺部及骨。一些特殊类型的子宫颈癌如小细胞癌还会转移至头皮、腋下等不常见转移部位。有些早期转移至肺部的患者并无任何症状，只是在影像学中如 CT 等中发现。病情进一步发展最终出现贫血、继发感染及恶病质等全身衰竭症状。

2. 子宫颈癌的诊断依据

子宫颈癌的诊断主要为临床诊断，主要依据病史和临床表现，尤其是接触性出血者，需做详细的全身及妇科三合诊检查，并结合相关辅助检查。早期子宫颈癌的诊断应采用高危型 HPV-DNA 的检测和宫颈细胞学检查、阴道镜检查、宫颈活组织检查的"三阶梯"程序，确诊依据为组织学诊断。宫颈有明显病灶者，诊断并不困难，可直接在癌灶上取材送病理检查明确诊断。对于宫颈有明显病灶的诊断在此不赘述，本章节主要谈如何早期发现、早期诊断子宫颈癌，以期早治疗来获得好的预后疗效。

1) 需要对病史仔细问诊

既往有无 CIN 病史及治疗情况、有无性传播疾病、性伴侣数、性生活开始的年龄、孕产次、有无抽烟、有无服用免疫抑制药物，有无合并先天性或获得性免疫缺陷疾病、有无行器官移植等病史的采集。

2) 查体

妇科检查是临床诊断子宫颈癌的主要依据，通过仔细地妇科检查可以决定患者的临床期别、治疗方案及初步估计其预后。妇科检查主要包括：

（1）外阴检查

要仔细观察外阴各个部位有无异常，有无肿块或其他破溃病灶。如有异常发现一定需要行活组织检查送病理检查以明确诊断，鉴别转移灶抑或原发灶。

（2）阴道检查

对疑有子宫颈癌的患者行阴道检查时放置阴道窥器须小心轻触，缓慢扩张深入，充分暴露宫颈及仔细全面观察宫颈与阴道。注意避免粗暴检查损伤阴道内或宫颈上病灶引起大出血。阴道指诊时需要仔细检查扪摸全部阴道壁、穹窿部、宫颈表面、颈口和颈管等，注意其质地、大小、形状、范围等，并需注意有无接触性出血。

（3）双合诊和三合诊

主要进一步了解宫颈、阴道宫旁及附件情况，尤其是三合诊检查，是诊断子宫颈癌期别不可缺少的检查方法。仅凭双合诊检查是无法判断子宫颈癌灶浸润范围、宫旁情况的。三合诊检查需要仔细检查双侧宫旁情况、盆骶韧带情况。由于子宫颈癌患者往往伴随有盆腔炎病史，三合诊时需要仔细判断是炎症造成的增厚感还是子宫颈癌转移，这影响到治疗方案的决定。

（4）全身检查

晚期子宫颈癌可以转移至全身各部位，所以必须行全身检查。

3) 宫颈细胞学检查

（1）传统的巴氏涂片法

1927 年 G. N. Papanicolaou 发表了用涂片检查早期子宫颈癌的文章，次年报道了关于应用阴道细胞涂片诊断子宫颈癌，直到 1941 年正式确定了其诊断价值。1943 年与 Traut 合著《以阴道图片诊断宫颈肿瘤》。由于宫颈及阴道易暴露、便于观察及取材，宫颈正常上皮、增生上皮和癌细胞具有不同的形态特征，通过刮取、细胞易于脱落、镜下易于鉴别。因此阴道细胞学正式成为宫颈上皮异常的一种主要筛查方法。传统的巴氏理论和技术应用于筛查子宫颈癌已有 70 余年历史,明显降低了子宫颈癌的死亡率。但传统巴氏涂片法存在 15%～50%的假阴性率。假阴性的原因主要有:① 取样错误。由于病灶小,脱落的细胞不足以代表真正的病变。② 技术错误。脱落细胞涂片制作欠佳,涂片太薄或太厚,被过多的红细胞污染,子宫颈管细胞很少或没有,固定或染色差等影响了读片的结果。③ 读片者的错误。读片医生缺乏经验、太疲乏或未经严格训练等都会造成错误。

宫颈涂片检查的假阴性率的精确计算是很难的,估计从不到 5%到 20%以上。通过采取足够量的宫颈鳞柱交界处和宫颈管的样品可以确保提高测试的灵敏度;涂片中没有宫颈管细胞或化生细胞是不够的,在这种情况下,必须重复检测。通过重复检测可以提高筛查的敏感性。

传统的巴氏涂片虽存在自身的缺陷,但对于经济条件差的地区,此法简单易行、经济有效,仍可作为防癌普查的基本方法。

(2) 液基薄层细胞学检测

液基薄层细胞学检测(thin-prep cytolosy, TCT)是标本采集和玻片制备的重大改革,极大地弥补了传统巴氏涂片法的不足。TCT 使用专用的取材器,深入宫颈管内取脱落细胞,避免了采样造成的漏诊;先进的标本保存容器,将采集来的细胞几乎全部保存于保存液中;精密的过滤膜技术,确保样本单层分布,避免了细胞重叠而导致的误诊。TCT 与传统巴氏涂片法相比,假阴性率较低。文献报道,液基细胞学技术可使诊断灵敏度提高 60%,尤其是 92.9%的宫颈上皮高度病变和 100%的癌瘤。TCT 不仅提供了细胞学诊断率,还能从微生物角度做出诊断,比传统的巴氏涂片法更全面,更好地达到了"早发现、早诊断"的目的。

TCT 采用了新规定的 TBS 描述性诊断系统,废除了传统的巴氏分级,大大提高了上皮细胞内病变 LSIL、HSIL 的检查率,提高了细胞学对癌及癌前病变的诊断的准确率,降低了假阴性率,是较为理想的筛查工具。

Thin-prep 液基薄层制片技术和 AutoCyteprep 细胞学全自动阅片系统分别于 1996 年和 1998 年获美国 FDA 认证,被批准代替传统巴氏涂片应用于子宫颈癌的初筛,目前在美国、加拿大、英国、德国等国家已将 TCT 作为子宫颈癌细胞学筛查的主要方法。2000 年以后在我国临床普遍应用,显著地提高了检测样本质量和异常细胞的检出率。

(3) TCT-DNA 检测

DNA 倍体定量分析是在液基薄层制片的基础上,进行 Feulgen 染色,通过全自动扫描系统,将玻片全部细胞扫描到计算机中,对细胞核 DNA 含量与倍体情况进行测定和分析。异倍体细胞的出现往往是细胞恶变的早期特征。癌基因与抑癌基因的变化导致肿瘤细胞在增殖分裂过程中染色体数量和结构发生改变,因此导致异倍体细胞的出现。因此在进行 TCT 检测的同时进行检测细胞内 DNA 含量的变化、异倍体细胞的情况,可以早期筛查出子宫颈癌和癌前病变。欧洲和北美将 DNA 倍体分析系统进行子宫颈癌及癌前病变的诊断作为一项常规临床检测方法之一。

TCT-DNA 检测最大的优势是计算机辅助的自动化阅片,对缺乏有经验的细胞病理医师的基层医疗单位和大规模的筛查具有可靠和高效率的独特优势,尤其适合运用于我国落后地区开展大规模子宫颈癌筛查项目,可以降低子宫颈癌及癌前病变的漏诊率,提高筛查效率。

4) HPV-DNA 检测

大量流行病学和分子生物学研究表明 HPV 与子宫颈癌及癌前病变的密切关系,持续性

HR-HPV 感染是子宫颈癌发生的必备条件。李兵等研究结果表明 HR-HPV 感染率、宫颈细胞学检测结果与组织病理学检查结果之间存在密切相关性，随着 HPV 感染率的增加，宫颈细胞学病变程度显著增加（Spearman 相关值为 0.88，$P<0.01$）、宫颈病理病变程度亦显著增加（Spearman 相关值为 0.5，$P<0.01$）。因此 HR-HPV 感染的筛查有助于早期发现子宫颈癌及癌前病变。

近年来 HPV-DNA 的检测已成为研究热点，检测技术也在不断得到完善。目前常用的 HPV 检测技术主要有核酸杂交技术、聚合酶链反应（polymerase chain reaction，PCR）技术、杂交捕获技术（hybrid capture，HC）及基因芯片技术等。美国 FDA 认证的 HPV 检测方法主要有四种：HC-Ⅱ、Cervista、cobas 4800 和 Aptima HPV E6/E7 mRNA，而目前临床 HPV-DNA 检测中应用最广泛的检查方法是 PCR 技术和 HC-Ⅱ 检测技术。

HPV-DNA 检测结果只能表明体内存在 HPV 感染。新方法 cobas 4800 将最新的全自动样本制备与 PCR 技术结合，可同时检测 HPV16、18 及其他 12 种高危 HPV 病毒株，并具备经临床验证的判定标准 cut-off 值和全自动化检测平台。HPV16、18 分型检测有利于弥补细胞学检查灵敏度较低的不足，尤其适用于细胞学检测准确性不高的发展中国家，还能更好地对子宫颈癌高危人群进行风险分层管理。cobas 4800 已逐渐成为临床妇科医生的首选。2014 年 4 月美国 FDA 建议批准 HPV 检测 cobas 4800 作为临床诊断子宫颈癌的一线初筛工具。

由于 HPV 感染的普遍性、HPV 感染的自我清除及 HPV 检测灵敏度高，所以不推荐在所有人群中单独使用 HPV 检测进行子宫颈癌的筛查。HPV-DNA 检测和 TCT 检查联合应用是目前最佳的子宫颈癌初筛方法。

HPV 检测 cobas 4800 联合 TCT-DNA 检查，由于其取材简单、检测的灵敏度高、检测质量控制和人员要求相对容易，具有全自动化检测系统，适合运用于我国落后地区开展大规模子宫颈癌筛查项目，可以降低子宫颈癌及癌前病变的漏诊率，提高筛查效率，可解决边远地区医疗水平不高的农村女性子宫颈癌筛查率低的问题。

5）阴道镜检查

阴道镜检查是一种简单而有效的诊断宫颈有无病变的方法。当患者宫颈细胞学检查出现异常而没有肉眼可见宫颈病变的患者必须进行阴道镜检查和活检来评估。应用 3% 的醋酸溶液，在 10～15 倍的光学放大镜亮光、过滤光下检查宫颈来增强显示醋酸发白现象，显示不典型病变和癌的血管图案特征。主要通过观察醋酸白上皮、病灶的边界形态、大小、血管和碘反应这五个征象来判断宫颈局部的异常，能发现肉眼看不见的微小病变，并能准确定位活检部位，提高子宫颈癌及癌前病变的诊断率。阴道镜检查结果的正确性与是否全面观察到移行带有关。移行带的位置随年龄、性活跃、胎产次等而上移或下移。患者绝经后移行带上移到宫颈管内而难以观察。因此在阴道镜指导下行宫颈活检时同时必须常规刮宫颈管，以便提高诊断的准确性。但有些作者认为如果在未经治疗的女性，行阴道镜检查时看见完整的鳞柱交界处与柱状上皮区，那么也可不进行宫颈管搔刮。建议取样时使用细胞刷而不是刮宫术，可能会提高宫颈管病变的检测率。

除了绝经患者阴道镜检查容易出现漏诊外，阴道镜出现误诊和漏诊的另一主要原因是操作者的错误。阴道镜下不同图像所反映的病变程度不同，操作者对阴道镜图像的理解有一定的主观性，存在个人判断误差。这直接影响了阴道镜的诊断结果的准确率。因此操作者需要经严格培训。

阴道镜检查能及时打印出图像,利于保存临床资料;无创或微创检查;且经济费用较低,是容易让患者接受的一项检查。

6) 子宫颈活组织检查

用宫颈活检钳从子宫颈上夹取组织送病理检查,是诊断子宫颈癌最可靠的方法,也是检验其他方法检查结果是否正确的主要方法。

早期肉眼无异常发现、细胞学检查有异常时可以在阴道镜指导下取宫颈上可疑部位做活组织检查。肉眼可见肿瘤时可直接取肿瘤组织送病理检查。

对于绝经后患者或细胞学检查有异常、阴道镜下宫颈未见异常者,建议行宫颈管搔刮术取组织送病理检查。子宫颈管搔刮术是用以确定宫颈管内有无病变或癌灶有无侵犯宫颈管,可以早期发现宫颈管癌和子宫颈癌。

当细胞学检查发现异常、阴道镜下宫颈活组织检查未获得恶性证据,而病史及临床检查均高度怀疑癌,可考虑行宫颈锥切术。熟练的阴道镜检查师可以准确区分低级别和高级别不典型增生,但阴道镜检查不能完全准确地将微小浸润癌从上皮内瘤变中鉴别出来。诊断隐匿性宫颈管病变,是宫颈微小浸润癌的诊断和治疗的一个必不可少的步骤。宫颈锥切术就是将宫颈外口部分作为圆锥的底面,并将子宫颈管、子宫颈组织做锥形切除,切除的组织送病理检查。

宫颈锥切术可以得到准确的诊断,在以下情况下降低不恰当的治疗:① 阴道镜下宫颈交界处显示不佳,和怀疑高级别病变;② 高级别上皮不典型增生延伸到宫颈管内;③ 细胞学检查结果显示原位癌或高级别不典型增生;④ 直接活检发现微小浸润癌;⑤ 宫颈管刮除标本显示高级别 CIN;⑥ 细胞学研究结果提示原位腺癌。宫颈锥切术基本上可以完整地判断宫颈病变情况,其误诊率仅为 1%~3%。

7) 影像学检查

虽然近年一直有提出子宫颈癌的手术分期的倡议,但子宫颈癌的分期诊断仍然是临床分期。临床分期目前仍采用的是国际妇、产科联合会(International Federation of Gynecology and Obstetrics,FIGO)2009 分期,主要根据妇科检查和查体决定分期,且在治疗前进行,治疗后不再更改。根据病理检查结果确诊后还需选择一些影像学的检查来进一步帮助决定治疗方案,但这些影像学检查不能作为改变临床分期的依据。

(1) 电子计算机断层扫描(CT)

CT 可通过多层扫描获得连续薄层图像,再经过三维重建,从不同的角度显看到宫颈肿瘤的情况,包括原发肿瘤的大小、浸润深度及其侵犯范围等。但 CT 对于子宫颈癌的分期诊断正确率并不理想。魏萍等对 45 例子宫颈癌患者进行 FIGO 分期诊断和经 64 排螺旋 CT 扫描诊断发现分期诊断的正确率仅为 66.7%。CT 对淋巴结转移的诊断正确率较高。曹振东等应用 CT 诊断了 80 例的子宫颈癌患者发现 CT 对于子宫颈癌淋巴结转移的诊断正确率达 88.8%,但 CT 分辨淋巴结有无转移仍存在一定误差。因为 CT 是根据淋巴结的大小来判断是否转移,但存在:① 1 cm 以下的淋巴结实际上已有转移的假阴性;② 虽然淋巴结肿大超过 1 cm,但可能为炎症或其他原因肿大、实际上并非转移的假阳性。因此 FIGO 子宫颈癌的分期一直未将 CT 检查结果作为分期的标准。

通过 CT 可以详细了解宫旁组织以及盆腹腔淋巴结转移情况,能够对放射治疗的靶位进行精确的定位。CT 对于晚期浸润性子宫颈癌具有更重要的作用。

(2) 磁共振成像(MRI)

MRI有良好的软组织对比分辨率及多方位、多参数成像,如弥散加权成像、表观弥散系数、MR动态对比增强、磁共振波谱成像等优势,可以较准确地判断肿瘤大小及邻近组织受侵程度,有助于分期诊断。Manfredi R等研究显示MRI对宫颈间质的浸润的诊断正确率达75%;对阴道穹窿、宫颈内口浸润的诊断敏感性、特异性及准确性分别为67%、86%、92%和93%、91%、92%。张孝春的研究认为CT对于宫体侵犯和盆腔淋巴结转移的诊断灵敏性高于MRI,而MRI对于宫颈局部肿瘤直径小于或等于4cm的肿瘤显示、阴道和穹窿的侵犯诊断优于CT。

(3) 正电子发射断层成像术(PET-CT)

PET能提供肿瘤的功能与代谢等分子信息,而CT可对病灶进行精确定位,因此PET-CT对于子宫颈癌的诊断、分期具有重要的临床价值。Kitahima K等研究表明PET-CT检测子宫颈癌病变的敏感性、特异性及准确性都高于CT,且对于ⅡB期以上的子宫颈癌及复发子宫颈癌提供骨盆以外转移信息方面具有重要价值。然而PET-CT对子宫颈癌的原发灶及邻近宫旁组织受侵的诊断价值有限,不如MRI,与FIGO分期关联性不强。PET-CT评价淋巴结是否转移的优势较明显。虽然PET-CT很容易定位转移灶,但FDG代谢异常并非肿瘤的特定成像,炎症反应、传染病亦浓聚FDG,且可能因转移淋巴结较小或微转移而出现假阴性。

(4) 超声检查

近年来超声技术进展迅速,尤其是超声造影(contrast-enhanced ultrasound,CEUS)的临床应用,为肿瘤的诊断、分期提供了重要信息。研究表明CEUS在判断肿瘤大小、浸润深度及阴道侵犯范围方面与MRI价值相当,但判断宫旁浸润、盆腔脏器及淋巴结转移方面不如MRI;临床分期方面的诊断正确率明显低于MRI(54.8%与95.2%,$P<0.05$)

8) 静脉肾盂造影、膀胱镜检查、直肠镜检查

当子宫颈癌晚期可能会出现膀胱转移、直肠转移等时则需进一步行膀胱镜检查、直肠镜检查,必要时需行静脉肾盂造影。大块肿瘤患者,尤其是CT或MRI提示器官受侵的患者应考虑做膀胱镜检查和直肠镜检查或钡灌肠检查。可疑的膀胱或直肠受侵必须通过活检证实。

9) 肿瘤标志物

1977年Kato等发现子宫颈癌患者血清中存在鳞状细胞癌抗原(squamous cell carcinoma antigen,SCC-Ag)。SCC是鳞状细胞癌相关抗原(SCC-Ag)TA-4亚单位,在宫颈、消化道、头颈、肺等肿瘤组织中具有较强的抗原表达能力。SCC主要存在于鳞癌成分的子宫颈癌中,对高、中分化的宫颈鳞癌的诊断敏感度更高,对腺癌的意义较小。血清中SCC升高,可用于监测宫颈鳞癌的复发。术后SCC升高,宫颈鳞癌的预后不良,可作为判断肿瘤预后的独立因素。

3. 子宫颈癌的临床分期

子宫颈癌的分期只有临床分期,目前仍采用2010年第7版AJCC/UICC子宫颈癌TNM分期(见表15.1)。分期根据两位有经验的妇科肿瘤医生的妇科检查决定,如有意见不能达成一致则按低的分期为参考治疗方案的选择。分期必须在任何治疗开展之前确定。

在后续的检查中的发现不能改变分期。当一个特殊的病例分期有疑惑时,该分期应该归于较早的那期。CT、MRI 及 PET-CT 都只作为治疗方案的选择参考,不能更改分期。

虽然手术治疗的患者可以根据 TNM 病理分期系统分期,然而由于不能应用于接受放射治疗的患者,所以 TNM 病理分期系统未能被广泛接受。TNM 病理分期的意义还有争议,提倡者认为行腹腔镜下淋巴结切除手术可以明确腹主动脉旁或髂总淋巴结微受侵情况,放射学检查提示盆腔淋巴结转移的患者很可能发生腹主动脉旁淋巴结隐匿转移,因此扩大放疗野而得益。这部分患者接受手术分期得利很大,但反对者认为淋巴结切除后行大野放疗后并发症发生率高。

表 15.1 子宫颈癌 TNM 分期(AJCC/UICC 2010 第 7 版)

原发肿瘤(T):	分期			
Tx:原发灶无法评估	0 期:	Tis	N0	M0
T0:无原发肿瘤证据	Ⅰ期:	T1	N0	M0
Tis:原位癌(浸润前癌)	ⅠA 期:	T1a	N0	M0
T1:肿瘤局限于子宫颈	ⅠA1 期:	T1a1	N0	M0
T1a:仅在显微镜下可见的浸润性癌,从上皮基底部向下测量,间质深度小于 5 cm,宽度小于 7 cm	ⅠA2 期:	T1a2	N0	M0
	ⅠB 期:	T1b	N0	M0
T1a1:间质浸润深度小于 3 cm,宽度小于 7 cm	ⅠB1 期:	T1b1	N0	M0
T1a2:间质浸润深度大于 3 cm,小于 5 cm,宽度小于 7 cm	ⅠB2 期:	T1b2	N0	M0
T1b:局限于宫颈的临床可见病灶,或大于 T1a	Ⅱ期:	T2	N0	M0
T1b1:临床可见病灶,最大直径小于或等于 4 cm	ⅡA 期:	T2a	N0	M0
T1b2:临床可见病灶,最大直径大于 4 cm	ⅡA1 期:	T2a1	N0	M0
T2:肿瘤侵及子宫旁组织,但未达盆壁或未达阴道下 1/3	ⅡA2 期:	T2a2	N0	M0
T2a:无宫旁组织浸润	ⅡB 期:	T2b	N0	M0
T2a:有宫旁组织浸润	Ⅲ期:	T3	N0	M0
T3:肿瘤侵犯盆壁,累及阴道下 1/3,和(或)导致肾盂积水或无功能肾	ⅢA 期:	T3a	N0	M0
	ⅢB 期:	T3b	任何 N	M0
T3a:肿瘤累及阴道下 1/3		T1,T2,T3	N1	M0
T3b:肿瘤侵犯盆壁,导致肾盂积水或无功能肾	ⅣB 期:	T4	任何 N	M0
T4:肿瘤侵犯膀胱或直肠黏膜,和(或)超出真骨盆	ⅣA 期:	任何 T	任何 N	M1
区域淋巴结(N):				
Nx:区域淋巴结转移无法确定				
N0:无区域淋巴结转移				
N1:有区域淋巴结转移				
远处转移(M):				
M0:无远处转移。				
M1:有远处转移。				

第四节 子宫颈癌发生的干预方略

子宫颈癌是常见妇科恶性肿瘤之一。子宫颈癌病因明确、筛查方法较完善,早诊早治技术成熟,是一个可以预防的肿瘤。发达国家通过开展有组织的、以细胞学和HPV检查方法为主的子宫颈癌筛查计划已显著降低了子宫颈癌的发病率和死亡率。近年HPV疫苗的应用再次降低了子宫颈癌的发病率,取得了明显的防癌效果,使得子宫颈癌的病因预防成为可能。

子宫颈癌的干预方略包括病因的干预、早诊早治及中晚期患者的治疗。在所有的干预方略中,即针对病因的一级预防是最为经济有效的。子宫颈癌的一级预防,即针对HPV感染的一级预防(即HPV疫苗)的使用,明显降低了子宫颈癌的发病率与死亡率。早诊早治也即二级预防,我国开展的"两癌筛查防治"政策也取得了成效。三级预防也就是中晚期患者的治疗,是临床诊断为子宫颈癌之后的积极治疗。四级预防则是减少患者的痛苦、延长患者的生存时间。

1. 一级预防:病因预防——HPV感染的预防治疗

自1974年德国科学家Harald zur Hausen博士发现HPV感染与子宫颈癌密切相关开始至HPV疫苗的研制成功,子宫颈癌的病因预防已经成为可能。HPV疫苗是人类第一次首次尝试通过疫苗来消灭一种癌灶,具有划时代的意义,是世界上第一个可以预防癌症的疫苗。针对HPV感染预防性疫苗成功使用,子宫颈癌的预防真正做到了一级预防,是癌灶预防领域的重大突破。

85%以上的子宫颈癌发生在发展中国家。教育和社会经济地位的提高可以使首次性行为年龄推后、避免危险性行为的发生、减少妊娠次数、维持良好的卫生习惯、享受稳定的医疗保险和定期体检等,均有利于减少HPV感染风险。

多项研究表明使用避孕套是预防HPV感染的保护因素。使用避孕套者一年的HPV累积感染率为37.8%,而未使用者HPV累积感染率为89.3%。Hogewoning等研究发现使用避孕套不仅能提高HPV的清除率,还能促进CIN的消退。使用避孕套两年后HPV清除率为23%,CIN消退率为53%;而未使用者HPV清除率为4%,CIN消退率为35%。体外实验也表明避孕套对微小病毒起到有效的屏障作用。此外,使用避孕套还能有效降低男性HPV的感染率,从而间接保护了其性伴侣。然而我国年轻人群初次性行为避孕套使用率很低,已婚妇女使用的避孕方式主要为宫内节育环或节育手术,约25%以上的未婚妇女未采取避孕方式。因此在子宫颈癌的防治宣传中鼓励使用避孕套,使用避孕套是子宫颈癌的一级有效预防手段。

HPV16和HPV18是最常见、最主要的高危型HPV。默克公司的Gardasil(四价疫苗)和葛兰素史克的Cervarix(二价疫苗)是针对这两型HPV感染的疫苗。在尚未感染HPV的女性中表现出长期高度的有效性。2006年6月8日以来,美国食品药品监督管理局批准了在9岁至26岁之间的妇女中预防性使用HPV疫苗;预防性应用HPV四价疫苗也被证明了是非常有效的。为9~13岁女童接种HPV疫苗,以便在她们开始性行为之前进行免疫。这两种疫苗已经在英美多个国家和地区上市使用十多年,并在预防子宫颈癌、癌前病变以及其他生殖器疾病均显示出长期高度的有效性,可以预防70%的子宫颈癌。

默沙东公司研制的九价HPV疫苗是针对HPV6、11、16、18、31、33、45、52、58共9种亚型引起的子宫颈癌,希望能达到预防80%~90%的子宫颈癌。多项临床试验结果显示九价疫苗引起接种者抗体应答反应、不良事件发生率与四价疫苗比较差异无统计学意义。因此2014年12月,美国食品药品监督管理局批准了九价疫苗上市。

世界卫生组织(WHO)、美国疾病控制中心(CDC)、欧洲医学机构(EMEA)等均认为HPV疫苗安全有效。HPV疫苗可阻断HPV传播,是有效的子宫颈癌预防措施。应推广HPV疫苗注射(一级预防)来阻断HPV感染、预防子宫颈癌发生。HPV疫苗已在全球160多个国家或地区获得批准使用。

通过健康教育和HPV疫苗宣传,可提升人群的认知水平。提高女性的知识文化水平、普及HPV相关知识,对防治HPV感染相关疾病有重要的意义。

2. 二级预防:子宫颈癌的筛查、早诊早治

子宫颈癌的疾病自然史明确,子宫颈癌的发病是由正常的宫颈到宫颈上皮内瘤变再到子宫颈癌的渐进过程,存在间隔时间较长且可逆转的癌前病变期。为子宫颈癌的二级预防(筛查、早诊早治)提供了有利时机。对有性生活的女性开展普及、规范子宫颈癌筛查,此为二级预防,以期早期发现CIN,并及时治疗高级别病变,阻断子宫浸润癌的发生。研究表明子宫颈癌前病变的治愈率非常高,可以达到95%以上。

1) 加强普及教育,提高子宫颈癌筛查覆盖率

WHO建议在全球范围内开展子宫颈癌的筛查及早诊早治,有多种方案可供社会发展水平不同的国家或地区使用。我国也有了适合我国国情的子宫颈癌防治计划,并将适龄妇女的子宫颈癌纳入医疗保障。

欧洲的一些国家自20世纪中期就开始了子宫颈癌的筛查,至2003年欧盟所有成员国的卫生部长建议并赞同开展子宫颈癌筛查,但仅有少数成员国实施全国性大规模筛查。挪威的子宫颈癌筛查覆盖率仅为5%,其子宫颈癌死亡率仅下降10%;而实施全国性筛查的芬兰和冰岛实际筛查覆盖率为80%和90%,其死亡率分别下降了50%和80%。同样我国台湾地区自1985年开展子宫颈癌筛查计划后,截至2001年,其发病率和死亡率均分别下降了29%和50%。由此可见子宫颈癌的普查覆盖率与子宫颈癌的发病率、死亡率相关。

大量研究发现绝大多数子宫颈癌发生在完全没有接受子宫颈癌筛查或筛查不充分的人群。子宫颈癌筛查率低可能是发展中国家发病率高的主要原因之一。因此做好子宫颈癌的二级预防工作最重要的就是宣传让更多的人了解子宫颈癌筛查的必要性和给予足够的医疗保健措施让更多的女性接受子宫颈癌筛查。

子宫颈癌的筛查可以有效降低子宫颈癌的发病率和死亡率,筛查技术也已很成熟,但我国女性对子宫颈癌的认知程度及接受子宫颈癌筛查情况仍不容乐观。子宫颈癌的防治知识的知晓率高低影响着子宫颈癌筛查率的高低,从而影响子宫颈癌的早发现、早诊断、早治疗。同时子宫颈癌相关知识也能让患者及时就诊,得到及时诊治。在一项子宫颈癌防治知识知晓率调查中发现农村女性子宫颈癌防治知识知晓率仅为40.40%,一半以上的农村妇女不知晓子宫颈癌疾病,更缺乏子宫颈癌防治知识。从经济状况和文化程度来看,家庭年收入越高

的女性、文化程度越高的女性对子宫颈癌知识的认知程度越高、接受子宫颈癌筛查率也越高。随着年龄增大,子宫颈癌的认知程度越低。因此文化程度低、经济条件差的女性尤其应该成为重点教育对象。应加强宣传教育力度,使其了解和掌握有关子宫颈癌的防控知识,定期筛查,达到早筛查、早发现、早治疗的目的,最大限度降低子宫颈癌的发生率。

同时在子宫颈癌认知的调查中发现,我国女性对子宫颈癌有关知识的了解是通过广播、电视、报纸等媒体,而向医生咨询了解子宫颈癌相关知识的比例很少。因此需要更多的医务工作者和志愿者加强子宫颈癌的知识普及宣教。首先要普及生殖道防病知识和子宫颈癌的防治意识,加大HPV相关知识的健康教育宣传力度,让广大女性了解什么是HPV、如何来避免和治疗HPV感染,尤其是提高已有性生活的女性对子宫颈癌危险因素的认识和预防。其次是要提高女性自我保健能力,增强女性主动寻求医疗保健的意识、提高女性接受子宫颈癌筛查和预防性传播疾病的自觉性,提高全国子宫颈癌筛查的覆盖率。

2) 普通人群的子宫颈癌筛查方法

根据各国成功的经验,子宫颈癌的二级预防效果好否与子宫颈癌防癌筛查覆盖率有一定的关系。覆盖人群越多,耗费的卫生资源越大。美国妇产科医师协会(ACOG)推荐在21岁时开始子宫颈癌筛查(表15.2)。之所以在21岁以前的女性无论其性生活开始与否都不建议进行筛查是因为该年龄组的子宫颈癌发病率很低。美国和英国的研究显示更年轻女性的筛查不能降低子宫颈癌的发病率。早于推荐年龄进行筛查可能增加焦虑以及花费,导致筛查措施的过度使用;同时需考虑给青少年女性贴上性传播疾病和潜在癌前病变的"标签"所带来的心理影响。对于小于21岁的年轻女性预防子宫颈癌的重要策略应是HPV疫苗的使用和安全性行为的咨询,以保证避免暴露于性传播疾病的风险之下。

表15.2 普通人群的子宫颈癌筛查方法

(美国癌症协会、美国阴道镜和宫颈病理协会及美国临床病理协会联合推荐)

人群	推荐的筛查方法	建议
小于21岁	不筛查	
21~29岁	每3年细胞学单独筛查	
30~65岁	每5年HPV+细胞学联合检测(最佳),或每3年细胞学联合检测(可接受)	单独HPV筛查不推荐
大于65岁	既往筛查有足够的阴性结果,则无需再行筛查	有过CINⅡ、CINⅢ或原位腺癌的患者,应该在上述病灶消退或处理后继续按照年龄进行筛查直到满20年
子宫切除后女性	无需筛查	用于没有宫颈且既往20年没有CINⅡ、CINⅢ、原位腺癌或子宫癌的女性
接种HPV疫苗的女性	遵循相应年龄的筛查策略(和未接种者一样筛查)	

21~29岁女性仅采用细胞学筛查,每3年筛查一次。30岁以下人群不行联合筛查。30~65岁的女性每5年进行一次细胞学+HPV的联合筛查;每3年一次的宫颈脱落细胞学检查也可接受。有研究指出,每5年一次的宫颈HPV检测比每3年一次的宫颈脱落细胞学检

更能有效地预防子宫颈癌的发生,因此临床上推荐对女性从 30 岁开始实施宫颈 HPV 筛查,在早期阻止肿瘤的发生、发展,从而减少子宫颈癌的发病率和死亡率。这个策略适用于普通人群,不适用于以下人群:已患子宫颈癌、HIV 感染伴免疫抑制或宫内曾暴露于己烯雌酚者。

随着时代的发展,女性初婚年龄推迟、性观念和性行为逐渐开放,婚前性行为日益增加,单身年轻女性往往拥有更多的性伴侣,其感染 HPV 的风险反而增加。但是,在我国很多地区,两癌筛查只针对已婚女性进行。因此有必要将有性生活的未婚女性列入子宫颈癌的筛查中。对于年龄小于 30 岁的有性生活的未婚女性应该予以细胞学的筛查策略。

国内外研究指出不同年龄段的妇女 HPV 感染率存在差别,许多研究都集中在 20~50 岁性活跃期的妇女,而未将非性活跃期的中老年女性列入研究范围。但中老年女性还可能有性生活,仍有感染 HPV 的风险。由于认知缺乏、就医态度、免疫状态等原因更容易形成 HPV 持续感染而发展为子宫颈癌。由于老年女性绝经后阴道萎缩、宫颈暴露困难,单独细胞学的检查很难获得满意的检查。另外单独细胞学的检查发现宫颈腺癌的效率很低,而联合筛查可以增加对腺癌及其癌前病变的检查。因此,对 50~65 岁年龄组女性子宫颈癌筛查方面需要重视联合筛查策略。而大于 65 岁的老年女性进行筛查仅能预防很少的子宫颈癌发生。65 岁以上年龄的女性上皮萎缩更严重,增加了细胞学筛查的假阳性率,阳性预测值很低。在过去 10 年里连续 3 次细胞学检查阴性或连续 2 次联合筛查阴性,且最后一次筛查在 5 年以内;没有 CINⅡ及以上病变者,65 岁以后应该停止任何方式的筛查。每年妇科检查更有利于早发现这个年龄组的子宫颈癌。

再次强调的一点是:无论筛查的频率如何,都推荐女性进行每年的健康体检,虽然每年的健康体检不一定需要做子宫颈癌筛查。

3) 高危人群的筛查方式

除上述的普通人群外,HIV 感染者,免疫抑制状态者(如接受实体器官移植的病人),子宫内膜暴露于己烯雌酚者,既往有 CINⅡ、Ⅲ 或子宫颈癌治疗者等有高危风险的人群应该接受更频繁的筛查。

4) 子宫颈癌筛查结果的处理

子宫颈癌筛查结果的处理详见表 15.3。

表 15.3 子宫颈癌筛查结果的处理

筛查方式	结果	处理
单独细胞学筛查	细胞学阴性 ASC-US,后续 HPV 检测阴性 其他情况	3 年后重复筛查 3 年后联合筛查 参见 ASCCP 指南
联合筛查	细胞学阴性,HOV 阴性 细胞学 ASC-US,HPV 阴性 细胞学阴性,HPV 阴性 其他情况	5 年后联合筛查 3 年后联合筛查 方法 1:随访 12 个月后联合筛查 方法 2:HPV16、18 分型 • 如果 HPV16 或 18 阳性,则行阴道镜 • 如果 HPV16 或 18 阴性,12 个月后重复联合筛查 参见 ASCCP 指南

ASCCP:美国阴道镜和宫颈病理协会

5) HPV 检查用于高危子宫颈癌一级初级筛查

2015 年初，妇科肿瘤协会（SGO）和美国阴道镜和宫颈病理协会（ASCCP）联合发布《高危型乳头状瘤病毒检测（hrHPV）作为初筛方法用于子宫颈癌筛查：过渡期临床指导》。该指导的发布，是 2014 年 cobas HPV 被 FDA 批准可用于初筛之后，为指导实践应用，代表着相关学术团体的 13 位专家回顾历年相关文献，共同讨论制定的指导意见。

该推荐 hrHPV 初筛起始年龄为 25 岁，若初筛阴性，再次筛查间隔为 3 年；21 岁以上 25 岁以下女性继续沿用现有的单独细胞学筛查方案；HPV16、18 型阳性者，有高度病变的风险，应立即转为阴道镜；而 HPV16、18 型之外的其他 12 种高危 HPV 阳性者，应结合细胞学进一步分流。

3. 三级预防

对已患有子宫颈癌的女性提供癌灶治疗，包括手术、化疗和放疗。在治愈性治疗已不可能的情况下，提供姑息性治疗。

参加筛查的女性被怀疑患有子宫颈癌后，不应马上接受治疗，而应转到癌灶诊断和治疗机构进行治疗。早期浸润性子宫颈癌的女性可以通过有效的治疗方式而获得长期生存，可以从三级水平的癌症机构的治疗中获益。治疗方法包括手术、放疗、化疗或组合使用。而对于晚期患者，姑息性治疗能改善面临危及生命的患者和家庭的生活质量、可以帮助晚期患者在疾病的最后阶段保留尊严与平静。

1) 子宫颈癌前病变的治疗

通过规范、严格地进行子宫颈癌的早期筛查，很大一部分子宫颈癌前病变被诊断出来。对于 CIN Ⅱ、Ⅲ 的规范治疗非常重要。

HSIL 优先选择 LEEP 治疗。LEEP 是利用可变的电刀来完全切除转化区和远处的管腔。虽然疗效和冷冻治疗或激光治疗相似，但 LEEP 更容易学习、比激光治疗便宜、也保留了切除区域和转化区使之得以组织学检查。LEEP 治疗在门诊处理并保留了生育功能。

微小浸润癌或原位宫颈腺癌的患者应该进行 LEEP 锥切或冷刀锥切。虽然复发率低（1%～5%）、很少发展成浸润癌（在大多数的研究中发生率低于 1%），LEEP 治疗的患者需要严密术后监测随诊。对于怀疑有子宫颈浸润癌的可能，一定要给予足够范围内的冷刀锥切，确保切缘无上皮内瘤变。不要简单地给予全子宫切除术，以免出现意外的子宫颈癌。虽然国外文献未有发现 CIN Ⅲ 行全子宫切除手术后阴道残端 VIN Ⅲ 及阴道癌，但近年我国专家在临床中发现多例全子宫切除后一年左右阴道残端癌、VIN Ⅲ 的病例。这是否与 CIN Ⅲ 术前阴道检查欠仔细，未在术前排除合并有 VIN Ⅲ 的可能；或是与我国居民 HPV 感染类型与国外不同，此类型 HPV 更容易引致阴道病变。这有待于更多的研究进一步分析。

全子宫切除仍然是那些合并其他妇科疾病的癌前期病变患者的治疗措施；术前仍然必须排除宫颈癌。

2) 子宫颈癌的手术治疗

（1）手术范围

子宫颈癌的临床分期是以子宫颈癌原发癌灶对宫旁主、骶韧带和阴道的侵犯而确定的，因此子宫颈癌根治性手术是按切除宫旁主、骶韧带和阴道的宽度来分类的。

子宫颈癌根治性子宫切除术的手术范围包括：子宫，宫颈及骶，主韧带，部分阴道和盆腔淋巴结,及选择性主动脉旁淋巴结清扫或取样等。

盆腔淋巴切除的手术范围:双侧髂总淋巴结,髂外、髂内淋巴结,闭孔淋巴结。如果髂总淋巴结阳性或ⅠB2期及以上病例,需进行腹主动脉旁淋巴结清扫或取样。

(2) 子宫颈癌子宫切除的手术类型

Ⅰ型:筋膜外子宫切除术

Ⅱ型:改良根治性子宫切除术,切除1/2骶、主韧带和上1/3阴道。

Ⅲ型:根治性子宫切除术,靠盆壁切除骶、主韧带和上1/3阴道,长约3~4 cm。

Ⅳ型:扩大根治性子宫切除术即超广泛子宫切除术,从骶韧带根部切除骶韧带,在侧脐韧带外侧切除主韧带,切除3/4阴道。

Ⅴ型:盆腔脏器廓清术,包括前盆廓清术即切除生殖道和膀胱、尿道;后盆廓清术即切除生殖器和部分乙状结肠和直肠;全盆廓清术即切除生殖道和膀胱、尿道,部分乙状结肠和直肠。

(3) 手术治疗原则

早期子宫颈癌患者(ⅠA、ⅠB1及ⅡA1期)可行根治性手术治疗。局部晚期子宫颈癌ⅠB2、ⅡA2患者治疗存在争议,国内多数专家建议可行新辅助化疗后再行根治性手术治疗,根据术后病理决定是否再需行补充放疗。此方式治疗存在术前辅助化疗使得术后病理不能真正反映病情而使部分患者术后未行补充放疗而致预后差。NCCN指南建议直接行放疗或同步放化疗。中晚期病例(ⅡB及ⅡB期以上)可放射治疗及同步化疗。

对绝经前的早期患者,如卵巢正常,可保留双侧卵巢。估计术后需要放疗的患者,可将保留的卵巢移位至结肠旁沟固定并用银夹标记,使卵巢可固定在盆腔的生理位置,以减少移位对卵巢功能的影响。如果阴道切除3cm以上,可做阴道延长术。

3) 各期子宫颈癌的治疗方案

(1) 微小浸润癌

① ⅠA1期

没有生育要求者可行筋膜外全子宫切除术(Ⅰ型子宫切除手术)。如果患者有生育要求,可行宫颈锥切术。术后3个月、6个月随访追踪宫颈细胞学检查。如果这两次宫颈细胞学检查均阴性,以后每年进行一次宫颈细胞学检查。也可结合HPV-DNA检测随访,如淋巴管、脉管受侵犯,可行Ⅱ类子宫广泛切除术(次广泛子宫切除术)和盆腔淋巴清扫术。

ⅠA1期患者的标准化治疗是宫颈切除或Ⅰ型全子宫切除术。由于这些微小浸润癌盆腔淋巴结转移率低于1%,所以一般不推荐进行盆腔淋巴结切除。

那些没有脉管浸润的希望保留生育功能的ⅠA1期患者进行治疗性的宫颈切除,如果切缘是阴性的,那么治疗是足够了。虽然据报道复发不是经常性的,保守性治疗的患者必须密切随诊周期性进行细胞学检查、阴道镜检查和宫颈管搔刮。有文献报道微小浸润鳞癌后再次宫颈切除或全子宫切除的手术术后结果:在那些切缘没有CIN、宫颈搔刮没有病变的患者只有4%发现有残留浸润癌。然而,在那些切缘CIN或宫颈搔刮阳性结果的患者有13%发生残留浸润癌;切缘CIN和宫颈搔刮阳性的患者则有33%发生残留浸润癌($P<0.015$);这提示了在上述结果中有一个阳性的患者都需要进行二次手术。

② ⅠA2期：

ⅠA2期子宫颈癌有潜在的淋巴结转移率，可行根治性子宫切除术（Ⅱ型或Ⅲ型）加盆腔淋巴结切除术，要求保留生育功能者，可选择根治性宫颈切除术加盆腔淋巴结切除术。术后3个月和6个月随访追踪宫颈细胞学检查，两次细胞学检查均正常后，每半年1次，两年后每年1次。也可结合HPV-DNA检测随访。不宜手术者可行腔内和体外放疗。

(2) 浸润癌

① ⅠB1和ⅡA1期

早期的ⅠB期子宫颈癌患者可以通过外照射加腔内后装或广泛性全子宫切除加双侧盆腔淋巴结清扫得到有效治疗。两种治疗方法都是针对宫颈、宫旁组织和区域淋巴结的恶性细胞。广泛性全子宫切除术后发现有高危因素的患者可予术后补充放疗或放化疗。

Ⅰ．采用手术或放疗，预后均良好。Ⅱ．标准手术治疗方法是根治性子宫切除术（Ⅲ型子宫切除术）和盆腔淋巴结切除术。如果髂总淋巴结阳性，或腹主动脉旁淋巴结增大或可疑阳性，可以行腹主动脉旁淋巴结切除术。绝经前如双侧卵巢正常，可保留双侧卵巢。ⅠB1（肿瘤小于或等于2 cm）希望保留生育功能者，行盆腔淋巴清扫术和（或）腹主动脉旁淋巴取样，病理提示淋巴结无转移者可行根治性宫颈广泛切除术。手术途径可选开腹手术、经阴道加腹腔镜或经腹腔镜。手术途径的选择根据医院的条件和医师擅长的方式决定。Ⅲ．放疗治疗：患者有手术禁忌证或患者恐惧手术，可选择放疗。标准放疗治疗方案是盆腔外照射加腔内近距离放疗及同步化疗。Ⅳ．手术后辅助治疗：术后有复发高危因素者可采取辅助放疗或同步放化疗。

② ⅠB2和ⅡA2期：

如前所述是争议最多的，治疗可选择：Ⅰ．盆腔放疗+含顺铂的同步化疗+近距离放疗（A点剂量大于等于85 Gy）（循证医学Ⅰ类证据）。Ⅱ．根治性子宫切除术+盆腔淋巴结切除术+腹主动脉旁淋巴结清扫术（循环医学ⅡB类证据）。Ⅲ．盆腔放疗+含顺铂的同步化疗+近距离放疗+辅助性子宫全切除术（循证医学Ⅲ类证据，有较大争议）。国内多数专家建议，可考虑新辅助化疗+根治性子宫切除+盆腔及腹主动脉旁淋巴结清扫，结论有待验证。另外术前辅助放疗+根治性子宫切除+盆腔及腹主动脉旁淋巴结清扫术在一些医院开展多年，其结论待进一步验证。然而，病灶直径超过4 cm的患者通常有间质侵犯深、淋巴结转移和宫旁浸润的风险高。有这些危险因素的患者盆腔复发的几率增加，因此手术后往往需要联合运用术后放疗或放化疗，增加了总的治疗时间和副作用的发生。方法Ⅰ、Ⅲ术后需补充治疗的概率较大，给患者带来的经济负担及治疗后的并发症均较方法Ⅰ多；且存在因术前的治疗造成术后病理的假阴性，患者错失了补充治疗的机会，因此造成复发。所以，许多妇瘤科和放疗科医生认为ⅠB2期的子宫颈癌患者更适合予以放化疗。

同步放化疗，即在放疗的同时应用以铂类为基础的化疗。应用较多的药物有顺铂（DDP）或DDP+5-FU等。最常用是盆腔外照射加腔内近距离放疗，联合顺铂（DDP）周疗。髂总或主动脉旁淋巴结阳性者，应扩大放疗野。

③ 晚期子宫颈癌

盆腔放疗+含顺铂的同步化疗+近距离放疗（A点剂量大于或等于85 Gy）（循证医学Ⅰ类证据）。全盆腔外照射和腔内后装治疗可选择传统的放疗和调强精确放疗。此两种方式的选择根据医院及医师的条件选择。调强精确放疗比传统放疗加强了对肠道及膀胱的保护，减少了放射性膀胱炎和放射性肠炎的发生率。放射治疗的方案及技术在此不具体描述。

④ 复发子宫颈癌

规范手术治疗后 1 年,放疗后 6 个月出现新的病灶为复发,短于上述时间为未控。复发的诊断必须有病理诊断,影像学检查可作为参考。80% 的复发发生在术后 2 年内,主要的复发部位是盆腔。由于巨块型原发肿瘤的增加,盆腔复发或盆腔病灶持续存在患者比远处转移患者明显增加。

子宫颈癌治疗后复发患者的治疗方案应该根据患者的健康状况,复发和(或)转移部位,转移的范围以及首次治疗措施来定。应由妇科肿瘤专家,放疗和化疗专家,专科护士,造口师,心理学家等组成的治疗团队为患者定制全面的综合治疗方案,家人的配合也非常重要。

Ⅰ. 局部/区域复发的患者应考虑手术和(或)放疗能否给予有效治疗

无放疗史或既往放疗部位之外的复发灶能手术切除的考虑手术切除±辅助放化疗或放疗;部分复发患者或形成膀胱瘘或直肠瘘但未侵及盆壁者,可以选择盆腔脏器廓清术,V 型广泛子宫切除术;或可选择针对肿瘤的放疗+同步化疗±近距离放疗,放疗剂量和区域应该按照不同疾病范围而制定。

Ⅱ. 放疗后中心性复发

a. 一些复发病灶直径小于 2 cm 局限于子宫的患者可考虑根治性子宫切除术或近距离放疗。b. 中央型复发侵犯膀胱和(或)直肠,没有腹腔内或骨盆外扩散的证据,在盆壁与肿瘤间有可以切割的空间的患者,适合做盆腔脏器廓清术。c. 如有单侧下肢水肿、坐骨神经痛和输尿管阻塞症状,则表示存在不能切除的盆壁浸润,可做肾盂造瘘术和给予姑息治疗。而放疗后非中心性复发者,可考虑除对邻近肿瘤或切缘阳性者给予术中放疗,肿瘤局部的放疗±化疗,或铂类为基础的联合化疗。

Ⅲ. 远处转移患者

可手术切除者可行手术切除±术中放疗和(或)术后放疗;或针对肿瘤局部的放疗+同步化疗;多灶或无法切除者予化疗或支持治疗。

(3) 子宫颈癌治疗的几种特殊情况

① 年轻患者保留生育功能

1994 年,Dargent 等率先提出可以采用广泛性宫颈切除加腔镜下盆腔淋巴结清扫术来保留早期的子宫颈癌年轻患者的生育功能。从此,已证实由有经验的手术医生进行这种手术治疗,其治愈率是高的,一些患者随后可以怀孕和生育。已有报道经腹广泛性宫颈切除术后成功怀孕的病例。为了保持残留子宫下段的完整性,在进行广泛性宫颈切除术时就予以在子宫峡部用不可吸收的线行宫颈环扎术。

经阴道或经腹广泛性宫颈切除加腔镜下淋巴结清扫术的适应证应该严格控制在小病灶的ⅠB1 期(小于 2 cm)迫切希望保留生育功能的患者。广泛的宫颈管侵犯的患者不适合保留生育功能的手术。进行术前的 MRI 检查来评估肿瘤可能侵犯的范围。手术时需重视功能重建问题。完成生育后,如患者持续 HPV 感染或持续宫颈细胞学异常,应进一步诊治。

② 意外发现的子宫颈癌

指术前诊断为子宫良性病变而做了简单子宫切除术,术后病理发现有宫颈癌;更多的情况是术前宫颈活检诊断为 CINⅢ,没有经锥切确诊直接做了简单子宫切除术,术后病理发现为宫颈浸润癌。

对于这些病例需作进一步的处理,先作盆腔和腹部 CT 或 MRI 扫描和胸部 X 线检查,如有必要行全身检查(如 PET-CT)来估计疾病的范围。若无全身其他部位的转移,按肿瘤的浸润深度和扩散范围进行相应的处理。

Ⅰ：ⅠA1期：无淋巴脉管浸润，不需进一步处理，可严密观察随诊。

Ⅱ：ⅠA1期有淋巴脉管浸润、ⅠA2期及ⅠA2期以上：如切缘阴性且影像检查未见残存肿瘤，可选择盆腔体外及腔内放疗±同步化疗，或者行广泛宫旁组织切除＋阴道上段切除术＋盆腔淋巴结切除术±腹主动脉旁淋巴结取样术。

如切缘阳性或肉眼可见残留灶，但影像学检查提示无淋巴结转移，予盆腔体外照射，加同步化疗；如阴道切缘阳性则根据具体情况加腔内近距离放疗。

如切缘阳性或肉眼可见残留灶，且影像学检查提示淋巴结转移，可考虑先切除肿大淋巴结，术后给予盆腔体外照射（腹动脉旁淋巴结阳性则增加延伸野照射），加同步化疗；如阴道切缘阳性则根据具体情况加腔内近距离放疗。

(4) 子宫颈癌合并妊娠

根据临床期别及胎儿情况患者及家属意愿进行个体化治疗。

① 妊娠20周前发现子宫颈癌：如为ⅠB1或ⅡA，在妊娠13周后，可做化疗以达胎儿成熟后手术。

② 对于ⅠA2或更晚期病例，若在妊娠20周前诊断，不应推迟治疗，可连同胎儿一并进行根治性子宫切除术和盆腔淋巴结切除术，也可以终止妊娠后放化疗。妊娠28周后发现子宫颈癌，可等待胎儿成熟估计可存活时行剖宫产，同时行根治性子宫切除术和盆腔淋巴结切除术，也可以产后放化疗。

③ 妊娠20～28周期间发现子宫颈癌：ⅠB1期及ⅠB1期以前患者可推迟治疗，在推迟治疗期间可用化疗控制病情，待胎儿成熟估计可存活时行剖宫产，同时行根治性子宫切除术和盆腔淋巴结切除术，也可以产后放化疗；ⅠB2期及以上患者一般不推荐推迟治疗。

④ 所有患者终止妊娠时间都不宜超过34周。

4. 四级预防——对症处理和临终关怀

晚期患者在面临死亡威胁的同时，会出现各种因肿瘤导致的并发症。最常见的症状主要有：疼痛、大小便困难、阴道排液、阴道出血、阴道有肿瘤组织排出、贫血、恶病质、睡眠困难等。这个阶段的治疗是以缓解症状、营养支持、舒缓情绪和临终关怀为主要治疗。

1) 缓解症状

(1) 镇痛治疗：疼痛是癌症晚期患者最常见的一种症状，持续的疼痛不仅影响患者的正常生活，更容易影响患者的情绪。随着疼痛的加重，患者甚至于会失去生存的勇气和信念，加重患者的思想负担、产生轻生的念头。因此减轻患者的疼痛是提高生活质量的最重要的治疗。因此患者家属及医护人员要理解患者的痛苦，鼓励患者，使用合适的止痛药来帮助其缓解疼痛。由于子宫颈癌肿瘤大、充满盆腔而致胀痛，压迫直肠及（或）膀胱尿道致胀痛，侵犯神经，尤其是骶前区丰富的神经和阴道旁神经等，引致疼痛。患者往往坐立不安，非常痛苦。应及时请镇痛科医师会诊给予镇痛治疗，正确应用三阶梯止痛方案，同时结合其他止痛方法，但晚期子宫颈癌的镇痛治疗效果往往很差。

(2) 大小便困难：因局部肿瘤复发无法控制，直接侵犯及压迫而致大小便困难。肿瘤无法控制，则此症状很难缓解。患者因大便困难而不敢进食，进食少，大便干燥，进而大便更困难。可适当给予软化大便的药物及饮食指导。当肿瘤侵犯输尿管、膀胱、尿道等导致小便困难、严重者导致尿毒症，可请泌尿外科给予姑息性手术解决尿液排放问题，严重者需透析治疗。

（3）阴道排液、阴道出血、阴道排肿瘤组织：阴道内肿瘤负荷不大时，初始为阴道排液量增多、有腥臭味，随着阴道肿瘤负荷的增多，出现阴道内接触性出血、血性白带、阴道出血淋漓不净、阴道大出血、阴道内肿瘤组织坏死样物脱落。肿瘤无法控制，症状无法改善。只能加强局部止血、抗感染治疗及输血纠正贫血等对症治疗。

（4）贫血：因肿瘤的消耗及阴道内出血、感染等，患者往往是重度贫血，血色素时常只有 4.0 g/mL 左右。因此需要输血纠正贫血治疗。

（5）恶病质：如上所述，由于肿瘤造成的疼痛、大小便困难、阴道出血、患者进食少，营养状况极差，晚期患者需要进行全静脉营养支持治疗。

（6）睡眠差：患者因疼痛、大小便困难等原因，后期往往无法有足够的睡眠。药物治疗效果也不好。

2）子宫颈癌患者的临终关怀

临终关怀是一门以临终病人的生理和心理特征及相应的医学、护理、伦理、社会、心理等问题为研究对象的一门科学，目前在发达国家中已受到广泛关注和重视，也逐渐被我国所关注，然而在发展中国家尚未得到重视。在一些发展中国家的政府拒绝给晚期癌症患者获得包括吗啡在内的止痛药。因此有数据显示，在 2012 年，近 1 800 万人——主要在发展中国家——在本来可以避免的疼痛中死去。临终关怀符合人类追求高生命质量的客观要求。临终关怀的核心内容就是尊重患者的价值，包括生命价值和人格尊严。通过对患者实施整体护理，用科学的心理关怀方法、高超精湛的临床护理手段，以及姑息、支持疗法最大限度地帮助患者减轻身体和精神上的痛苦，患者家属给予患者更多的亲情方面的关心鼓励，提高生命质量，平静地走完生命的最后阶段。这一阶段一般不超过 6 个月。

子宫颈癌到达后期的姑息性治疗效果都不是很好，医务工作者及患者家属只能更多地去从心理上关怀，尽可能地保留患者的尊严与平静；家属应让患者得到家庭的温暖。

参考文献

[1] NCCN Clinical Practice Guidelines in Oncology (NCCN Guidelines) Cervical Cancer version 1. 2016.

[2] Vijayalakshmi R, Viveka T S, Malliga J S, et al. Use of fast transfer analysis cartridges for Cervical sampling and real time PCR based high risk HPV testing in cervical cancer prevention—a feasibility study from south India [J]. Asian Pac J Cancer Prev, 2015,16(14):5993 - 5999.

[3] Zhang Q W, Xie W Y, et al. Epidemiological investigation and risk factors for cervical cancer screening among women in rural areas of henan province China[J]. MED SCI MONIT,2016, 22:1858 - 1865

[4] Makwe C C, Anorrlu R I, Ka O. Human papillomavirus (HPV) infection and vaccines: knowledge, attitude and perception among female students at the University of Lagos, Lagos, Nigeria [J]. J Epidemiol, 2012, 2(4):199 - 206.

[5] Berenice I A, Enoc-Mariano C M, Veronica A V, et al. Cervical carcinoma in Southern

Mexico: Human papillomavirus and cofactors[J]. Cancer Detection and Prevention, 2009, 32(4):300-307.

[6] Castanon A, Landy R, Brocklehurst P, et al. PaCT study Group. Risk of preterm delivery with increasing depth of excision for cervical intraepithelial neoplasia in England: nested case-control study[J]. BMJ, 2014, 349:g6223.

[7] Dillner J, Rebolj M, Birembaut P, et al. Long term predictive values of cytology and human papillomavirus testing in cervical cancer screening: joint European cohort study[J]. BMJ, 2008, 237:a1754.

[8] Zhang X, Zhang L, Tian C, et al. Genetic variants and risk of cervical cancer: epidemiological evidence, meta-analysis and research review[J]. BJOG, 2014, DOI:10.1111/1471-0528.12638.

[9] 樊晓妹,单保恩,李魁秀.基因多态性与子宫颈癌易感性研究进展[J].中华肿瘤防治杂志,2014,21(14):1125-1128.

[10] 石玉荣,耿建,程龙强,等.细胞色素 P450 1A1 基因多态性与子宫颈癌的相关性[J].复旦大学学报(医学版),2011,38(5):428-431.

[11] 曹振东,白慧杰,王胜林,等.64 排螺旋 CT 对子宫颈癌转移淋巴结的诊断价值[J].河北医药,2009,31(15):1892-1894.

[12] Manfredi R, Gui B, Giovanzana A, et al. Localized cervical cancer (stage <ⅡB): accuracy of MR imaging in planning less extensive surgery [J]. Radiol Med, 2009, 114(6):960-975.

[13] 张孝春.CT 和 MRI 在子宫颈癌分期诊断中的应用效果对比分析[J].2012,18(25):148-149.

[14] Kitahima K, Murakami K, Kaji Y, et al. Established, emerging and future applications of FDG-PET-CT in the uterine cancer [R]. Clinical Radiology, 2011, 66(4):297-307.

[15] Harry V N. Novel imaging techniques as response biomarkers in cervical cancer [J]. Gynecologic Oncology, 2010, 116(2):253-261.

[16] Ferrandina G, Macchia C, Legge E, et al. Squamous cell carcinoma antigen in patients with locally advanced cervical carcinoma undergoing preoperative radiochemotherapy association with pathological response to treatment and clinical outcome [J]. Oncology, 2008, 741-742.

[17] Schiller J T, Castel lsague X, Villa L L, et al. An update of prophylactic human papillomavirus L1 virus-like particle vaccine clinical trial results [J]. Vaccine, 2008, 26 (10):53-61.

[18] Joura E A, Giuliano A R, Iversen O E, et al. A 9-valent HPV vaccine against infection and intraepithelial neoplasia in women [J]. N Engl J Med, 2015, 372(8):711-723.

[19] Arbyn M, Rebolj M, De Kok I M, et al. The challenges of organizing cervical screening programmes in the 15 old member states of the European Union [J]. EUR J Cancer, 2009, 45(15):2671-2678.

第十六章 滋养细胞肿瘤的临床预防方略

滋养细胞疾病(gestational trophoblastic disease, GTD)是一组来源于胎盘滋养细胞的疾病,根据组织学可将其分为葡萄胎、侵蚀性葡萄胎、绒毛膜癌和胎盘部位滋养细胞肿瘤。侵蚀性葡萄胎、绒毛膜癌、胎盘部位滋养细胞肿瘤又统称为滋养细胞肿瘤(gestational trophoblastic neoplasia, GTN)。滋养细胞肿瘤是目前国际权威机构包括国际妇产科联盟(International Federation of Gynecology and Obstetrics, FIGO)、国际妇癌协会(International Gynecologic Cancer Society, IGCS)这两个官方组织认可的唯一可以没有组织病理学诊断,就能进行临床诊断的妇科恶性肿瘤,该病没有0期,主要靠动态评估。本章节主要讨论滋养细胞肿瘤中的绒毛膜癌。

第一节 滋养细胞肿瘤的流行病学

1. 地域分布

1) 世界卫生组织(WHO)所做的相关数据统计

绒毛膜癌因其很难与侵蚀性葡萄胎区分,所以至今为止,其发病率尚无很好的统计。1983年WHO曾根据相关文献报道,做了数据统计,具体情况如表16.1。

表16.1 国外一些国家和地区绒毛膜癌的发病率

国家年份 (地区)		千分率(‰)		
		活产[a]	妊娠[b]	分娩[c]
人群研究				
巴拉圭	1960—1969	0.2	—	—
加拿大	1967—1973	—	—	0.4
牙买加	1958—1973	—	—	1.4
波多黎各	1950—1965	—	0.3	—
日本	1964—1980	0.53	—	0.83
新加坡	1959—1964	—	—	1.1

续表 16.1

国家（地区）	年份	千分率(‰) 活产[a]	妊娠[b]	分娩[c]
新加坡	1960—1970	—	2.3	—
瑞典	1958—1965	0.2	—	—
医院研究				
尼日尼亚	1969—1975	—	9.9	—
墨西哥	1961—1965	3.5	—	—
美国	1959—1964	0.5	0.6	—
美国	1932—1942	0.3	—	—
中国台湾省	1951—1960	—	20.2	—
中国香港	1953—1961	—	7.5	—
印度	1955—1964	19.1	—	—
印尼	1962—1963	15.3	17.7	—
以色列	1950—1965	—	—	0.5
日本	1972—1977	1.2	1.7	—
菲律宾	1950—1962	8.7	—	—
菲律宾	1970—1974	8.7	—	—
泰国	1966—1972	6.3	6.5	—
澳大利亚	1950—1966	0.7	0.8	—

a. 活产定义通常不明确
b. 妊娠包括活产、死胎、流产和宫外孕
c. 分娩包括活产和死胎
(引自：WHO. Scientific Group，1983)

2) 我国相关数据统计

浙江大学医学院附属妇产科医院石一复等联合国内 7 省 118 家医院对 1991—2000 年间滋养细胞疾病的发病情况进行统计分析。

表 16.2 7 省 118 所医院 1991—2000 年 GTD 数

省份	葡萄胎（HM）		侵蚀性葡萄胎（IM）		绒毛膜癌（CC）		胎盘部位滋养细胞肿瘤(PSTT)		总数
	例数	(%)	例数	(%)	例数	(%)	例数	(%)	
浙江	1 888	67.9	653	23.5	233	8.4	7	0.25	2 781
江苏	1 626	68.4	565	23.8	179	7.5	8	0.3	2 378
福建	229	43.0	202	37.9	101	18.9	1		533
江西	731	49.7	508	34.5	232	15.8	0		533

续表 16.2

省份	葡萄胎(HM)		侵蚀性葡萄胎(IM)		绒毛膜癌(CC)		胎盘部位滋养细胞肿瘤(PSTT)		总数
	例数	(‰)	例数	(‰)	例数	(‰)	例数	(‰)	
安徽	1 418	64.3	498	22.6	287	13.0	1		2 204
河南	2 152	65.3	705	21.4	411	12.5	29	0.9	3 297
山西	1 150	73.8	321	20.6	78	5.0	9	0.6	1 558
总计	9 194	64.6	3452	24.3	1521	10.7	55	0.4	14 222

每千次妊娠中 HM 数=9 194/3 674 654×1 000=2.5‰(1∶400 次妊娠)

每千次妊娠中 IM 数=3 452/3 674 654×1 000=0.9‰(1∶1 065 次妊娠)

每千次妊娠中 CC 数=1 521/3 674 654×1 000=0.4‰(1∶2 416 次妊娠)

3) 2010—2014 年国内部分城市滋养细胞疾病/肿瘤的发病率统计

石一复等收集了 7 所院校附属医院(浙江大学妇产科医院、郑州大学附属三院、河北医大二院、山西医大二院、哈医大一院、内蒙古医大附院、福建医大一院)病案室和门诊人工流产室 2010—2014 年 5 年正常和异常妊娠的电脑数据,再汇集统计分析,资料数据相对准确。

妊娠滋养细胞疾病/肿瘤,7 所医院 5 年间共 4 950 例,其中葡萄胎 1 572 例,占该类疾病的 31.76%,侵蚀性葡萄胎、绒毛膜癌、胎盘部位滋养细胞肿瘤、上皮样滋养细胞肿瘤共 3 878 例,占 68.24%。

表 16.3　2010—2014 年国内部分城市滋养细胞疾病/肿瘤的发病率统计

	HM	GTN				总数
		IM	CC	PSTT	ETT	
浙大妇院	463	2 480	1	0		2 944
郑大三院	423	150	0	0		573
河北医大二院	127	73	0	0		200
山西医大二院	55	141	1	2		199
哈医大一院	265	319	0	0		584
内蒙古一院	148	85	0	0		233
福医大一院	91	126	0	0		217
小计	1 572	3 374	2	2		4 950

每千次妊娠中滋养细胞疾病/肿瘤数=4 950/359 592×1 000=1.38‰

每千次妊娠中 HM=1 572/359 592×1 000=0.44‰

每千次妊娠中 GTN 数=3 478/359 592×1 000=0.97‰

绒毛膜癌的精准发生率很难估计,因为它发病率低,发病率大约在 1/40 000 次妊娠到 9/40 000 次妊娠之间,而且因缺乏组织病理学证据,临床上葡萄胎排空后的绒毛膜癌与侵蚀性葡萄胎很难区分。

从 WHO 统计的数据看,世界范围内,绒毛膜癌在各地区发病率无明显的差异。在以人群为基础的研究中,拉丁美洲和欧洲的报道有着相似的发病率,均为每 1 000 例妊娠中有

0.2例,来自日本的报道则为0.83例。由于疾病定义、诊断、研究方法不同,所以要精确了解妊娠滋养细胞肿瘤在全世界的发病率很困难。

而WHO的数据也显示在亚洲如印尼、印度、菲律宾、泰国、日本等国家绒毛膜癌的发病率均比欧美国家高。以前认为在东南亚国家中约每300~500次妊娠中有一次葡萄胎,每4 000~5 000次妊娠中有一次绒毛膜癌,而欧美国家每2 000~2 500次妊娠中有一次葡萄胎,每30 000~50 000次妊娠中有一次绒毛膜癌。

在我国,通过宋鸿钊教授所做的统计数据及石一复教授对于近些年的发病率统计来看,发病率偏高的地区均在中国的南方,中国的北方相应发病率偏低,上海和江苏的发病率也偏低,不排除统计数据不准确的因素。

2. 种族分布

种族问题与环境、气候、饮食习惯、水源、传染病动物媒介等因素相关。相关文献报道中有数据表明,夏威夷的不同种族妇女中,滋养细胞疾病的发病率,东方人(包括日本、中国、菲律宾)占该地居民的49%,但占该地区滋养细胞肿瘤(疾病)发病人数的72%。而占人口30%的白种人,发病占14%。夏威夷人占人口不到20%,占发病人数的9%。

3. 年龄分布

滋养细胞肿瘤一般发生在生育年龄的范围内,文献报道最小的发病年龄为15岁,最大的为57岁。北京协和医院统计的平均发病年龄为31.68岁。北京协和医院总结了1948—1975年的资料,年龄大于39岁的患者,葡萄胎占21%,侵蚀性葡萄胎占16.3%,绒毛膜癌占25.2%。

4. 发病与孕产次数的关系

国外文献报道,妇女孕产次多的发病率高。北京协和医院统计的滋养细胞肿瘤发生于经产妇多于初产妇,尤其是6胎以上者。浙江大学医学院附属妇产科医院的资料也证明,该病发生与孕产次多少有关。如果已有一个小孩者能采取避孕措施,则有1/2以上的妇女可以避免妊娠滋养细胞疾病/肿瘤,可以避免大多数滋养细胞疾病发生恶变。

第二节 滋养细胞肿瘤可能的发病因素

绒毛膜癌分为妊娠性绒毛膜癌和非妊娠性绒毛膜癌,目前发病因素尚不明确。约半数的妊娠性绒毛膜癌发生于完全性葡萄胎之后,另外一些病例发生于流产、正常妊娠或异位妊娠之后。正常妊娠后发生的绒毛膜癌可以从胎盘内的小病灶转移至子宫肌层。

1. 常见的病因学说

1) 营养不良学说

实验动物中缺乏叶酸可导致胚胎死亡,推测母体缺乏叶酸可能和滋养细胞肿瘤的发生有关。特别在胚胎血管形成期(受孕后 13～21 天),如果营养物质中缺乏叶酸和组胺酸,会影响胸腺嘧啶的合成,从而导致胎盘绒毛的血管缺乏以及胚胎坏死。葡萄胎的绒毛基本病理改变也符合此情况。国外学者也证实滋养细胞疾病的患者血清中叶酸活力很低。但此学说无法解释双胎妊娠中一胎发展为滋养细胞肿瘤,而另一胎正常发育的情况。

2) 病毒学说

20 世纪 50 年代 Ruyck 曾报道在葡萄胎和绒毛膜癌组织中分离出一种滤过性病毒,称为"亲绒毛病毒",并认为这种病毒是导致滋养细胞肿瘤的原因。

国内学者石一复等对 50 例妊娠滋养细胞肿瘤中人乳头瘤病毒的 DNA 进行检测,提示葡萄胎和绒毛膜癌中检测出 HPV18 型的 DNA,但需要进一步研究 HPV 在滋养细胞肿瘤中的生物学特性和潜在的致癌作用。

3) 内分泌失调学说

北京协和医院的临床资料表明,20 岁以下和 40 岁以上的妇女妊娠后发生滋养细胞肿瘤的机会相对高。WHO 综合报告,15～20 岁组葡萄胎发生率较 20～35 岁组高,40 岁以上发病的危险性增加,50 岁以上妊娠后发生葡萄胎的危险是 20～35 岁组女性的 200 倍。这些高危年龄段都有卵巢功能改变(未稳定或逐渐衰退)的特点,这提示滋养细胞肿瘤可能与卵巢功能有关,卵巢功能紊乱可能与产生卵子不健全有关。

4) 孕卵缺损学说

更多学者认为滋养细胞疾病/肿瘤的发生与孕卵异常有关。国内有关出生缺陷的调研资料证明,小于 20 岁或大于 40 岁的妊娠者畸形等发生率高。此结果支持孕卵缺损学说,异常孕卵虽能着床,但其胚胎部分没有旺盛的生活力,而滋养细胞却有过盛的生长力,因而发展为滋养细胞疾病/肿瘤。

2. 绒毛膜癌细胞遗传学及分子生物学等基础研究

1) 细胞遗传学异常

研究表明,葡萄胎、侵蚀性葡萄胎、绒毛膜癌的染色体变化,反映了癌变的程度,从整倍体到异倍体的变化趋势是侵蚀性葡萄胎的一个值得注意的特征,在绒毛膜癌中异倍体是常见的,同时染色体的畸变程度随恶变程度的增加而增加。侵蚀性葡萄胎的细胞染色体总数为 52,而绒毛膜癌的非整倍体和四倍体明显增多,同时内复制核型较多。

滋养细胞肿瘤遗传学的研究较前有很大进展。从 20 世纪 50 年代开始研究,80 年代前后越来越多的研究集中在葡萄胎的起源上,主要采用染色体多态性,酶的研究和 DNA 多态分析。多态性主要利用 Q 带和 C 带观察方法;酶的研究主要在染色体多合性基础上观察着丝点或接近着丝点区域的荧光标记,可以对远着丝点的位点上基因产物进行分析,确定葡萄胎的来源;DNA 多态性为采用限制性核酸内切酶以识别人体 DNA 最低程度的多态型。这些遗传学研究发现了葡萄胎的潜在恶性因素,如完全性葡萄胎比部分性葡萄胎恶变倾向大,杂合子葡萄胎比纯合子葡萄胎更易恶变。

2) 原癌基因与抑癌基因

滋养细胞来源于胚胎的胚外层细胞,早期胎盘的滋养细胞具有类似恶性肿瘤的特性,表现为迅速增生并侵蚀子宫内膜,但胎盘形成后滋养细胞即停止侵入,而变成肿瘤的滋养细胞却不断浸润,并发生转移。就单个细胞而言,细胞的增殖受基因控制,细胞周期出现的一系列变化是原癌基因的激活和(或)抑癌基因失活的结果。任何一种原癌基因或抑癌基因的异常表达都会导致滋养细胞增生的失控。

(1) 原癌基因

C-erbB-2 是 1984 年首先从大鼠神经母细胞瘤中分离出来的一种癌基因,也称为 neu(鼠)、HER-2 等,定位于人染色体的 17q11~q22,编码产物为分子量 185 kD 的蛋白质。在人类肿瘤中,C-erbB-2 基因活化主要表现在基因扩增及其产物的过度表达,激活的 C-erbB-2 基因参与细胞生长调控,促进细胞癌变和癌细胞的生长繁殖。有研究表明,侵蚀性葡萄胎和绒毛膜癌组织中的 C-erbB-2 的表达明显高于妊娠中晚期的正常胎盘和良性葡萄胎,并且随临床分期的增加逐渐增高,表明 C-erbB-2 的过度表达与葡萄胎的恶变有关。

CyclinD1 是呈周期性变化的细胞周期调控基因。CyclinD1 过度表达使 G1 期缩短,导致 DNA 修复障碍及细胞增殖周期加快,还可以引起基因组不稳定及部分癌基因扩增。研究发现 CyclinD1 在滋养细胞疾病中表达有明显的趋势:绒毛膜癌中最高,侵蚀性葡萄胎次之,葡萄胎、正常绒毛组织中依次降低,有显著性差异($P<0.01$)。CyclinD1 可能参与滋养细胞肿瘤由良性演变为恶性的过程,故连续观测葡萄胎组织中 CyclinD1 的表达,可能对妊娠滋养细胞疾病病变的检测起到一定的作用。研究还发现 CyclinD1 阳性表达随肿瘤临床期别的增高而呈递增趋势,提示有 CyclinD1 表达的妊娠滋养细胞肿瘤可能具有更强的分裂增殖活动及浸润能力。因此,CyclinD1 基因可以作为预测妊娠滋养细胞肿瘤转移的一种参考指标,对判断预后有一定的临床意义,CyclinD1 的过度表达提示肿瘤的预后不良。

(2) 抑癌基因

研究发现突变的 p53 基因不但失去了对细胞增殖和分化的负调节作用,还能正向激活某些促生长基因的表达,促进细胞增殖,导致肿瘤发生。Uznlar 等发现突变型 p53 基因表达依次是绒毛膜癌>侵蚀性葡萄胎>完全性葡萄胎>部分性葡萄胎>自然流产伴绒毛水泡样变。石一复等对 p53 抑癌基因第 5~8 外显子 pCR 扩增后 DNA 测序未发现一例突变,推测带有父源基因的具有部分胚胎干细胞特征的滋养细胞具有抑制基因突变或修复已突变的基因的能力。

多肿瘤抑制基因(MTS1/p16)是 1994 年发现的,有研究发现 p16 基因在恶性程度高的滋养细胞肿瘤中的表达率明显低下,既低于正常绒毛,又低于恶性程度低的葡萄胎。可以说 p16 基因表达低下是滋养细胞癌变或癌变后细胞增生失控的原因之一。

nm23H1 基因是 1988 年分离并证实与肿瘤转移抑制相关的抑癌基因。研究显示,nm23H1 影响肿瘤转移有两方面的作用机理:一方面影响了肿瘤细胞中微管的聚合状态和细胞中有丝分裂纺锤体的形成,使细胞异常增殖并分化,导致染色体畸变和非整倍体产生,从而促进肿瘤转移;另一方面,可能通过影响 G 蛋白介导对细胞黏合素信号反应的变化,改变了肿瘤细胞对周围组织及基质的附着能力及自身的迁移能力,nm23H1 抑制肿瘤转移的能力减弱或消失,继而发生了转移。

视网膜母细胞瘤基因(Rb)编码 Rb 肿瘤抑制蛋白(pRb)。pRb 在细胞周期中起制动器作用,能与转录因子 E2F 结合并阻断相应基因转录,使细胞处于 G1 期并停止生长。有研究发现 Rb 在滋养细胞肿瘤组织中的阳性表达率明显低于葡萄胎,在恶性滋养细胞肿瘤分期中,Ⅲ期的阳性表达率也明显低于Ⅰ期及Ⅱ期。

3) 滋养细胞增殖与分化

有研究认为增殖细胞核抗原、细胞周期素、生长因子、端粒与端粒酶逆转录酶、DNA 合成酶均参与了滋养细胞肿瘤中肿瘤细胞的增殖与分化。

4）滋养细胞的浸润和转移

肿瘤细胞的浸润：由肿瘤细胞释放蛋白水解酶，降解细胞外基质和基底膜，从而进入周围组织，再进入血管、淋巴管，通过血液循环及淋巴循环而到达远处，再次穿出血管壁、淋巴管壁，进入远处的组织中，并且增殖成为转移灶。

目前的研究表明，基质金属蛋白酶及其抑制剂之间平衡的失调可能造成滋养细胞失控，无止境地侵蚀子宫内膜基质，而形成恶化、转移。uPA 和 PAI 之间平衡失调也可以直接引起细胞外基质及基底膜的水解，还可以激活无活性的基质金属蛋白酶，直接或间接引起肿瘤细胞的迁移和浸润。对于钙黏附素的研究也提示它的改变与肿瘤细胞的高侵袭能力及低分化关系密切，可以使肿瘤细胞分离并促进肿瘤的浸润与转移。CD44v6 在葡萄胎、侵蚀性葡萄胎、绒毛膜癌中的表达呈上升的趋势，而 miRNA、撕裂原活化蛋白激酶（MAPK）均有研究显示它们在滋养细胞肿瘤的侵袭、转移中起到了一定的作用。

5）HLA、血型及免疫功能的研究

国外的一些资料提示大多数绒毛膜癌发生在 HLA 不相容胎儿，而来自英国的数据调查则提示不同血型的婚配为绒毛膜癌的易患因素。滋养细胞肿瘤患者的免疫功能变化研究较少，国内石一复等就滋养细胞肿瘤 PHA 皮试测定进行了一系列的研究，发现绒毛膜癌患者的红斑直径明显小于良性肿瘤、葡萄胎，而该皮试与机体的免疫状态是平衡的，可反映机体细胞免疫功能情况，故有可能作为滋养细胞治疗预测疗效和预后的指标之一。

第三节 滋养细胞肿瘤的临床表现及诊断依据

1. 临床表现

1）前次妊娠史

绒毛膜癌可继发于正常或不正常妊娠之后，所以前次妊娠史可以是葡萄胎，也可以是宫外孕、人工流产、自然流产、稽留流产、足月产。末次妊娠至发病其中间隔并不一定。

2）临床症状

常见症状为葡萄胎排空、流产或足月产后，阴道持续性不规则流血，量多少不定。也有经过一定时期的正常月经后再闭经，然后再发生阴道流血。如果绒毛膜癌与妊娠同时存在，可表现为妊娠中反复出血，出血量多少不定，但以经常反复大出血为多。绒毛膜癌极易出现远处转移，最易转移至肺，其次是肝、脾、肾、胃肠道、脑等。出现远处转移后，则因转移部位不同而出现不同的症状，如阴道转移瘤破裂，发生阴道大出血；肺转移者，出现咯血、胸痛或憋气等症状；脑转移者，出现头痛、呕吐、抽搐、偏瘫甚至昏迷等。

3）体征

妇科检查可以发现阴道内有暗红色分泌物，子宫增大、柔软、形状不规则，有时可发现宫旁两侧子宫动脉有明显搏动，并且可触及猫喘样血流漩涡感，这是因为宫旁组织内有转移瘤或动静脉瘘形成。

2. 辅助检查

1) 血 hCG 测定

一般足月产或流产后血 hCG 在 1 个月内降为阴性,葡萄胎完全排出后 3 个月 hCG 转阴。如果超出上述时间,血 hCG 仍未正常,或一度正常后又转为阳性,在排除了胎盘残留、不全流产或残余葡萄胎的情况下,应考虑是否有绒毛膜癌可能。

2) 胸部 X 线检查

在上述临床病史的情况下,胸部 X 线检查发现肺部转移灶或出现其他器官的转移。

3) 盆腔动脉造影的常见表现

子宫动脉扩张、扭曲,子宫肌壁血管丰富,病灶部位出现多血管区;子宫肌层出现动静脉瘘;造影剂大量溢出血管外,形成边缘整齐均匀的"肿瘤湖"征象;造影剂滞留,呈头发团样充盈。

4) 彩色多普勒超声显像

滋养细胞肿瘤有极强的亲血管特点,病灶侵蚀子宫肌层,彩超即可发现广泛的肌层内肿瘤血管浸润及低阻性血流频谱。

5) 腔镜技术的运用

北京协和医院的向阳教授在第二届东方妇产科学论坛上就腔镜技术在绒毛膜癌临床诊疗中的运用进行了详细的阐述。向阳教授建议:当临床上遇到一些很难明确诊断的不典型的病例时,为了避免误诊,可以通过宫腹腔镜等手段,获取组织学标本,通过病理检查,从而明确诊断。

3. 诊断标准

1) 有组织学标本

显微镜下见:在子宫肌层或其他切除的组织中间有大片坏死和出血,在其周围可见大片生长活跃的滋养细胞,肉眼及镜下均找不到绒毛样结构。有学者建议如果在切片中偶见已经退化的绒毛即"绒毛鬼影",仍列入绒毛膜癌。

2) 没有组织学标本

临床根据下面两点初步鉴别绒毛膜癌和侵蚀性葡萄胎:根据末次妊娠性质:继发于流产或足月产之后发生恶变的,临床诊断为绒毛膜癌;根据葡萄胎排出的时间:葡萄胎排除后在 1 年之内者诊断为侵蚀性葡萄胎,超过 1 年者,诊断为绒毛膜癌。

3) 不典型病例

滋养细胞肿瘤可以不依赖于组织病理学诊断,但对于一些不典型或不确定的病例最终仍需要组织病理学诊断。

4. 临床分期及预后评分系统

我国多年来普遍应用的是北京协和医院分期(1962 年)和 FIGO 分期(1991 年),预后评分采用 WHO 预后评分系统(1983 年)。为了更好地实现分层和个体化治疗,FIGO 妇科肿瘤委员会于2000年审定并于2002年颁布了新的临床分期。

表16.4 滋养细胞肿瘤解剖学分期（FIGO,2000年）及UICC第7版分期

TNM	FIGO	
Tx		原发肿瘤无法评估
T0		原发肿瘤无证据
T1	Ⅰ	妊娠滋养细胞肿瘤严格局限于子宫体
T2	Ⅱ	妊娠滋养细胞肿瘤扩散到附件或阴道,但仍局限于生殖系统
M0		无远处转移
M1		有远处转移
M1a	Ⅲ	妊娠滋养细胞肿瘤扩散到肺,伴或不伴生殖道受累
M1b	Ⅳ	所有其他部位转移

表16.5 改良FIGO/WHO预后评分系统（2000年）

评分	0	1	2	4
年龄（岁）	<40	≥40	—	—
前次妊娠	葡萄胎	流产	足月产	—
距前次妊娠时间（月）	<4	4～6	7～12	>12
治疗前hCG(mIU/mL)	≤10^3	>10^3～10^4	>10^4～10^5	>10^5
最大肿瘤直径（包括子宫）(cm)	—	3～<5	≥5	—
转移部位	肺	脾、肾	肠道	肝、脑
转移病灶数目		1～4	5～8	>8
先前失败化疗	—	—	单药	两种或两种以上联合化疗

注：评分≤6分为低风险,>6分为高风险

第四节　滋养细胞肿瘤发生的干预方略

1. 一级预防：病因预防

绒毛膜癌目前发病因素尚不明确,暂无明确的一级预防方法。

2. 二级预防：早期发现、早期诊断、尽早治疗

葡萄胎排空、流产或足月产后,阴道持续性不规则流血,量多少不定的妇女,要密切观察其血β-hCG的变化,或查体发现子宫复旧不良,或出现β-hCG增高所引起的相应症状和体

征;或出现其他部位的转移症状时,要提高警惕,从而做到早期发现、早期诊断。

3. 三级预防

绒毛膜癌的治疗以化疗为主,手术及放疗为辅。

1) 单药化疗

单药化疗主要用于病灶局限于子宫及低危转移性滋养细胞肿瘤患者,常用药物有 5-氟尿嘧啶(5-FU)、更生霉素(KSM)、甲氨蝶呤(MTX)、放线菌素 D(Act-D)。有研究证明放线菌素 D 单药方案优于甲氨蝶呤单药方案,如初治患者经过 2 个疗程的化疗后,血清 hCG 没有下降一个对数,就应考虑为初始化疗方案耐药,可以更换另一种药物或用联合方案化疗。有文献报道低危型患者单一药物化疗的缓解率可以达到 50%~90%。

2) 联合化疗

对肿瘤出现多处转移或 FIGO 预后评分高危患者,要采取两种或两种以上药物联合化疗。国外多首选以 MTX 为主的化疗方案,如 EMA-CO 方案,还有 MAC(MTX+KSM+CTX/苯丁酸氮芥)、MAE(MTX+KSM+VP-16)方案等,而国内则多用以 5-氟尿嘧啶或氟尿苷为主的联合化疗方案。文献报道初次接受治疗的高危型患者的完全缓解率可以达 80%以上。

3) 停药指证

2003 年国际妇产科联盟(FIGO)和国际妇科肿瘤协会(ISGC)推荐停药指证:对于低危型患者,β-hCG 正常后,至少再给予 1 个疗程的化疗;而化疗过程中 β-hCG 下降缓慢或已经出现转移的患者,给予 2~3 个疗程的化疗;对于高危型患者,β-hCG 正常后,需再化疗 3 个疗程,而且第一个巩固疗程必须是联合化疗。

4) 手术治疗

当原发病灶或转移瘤大出血,如其他措施无效,需立即手术切除出血器官,挽救生命;对于年龄较大并且无生育要求的患者,为了缩短治疗时间,在经数程化疗病情稳定后,考虑行子宫切除术;对于子宫或肺部病灶较大,经过多程化疗,血 β-hCG 已经正常,但病灶消退不满意,可考虑手术切除;对于一些耐药病灶,如果病灶局限,可考虑在化疗同时手术切除,可以提高生存率。

5) 放射治疗

放射治疗对于顽固性耐药病灶的治疗、预防转移灶出血及减轻疼痛等方面有一定的效果。但是放疗是否比鞘内注射甲氨蝶呤对脑转移有效仍存在争议。

6) 选择性动脉插管介入治疗

由动脉注入化疗药物,药物直接进入肿瘤的供血动脉,肿瘤内的药物浓度比周围静脉给药高得多。对于肿瘤细胞增殖周期较快的滋养细胞肿瘤,采用保留动脉插管持续灌注的方法,能有效提高时间依从性抗代谢药物的疗效。

4. 四级预防

四级预防即为肿瘤的姑息性治疗,临终关怀。WHO 对于姑息性治疗的定义是:帮助无法治愈疾病的患者及家属治疗疾病、改善生活质量的治疗方法。姑息性治疗应及时诊断、评估、预防患者的疼痛和其他躯体、心理、精神问题。姑息性治疗的内涵:缓解疼痛和其他不适症状；尊重生命，将死亡看做是生命的正常环节；不刻意延缓或加速死亡；兼顾社会心理和精神层面的治疗；提供完善体系，帮助患者积极面对生活；提供完善体系，帮助患者家属良好应对亲人的疾病；成立医疗小组，共同应对患者及其家庭的需要，必要时给予行为指导；改善生活质量，给病程带来积极影响。

随着对绒毛膜癌的认识逐渐深入，化疗手段提升，其死亡率已经明显下降。但绒毛膜癌极易经血行而发生全身各大脏器及组织的转移，而任何转移部位的病灶如果不能及时发现治疗或转移瘤对化疗药物耐药，均有可能危及患者生命。绒毛膜癌终末期的姑息治疗主要是针对临床症状采取对症支持治疗，如使用镇静止痛的药物；预防性止血治疗；降低颅内压，缓解脑水肿；做好护理工作；对患者及家属进行心理疏导。

※非妊娠性绒毛膜癌

非妊娠性绒毛膜癌又叫原发性绒毛膜癌，极其罕见，男女均可发生，原发灶既可以在生殖器内，也可以在生殖器外。迄今为止，非妊娠性绒毛膜癌的组织发生尚无一致认识。一般认为其来源于生殖细胞。目前关于其发生有三种学说：其一是生殖细胞自卵黄囊沿尿生殖膈从前向后移行的过程中，部分停留在中途，以后因为某种因素分化成绒毛膜癌，这一假说可以解释绒毛膜癌可以原发于生殖器以外的体轴附近部位，但无法解释为什么非妊娠性绒毛膜癌常和生殖细胞肿瘤并存；其二是畸胎发生学说，即多能的原始生殖细胞在分化过程中，由于某些原因形成生殖细胞肿瘤；其三是孤雌生殖学说，即卵子的第二极体自身复制而成。

1. 发病率

非妊娠性绒毛膜癌极其罕见。北京协和医院统计了1959—1975年收治的妊娠性绒毛膜癌与非妊娠性绒毛膜癌病例数，两者之比为55∶1。1985—2008年手术妊娠性绒毛膜癌1 000例，非妊娠性绒毛膜癌33例，二者之比为30∶1。目前还没有大范围的统计数据报道。

非妊娠性绒毛膜癌的发病年龄分布极广，性腺的非妊娠性绒毛膜癌常合并有其他生殖细胞肿瘤成分，常见于青年男女甚至是儿童。女性卵巢纯的非妊娠性绒毛膜癌可发生于幼女、生育年龄、绝经后女性；而生殖腺外部位发生的非妊娠性绒毛膜癌可见于各个年龄段。

2. 临床表现

非妊娠性绒毛膜癌原发于生殖器内的多见于男性睾丸和女性卵巢，并且常与其他的生殖细胞肿瘤同时存在。原发于生殖器外的多见于纵隔、腹膜后等体轴附近部位，其他少见的原发部位还有肺、颅内、食道、胃肠、肝脏、肾、膀胱等。

非妊娠性绒毛膜癌也产生高水平的hCG、蛋白激素、雌激素等类固醇激素，所以非妊娠性绒毛膜癌患者均可出现恶心、呕吐等类早孕反应，男性可以出现乳房发育，女性可以出现性早熟症状，还有部分病例可以出现甲亢症状。

卵巢非妊娠性绒毛膜癌临床表现：青春期前出现性早熟，乳房增大；育龄妇女出现月经不规律、闭经、阴道不规则流血；出现腹胀、腹水、腹部扪及包块；如果肿瘤发生坏死或破裂出血，可以出现急腹症。

原发于睾丸的非妊娠性绒毛膜癌临床表现：腹股沟或下腹部坠胀疼痛；一侧睾丸红肿、增大、变硬，伴有疼痛，还可合并鞘膜积液，病理检查可见曲精细管和睾丸间质细胞增殖；一侧或双侧乳房增大，乳腺增生。

原发于纵隔的非妊娠性绒毛膜癌的临床表现：咳嗽、咯血；胸痛、气促，声音嘶哑；女性乳房，因肿瘤的压迫还可以出现上腔静脉综合征。

原发于其他部位的非妊娠性绒毛膜癌可以出现相应器官肿瘤的一些非特异性症状。

转移途径：血行转移是最主要的转移途径，经淋巴转移比妊娠性绒毛膜癌多见。转移的常见部位是肺，其次是脑、肝、肾、胃肠、阴道、膀胱、盆腔等，不同的转移部位出现不同的临床症状。

3. 病理检查

纯的非妊娠性绒毛膜癌在病理形态上与妊娠性绒毛膜癌基本相同，但非妊娠性绒毛膜癌常合并有其他的恶性肿瘤，从而病理上出现不同的表现。

非妊娠性绒毛膜癌发病率极低，病情进展迅速，短期内就可以发生广泛转移，全身状况恶化。大多数病例在初诊时发生误诊，而在术后病理中发现为绒毛膜癌。

4. 诊断

发现男性女性化，女性性早熟，结合血 hCG 检测、胸部、脑部的 CT 检查，有助于早期诊断，但因为非妊娠性绒毛膜癌的发病率低，很难早期正确诊断，极易发生误诊。目前认为诊断子宫外非妊娠性绒毛膜癌有以下几个要素：宫腔内无病灶；病理证实为绒毛膜癌；除外葡萄胎妊娠发展而来；除外同时存在的宫内正常妊娠，而用特异位点的微卫星探针进行 DNA 限制片段长度多态性的分析，有助于该病的正确诊断。

5. 临床分期

发生于性腺的非妊娠性绒毛膜癌一般认为来自于生殖细胞，并且常合并有其他恶性生殖细胞肿瘤，所以多按照相应的生殖细胞肿瘤的标准进行分期，但是北京协和医院 1985—2008 年女性绒毛膜癌的数据统计又表明卵巢非妊娠性绒毛膜癌肺转移患者的预后明显好于其他卵巢恶性生殖细胞肿瘤肺转移的患者，所以卵巢非妊娠性绒毛膜癌按照卵巢癌的 FIGO 分期标准进行临床分期是否合适，仍在商讨中。性腺外部位的非妊娠性绒毛膜癌目前尚无规范化的分期方法。

6. 干预方略

一级预防：原发性绒毛膜癌目前发病因素尚不明确，暂无明确的病因预防方法。

二级预防：加强对非妊娠性绒毛膜癌的认识，发现男性女性化，女性性早熟，结合血 β-hCG 检测、胸部、脑部的 CT 检查，有助于早期诊断。早期诊断可以在病情进展、恶化前，采用敏感的化疗方案使病情缓解，再结合手术，从而获得最佳的治疗效果。

三级预防：采用较强的联合化疗方案并且在适当的时机手术治疗。治疗期间，肿瘤标志物的变化有助于评估疗效及预后。化疗方案多选择PEB(顺铂、鬼臼乙叉甙、博来霉素)或PVB(顺铂、长春新碱、博来霉素)。手术是必要的手段,但手术时机要进行一定的选择,一般选择在经过数程化疗后血hCG值达到或接近正常值时,再采取根治性手术。

四级预防:同绒毛膜癌。

参考文献

[1] Hancock B W, Nazir K, Everard J E. Persistent gestational trophoblastic neoplasia after partial hydatidiform mole incidence and outcome[J]. J Reprod Med, 2006, 51(10):764-766.

[2] Seckl M J, Sebire N J, Berkowitz R S. Gestational trophoblastic disease[J]. Lancet, 2010, 376(9742):717-729.

[3] Lurain J R. Gestational trophoblastic disease Ⅰ:epidemiology, pathology clinical presentation and diagnosis of gestational trophoblastic disease, and management of hydatidiform mole[J]. Am J ObstetGynecol, 2010, 203(6):531-539.

[4] Martin B H, Kim J H. Changes in gestational trophoblastic tumors over four decades. A Korean experience[J]. J Repord Med, 1998, 43(1):60-68.

[5] Steigrad S J. Epidemiology of gestational trophoblastic diseases[J]. Best Pract Res Clin Obstet Gynaecol, 2003, 17(6):837-847.

[6] Loukovaara M, Pukkala E, Lehtovirta P, Leminen A. Epidemiology of hydatidiform mole in Finland, 1975 to 2001[J]. Eur J Gynaecol Oncol, 2005, 26(2):207-208.

[7] Lybol C, Thomas C M, Bulten J, et al. Increase in the incidence of gestational trophoblastic disease in The Netherlands[J]. Gynecol Oncol, 2011, 21(2):334-338.

[8] Clement P B, Young R H. Trophoblastic lesions, miscellaneous primary uterine neoplasms, hematopoietic neoplasms, and metastatic neoplasms to the uterus[J]. //ClementP B, Young R H. Atlas of Gynecologic Surgical Pathology. 3rded. Oxford:Saunders, Elsevier Inc, 2014, 284-310.

[9] Alazzam M, Tidy J, Hancock B W, Osborne R, Lawrie T A. Frist-line chemotherapy in low-risk gestational trophoblastic neoplasia. Cochrane Database Syst Rev, 2012, 7:CD007102.

[10] Neubauer N L, Latif N, Kalakota K, Marymont M, Small Jr W, Schink J C, et al. Brain metastasis in gestational trophoblastic neoplasia:an update[J]. J Repord Med, 2012, 57(7-8):288-292.

[11] Piura E, Piura B. Brain metastases from gestational trophoblastic neoplasia:review of pertinent literature[J]. Eur J Gynaecol Oncol, 2014, 35(4):359-367.

[12] Ngan H Y S, Seckl M J, Berkowitz R S, et al. Update on the diagnosis and management of gestational trophoblastic disease[J]. International Journal of Gyneology and Obstetrics, 2015, 131:S123-126.

[13] Yang X, Zhang Z, Jia C, et al. The relationship between expression of C-RAS,

C-erbB-2,nm23,and P53 gene products and development of trophoblastic tumor and their predictive significance for the malignant transformation of complete hydatidiform mole[J]. Gynecol Oncol,2002,85(3):438-444.

[14] 石一复,李娟清,郑伟,等.360 余万次妊娠中妊娠滋养细胞疾病发生情况的调查[J].中华妇产科杂志,2005,40(2):76-78.

[15] 石一复,郝敏,李娟清,等.7 所医学院校附属医院 2010—2014 年正常和异常妊娠浅析[J].中国计划生育和妇产科,2016,8,(6):6-13.

[16] 徐建云,石一复.妊娠滋养细胞肿瘤 nm23H1 和 PCNA 的表达及其临床意义[J].实用肿瘤杂志,2000,15(20):99-101.

[17] 向阳.宋鸿钊滋养细胞肿瘤学[M].第 3 版.北京:人民卫生出版社,2011:14-33,256-262.

[18] 万希润,向阳,杨秀玉,等.超选择动脉栓塞治疗恶性滋养细胞肿瘤大出血的疗效观察[J].中华妇产科杂志,2002,37:5.

[19] 杨秀玉,宋鸿钊,杨宁,等.超选择性动脉插管持续灌注化疗绒毛膜癌耐药患者的分析[J].中华妇产科杂志,1996,31:199.

[20] 向阳,杨秀玉,杜景云,等.子宫切除对治疗滋养细胞肿瘤价值的探讨[J].中华肿瘤杂志,1999,21:139.

[21] 曹冬炎,向阳,杨秀玉,等.非妊娠性绒毛膜癌的诊断与治疗[J].中华妇产科杂志,2003,38:284-286.

[22] 焦澜舟,向阳,赵峻,等.卵巢非妊娠性绒毛膜癌 21 例临床分析[J].中国实用妇科与产科杂志,2009,38(5):359-361.

[23] Fisher R A,Newlands E S,Jeffreys A J,et al. Gestational and nongestational trophoblastie tumors distinguished by DNA analysis[J]. Cancer,1992,69(3):839-845.

[24] Koo H L,Choi J,Kim K R,Kim J H. Pure non-gestational choriocarcinoma of the ovary diagnosed by DNA polymorphism analysis[J]. Pathol Int,2006,56(10):613-616.

[25] Callaway M,Ferris F D. Advancing palliative care:the public health perspective[J]. Journal of Pain and Symptom Management,2007,33(5):483-485.

[26] Feng F,Xiang Y,Wan X,et al. Salvage combination chemotherapy with floxuridine,dactinomycin,etoposide,and vineristine(FAEV) for patients with relapsed/chemoresistant gestational trophoblastic neoplasia[J]. Ann Oncol,2011,22(7):1588-1594.

[27] Wan X R,Yang X Y,Xiang Y,et al. Floxuridine-containing regimen in the treatment of gestational trophoblastic tumor[J]. J Reprod Med,2004,49:453-456.

[28] Wan X R,Xiang Y,Yang X Y,et al. FAEV regimen in the treatment of high-risk drug-resistant gestational tropoblastic tumor[J]. J Reprod Med,2007,52:941-944.

第十七章　卵巢癌的临床预防方略

卵巢癌是女性生殖器官常见的肿瘤之一,发病率仅次于子宫颈癌和子宫内膜癌而列居妇科肿瘤第三位。由于早期诊断困难,晚期治疗效果差,近15~20年卵巢癌的生存率无明显改善,近10年卵巢癌的患病率及死亡率逐步增加,因此对卵巢癌的预防应引起高度重视。

第一节　卵巢癌的流行病学

卵巢癌是常见的妇科恶性肿瘤,由于卵巢位于盆腔深部,早期病变不易发现,晚期病例也缺乏有效的治疗手段。据相关统计学数据,2015年中国卵巢癌发病率为5.21/10万,我国城市卵巢癌发病率要高于农村,48%的卵巢癌患者是年龄大于或等于65岁的老年女性。从全球地域分布来看,卵巢癌在欧洲、美国及以色列的发病率较高,而日本及发展中国家的发病率较低,但卵巢癌不易被早期发现,约70%的患者发现时已是晚期,因此死亡率居各类妇科肿瘤的首位。

1. 地域分布

卵巢癌的发病分布:欧洲(10.8/10万)和北美洲(9.9/10万)的卵巢癌发病率最高,为亚洲(6.1/10万)和非洲(4.8/10万)的1.5~2倍。日本和韩国的卵巢癌发病率明显比美国和英国低。中国香港、上海和广州等大城市的卵巢癌发病率明显高于浙江嘉兴等中小城市。移居美国的亚洲女性卵巢癌发病率高于其原居住地均值,接近美国当地居民发病率。居住在美国的中国女性和日本女性的卵巢癌发病率比原居住地的居民高。美国的卵巢癌发病率从1992年到2005年下降了15%。从1999年到2004年,加拿大的乳腺癌和卵巢癌发病率均下降了9%。相反,亚洲地区却呈现上升趋势,从1993年到2002年韩国的乳腺癌发病率上升了81%,而卵巢癌发病率上升了25%;从1991年到2005年中国香港乳腺癌和卵巢癌发病率均上升了26%;从1991年到2000年中国上海乳腺癌发病率上升了36%,而卵巢癌发病率上升了45%。卵巢癌的发病率仍然是西方人群高于东方人群,但这种差别正在缩小。乳腺癌与卵巢癌具有相似的发病分布特征。

2. 种族分布

长期以来人们根据卵巢癌发病资料认为卵巢癌是一种西方文明的产物，其发病率在西方欧美国家比东方国家高，白种人比有色人种高，从表面上看这种地区或种族的差异确实存在。根据 Waterhouse 综合的资料，将来自欧美以及亚非等地区的 35～64 岁妇女的人群发病率(1/10 万)及其在 1960—1975 年 15 年间的变化罗列，发现这些资料大多数来源于美洲(7 个)和欧洲(8 个)国家的城市或地区，其中发病率超过 20/10 万以上的竟有 10 个之多，反之三份来自亚洲地区的数字中除以色列的发病率高达 26.3/10 万以外，其余两份均低于 10/10 万，遗憾的是获得的资料不够全面，亚非地区的数据过少，因而代表性受到削弱，但已经反映出西方高于东方的趋势。一般认为国家和地区往往是相同民族聚集的地方，因此总的来说欧美发病率高于东方就意味着白种人的发病率高于有色人种，或解释为白种人从种族或遗传上有较高的卵巢癌发病的危险因素，但事实上这种看法是不够全面的。首先聚居在同一国家或地区的人群往往有共同的自然环境和生活习惯，而这些外界因素对发病的影响是绝对不可忽视的。其次由于对近代交通条件的飞跃发展，人口大规模流动的结果，许多国家已不再是单民族的国家，如美国、英国、加拿大以及一些拉美国家今天已是多民族聚集的地方，而某些地区中有色人种所占的比例甚至还超过了白种人。为了进一步搞清楚是遗传还是环境因素决定卵巢癌的发病率，一个理想的办法就是对移入某一地区并已在生活习惯上受到同化的少数民族进行调查研究。现举大量移民夏威夷的日本人为例，居住在本土的妇女 1960 年的卵巢癌发病率仅为 4.2/10 万，是世界上最低的，但就是同一年移居夏威夷的日本侨民妇女的发病率高达 19.6/10 万，同一人种处于不同环境之中，发病率相差竟有 4.7 倍之多，这种差异只能用外在因素的影响加以解释。但与定居在夏威夷的土著和白种人相比，日本妇女的卵巢癌发病率仍比前两者为低，说明种族仍可能在卵巢癌发病中起到作用。另外一些统计数字亦表明这一问题的复杂性，如移居非洲的白人死于卵巢癌者为有色人种的两倍。美国土著印第安人死于卵巢癌者低于其他民族，从而说明种族的差异，而移居欧美的犹太人卵巢癌的发病率比定居在亚非地区者高出了 3 倍之多，显示了环境的作用。因此综合分析上述调查资料可以认为不同国家地区卵巢癌的发病率的差别实际上是受到了种族与环境等内在与外在的多方面因素的影响。

3. 年龄分布

统计学显示，将近 70% 的卵巢癌患者被确诊时年龄均超过 55 岁，而 15 岁以下的附件包块同样也增加了卵巢癌的风险。卵巢癌可发生于任何年龄，一般多见于更年期和绝经后期妇女，20 岁以下发病较少。不同类型的卵巢癌年龄分布也不同。卵巢上皮性癌 40 岁以下者其发病率、死亡率均较低，40 岁以后迅速增加，高峰年龄为 50～60 岁，70 岁以后又逐渐下降，年龄越大的上皮性卵巢癌与激素的相关性就越少、分期越晚、分化越低、预后就越差，性索间质肿瘤类似于卵巢上皮性癌，随年龄增长而上升；而生殖细胞肿瘤多见于 20 岁以下的年轻女性。

第二节 卵巢癌可能的发病因素

卵巢癌的发病率日益增高,而治疗效果进展不大,近年来虽然进行了优化的综合治疗,但在预后方面并未取得明显改善,而流行病学研究显示卵巢癌可能与下列因素有关。

1. 年龄因素

年龄是卵巢癌重要的预测因子,统计学显示,将近70%的卵巢癌患者被确诊时年龄均超过55岁,而15岁以下的附件包块同样也增加了卵巢癌的风险。卵巢癌可发生于任何年龄,一般多见于更年期和绝经后期妇女,20岁以下发病较少。

2. 月经及生育因素

晚绝经也可能增加卵巢癌患病的风险,但初潮早是否增加此风险尚不确定,有报道有弱相关性。独身或未生育的妇女卵巢癌发病率高,妊娠可降低卵巢癌患病风险,一次妊娠可使卵巢癌的相对风险性(RR)降低为0.6~0.8,此后每妊娠一次还可额外降低10%~15%的风险,足月妊娠分娩对降低卵巢癌风险的影响最大,而非足月妊娠影响较小。一项研究显示,未避孕也未怀孕超过10年的性活跃期妇女其患卵巢癌的风险是普通妇女的6倍,尤其在长期排卵而不孕者。也有研究认为,应用促生育药物与卵巢癌发病率有关,但随后的研究未能完全证实其相关性。母乳喂养也有报道可降低卵巢癌的风险,其机制可能与排卵抑制、促性腺激素水平降低有关,但有待于进一步证实。

3. 妇科手术因素

不少研究注意到,有过子宫切除或输卵管结扎史的病人其患卵巢癌的风险较无此类手术者下降30%~40%,认为可能与手术同时将肉眼看到的不良卵巢表现给予了处理有关,但也有认为是与手术后导致的卵巢血供减少以及卵巢功能下降有关。有家族卵巢癌、乳腺癌遗传史的妇女进行全子宫、双附件切除被认为能降低随后卵巢上皮性癌风险的80%~95%,降低随后患乳腺癌风险的50%。

4. 女性激素因素

几乎所有的流行病学研究均提示,口服避孕药无论剂量大小可降低卵巢癌发病率的风险,长期服用可获得最大的风险降低,服用10年及以上者可达到最大风险降低的80%,即便仅用数月也可出现保护作用,并且这种保护作用可持续至停服避孕药后的许多年。多产及口服避孕药对卵巢癌的预防作用也间接支持了卵巢癌的"持续排卵、促性腺激素"学说,过多的促性腺激素分泌增加卵巢癌发病风险。关于绝经后激素补充治疗(hormone therapy,HT)与卵巢癌发病风险的关系不确切,比较肯定的是短期使用HT不会增加卵巢癌发生的危险,但长期应用HT是否会增加卵巢癌发生的危险性文献报道不一致,多数倾向于可能有关,这又与"促性腺激素"学说产生了矛盾,因为HT能降低绝经后的促性腺激素水平,理论上应能降低卵巢癌的发病风险。提倡加入孕激素的HT,要比单独应用雌激素的HT更明显降低卵巢癌的发病风险。雌激素对卵巢癌的产生也有影响,卵巢含有雄激素受体,过高的雄激素水平可刺激卵巢,增加卵巢癌的发病风险。Cottreau等报道采用达那唑(一种合成的雄激素)治疗子宫内膜异位症比采用GnRHa(gonadotropin releasing hormone analogue)治疗,其卵巢癌的发病风险要高3.2倍,孕激素对卵巢有保护作用,卵巢也含有孕激素受体。

5. 宿主遗传因素

将近有5%～10%的卵巢癌被认为可能与遗传有关。大部分遗传性卵巢癌与基因BRCA1及BRCA2的突变有关,医学上称之为遗传性乳腺-卵巢癌综合征(hereditary breast-ovarian cancer syndrome,HBOCS)。携带该基因突变的妇女,一生中患卵巢癌的危险性高达40%(BRCA1)或20%(BRCA2),将近有10%的侵袭性卵巢上皮癌与BRCA1或BRCA2基因突变有关。BRCA基因作为经典的肿瘤抑制基因,通过对DNA双链损伤进行有效和准确的修复来保真、维持物种基因的稳定性,其功能的丢失意味着遗传基因正常的稳定性可能受损,相关肿瘤容易形成。另一个被认为与遗传相关的卵巢癌是遗传性非息肉性结直肠癌综合征(hereditary nonpolyposis colorectal cancer syndrome,HNPCC),其一生患卵巢癌的风险约为12%,该病由DNA错配修复基因(mismatch repair gene,MMR)突变而至,携带此突变基因的妇女不但易患结直肠癌,而且也易产生子宫内膜癌、卵巢癌或生殖泌尿道肿瘤,卵巢上皮性癌可见于约10%的Lynch综合征妇女中,且发病年龄明显偏小。该基因突变时细胞的错配修复功能缺失,DNA复制错误增加,基因组DNA微卫星序列出现不稳定(MSI),从而导致细胞向肿瘤转化。MMR有多种突变型,其中与卵巢癌最相关的为MSH2,但也有研究显示,在98例40岁以下的上皮性卵巢癌患者中有2例MLH1/PMS2丢失,1例MSH2/MSH6表达丢失,3例MSH6表达丢失。

6. 吸烟及饮食因素

卵巢对香烟也很敏感,有研究显示,每天吸20支香烟的妇女,闭经早,卵巢癌发病率高,尤其是卵巢黏液性癌。促成卵巢癌的所有高危因素对黏液性肿瘤影响均不大,但吸烟是黏液性癌明显的高危因素,有报道吸烟可增加黏液性卵巢肿瘤3倍的发病率。饮食与卵巢癌的关系不明显,也有报道肥胖及动物脂肪摄入过多可能与卵巢癌发病有关。Reneban等于2008年在 The Lancet 上发表的一篇Meta分析显示,肥胖很有可能成为多种癌症的致癌首因,他认为,3个激素系统(胰岛素-胰岛素样生长因子、性激素、脂肪因子)可能参与其中,而这3个系统同样也是卵巢上皮性癌的可能致病因素,而富含维生素A及胡萝卜素的饮食,经常户外活动接触阳光使体内产生的天然维生素D增加,对降低卵巢癌发病有益。

7. 妇科相关疾病因素

子宫内膜异位症与盆腔炎性疾病也被认为与卵巢癌发病有关。子宫内膜异位症被认为与透明细胞癌、子宫内膜样癌明显相关,而盆腔炎产生的致炎因子同样有致癌作用,应用抗炎药物,如阿司匹林、非甾体类抗炎药物(NSAIDs)则对卵巢有保护作用。

8. 其他因素

独身者的卵巢癌发病率较已婚者高60%～70%。A型血者卵巢癌发病率较O型血者的发病率高。精神因素对卵巢癌的发生、发展有一定的影响,性格急躁、长期的精神刺激可导致宿主免疫监视系统受损,对肿瘤生长有促进作用。经常接触滑石粉、石棉的人患卵巢癌的机会较多。

第三节　卵巢癌的临床表现及诊断依据

卵巢恶性肿瘤是女性生殖器官常见的恶性肿瘤之一。由于卵巢位于盆腔深部,早期病变不易发现,一旦出现症状多属晚期。近20年来,由于有效化疗方案的应用,使卵巢恶性生殖细胞肿瘤的治疗效果有了明显的提高,死亡率从90%降至10%。随着紫杉醇的问世以及与铂类联合应用,卵巢上皮性癌的疗效也发生了明显的变化,5年生存率已经接近或超过50%,但是死亡率仍居妇科恶性肿瘤首位,其主要原因是70%的卵巢上皮性癌患者在就诊时已为晚期,治疗后70%的患者将会复发,难以治愈。卵巢上皮性癌已成为严重威胁妇女生命健康的主要肿瘤,对其早期诊治、手术、化疗和放疗等方面也存在颇多的问题和争论,这正是当今妇科肿瘤界面临的严重挑战。

1. 诊断

1) 病史

(1) 危险因素:卵巢癌的病因未明。年龄的增长、未产或排卵增加、促排卵药物的应用等,以及乳腺癌、结肠癌或子宫内膜癌的个人史及卵巢癌家族史,被视为危险因素。

(2) 遗传卵巢癌综合征(HOCS):尤其是BRCA1或BRCA2基因表达阳性者,其患病的危险率高达50%,并随着年龄增长,危险增加。

(3) "卵巢癌三联症":即年龄40~60岁、卵巢功能障碍、胃肠道症状,可提高对卵巢癌的警戒。

2) 症状

卵巢恶性肿瘤早期常无症状,部分患者可在妇科检查中被发现。晚期主要临床表现为腹胀、腹部肿块及腹水,症状的轻重决定于:① 肿瘤的大小、位置及侵犯邻近器官的程度;② 肿瘤的组织学类型;③ 有无并发症。

(1) 压迫症状:由于肿瘤生长较大或浸润邻近组织所致。

(2) 播散及转移症状:由于腹膜种植引起的腹水,肠道转移引起的消化道症状等。

(3) 内分泌症状:由于某些卵巢肿瘤所分泌的雌激素、睾酮的刺激,可发生性早熟、男性化、闭经、月经紊乱及绝经后出血等。

(4) 急腹痛症状:由于肿瘤破裂、扭转等所致。

3) 体征

(1) 全身检查:特别注意乳腺、区域淋巴结、腹部膨隆、肿块、腹水及肝、脾、直肠检查。

(2) 盆腔检查:双合诊和三合诊检查子宫及附件,注意附件肿块的位置、侧别、大小、形状、边界、质地、表面状况、活动度、触痛及子宫直肠窝结节等。应强调盆腔肿块的鉴别,以下情况可能为恶性应注意:① 实性;② 双侧;③ 肿瘤不规则、表面有结节;④ 粘连、固定、不活动;⑤ 腹水,特别是血性腹水;⑥ 子宫直肠窝结节;⑦ 生长迅速;恶病质,晚期可有大网膜肿块、肝脾肿大及消化道梗阻表现。

4) 辅助检查

(1) 腹水或腹腔冲洗液细胞学:腹水明显者,可直接从腹部穿刺,若腹水少或不明显,可从后穹隆穿刺。所得腹水经离心浓缩,固定涂片,进行细胞学检查。

(2) 肿瘤标志物检测

① CA125:80%的卵巢上皮性癌患者 CA125 水平高于 35 kU/L,90%以上的晚期卵巢癌患者 CA125 水平的消长与病情缓解或恶化相一致,尤其对浆液性腺癌更有特异性。

② HE4:人附睾蛋白 4 是一种新的卵巢癌肿瘤标志物。正常生理情况下,HE4 在人体中有非常低水平的表达,但在卵巢癌组织和患者血清中均高度表达,可用于卵巢癌的早期检测、鉴别诊断、治疗检测及预后评估。88%的卵巢癌患者都会出现 HE4 升高的现象。与 CA125 相比,HE4 的敏感度更高、特异性更强,尤其是在疾病初期无症状表现的阶段。疾病早期 HE4 诊断的敏感度是 82.7%,而 CA125 却仅有 45.9%。与 CA125 仅 20%的特异性相比,HE4 的特异性高达 99%。HE4 与 CA125 两者联合应用,诊断卵巢癌的敏感性可增加到 92%,并将假阴性结果减少 30%,大大增加了卵巢癌诊断的准确性。

③ CA199 和 CEA 等肿瘤标志物在卵巢上皮性癌患者中也会升高,尤其对卵巢黏液性癌的诊断价值较高。

④ AFP:对卵巢内胚窦瘤有特异性价值,或者未成熟畸胎瘤、混合型无性细胞瘤中含卵黄囊成分者均有诊断意义,其正常值为小于 25 μg/L。

⑤ HCG:对于原发性卵巢绒毛膜癌有特异性。

⑥ 性激素:颗粒细胞瘤、细膜细胞瘤可产生较高水平的雌激素。黄素化时,亦可有睾酮分泌。浆液性、黏液性或纤维上皮瘤有时也可分泌一定的雌激素。

(3) 影像学检查

① 超声扫描:对于盆腔肿块的检测有重要意义,可描述肿物大小、部位、质地等。良恶性的判定依经验而定,可达 80%~90%,也可显示腹水。通过彩色多普勒超声扫描,能测定卵巢及其新生组织血流变化,有助诊断。

② 盆腔和(或)腹部 CT 及 MRI:对判断卵巢周围脏器的浸润、有无淋巴结转移、有无肝脾转移和确定手术方式有参考价值。

③ 胸部、腹部 X 线摄片:对判断有无胸腔积液、肺转移和肠梗阻有诊断意义。

(4) 必要时选择如下检查

① 系统胃肠摄片(GI)或乙状结肠镜观察,必要时行胃镜检查,提供是否有卵巢癌转移或胃肠道原发性癌瘤的证据。

② 肾图、肾血流图、静脉肾盂造影或 CT 泌尿系统重建:观察肾脏的分泌及排泄功能,了解泌尿系压迫或梗阻情况。

③ 放射免疫显像或 PET 检查:有助于对卵巢肿瘤进行定性和定位诊断。

④ 腹腔镜检查:对盆腔肿块、腹水、腹胀等可疑卵巢恶性肿瘤的患者行腹腔镜检查可明确诊断。同时通过腹腔镜的观察,可以对疾病的严重程度进行评估,决定手术的可行性。如果经过腹腔镜评估认为经过手术很难达到满意的肿瘤细胞减灭,应该选择先期化疗,然后再进行间歇性肿瘤细胞减灭术。若肿块过大或达脐耻连线中点以上、腹膜炎及肿块粘连于腹

壁，则不宜进行此检查。腹腔镜检查的作用：Ⅰ．明确诊断，作初步临床分期；Ⅱ．取得腹水或腹腔冲洗液进行细胞学检查；Ⅲ．取得活体组织，进行组织学诊断；Ⅳ．术前放腹水或腹腔化疗，进行术前准备。

5）确诊卵巢癌的依据

卵巢癌诊断的依据是肿瘤的组织病理学，而腹水细胞学、影像学和肿瘤标志物检查结果均不能作为卵巢癌的确诊依据。

卵巢恶性肿瘤的诊断需与如下疾病鉴别：① 子宫内膜异位症；② 结核性腹膜炎；③ 生殖道以外的肿瘤；④ 转移性卵巢肿瘤；⑤ 慢性盆腔炎。

2. 卵巢肿瘤组织学分类

卵巢肿瘤组织学分类方法有很多种，最常用的是世界卫生组织（WHO）的卵巢肿瘤组织学分类（2014年），见表17.1。

表17.1 卵巢肿瘤组织学分类（WHO，2014年，部分内容）

一、上皮性肿瘤
1. 浆液性肿瘤
2. 黏液性肿瘤
3. 子宫内膜样肿瘤，包括变异型及鳞状分化
4. 透明细胞肿瘤
5. Brenner肿瘤
6. 混合性上皮性肿瘤（注明各成分）
7. 未分化和未分类肿瘤

良性、交界性、恶性

二、性索-间质性肿瘤
1. 单纯性间质性肿瘤
   - 颗粒细胞瘤
   - 卵泡膜细胞瘤-纤维瘤
     - 卵泡膜细胞瘤
     - 纤维瘤
2. 单纯性性索肿瘤
3. 混合性或未分类的性索-间质肿瘤

三、生殖细胞肿瘤
1. 无性细胞瘤
2. 卵黄囊瘤
3. 胚胎性癌
4. 多胎瘤
5. 非妊娠性绒毛膜癌
   - 未成熟型
   - 成熟型
     - 皮痒囊肿
     - 皮痒囊肿恶变
   - 单胚性和高度特异性（卵巢甲状腺肿和类癌）
6. 畸胎瘤
7. 混合型

3. 卵巢恶性肿瘤分期

采用国际妇产科协会（FIGO）手术病理分期（见表17.2）。

表17.2 卵巢恶性肿瘤分期（FIGO，2014）

Ⅰ期　肿瘤局限于卵巢
　Ⅰ A　肿瘤局限于一侧卵巢（未累及包膜），卵巢表面无肿瘤，腹水或腹腔积液中未找到恶性肿瘤
　Ⅰ B　肿瘤局限于双侧卵巢（未累及包膜），卵巢表面无肿瘤，腹水或腹腔积液中未找到恶性肿瘤
　Ⅰ C　肿瘤局限于单侧或双侧卵巢
　　Ⅰ C1　术中手术导致包膜破裂

续表 17.2

ⅠC2	术前肿瘤包膜破裂,或卵巢表面有肿瘤
ⅠC3	腹水或腹腔冲洗液有恶性细胞

Ⅱ期　肿瘤累及一侧或双侧卵巢,伴有盆腔扩散(在骨盆缘以下)
　ⅡA　扩散和(或)转移至子宫和(或)输卵管
　ⅡB　扩散至其他盆腔器官
Ⅲ期　肿瘤侵犯一侧或双侧卵巢,伴有细胞学或组织学确认的盆腔外腹膜播散,和(或)转移至腹膜后淋巴结
　ⅢA　转移至腹膜后淋巴结,伴或不伴有骨盆外腹膜的微小转移
　ⅢA1　仅有腹膜后淋巴结阳性(细胞学或组织学确认)
　ⅢA1(ⅰ)　转移灶最大直径小于或等于 10 mm(注意是肿瘤直径而非淋巴结直径)
　ⅢA1(ⅱ)　转移灶最大直径大于 10 mm
　ⅢA2　骨盆外((骨盆缘之上)累及腹膜的微小转移,伴或不伴有腹膜后淋巴结阳性
　ⅢB　骨盆外累及腹膜的大块转移,最大直径小于或等于 2 cm,伴或不伴有腹膜后淋巴结阳性
　ⅢC　骨盆外累及腹膜的大块转移,最大直径大于 2 cm,伴或不伴有腹膜后淋巴结阳性
Ⅳ期　腹腔之外的远处转移
　ⅣA　胸水细胞学阳性
　ⅣB　转移至腹腔外器官(包括腹股沟淋巴结和腹腔外淋巴结)

第四节　卵巢癌发生的干预方略

卵巢癌在女性生殖系统恶性肿瘤中死亡率最高,由于早期诊断困难,晚期治疗效果差,近 15~20 年卵巢癌的生存率无明显改善,患病率及死亡率均有所增加,对卵巢癌的预防应引起重视。卵巢癌与其他恶性肿瘤一样,尽管其确切病因尚不明了,但目前已知许多可导致卵巢癌的高危因素。若能对高危人群密切监护,深入研究,采取预防措施则可避免一部分卵巢癌的发生与死亡。探讨卵巢癌的早期发现也将明显改善患者的预后。

1. 一级预防:病因预防

卵巢癌是致死率最高的妇科恶性肿瘤,诊断时 3/4 的患者已是晚期病变,但目前对卵巢癌预防的研究进展很少。基于卵巢癌二元起源学说,输卵管在卵巢癌发生中的地位日益重要。对于卵巢癌高危风险的患者,预防性附件切除有望降低卵巢癌风险。这些决策都是非常个体化的临床问题。

(1) 输卵管切除用于预防卵巢癌

美国妇产科医师学会(American College of Obstetricians and Gynecologists,ACOG)第 620 号委员会意见建议:

① 在全子宫切除时,对于有卵巢癌风险、希望保留卵巢的患者,讨论输卵管切除的利弊。

② 对于希望腹腔镜绝育的女性,医师应该提出双卵管切除是一种非常有效的绝育方法。

③ 预防性输卵管切除对于患者而言可能提供了一种预防卵巢癌的方法。

④ 尚需随机对照研究证实输卵管切除对于预防卵巢癌的确实性。

卵巢癌是女性第五高死亡率的癌症，过去50年中总体生存进展不大。侵袭性上皮性卵巢癌代表了75%的卵巢癌，导致了90%的卵巢癌相关死亡。目前仍没有可靠有效的卵巢癌筛查方案。最近的理论提示浆液性、内膜样和透明细胞样卵巢癌起源于输卵管内膜，而非直接起源于卵巢。对于有卵巢癌遗传倾向的女性，在其输卵管部位发现了类似卵巢高级别浆液性癌的病灶，或是浆液性输卵管内上皮内癌。输卵管病灶表达TP53的变异，类似于高级别浆液性癌、高级别内膜样癌和未分化癌，这些癌变被视为卵巢癌的来源。另外，高级别浆液性癌的基因表达米勒管标志(PAX8)，但没有间皮组织的标志物。既往研究发现输卵管结扎对于内膜样癌和透明细胞癌具有保护效应。全子宫切除时对于输卵管切除或切除输卵管作为绝育方法，都是安全的，并不增加并发症的风险(与全子宫切除术和输卵管结扎相比)。卵巢功能也不受其影响。双附件切除将导致手术绝经、骨质疏松和认知障碍。在Nurses's Health Study研究中，接受双附件切除的女性其所有原因的死亡率和癌症相关的死亡率均上升。全子宫切除并保留卵巢后的临床癌风险为0.1%～0.75%。在Nurses's Health Study研究中，保留附件后死于卵巢癌的比例仅为0.03%，但是保留卵巢后的保护效应随着年龄增加而降低，到了65岁后就几乎没有了。显然双侧输卵管切除较双侧输卵管卵巢切除术(bilateral salpingo-oophorectomy，BSO)切除是一种更好的选择。是否需要切除全部输卵管，目前还没有明确证据。因此对于年轻女性，可以考虑产后行输卵管切除或中间型部分输卵管切除，在U.S. Collaborative Review of Sterilization研究中，这两者的累积妊娠率分别为7.5/1 000次操作和20.1/1 000次操作。另外，医师应该提醒患者，输卵管切除是不可逆的绝育手段。输卵管全部切除优于伞端切除。对于BRCA突变的患者，术后发现1%～5%存在早期输卵管病变，绝大多数位于伞端。更早的良性病变(浆液性输卵管上皮内病灶和移行区输卵管上皮内病灶)以及所谓代理前体(surrogate precursor)的概念，被称为分泌型细胞外溢输卵管发育不良和输卵管癌的发生。浆液性输卵管上皮内瘤变和移行区输卵管上皮内病变最常见于伞端，而分泌型细胞外溢则分布于整个伞端。对于低危女性，切除输卵管后应该检视整个输卵管尤其是伞端有无可疑病变。输卵管切除应该从子宫输卵管结合部开始，间质部不一定需要切除。伞端粘连于卵巢的部分必须电灼或切除。另外术中必须小心避免破坏卵巢血供，应保留卵巢输卵管韧带。实践表明，推广输卵管切除是成功的，调查显示，54%的医师在全子宫切除时切除输卵管，7.2%会将之作为绝育手段，而且输卵管切除并不增加手术时间或并发症。但是，在得到确实证据之前，医师应该仍遵循微创原则，并不因为预防性输卵管切除就将阴式手术改为腹腔镜手术，也不能因为绝育而放弃宫腔镜绝育操作等。

(2) 卵巢切除对于BRCA1或BRCA2突变患者癌症发生率及死亡率的影响

BRCA1或BRCA2突变患者的女性进入这项国际注册研究项目，总计5 783例女性完成了基础的问答调查，以及至少一次的随访问卷调查。这些女性接受观察，直至发生卵巢癌、输卵管癌或腹膜癌，或死亡。经过平均5.6年随访，186例女性发生了卵巢癌(132例)、输卵管癌(22例)和腹膜癌(32例)，68例患者死亡。双侧卵巢切除对于卵巢癌、输卵管癌和腹膜癌的HR为0.20(95% CI：0.13～0.30，$P<0.001$)。研究者认为，对于BRCA1或BRCA2突变的携带者，预防性的卵巢切除可以降低80%卵巢癌、输卵管癌或腹膜癌的风险，并降低77%所有原因的死亡率。

(3) 降低风险的双附件切除术的病理发现:GOG-0199 的初步结果

在 BRCA1/2 突变携带者中急性预防风险的卵巢输卵管切除(risk-reducing salpingo-oophorectomy,RRSO)可以降低患者的卵巢癌/卵管癌和乳腺癌的死亡率。对于高危的非携带者,RRSO 的潜在收益、最佳手术年龄、术中探查的临床隐匿癌症的解剖学起源等情况仍不确定。National Ovarian Cancer Prevention and Early Detection Study 组织了 GOG-0199 以分析这些临床治疗的问题。研究包括 30 岁及以上的高危女性,术前进行 CA125 和经阴道超声评估。所谓高危女性,就是存在 BRCA1/2 突变携带者,或有强烈的家族史。结果总计 966 例预防性输卵管卵巢切除术(RRSO)中发现 25 例(2.6%)侵袭性或上皮内卵巢、输卵管、腹膜恶性肿瘤,BRCA1、BRCA2 携带者和非携带者的比例分别为 4.6%、3.5%和 0.5%($P<0.001$)。多参数模型中,与 RRSO 发现临床隐匿性肿瘤相关的因素包括:BRCA1/2 突变状态结果阳性($P=0.005\ 6$)、绝经后状态($P=0.002\ 3$)、异常的经阴道超声($P<0.001$)。对于 387 例 BRCA1/2 突变结果阴性、CA125 正常的女性,RRSO 的发现都是良性的。总之,GOG-0199 的初步结果发现,行 RRSO 的高危女性中 2.6%患者发现临床隐匿的癌症。BRCA1/2 突变、绝经后状态、异常的术前 CA125 和(或)经阴道超声结果与 RRSO 能够检测发现癌症有关。

(4) 低危绝经后女性预防卵巢癌的附件切除风险阈值的定义:决策模型研究

这项决策模型研究旨在确定中低危绝经后女性中降低风险的 RRSO 用于卵巢癌预防的成本-效益的阈值定义。对于大于 50 岁女性的不同风险阈值(2%、4%、5%、6%、8%和 10%),根据文献中确定的数据评估总体花费,生活质量调整寿命年(Quality-adjusted life years,QALYs),癌症发生率、边际成本效益(ICER)及其影响。花费以 2012 年物价确定,花费/结局终止于 3.5%。结果发现,在卵巢癌终身风险为 2%的人群中,RRSO 并不能挽救 QALYs,也不具有成本效益优势;在卵巢癌终身风险为 4%的人群中,RRSO 能够挽救 QALYs,也不具有成本效益优势;在卵巢癌终身风险为 5%的人群中,RRSO 能够挽救更多的寿命年以及 QALYs,具有较大的成本效益;在卵巢癌风险为 5%、6%、8%和 10%的人群中,RRSO 的 ICER 分别为 15 247 英镑,8 859 英镑,4 584 英镑和 1 864 英镑;而寿命年的收益等于 29.2 天、40.1 天、62.1 天和 80.3 天。这些结果对于 RRSO/卵巢癌/心血管事件的花费治疗而言并不敏感。在确定性/概率敏感性分析中,在 2 万英镑意愿付费阈值/QALY 情况下,风险阈值为 4%、5%、6%、8%和 10%的情况在拟态达到 67%、80%、84%、91%和 94%的水平时,RRSO 才具有成本效益;如果意愿付费阈值/QALY 提高到 3 万英镑,拟态水平则需分别增加到 77%、84%、85%、92%和 94%。该拟态比例表示在不同付费阈值意愿下干预具有成本效益。据此,研究者认为,降低风险的 RRSO 在大于 50 岁的、流行病学/遗传风险大于或等于 5%的绝经后女性中具有高度的成本效益,能够增加大于或等于 29.2 天的预期寿命。

(5) 口服避孕药

口服避孕药可减少卵巢癌的发生风险。据 WHO 报告,服用避孕药者发生卵巢癌的危险性下降 30%~60%,并且随着服药时间的延长,危险性降低更明显。服用 5 年以上危险性降低 50%。有结扎输卵管也可减少卵巢癌危险性的报道。相反,应用促排卵药后为怀孕者发生卵巢癌的危险性增加。特别是有癌症家族史者的危险性增加更明显。不孕症妇女服用克罗米芬等促排卵药 12 个周期以上发生卵巢癌的危险度增加 2~3 倍。

(6) 饮食结构的调整

在饮食中少食含饱和脂肪酸的食物,多食蔬菜对预防卵巢癌肯定有利。

2. 二级预防：卵巢癌的筛查

1) 筛查人群

通过有效的筛查手段可以发现一部分早期卵巢癌，提高卵巢癌的生存率。Ⅰ期卵巢癌治疗后的5年生存率为88%，而Ⅳ期仅为18%，差异悬殊。由于早期卵巢癌并无独特的临床症状，因此早期发现主要是在无症状人群中筛查。目前卵巢癌筛查的现状如下：首先，各种筛查手段的敏感性和特异性并不是很高，都有一定的假阳性，这就造成患者不必要的焦虑和紧张，甚至更严重的后果。其次，在大量人群中进行筛查费用昂贵，准确性不高，假阴性比例较高。因此，现代的观点在普通人群中施行常规定期筛查是不现实的。那么应对哪些人群进行定期筛查呢？

首先是上述的高危人群。即遗传性卵巢癌综合征者，BRCA1或BRCA2突变基因携带者。对这些高危人群应自25岁就开始定期筛查。

其次是50岁以上人群。美国卵巢癌的发病率30~50岁20/10万，50岁以上50/10万，50岁以上的人群应为常规筛查人群。

2) 筛查手段

卵巢癌的早期发现需依赖可靠的筛查手段，较简单的有3种：妇科盆腔检查，CA125与HE4，B超。

(1) 妇科盆腔检查：这是最简单也是最常用的方法，多数盆腔肿块可以通过普通妇科盆腔双合诊或三合诊检查而发现，但很小的肿块或较肥胖的人往往很难通过盆腔检查而发现。

(2) CA125与HE4：CA125是发现卵巢浆液性癌较好的肿瘤标志物，以35 kU/L作为阳性界值，85%的卵巢癌患者为阳性。Ⅰ期患者仅50%阳性。晚期卵巢癌的阳性率高，升高的幅度大。CA125值升高往往较临床症状出现早3~6月。连续检测可提高特异性及阳性预测值。正常情况下HE4在人体中有非常低的表达，但在卵巢癌患者的组织和血清中会非常高。作为单一肿瘤标志物，HE4对卵巢癌检测的灵敏度最高，尤其是在作为早期无症状阶段的Ⅰ期疾病中。通过检测体内HE4的水平及其变化，有助于卵巢癌的早期诊断、鉴别诊断、治疗监测和预后评估。研究表明，单独使用HE4的敏感度约为82.7%，单独使用CA125的敏感度为45.9%，而同时检测对卵巢癌阴性预测值和诊断准确率分别增加至96.2%和90.7%。ROMA是利用CA125和HE4检测值建立的卵巢癌风险计算法，近年来国外研究表明，ROMA可有效辅助评估绝经前和绝经后的女性盆腔肿块为上皮性卵巢癌的风险，更好地鉴别卵巢良、恶性肿瘤。

(3) 腹部B超、阴道B超及彩色多谱勒检查：超声检查对发现盆腔肿块有重要价值。阴道B超可以准确地显示卵巢的大小及形状，它与腹部B超具有同样的不足，即缺乏足够的特异性来鉴别肿瘤的性质。彩色多普勒检查则可根据血流动力学阻力指数及脉冲指数对区别肿瘤的良、恶性提供了重要的参考。

这三种检查各有特点，现主张联合这三种手段作为基本筛查卵巢癌的方法，这有助于提高敏感性及特异性。

3. 三级预防：卵巢恶性肿瘤的治疗

一经发现卵巢肿瘤，应行手术。手术目的：① 明确诊断；② 切除肿瘤；③ 恶性肿瘤进行手术-病理分期。如果术前没有明确病理诊断，应在术中将切下的卵巢肿瘤送快速冷冻组织病理学检查,进行确诊。手术可通过腹腔镜和(或)剖腹进行,腹腔镜大多用来进行卵巢肿瘤的诊断,而晚期卵巢恶性肿瘤手术治疗应该是剖腹手术。应根据卵巢肿瘤的性质、组织学类型、手术-病理分期和患者的年龄等因素来决定治疗的目的和是否进行手术后的辅助治疗。

治疗的目的和原则:① 对卵巢上皮性癌治疗目标是早期争取治愈,晚期控制复发,延长生存期及提高患者生活质量。主要的治疗方式为手术加紫杉醇和铂类药物的联合化疗。② 对卵巢生殖细胞恶性肿瘤治疗的目标是治愈,主要的治疗方式为手术和以 PEB(DDP+VP16+PYM)/PVB(DDP+VCR+PYM)为主要方案的化疗,保留生育功能是该类肿瘤治疗的原则。③ 对性索-间质性肿瘤的目标也是治愈,手术是主要的治疗手段,对年轻的早期患者可实施单侧卵巢切除术,保留生育功能。④ 对发生转移的患者还没确定最佳的治疗方案。要强调治疗医师的资格论证,最好是由经过正规训练的妇科肿瘤专科医师实施卵巢癌的治疗。

1) 手术治疗

(1) 全面分期手术

① 腹部足够大的纵切口;

② 全面探查;

③ 腹腔细胞学检查(腹水或盆腔、结肠侧沟、横膈冲洗液);

④ 大网膜切除;

⑤ 全子宫和双附件切除;

⑥ 仔细的盆腹腔探查及活检(粘连、可疑病变盆腔侧壁、肠浆膜、肠系膜、横膈);

⑦ 盆腔及腹主动脉旁淋巴结切除术(至少达到肠系膜下动脉水平,最好达到肾血管水平)。

(2) 再分期手术

再分期手术是指首次手术未明确分期,亦未用化疗而施行的全面探查和分期手术。如术后患者已用化疗,应属于间歇性肿瘤细胞减灭术。

(3) 肿瘤细胞减灭术

尽最大努力切除原发灶及一切转移瘤,使残余癌灶直径小于 1 cm(满意的肿瘤细胞减灭术)。

① 手术需要一个足够大的纵切口;

② 腹水或腹腔冲洗液的细胞学检查,但是对于腹腔已经明确受累,细胞学检查并不改变分期;

③ 全子宫双侧附件及盆腔肿块切除,卵巢动、静脉高位结扎;

④ 切除大网膜,尤其是受累的网膜必须切除;

⑤ 腹主动脉旁及盆腔淋巴结清除术(至少达到肠系膜下动脉水平,最好达到肾血管水平),已受累或增大的淋巴结应该切除;而对于盆腔以外受累且转移灶不超过 2 cm,也应该进行双侧盆腔及腹主动脉旁淋巴结切除;

⑥ 阑尾切除及肠道转移病灶处理;

⑦ 为了达到满意的肿瘤细胞减灭术可以采取某些特殊的手术措施,包括肠切除、部分横膈或腹膜切除、脾切除、部分肝切除、胆囊切除、胃部分切除、膀胱部分切除、输尿管膀胱种植、胰尾切除、根治性盆腔切除(盆腔清除术)等。

(4) 间歇性("中间性"或间隔)肿瘤细胞减灭术

对于某些晚期卵巢癌病例,术前评估或术中评估或腹腔镜下评估难以达到满意的肿瘤细胞减灭术,则可先用3个疗程(最多不超过6个)的化疗,再行肿瘤细胞减灭术。目前的循证医学证据已经证明这种治疗策略至少不影响最终的治疗结果,但是由于其可以明显地提高手术质量和减少手术并发症的发生,同时减低了手术难度,也不失为一种好的治疗手段。

(5) 再次肿瘤细胞减灭术

再次肿瘤细胞减灭术是指对残余瘤或复发瘤的手术,如果没有更有效的二线化疗药物,这种手术的价值是很有限的。

(6) 二次探查术

二次探查术是指经过满意的肿瘤细胞减灭术1年内,又施行了至少6个月疗程的化疗,通过临床物理检查及辅助实验室检测(包括CA125等肿瘤标志物)均无肿瘤复发迹象,而施行的再次剖腹探查术,其目的在于了解腹腔癌灶有无复发,作为日后制订治疗方案的依据。但是,由于近年的研究表明二次探查术并不能改善患者的生存时间和预后,现已很少应用。交界性肿瘤、Ⅰ期上皮性癌、恶性生殖细胞肿瘤、性索-间质性肿瘤不做二次探查术。

(7) 腹腔镜技术在卵巢癌治疗中的应用

腹腔镜下的卵巢癌手术,是难度较大的一类手术,也是最受争议的手术,迄今,绝大多数妇科肿瘤学家都不主张采用腹腔镜下的手术方式治疗晚期卵巢癌。因此,腹腔镜手术一般仅适用于ⅡC期以前的早期卵巢上皮性癌和生殖细胞肿瘤。无论如何,在发现附件肿瘤为恶性时,实施卵巢癌的腹腔镜手术必须符合以下情况:① 肿瘤直径小于10 cm;② 腹腔内其他部位或脏器无明显的转移病灶;③ 术者有足够的技术以完成整个手术。卵巢癌的腹腔镜手术仅用于下列几个方面:① 早期卵巢癌全面分期手术:包括卵巢癌的腹腔镜探查活检术,腹腔镜下大网膜切除术及全子宫、双附件切除术和盆腔及腹主动脉旁淋巴结切除。② 卵巢癌的腹腔镜再分期手术。

2) 化疗

(1) 术后辅助化疗是晚期卵巢癌的重要治疗措施,一定要及时、足量、规范。对于进行了最大限度的肿瘤细胞减灭术,或瘤体很小的患者更为有效。卵巢上皮性癌的一线化疗方案主要包括TP(紫杉醇+顺铂)腹腔静脉联合化疗、TC(紫杉醇、卡铂)静脉化疗、DC(多西他赛、卡铂)静脉化疗、剂量密集型TC静脉化疗(dd-TC)、TC静脉化疗联合贝伐单抗等,最早应用的PC对某些经济困难的患者仍有价值(表17.3)。二线化疗药物较多,但并没有首选的化疗方案。脂质体多柔比星、吉西他滨、拓扑替康联合铂类获得较好的循证医学证据。恶性生殖细胞肿瘤及性索-间质性肿瘤可用PEB(顺铂、依托泊苷、平阳霉素)、PVB(顺铂、长春新碱、平阳霉素)、VAC(长春新碱、放线菌素D、环磷酰胺)方案作一线方案。

紫杉醇的问世,无疑给卵巢癌的治疗尤其是卵巢上皮性癌的治疗带来了曙光,将其与治疗卵巢癌最有效的铂类药物结合起来无疑是当前最有价值的选择。GOG-111和OV-10均证明了将紫杉醇与顺铂联合应用(TP)明显优于治疗卵巢癌的传统方案PC,随后GOG-158进一步证实了TC和TP在临床近期疗效上相似,但是毒副作用更加可控,从而TC取代了TP,成为当前卵巢上皮性癌的首选化疗方案。多西他赛单药应用治疗卵巢癌尤其是复发性卵巢癌的疗效与紫杉醇相似,但是其毒性反应和紫杉醇却不同,SCOTROC的实验证实了DC的临床疗效与TC完全不同(ORR均为59%),但是不良反应却各不相同,DC表现更严重的骨髓抑制，而 TC 则会发生更严重的神经损害。

表 17.3　卵巢上皮性癌常用联合化疗方案

方案	药物	剂量及方法	治疗间隔
TP	紫杉醇（T）	d1：135 mg/m²，iv，超过 3 小时	3 周或 24 小时
		d8：60 mg/m²，ip（腹腔注射）	
	顺铂（P）	d2：75 mg/m²，ip	
TC	紫杉醇（T）	d1：175 mg/m²，iv，超过 3 小时	3 周
	卡铂（C）	d1：AUC 5～7.5（我国一般选择 5），iv，超过 1 小时	
DC	多西他赛（D）	d1：60～75 mg/m²，iv，超过 1 小时	3 周
	卡铂（C）	d1：AUC 5～6（我国一般选择 5），iv，超过 1 小时	
dd-TC	紫杉醇（T）	d1，d8，d15：80 mg/m²，iv，超过 1 小时	3 周
	卡铂（C）	d1：AUC 5～7.5（我国一般选择 5），iv，超过 1 小时	
TC-BEV	紫杉醇（T）	d1：175 mg/m²，iv，超过 3 小时	3 周
	卡铂（C）	d1：AUC 6（我国一般选择 5），iv，超过 1 小时	
	贝伐单抗（BEV）	d1：7.5 mg/kg，iv，30～90 分钟，化疗完成后再进行 12 个疗程或 d1：15 mg/kg，iv，30～90 分钟，从化疗的第二疗程开始，化疗完成后再继续应用至 22 个疗程	
PC	顺铂（P）	d1：70 mg/m²，iv	3～4 周
	环磷酰胺（C）	d1：700 mg/m²，iv	

虽然 TC 在治疗卵巢上皮性癌方面已经取得了很好的疗效，但是针对其改进的探索从来没有停止过。腹腔化疗对卵巢癌的治疗价值近年来受到重视。最近，美国 GOG 一项Ⅲ期临床研究（GOG-172）结果表明，与静脉化疗相比，腹腔与静脉联合化疗降低了卵巢癌患者 20% 的复发风险和 25% 的死亡风险。平均中位生存时间为 65.6 个月，这是迄今为止在一系列晚期卵巢癌临床随机对照试验中报道最长的中位生存时间，但是腹腔与静脉联合化疗组比静脉化疗组的患者更容易出现严重的药物不良反应，特别在白细胞减少、血小板减少和感染等化疗药物毒性反应。因此，腹腔化疗组中只有 42% 的患者完成了规定 6 个疗程的原方案腹腔化疗。基于 GOG-172 研究的结果，美国国家癌症综合治疗联盟（National Comprehensive Cancer Network，NCCN）已将该腹腔化疗方案写入卵巢癌临床指南中。该研究使用的腹腔与静脉联合化疗方案为：紫杉醇 135 mg/m²，iv（d1）+顺铂 75 mg/m²，ip（d2）+紫杉醇 60 mg/m²，ip（d8）。研究腹腔化疗药物除顺铂外还增加了紫杉醇。共 429 例患者参与研究（415 例符合纳入标准），iv 组给予紫杉醇 135 mg/m²，iv（d1）+顺铂 75 mg/m²，iv。另外一方面，这可能与 ip 组比 iv 组增加了化疗药物剂量和次数有关，而胃肠道反应、神经毒性、乏力、代谢异常和疼痛等非血液学毒性反应的发生率也是 ip 组高。ip 组和 iv 组的中位无疾病进展时间分别为 23.8 个月和 18.3 个月（$P=0.05$），总生存期分别为 65.6 个月和 49.7 个月（$P=0.03$）。在 GOG-172 研究中化疗前、第 4 疗程前、6 个疗程完成后的 3～6 周以及 1 年后四个时间段，对卵巢癌患者生活质量（quality of life，QOL）进行了评价。结果 ip 组比 iv 组的生活质量明显下降，特别是在第 4 疗程前以及 6 个疗程完成后的 3～6 周，ip 组

的 QOL 均比 iv 组低,但是在治疗 1 年后的 QOL 两组并无差异。由于 GOG-172 在生存数据上获得了很好的结论,NCI 发布的临床公告,对于已经接受了满意的肿瘤细胞减灭术的患者应该建议其进行腹腔化疗,至少要和患者说明这个实验的结果,但是由于此方案的毒副作用较强,也需要让患者充分知情。

日本学者进行了一项非常有意义的 RCT 研究(JGOG3016),对晚期的卵巢上皮性癌、输卵管癌、原发性腹膜癌患者采用剂量密集型 TC 周疗,可使患者获益。经过 6.4 年的随访,中位无进展生存期(PFS)分别为 51.1 个月和 58.7 个月($P=0.039$)。GOG-218 和 ICON7 是两个类似的临床试验,均是将卵巢上皮性癌的一线化疗 TC 方案与新近问世的贝伐单抗进行联合,并于化疗结束一定时间内使用贝伐单抗进行维持治疗。两个实验均证实了 TC 联合贝伐单抗对于预后有不同程度地改善,但所需的治疗费用很高。

(2) 卵巢癌的先期化疗:也叫新辅助化疗,是指在明确诊断卵巢癌后,选择相应有效的化疗方案给予患者有限疗程的化疗,然后再进行肿瘤细胞减灭术。新辅助化疗一般 2~3 个疗程。

① 新辅助化疗目的:减少肿瘤负荷;提高手术质量;改善患者预后。
② 新辅助化疗的先决条件:明确的病理诊断;明确病变程度和范围。
③ 新辅助化疗的方法:腹腔化疗;动脉化疗;静脉化疗。
④ 新辅助化疗的临床意义:主要是可以明显改善手术质量,提高手术彻底性。目前还没有极具说服力的前瞻性研究报告表明先期化疗能提高卵巢癌患者的生存率,值得进一步研究。

3) 卵巢癌的巩固化疗

目的在于加强初治效果,延缓复发,提高患者的生存率,但考虑到普通巩固化疗疗效的非限定性及毒副作用,在缺乏循证医学的证据的情况下,目前尚不作为临床的常规治疗。化疗期限应根据肿瘤的类别和期别等而定。化疗的实施应考虑"个体化",重视评估化疗的效果和毒副作用,及时调整化疗药物的剂量和方案。

4) 放疗

某些肿瘤对放疗非常敏感(如无性细胞瘤),对于残余瘤或淋巴结转移可行标志放疗,移动式带形照射(moving stripe radiation)亦可选用,放射性核素(^{32}P)适于腹腔内灌注。放疗为卵巢癌手术和化疗的辅助治疗。

5) 随访与监测

(1) 病情监测

卵巢癌易于复发,应长期予以随访和监测。随访和监测内容如下:
① 临床症状、体征、全身及盆腔检查,强调每次随诊盆腔检查的重要性。
② 肿瘤标志物:CA125、AFP、hCG。
③ 影像检查:B 超、CT 及 MRI(有条件者)。
④ 正电子发射显像(PET)(有条件者)。
⑤ 类固醇激素测定:雌激素、孕激素及雄激素(对某些肿瘤)。

(2) 术后随访

① 术后 1 年,每月 1 次;
② 术后 2 年,每 3 个月 1 次;

③ 术后 3 年,每 6 个月 1 次;
④ 术后 3 年以上者,每年 1 次。

(NCCN 指南:术后 1～2 年内每 2～4 个月 1 次,术后 3～5 年内每 3～6 个月 1 次,5 年后每年 1 次)。

6) 疗效评定

(1) 复发征象

① 盆腔检查发现肿物;② 腹部检查发现肿物;③ 腹水出现并找到癌细胞;④ 肺部阴影;⑤ 淋巴转移;⑥ 影像检查(X 线、CT、MRI、B 超)及核素显像有阳性发现;⑦ 二次探查术或腹腔镜检查发现复发灶,并经病理学检查证实,腹腔冲洗液瘤细胞阳性;⑧ CA125、hCG、AFP 转阳性。

(2) 评价标准

① 手术切净肿物,临床已无可测量的观察指标:Ⅰ. 缓解:临床上未发现上述复发标准;Ⅱ. 复发:符合复发的诊断标准。

② 手术未切净肿块,临床仍有可测量观察指标:Ⅰ. 缓解:肿瘤完全消失,标志物恢复正常达 3 个月以上;Ⅱ. 进展:残留肿瘤生长超过原来肿瘤体积的 50%。

7) 卵巢交界性肿瘤或低度潜在恶性肿瘤的处理

卵巢交界性肿瘤占卵巢上皮性肿瘤的 9.2%～16.3%,Ⅰ期为主,占 50%～80%,其中主要是黏液性,而Ⅲ期中则主要是浆液性。患者发病年龄较轻,平均 34～44 岁,合并妊娠者占 9%。卵巢交界性肿瘤是一类性质较为特别的卵巢肿瘤,具有下列特点:① 易发生于生育年龄的妇女;② 常为早期,Ⅰ～Ⅱ期患者占 80%;③ 在临床上有一定的恶性上皮卵巢癌的组织学特征,但缺少可确认的间质浸润,恶性程度较低;④ 对化疗不敏感;⑤ 多为晚期复发;⑥ 复发多为卵巢交界性肿瘤。

根据上述特点,通常可切除一侧附件而保留生育功能,对于Ⅰ期患者可不进行分期手术,术后多不需要化疗。卵巢交界性肿瘤双侧的发生率为 38%。对于双侧卵巢交界性肿瘤,只要有正常卵巢组织存在,也可进行肿瘤切除而保留生育功能。期别较晚的卵巢交界性肿瘤如无外生乳头结构及浸润种植也可考虑保留生育功能手术治疗。

(1) 处理原则

手术为交界性肿瘤的最重要、最基本的治疗,手术范围视患者年龄、生育状况及临床分期而定:① 早期、年轻、有生育要求者:切除患侧附件,对侧剖探,腹腔冲洗液细胞学检查及腹膜多点活检,保留生育功能。② 晚期、年龄大或无生育要求者:行全子宫及双侧附件切除、大网膜、阑尾切除或实行肿瘤细胞减灭术。

(2) 原则上不给予术后辅助化疗

但亦有资料表明,对期别较晚、有浸润性种植和 DNA 为非整倍体的卵巢交界性肿瘤,术后也可实行 3～6 个疗程正规化(方案同卵巢上皮性癌)。辅助化疗能否减少复发,提高患者生存率还有待证实。

(3) 预后与复发

交界性肿瘤恶性程度低,预后好,复发晚,复发率随时间推移而增加。交界性肿瘤复发,绝大多数病理形态为交界性,再次手术仍可达到较好结果。

8) 早期卵巢上皮性癌的处理

全面的分期手术是早期卵巢上皮性癌最基本也是最重要的治疗手段,通过手术早期卵巢上皮性癌可以分为低危和高危两大类。低危组包括所有 FIGO IA 和 IB 期肿瘤分化好的患者,预后良好。对这类患者的治疗,全面的分期手术是最重要的,术后大部分患者不需要进一步治疗,90%以上患者可长期无瘤存活。高危组包括所有 IA 和 IB 中分化到低分化的癌,以及 IC 期的肿瘤和所有卵巢透明细胞癌,患者预后不良。有高危因素的患者,30%~40%有复发的危险,25%~30%在首次手术后 5 年内死亡。这些患者在全面手术分期结束后,还需要进行辅助治疗,建议 TC 化疗 3~6 个疗程。

(1) 早期卵巢上皮性癌与复发有关的高危因素

① 包膜破裂;② 肿瘤表明生长;③ 低分化;④ 与周围组织粘连;⑤ 透明细胞癌;⑥ 腹腔冲洗液阳性;⑦ 卵巢癌外转移。

(2) 早期卵巢上皮性癌的术后化疗指征

① 无精确手术分期,即未行大网膜切除和(或)腹膜后淋巴结清除术。
② 透明细胞癌。
③ 中分化或低分化肿瘤(G2、G3)。
④ 卵巢表明有肿瘤生长(IC)。
⑤ 肿瘤破裂或包膜不完整。
⑥ 肿瘤与盆腔粘连。
⑦ 腹水或腹腔冲洗液阳性(IC)。

(3) 化疗方案及疗程

应以紫杉醇和铂类药物为主,优先采用较为简便的化疗方案,如紫杉醇和卡铂(TC)。疗程以 3~6 个疗程为宜。

9) 晚期卵巢上皮性癌的处理

晚期卵巢上皮性癌标准治疗模式是,患者一开始就应该进行满意的肿瘤细胞减灭术,尽最大可能使残余肿瘤直径小于 1 cm。对于满意的肿瘤细胞减灭术后的患者,应该和其讨论腹腔化疗的问题,应该积极使用 TP 腹腔静脉联合化疗,当然其他化疗方案也是好的选择(如 TC、DC、dd-TC),如果经济条件好,TC 与贝伐单抗联合也是好的治疗措施。对于未能行满意的肿瘤细胞减灭术受的患者,建议使用静脉化疗(如 TC、DC、dd-TC)。另外,如果患者在首次肿瘤细胞减灭术后残余肿瘤数量相当多,可以给予 2~3 个疗程的化疗(总疗程 8~9 个)。

(1) 晚期卵巢上皮性癌影响预后或危险因素

① 年龄:年轻者(小于 50 岁)预后较好。
② 期别:期别是主要因素,期别越晚,预后越差。
③ 病理分级:高、中、低分化的 5 年生存率分别为 59%、25%、7%。
④ 初次手术肿瘤切除的彻底性,或残留肿瘤体积大小:残留愈大,预后愈差。
⑤ 肿瘤组织类型:浆液性癌、透明细胞癌较黏液性癌及子宫内膜样癌预后差。
⑥ 腹膜后淋巴结转移阳性预后差。
⑦ 肿瘤细胞减灭术后 4 周的血清 CA125 水平下降不满意(不及术前的 50%)或术后 2 个月未降至正常,预后差。

(2) 复发卵巢上皮性癌的诊断与治疗

① 复发卵巢癌的定义：Ⅰ．复发(recurrence,relapse)：经过满意的肿瘤细胞减灭术和正规足量的化疗达到临床完全缓解,停药半年后临床上再次出现肿瘤复发的证据,视为复发。Ⅱ．未控(failure of treatment)：虽然经过肿瘤细胞减灭术和正规足量的化疗,但肿瘤仍进展或稳定,二次探查手术发现残余灶或停用化疗半年之内发现复发证据,均视为未控。

② 卵巢癌复发的迹象和证据：Ⅰ．CA125 升高；Ⅱ．出现胸、腹水；Ⅲ．体检发现肿块；Ⅳ．影像学发现肿块；Ⅴ．不明原因肠梗阻。

只要存在上述中的两项就要考虑肿瘤复发。复发的诊断最好有病理的支持。

(3) 复发卵巢癌的分型

① 化疗敏感性：定义为对初期以铂类药物为基础的治疗有明确反应,且已经达到临床缓解,停用化疗 6 个月以上病灶复发。

② 化疗耐药型：定义为患者对初期的化疗有反应,但在完成化疗相对短的时间内证实复发,一般认为完成化疗后 6 个月内的复发应考虑为铂类药物耐药。

③ 顽固型：是指在初期化疗时对化疗有反应或明显反应的患者中发现有残余病灶,例如二次探查术阳性者。

④ 难治型：是指对化疗没有产生最小有效反应的患者,包括在初始化疗期间肿瘤稳定或肿瘤进展者,大约发生于 20% 的患者。这类患者对二线化疗的有效反应率最低。

(4) 卵巢癌复发的治疗

① 治疗前的准备：详细复习病史包括：手术分期；组织学类型和分级；手术的彻底性；残余瘤的大小及部位；术后化疗的方案、途径、疗程、疗效；停用化疗的时间；出现复发的时间等。

② 对复发性卵巢癌进行分型,对复发灶进行定位分析。

③ 对患者的生活状态(PS)进行评分,对患者重要器官的功能进行评估。

(5) 治疗基本原则

目前观点认为对于复发性卵巢癌的治疗目的一般是趋于保守性的,因此在选择复发性卵巢癌治疗方案时,对所选择方案的预期毒性作用及其对整个生活质量的影响都应该加以重点考虑。在制定二线化疗方案时,常把耐药型、顽固型和难治型卵巢癌考虑为一组,而对铂类药物敏感的复发癌常被分开考虑。

对复发性卵巢癌的治疗应该个体化,分层进行治疗。耐药型和难治型卵巢癌对再次治疗的反应率很低,仅为 10%~15%。多发部位的复发灶和复发瘤大于 5 cm 也提示对再次治疗反应差。敏感型卵巢癌,尤其是有较长无瘤缓解的患者,对再次治疗有很好的疗效。对这一部分复发患者应该积极进行治疗。根据患者的不同情况选择适当的治疗时机,不可过早,也不能过晚。对复发性卵巢癌的治疗是姑息性的,在制订治疗方案时要充分考虑到患者的生存质量和各种治疗方案的毒副作用。

(6) 复发性卵巢癌的化疗

可用于卵巢癌二线治疗的药物有：紫杉醇、脂质体多柔比星、吉西他滨、多西他赛、拓扑替康、六甲嘧胺、异环磷酰胺和依托泊苷(VP16)等。各种药物的有效率基本相似,大约为 20%,因此,卵巢癌二线化疗没有首选的药物。选择药物主要考虑药物的毒性作用、患者以前是否使用过该药物和患者的生存质量。

(7) 复发性卵巢癌的手术治疗

复发性卵巢癌的手术治疗主要用于以下几个方面：解除肠梗阻；大于12个月复发灶的减灭；先前的化疗有很好的反应；患者年龄较轻，有很好的的生活状态评分。在上述情况下进行再次肿瘤细胞减灭术可达到预期的治疗目的，对患者有益。术前进行PET-CT检查，评估复发病灶切净程度，选择性进行再次肿瘤细胞减灭术，可使患者获益。

(8) 化疗敏感型的治疗

停用化疗时间越长，再次治疗缓解的可能性越大，对这类患者的治疗应该采取积极的态度。对于大于12个月复发的孤立可切除病灶，可考虑先行手术切除，然后再化疗。对于敏感型复发的化疗主要选用TC方案，吉西他滨与卡铂的联合以及脂质体多柔比星与卡铂的联合也是不错的选择，还有拓扑替康与铂类的联合效果也是很好的。

(9) 顽固型的治疗

治疗方案的选择取决于二次探查术中发现残余病灶的大小、首次手术后残余瘤的大小、化疗的药物和方案、给药的途径等。对于这类患者的治疗目前主要采用耐药型复发的治疗。NCCN指南推荐的药物有紫杉醇、多西他赛、脂质体多柔比星、吉西他滨、拓扑替康、VP16等。由于不少患者前次化疗的毒副作用尚未完全消失，因此，这时选药的原则应该是选择毒性低的药物。

(10) 开始治疗的时机和指征

临床上有下列情况可考虑开始进行复发性卵巢癌的治疗：a. 临床上有症状，且影像学检查有复发的证据；b. 临床上没有症状，但CA125持续升高，除外其他CA125升高的原因；或影像学检查发现>2～3 cm的复发灶。

10) 卵巢恶性生殖细胞肿瘤的治疗

卵巢恶性生殖细胞肿瘤（malignant ovarian germ cell tumor，MOGCT）是指来源于胚胎性腺的原始生殖细胞而具有不同组织学特征的一组肿瘤，占所有卵巢恶性肿瘤的5%。

(1) 临床特点

多发生于年轻的妇女及幼女，多数生殖细胞肿瘤是单侧的，即使复发也很少累及对侧卵巢和子宫，有很好的肿瘤标志物（AFP、hCG、NSE），对化疗敏感。近年来，由于找到有效的化疗方案，使其预后大为改观。卵巢恶性生殖细胞肿瘤的5年存活率由过去的10%提高到目前的90%。大部分患者可行保留生育功能的治疗。

(2) 病理分类

基于对卵巢肿瘤的进一步认识，1994年世界卫生组织制定的卵巢肿瘤的组织学分类对组织学类型的命名有所变更，并增加了一些新的亚型。主要的组织病理分类如下：① 未成熟畸胎瘤；② 无性细胞瘤；③ 卵黄囊瘤；④ 胚胎癌；⑤ 绒毛膜癌；⑥ 混合型恶性生殖细胞肿瘤。

(3) 诊断

卵巢恶性生殖细胞肿瘤在临床表现方面具有一些特点，如发病年龄轻、肿瘤较大、肿瘤标志物异常、很容易产生腹水、病程发展快等。应注意到肿瘤的这些特点，给予及时诊断。特别是血清甲胎蛋白（AFP）和人绒毛膜促性腺激素（hCG）的监测可以起到明确诊断的作用。卵黄囊瘤可以合成AFP，卵巢绒毛膜癌可分泌hCG，这些都是很特异的肿瘤标志物。

血清 AFP 和 hCG 的动态变化与癌瘤病情的好转和恶化是一致的,临床完全缓解期的患者血清 AFP 或 hCG 值轻度升高也预示癌瘤的残存或复发。虽然血清 AFP 和 hCG 的检测对卵巢内胚窦瘤和卵巢绒毛膜癌有明确诊断的意义,但卵巢恶性生殖细胞肿瘤的最后确诊还是要依靠组织病理学的诊断。

(4) 治疗

① 治疗的目标:治愈。

② 主要的治疗方式:手术(剖腹探查进行手术分期、保守性单侧卵巢切除、切除转移灶)和化疗(ⅠA 期的无性细胞瘤和 ⅠA 期 G1 级的未成熟畸胎瘤除外)。保留生育功能是治疗的原则。

Ⅰ. 手术治疗:由于绝大部分恶性生殖细胞肿瘤患者是希望生育的年轻女性,常为单侧卵巢发病,即使复发也很少累及对侧卵巢和子宫,更为重要的是卵巢恶性生殖细胞肿瘤对化疗十分敏感。因此,手术的基本原则是无论期别早晚,只要对侧卵巢和子宫未受肿瘤累及,均应行保留生育功能的手术,即仅切除患侧附件,同时行全面分期探查术。对于复发的卵巢生殖细胞肿瘤仍主张积极手术。

Ⅱ. 化疗:恶性生殖细胞肿瘤对化疗十分敏感。根据肿瘤分期、类型和肿瘤标志物的水平,术后可采用 3～6 个疗程的联合化疗。卵巢恶性生殖细胞肿瘤的常用化疗方案见表 17.4。

表 17.4　卵巢恶性生殖细胞肿瘤的常用化疗方案

方案	药物	剂量及方法	治疗间隔
BEP	博来霉素(B)	15 mg/m^2,第 2 日,每周 1 次,静滴或肌注	3 周
	依托泊苷(E)	100 mg/m^2,d×3 日,静滴	
	顺铂(P)	30～35 mg/m^2,d×3 日,静滴	
BVP	博来霉素(B)	15 mg/m^2,第 2 日,每周 1 次,深部肌注	3 周
	长春新碱(V)	1～1.5 mg/m^2,d×2 日,静注	
	顺铂(P)	20 mg/m^2,d×5 日,静滴	
VAC	长春新碱(V)	1.5 mg/m^2,静注	4 周
	放线菌素 D(A)	200 μg/m^2,d×5 日,静滴	
	环磷酰胺(C)	200 mg/m^2,d×5 日,静注	

注:博来霉素总剂量为 250 mg/m^2,单次剂量不可超过 30 mg

生殖细胞肿瘤最有效的化疗方案是博来霉素、依托泊苷和顺铂(BEP)。所有的生殖细胞肿瘤,除了 ⅠA 期 G1 级的未成熟畸胎瘤,都应该进行单侧卵巢切除术和手术分期,紧接着 4～6 个疗程的 BEP 化疗。有肿瘤标志物升高的患者,化疗应持续至肿瘤标志物降至正常后 2 个疗程。ⅠA 期 G1 级未成熟畸胎瘤术后不需要进一步化疗。

Ⅲ. 放疗:为手术和化疗的辅助治疗。无性细胞瘤对放疗最敏感,但由于无性细胞瘤的患者多年轻,要求保留生育功能,目前放疗已较少应用。对复发的无性细胞瘤,放疗仍能取得较好疗效。

Ⅳ. 随访和监测:与卵巢上皮性肿瘤类似,内容包括盆腔检查、肿瘤标志物和影像学检查(CT、USG、PET)。术后 1 年,每个月 1 次;术后 2 年,每 3 个月 1 次;术后 3 年,每 6 个月

1次;术后3年以上者,每年1次。

Ⅴ. 预后情况:5年存活率:Ⅰ期为95%,Ⅱ期为70%,Ⅲ期为60%,Ⅳ期为30%。

11) 卵巢性索-间质肿瘤的处理

(1) 诊断:卵巢性索-间质肿瘤占卵巢恶性肿瘤的5%~8%,成人型颗粒细胞肿瘤(95%)发生在绝经期,发病的平均年龄是50~53岁。青少年型颗粒细胞肿瘤(5%)发生在20岁之前。颗粒细胞肿瘤常产生雌激素,75%的病例与假性性早熟有关,25%~50%的中老年女性病例与子宫内膜增生过长有关,5%与子宫内膜腺癌有关。支持细胞-间质细胞肿瘤属低度恶性,通常发生在30~40岁妇女,多数是单侧发生。典型的支持细胞-间质细胞肿瘤会产生雄激素,70%~85%的病例会有临床男性化的表现。虽然该类肿瘤多有性激素刺激的症状,但每一种性索-间质肿瘤的诊断完全是根据肿瘤的病理形态,而不以临床内分泌功能及肿瘤所分泌的特殊激素来决定。

(2) 处理原则:治疗的目标是治愈,主要的治疗方式为手术和化疗。性索-间质肿瘤较少见,并具有不可预测的生物学行为的特征。多数性索-间质肿瘤(如纤维肿瘤、泡膜细胞肿瘤、支持细胞肿瘤、硬化性间质肿瘤等)是良性的,应按良性卵巢肿瘤处理。有些是低度或潜在恶性的(如颗粒细胞肿瘤、间质细胞肿瘤、环管状性索-间质肿瘤等),处理方案如下:

① 由于多数肿瘤是单侧发生,对于早期、年轻的患者可行单侧附件切除术及分期手术,保留生育功能。

② 对于期别较晚或已经完成生育的年龄较大患者,适合行全子宫双附件切除(TAH/BSO)进行手术分期,或行肿瘤细胞减灭手术。

③ 还没确定最佳的辅助治疗方案,仅在存在低度恶性转移灶和残余肿瘤的时候才有化疗的指征。可以使用4~6周期的BEP、VAC(长春新碱、放线菌素D和环磷酰胺)或PAC(顺铂、多柔比星和环磷酰胺)。因为分化不良的或Ⅱ期及Ⅱ期以上期别的支持细胞-间质细胞肿瘤更可能复发,所以术后需要行辅助化疗。

④ 因为这类肿瘤多数具有低度恶性、晚期复发的特点,故应坚持长期随诊。

(3) 预后:颗粒细胞肿瘤的10年存活率为90%,20年存活率为75%。支持细胞-间质细胞肿瘤的5年存活率为70%~90%。

12) 其他

(1) BRCA基因突变和聚ADP-核糖聚合酶(PARP)抑制剂

约15%卵巢癌(多为浆液性癌)与BRCA1或BRCA2基因突变有关。最近有证据表明,高达50%的高等级浆液性癌由于BRCA基因突变、表观遗传沉默或其他影响同源重组的基因突变,出现同源性重组缺乏。而BRCA突变患者对顺铂敏感性较高,有更长的生存期。在PARP抑制剂治疗高等级浆液性癌和BRCA突变复发性肿瘤患者的临床研究发现,PARP抑制剂一般单独用于维持治疗。除了BRCA突变,卵巢癌其他生物标志物对于患者药物的选择也很重要。

(2) 抗血管生成治疗和有效的维持治疗

血管生成是肿瘤生长和肿瘤转移的基础。抑制血管生成能够抑制肿瘤的生长,阻止肿瘤转移。血管内皮生长因子(VEGF)可以靶向治疗,抑制新生血管生成。通过抗VEGF抗体和VEGF受体酪氨酸激酶抑制剂,大部分细胞因子被抑制。未来,越来越多的抗血管药物将被发现。随着分子靶向治疗的出现,人们对卵巢癌分子生物学机制的理解也越来越深入。位于 PI3K/Akt 和 RAS/Raf 和其他主要信号通路的下游的丝裂原激活的蛋白激酶(MAPK)在卵巢癌中被激活。同时,血管生成和细胞增殖有许多共同配体,其中包括成纤维细胞生长因子(FGFs)、血小板衍生生长因子(PDGFs)和 HGF/C-MET。这些分子靶点可能成为卵巢癌生物标志物。

(3) 内分泌治疗及激素替代治疗

有研究发现大约 60% 的卵巢癌样本检测到了雌激素受体,但该病对雌激素不敏感。而内分泌药物(如他莫昔芬或来曲唑)则偶尔有效。妇科恶性肿瘤患者的激素替代治疗是第二个重要问题。由于小于 50 岁的年轻患者已暴露于雌激素中,激素替代疗法一般是安全的。接受双侧卵巢切除术有较长期生存的年轻患者应该每 2~3 年接受骨密度测量并接受适当治疗。

4. 四级预防:对症处理和临终关怀

卵巢癌在晚期面临死亡时常会出现疼痛、腹胀、胸闷、肠梗阻、恶病质等,这个阶段主要是缓解症状、改善生活质量、支持治疗及临终关怀。

1) 卵巢癌复发合并肠梗阻的治疗

肠梗阻是复发性卵巢癌患者最常见和最难处理的问题。化疗对大部分肠梗阻患者的疗效不佳,姑息性的保守治疗是较为合适的选择(激素、止痛药、止吐药、胃肠减压和 TPN 等)。选择手术治疗应该谨慎,多处梗阻和多个复发灶手术很难奏效,而且并发症很多(10%~15% 的患者将会在手术后 8 周内死亡,40% 的患者手术没有任何效果)。对孤立的复发灶,仅一个部位的梗阻和对化疗敏感的患者手术可能会有一定的疗效,对肠梗阻患者进行评分有助于临床医师决定是否进行手术。

2) 镇痛治疗

正确估计患者的疼痛程度,对医生正确地选用止痛药的种类和止痛方式有重要的参考价值。评估患者的疼痛程度,疼痛性质,疼痛所致的活动受限程度和睡眠受干扰的程度,按 WHO 提出的三阶梯止痛原则进行镇痛。

3) 贫血、恶病质

贫血、恶病质在肿瘤晚期常会出现,它是肿瘤通过各种途径使肌体代谢改变,不能从外界吸收营养物质,肿瘤又从人体固有的脂肪、蛋白质夺取营养构建自身,故肌体失去大量营养物质,常常需要全静脉营养支持治疗。

4) 临终关怀

晚期患者在患病过程中经受着身体和精神两方面的刺激。躯体的疼痛和严重的失落感,使患者的情绪和心理发生急剧变化。对死亡的恐惧和复杂的心态都会加重疼痛程度,所以临终关怀的目标就是提高患者的生命质量,通过消除或减轻病痛与生理症状,排除心理问题和精神烦恐,令患者内心平静地面对死亡。

参考文献

[1] National Comprehensive Cancer Network. NCCN Clinical Practice Guidelines in Oncology(NCCN Guidelines):Ovarian cancer. Version 1. 2013[Z/OL]. 2012-11-16. http://www. nccn. org/professionals/physician_gls/pdf/ovarian. pdf.

[2] Berek J S,ChjhRalas E,Edelson M, et al. Prophylactic and risk-Reducing bilateral salpingo-oophorectomy:recommendations based on risk of ovarian cancer[J]. Obstet Gynecol,2010,116(3):733 - 743.

[3] Coleman R L,Ramirez P T,Gershenson D M. Neoplastic diseases of the ovary:screening,benign and malignant epithelial and germ cell neoplasms,sex-cord stromal tumors [M]//Lentz G M,Lobo R A,Gershenson D M,et al. Comprehensive Gynecology. 6th ed. Philadelphia,PA:Elsevier Mosby,2012.

[4] Berek J S,Crum C,Friedlander M. FIGO cancer report 2012,Guest Editor:Lynette Danny[J]. Int J Gynecol Obstet,2012,119:s11830 - s12936.

[5] Colombo N, Kutarska E, Dimopolos M, et al. Randomized, open-label, phase Ⅲ study comparing patupilone(EPO906)with pegylated liposomal doxorubicin in platinum-refractoryor-resistant patients with recurrent epithelial ovarian,primary fallopian tube,or primary peritoneal cancer[J]. J Clin Oncol, 2012,30(31):3841 - 3847.

[6] Armstrong D K,Bundy B,Wenzel L, et al. Intraperitoneal cisplatin and paclitaxel in ovarian cancer[J]. N EngI J Med,2006,354:34 - 43.

[7] Mcguire W P,Hoskins W J,Brady M F, et al. Cyclophosphamide and cisplatin compared with paclitaxel and cisplatin in patients with stage Ⅲ and stage Ⅳ ovarian cancer[J]. N Engl J Med,1996,334:1 - 6.

[8] Mutch D G,Prat J. 2014 FIGO staging for ovarian,fallopian tube and peritoneal cancer[J]. GynecolOncol,2014,133(3):401 - 404.

[9] Committee on Gynecologic Practice. Committee opinion no. 620:salpingectomy for ovarian cancer prevention[J]. Obstet Gynecol,2015,125(1):279 - 281.

[10] Frey M K,Kim S H,Bassett R Y, et al. Rescreening for genetic mutations using multi-gene panel testing in patients who previously underwent non-informative genetic screening[J]. Gynecol Oncol,2015,139(2):211 - 215.

[11] Tewari D,Java J J,Salani R,et al. Long-term survival advantage and prognostic factors associated with ovarian cancer:a gynecologic oncology group study[J]. J Clin Oncol,2015,33(13):1460 - 1466.

第十八章 子宫内膜癌的临床预防方略

子宫内膜癌(carcinoma of endometrium)是女性生殖系统常见的妇科恶性肿瘤之一,由于发病位于宫体部,也称为子宫体癌(corpus carcinoma),其发病率仅次于子宫颈癌,约占女性生殖系统肿瘤的20%～30%。近年来,该病的发病率有增高的趋势。子宫内膜癌的好发年龄50～69岁,平均60岁,较子宫颈癌晚,多见于围绝经期或绝经后的老年妇女,60%以上发生在绝经后,约30%发生在绝经前。高发年龄58岁,中位数年龄61岁,40岁以下患者仅占2%～5%,25岁以下患者罕见。近年来,子宫内膜癌发病有年轻化趋势。子宫内膜癌分为雌激素依赖型(Ⅰ型)或相关型,以及雌激素非依赖型(Ⅱ型)或非相关型。这两类子宫内膜癌的发病及作用机制尚不甚明确,其生物学行为及预后也不相同。Ⅰ型子宫内膜癌组织类型为子宫内膜腺癌,多为浅肌层浸润,细胞呈高、中分化,很少累及血管,且对孕激素治疗反应好,预后好。Ⅱ型子宫内膜癌,多为深肌层浸润,细胞分化差,对孕激素无反应,预后差。

第一节 子宫内膜癌的流行病学

虽然子宫内膜癌发病的危险因素涉及范围很广,但这些因素最终可归结为无孕激素对抗的内(外)源性雌激素的过度刺激。月经生育史、哺乳、避孕药、激素替代治疗、长期应用三苯氧氨、饮食和生活习惯等都与子宫内膜癌的发病有关。大多数研究发现初潮早、绝经晚与子宫内膜癌的危险性呈正相关,绝经年龄大于52岁者患子宫内膜癌的危险性为49岁前绝经者的2.4倍。另外,绝经前月经周期变短,患病的危险性增大,这与雌激素刺激频率增加有关。未育者患子宫内膜癌危险性增加2～3倍,与不育相关的多囊卵巢综合征(PCOS)患者发生子宫内膜癌的危险性约为同龄妇女的4倍,在40岁以上的年轻内膜癌患者中,有19%～25%患PCOS。雌激素替代治疗(ERT)与子宫内膜癌发生有关,应用ERT者发生子宫内膜癌的危险性是未用ERT者的3～4倍,且与雌激素剂量及用药时间有关。用药时间小于1年者危险性增加40%,用药时间大于10年者危险性可上升10倍以上。停药后患子宫内膜癌的危险性仍增加2倍左右,且持续时间大于5年。联合使用口服避孕药(雌激素+孕激素)可减少子宫内膜癌的危险性。长期联合使用口服避孕药减少子宫内膜癌的危险性,并且这种保护作用在停药后还能持续长达20年。

1. 地域分布特征

子宫内膜癌为女性生殖系统常见的三大恶性肿瘤之一,约占女性癌症的7%,占女性生殖系统恶性肿瘤的20%～30%。近年来子宫内膜癌在世界范围内的发病率均有上升趋势,近10～20年中子宫内膜癌发生率约为20世纪70年代早期的2倍,并且该病的发生有年轻化趋势。子宫内膜癌发病率的高低与种族和地区等的不同而存在差异,北美和北欧地区的发病率最高,亚洲的日本和印度等地发病率较低。

美国旧金山白人的子宫内膜癌发病率高达22.2/10万,欧洲地区的发病率也高达11/10万～15.7/10万,而日本、菲律宾、科威特和我国上海地区的子宫内膜癌发病率分别为3.2/10万、5.5/10万、2.4/10万和2.9/10万。同一地区不同人种的发病率也不相同,生活在北美和欧洲的亚洲移民的子宫内膜癌的发病率比当地人要低。

在国内妇科恶性肿瘤中,子宫内膜癌的发病率位于子宫颈癌之后,位列第二,而在许多欧美国家,子宫内膜癌的发病率在妇科恶性肿瘤中居首位。世界范围内子宫内膜癌的发病率为0.4/10万～22.2/10万(Parkin et al,1992),发病率最高为美国白种人。

2. 种族特征

根据国外的研究资料,子宫内膜癌的发病与种族有很大的关系。我国有56个民族,各民族之间的子宫内膜癌发病率是否有差异目前还没有报道。

白人和黑人患子宫内膜癌的发病率和存活率有明显差异,白人患子宫内膜癌的风险高但治疗效果较好。黑人的发病率为14.8/10万、5年生存率为55%,而白人的发病率为22.3/10万、5年存活率为84%。杜克大学医学中心1990—1993年的研究发现,黑人患者预后差的主要原因是不同人种之间子宫内膜癌生物学行为方面的差异:黑人与白人在子宫内膜癌发病年龄上无差异(68岁对66岁),但黑人组织分化差得较多,低分化癌在黑人和白人之间的比例分别为49%和18%,晚期病例在黑人和白人中的比例分别为51%和19%,非子宫内膜样腺癌在黑人和白人中的比例分别为12%和38%,黑人患者发生盆腔淋巴结和腹主动脉旁淋巴结转移的比例也高于白人患者。

Sherman等(2003)报告了包括旧金山、奥克兰、康涅狄格、底特律、新墨西哥、亚特兰大和洛杉矶等地区,调查人口接近美国总人口的14%,调查结果发现子宫内膜癌的总发病率在西班牙裔白人为14.04%,黑人为15.31%,非西班牙裔白人为23.43%。单独计算Ⅰ型子宫内膜癌的发病率,在西班牙裔白人、黑人和非西班牙裔白人中分别为11.39%、9.2%和20.14%。单独计算Ⅱ型子宫内膜癌(仅包括浆液性乳突状腺癌和透明细胞癌)的发病率,在西班牙裔白人、黑人和非西班牙裔白人中分别为0.85%、2.16%和1.17%。研究结果表明,非西班牙裔白人的发病率明显高于西班牙裔白人和黑人,但黑人Ⅱ型子宫内膜癌的发病率最高为2.16%。发病率的差异主要与生育状况有关。2000年,每1 000名15～44岁育龄妇女的生育率在非西班牙裔白人、黑人和西班牙裔白人中分别为58.7、71.4和105.9。妊娠和哺乳可明显降低子宫内膜癌的发生,随着妊娠次数、分娩次数的增加,患子宫内膜癌的危险性降低,并且末次生育晚者患子宫内膜癌的危险性明显降低。哺乳时间越长,患子宫内膜癌的危险性越低,哺乳是一个主要的保护性因素,这可能与哺乳期间垂体催乳素维持较高的水平有关,而垂体催乳素对雌激素有抑制作用,使雌激素在哺乳期维持在很低的水平。

亚洲人和亚裔美国人的子宫内膜癌发病率低于美国白人,但两者的预后有很大差别。

Kost 等(2003)报道了 1 811 例来自美军医疗系统的子宫内膜癌患者,回顾性分析了不同种族子宫内膜癌的预后。其中 4.5% 的患者为黑人,5.5% 的患者为亚太国家及岛国移民。亚太国家及岛国移民来自菲律宾、韩国、日本、越南、中国、夏威夷土著、泰国和印度尼西亚,主要来自菲律宾、韩国、日本和越南。研究发现美国白人患者的 5 年生存率为 91%、黑人患者为 72%、亚太移民患者为 77%,后两者与白人相比生存率明显降低。因为所有患者都在军队医院中就诊和治疗,所以不存在黑人或亚太移民的收入低、文化水平低、就医不及时或治疗不正规等干扰因素,同为 I 期子宫内膜癌,白人的 5 年无瘤生存率为 90%、黑人为 76%、亚太移民为 72%。因此,种族可能是一个独立的预后因素。

3. 年龄分布

子宫内膜癌可发生于任何年龄,但好发于老年妇女,综合国内外的研究报道可以看出子宫内膜癌好发于中老年女性,发病年龄高峰为 50~65 岁。近年的研究发现子宫内膜癌的发病率有升高和年轻化的倾向,国内外不同研究报道之间存在一定差异,可能与人种和样本量等因素有关。Sorosky(2008)报道,子宫内膜腺癌的平均发病年龄为 61 岁,50~60 岁为高发年龄段,90% 以上的病例在确诊时大于 50 岁,约 20% 在绝经前发病,约 2%~5% 的病例发病时小于 40 岁。国内报道的发病年龄比国外报道的小。吴鸣等(2002)总结了北京协和医院子宫内膜癌病例,结果显示子宫内膜癌发病年龄 25~89 岁,平均 56.9 岁。杨开选(2007)总结了 2002—2006 年的 658 例子宫内膜癌病例患者,最小年龄为 18 岁,最大年龄为 85 岁,平均年龄为 (53.30 ± 9.60) 岁。51~60 岁组是子宫内膜癌发病的高峰,年龄组构成比为 47.0%,45 岁及以下患者年龄组构成比为 17.5%,60 岁以上患者年龄组构成比 19.1%。彭芝兰等回顾总结了四川大学华西第二医院 1 299 例子宫内膜癌的临床病理资料,分三个阶段进行对比分析。第一阶段:1989—1995 年子宫内膜癌 290 例;第二阶段:1996—2003 年子宫内膜癌 499 例;第三阶段:2004—2007 年 6 月子宫内膜癌 510 例。三个阶段患者的平均年龄分别为 (54.5 ± 8.9)、(52.8 ± 9.2) 和 (51.6 ± 9.1) 岁,45 岁以下患者所占比例分别为 5.5%(16/290)、14.4%(72/499) 和 18.6%(95/510),患者年龄有年轻化趋势。

第二节　子宫内膜癌可能的发病因素

子宫内膜癌发病的危险因素涉及范围很广,但这些因素最终可归结为无孕激素对抗的内(外)源性雌激素的过度刺激。月经生育史、哺乳、避孕药、激素替代治疗、长期应用三苯氧胺、饮食和生活习惯等都与子宫内膜癌的发病有关。

子宫内膜非典型增生是子宫内膜癌的癌前病变已被公认,此外,肥胖、糖尿病、高血压、无排卵及多囊卵巢综合征等诸多因素是子宫内膜癌发病的高危因素也已被认识并被长期关注。

1. 雌激素因素

子宫内膜癌的发生有两种机制,一种是激素依赖型(I 型),另一种是非激素依赖型(II 型)。

子宫内膜增生的产生与雌激素持续作用而无孕酮拮抗密切相关。体内内源性或外源性雌激素的持续增多,造成子宫内膜腺体和间质的增殖性生长,此时若没有孕激素拮抗,子宫内膜就无法发生分泌期改变,结果导致子宫内膜增生。因此,凡是导致女性体内性激素(尤其是雌激素)升高的因素,如不排卵、多囊卵巢综合征、肥胖及有内分泌功能的卵巢肿瘤等都可成为子宫内膜增生发病的相关因素,这些因素与激素依赖型子宫内膜癌的部分发病因素是相同的,子宫内膜增生向恶性转化的结果也是Ⅰ型子宫内膜癌。

他莫昔芬(三苯氧胺)是选择性雌激素受体调节剂,具有抗雌激素的作用,主要与雌激素竞争雌激素受体而占据受体面积,同时他莫昔芬与雌激素受体结合能使雌激素受体丧失功能。在某些靶组织中他莫昔芬还表现出部分雌激素样作用,这些作用有益于绝经后妇女的骨骼及心血管等系统,但是长期使用将引起体内无对抗性雌激素环境,从而也会引起子宫内膜细胞的增殖及肥大,导致子宫内膜癌风险增加。

2. 肥胖

肥胖与子宫内膜癌的发生呈正相关性早已为临床共识,机体脂肪组织中的芳香化酶可将肾上腺分泌的雄烯二酮转化为雌酮,脂肪组织越多转化能力越强。同时,脂肪组织过多将增加雌激素的储存,其结果是造成血浆雌酮水平增高。这种游离的具有活性的雌酮增加,可能是子宫内膜癌的致癌因子或促癌因子。子宫内膜癌发生的危险性随着BMI的增加而增加。在BMI为25~29之间的60~69岁的肥胖妇女中,发生子宫内膜癌的相对危险性是正常者的2倍多。体重超过正常15%的人群患子宫内膜癌的危险性增加3倍。

一般将肥胖-高血压-糖尿病称为子宫内膜癌三联征,但不同年龄阶段的肥胖对以后发生子宫内膜癌的危险的相关性有所不同。绝经前的肥胖,尤其从年轻时就肥胖是子宫内膜癌的高危因素,因为肥胖者常伴有相对的黄体期孕激素分泌不足或同时伴有月经不调甚至闭经。绝经后妇女体内雌激素主要源于脂肪组织中转化的雌酮,子宫内膜长期受到无孕激素拮抗的雌酮的影响,可导致子宫内膜的癌变,因此绝经后的肥胖明显增加了发生子宫内膜癌的危险性。成年各阶段的BMI均与子宫内膜癌的发生有关,在40~50岁年龄段患者体重超过正常15%时患子宫内膜癌的危险性增加3倍,年龄在20~30岁的患者减轻体重对患子宫内膜癌有保护作用。BMI大于29的妇女比BMI小于23的妇女患子宫内膜癌的风险大3倍,体重每增加5 kg患子宫内膜癌的风险随之增加(OR=1.2)。

肥胖与子宫内膜癌危险性的关系还与胰岛素以及胰岛素样生长因子的代谢改变有关,尤其是胰岛素样生长因子的改变可以破坏子宫内膜细胞增殖、分化和凋亡间的正常平衡而诱发子宫内膜癌的发生(Bianchini et al,2002)。在调整了年龄和雌激素的因素后,对于没有接受激素治疗的患者胰岛素水平与子宫内膜宫内膜样腺癌有关,而游离的胰岛素样生长因子-1与其呈负相关,而且这两种情况在肥胖妇女中更明显,可见高胰岛素血症可能是子宫内膜样腺癌不依赖雌激素的一个独立危险因素(Gunter et al,2008)。

3. 糖尿病

糖尿病是子宫内膜癌的高危因素之一。最近,挪威的研究者发表了对36 761名妇女长达15年的观察结果,发现糖尿病患者患子宫内膜癌的危险性是非糖尿病患者的3倍(Lindemann et al,2008)。

大多数子宫内膜癌患者伴发Ⅱ型糖尿病,Ⅱ型糖尿病产生高血糖,胰岛素代偿性增加导致高胰岛素血症,而胰岛素能使雄激素合成的信号传导途径亢进,同时胰岛素可以刺激卵巢产生雄激素,从而使血中雄激素水平增高,高雄激素通过肝或脂肪组织的芳香化酶作用生成雌激素,通过外周转化,进而雌激素水平升高,直接或间接促进子宫内膜的增生,从而增加子宫内膜癌的发生危险。

胰岛素抵抗普遍存在于Ⅱ型糖尿病中,几乎占90%以上,胰岛素样生长因子结合蛋白具有促增殖和抗增殖的作用,胰岛素可通过调节胰岛素样生长因子结合蛋白来控制有丝分裂的进程,胰岛素样生长因子结合蛋白的减少能抑制孕激素对子宫内膜的保护作用。有报道胰岛素抵抗及胰岛素生长因子受体结合蛋白-1的高表达与子宫内膜癌的发生有关。

脂联素是仅由脂肪细胞分泌的一种血浆激素蛋白,与胰岛素抵抗程度有关,比多肽激素的半衰期更长且循环水平不受禁食或口服摄取的影响。有研究显示,子宫内膜癌中脂联素水平处于最低区间,表明胰岛素抵抗与子宫内膜癌的发生有明显相关。血清低水平的脂联素与子宫内膜癌有独立相关性研究,提示胰岛素抵抗与子宫内膜癌的发生独立相关,同样胰岛素抵抗在非肥胖妇女的子宫内膜癌发生中也有重要作用。

4. 高血压

高血压是子宫内膜癌的高危因素之一,同时也是垂体功能紊乱的一种表现。高血压患者患子宫内膜癌的危险性是血压正常者的1.5倍,其原因可能为垂体功能紊乱,同时垂体的促性腺功能异常,卵巢功能失常而不排卵,进而子宫内膜缺乏孕激素的作用而长期处于增生状态。绝大多数年龄小于45岁的子宫内膜癌患者多有肥胖,而且临床分期较早、病理分化较好、预后好,但是这部分患者如果伴有高血压病史往往预后不好。在没有高血压史的女性中,肥胖没有增加子宫内膜癌的危险,而在有高血压的患者中,相关的优势比达到2.1(Chia et al,2007)。

5. 无排卵、未孕和不孕

无排卵可导致子宫内膜长期接受雌激素的持续刺激,而缺乏孕激素的对抗,引起子宫内膜的增生和癌变。

许多研究表明,未孕和未产是子宫内膜癌的高危因素,而妊娠和分娩具有保护效应,且这种效应随妊娠次数、分娩次数的增加而增加。有不孕不育史的女性可能由于缺乏怀孕时升高的孕激素对雌激素的对抗和调节作用,其子宫内膜长期受雌激素作用而易发生癌变。在年轻妇女子宫内膜癌患者中不孕不育占有相当高的比例,尤其是卵巢不排卵引起的不孕不育患子宫内膜癌的危险性明显升高。这些患者因不排卵或少排卵,导致孕酮缺乏或不足,使子宫内膜受雌激素持续性刺激。妊娠期间胎盘产生雌、孕激素,使子宫内膜发生相应的妊娠期改变。哺乳期由于下丘脑和垂体的作用,使卵巢功能暂时处于抑制状态,使子宫内膜免于受雌激素刺激。不孕不育者的子宫内膜则得不到此特殊时期的特别保护。患子宫内膜癌的年轻妇女中,多数是未婚未产者。子宫内膜癌患者中不育占15%~20%,这些患者常有月经失调、无排卵或少排卵,与多育妇女比较,未婚、不育或少育妇女的子宫内膜癌发生机会较高,未孕者比生育一胎者患子宫内膜癌的危险增加1倍以上。

6. 卵巢病变

1) 多囊卵巢综合征

多囊卵巢综合征主要的内分泌特征为雄激素、黄体生成素、胰岛素和胰岛素生长因子受体-1过多,以及促性腺激素比例的失调。这部分患者由于卵巢发育中的卵泡闭锁,不能形成优势卵泡,很多小卵泡不能发育成熟和排卵,却可以持续分泌雌激素,过多的雌激素主要是雌酮(E1),是雄烯二酮在颗粒细胞中转化的结果,而雌二醇(E2)处于卵泡期水平,使子宫内膜长期受到非对抗性雌激素的刺激作用,而增加了患子宫内膜癌的风险。

长期无排卵或卵泡发育不佳引起黄体功能缺陷,而使子宫内膜处于高水平的、持续的雌激素作用之下,缺乏孕酮的调节,使子宫内膜不能发生正常地周期性脱落,导致子宫内膜发生增生性改变,甚至发展为子宫内膜癌。多囊卵巢综合征患者体内雄激素水平也比正常妇女约增高3~4倍,而雄激素可转换为雌酮导致子宫内膜增生或增殖,进而发生非典型增生甚至子宫内膜癌。

近年许多代谢方面的研究表明,多囊卵巢患者存在胰岛素抵抗(insulin resistance,IR)。由 IR 引起的代谢性高胰岛素血症在多囊卵巢病生理改变中发挥重要作用,近年来胰岛素抵抗、高胰岛素血症与子宫内膜异常增生的病变关系已被重视。多囊卵巢患者体内高黄体生成素与高胰岛素血症和高雄激素血症能协同影响卵泡的发育,导致长期不排卵和卵泡发育不良,从而导致子宫内膜过度增生,甚至发展成子宫内膜癌。对长期闭经并有高胰岛素血症的 PCOS 患者的子宫内膜诊刮应引起重视,对早期检出子宫内膜不典型增生和子宫内膜癌有重要意义。

2) 卵巢肿瘤

卵巢颗粒细胞肿瘤可以产生雌二醇,而子宫内膜腺癌的癌组织雌激素受体表达阳性,提示两者之间在发生、发展中的相关性。

卵巢肿瘤合并内膜癌的机会为4%,因为卵泡膜细胞肿瘤比颗粒细胞肿瘤有更强的雌激素刺激作用,所以前者合并内膜癌为后者的4倍。颗粒细胞肿瘤和卵泡膜细胞肿瘤并发子宫内膜癌的比率较高,卵泡膜细胞越多,肿瘤的内分泌活性越大,子宫内膜恶性病变机会越大。一般认为有内分泌活性的颗粒细胞和卵泡膜细胞肿瘤的患者中,45%合并子宫内膜腺囊型或腺瘤型增生过长,20%发生子宫内膜癌,纯卵泡膜细胞肿瘤并发子宫内膜癌的患者约为25%。

7. 基因突变

子宫内膜增生进展为子宫内膜癌可能会发生某些基因的突变或表达的变化。美国学者的研究表明:IGF-I 受体(IGF-IR)的表达水平在增生的子宫内膜和子宫内膜癌中较增殖期子宫内膜明显增加,通过酪氨酸磷酸化作用的增加,该受体的激活随之增加。

他莫昔芬在体内的代谢主要靠细胞色素 3A4(CYP3A4),而 CYP3A4*1B 与他莫昔芬相关的子宫内膜癌有关,在接受他莫昔芬治疗且存在 CYP3A4*1B 等位基因的患者患子宫内膜癌的风险增加3倍,因此认为存在 CYP3A4*1B 等位基因并应用他莫昔芬的乳腺癌患者患子宫内膜癌的风险增加(Chu et al,2007)。长时间应用他莫昔芬能使肿瘤抑制因子 p53 基因失活,认为其可能在他莫昔芬相关的子宫内膜癌的发生中起重要作用(Tangjitgamol et al,2008)。β-连环蛋白是一种多功能的蛋白质,它能够在细胞膜与 E-钙粘素组成 E-cad/cat 复合体,参与细胞之间的黏附,具有抑制肿瘤细胞侵袭和转移的作用;同时又可在细胞质(核)内聚集,作为核心元件介导 Wnt 信号传导通路从细胞外到细胞内的传递,促进肿瘤的增殖和转移,应用他莫昔芬后会出现β-连环蛋白的过度表达,其在雌激素相关的Ⅰ型子宫内膜癌的发病机制中起重要作用(Turbiner et al,2008)。

8. 不良生活习惯

1) 不同饮食类型的影响

长期雌激素刺激和肥胖是子宫内膜癌发病的高危因素,饮食变化可引起月经周期、血浆PRL、血浆雌激素和尿雌二醇的改变,不良饮食习惯不仅可引起肥胖,还可能对内源性激素环境产生影响,进而影响子宫内膜癌的发生。

已有很多研究报道了不同类型的食物对子宫内膜癌发病的影响,一般认为,高脂肪以及低碳水化合物、低纤维饮食可增加子宫内膜癌危险性,水果、蔬菜以及胡萝卜素可降低子宫内膜癌的患病危险,运动可减少血清雌激素水平。据报道在调整了体质指数及能量摄入后,少动者子宫内膜癌的发病危险性增加,但也有许多结论不同的研究和报道,可能与这些研究没有设立对照以消除如肥胖和热量摄入等因素有关。Mccann等(2000)报道了纽约地区的一项病例对照研究,包括232例子宫内膜癌患者并以623例健康妇女作为对照,调查内容包括饮食、生育史、肿瘤家族史、过去史、生活习惯和癖好、职业因素等,而年龄、糖尿病、高血压、初潮年龄、绝经年龄、吸烟、体重指数、应用口服避孕药和绝经后激素替代治疗等因素均为非饮食因素,在病例组和对照组中尽量达到平衡以消除它们对研究的影响,结果发现富含维生素C、叶酸、叶黄素和玉米黄素等的食品可明显降低子宫内膜癌的发病风险。富含植物固醇和番茄红素的食品也可降低子宫内膜癌的发病风险。调整总热量后,发现蛋白质、纤维素、植物固醇、β-胡萝卜素、番茄红素、维生素C和叶酸均可降低子宫内膜癌的发病风险,其OR和95% CI分别为:0.4(0.2±0.9)、0.5(0.3±1.0)、0.6(0.3±1.0)、0.6(14±1.0)、0.6(0.4±1.0)、0.5(0.3±0.8)和0.4(0.2±0.7)。该研究结果不寻常的发现是食物中的总热量、脂肪和胆固醇含量并不增加子宫内膜癌的发病风险。频繁食用罐头水果和冷冻水果可增加子宫内膜癌的发病风险(OR:2.0, 95% CI:1.1±3.4)。

2) 碳水化合物对子宫内膜癌发病的影响

有证据表明胰岛素抵抗、慢性高胰岛素血症和糖尿病在子宫内膜癌的发生中起重要作用,肥胖易导致高胰岛素血症。通过脂肪组织中雄激素芳香化合成内源性雌激素从而增加子宫内膜癌的风险,胰岛素也可作用于子宫内膜起到促进丝分裂和抗凋亡的作用,而餐后和平均的胰岛素水平与饮食中糖类的类型、数量和消化率直接有关。因此,饮食中糖的数量和类型可能与子宫内膜癌的发生有关。

已有很多研究报道了碳水化合物的摄入与子宫内膜癌发病的关系,这些研究主要是观察性的,通过问卷调查了解进食食物的情况。结果发现其间没有关系或可中度增加发病风险。而绝经状态、肥胖、锻炼、糖尿病和激素替代治疗应用等会影响观察结果,因此结果比较混乱。欧洲营养和肿瘤前瞻性研究项目(The European Prospective Investigation into Cancer and Nutrition, EPICN)是迄今为止最大的研究食物中碳水化合物、糖血指数(glycemic index)和糖血负荷(glycemic load)与子宫内膜癌发病风险的前瞻性队列研究(Cust et al, 2007),应用糖血指数和糖血负荷可准确评估特定食物对血糖影响,糖血指数反映特定碳水化合物对餐后血糖和胰岛素的影响,糖血负荷定量反映特定食物对血糖的影响,糖血指数是定性指标,而糖血负荷是定量指标。研究收集了1992—2004年间10个欧洲国家(丹麦、法国、德国、希腊、意大利、挪威、西班牙、瑞典、荷兰和英国)中23个医疗中心的288 428名妇女的饮食和生活习惯有关的资料,研究期间发现710例子宫内膜癌。研究认为总糖血指数、实物中的淀粉和纤维与子宫内膜癌的发病无关,而总碳水化合物摄入、总糖血负荷和糖摄入可能与子宫内膜癌发病风险的增加有关,特别是从未用过激素替代治疗的妇女。

3) 饮酒与吸烟

大量的流行病学研究显示,子宫内膜癌是一种激素依赖型肿瘤,没有孕激素拮抗的过量雌激素暴露是其主要的危险因素。有研究认为吸烟、饮酒有弱的抗雌激素效应,可降低子宫内膜癌的发病危险,但也有相反的报道。

高静等(2006)报道了上海地区子宫内膜癌发病与吸烟和饮酒关系的病例对照研究结果。研究对象为1997年1月至2002年12月确诊的、年龄30~69岁、具有上海市区常住户口的子宫内膜癌新发病例1 174例,其中完成访问995例,访问率84.7%。结果发现,病例组和对照组在年龄、家庭收入情况、婚姻状态等因素的分布均没有显著性差异。与对照组相比,病例组有较高的文化程度,大专及以上文化程度的约占15%,对照组为12%。病例组的初潮年龄显著早于对照组,初潮年龄在14岁及以下者占53%,对照组为44%。子宫内膜癌患者的怀孕次数较少,从未怀孕者的比例较高,是对照组的2倍。病例组一级亲属有恶性肿瘤史者的比例高于对照组。病例组的体质指数显著高于对照组。病例组吸烟率为3.6%,对照组为3.4%。在调整年龄、初潮年龄、怀孕次数、是否绝经、应用口服避孕药、家族史、BMI、目前饮酒等可能的混杂因素后,未发现曾经吸烟、开始吸烟年龄、吸烟年限及吸烟量等因素对子宫内膜癌的危险性有影响,但目前吸烟可能降低子宫内膜癌的危险,粗 OR=0.36(95% CI:0.17~0.78),调整后 OR=0.48(95% CI:0.22~1.06)。结果显示,家庭内被动吸烟可略微降低子宫内膜癌的发病危险,OR=0.92(95% CI:0.76~1.10)。饮酒与子宫内膜癌呈明显的负相关,与从未饮酒者相比,目前饮酒者患子宫内膜癌的危险性降低,粗 OR=0.19(95% CI:0.09~0.41)。在调整年龄、初潮年龄、怀孕次数、是否绝经、口服避孕药、家族史、BMI、是否吸烟后的 OR=0.19(95% CI:0.09~0.41),$P<0.01$。有饮酒史者(包括目前饮酒者)患子宫内膜癌的危险性可降低50%左右,调整后 OR=0.53(95% CI:0.33~0.85),且此关系随开始饮酒年龄和饮酒年限而变化。开始饮酒年龄越小,患子宫内膜癌的可能性越小。以从未饮酒者为对照组,开始饮酒年龄大于30岁及小于30岁组的比值比分别为0.63和0.41,趋势检验,$P=0.0061$。将研究对象按对照组饮酒年限中位数分组,与从未饮酒者相比,饮酒年限小于13年和大于13年者的比值比(OR)分别为0.42(95% CI:0.21~1.85)、0.67(95% CI:0.35~1.26)。

有关吸烟与子宫内膜癌的文章的 Meta 分析,在 MEDLINE 和 EMBASE 中共检出10篇前瞻性和24篇病例对照研究。采用随机效应模式(a random-effects model)进行风险评估,结果发现吸烟者或有吸烟史的妇女发生子宫内膜癌的风险均有降低,在前瞻性研究中吸烟者发生子宫内膜癌的相对危险度(RR)为0.81,95% CI 为0.74~0.88。在病例对照研究中吸烟者发生子宫内膜癌的风险也降低,OR=0.72(95% CI:0.66~0.79)。有6篇前瞻性研究和6篇病例对照研究中进行了定量研究,结果发现每天吸烟超过20支者在前瞻性研究中发生子宫内膜癌的发病风险下降16%,而在病例对照研究中发生子宫内膜癌的风险下降27%。吸烟对子宫内膜癌发病的影响在绝经后妇女影响最为明显,其 RR 为0.71,95% CI 为0.65~0.78。吸烟对子宫内膜癌发病的影响在绝经后大于绝经前、有激素替代治疗史者大于无激素替代治疗史的妇女。

研究吸烟与血浆激素水平的关系,发现吸烟者血液中雌酮及雌二酮的水平较低,而雄烯二酮水平较不吸烟者高。绝经后女性吸烟者体内性激素结合蛋白(SHBG)的结合能力升高,可降低血清中游离雌激素的浓度。Akhmedkhanov 等(2001)综述,雌激素被认为可增强子宫内膜细胞核分裂的能力,升高 DNA 修复错误的频率,还能增加染色体的突变。而吸烟可降低循环雌激素的浓度,从而降低患子宫内膜癌的危险。

饮酒与子宫内膜癌的关系目前不能通过激素途径加以解释。乙醇可提高循环雌激素的水平,特别是绝经后并接受激素替代疗法的女性。饮酒还可以降低未绝经女性体内孕激素的浓度,提高雄烯二酮和睾酮的水平(Singletary et al,2001),因而饮酒对子宫内膜癌的作用机制可能与乳腺癌不同,但其确切的生物学机制尚未确定。

第三节 子宫内膜癌的临床表现及诊断依据

1. 子宫内膜癌的临床表现

1) 症状

子宫内膜癌最常发生于60～70岁的妇女,平均年龄60岁,约75%发生于50岁以上的妇女。90%患子宫内膜癌的妇女以不规则阴道流血或排液作为首要症状。年轻患者常表现为月经不规则,尤其出现经期延长,经量明显增多,绝经后的妇女出现绝经后阴道流血,有这些症状的妇女认识到此症状的重要性,一般有出血或排液就会去就诊。在一些年老的妇女由于宫颈狭窄或闭锁,也可能并不出现出血,但可能有宫腔积血或积脓,也可能导致阴道排脓。

仅有5%以下的妇女无任何症状而诊断为子宫内膜癌。这些无症状的妇女通常是为了了解异常刮片结果而行进一步的检查时发现,也有时是因为其他原因如子宫脱垂而行子宫切除术时发现;或由于不相干的原因而行盆腔超声或CT检查时发现。如果在宫颈刮片检查时发现子宫内膜的恶性细胞,疾病可能已为晚期。

围绝经期和绝经后的异常出血,不论出血量多少,也不论出血持续时间的长短,都应仔细检查。生殖道子宫外如宫颈、阴道和外阴的浸润癌通常在妇科检查时就可以发现,如发现肿块必须行活检。由于阴道萎缩而引起损伤性出血占所有绝经后出血的15%,此时常发现阴道壁很薄且质脆,但首先需排除由于子宫原因导致的出血。

导致围绝经期或绝经后子宫出血的可能原因包括子宫内膜萎缩、子宫内膜息肉、雌激素替代治疗、子宫内膜增生过长、癌或肉瘤,子宫肌瘤并不是绝经后阴道流血的原因,在绝经后流血的患者中最常见的内膜变化为内膜萎缩,约占60%～80%。因子宫内膜萎缩,所以内膜活检可能得不到足够的组织,或仅有血液和黏液,活检后通常也无出血。子宫内膜息肉在绝经后出血中占10%左右,通过内膜活检或诊刮病理可明确诊断。宫腔镜、经阴道超声检查或二者联合检查对诊断内膜息肉是有帮助的。未发现和未治疗的息肉可能是持续或反复出血的原因,甚可导致不必要的全子宫切除。但需注意有时子宫内膜息肉也会癌变。

雌激素治疗是明确的内膜增生过度和癌的危险因素,对绝经后的妇女接受未对抗的雌激素替代治疗内膜癌的危险性增加6倍左右,而且随着应用时间延长和剂量增加,其危险性增加。对未服用孕激素而出现出血者,需行内膜活检;而未出现出血者则每半年需行超声检查,如发现内膜增厚,则行内膜活检。在绝经后子宫出血者内膜增生过度的发生率为5%～10%。

绝经前患子宫内膜癌的妇女常表现为异常子宫出血,最常见的是月经过多或出血时间延长,或已经到通常绝经的年龄仍有周期性出血。对绝经前的妇女有肥胖而且有持续或反复的异常出血就要考虑子宫内膜癌的可能性。必要时应给予分段诊刮。年轻的伴有月经失调的患者,需及时就诊,行妇科检查和超声检查,以了解有无盆腔肿块,如发现内膜增厚,也需要行分段诊刮,以便及时地明确诊断,对因治疗。

一些妇女有下腹胀感或不适,常提示可能子宫增大或子宫外播散。

2) 体征

虽然肥胖和高血压是常见的伴发因素,体格检查很少能显示内膜癌的证据。应特别留意常见的转移部位,外周淋巴结和乳房应仔细检查,腹部检查通常无特异性,除非在晚期肿瘤出现腹水、肝脏转移或大网膜转移。

妇科检查中,阴道口、尿道周围、整个阴道或宫颈均应仔细观察和扪诊,应行三合诊了解子宫大小、活动度、附件有无肿块、旁组织情况以及后陷凹有无结节。

3) 合并其他妇科疾病临床表现

(1) 多囊卵巢综合征

多囊卵巢综合征(PCOS)是常见的与女性生殖和代谢有关的内分泌障碍性疾病,是引起无排卵性不孕的主要原因。PCOS作为一种内分泌失调性疾病,表现为卵巢多囊性改变、高雄激素血症和LH/FSH(黄体生成素/促卵泡激素)比值增高,临床出现闭经或月经不规则、不育、多毛和男性化、肥胖以及高血压等。

(2) 卵巢肿瘤

卵巢的性索-间质肿瘤如颗粒细胞肿瘤和卵泡膜细胞肿瘤,部分浆液性卵巢肿瘤具有分泌雌激素的功能,致月经不调,常表现为经期延长、淋漓不尽、绝经后阴道出血月经紊乱等。过量的雌激素使子宫内膜产生不典型增生,甚至癌变。

2. 子宫内膜癌的诊断依据

1) 病史

子宫内膜癌多见于绝经后妇女(70%),围绝经期20%~25%,40岁以下者约5%,发病与肥胖、雌激素持续增高、遗传等因素相关,询问病史时应重视以下高危因素:

(1) 肥胖、无排卵性不孕、不育、延迟(大于52岁)绝经。

(2) 代谢紊乱性疾病:糖尿病、高血压。

(3) 与雌激素增高相关的妇科疾病:多囊卵巢综合征、卵巢颗粒细胞肿瘤、子宫内膜增生或不典型增生史和子宫肌瘤有不规则出血者。

(4) 有使用外源性雌激素史者,特别是无孕激素对抗雌激素替代治疗(ERT),或长期应用他莫昔芬患者。

(5) 有癌家族史、多发癌及重复癌倾向者(乳腺癌、卵巢癌等),Lynch Ⅱ综合征,遗传性非息肉样结肠直肠癌(HNPCC)患者(其内膜癌发病危险为40%~60%)等。

2) 症状

(1) 阴道出血:① 绝经后阴道出血:绝经后阴道出血,为子宫内膜癌患者的主要症状,子宫内膜癌患者多为绝经后妇女,90%以上有阴道流血症状,绝经时间愈长,发生子宫内膜癌的概率愈高。② 围绝经期妇女月经紊乱:约20%的子宫内膜癌患者为围绝经期妇女,以围绝经期月经紊乱及血量增多为主要表现。③ 40 岁以下妇女月经紊乱或经量增多者,近年来年轻患者已有增多趋势(5%~10%),多为肥胖、不孕或多囊卵巢综合征患者。

(2) 阴道异常排液:可为浆液性或血性分泌物。

(3) 下腹疼痛及其他症状:下腹疼痛可由宫腔积脓或积液引起,晚期则因癌肿扩散导致消瘦、下肢疼痛及贫血等。

3) 检查

(1) 全面查体:注意有无糖尿病、高血压及肺部疾病。

(2) 妇科检查:排除阴道、宫颈病变出血及炎性感染引起的排液。早期盆腔检查多正常,晚期可有子宫增大、附件肿物、贫血及远处转移的相应体征。

4) 辅助检查

(1) 宫腔细胞学检查,适用于妇科门诊检查和妇女防癌普查。(2) 子宫内膜诊刮术,可做分段诊刮病理学检查。(3) 经阴道超声检查,可显示正常子宫内膜、子宫内膜下层和子宫肌层,同时显示盆腔内外异常的情况。(4) 宫腔镜检查,宫腔镜下活检明显优于诊断性刮宫。(5) 其他检查:MRI 检查,对软组织分辨率很高,对子宫内膜癌局限于内膜层、侵及结合带、肌层、宫体外以及侵犯周围组织器官,有无淋巴结转移或远处器官转移甚为敏感。

5) 诊断

应根据诊刮或直接宫腔活检,或宫腔镜下活检及病理组织学检查结果等作出诊断。

3. 分期

子宫内膜癌采用国际妇产科协会(Federation International of Gynecology and Obstetrics, FIGO)手术-病理分期,目前使用的是 FIGO 2009 年子宫内膜癌的手术-病理分期(表 18.1)。对于未行手术治疗的患者或者是先行放疗的患者,采用 1971 年制定的临床分期(表 18.2)。

表 18.1 子宫内膜癌手术-病理分期(FIGO,2009 年)

期别	肿瘤范围
Ⅰ期	肿瘤局限于子宫体
ⅠA	无或肌层受累小于 1/2
ⅠB	肌层受累大于或等于 1/2(肌层浸润大于或等于 1/2)
Ⅱ期	癌瘤累及子宫颈间质,但未扩散至宫外
Ⅲ期	局部和(或)区域扩散
ⅢA	癌瘤累及子宫体浆膜层和(或)附件
ⅢB	阴道和(或)宫旁受累
ⅢC	癌瘤转移至盆腔和(或)腹主动脉旁淋巴结
ⅢC1	癌瘤转移至盆腔淋巴结
ⅢC2	癌瘤转移腹主动脉旁淋巴结有(无)盆腔淋巴结
Ⅳ期	癌瘤累及膀胱和(或)肠黏膜;或远处转移
ⅣA	癌瘤累及膀胱和(或)肠道黏膜
ⅣB	远处转移,包括腹腔转移和(或)腹股沟淋巴结转移

注:(1) 宫颈腺体受累为Ⅰ期,不再按照以前的分期作为Ⅱ期
(2) 腹水细胞学阳性应当单独报告,不改变分期

表 18.2　子宫内膜癌临床分期(FIGO,1971 年)

期别	肿瘤范围
Ⅰ期	癌瘤局限于宫体
ⅠA	子宫腔长度小于或等于 8 cm
ⅠB	子宫腔长度大于 8 cm
Ⅱ期	癌瘤累及子宫颈
Ⅲ期	癌瘤播散于子宫体以外,盆腔内(阴道、宫旁组织可能受累,但未累及膀胱、直肠)
Ⅳ期	癌瘤累及膀胱或直肠,或有盆腔以外的播散

第四节　子宫内膜癌发生的干预方略

1. 一级预防

子宫内膜癌是我国常见的恶性肿瘤之一,发病平均年龄为 55 岁左右,50%~70%在绝经后发病。在中国子宫内膜癌的发病率仅次于子宫颈癌及卵巢癌而居妇科恶性肿瘤第三位,近年发病率有不断上升的趋势。子宫内膜癌的一级预防主要针对发病相关的危险因素:

(1) 开展防癌宣传普查,加强卫生医学知识,重视围绝经期的异常出血,阴道排液,合并肥胖、高血压或糖尿病的高危妇女,要提高警惕,定期进行防癌检查。

(2) 治疗癌前病变,对子宫内膜有增生过长,特别是有不典型增生的患者,应积极给予治疗,严密随诊,疗效不好者及时手术切除子宫,无生育愿望或年龄较大者,可不必保守治疗,直接切除子宫。

(3) 有妇科良性疾病,最好不采用放疗,以免诱发肿瘤。

(4) 严格掌握雌激素使用的指征,围绝经期女性使用雌激素进行替代治疗,应在医生指导下使用,同时应用孕激素以定期转化子宫内膜。

(5) 围绝经期月经紊乱或绝经后出现不规则阴道流血的患者,应首先排除子宫内膜癌。

2. 二级预防

子宫内膜癌是女性生殖道常见的肿瘤之一,近年来在全球,特别是在经济发达国家,随着代谢性疾病的增加,其发病率呈逐年上升和年轻化趋势。随着子宫内膜癌发病率增高,对其开展筛查日益受到关注。目前尚没有指南建议在无症状人群和高危人群(肥胖、不育、绝经延迟、糖尿病、单纯雌激素替代治疗和应用他莫昔芬的乳腺癌患者)中进行子宫内膜癌筛查。子宫内膜癌的筛查,属于对高危人群进行的选择性筛查,主要指具有遗传性非息肉性结直肠癌(HNPCC)家族史的子宫内膜癌遗传易感性人群,但至今尚未建立成熟的筛查方法。目前对子宫内膜癌有无创性筛查,包括血清 CA125 监测,以及经阴道超声检查;有创性筛查主要是诊断性刮宫和宫腔镜下取活体组织病理学检查。子宫内膜细胞学检查不能替代病理组织标本的检查效果,并且缺乏细胞学诊断标准,至今在推广使用中有一定难度。子宫内膜微量组织病理学检查因操作简便、微创,且可以根据病理结果作出比较明确的诊断而备受关注,但在临床推广使用,尚需积累临床数据。

1) 宫腔细胞学检查

Lipscomb 等(1994)研究报道认为对累及整个子宫腔内膜表面、均匀性分布的病变,如激素水平变化、增生过长等,其准确性与诊刮术符合率较高。Garcia 等(2003)研究发现薄层子宫内膜细胞学检查对子宫内膜非正常病变诊断的敏感性为78%,特异性为96%,阳性预测值为78%,阴性预测值为96%,满意取材率为15%,而子宫内膜活检取材符合率为26%,但需注意的是炎症、息肉、激素、刮宫、宫内节育环等可使子宫内膜细胞表现为形态改变、核深染、核多且大,从而表现出癌细胞的特点,造成假阳性,而肿瘤体积小、浸润病灶小、期别早、标本量不足及高分化肿瘤则可造成假阴性。由于细胞学检查本身的局限性,要得到准确的诊断必须结合病史,但其作为一种筛查子宫内膜癌的方法是可行的,适用于妇科门诊检查和妇女防癌普查。其还可作为分段诊刮术取材不满意病例的补充检查手段。建议对于合并子宫内膜癌高危因素的患者,以及宫腔细胞学取材不满意或细胞学检查阴性而不能满意解释症状者,应随后进行分段诊刮组织病理学检查以避免漏诊,必要时辅以超声、宫腔镜等检查。

2) 子宫内膜诊刮术

子宫内膜癌是最常见的妇科恶性肿瘤之一,占妇科生殖道恶性肿瘤的15%~20%,近年来,其发病率逐年上升,而5年生存率却没有明显改善。因此术前的早期诊断、早期判断癌灶的浸润程度对于判断治疗的结果及预后至关重要。分段诊刮病理学检查是子宫内膜癌确诊的主要手段。它既能明确肿瘤的性质和类型,同时又能对肿瘤的分级以及雌、孕激素受体进行检查,对于判断预后具有较大意义。一般不需麻醉,对敏感者或宫颈内口较紧者,可酌情应用镇静剂进行局麻或静脉麻醉。操作前应先不探宫腔深度,以免将宫颈管组织带入宫腔内混淆诊断。首先刮取宫颈管组织一周,标本单独留送;然后以刮匙刮取宫腔内组织,应特别注意双侧宫角与宫底部。对高度怀疑子宫内膜癌者,应肉眼观察刮出的宫内膜组织,如有干酪样组织或暗灰色糟脆组织且肉眼观察高度怀疑癌组织,即应停止刮宫,防止子宫穿孔或癌变扩散。若肉眼未见明显癌组织,应全面刮宫,以防漏诊。

3) 经阴道超声检查

分段诊刮术虽为经典的诊断方法,但其无法了解肌层受累情况,而阴道彩超其为无创伤性检查,敏感性高,同时显示盆腔内外异常的情况。还可清楚地显示正常子宫内膜、子宫内膜下层和子宫肌层,对术前判断子宫肌层浸润深度和宫颈受累情况有一定价值。Gull 等(2003)用10年的时间前瞻性研究了339名绝经后出血患者,TVS测定当子宫内膜厚度小于4 mm 时,无一例发生子宫内膜癌,子宫内膜厚度大于4 mm 者发生子宫内膜癌的相对风险对于小于4mm 者为44.5。如果把子宫内膜厚度以4 mm 为界限,小于4 mm 者,子宫内膜癌的发生率仅为0.15%(Gull et al,2000),其敏感性和特异性分别为83%和77%(Guptaetal, 1996),因此应用TVS作筛选,以4 mm 作为灵敏点,结合其他临床资料,可避免某些患者的创伤性诊断方法,它可使侵入性检查技术的使用率降低约50%。Shalev 等(2000)指出,通过阴道超声,如果发现子宫内膜与子宫肌层交界处有完整的结构,子宫内膜的均质性,以及内膜形态与月经周期相符合,就可以排除宫腔镜检查的必要。经阴道超声检查可作为宫腔造影和宫腔镜检查的初筛。由于TVS对检测子宫内膜团块性病变具有高度的敏感性,但无特异性,不能鉴别小的子宫内膜病灶或黏膜下团块,因此对于那些异常或不明确的超声波结果,应进一步行宫腔镜检及宫腔镜下的定位活检,进行组织学确诊。TVS结合诊刮或宫腔镜下活检对提高子宫内膜癌的诊断率有帮助。

4) 宫腔镜检查

宫腔镜检查不开腹,损伤小,在直视下进行,准确率高,漏诊率低,同时还可做有关手术,如内膜息肉摘除术。宫腔镜在鉴别内膜息肉和黏膜下肌瘤方面优于超声和诊刮。诊刮有时能刮出典型的息肉而确诊,但更多的可能漏刮体积过小或过大的息肉,或有时将组织刮碎不能明确诊断。宫腔镜诊治子宫内膜息肉诊断明确,对息肉数量、体积、形态、部位等能作出准确的判断,诊断率高,漏诊率低并可定位取活检送病理检查,根据病理结果或病情决定手术方案。诊刮时患者常因疼痛不能很好配合,医生常以刮出组织量足以病理检查即结束操作,很难完成全面且有针对性的诊刮,降低了诊断性刮宫的诊断价值。研究表明分段诊刮诊断子宫内膜癌,Ⅰ期的符合率为20%,Ⅱ期为61.5%,Ⅲ期为77.8%(Wang et al,2005)。对子宫内膜癌的诊断,宫腔镜下活检明显优于诊断性刮宫,尤其对早期微小的局限性子宫内膜癌病灶,宫腔镜下钳取宫内可疑组织送验,不仅早期局限性微小病变不会遗漏,并可选择性多点取材,避免了传统诊断性刮宫为获得足量宫内膜组织而盲目过度搔刮宫腔造成的疼痛、出血、子宫穿孔等,大大提高了临床取材的安全性和病理检查的可靠性。但仍需注意的是宫腔镜下定位活检虽然阳性率较高,但活检只能反应部分内膜情况,阴性仍不能排除癌瘤的存在,至今临床上鉴别子宫内膜癌的方法仍广泛采用分段诊刮术。尽管有人曾对宫腔镜检查可能使少量癌细胞经输卵管播散至盆腹腔有所顾虑,但大量研究表明宫腔镜检查对疾病预后无影响,它并不增加附件、腹腔以及腹膜后淋巴结的转移(Takac et al,2007)。B超联合宫腔镜检查判断宫颈浸润的阳性预测值100%,阴性预测值98.0%,均明显高于分段诊刮组(63.6%和88.2%,$p<0.001$)。B超联合宫腔镜检查判断子宫肌层未受浸润、浅肌层浸润、深肌层浸润的符合率分别为92.7%、81.8%和66.7%,而诊断性刮宫则无法判断宫壁浸润情况。术前宫腔镜联合B超检查对肌层浸润及宫颈浸润判断的准确性高,为选择合理的手术范围提供了依据。

5) 血清CA125和HE4

血清CA125和HE4已被确定为上皮性卵巢癌的肿瘤标志物,用于子宫内膜癌的诊断也有一定价值。

3. 三级预防

子宫内膜癌最常见的病理类型是腺癌,80%以上患者为子宫内膜样癌,其分期低,分化好,同时多合并子宫内膜增生,属于激素依赖性,多数有异常的阴道出血,诊断时为早期,其中80%左右为Ⅰ期,13%为Ⅱ期。因此,对患者病灶限于子宫,通常行全子宫加双侧附件切除术。子宫内膜癌Ⅰ期患者单纯手术的5年总生存率高达80%以上,但对高级别和(或)深肌层浸润高危因素的患者,应手术联合辅助放疗/化疗进行治疗,而非子宫内膜样癌的组织类型如浆液性乳头状囊腺癌,多数伴有子宫内膜萎缩,临床属于非激素依赖性,发现时多属于晚期。对于晚期或转移性内膜癌的治疗多为姑息治疗。除了少数类型如孤立的阴道复发或肺部单独转移进行手术或放疗外,多数进行化学治疗和激素治疗。

1) 手术治疗

手术是子宫内膜癌最主要的治疗方法。自1988年FIGO提出了关于子宫内膜癌的手术-病理分期标准以来,手术治疗被强调作为评价疾病范围、评估肿瘤预后以及决定术后辅助治疗与否的首选方法,适用于无手术绝对禁忌证的所有患者。

子宫内膜癌的术前评估主要包括,对病变性质和范围评估,以及对麻醉和手术风险的评估。确切的病理学诊断是决定对于恶性肿瘤实施手术治疗,以及确定手术范围最重要的依据。子宫内膜癌的病理学确诊应该包括对于病变的性质、组织学类型以及分化程度的评估。对病变性质的评估是决定手术治疗的基础。

子宫内膜癌传统的手术方式为全子宫加双侧附件切除术。根据 FIGO 分期的要求,术中应常规留取腹腔冲洗液,并探查盆腔和腹主动脉旁淋巴结,行必要的活检或切除术。在术中应该常规地切开子宫标本,仔细检查病变的部位和肌层浸润的情况。需要进行全面手术分期的早期病例(Ⅰ期)为:① 低分化病变;② 中分化病变,肿瘤直径大于 2 cm;③ 透明细胞癌或浆乳癌;④ 肌层浸润大于或等于 1/2;⑤ 宫颈受累。

2008 年美国 NCCN 发布的关于肿瘤临床处理指南,对于子宫内膜癌的手术范围作出了明确的推荐。该指南注重于临床的实践性,改变了多数教科书以手术-病理分期的最终结果讨论手术的范围。指南根据临床能够判断的病变范围,分为局限于子宫的病变、可疑或大体宫颈受累、可疑子宫外病变等三种情况推荐了手术治疗的范围。① 对局限于子宫的病变:NCCN 强调对所有早期病例的全面分期术。包括:从横膈至盆腔的全面探查、全子宫加双侧附件切除、腹腔冲洗液的细胞学检查,以及盆腔和腹主动脉旁淋巴结切除。② 对于可疑或大体宫颈受累:NCCN 推荐以宫颈的活检或 MRI 进一步明确诊断。实施根治性子宫切除＋双附件切除＋盆腔及腹主动脉旁淋巴结切除术。可以选择放疗后(A 点 75～80 Gy),全子宫双附件切除＋腹主动脉旁淋巴结切除术。因禁忌证不能手术者,行盆腔外照射＋腔内放疗。③ 对于可疑子宫外的病变:NCCN 建议行 CA125 或影像学评价。对腹腔内病变,如腹水、网膜、淋巴结、卵巢以及腹膜等受累推荐手术治疗,包括全子宫加双侧附件切除、选择性盆腔和腹主动脉旁淋巴结切除、大网膜切除以及减瘤术。对累及阴道、膀胱、直肠或宫旁等的子宫外盆腔病变,推荐在盆腔＋腔内放疗后,根据情况决定是否进行手术治疗。对腹腔外病变,包括肝受累,推荐姑息性全子宫加双侧附件切除术,术后辅助治疗。NCCN 推荐,对于非子宫内膜样癌,如浆液性乳头状腺癌及透明细胞癌,手术的范围同卵巢癌的分期术,实施最大限度的肿瘤细胞减灭术。对于初次手术未行全面分期术者的处理,NCCN 推荐,对病理学分期为ⅠA,分化程度为高或中分化者,可以观察。病理学分期为ⅠB、ⅡA(肌层浸润大于1/2)期的高或中分化者,ⅠC、ⅡA(肌层浸润大于 1/2)、ⅡB 期、低分化的患者可直接再分期手术,也可选择影像学检查评估。在 NCCN 的推荐中,强调对所有病变局限于子宫和宫颈病例的盆腔和腹主动脉旁淋巴结切除,而不是随机的活检术。

对 FIGO 制定的子宫内膜癌手术-病理分期争论很多。比如:何为标准的子宫内膜癌手术-分期程序?另外,是否所有患者均需行淋巴切除术?目前,还没有国际上可接受的标准的子宫内膜癌手术-分期程序。一般推荐的程序如下:

(1) 腹腔探查

① 腹部正中直切口。
② 打开腹腔后立即取盆、腹腔冲洗液查找癌细胞。
③ 仔细探查腹腔内脏器,网膜、肝、腹膜子宫直肠陷凹和附件表面均需检查。
④ 触摸任何可能存在的转移病灶。
⑤ 仔细触摸腹主动脉旁和盆腔内可疑或增大的淋巴结。

(2) 根据分期明确子宫的切除范围

尽管目前有分段诊刮、超声、MRI、宫腔镜等术前检查手段,但术前对于子宫内膜癌是否有宫颈管侵犯的判断还是有相当比例的误差。在宫颈是否受侵犯方面,往往是术前分期高于手术分期。故子宫内膜癌的手术一般采用先切除子宫,切除子宫后即剖开子宫再来决定是否需要切除腹膜后淋巴结的方法。

① 对术前已排除宫颈浸润的Ⅰ期患者,行筋膜外全子宫切除及双附件切除术。附件外观即使正常亦提倡切除,因为可能会有微小浸润癌,此外,子宫内膜癌发病与卵巢分泌雌激素有关,因此,不主张保留卵巢。对于一般病例,没有必要切除阴道穹窿,切除宫旁组织也没有任何益处。切除子宫后即剖开子宫以决定是否需要切除腹膜后淋巴结,肉眼观察如下内容:Ⅰ.肌层浸润深度与肌层厚度的比值;Ⅱ.肿瘤的大小;Ⅲ.肿瘤的位置(宫底、子宫下段或宫颈)。肿瘤的分化程度越低,术中肉眼对肌层浸润深度的评估准确性越低,所以,在低分化肿瘤或肉眼判断无把握时,最好送冰冻切片检查。

② 术前已证实有宫颈侵犯的Ⅱ期患者,应施行根治性子宫切除术。不能肯定有宫颈浸润者,可行改良根治性子宫切除术。

③ 对Ⅲ期子宫内膜癌患者,由于阴道或宫旁浸润,在对转移病灶做全面检查后最好行盆腔外照射放疗。治疗完毕后,可对手术切除者行剖腹探查术。有盆腔外转移的患者,根据患者的不同情况,选用扩大放射治疗野、细胞毒药物全身化疗或者激素治疗。但是,如果Ⅲ期患者已被B超证实附件有包块或受侵犯,应该直接进行手术治疗而不做术前照射,目的是为了判断肿物的性质和进行手术病理分期。多数情况下可施行全子宫切除及附件切除术、大网膜切除和肿瘤细胞减灭术。

④ 对远处转移的Ⅳ期患者,可行姑息性全子宫加双附件切除术,术后辅以放疗或激素治疗或化疗。

(3) 根据子宫剖视标本及冰冻切片结果决定是否切除腹膜后淋巴结

① Ⅰ期患者若有如下指征,需行双侧盆腔淋巴切除术和腹主动脉旁淋巴结切除术:Ⅰ.病灶浸润肌层深度超过1/2;Ⅱ.病灶面积超过宫腔面积的1/2;Ⅲ.术前诊刮的标本已证实为低分化肿瘤;Ⅳ.有血管或淋巴脉管浸润。

② 术前已证实有宫颈间质侵犯,或切除子宫后剖开子宫发现宫颈有浸润的Ⅱ期患者,应行双侧盆腔淋巴切除术和腹主动脉旁淋巴结切除术。

③ Ⅲ期子宫内膜癌患者如果已经施行了满意的肿瘤细胞减灭术,患者的综合情况又允许继续进行手术的话,继续进行双侧盆腔淋巴切除术和腹主动脉旁淋巴结切除术。若残留有大块病灶不能切除,则切除腹膜后淋巴结的意义就不大。

④ 有远处转移的Ⅳ期患者,切除腹膜后淋巴结价值不大。

目前比较一致的意见是:对于有肯定高危征象的病例推荐行系统性淋巴切除术;有深肌层浸润或影像学检查提示淋巴结阳性者,需探查腹膜后淋巴结并切除任何增大或可疑淋巴结;有增大的腹主动脉旁及髂总淋巴结、大块附件病灶及增大的盆腔淋巴结,浸润肌层全层的低分化肿瘤、透明细胞癌、浆液性乳头状癌及癌肉瘤等亚型者推荐行主动脉旁淋巴结切除术。

目前,腹腔镜手术已广泛应用于许多妇科良性疾病的治疗,如子宫内膜异位症、附件肿物及异位妊娠、子宫肌瘤等,具有创伤小、术后恢复快及术后病率低等优点。20世纪90年代以来,随着腹腔镜设备的改进,操作技术的不断熟练,其在治疗妇科恶性肿瘤方面也取得了显著进展。迄今,许多学者对腹腔镜下妇科恶性肿瘤的手术分期和广泛子宫切除术进行了系列研究,初步证实了应用腹腔镜手术行广泛子宫切除和盆腔及腹主动脉旁淋巴结切除,能达到开腹手术的效果,并且提供了手术时间、术后病率、肿瘤复发与转移和并发症等资料(Cho et al,2007;Lee et al,2008;Seracchioli et al,2008)。并开展了与开腹手术进行对比前瞻性的研究,初步结果表明腹腔镜下能完成妇科恶性肿瘤的分期和手术治疗,长期随访结果相当(Malur et al,2001;Tozzi et al,2005;Mahajan,2008)。其中子宫内膜癌是最早采用腹腔镜行盆腔淋巴结切除和行手术-病理分期的妇科恶性肿瘤,且获得了绝大多数肿瘤学家的认可,并在2003年FIGO制定的指南中,将腹腔镜盆腔淋巴结切除术推荐为妇科恶性肿瘤手术-病理分期的主要选择和途径(Spirtos et al,2005)。

目前腹腔镜手术的适应证与开腹手术一致,腹腔镜下能完成的手术包括全子宫切除、Ⅱ型根治性子宫切除和Ⅲ型根治性子宫切除术、腹主动脉周围及盆腔淋巴结切除术。

2) 放射治疗

子宫内膜癌放疗有两种形式,即腔内放疗和体外照射。腔内放疗需要有剂量参照点,因为近距离放疗剂量梯度下降大,必须以参照点作为给予剂量和判断剂量的标准。参照点应有临床意义,临床使用方便,有实用价值。子宫内膜癌腔内放疗采用两个参照点:A点及F点,A点即子宫颈癌腔内放疗的参照点(宫颈外口向上2 cm,旁开2 cm),代表着宫颈旁组织的耐受量。F点位于A点同一轴线,于子宫中轴旁2 cm,代表宫体肿瘤受量。A点和F点的剂量比反映着剂量分布的情况,适于子宫颈癌的剂量分布要求还是适于子宫内膜癌剂量分布要求。临床颇为方便。体外照射多以直线加速器实施。照射野多用全盆、四野及延伸野(照射主动脉区)。近年来发展起来的三维适形(3DCRT)和调强照射(IMRT)可增加局部剂量及转移灶的剂量,但尚不能代替腔内放疗。

(1) 术前放疗

术前放疗有两种形式,即术前腔内放疗和术前体外照射。

术前腔内放疗:当前的腔内放疗以后装机实施。临床使用的后装机绝大多数为由电脑控制的带有计划系统和控制系统的多功能现代后装机,具有微型源,可行腔内、管道内及组织间放疗。放射源分两大类,即γ线源及中子源。前者^{226}镭被淘汰后主要为^{60}钴、^{137}铯和^{192}铱衰变产生的γ线,而高强度的微型源是^{192}铱;后者为^{252}锎衰变产生的中子。中子后装机在我国从20世纪末至今已有10余台在临床使用。中子具有良好的生物效应,对氧的依赖性小,对子宫内膜癌治疗效果好。

术前腔内放疗剂量绝大多数采用全量放疗:目前国内后装机,临床常用剂量率多在100 cGy/min以下。

临床ⅠA期:F点总剂量50 Gy±10%,A点总剂量45 Gy±10%。

临床ⅠB期:A点、F点总剂量均为50 Gy±10%。

腔内治疗可每周一次,A点每次剂量6~7 Gy,总次数6~8次。

当阴道有肿瘤时,可增加阴道照射1~2次,每次源旁1 cm剂量6~10 Gy。

腔内放疗时特别要强调以下几点:① 不仅参照点剂量要合理,而且剂量分布要合理。子宫内膜癌腔内治疗的基本分布图形为倒梨形,与子宫颈的梨形剂量分布正好相反。② 宫腔要探到底,治疗的宫腔管一定要到达子宫底部。③ 得出的剂量分布若不满意,可通过调整驻留点的权重或增加某驻留点的时间得到需要的剂量分布。④ 全量放疗结束两周之后再考虑手术。

以往子宫内膜癌的治疗中,普遍重视术前腔内放疗,术前腔内放疗有如下优点:① 缩小了子宫,易于手术。经术前腔内放疗患者的手术标本检查中有81%已无肿瘤或呈严重放射反应。因此有充分理由说明,术前腔内放疗可明显降低手术转移的可能性。② 术前腔内放疗后,探查可以明确疾病范围,避免手术过大。对淋巴结,活检或取样即可。特别对于高龄、肥胖患者更为有利。③ 可避免不必要的体外照射。④ 疗效好,并发症也不多。还有医师术前腔内放疗给予非上述的全量,但从报道看疗效不满意。

术前体外照射,一般术前不考虑体外照射,因为剂量小了对子宫内膜腺癌作用不大,若剂量高会影响手术。但当子宫较大,如10周以上妊娠子宫大小时,可加部分体外照射以缩小子宫,并增加子宫肿瘤受量。

(2) 术后辅助放射治疗

术后辅助放射治疗亦有腔内或体外照射之分。对术后腔内照射分歧不大,对患者有利,明显降低了残端复发。子宫内膜癌术后残端复发多见,可高达10%~20%,术后阴道放疗残端复发率降低到2%~4%,但术后体外照射作用争议较多。1988年手术分期出现后,首选手术治疗病例增多,自然术后照射也增加了。同时,近年来有全盆腔放疗减少而腔内放疗增加的趋势。一般说来,肿瘤细胞分化差、病理类型不良(如浆液性乳头状癌、透明细胞癌)、深肌层侵犯、脉管受累、淋巴转移、宫旁受累等均应考虑术后放疗。对于阴道切缘未净,或肿瘤离切缘近以及手术时未缝宫口者均应予阴道后装治疗。

手术后放疗的适应证:① 手术探查有淋巴结转移或可疑淋巴结转移;② 子宫肌层浸润超过1/2及G2、G3;③ 高危病理类型,如:透明细胞癌、浆液性乳头状癌;④ 阴道切缘有癌残留或阴道切除不充分。具备上述①~③种情况给予全盆照射,必要时加用延伸野,单纯第④种情况术后补充腔内放疗,剂量20~30 Gy。随着手术-病理分期的广泛实施,发现ⅠA期子宫内膜癌复发率为0~2.9%,ⅠB期为4%~9%,ⅠC期为8%~18%。尽管ⅠC期复发率较高,但是有50%为局部复发,完全可用放疗挽救。根据子宫内膜癌手术分期后复发率及复发部位,提出新的术后辅助放疗适应证。美国GOG将子宫内膜癌分为低度复发危险(低危),包括:ⅠA期、ⅠB期且G1或G2;中度复发危险(中危):G3、ⅠC期、Ⅱ期;高度复发危险(高危):Ⅲ期及以上。具有低危复发因素者无需放疗,中危及高危者均需术后辅助放疗。

(3) 放疗联合化疗

当前放、化疗同期进行颇受注意,子宫颈癌放、化疗同期治疗已成为一个热点。多数学者认为可提高子宫颈癌患者的生存率,但也有不同意见。有关子宫内膜癌的放、化疗问题远不如子宫颈癌的报道。其作用目前难以评价。值得注意的是,术后的放、化疗都存在类似缺点,如术后盆腔血管的变化对化疗及放疗均不利,此外副作用亦很严重。对子宫内膜癌来说,尚未有较为敏感的药物。对盆外转移,单一放疗剂量存在问题,联合放、化疗是一种选择。

(4) 单纯放射治疗

单纯放疗是子宫内膜癌的根治疗法。从20世纪40年代后,单纯放疗有较高的生存率。如Lehoczky等(1991)报道ⅠA期5年生存率为76%,ⅠB期为72%。国内孙建衡等报道,Ⅰ期5年生存率为62.5%,Ⅱ期为62.7%,而且从放疗后获取的宫腔组织病理检查结果,均无肿瘤或呈严重放射反应,说明放射杀灭子宫内膜癌的作用是毋庸置疑的。

子宫内膜癌腔内放疗是有一定缺点的,它与能看得见、摸得到的子宫颈癌不同,治疗有一定盲目性,技术比较复杂,更需要临床经验和技能。因此我们主张子宫内膜癌治疗应是手术和放疗综合治疗为主的治疗。在进行满意的放疗之后,也最好做单纯的子宫附件切除。对晚期患者行根治性放疗之后,有条件的也应行子宫切除。子宫内膜癌放疗后随诊除临床常规检查及妇科检查外,B超、CT、MRI乃至PET检查均有意义,但也均存在假阴性或假阳性。治疗后随诊探宫腔很重要。若治疗后2~3月宫腔仍深,子宫不缩小,则应刮取宫内组织,以除外肿瘤。子宫内膜癌放疗后晚期并发症与子宫颈癌相似,以肠道及泌尿道并发症为多。但与子宫颈癌不同的是,子宫颈癌腔内放疗时膀胱、直肠受量高剂量区与子宫颈水平相当,子宫内膜癌腔内放疗子宫颈水平剂量相对较小,而宫底部较高。所以小肠、乙状结肠部并发症几率较大。膀胱由于三角区部受量相对较小,放射性膀胱炎的发生率低。当由于输尿管狭窄引起肾盂积水时应及早安置输尿管支架。

3) 化学治疗

随着新辅助治疗的提出,对不同期别和高危因素的子宫内膜癌化疗的作用及疗效研究日益得到重视,如对早期患者若合并有高危因素如肿瘤低分化、深肌层浸润、特殊组织类型等,如何进行辅助放化疗,晚期和复发患者如何行化疗、放疗和激素的综合治疗等,均是临床医师关注的热点。随着新药物的不断研发,一系列临床试验的结果显示,化疗作为主要的辅助治疗,提高了患者生存率。因此,了解子宫内膜癌的化疗,对选择子宫内膜癌的辅助治疗措施,实现子宫内膜癌治疗的个体化具有重要意义。

随着临床研究结果的不断报道和新药的不断出现,化疗已成为子宫内膜癌的主要辅助治疗措施,但不同病理类型和不同期别的子宫内膜癌化疗的适应证,尤其是早期子宫内膜癌是否常规进行化疗还存在争议。以下几种情况,临床上多考虑行化疗:① 特殊类型子宫内膜癌:子宫内膜浆液性乳头状囊腺癌,透明细胞癌,移行细胞癌;② 晚期复发子宫内膜癌;③ 癌瘤分化差,雌孕激素受体阴性的子宫内膜癌患者;④ 放疗增敏;⑤ 无法行手术和放疗的患者。

当子宫内膜癌患者有以下情况时,不宜化疗:① 骨髓抑制患者(白细胞总数小于 $4\times 10^9/L$,中性粒细胞小于 $2\times 10^9/L$,血小板小于 $80\times 10^9/L$,血红蛋白小于 8 g/L);② 中、重度肝肾功能异常;③ 心功能不全者,不选用蒽环类抗癌药物;④ KPS评分低于40分,一般状况差;⑤ 严重感染的患者;⑥ 患精神病且无法合作者;⑦ 过敏体质者慎用,对抗癌药物过敏者禁用。

目前复发和转移的子宫内膜癌的系统治疗包括化疗和激素治疗,其中化疗主要应用的药物有:顺铂、卡铂、紫杉醇、多柔比星。单一药物有效率为20%~37%,用于晚期姑息治疗和放疗增敏。目前子宫内膜癌多采用联合化疗方案,疗效达40%~60%。疗程根据病理类型、全身状况、手术及残留病灶情况、术后放疗与否等,进行个体化选择。一般可采用3~6个疗程,特殊类型6~8个疗程。

常用联合化疗方案:

① AP方案

阿霉素($30\sim 50$ mg/m^2),静脉滴注。

顺铂($70\sim 75$ mg/m^2),静脉滴注,间隔3~4周为1个疗程。

② CA方案

阿霉素($30\sim 50$ mg/m^2),静脉滴注。

环磷酰胺(500 mg/m^2),静脉滴注,间隔3~4周为1个疗程。

③ CAP方案

顺铂(70~75 mg/m²),静脉滴注。
阿霉素(30~50 mg/m²),静脉滴注。
环磷酰胺(500 mg/m²),静脉滴注,间隔3~4周为1个疗程。
④ TP方案
卡铂(AUC 5~6),静脉滴注。
紫杉醇(135~175 mg/m²),静脉滴注,间隔3~4周为1个疗程。
常用放疗增敏化疗方案:
① 紫杉醇
多用于同步放、化疗。放疗期间每周给予紫杉醇60 mg/m²,静脉滴注。
② 顺铂
多用于同步放、化疗。放疗期间每周给予顺铂40~50 mg/m²,静脉滴注。

4) 内分泌治疗

子宫内膜癌及其癌前病变多见于围绝经期及绝经后妇女,但也有约3%~10%的患者发生于40岁以前,且年轻患者比例不断增加。由于子宫内膜增生及子宫内膜癌的发生与持续无对抗的雌激素作用有关,所以部分多囊卵巢综合征及不孕妇女患有此病。对于未生育的患者,若按照子宫内膜癌的规范治疗方法,需要切除子宫及双侧附件,那么这些患者将会失去生育能力。内分泌治疗在保留这些患者生育能力方面,近年来有较多文献报道。子宫内膜癌根据其发生与雌激素的关系分为激素依赖型(Ⅰ型)和非激素依赖型(Ⅱ型),前者占子宫内膜癌的80%以上,多见于围绝经妇女,组织类型多为高分化腺癌,对孕激素治疗反应好,预后好;后者约占10%左右,多见于绝经后妇女,组织类型为浆液性乳头状腺癌、透明细胞癌等,分化差,预后差(Bokhman,1983)。内分泌治疗主要为大剂量孕激素治疗,应用于激素依赖型子宫内膜癌,取得一定疗效。早在50多年前,Kistner等(1959)就发现孕激素治疗对子宫内膜癌有效,从此,子宫内膜癌的内分泌治疗得到广泛应用。多年来,国内外学者尝试应用孕激素、他莫昔芬(tamoxifen,TAM)、促性腺激素释放激素激动剂(GnRH-a)等治疗子宫内膜癌,显示出一定的疗效,但至今在国内外研究中,子宫内膜癌的内分泌治疗尚无统一规范的治疗方案。

子宫内膜癌的内分泌治疗一般仅为子宫内膜癌的辅助治疗方法,仅对部分需要保留生育能力和晚期复发患者为主要的治疗,目前内分泌治疗在子宫内膜癌患者中主要应用于以下几种情况。

(1) 晚期或复发子宫内膜癌:内分泌治疗对晚期或复发子宫内膜癌患者有肯定疗效,有大量的临床研究报道。美国GOG曾进行大规模多中心随机对照研究(Thigpen et al,1999),晚期或复发子宫内膜癌患者的总反应率为15%~25%,提出应用MPA对晚期和复发子宫内膜癌有效。目前认为对于晚期复发患者可以给予内分泌治疗,以延长患者的生存期并改善其生活质量。

(2) 保留卵巢功能及生育能力的子宫内膜癌:关于应用内分泌治疗保留卵巢功能及生育能力是近年来比较关注的问题。随着人们对生活质量要求的逐渐提高,对年轻子宫内膜癌患者保留卵巢功能的治疗日渐受到重视,对年轻子宫内膜癌患者保留功能性治疗主要在保守性手术后,应用大剂量孕激素进行治疗,可能使肿瘤发生逆转,从而达到对年轻子宫内膜癌患者保留卵巢功能的目的。由于子宫内膜癌的发病与肥胖、无排卵、PCOS等持续雌激素作用有关,且近年来年轻患者有增加趋势,针对这部分年龄较轻、尚未生育的子宫内膜癌及子宫内膜非典型增生患者,如按常规切除子宫及双侧附件,则患者将失去生育能力,可以在严格掌握适应证的前提下,对年轻子宫内膜癌及子宫内膜非典型增生患者尝试单独应用内分泌治疗,以期达到保留生育能力的目的。以下情况应禁用或慎用孕激素治疗:① 肝、肾功能不全者;② 严重心功能不全者;③ 有血栓病史者;④ 糖尿病患者;⑤ 精神抑郁者;⑥ 对孕激素类药物过敏者;⑦ 脑膜瘤患者。

一些新药物也逐渐应用于子宫内膜癌的内分泌治疗中,但多为小样本观察,且研究数量尚少,这些药物主要包括阿洛昔芬、促性腺激素释放激素激动剂和芳香化酶抑制剂等。

5) 分子靶向治疗

目前哺乳动物雷帕霉素靶位(mammalian target of the rapamycin, mTOR)抑制剂,酪氨酸激酶抑制剂吉非替尼(gefitinib)、伊马替尼(imatinib)和针对 HER-2/neu 的单克隆抗体曲妥珠单抗(trastuzumab),抗血管内皮生长因子(vascular endothelial growth factor, VEGF)单克隆抗体贝伐单抗(bevacizumab)以及作用于 claudin-3、claudin-4 的产气荚膜梭状芽孢杆菌肠毒素(clostridium perfrigens enterotoxin, CPE)等,已应用于乳腺癌、卵巢癌、肺癌、慢性粒细胞性白血病、胃肠道间质肿瘤、结肠癌及肾透明细胞癌等临床治疗,而对子宫内膜癌的作用及其临床研究报道较少。

4. 四级预防

晚期子宫内膜癌或其他妇科肿瘤患者因肿瘤复发或转移无法治愈者,最终将进入到终末期阶段。在我国,此阶段的患者常选择回到就诊过的医院或当地医院度过生命的最后旅程。患者往往存在生存的希望和死亡的恐惧并存的双重心理,同时因肿瘤伴发的并发症与并发症而遭受生理和心理的双重折磨,更需要家属和医护人员的加倍呵护和理解。妇科肿瘤病房的医护人员需要对处于此阶段患者的生理和心理特点有更加清楚地了解,以便更好地对患者进行终末期的处理。

1) 缓解症状

(1) 镇痛治疗:疼痛是癌症晚期患者最常见的一种症状,持续的疼痛不仅影响患者的正常生活,更容易影响患者的情绪。随着疼痛的加重,患者甚至会失去生存的勇气和信念,加重患者的思想负担、产生轻生的念头。因此减轻患者的疼痛是提高生活质量的最重要的治疗。患者家属及医护人员要理解患者的痛苦,鼓励患者,使用合适的止痛药来帮助其缓解疼痛。正确应用三阶梯止痛方案,同时结合其他止痛方法。

(2) 大小便困难:因局部肿瘤复发无法控制,直接侵犯和压迫导致大小便困难。肿瘤无法控制,则此症状很难缓解。患者因大便困难而不敢进食,进食少,大便干燥,进而大便更困难。可适当给予软化大便的药物及饮食指导。当肿瘤侵犯输尿管、膀胱、尿道等导致小便困难、严重者导致尿毒症,可请泌尿外科给予姑息性手术解决尿液排放问题,严重者需透析治疗。

(3) 阴道排液、阴道出血、阴道排肿瘤组织:阴道肿瘤负荷不大时,初始为阴道排液量增多,随着阴道肿瘤负荷的增多,出现阴道内接触性出血、血性白带、阴道出血淋漓不净、阴道大出血。肿瘤无法控制,症状无法改善。只能加强局部止血、抗感染治疗及输血纠正贫血等对症治疗。

(4) 贫血:因肿瘤的消耗及阴道出血、感染等,患者往往重度贫血,因此需要输血纠正贫血治疗。

(5) 恶病质:如上所述,由于肿瘤造成的疼痛、大小便困难、阴道出血,患者进食少,营养状况极差,晚期患者需要进行全静脉营养支持治疗。

(6) 睡眠差:患者因疼痛、大小便困难等原因,后期往往无法有足够的睡眠。药物治疗效果也不好。

2) 子宫内膜癌患者的临终关怀

(1) 终末期患者的病房和探视

① 病房设置:房间应清洁、整齐、安静,温度应控制在 20 ℃左右,湿度以 50% 为宜,光线应柔和,避免强烈刺眼的阳光直射,室内窗帘色应宁静幽雅,病房内可摆放一些患者喜爱的物品,如鲜花、照片、电视机、收音机等,营造一个富于生活情趣的环境,让患者在宁静祥和的气氛中感受人间的温暖和真情。病房最好是单间或双人间,进行家庭式装饰,鼓励家属陪伴,让病人有家一样的感觉。从而使病人减轻孤独感,增加安全感,稳定情绪,安详去世。同时又使家属得到心灵的慰藉,减轻他们在亲人去世后的悲痛。

② 鼓励探视和陪住:一个人从熟悉的家庭、社会环境住入陌生的医院会感到心理、生理上的不适应,产生一种无助或茫然感,表现为孤独、寂寞、不安、恐惧等。对于生命处于濒危状态的肿瘤患者来说,这种感觉更加突出,如果坚持严格地执行医院的探视制度,会让患者和家属难以接受,感到缺乏人情味;相反应鼓励亲朋好友探视、陪住、守护,让患者在有限的时间里享受人间的真情,从亲友、同事的问候中得到心灵上的慰藉,使患者坦然地告别他所喜爱的一切,安详、无惧地告别人生,让生者无悔地奉献爱心。

(2) 加强基础护理和治疗

终末期癌症或子宫内膜癌患者往往出现全身衰竭,各脏器功能相继减退,大多数患者丧失自理能力。应加强各项基础护理,注意患者皮肤、口腔、泌尿生殖道、呼吸道管理,防止各种并发症的发生。晚期肿瘤患者存在不同程度的营养不良,在尊重患者饮食习惯,按照患者的喜好,鼓励患者进食,少量多餐,保证营养与液体的供给。不能进食者或摄入量明显不足者,可以鼻饲或给予胃肠外营养,维持机体的代谢平衡。患者因体质过弱、恶病质或疼痛导致翻身困难且常保持一个卧位长期受压,导致褥疮发生。要注意预防。除了常规翻身、增强营养和皮肤护理外,预防褥疮用具的使用,如:棉花垫、海绵垫、水垫、多浪气垫床、程控按摩床均对预防压疮有帮助。便秘者可给予灌肠或药物通便。尿潴留或失禁者可留置导尿管。大小便失禁的患者,可用尿布垫于臀部下,及时更换,保持会阴皮肤清洁和干燥,以免压疮发生。帮助患者定时排便,并指导家属沿脐周轻柔按摩,每天 2 次,以促进排便。便秘严重时肛注开塞露 20 mL 或 0.5% 肥皂水 50 mL,注射后按摩腹部以增加润肠效果。口服植物油 30 mL 以促进肠蠕动。病情好转时鼓励并协助其下床活动。有些患者可以根据需求进行一些保守性治疗措施,包括肠梗阻手术、低剂量化疗、放疗和生物治疗等。濒临死亡患者的体温往往会升高,但因周围循环衰竭,患者的四肢湿凉,因此应及时加盖被服和更换衣服。对于昏迷的临终患者及时抽吸痰液,经常用湿纱布或棉球擦洗口腔,口唇抹液状石蜡防止干裂。吞咽反射消失者可用湿纱布或湿棉签湿润口唇,也可让患者吸吮湿纱布。如患者眼睑不能闭合,可用湿纱布覆盖,或滴氯霉素眼药水。对于躁动的患者应加设床挡以免坠床。肿瘤晚期患者大多有循环和呼吸系统衰竭,随时都有可能死亡,所以必须密切观察体温、脉搏、呼吸、血压的变化,密切注意患者的主诉,及时复查血液生化、血液常规和凝血象,给予点滴白蛋白、脂肪乳甚至少量多次输血等支持治疗。在出现顽固性贫血并进一步加重、重度低蛋白血症、凝血象明显异常、皮下出血点等迹象时,常提示患者生命即将走向最后的终点,此时要让家属做好相应的物质和心理上的准备,并对是否行有创性抢救(有创性抢救措施包括使用呼吸机、气管切开术等)等问题和家属取得一致,同时也要指出的是,按照人道主义的观点,临终患者尽管濒临死亡,但仍享受与常人同等待遇和权利。医护人员要尊重和维护临终患者应享有的权利,如要求按照自己意愿办理后事的权利,要求得到尊严死去的权利等。

(3) 心理疏导

当患者知道自己患了绝症,即将面临死亡,她们有着常人难以想象的情感需要和心理压力,因疾病给生命带来威胁,她们感到恐惧和不安,害怕与亲人分离,对生活的无限依恋,害怕失去尊严和自尊等。医护人员应准确把握患者的心态,强化心理疏导,设身处地去了解患者的心理需要,尽量满足她们的要求;经常巡视病房,与患者坦诚沟通,鼓励患者与病魔斗争,给她们生存的希望;耐心倾听患者的诉说,让她们说出心中的不安与恐惧,顺势诱导,帮助患者表达自己的真实情感;理解患者的痛苦,尽可能地满足她们的需求。当患者表现出心情平静,接受即将死亡的现实时,医护人员应创造一个祥和的气氛,帮助临终患者认识到死亡是一种自然规律,死亡是摆脱痛苦折磨,实现人生完善的结局,使临终患者庄严、安详、舒适地度过人生的最后时刻。心理护理一直是临终关怀的重要内容,它贯穿于临终护理的全过程。临终病人的心理状态极其复杂,护士要谅解和宽容病人,真诚相待。晚期癌症患者因焦虑、恐惧等心理问题常出现睡眠紊乱。应关注患者的睡眠,保证睡眠环境安静,光线幽暗,空气清新,温度适宜,被褥柔软,尽量减少夜间护理操作。夜间巡房时注意动作要轻,协助患者享用舒适的体位。对于腹水患者腹胀难忍,肿瘤压迫出现尿潴留,脑转移出现头痛、呕吐等影响睡眠时,应采取相应措施,缓解症状,从而保证良好睡眠,延缓生命。

(4) 努力维护患者尊严

临终病人尤其是濒死病人,虽然生活不能自理,但她们仍希望仪表整洁,个人隐私得到保护,在工作中做各种暴露性操作都要用屏风遮挡。整齐清洁是维持一个人的尊严最基本的需要。所以,根据病人爱好,为病人梳妆打扮,满足其心理需要。

(5) 死亡教育

晚期癌症病人在治疗不再有效的濒死阶段,几乎都面临着死亡的恐惧、不安和遭受疾病痛苦的折磨。死亡教育可使人们能够正视死亡,客观地面对死亡。适当时期告知病情,一旦时机成熟就与患者共同探讨死亡问题。当病人意识到生命即将结束,但还有未完成的事业与家庭责任时,往往陷入极度的悲哀和沮丧中,应及时给予必要的心理和情感支持,倾听她们的要求,尽量予以满足。帮助病人树立正确、豁达的生死观,进而接纳死亡的事实,从而以积极的心态安排好有限的时间,使患者能平静地面对和接受死亡。

(6) 家属支持

晚期肿瘤在给病人带来身心摧残的同时,对整个家庭来说也是严重的应激因素,尤其对主要照顾患者的家属更是如此。临终病人家属不但承担着不同程度的心理负担和心理负担,而且他们的言行举止直接影响着患者的情绪。医护人员要积极疏导和安慰患者家属,使其接受患者即将死亡的事实。告诉患者家属如果患者主动询问病情应诚恳回答,否则与患者无法深入沟通,彼此演戏也无法交代后事、完成心愿,会造成生死两憾。如果患者不问,则表示她还没有接受这个残酷的事实,则不必主动告知。若家人对患者的医疗选择、照顾选择以及去世后的丧葬仪式等问题彼此意见不同时,最好的办法是将决定权交给患者,让患者自己做主,这样既让患者心安,家属也不会因意见不同而感到困扰。晚期癌症患者的急救只能挽回心跳和呼吸,延长数小时、最多数天生命,病情仍在继续恶化,急救不能挽回其生命。患者及家属对急救应有真实的认知,事先可以要求医师不进行有创性抢救措施,并签署不施行心肺复苏的同意书,让患者平安逝去,或临时出院回家,在家中安然而终,免去急救时的折磨和痛苦。

参考文献

[1] Akbayir O, Corbacioglu A, Numanoglu C, et al. Influence of body mass index on clinic pathologic features, surgical morbidity and outcome in patients with endometrial cancer[J]. Arch Gynecol Obstet, 2012, 286(5):1269-1276.

[2] Zhang H, Su Y, Hao H, et al. The role of preexisting diabetes mellitus on incidence and mortality of endometrial cancer: a meta-analysis of prospective cohort studies[J]. Int J Gynecol Cancer, 2013, 23(2):294-303.

[3] Zaino R J, Kauderer J, Trimble L, et al. Reproducibility of the diagnosis of atypical endometrial hyperplasia: a Gynecologic Oncology Group study[J]. Cancer, 2006, 106(4):804-811.

[4] Sorbe B. Predictive and prognostic factors in definition of risk groups in endometrial carcinoma[J]. ISRN Obstet Gynecol, 2012, 2012:325790.

[5] 彭芝兰,魏丽惠,等. 子宫内膜癌[M].//曹泽毅. 中国妇科肿瘤学. 北京:人民军医出版社,2011:1034-1154.

[6] 曹泽毅. 妇产科学[M]. 北京:人民卫生出版社,2014.

[7] 杨越波,李小毛,向阳. 子宫肿瘤[M]. 北京:人民军医出版社,2011.

[8] 孙建衡. 妇科恶性肿瘤继续教育教程[M]. 北京:中国协和医科大学出版社,2007.

[9] 赫捷,赵平,陈万青. 中国肿瘤登记年报2011[M]. 北京:军事医学科学出版社,2012.

第十九章 皮肤癌的临床预防方略

皮肤癌(skin cancer)为常见的恶性肿瘤之一,占所有肿瘤的3%~5%,可发生于身体的任何部位,大约80%发生于面部、头部和颈部,引起受累部位的畸形和危险。皮肤基底细胞癌(basal cell carcinoma,BCC)和鳞状细胞癌(squamous cell carcinoma,SCC)是最常见的非黑色素瘤性皮肤恶性肿瘤,其中基底细胞癌最多见,占60%以上,极少发生转移,鳞状细胞癌占30%,常由癌前病灶演变而来,最常见的是光化性角化病,亦可发生于陈旧性烧伤疤痕、慢性炎症或放射性皮肤炎症的部位,起源于慢性炎症部位或最初发生的癌变具有更强的侵袭性,10%的病例可发生转移,其他组织类型如恶性淋巴瘤(蕈样霉菌病、组织细胞型淋巴瘤)、默克尔细胞癌、隆突性纤维肉瘤、卡波西(Kapos1)肉瘤、汗腺癌、血管肉瘤、角化棘皮瘤(急性上皮癌)和转移癌等均较少见。本章主要阐述皮肤基底细胞癌和鳞状细胞癌。

第一节 皮肤癌的流行病学

1. 地区分布

皮肤癌的发病率地域差异性很大,澳大利亚南部地区发病率最高,占全部恶性肿瘤的一半以上,发病率高达650/10万,年龄标准化发生率为每年555/10万,0~74岁累积发病率达67%,即到70岁为止,每3个人中就有2个人要发生皮肤癌。这可能与所处的地理位置和人们的生活方式、生活习惯有关。在美国的高加索人中,皮肤癌的发病率达到165/10万,是我国发病率的100倍以上。据美国癌症协会报道,皮肤癌占美国每年所有新发癌症病例的近1/3,估计其发病率超过80万例/年。据估计,能活到65岁的美国白人中,40%~50%至少要患一次皮肤癌。在我国皮肤癌约占全部恶性肿瘤的1.5%左右,居全身恶性肿瘤的第11位。其中皮肤基底细胞癌BCC及鳞状细胞癌SCC的发病率占皮肤癌的90%以上,且在逐年升高。皮肤恶性肿瘤中BCC是最常见的,占所有皮肤肿瘤的65%~75%,而SCC由于容易出现区域淋巴结转移,它的危险性比BCC高得多,所以近年来对BCC和SCC的研究越来越引起学者们的关注。

2. 人种分布

根据资料显示:皮肤肿瘤的发病率与人种有显著的关系。据调查,世界上皮肤癌发病率最高的是那些经常受强烈紫外线照射的白人,而黑人、亚洲人以及不经常受到紫外线照射的人发病率较低。在不同的国家,皮肤癌发病率的高低也同它在全部癌肿中所占的比重是相关的,易发生于皮肤白皙、蓝眼睛或灰眼睛、头发浅红色或金发的人,较少发生于肤色较黑的人。美国每年约 20 万 SCC 新发患者,有 1 300～2 300 人死于转移性疾病。Clark 报道美国每年新发 BCC 和 SCC 分别 80 万和 20 万人。Mark 等报道 BCC 和 SCC 是澳大利亚最常见的肿瘤,其发病率为其他肿瘤的 3 倍,且持续上升,每年达总人口的 1%。皮肤癌在我国发病率很低,除黑色素瘤以外的皮肤性肿瘤发病率为 1.53/10 万,其中男性为 1.5/10 万,女性为 0.9/10 万,多见于 50 岁以上者。

3. 年龄分布

皮肤癌主要发生在 30～70 岁,年龄越大发病率越高,但是,不同种类的皮肤癌之间有差异。其中基底细胞癌多见于 40 岁以上的患者,鳞状细胞癌多见于 50 岁以上的患者。一般以 51～60 岁为发病高峰,40 岁以下少见,20 岁以下则罕见。本病男性多于女性,男女比例约 2∶1。多项研究表明,儿童和青年人的各种皮肤癌发病率都在增加。美国国立肿瘤研究所数据表明,20 岁以下居民的黑色素瘤发病率在以每年 2.9% 的速度递增。同时,这种增加也发生在非黑色素瘤皮肤癌。梅奥医院报告,在 1976—2003 年期间,明尼苏达州 Olmsted 县 40 岁以下的居民皮肤癌发病率显著增加,BCC 发病率从 18.2/10 万增加到 29.1/10 万。老年人的皮肤可能有些癌前期的表现,其中以老年性角化瘤、白斑病为多见,还有一些慢性皮肤病,如烧伤或外伤后的瘢痕疙瘩、多年不愈的慢性溃疡、慢性皮炎、老年皮肤疣、慢性瘘管或窦道、放射性溃疡等,如果经过正规治疗,这些病变反而增大,或者破溃、变硬、变厚、色素加深、角化过度,甚至还会出血,这时,应该警惕有皮肤癌的可能。

4. 性别

美国癌症学会发现 50 岁以上的男性患皮肤癌的可能性是女性的 2 倍,男性皮肤癌患者的死亡率也大大高于女性。统计数据显示,在 40 岁以下人群中,患皮肤癌的女性要多于男性,但在 80 岁左右的人群中,患皮肤癌的男性则要大大超过女性。皮肤癌在我国发病率很低,皮肤性肿瘤发病率为 1.53/10 万,其中男性为 1.5/10 万,女性为 0.9/10 万。

第二节　皮肤癌可能的发病因素

大多数皮肤癌往往在患者 40 岁以后才发病。紫外线辐射会引起皮肤病变,因而,过度暴露于阳光下是目前已知的皮肤癌的最主要诱因。据研究,位于赤道附近南北纬 30 度以内的国家发生皮肤癌的风险最高,但紫外线并非是唯一可引发皮肤癌的射线,高强度的 X 线照射(如肿瘤的放射治疗)也会增加患病的危险度。皮肤对日光的敏感度是另一大可能致病因素。肤色越浅,风险越大,因而白种人的发病率较高。但这并不意味着黑人不会患皮肤癌。事实上,患有鳞癌或黑色素瘤的美国黑人病死率更高,这可能是由于肿瘤恶性程度更高或未得到早期治疗的缘故。此外,性别差异(男性发病风险为女性的 2 倍左右)、免疫缺陷、家族史、既往皮肤癌病史也和皮肤癌发生率有关。

皮肤癌的发病十分复杂，既涉及外界因素如紫外线照射、化学致癌物质、电离辐射、病毒等多种多样的环境致癌因素，又与机体细胞的 DNA 改变、遗传特性、免疫功能、激素水平的变化等密切相关。在皮肤癌发生、发展过程中，紫外线辐射以及关键基因突变、免疫异常等均是其至关重要的环节。中波紫外线(UVB)引起的原癌基因(如 RAS)表达或抑癌基因(如 p53)突变可使细胞形态改变和分化而导致恶性肿瘤细胞产生。

1. 紫外线

紫外线辐射可造成皮肤光损伤甚至皮肤癌。常见皮肤癌包括基底细胞癌、鳞状细胞癌、恶性黑色素瘤、光毒反应、光敏反应以及光线性角化等。近期有学者指出，造成皮肤光损伤的罪魁祸首为中波紫外线(UVB)。目前关于 UVB 诱发皮肤癌的机制尚不十分清楚，但已有研究显示，UVB 可经对 DNA 造成损伤、对细胞周期分子进行调节、对细胞通路以及某些酶类的影响而发挥作用。

1) UVB 致 DNA 损伤和免疫调节

表皮角质形成细胞产生的超氧化物歧化酶、过氧化氢酶、谷胱甘肽过氧化物酶等抗活性氧自由基酶均可对活性氧自由基产生一定的对抗效果。过量 UVB 辐射后可导致皮肤 DNA 断裂、交链、DNA 蛋白质交链等的发生，最终引起皮肤中氧自由基活性增强，导致抗活性氧自由基酶无法发挥良好效果。多余的氧自由基就会对皮肤自身抗氧化防御能力产生抑制作用，使机体氧化与抗氧化之间的平衡受到破坏，引起皮肤损伤的产生。

2) UVB 对凋亡、p53 以及细胞周期调节分子的影响

研究发现，机体在受到大量的 UVB 辐射后为了使完整性得以维持，需要对细胞反应予以激活，会对 DNA 损伤引起的基因突变予以清除，使细胞周期进程得以延缓，将细胞周期停滞在 G1 期，最终引起细胞突变的基因在复制前便得到了及时的修复，并且与转录激活有关的 p53 基因也会因此而凋亡。p53 基因为机体中的一种抑癌基因，对于清除 UVB 辐射造成的损伤细胞具有促进作用。p53 基因的存在可有效降低皮肤癌的发生，然而在 DNA 受损后，p53 基因可使细胞周期停滞在 G1 期。在 DNA 完成合成前并对其展开修复，如果细胞损伤相对较为严重则无法获得充分的修复，进而诱发细胞凋亡，从而促进了皮肤癌的早期发生与发展。曾有研究显示，在 SHK-I 小鼠受到长期 UVB 照射后，其机体内的 p53 基因表达会明显增加。致使与皮肤肿瘤发生与发展相关的细胞周期素 DI 的表达增加，进而促进肿瘤的发展进程。

3) UVB 对相关通路以及因子的影响

研究证实，UVB 可使核因子 NF-κB 通道打开。该通道为哺乳动物 Rel 蛋白家族的一员。属于 DNA 结合蛋白的一种。其参与了细胞周期调控、细胞增殖与分化、细胞凋亡以及致癌基因等。皮肤受到 UVB 辐射以及脂多糖等刺激后。在 NF-κB 信号转导通路上游激活酶反应的作用下非活化复合体会被激活。除以上作用外，UVB 还可以对激活蛋白活化产生介导作用。激活蛋白属于一种转录因子，参与了靶基因调节。可对各种刺激作出生理以及病理应答。并且参与了细胞的增殖、分化以及转化过程。在肿瘤的发生、发展、转移、侵袭等过程中均发挥了重要的作用。曾有研究指出，激活蛋白还参与了细胞的正常生长、癌性转化过程。

UVB 还可以对蛋白激活 B 通道进行调节。该通道的主要途径为细胞内重要信号的转导通路。曾有研究指出，不同的刺激下会通过 PI3K 机制诱发丝氨酸、苏氨酸残基发生磷酸化。在此基础上，会使丝氨酸、苏氨酸活化。丝氨酸、苏氨酸被活化可对下游凋亡蛋白、细胞周期凋亡调节蛋白等产生活化调节作用。从而实现抑制细胞凋亡，促进细胞增殖的作用。在蛋白激活 B 通道因子发生基因突变后，细胞生存与凋亡失去平衡，从而促进了正常细胞发生恶化。

4) UVB 对环氧化酶、鸟氨酸脱羧酶的影响

环氧化酶属于限速酶的一种，可以对花生四烯酸转为前列腺素产生催化作用。近几年有研究显示，在大量 UVB 辐射后，环氧化酶转录作用增强，从而引起蛋白表达水平增加，前列腺素水平也会因此而升高。这对于受损细胞的增生具有显著的促进作用，从而诱发皮肤肿瘤的形成。鸟氨酸脱羧酶为多胺合成中第一个调节酶。多胺在细胞增生以及分化、移行中属于基础物质，具有关键作用。由此可知鸟氨酸脱羧酶对细胞的生长产生重要的调节效果。曾有研究指出，在转移性细胞肿瘤中可以持续检测到鸟氨酸脱羧酶基因产物。目前关于 UVB 与鸟氨酸脱羧酶之间的关系还不十分清楚，需要展开进一步的研究加以证实。

2. HPV 感染

近来学者们用先进的研究方法检测既往的实验标本，发现免疫活跃的 BCC 和 SCC 患者均存在 HPV DNA 的高表达，而且 90% 以上患者主要为器官移植受者，实验中查见 HPV 的感染类型主要为 HPV 20、HPV 23、HPV 38 和两种新检出的 HPV DL-40、HPV DL-267。目前研究表明，大部分 HPV 的原发感染主要发生于生命早期，但在体内一直保持潜伏状态，紫外线照射时间过长可能会激活病毒基因，或者灭活控制细胞生长的基因，因此有待作进一步的研究来了解 HPV 感染与紫外线照射的协同致癌作用。

HPV 病毒感染作为 BCC、SCC 的高危因素，在皮肤癌发病机制中的作用也是不容忽视的。特殊类型的 HPV（如 HPV 16、18 等）其 E6/E7 瘤蛋白通过激活周期素 E 和 A 刺激细胞增生，进而干扰细胞蛋白 RB 和 p53 的功能。后两者之间相互作用又形成了诱变和非整倍体化活性，并导致 HPV 皮损的发展，发挥其单独致癌作用。人类角质形成细胞的转录过程和病毒瘤蛋白的功能都是受细胞内外的信号连锁控制的，信号中断则提示细胞进入永久化阶段和恶性增生。近来，已经在大多数 BCC 和 SCC 患者体内检出已知的 HPV 类型。那些表现为广泛的疣病并继发皮肤癌的疣状表皮发育不良患者接受同样的检测时，发现 BCC 和 SCC 好发于日光照射部位，这提示物理致癌物（日光中的紫外线）和低危（无诱变）HPV 感染存在相关性。

3. 癌基因突变

近来研究发现，除了上述因素外，肿瘤抑制基因 p53、p16、p21 和果蝇体节极性基因 PTCH（drosophila segment polarity patched gene, PTCH）的人类同系物（PTCH）也参与 BCC 和 SCC 的发病。Soufir 等通过 PCR-SSCP 法对 20 例 SCC 患者、1 例光化性角化病患者和 28 例 BCC 患者进行检测，结果显示 5 例 SCC 患者和 1 例 BCC 患者的 p16 外显子 2 发生突变，18 例 p53 基因出现突变，其中仅两例为 p16 和 p53 同时突变。一系列数据表明 SCC 存在紫外线诱导的 p16 突变，而且 p16 和 p53 分别在皮肤致癌机制的两条独立路径中发挥作用。

4. 电离辐射

放射性皮肤恶性肿瘤的临床特征均发生在受照部位。早期放射工作者在尚未懂得防护的情况下，经常暴露在 X 射线照射范围中，引起皮肤暴露处癌变，病变多见于手部，尤以手指为多。这多为放射工作者慢性放射损伤的结果。临床特征为局部皮肤萎缩变薄、粗糙、疣状增生、角质突起，或反复破裂形成溃疡，经久不愈。潜伏期较长，平均 20~29 年。捷克铀矿工人中由于 α 辐射体剂达到 1~2 Gy，矿工面部原发性皮肤基底细胞癌增多。

近年来由于放射仪器设备的改进和放射技术的进步，特别是加强了各项防护措施，职业性皮肤癌基本上已经绝迹。但某些接受放射治疗的患者，经过若干年后，在放射野内发生皮肤癌的病例仍可遇见。

5. 化学致癌物质

1775 年，Pott 首先发现了扫烟囱工人多发阴囊皮肤癌的现象。目前已知砷化合物、焦油、沥青等许多化学物质具有致皮肤癌的作用，长期接触这些物质的人群容易发生皮肤癌，如沥青工人皮肤癌的发病率明显高于一般职业的工人。对于化学致癌物的系统研究表明，人类肿瘤的发生可以分为致癌过程和促癌过程两个阶段，前者是永久性的、不可逆的过程，后者则是一个可变的过程。

6. 慢性炎症和慢性刺激

慢性炎症、慢性溃疡和长期受到慢性刺激的皮肤区域容易发生皮肤癌，如慢性溃疡、着色性干皮病、扁平苔藓、寻常狼疮、性病肉芽肿、梅毒、角化病等容易发生癌变，特别是容易发生鳞状细胞癌。有些亚洲人群嗜好咀嚼烟草或槟榔，故口腔或口唇部位易发生鳞状细胞癌。

7. 免疫因素

皮肤癌的发生与人体免疫功能的抑制有一定关系，原发性和继发性免疫缺陷的病人易患皮肤癌；器官移植后长期服用免疫抑制剂的病人，患皮肤癌的危险性明显增高。免疫抑制阶段，患者免疫系统功能低下，可发生皮肤癌，如应用免疫抑制剂能促成皮肤癌的发生。与免疫功能抑制相关的皮肤癌主要是鳞状细胞癌，基底细胞癌与免疫功能抑制也有一定关系。

8. 遗传因素

某些基因缺陷性疾病伴发皮肤癌的危险性增高，如患有白化病（albinism）和紫外线照射后 DNA 损伤修复异常的着色性干皮病（xeroderma pigmentosum）等的病人。因此，皮肤癌与基因的关系目前正在受到重视。研究发现大多数基底细胞癌细胞 9q 染色体上的 FTCH 肿瘤抑制基因发生了突变，p53 肿瘤抑制基因突变似乎是发生在皮肤鳞状细胞癌中的一个早期事件，皮肤癌中 RAS、FOS 等许多癌基因也常有突变现象存在，但关于癌基因与皮肤癌发生的关系目前尚未阐明。

9. 其他因素

Chuang 等对 145 例患有皮肤癌的老兵和 59 例无该病史的老兵进行问卷调查和体格检查，结果表明父母的人种、面部或其他部位的光线性角化病、颈部的日光性弹力纤维病、面部毛细血管扩张、初次晒伤的年龄以及印第安纳州的居住史都是与皮肤癌明显相关的高危因素,另外一些可能的高危因素还包括吸烟、高脂肪摄入。

第三节 皮肤癌的临床表现及诊断依据

皮肤癌包括基底细胞癌和鳞状细胞癌,多发生于体表暴露部位,特点是病程缓慢,恶性程度较低,极少转移,容易发现。

1. 皮肤癌的临床表现

皮肤癌并无明确的发病部位。一般而言约80%发生于身体的暴露部位,如头、面、颈、手背等部位,少数发生于非暴露部位。如基底细胞癌好发于颜面及颈部,且多在口部以上,如眼眶、鼻、颊、前额、耳周围等部位,亦常见于手背、前臂及背的上部;鳞状细胞癌半数以上见于头颈部,也可发生于四肢、躯干,头部好发于颊部、头皮、眼睑、额等处,四肢好发于手背及足。一般认为手掌及脚底不发生基底细胞癌和鳞状细胞癌。

(1) BCC好发于50～60岁,男性略多于女性,可来源于表皮及皮肤附件。BCC按组织学形态分型:表皮溃疡型基底细胞癌、表皮下基底细胞癌、基底鳞形细胞癌。以表皮菲薄富有皮脂腺及经常受阳光照射的暴露部位多见。首先出现一个粉色或淡黄色小结,或仅似红斑不隆起结节较硬,表皮失去正常色泽和纹理。含有色素者酷似黑色素瘤;含有较多黏蛋白则形成囊肿,周围伴有毛细血管扩张。发展缓慢,肿瘤表面皮肤发生鳞片状剥离,不断脱落、再生。肿瘤表面中心渐形成溃疡,外围则向四周发展扩大,逐渐形成质地较硬、底部呈珍珠状或蜡样外观,边缘参差不齐并向内卷而隆起的溃疡,即典型表现——侵蚀性溃疡。经较长时间,能侵及深层组织,如侵及鼻、耳、眼眶及上颌窦等部位的软骨和骨组织,引起出血和颅内侵犯。但是基底细胞癌极少发生区域淋巴结转移。

根据BCC的临床表现不同可分为如下几种亚型:

结节型:这是最常见的类型,表现为初起圆顶状结节,皮损缓慢增大,中央凹陷甚至形成溃疡。

溃疡型:可分为啮状溃疡和侵蚀性溃疡,这两型多发生于头皮和颜面,皮损向下生长,破坏下面的组织称为侵蚀性的溃疡,表现为大范围毁容性的破坏,而且破坏颅骨鼻窦或者眼睛,导致致命性的感染。尽管这些损害扩大,但转移还是少见的。

硬斑病型或纤维化型:硬斑病型的表现为中央有类似瘢痕的斑块,看上去更像皮炎而不像恶性肿瘤,因为癌组织向深部生长浸润真皮,其范围超过临床所见的边缘,所以该型BCC的边界常难以估计。

浅表型:与其他型相比,此型多发于躯干或四肢上,有多种皮损,皮损常表现为平坦的境界清楚的斑块,边缘可有轻微突起的丘疹,也可能有色素沉着。

色素型:表现与结节型BCC相似,但皮损呈褐色。

(2) SCC的特点是高分化多见(75%),低分化少见,常见的特征结构是癌珠,按细胞分化不同分为Ⅰ级、Ⅱ级、Ⅲ级及Ⅳ级。SCC可以在慢性创伤或损伤或以前有过皮肤病处发生

(也包括 HPV 感染)。SCC 临床表现为一个硬结的无疼痛的红色或皮色丘疹或斑片,表面可有毛细血管扩张,周围显示日光性损害的迹象。随着病情的进展,皮损变为大而深的质硬的结节或溃疡,皮损也可形成菜花样。高风险 SCC 是直径大于 2.0 cm 侵入真皮深部的低分化皮损,这种皮损的 SCC 倾向于复发和转移。此外,发生在慢性损伤处的 SCC、生长迅速的肿瘤及复发的肿瘤和发生在免疫抑制患者的 SCC,由于更具侵袭性的生物学行为而预后较差,转移率 0.5%~16%。

(3) 皮肤癌的临床特点

① 经久不愈,或时好时坏,或有少量出血的皮肤溃疡。② 凡日光性角化病出现流血、溃烂或不对称结节突起等征象。③ 往日射线照射的皮肤或旧瘢痕,或窦道出现溃疡或结节突起时。④ 久不消退的红色皮肤癍上显示轻度糜烂时,应当警惕原位癌可能。出现上述情况应当与光化性角皮病、角化性棘皮瘤、皮肤转移癌等区别,常需行活体组织检查。

2. 皮肤癌的临床分期

临床分期一般认为会参考美国癌症联合委员会(AJCC)和国际抗癌联盟(UICC),于 2010 年公布的第 7 版的 TNM 分类(见表 19.1)。

表 19.1 皮肤癌 TNM 分期(AJCC/UICC 2010 年第 7 版)

原发肿瘤(T):	分期			
Tx:原发肿瘤不能评估	0 期:	Tis	N0	M0
T0:无原发肿瘤证据	Ⅰ期:	T1	N0	M0
Tis:原位癌	Ⅱ期:	T2	N0	M0
T1:肿瘤最大直径小于或等于 2 cm	Ⅲ期:	T3	N0	M0
T2:肿瘤最大直径大于 2 cm		T1,T2,T3	N1	M0
T3:肿瘤侵犯深部结构,如肌肉、骨、软骨、颌骨、眼眶	Ⅳ期:	T1,T2,T3	N2,N3	M0
T4:肿瘤侵犯颅骨基底、中轴骨骼或侵犯其周围神经		T4	任何 N	M0
区域淋巴结(N):		任何 T	任何 N	M1
Nx:区域淋巴结转移不能确定				
N0:无区域淋巴结转移				
N1:单个淋巴结转移,最大直径小于或等于 2 cm				
N2:单个淋巴结转移,最大直径大于或等于 3 cm 但小于或等于 6 cm				
多个淋巴结转移,最大直径小于 6 cm				
N3:单个淋巴结转移,最大直径大于 6 cm				
远处转移(M):				
M0:无远处转移				
M1:有远处转移				

3. 人皮肤基底细胞癌、鳞状细胞癌的诊断技术

1) 组织病理学检查

BCC 和 SCC 的确诊主要靠活检和术后组织病理学检查。活检是诊断肿瘤性质的可靠手段,但它是一种有创操作,存在肿瘤细胞扩散的风险,而且可能因为取材不准出现假阴性

结果。组织病理学检查是皮肤恶性肿瘤诊断的金标准。

2）皮肤鳞状细胞癌抗原（SCC-Ag）的检测

鳞状细胞癌抗原是从子宫颈鳞状上皮中分离出来的鳞状上皮相关抗原 TA-4 的亚单位。多数研究显示，SCC-Ag 与 SCC 的侵袭、转移、复发和预后密切相关，是反映 SCC 生物学特性的重要肿瘤标志物。SCC-Ag 的检测有助于早期诊断 SCC，并可能作为皮肤鳞状上皮癌变及鳞癌复发风险预警的一种方法。

3）正电子发射计算机断层显像（PET）

通过检测来自放射性物质正电子的释放，来获得关于组织代谢率的信息，并通过图像反映出来，从而对病变组织进行诊断和分析。PET 灵敏度高，当疾病早期处于分子水平变化阶段，PET 检查即可发现病灶所在，并可获得三维影像进行定量分析，达到早期诊断。PET 还可以诊断恶性肿瘤是否发生了转移，这对肿瘤诊断的分期有重要的指导作用。

4）皮肤镜技术

皮肤镜技术是一种活体观测皮肤表面下部微细结构的非创伤性技术。近年来，在恶性黑色素瘤、BCC 和 SCC，以及一些非肿瘤非色素性皮肤病中的应用越来越广泛。Newell B 等用皮肤镜技术结合免疫组化，对比了微血管面积在 BCC 和正常皮肤中的变化情况，结果发现，单位体积的 BCC 癌灶中微血管的面积比正常皮肤增加了 4.9 倍。Zalaudek I 后来进一步指出，应用皮肤镜技术来诊断 BCC，其敏感性是 86.7%，特异性是 71.9%。这说明，通过早期监测皮肤肿瘤中微血管面积的变化，可初步判断肿瘤的良恶性，但关于微血管面积变化多少才可确定肿瘤性质目前还没有具体的标准。

5）光学相干断层扫描技术

光学相干断层扫描技术，是利用弱相干光干涉仪的基本原理，检测生物组织不同深度层面对入射弱相干光的背向反射或几次散射信号，通过扫描得到生物组织二维或三维结构图像的一种成像技术。其主要应用于眼科，但资料显示，在国外该技术早已在临床上被广泛应用于非黑色素瘤性皮肤癌的诊断。由于对皮肤的穿透性不足，肿瘤的边界常无法界定，因此制约了它在皮肤癌诊断上的应用。

6）电阻抗断层成像技术

电阻抗断层成像是根据人体内不同组织具有不同的电阻抗这一物理原理，通过给人体注入小的安全电流，测量体表的电位来重建人体内部的电阻抗分布图像，是医学成像技术的一个新方向。电阻抗断层成像技术应用于体表肿瘤诊断的研究越来越多。最早是由 Emtestam 等通过实验指出 BCC 与正常皮肤的电阻抗值在统计学上有差异性，后来 Aberg 等的实验进一步验证了这一差异性。他指出在电阻抗成像系统利用非侵入性电极的情况下，从良性黑痣中鉴别出 BCC 的敏感性是 96%，特异性是 86%。而利用侵入性电极时只用于诊断恶性黑色素瘤才有更高的准确度。随着研究的深入和技术的完善，相信电阻抗断层成像技术将会在恶性皮肤肿瘤诊断领域得到进一步的推广和普及。

7）共聚焦显微技术

共聚焦显微技术是具有获得三维清晰图像和活细胞内动态生理反应的实时观察记录、定性定量分析等优势。有研究表明，共聚焦显微技术在 BCC 和 SCC 上具有潜在巨大的诊断价值，不管是在活体内还是活体外。在共聚焦显微图像下，BCC 的小血管密布于癌细胞团周围或者癌巢里面,细胞呈伸长的椭圆形,中间是高度单型、极化的细胞核。BCC 细胞的细胞核有很高的屈光率,看起来偏暗,细胞质则比较亮。这些都是 BCC 在共聚焦显微图像下的特点,是诊断的重要依据。对于大结节型基底细胞癌,共聚焦显微技术被认为可替代冷冻切片,但对于 SCC,尤其是原位癌诊断的灵敏性及特异性还有待提高。

8) 荧光成像技术

人体组织含有很多能发射荧光的物质,如胶原、弹力蛋白、血管等,在适当激发光照射下能发射特定波长的荧光信号。相同结构或成分的组织在适当波长激发光的照射下其荧光光谱特征也基本相同或相似,当其中一部分组织发生癌变时,其结构、成分、代谢率也将发生变化,荧光光谱特征从而也跟着变化,荧光成像技术便可以将这种癌变组织与正常组织在荧光光谱特征上的差异显示出来,即可区分癌变组织与正常组织。近几年来多光子激发自体荧光成像技术的研究越来越热门,该方法不需服用光敏剂就可以直接检测组织固有荧光,直接反映组织内部结构信息,为深入研究癌组织的内部分子结构、探寻新的治疗方法提供了理论依据和实验数据,在早期皮肤恶性肿瘤的无损伤诊断及定位方面具有广阔的应用前景。

第四节 皮肤癌发生的干预方略

1. 皮肤癌的一级预防

1) 避免阳光过度照射

这也是降低皮肤癌风险的主要原则,可采用以下防护措施:① 避免夏季正午阳光暴晒。② 避免将户外活动安排在夏日 10:00~14:00 之间。③ 不使用改变肤色的茶色太阳灯;使用遮阳伞、遮阳帽或衣物,保护皮肤不受阳光直射,使用防晒油,但其效果不如物理防护措施(如衣物或遮阳物)可靠。④ 加强对职业性毒害的高危人群的防癌教育和定期普查,避免长期接触煤焦油物质、砷剂和化学致癌剂,职业接触者应当注意在工作中加强防护,以预防皮肤癌的发生。⑤ 对长期不能治愈的慢性溃疡、慢性炎症和黏膜白斑等要积极治疗并定期检查,有助于预防皮肤癌的发生。⑥ 鼓励患者树立战胜疾病的信心,调动病人的主观积极性,保持乐观精神,避免紧张情绪。⑦ 保持局部清洁,防止感染的发生。⑧ 饮食宜富含维生素 A 和维生素 C。

澳大利亚的试验显示,使用防晒油后日光角化病和 SCC 发生率有所降低,而且防晒油是保护皮肤不受冰面或地面紫外线反射的唯一防护措施,但尚无充分证据说明防晒油的使用可降低黑色素瘤和 BCC 的发生率或皮肤癌的病死率。另外,人们还不能及时得知所擦的防晒油是否已经耗完(一般来讲,至少每 2 小时擦 1 次,防晒指数 SPF 至少在 15 以上)。比较而言,防晒油的防晒效果不如物理遮阳措施安全可靠,且价格昂贵,连续使用防晒油超过 1 月,约 15% 的人还会发生过敏反应。

2) 遮光剂

通过对动物研究已确认遮光剂能抑制紫外线引起动物皮肤肿瘤的发生。Stern 等在流行病学资料的基础上应用数学模型计算出,在儿童时期和青春期常规应用遮光剂能减少非黑色素皮肤癌的终身发病率约78%。现今市场上销售的遮光剂对日晒伤(UVB,290~320 nm)具有良好的防光作用,而对较长波段紫外线(UVA,320~400 nm)只能提供很少的保护作用。由于 UVA 对人类皮肤有明显的不良影响,所以必须生产针对长波紫外线的外用皮肤保护药物。此外,应用强效的 UVB 射线遮光剂可使人们的皮肤暴露于大量的 UVA 射线下,因此一种理想的遮光剂应对 UVB 和 UVA 都具有防护作用。现时防光系数(SPF)大于15遮光剂含 PABA 和苯唑酚,可提供良好的 UVB 防护和部分 UVA 的防护作用。虽然应用遮光剂是预防皮肤癌的最有效方法,但其他化学预防癌的方案亦在研究中。

3) 降低饮食中热量摄入和脂肪含量

许多研究者研究了在实验动物(一般在小鼠皮肤)饮食的致癌作用。这些研究表明,降低饮食中总的热量摄入和脂肪含量,可使肿瘤的发病率减少,包括紫外线诱发皮肤肿瘤。此种食物抑制肿瘤发生的作用似在致癌的促进期最明显,并部分与"应激作用"有关(由于饮食热量摄入的限制,导致肾上腺皮质激素产生增加)。此外用体重作回顾性研究,中等或中等以下体重的人不像超重的人那样易罹患癌症。最近有初步报告证明,增加饮食中 ω-3 脂肪酸量,能改变紫外线照射诱导的小鼠皮肤中鸟氨酸脱羧酶(ODC)。诱导 ODC 酶系统的发生是肿瘤第二促进期标志。健康人如何能用控制饮食方法来改变皮肤的致癌因素,尚待证明。

4) 抗氧化剂

氧化反应在致癌的各阶段,包括初期和促进期都是重要的,认为这些抗氧化物质系影响致癌物质对细胞的损伤而干扰其致癌作用。在这一类物质中,主要为维生素C、维生素E、普通食物添加剂 BHA(丁基羟基苯甲醚)、BHT(丁基羟基甲苯)和各种黄酮。已证明这些物质在某些动物有抗致癌作用,BHT 和维生素 G 能防止紫外线诱发小白鼠非黑色素皮肤癌,现正在进行许多临床试验来评价这些物质对发生人类皮肤癌高危病人的影响。

5) 摄入类胡萝卜素

自然界存在大量类胡萝卜素。它们的作用之一是作为紫外线吸收形成的某些自由基的消除剂,从而保护机体免于由日光照射引起的致命性损伤。由化学致癌物质引起的致癌过程中也有自由基的形成。β-胡萝卜素可转化为维生素 A,曾提出其预防癌肿的作用是由于维生素 A 或"维甲酸效应"。但 Matliat's-Roth 证明,与维生素 A 无关的类胡萝卜素植物蛋白胨和斑蝥黄色素也能预防紫外线诱发的肿瘤,提示在化学预防作用中自由基清除机理不是维甲酸作用。β-胡萝卜素现在可人工合成,已证明对人类许多与日光有关的皮肤病是安全的,现正试于临床以评价其预防发生非黑色素皮肤癌的效果。

6) 维甲酸

维甲酸作为皮肤癌的化学预防药物是基于对维生素 A 缺乏病人和实验动物的观察结果。维生素 A 缺乏导致鳞状细胞的转化与上皮恶变过程中的某些转变很相似。给予维生素 A 能迅速逆转这种转化。此外,动物和人维生素 A 缺乏时上皮组织常易恶变。在细胞培养研究中,大量证据证明维甲酸为一种抗癌药物,可抑制与致癌作用有关的许多生化改变,特别在肿瘤促发阶段。日光性角化是一种致癌过程中的中间损害。许多研究者发现局部应用全反式维甲酸能使人的日光性角化完全消退,有趣的是面部损害比四肢损害更有效果,但促使基底细胞癌消退的作用很小。也有报告认为它对预防日光性角化的发生无效。已证明口服13-顺维甲酸对治疗基底细胞癌仅部分有效,但长期用药可预防新的损害发生。Kramer 等也发现此药在着色性干皮病病人,有减少各种类型的皮肤恶变。口服依曲替酯治疗日光性角化有效,并可有效地预防着色性干皮病、痣样基底细胞综合征和多发性角化棘皮瘤病人发生皮肤肿瘤。

7) 疫苗

疫苗接种预防皮肤癌是一种很吸引人的方法。目前用于黑色素瘤的疫苗已问世。这些制剂用于治疗晚期黑色素瘤病人,已证明是安全的,且对阻止疾病的发展有帮助。下一阶段是研究疫苗对高危病人黑色素瘤的预防效果,并对发育不良性痣综合征的病人作进一步研究。

2. 皮肤癌的二级预防

1) 早期发现

早期有效的治疗几乎有望治愈所有的皮肤癌。即使是黑色素瘤这种危险性最大的恶性皮肤肿瘤,只要在其扩散前及时加以控制,也极可能痊愈。因此,人们需要时时关注自身皮肤的改变,不仅要仔细检查暴露于日光中的部位,还应检查身体所有其他部位的皮肤,甚至是脚底的。因为黑色素瘤可发生于机体的任何部位。观察有无新痣的出现或旧痣的明显改变,例如形态、大小、颜色的变化;注意瘙痒疼痛经久不愈的皮损,必要时就诊检查,但也要注意皮肤的大多数改变都并非癌变,而皮肤癌也不一定有明显不同于正常组织的生长表现。总之,"一有怀疑便就诊检查"是早期发现皮肤癌的基本原则。早期警号包括:

① 鳞状细胞癌初起为疣状斑,或是小的淡红色、淡黄色结节,顶端有角化的顶刺,继续增长,中央破溃,边缘隆起充血。基底细胞癌早期为米粒大的坚硬血疹,或扁平有蜡光样光泽的斑点,上面覆盖黄褐色或暗灰色痂皮,溃疡后边缘有坚硬的堤状隆起。

② 眼及口周围长的黑痣状的东西,不久隆起呈黑色。

③ 乳房及阴部起初看上去像湿疹般的病变,但无论怎样抹药膏也难以治愈。

2) 早期治疗

以下我们将详细讨论白种人最常见的皮肤癌——BCC 的早期治疗选择。根据其具体大小、部位,有以下几种不同的治疗方法可供选用。

(1) Mohs 显微切除术

Mohs 显微切除术是皮肤外科技术与特殊冰冻组织切片相结合的一种手术方法,适用于单一灶性连续生长的皮肤恶性肿瘤,尤其是 BCC、SCC。Mohs 显微切除术既能彻底切除癌变组织又能尽可能使创面缩小,还可以科学准确地判断病灶切除的深度和边缘。具体操作:麻醉后紧贴边界刮除肿瘤,然后碟形切除剩余的边缘 1~2 mm 厚,将切除下的标本仔细定位,冰冻,横向切片,读片,检查所有的边缘来查找是否有残留的肿瘤细胞。通过肿瘤部位的定位,医生可以确认出残余病灶的位置并切除仅包含肿瘤组织的部位。重复上述过程,直至切缘阴性。Pennington BE 等在进行文献复习后,总的评价是 Mohs 显微切除术疗法治疗 SCC 的疗效优于传统的外科切除术。

BCC 有 3 种术式:手术切除、Mohs 显微切除术、刮除术联合透热疗法。手术切除是最常用的术式,将癌变组织和周围部分正常组织切除,以确保癌细胞的彻底清除。Mohs 显微切除术始于 20 世纪 30 年代末期,它的关键在于切除并控制其周围边缘和深度在同一水平面,然后通过显微镜精确定位肿瘤的浸润范围,并进行再切除。它不破坏正常组织,既可达到较高的治愈率,且最大限度地保护正常组织。这些优点使它成为一种重要、可靠的方法用于治疗面部皮肤癌,尤其适于那些面积较大、有侵袭性或复发的肿瘤,且位于外观和功能上比较重要的部位。但手术对专业技术要求较高,耗时长,且费用昂贵。刮除术联合透热疗法是在局麻后,用刮匙刮除肿瘤组织,电凝止血并杀死癌细胞的一种治疗方法。

总的来讲,手术治疗就诊次数少,无需住院,切下的组织可送病理科镜检以进一步明确肿瘤类型,并判断癌组织是否已彻底清除。较重要的部位(例如切除位于复杂或重要解剖部位的 BCC)或病人是疤痕体质,手术需请皮肤专科医生和整形外科医生完成。手术治疗尚存在感染、疤痕遗留和损伤邻近组织的潜在危险。

(2) 冷冻疗法

冷冻疗法是利用液氮、二氧化碳干粉或氧化氮的低温来杀灭 BCC 癌细胞的一种技术。这种方法可能需要多次冷冻和解冻病变部位才能根除 BCC。冷冻本身虽不会带来疼痛,但解冻后的组织会产生疼痛、肿胀和渗出等不良反应。治疗中常需刮取癌变组织镜检以确定肿瘤类型。治疗后遗留的疤痕为白色,花费小于外科手术疗法。

Cochrane 系统评价和澳大利亚国立卫生和医学研究学会(National Health and Medical Research Council,NHMRC)都同意,冷冻疗法的效果取决于具体使用的冷冻技术,但尚缺乏对不同类型技术的相关试验进行比较的研究。Cochrane 系统评价已找到了 1 篇比较放疗和冷冻疗法的试验,发现两者的不良反应发生情况相似,但该试验样本量较小,故不能提供有关疗效的充分证据,然而却发现,冷冻疗法组的病人 BCC 复发率更高(39%),而放疗组的复发率仅为 4%。该试验随访时间只有一年,尚需 3 年随访以证实此发现。根据现有的一些证据(可靠程度不如试验),冷冻疗法 BCC 肿瘤复发率也高于手术切除术和 Mohs 显微切除术。

(3) 光动力学疗法(PDT)

PDT 是正处于发展中的一门技术,其原理为先将光敏剂浓聚于肿瘤组织中,再用相当波长的光束照射病变部位激活光敏剂,反应生成活性化合物,从而攻击癌细胞。该技术可一次治疗多处肿瘤或面积较大的肿瘤,且具有不出血不留疤痕的显著优点。迄今为止,系统 PDT 运用的仍是第一代光敏剂,它的主要缺点就是增强了皮肤的光敏感性,而局部 PDT 疗法则运用很多新的光敏剂避免了这种副作用。其中最重要的光敏剂是 5-氨基酮戊酸(ALA),1990 年 Kennedy 等首次将其用于局部 PDT 疗法。它是一种前体药物,在体内合成原卟啉 IX 后才发挥光敏作用。除了 ALA 之外,一些新的光敏剂(如苯卟啉和 Porphycenes)也起着重要的作用。其不良反应与冷冻疗法相似。

激光治疗是一种特殊的光动力学疗法。它不涉及光敏剂,而是利用光束的热能达到杀灭肿瘤的目的。激光治疗可单独应用,也可与外科手术联用,耗时少,但需由专科医生完成,故费用高昂。

Cochrane 系统评价发现,尚无足够证据说明 PDT 的疗效。PDT 的肿瘤复发率与冷冻疗法相近,但引发的疼痛更明显,然而其化妆掩饰效果却较好。此外,选用宽带卤素灯作为光源优于激光光源,因为前者更安全价廉,易于操作。

(4) 电化学疗法

电化学疗法的基本原理是:通过电化学反应破坏肿瘤细胞的生存条件,从而导致肿瘤坏死,达到治疗的目的。它是一种利用局部电脉冲刺激和化学抗癌药物相结合治疗肿瘤的新方法,疗效确切,操作简便,费用低,患者痛苦少,尤其适用于手术不便切除的皮肤肿瘤。对某些肿瘤也可先行电化学治疗,再作手术切除,以减少复发。

3. 皮肤癌的三级预防

1) 手术治疗

BCC 及 SCC 一般以手术治疗为主。如果患者术前已做活检并已确诊,则可直接切除,不需做术中冰冻,SCC 应在距肿瘤边缘 1.0～2.0 cm 切除,BCC 应在距肿瘤边缘 0.5～1.0 cm 切除,发生于特殊部位如下眼睑、鼻尖等处的肿瘤的切除范围可适当缩小。如果术前肿瘤性质未知,切除后的肿瘤标本立即行术中冷冻切片检查,根据病理结果决定是否行扩大根治术。SCC 未发现淋巴结转移时,一般不需要行预防性淋巴结清扫,但需要参考肿瘤分化程度而定;对转移到区域淋巴结的 SCC,应做局部淋巴结清扫术。切除后较小的创面可直接缝合,但在眼睑、鼻翼等部位,因可能导致器官的易位变形,一般采取局部皮瓣修复,创面较大或无局部皮瓣可用者可采用轴形皮瓣转移整复或植皮术。

2) 放疗及化疗

放疗适用于年老体弱或有手术禁忌证的患者。BCC 对放疗较 SCC 敏感,预后好于 SCC。对未分化的头面部 SCC,如无深部组织如肌肉、骨骼转移,可优先采用放射治疗。对已有骨骼或淋巴结转移且经手术治疗又复发的 SCC,也可采用放射治疗。头面部的皮肤恶性肿瘤切除,极易出现术后局部病灶的复发,因此术后放疗十分必要。有报道将 ^{32}P 胶体注入瘤体内治疗晚期头颈部鳞癌,患者肿瘤局部均得到明显控制,疼痛明显减轻,生存时间也相应延长。对于硬化型及放疗后复发的 BCC 病例,不宜采用放疗,因为其对射线不甚敏感。鳞癌放疗的关键在于掌握恰到好处的破坏程度,使射线破坏肿瘤,而对周围组织破坏较少。对于 BCC 和 SCC,化疗的疗效仍然存在争议。目前大部分专家学者建议临床上不宜对 BCC 或 SCC 患者常规应用化疗作为根治性治疗或辅助措施。

BCC 的放射治疗目前应用不多,可作为无法进行手术时的补充治疗方案,例如生长在眼睑部位的癌肿,也可用于治疗大面积癌肿。放射治疗包括普通放疗方式和短距离放疗方式(小剂量植入可缓慢释放能量的放射性同位素)两种,但疗程长达数周,且存在使皮肤暂时红肿、疼痛,甚至形成溃疡的潜在危险;还可导致色素沉着,周围组织如汗腺功能的受损、斑秃、疤痕恶化等。据统计,放射治疗后 4 年,超过 65% 的患者出现色素减退或毛细血管扩张。因此,澳大利亚国立卫生和医学研究学会建议不将 BCC 的放射疗法应用于 60 岁以下的患者,以及担心头部放疗后形成斑秃的患者。

1 篇相关系统评价纳入了 18 个大型前瞻性研究(随访时间均超过 5 年),但尚未获得可靠的临床证据。其结论为:Mohs 显微切除术的 5 年肿瘤复发率最低,是受累面积较大或疤痕性 BCC 的首选治疗方案;而受累面积较小或浅表性 BCC 选用普通手术切除方式即可;在预防肿瘤复发方面,刮除术的效果不如 Mohs 显微切除术和普通切除手术。尚缺乏关于治疗复发 BCC 的临床试验,但 NHMRC 称,现有的其他可靠证据显示,外科手术治疗残留或复发 BCC 的效果优于放射治疗。

3) 局部药物治疗

关于 BCC 的药物治疗,目前有各种各样的药物(包括软膏)可供选择,然而对药物疗效的评价,还需与手术、放疗效果进行进一步研究比较。

常用药物治疗:咪喹莫特软膏(Imiquimod):咪喹莫特通过刺激免疫系统释放细胞因子从而达到杀灭病毒或癌细胞的目的。Cochrane 系统评价已纳入了 7 篇研究咪喹莫特的试验

(其中 6 篇由药物制造商赞助),其结论为:咪喹莫特可能对浅表性和低危险性的 BCC 有效,且不留疤痕,但还需随访时间更长的试验,观察肿瘤复发情况,以确认疗效。据统计,每日用药 1 次,持续 6 周,浅表性 BCC 的治疗有效率高达 88%;而持续 12 周,结节性 BCC 的治疗有效率达 76%。此药常见的副作用有皮肤红肿、疼痛、脱屑硬化结痂,但可通过减少药物的使用频率来缓解。

维 A 酸类:单独应用维 A 酸类或联合应用 α-干扰素,是逆转致癌作用并治疗进展期 SCC 的最佳系统用药。它的作用机理是抑制细胞增生、诱导凋亡和分化,从而抑制肿瘤的生长。临床上应用异维 A 酸,可显著降低面颈部皮肤癌的发病率,并防止 BCC、SCC 的出现。然而维 A 酸类的耐药性限制了它们在临床上的应用,研制受体选择性的维 A 酸类和其代谢的选择性抑制剂,可能会拓宽该类药物的用途。

化疗:外用氟尿嘧啶软膏(每日 2 次,持续 5 周)或注射凝胶制剂,有时也可用于治疗浅表性 BCC。Cochrane 系统评价找到了 2 篇相关试验,发现在注射用药后,易出现不适和疼痛反应,但有证据表明,治疗后的原病变皮肤化妆掩饰效果较好。目前尚需试验比较在根除 BCC 方面,5-氟尿嘧啶是否优于外科手术。

注射干扰素:Cochrane 系统评价已纳入了数篇向 BCC 肿瘤组织注射干扰素的试验,研究发现其无效率高达 14%～33%,且不良反应(发热、寒战、头痛等流感样症状)发生率极高。注射本身也会引起疼痛不适。其结论为:在治愈 BCC 及预防其复发方面,手术和放疗比干扰素治疗疗效更佳。此外,尚缺乏证据证明联合使用类维生素 A 与干扰素疗效会更好。

Bec-5 软膏:Cochrane 系统评价只找到了 1 篇小样本试验,虽然该药不会引起明显的副作用,但其早期无效率高达 34%,且 1 年内肿瘤复发率近 50%。

4) 基因治疗

基因治疗是将一定功能的外源基因导入细胞,治疗癌症的一种方法。关于 BCC 及 SCC 的免疫基因治疗、抑癌基因治疗及联合基因治疗等,已开展了大量基础和动物实验研究,但目前仍没有突破性的进展。

随着对人皮肤 BCC、SCC 研究的深入及科技的发展,相信在不远的将来,能够对肿瘤组织进行早期、直接、高效、无创性地鉴别与诊断,且能够跟踪、评价治疗效果的新技术新方法定会问世并服务于临床。基因治疗等一些新技术的逐渐进步与成熟,也让人们看到了将来从源头上彻底治愈人皮肤恶性肿瘤的希望。

4. 四级预防

皮肤癌的四级预防主要针对终末期处理,其主要表现为创面破溃、疼痛、饮食等特征,发生其他部位的转移予对症处理。本节重点强调皮肤癌晚期的终末处理。

1) 心理疏导

应理解、尊重病人,细致地观察病人的心理反应,针对性地采取心理措施,通过开导、解释、安慰等方法,减轻或消除病人的心理障碍。尽量让病人保持一定的社交能力,融入到周围环境及社会中,主动与病人交流、谈心,态度和蔼,积极了解病人心理变化,鼓励病人在病情许可时适当户外活动,多与家人、朋友或病区医务人员交流,告知目前虽患晚期肿瘤但仍可能过正常人的生活,列举过去晚期肿瘤一些美好生活的事例,甚至可以将名人、明星病人的故事说给病人听鼓励病人,树立病人正确的死亡观,保持良好的、乐观、积极向上的情绪,同时把病人家属纳入教育对象,告知家属皮肤癌相关知识,如皮肤癌不会传染,让家属认识到他们对于病人的康复、积极配合治疗的重要性。

2) 感染处理

每日病房地面及物品含氯消毒液拖擦 2 次,紫外线空气消毒 2 次,保持病房的清洁。每日创面换药 2 次,因患者创面接触碘伏疼痛,所以不用碘伏消毒。先用生理盐水冲洗创面,清除创面的渗出物及血痂,清洁创面后涂上红霉素软膏以防止感染,并敷上氟尿嘧啶软膏及鸦胆子油乳以控制肿瘤的发展。换药时动作要轻柔,对原有压迫止血的纱布,先用生理盐水浸湿后再缓慢去除,防止再出血。针对侵犯眼眶致暴露性结膜炎,眼部溢泪且眼球突出不能闭合的问题,白天滴眼药水 1 次/4 h,晚上给予红霉素眼膏涂于结膜内,外覆盖生理盐水湿润的无菌纱布。

3) 疼痛治疗

70%皮肤癌晚期病人会出现显著疼痛,阿片类镇痛药是癌症病人止痛的主要药物。同时严格按照世界卫生组织(WHO)制定的癌症病人三阶梯治疗原则选择镇痛药物,注意镇痛药物的不良反应,例如非甾体类抗炎药会对胃肠道带来不良反应,病人本身食欲不佳,若用此药,可能加重病人厌食,在应用过程中可适量同时应用胃黏膜保护剂(如奥美拉唑、铝碳酸镁等),疼痛剧烈时可使用吗啡或盐酸哌替啶等强镇痛药,尽量减少病人疼痛,同时要注意及时处理镇痛药物引起的便秘。

4) 出血处理

后期由于肿瘤侵犯血管导致皮肤表面经常出血。采取压迫止血,配以明胶海绵、云南白药帮助止血。床头柜上备 1 个无菌盘,内备换药碗(内装纱布块数块并撒上云南白药粉末),旁备明胶海绵及灭菌手套,出血时直接带灭菌手套取敷料或明胶海绵压迫出血点止血。无菌盘每 4 小时更换 1 次。向患者讲解创面大出血的常见诱发因素,如患者本身排便用力及外力碰撞等,并嘱其尽量避免。为防止患者自己抓挠创面出血,睡觉时给患者手上套上干净袜子。

5) 饮食及睡眠

充分保证病人充足的营养及良好的睡眠,鼓励病人多进食高蛋白(特别是优质蛋白质的摄入)、高热量、低脂肪、易消化的食物,多食新鲜水果、蔬菜等富含纤维素较多的食物,注意少食多餐,鼓励多饮水,保持大便通畅,便秘患者护理上指导患者增加膳食纤维、蔬菜水果的摄入,增加饮水量。注意患者的排便情况,大便干结时给予缓泻剂。必要时可予以静脉补充营养,增强机体的抵抗力;保持病房安静,适当通风,保持床单、被褥干净整洁舒适,夜间尽量减少治疗或护理操作,保证病人充足的有效睡眠。

6) 生活行为

嘱咐病人能活动尽量活动,定时对肌肉和关节被动或主动按摩,定时翻身、叩背。卧床病人可建立床头翻身卡,1~2 小时翻身 1 次,配合家属按摩受压部位,减轻病人躯体上的不适感,促进局部血液循环,避免压疮发生。指导病人多活动关节,防止肌肉萎缩、关节僵硬甚至深静脉血栓的形成。

参考文献

[1] Marks R. Epidemiology of non-melanoma skin cancer and solar keratoses in Australia: a tale of self-immolation in Elysian field[J]. Australas J Dermatol, 1997, 38(Suppl 1): S26 - S29.

[2] 孙素姣,何黎. 紫外线致皮肤胶原纤维光损伤的研究进展[J]. 中国美容医学, 2009, 18(11):108 - 109.

[3] 刘宁,张淑娟,代晓明,等. 紫外线引发皮肤鳞癌的机制研究[J]. 昆明医科大学学报, 2009,11(S2):112 - 116.

[4] 张慧明,王海涛,董银卯,等. 紫外线诱导皮肤过敏的损伤类型和机理[J]. 香料香精化妆品, 2010(1):42 - 45.

[5] de Villiers E M. Human papillomavirus infections in skin cancer[J]. Biome and Pharmacother, 1998, 52 (1): 26 - 33.

[6] Fosko S W, Hu W, Cook T F, et al. Positron emission tomography for basal cell carcinoma of the head and neck [J]. Arch Dermatol,2003,139(9):1141 - 1146.

[7] Newell B, Bedlow A J, Cliff S, et al. Comparison of the microvasculature of basal cell carcinoma and actinic keratosis using intravital microscopy and immunohistochemistry[J]. Br J Dermatol, 2003,149(1):105 - 110.

[8] Zalaudek I, Argenziano G, Soyer H P, et al. Three-point checklist of dermoscopy: an open internet study[J]. Br J Dermatol,2006,154(3):431 - 437.

[9] Cigna E, Tarallo M, Maruccia M, et al. Basal cell carcinoma: 10 years of experience[J]. J Skin Cancer, 2011, 2011:476362.

[10] 闵玮,骆丹. 中波紫外线与皮肤恶性肿瘤发生机制的研究进展[J]. 国际皮肤性病学杂志,2004,30(3):170 - 172.

[11] 钟晓蓉,袁芳,张鸣明. 皮肤癌——最有望治愈的恶性肿瘤[J]. 中国循证医学杂志, 2005.5(3):262 - 264.

[12] 张秀红,姚梅梅,冯伟. 2例晚期皮肤癌病人的护理[J]. 全科护理,2012,10(12):3260 - 3261.

第二十章 恶性黑色素瘤的临床预防方略

恶性黑色素瘤,又称黑色素瘤(malignant melanoma,MM),是一种目前临床上较为常见的高度恶性肿瘤,发病率逐年升高,以每年3%~5%比例增长。我国黑色素瘤的发病率相对欧美国家较低,但近年来呈现成倍增长趋势,每年新发病例约2万人。因此,黑色素瘤已成为严重危及我国人民健康的疾病之一,然而由于患者甚至一般的医务工作者长期以来对该病认识不足,患者就诊时往往为时已晚,我国黑色素瘤患者的死亡率也逐年攀升,因此尽早的临床干预尤为重要。

第一节 恶性黑色素瘤的流行病学

1. 地区分布

黑色素瘤近年来发病率增长较快,年增长率约为3%~5%。据统计,2012年预计全球黑色素瘤新发病例232 000例,死亡例数为55 000例。其中发达地区黑色素瘤男性和女性发病率分别为10.2/10万和9.3/10万,死亡率分别为2.0/10万和1.2/10万;欠发达地区的男女发病率分别为0.8/10万和0.7/10万,死亡率分别为0.4/10万和0.3/10万。美国和澳大利亚为黑色素瘤的高发地区,2008—2012年美国黑色素瘤男女发病率分别为28.2/10万和16.8/10万,死亡率分别为4.1/10万和1.7/10万。2011年澳大利亚黑色素瘤男女发病率分别为58.5/10万和39/10万,死亡率分别为9.6/10万和3.5/10万。欧洲男女发病率分别为8.6/10万和8.9/10万,死亡率分别为2.0/10万和1.3/10万。亚洲国家的黑色素瘤发病率与欧美国家相比明显降低,但目前发病率增长较快。来自WHO的数据显示,2012年亚洲黑色素瘤男女发病率分别为0.5/10万和0.4/10万,死亡率分别为0.3/10万和0.2/10万。东亚国家黑色素瘤男女发病率和死亡率高于亚洲平均水平,发病率分别为0.6/10万和0.5/10万,死亡率分别为0.4/10万和0.3/10万。

中国黑色素瘤发病率位列东亚国家的第5位。虽然我国的黑色素瘤总体发病率不高,但是中国人口约占世界人口的20%,这一庞大的人口基数,使得我国黑色素瘤发病人数居高不下。

2. 种族分布

黑色素瘤的常见病理类型有浅表扩散型、结节型、恶性雀斑样和肢端雀斑样等;少见类型有上皮样、促纤维增生性、恶性无色素痣、气球样细胞、梭形细胞和巨大色素痣黑色素瘤等。白种人中浅表扩散型最多见,黄色人种和黑色人种以肢端雀斑样黑色素瘤多见。在白种人中,原发于皮肤的黑色素瘤约占90%,多常见于背部、胸腹部和下肢皮肤;原发于黏膜和肢端的黑色素瘤仅占1%~5%。对于亚洲人和有色人种,原发于皮肤的黑色素瘤约占50%~70%,最常见的原发部位为肢端,即足底、足趾、手指末端及甲下等部位。有研究对我国522例黑色素瘤患者进行过统计,资料显示肢端型占所有黑色素瘤的41.8%;其次为黏膜型,如直肠、肛门、外阴、眼、口和鼻咽等部位,占所有黑色素瘤的22.6%;原发灶不明型约占10%。

3. 年龄和性别分布

我国黑色素瘤男女发病比例为1.12∶1,中位诊断年龄为50~55岁,大于或等于65岁的老年患者占17.8%。据中国肿瘤登记年报,2011年我国皮肤黑色素瘤新发病例数总计为6 505例,发病率为0.48/10万,其中男性发病3 478例,女性发病3 027例;城市发病率为0.58/10万,农村发病率为0.38/10万。2011年全国黑色素瘤死亡病例为2 660例,死亡率为0.20/10万,其中男性死亡1 410例,女性死亡1 250例;城市死亡率为0.23/10万,农村死亡率为0.16/10万。城市人口发病率和死亡率均高于农村。按年龄分段可见,20岁至85岁以下的患者,其发病率随着年龄的增长基本呈上升趋势(男性:0.05/10万~3.75/10万;女性:0.03/10万~3.15/10万)。根据2015年《CA:临床医师癌症杂志》(*CA Cancer J Clin*)所发表的《2015年中国癌症统计》资料显示,预计我国2015年皮肤黑色素瘤新发病例为8 000例,其中男性4 300例,女性3 700例;预计死亡病例为3 200例,男性1 800例,女性1 400例。

第二节 恶性黑色素瘤可能的发病因素

虽然恶性黑色素瘤的发病因素和发病机制尚未完全明确,但其发生是环境因素与遗传基因相互作用的结果,这些因素相互之间错综复杂的关系决定了肿瘤的发生和发展。

1. 紫外线照射

目前,紫外线照射已被广泛认可为黑色素瘤的主要危险因素。过度的紫外线照射是造成欧美白种人群皮肤黑色素瘤的主要病因之一。大气污染氟利昂等有害物质的大量排放破坏了臭氧层,造成紫外线过滤不充分。日光中的紫外线灼伤皮肤并可诱发DNA突变。紫外线中的UVA和UVB两个波段均有可能对人体造成伤害,诱发黑色素瘤的发生,但具体机制并不明确。UVB可以被DNA吸收,造成DNA损伤,导致DNA突变。而DNA对UVA的直接吸收相对较少,因此多认为UVB是破坏黑色素细胞基因并诱导发病的主要原因,但也有认为UVA是诱导黑色素瘤发生的主要致癌物,其能抑制免疫系统的某些功能从而加速肿瘤的形成。尽管何种波段的紫外线是导致黑色素瘤发生的主要原因尚有争议,但紫外线照射能够导致黑色素瘤的发生已被公认。

1) 日光照射

黑色素瘤的发病率随着与北极和南极之间距离的增加而增加。移居到阳光充足地区的成人比当地出生的成人的黑色素瘤的发病率要低,这点表明紫外线下的持续暴露在黑色素瘤的发生过程中起重要作用。阳光照射导致的雀斑和痣是黑色素瘤发展的危险因素。Elwood JM等针对皮肤黑色素瘤危险因素的相关文献进行总结,发现间歇性日光照射和晒伤史与黑色素瘤的发病呈正相关,而高度持续性日光照射与黑色素瘤发病呈负相关,提示急性日光照射所致皮肤晒伤对于黑色素瘤发病的作用比慢性累积性日光照射更为重要。多项报道指出儿童和青少年时期接受慢性累积性日光照射对于黑色素瘤发病的影响较成人为重。间歇性紫外线照射部位发生的黑色素瘤如躯干、肢体末端,高发年龄大约55岁,但持续性紫外线照射部位如面部等的黑色素瘤发病率却随着年龄的增长而持续上升。这种间歇性紫外线照射的黑色素瘤发病率下降表明:对紫外线照射易受伤害的时期在青春期,即在青春期前移居到紫外线高剂量暴露地区的人群为主要的危险人群。

2) 人工紫外线照射

紫外线暴露除了日光照射外,也包括室内设备所致的人工照射。室内紫外线照射在发达国家越来越流行,尤其是北欧和美国。这种人工紫外线照射和黑色素瘤发病之间关系的最有力的证据就是,室内紫外线床的应用可能增加了黑色素瘤的发病率,30岁以前接受室内照射的人群发生黑色素瘤的风险比未接受室内照射的人群高出75%。国际癌症协会关于人工紫外线和皮肤癌的研究表明,首次使用的年龄小于35岁和黑色素瘤的发病率相关。

2. 种族因素与获得性因素

流行病学资料显示白种人皮肤黑色素瘤的发病率明显高于有色人种,其中尤属美国和澳大利亚白种人的发病率最高。Fitzpatrick标准分级是根据皮肤和眼睛的颜色、患者对阳光照射的反应,将皮肤进行分类,分为Ⅰ~Ⅵ型(表20.1)。相较于深肤色人群,光敏感在浅肤色人群和雀斑人群中更加常见,而且已经发现光敏感与黑色素瘤相关。

表20.1 Fitzpatrick皮肤分类标准

Fitzpatrick分型	表型	日晒反应
Ⅰ	白色或浅肤色;雀斑;红色或浅色头发,蓝色眼睛(如北欧人)	经常晒伤,晒不黑
Ⅱ	白肤色,金黄色或浅色头发;蓝色、淡褐色或绿色眼睛(如高加索人)	经常晒伤,不易晒黑
Ⅲ	白色或淡褐色皮肤;浅色头发或眼睛(如深色人种)	经常晒伤,不易晒黑
Ⅳ	褐色皮肤(如地中海白种人)	不易晒伤,易晒黑
Ⅴ	深褐色皮肤(中东皮肤类型)	很少晒伤,易晒黑
Ⅵ	黑色皮肤(如黑人)	从不晒伤,极易晒黑

先天性或获得性普通和非典型痣的数量也是黑色素瘤发病的重要危险因素,存在大量普通痣或发育异常痣的人群是皮肤黑色素瘤发病的高危人群。其中,先天巨痣恶变率更是高达10%~30%。交界痣主要是婴幼儿或儿童皮肤色素痣的表现型,青春期以前绝少恶变,青春期后大多交界痣都已转变成皮内痣,仅手掌、足底、阴囊、阴唇等少数部位在成人仍保持交界痣特性,因此这些痣具有较大的潜在恶变可能性。

3. 家族性遗传性黑色素瘤

患有黑色素瘤的病人中大约10%有家族性黑色素瘤病史,一级亲属患有黑色素瘤者,其本人的黑色素瘤发病率较常人高出一倍。这种黑色素瘤发病风险的增高可能与家族亲属间具有相同的浅肤色、生活习惯(日照)等相关。另一个重要因素就是遗传性的基因改变,多发性恶性黑色素瘤有家族史的比例可高达44%,属于常染色体显性遗传。家族性黑色素瘤的发病机制中存在明确基因改变,皮肤黑色素瘤中最为突出的分子异常是 BRAF 和 NRAS 突变。另外,对黑色素瘤易感家族的研究也被用来阐述与发病机制相关的潜在信号通路。研究表明,普遍存在多个基因突变,最常见的基因有 CDKN2A 和 CDK4 基因,其与细胞周期抑制和黑色素瘤细胞衰老相关,也是目前已经明确的两个黑色素瘤易感基因。除了 CDKN2A 和 CDK4 外,还可在高危家族中发现有 MCIR 基因的突变,其主要作用在于影响人皮肤的色素沉着,存在 MCIR 基因突变者也具有一定的黑色素瘤发病风险。

4. 刺激及创伤因素

刺激、创伤等因素是诱发色素性皮损恶变的原因之一。不恰当的处理可诱发色素痣恶变和迅速生长,如刀割、绳勒、盐腌、激光和冷冻等局部刺激。由于卫生知识缺乏,对长在足部、会阴部等易受摩擦部位的黑痣未引起足够重视,任凭其长期受到挤压与摩擦,终致其发生恶性转变。

5. 其他因素

光敏型皮肤,内分泌、免疫因素等对黑色素瘤的发生发展也有一定的作用。孕期或生育年龄的妇女会使恶性黑色素瘤发展迅速,提示本病可能与内分泌有关。滥用雌激素类药物研究发现恶性黑色素瘤的细胞内有雌激素受体,因此,雌激素过量使用可能会刺激黑色素瘤的发生。另有研究发现,免疫功能低下也是黑色素瘤发生的原因之一,因而临床上黑色素瘤以老年人多见。

第三节　恶性黑色素瘤的临床表现及诊断依据

1. 临床表现

皮肤黑色素瘤多由痣发展而来,早期症状一般以痣的形态发生变化,发生色素痣颜色的变化,在皮肤表面出现丘疹或隆起物,局部瘙痒或破溃出血等。因其恶性程度高,且早期即可发生癌细胞转移,从而增加了治疗难度,所以了解黑色素瘤的早期症状极其重要。痣的早期恶变症状可总结为以下 ABCDE 法则。

A 非对称(asymmetry):色素斑的一半与另一半看起来不对称。

B 边缘不规则(border irregularity):边缘不整或有切迹、锯齿等,不像正常色素痣那样具有光滑的圆形或椭圆形的轮廓。

C 颜色改变(color variation):正常色素痣通常为单色,而黑色素瘤主要表现为污浊的黑色,也可有褐、棕、棕黑、蓝、粉、黑甚至白色等多种不同颜色。

D 直径(diameter):色素斑直径大于 5~6mm 或色素斑明显长大时要注意,黑色素瘤通常比普通痣大,要留心直径大于 5mm 的色素斑。直径大于 1cm 的色素痣最好做活检评估。

E 隆起(elevation)：一些早期的黑色素瘤，整个瘤体会有轻微的隆起。

该法则的唯一不足在于它没有将黑色素瘤的发展速度考虑在内，如几周或几个月内发生显著变化的趋势。早期皮肤黑色素瘤进一步发展可出现卫星灶、溃疡、反复不愈、区域淋巴结转移、移行转移。转移性黑色素瘤患者可能出现一系列非特异性症状，包括食欲减退、恶心、呕吐及乏力等。另外晚期黑色素瘤根据不同的转移部位症状不一，容易转移的部位为肺、肝、骨、脑，例如肺转移可能出现咳嗽、咯血，骨转移可能出现骨痛等。眼和直肠来源的黑色素瘤容易发生肝转移。

临床上传统将黑色素瘤分为以下四种主要类型：浅表扩散性黑色素瘤、结节性黑色素瘤、恶性雀斑样痣性黑色素瘤和肢端雀斑样黑色素瘤。

1) 浅表扩散性黑色素瘤

浅表扩散性黑色素瘤几乎占白种人黑色素瘤常见病理类型的70%，是西方黑色素瘤中最常见的亚型。其主要发生于普通皮肤，常来源于色素不典型痣，以放射性生长为特点，表现为大的肿瘤性色素细胞在鳞状上皮之间呈铅弹样或派杰样播散，肿瘤细胞分布于皮肤基底膜浅层。肿瘤呈侧向性生长，发生于垂直生长期之前，预后相对较好。浅表扩散性黑色素瘤可于多年形成的痣出现特征性变化，主要表现为溃疡、痣增大或颜色变化。其可见于身体任何部位，尤其是那些间歇性暴露部位，如头颈部、躯干等，在女性常见于小腿，男性常见于躯干。

2) 结节性黑色素瘤

结节性黑色素瘤是一种处于垂直生长期的恶性黑色素瘤亚型，是四种主要亚型中侵袭性最强的一型。在全世界的大部分地区结节型黑色素瘤是恶性黑色素瘤中最常见的第二大类型，占高加索人所有黑色素瘤的10%~15%。其常表现为快速生长的膨胀性丘疹、结节或斑块，偶尔呈息肉样，甚至有蒂，诊断时一般皮肤浸润较深。常见于大于60岁的老年人和男性，可发生于身体任何部位，常见于接受间歇性日光照射部位，更常见于躯干头颈部和小腿下部，这些部位的病灶常常对称，形态也较为一致，诊断时皮肤颜色一般为深褐色或黑色，但也有部分为无色素性(约占5%)，无色素性常呈微红色或周围有色素晕。水平生长期少见，但若出现水平生长期，则提示该患者预后差，因为肿瘤会很快转为垂直生长期，病情进展迅速。

3) 恶性雀斑样黑色素瘤

恶性雀斑样黑色素瘤占白种人黑色素瘤常见病理类型的10%~15%，其源于恶性雀斑，一旦恶性雀斑侵犯真皮即为恶性雀斑样黑色素瘤。其生长较慢，不易转移，老年人多见。最常见于头面颈部日光暴露部位。该类型并非由痣发展而来，往往在暴晒后多年发病，可能与日光照射的累积有关。其早期表现为深色不规则的皮肤斑点，病灶常较大且病灶中部分区域可出现色素沉着不足。

4) 肢端雀斑样黑色素瘤

肢端雀斑样黑色素瘤在白种人中发病率低，约占5%，却是有色人种中最常见的黑色素瘤类型，我国黑色素瘤患者多为此类型。其定义为位于手掌、足底或甲下无毛发被覆部位的皮肤黑色素瘤，是皮肤黑色素瘤的一种独特类型，因其起病部位隐匿，常发现较晚，甲下黑色素瘤常被误诊为甲下血肿(甲下线状出血)。除了足底外，甲床也是肢端雀斑样黑色素瘤常见的发病部位，约占16%~19%，指甲下比足趾常见。大拇指和第一足趾所占比例最高，提示甲下黑色素瘤的发生可能与创伤有关。肢端雀斑样黑色素瘤侵袭性强,常由水平生长期迅速进入垂直生长期,临床表现为从一个相对扁平的早期病变以较快速度演变为局灶隆起的病变。日本男性和女性患者高峰发病年龄均为60~70岁,在日本、韩国及中国台湾省男性患者两倍于女性,而西方国家性别差异不明显。

2. 恶性黑色素瘤的诊断依据

除了上述典型的临床表现外,影像学及实验室检查也是黑色素瘤常用的诊断方法。病理学检查是黑色素瘤确定诊断甚至分期的金标准,因而在黑色素瘤的诊断、分期、治疗及预后判断中都举足轻重。免疫组织化学染色是鉴别黑色素瘤的主要辅助手段。有条件者,可检测相关的分子标志物。目前关于恶性黑色素瘤的诊断应当强调结合临床、病理、免疫组化及基因表型的多维诊断。

1) 病史及临床检查

诊断皮肤色素性病灶的重要步骤包括:详细地询问病史,将疑似为黑色素瘤的病灶与患者身上可能存在的其他色素性病灶进行对比,引流淋巴结区域的查体,以及在某些情况下使用皮肤镜进行检查。

黑色素瘤初期引起的唯一症状基本就是病灶周围瘙痒感。这种瘙痒的特点是轻度、反复出现、发生在黑痣周围,而非黑痣本身瘙痒。大约20%的患者会有这种症状,但不能作为诊断依据,因为瘙痒在普通皮肤病中更为常见,只有在合并其他临床特征时瘙痒才变得重要。黑色素瘤常见的皮肤变化包括:颜色改变、形状改变、病灶局部或全部隆起以及微小创伤后的出血。ABCDE法则可有助于诊断或自查。在检查色素性皮肤肿瘤时,均匀明亮的光线和将病灶放大是很有价值的,目前皮肤镜的使用对评价病灶更为方便。

2) 影像学诊断

影像学检查应根据当地实际情况和患者经济情况决定,必查项目包括区域淋巴结(颈部、腋窝、腹股沟、腘窝等)超声,胸部X线或CT,腹盆部超声、CT或MRI,全身骨扫描及头颅检查(CT或MRI)。经济情况好的患者可行全身PET-CT检查,特别是原发灶不明的患者。PET是一种更容易发现亚临床转移灶的检查方法。大多数检查者认为对于早期局限期的黑色素瘤,用PET发现转移病灶并不敏感,受益率低。对于Ⅲ期患者,PET-CT扫描更有用,可以帮助鉴别CT无法明确诊断的病变,以及常规CT扫描无法显示的部位(比如四肢)。一项纳入了17项研究的系统评价得出,Ⅲ/Ⅳ期患者PET检查的敏感性为68%~87%,特异性为92%~98%。Ⅰ/Ⅱ期患者PET检查的敏感性在为0%~67%,特异性为77%~100%,其他的一些大型Meta分析的结果提示PET-CT较普通CT在发现远处病灶方面存在优势。

3) 实验室检查

包括血常规、肝肾功能和LDH,这些指标主要为后续治疗做准备,同时了解预后情况。尽管LDH并非检测转移的敏感指标,但能指导预后。黑色素瘤尚无特异的血清肿瘤标志物,不推荐肿瘤标志物检查。

4) 组织病理学检查

若就医后怀疑皮损为黑色素瘤,则应进行病灶全层切除活检术,术后送病理学检查。组织学报告应按照AJCC分类进行,包括如下内容:最大厚度(以mm表示)、肿瘤厚度不足1mm时报告有丝分裂率、是否存在溃疡、手术切缘是否有肿瘤浸润及是否有切缘退缩。组织学报告内容还应该包括解剖位置(包括皮肤外的位置如黏膜、结膜)、晒伤程度、黑色素瘤类型(浅表扩散性黑色素瘤、恶性雀斑样黑色素瘤、肢端雀斑样黑色素瘤、结节性黑色素瘤等)等。偶尔黑色素瘤由皮肤黑素细胞产生(黑色素瘤由巨大的先天性痣、恶性蓝痣产生)。免疫组织化学染色是黑色素瘤常用的重要组织病理学诊断。S-100、HMB-45 和波形蛋白(Vimentin)是诊断黑色素瘤的较特异指标,且 HMB-45 在诊断黑色素瘤方面比 S-100 更具特异性,例如 S-100 标记可更清晰地勾勒出表皮中微妙的黑色素瘤细胞,或可辅助确定黑色素瘤罕见亚型如促结缔组织增生性黑色素瘤。表 20.2 为皮肤原发黑色素瘤的纲要性病理报告模版。

表 20.2 皮肤原发黑色素瘤的纲要性病理报告模版

病理学特征	范例
部位	右上肢
诊断	黑色素瘤,真皮浸润
Breslow 厚度	3.8 mm
溃疡(直径,mm)	有(4.5 mm)
真皮核分裂率(/mm^2)	15
Clark 分级	Ⅳ
组织学类型	浅表播散型
垂直生长期	是
血管及淋巴管侵犯	无
亲神经性	无
促纤维组织增生(真皮浸润性肿瘤的百分比)	无
沿血管壁播散	是
微卫星灶	无
退变的特征:	
早期(TILs)	
分布	局灶
密度	大量
中期(血管纤维组织增生±TILs)	无
晚期(纤维化和网状层消失)	无
肿瘤主体类型	上皮样
有无相关的皮肤痣	无
日光性弹力组织变性	中度(2+)
切缘情况:	
浸润成分—最近的外周切缘	6.2 mm
原位成分—最近的外周切缘	8.6 mm
深部切缘	5.1 mm

注:TILs:肿瘤周围浸润的淋巴细胞。

5) 基因检测

浅表扩散性黑色素瘤和结节性黑色素瘤 BRAF 和 NRAS 突变发生率明显高于其他类型,肢端雀斑样黑色素瘤和生殖区黏膜黑色素瘤可能存在 C-KIT 突变。进展期黑色素瘤(不可切除Ⅲ或Ⅳ期,可切除ⅡC 和ⅢB～ⅢC 高危肿瘤)要对能治疗的突变进行检测。如果无 BRAF 突变,应检测 NRAS 和 C-KIT 突变。无转移肿瘤不推荐基因突变检查。基因突变检查必须在认证机构进行。对于基因变异与生存预后关系的多因素分析显示 KIT 基因和

BRAF 基因突变均是黑色素瘤的独立预后因素,这为中国患者使用 KIT 抑制剂和 BRAF 抑制剂提供了理论基础。

3. 恶性黑色素瘤的临床分期

目前国内通常使用美国癌症联合委员会(AJCC)和国际抗癌联盟(UICC)于 2010 年公布的第 7 版的 TNM 分期系统,见表 20.3。

表 20.3 恶性黑色素瘤 TNM 分期(AJCC/UIC 2010 年第 7 版)

原发肿瘤(T):		分期			
Tx:原发肿瘤不能评估		0 期:	Tis	N0	M0
T0:无原发肿瘤证据		ⅠA 期:	T1a	N0	M0
Tis:原位癌		ⅠB 期:	T1b,T2a	N0	M0
T1:深度小于或等于 1.0 mm		ⅡA 期:	T2b,T3a	N0	M0
T1a:无溃疡,有丝分裂率小于 1 mm^2		ⅡB 期:	T3b,T4a	N0	M0
T1b:有溃疡,有丝分裂率大于或等于 1 mm^2		ⅡC 期:	T4b	N0	M0
T2:深度 1.01~2.0 mm		Ⅲ期:	任何 T	任何 N≥N1	M0
T2a:无溃疡		ⅢA 期:	T1-4a	N1a,N2a	M0
T2b:有溃疡		ⅢB 期:	T1-4b	N1a,N2a	M0
T3:深度 2.01~4.0 mm			T1-4a	N1b,N2b,N2c	M0
T3a:无溃疡		ⅢC 期:	T1-4b	N1b,N2b,N2c	M0
T3b:有溃疡			任何 T	N3	M0
T4:深度大于 4.0 mm		Ⅳ期:	任何 T	任何 N	M1
区域淋巴结(N):					
Nx:区域淋巴结转移不能确定					
N0:无区域淋巴结转移					
N1:单个淋巴结转移					
N2:2~3 个淋巴结转移					
N3:4 个或更多淋巴结转移,或者移行转移灶、卫星灶、转移结节等					
远处转移(M):					
M0:无远处转移					
M1a:远处皮肤、皮下或结节状转移					
M1b:肺转移					
M1c:其他内脏转移,或者任何部位的远处转移伴血清 LDH 升高					

第四节 恶性黑色素瘤发生的干预方略

恶性黑色素瘤的干预方略包括病因的干预、早诊早治及中晚期病人的治疗。所谓一级预防,是通过一定的措施消除恶性黑色素瘤的致病因素来预防恶性黑色素瘤的发生。早诊早治即二级预防,可概括为"早期发现、早期诊断、早期治疗"。中晚期病人的治疗为三级预防,是临床诊断为恶性黑色素瘤后的积极治疗。四级预防是减少病人的痛苦、延长病人的生存时间。

1. 恶性黑色素瘤的一级预防——病因预防

尽管目前皮肤黑色素瘤的发病机制尚未完全明确,但过度接受紫外线照射是皮肤黑色素瘤的明确病因之一;皮肤黑色素瘤的高危因素还包括:光敏型皮肤、大量普通痣或发育异常痣以及皮肤癌家族史;另外,不恰当的处理,如刀割、绳勒、激光、冷冻等局部刺激也可能诱发色素痣恶变和迅速生长。针对其病因及诱发因素,皮肤黑色素瘤的一级预防主要措施为:防晒、自查和预防切除以及避免不合理治疗。

1) 避免日晒

日光中的紫外线灼伤皮肤并诱导 DNA 突变,紫外线中 UVB 是破坏黑色素细胞基因并诱导发病的主要原因,UVA 也能抑制免疫系统的某些功能从而加速肿瘤形成,因此避免日晒在皮肤黑色素瘤的一级预防中显得尤为重要,使用遮阳伞是重要的一级预防措施。

2) 自查和预防切除

根据我国流行病学调查显示,国内的皮肤黑色素瘤多发生于足跟、甲下、手指、躯干等很少接触紫外线的地方,但具体病因仍不明确。根据我国国情和发病特点,皮肤黑色素瘤的一级预防工作应更侧重于定期自我皮肤检查和预防切除,尤其是有高危因素的人群。自我皮肤检查需警惕皮肤色素痣有无恶变信号,判断是否恶变可根据 ABCD 法则:A, abnormal. 痣变得不规则,甚至溃烂、出血;B, border. 痣的边界不清;C, color. 痣的颜色等发生变化;D, diameter. 痣逐渐变大。对于已发现的高危痣或高危色素斑,必须完整切除,切忌部分活检,且切除标本必须送病理检查。

3) 避免不合理治疗

对于皮肤色素痣或色素斑不恰当的处理,如刀割、绳勒、激光、冷冻、腐蚀药物等局部刺激可能诱发色素痣恶变,因此需避免此类不恰当刺激,如果因美容需要,应将痣一次性切除;冷冻结合切除,力求一次完成。

4) 非皮肤黑色素瘤的一级预防

目前流行病学表明,在亚洲人和有色人种,原发于皮肤的黑色素瘤约占 $50\%\sim70\%$,其次为黏膜型,如直肠、肛门、外阴、眼、口和鼻咽等部位,占所有黑色素瘤的 22.6%,原发灶不明型约占 10%。非皮肤黑色素瘤具体病因机制不明,其中部分黏膜黑色素瘤患者存在 NRAS 及 BRAF 突变,而葡萄膜黑色素瘤较多见的细胞遗传学异常表现为部分染色体缺失或获得,如 3 号染色体单体缺失,8 号染色体获得等,其典型的分子遗传学异常是 GNAQ/11 突变,很少有 BRAF、NRAS 突变。对于此类非皮肤黑色素瘤一级预防主要措施为加强筛查,争取早诊断、早治疗。

恶性黑色素瘤的一级预防是指以预防恶性黑色素瘤的发生为目标,使人们避免或尽量少接触已知的致癌因素和危险因素。"防晒、自查和预防切除、避免不合理治疗"是皮肤黑色素瘤一级预防的主要措施;对于非皮肤黑色素瘤,迫切需要进一步明确病因,开发用于疾病分期和进展的理想标志物,以利于早期诊断和治疗监测。

2. 恶性黑色素瘤的二级预防——早发现、早诊断、早治疗

恶性黑色素瘤 60% 是由黑痣恶变而来，原发病 90% 在皮肤，多发生于足底、小腿、指(趾)间、手掌、指甲下、甲沟、头皮、颈部、躯干皮肤，少数发生于皮肤以外的部位，如直肠、肛门、食管、眼内。其恶性程度高，已发生远处转移，预后较差。因此提高对本病的认识，做到早期诊断、早期治疗非常重要。恶性黑色素瘤的二级预防即早期发现、早期诊断和早期治疗，恶性黑色素瘤早期诊断研究的意义有：① 获得恶性黑色素瘤治愈的主要途径；② 提高恶性黑色素瘤总的 5 年生存率的重要途径；③ 治疗早期恶性黑色素瘤患者的效益远高于治疗中晚期患者；④ 有助于研究恶性黑色素瘤的自然病程。

1) 高危人群的筛查——"早发现、早诊断"

由于恶性黑色素瘤的早期诊断对于有效治疗和长期生存至关重要。因此，十分强调恶性黑色素瘤的早期筛查和早期监测。澳大利亚癌症委员会更是指出"早期诊断即为挽救生命"。

（1）自我检查

典型的临床表现和查体体征是黑色素瘤诊断的常用方法，皮肤黑色素瘤多由痣发展而来。通常人们认为，体检是医生的职责，然而在黑色素瘤的诊断中患者本身却起更加重要的作用。72% 以上的黑色素瘤是由医生以外的人发现的，特别是患者、家人和朋友。黑痣恶变趋向的表现：① 黑痣边界模糊不清，并逐渐增大；② 色素呈放射性，颜色不断加深；③ 局部刺痒、灼热或疼痛；④ 外观呈橘皮样，边缘潮红，有少量渗液，表面隆起、脱毛、出血、结痂或形成溃疡。如出现上述表现，则表明黑痣已开始恶变。此时应及时做黑色素瘤规范性活检，以便病理确诊。

美国癌症研究所将痣的早期恶变症状总结为 ABCDE 法则，前文已有相关介绍。

进一步提高皮肤自我检查的敏感性，开展针对高危人群及其家属的相关健康教育活动是十分必要的，可增强对皮肤变化的关注，主动进行皮肤自我检查的意识，从而做到早期发现皮肤病变。

（2）皮肤镜检查

皮肤镜通过在皮损处涂以矿物油或酒精介质，通过使用手控镜、立体显微镜、数字显影系统，允许更多的光透过皮肤，能观察到表皮、表皮真皮交界处和真皮浅层内色素性结构及浅层血管丛血管的大小和形态，显示出肉眼无法看见的形态学特征。不规则色素网、伪足与放射纹、不规则小点小球、蓝灰区、蓝白幕、边缘骤然中断及不规则色沉等特征均有助于皮肤镜对黑色素瘤的诊断。目前最常用模式分析法，即同时对每个观察到的皮肤镜特征逐一进行详细评估分析，具有最高的准确度。很多良性黑色素细胞痣通过临床表现难以与恶性黑色素瘤鉴别，而皮肤镜能够更准确地诊断黑色素瘤，提高早期诊断率。

（3）活检

可疑病变进行切除活检是优选方法，建议行完整的切除活检，应尽量保证切缘阴性，获取准确的 T 分期，切缘 0.3~0.5 cm，切口应沿皮纹走行方向（如肢体一般选择沿长轴的切口）。避免直接的扩大切除，注意不要影响前哨淋巴结活检，以免改变区域淋巴回流影响以后前哨淋巴结活检的质量。某些特殊位置不适合切除活检：颜面、手掌、脚底、耳、手指末节、甲下或特别巨大的损害，可行损害全层切除或打孔器活检，但不应影响局部根治性治疗。初

起活检无法诊断或指导治疗时可行窄带切除再活检。刮取活检会影响诊断和损害厚度评估，但胜于无诊断。

(4) 病理学诊断

病理学检查是黑色素瘤确定诊断甚至分期的最终标准，病理组织学所见，其瘤细胞大小和形状不一，通常呈圆形、菱形或不规则形，染色深，核分裂象多见。免疫组织化学染色是鉴别黑色素瘤的主要辅助手段；S-100，HMB-45和波形蛋白是诊断黑色素瘤的较特异指标，HMB-45在诊断黑色素瘤方面比S-100更具特异性。一些黑色素细胞的增生在诊断方面存在困难。例如不典型黑色素细胞增生，恶性潜能不明黑色素细胞肿瘤，性质未明浅表性黑色素细胞肿瘤，不典型Spitz瘤，以及不典型细胞性蓝痣。上述病变常见于青年患者，当怀疑上述病变时，建议向经验丰富的病理医生咨询。对于属于黑色素瘤鉴别诊断的病例，病理报告需包括黑色素瘤的预后因素。对于组织学难以诊断的病变，如果技术条件允许，需考虑应用比较基因组杂交技术(CGH)或荧光原位杂交技术(FISH)检测特定的基因突变。近期一项不典型Spitz肿瘤的小样本研究提示，CGH比FISH更加全面，在确定相关染色体拷贝数变化方面敏感性及特异性更高。

(5) 影像学检查

影像学检查应根据当地实际情况和患者经济情况决定，检查项目包括区域淋巴结(颈部、腋窝、腹股沟、腘窝等)超声，胸部X线或CT，腹盆部超声、CT或MRI，全身骨扫描及头颅检查(CT或MRI)。

(6) 实验室检查

包括血常规、肝肾功能和LDH，尽管LDH并非检测转移的敏感指标，但能指导预后。黑色素瘤尚无特异的血清肿瘤标志物，不推荐肿瘤标志物检查。

2) 皮肤黑色素瘤诊治流程图释(见表20.4)

表20.4 皮肤黑色素瘤诊治流程

临床表现		病理报告[b]	分期检查	确定临床分期
高度怀疑黑色素瘤	切除或活检[a]	病理确诊	• 肿瘤厚度 • 是否溃疡 • 有丝分裂率 • 有无脉管浸润 • 切缘 • 有无微卫星灶[c] • Clark分级 • 免疫组化结果 • 基因突变情况	• 病史和查体 ⇨ 注意局部和区域淋巴结 ⇨ 皮肤检查 • 影像学检查[d] • 评估黑色素瘤危险因素	• 0期：原位癌 • ⅠA期(无危险因素[e]) • ⅠA期(有危险因素) • ⅠB—ⅡA期(中危) • ⅡB—ⅢA(高危) • ⅢB—ⅢC期(极高危)(区域淋巴结转移) • ⅢC期(极高危)(移行转移) • Ⅳ期(远处转移)

注：a. 对于临床初步判断无远处转移的黑色素瘤患者，切除活检一般建议完整切除，不主张穿刺活检或局部切除；如病灶面积过大或已有远处转移需要确诊的，可以行局部切除

b. 病理报告中必须包括的内容为肿瘤厚度和是否溃疡，其余指标在有条件的单位尽量提供

c. 微卫星灶指深于原发灶至少0.3 mm的真皮网状层、脂膜或脉管中，直径大于0.5 mm的瘤巢；与区域淋巴结转移相关性高。初次活检或扩大切除后出现局部微卫星灶分期至少为N2c ⅢB期；若前哨淋巴结阳性，则分期为N3 ⅢC期

d. 区域淋巴结(颈部、腋窝、腹股沟、腘窝等)超声，胸部X线片或CT，腹盆部超声、CT或MRI，全身骨扫描

及头颅检查(CT 或 MRI)或者全身 PET-CT

e. 危险因素包括:厚度大于或等于 0.75 mm,有丝分裂率大于 $1/mm^2$,脉管浸润,Clark 分级 Ⅳ 级

3) 基于恶性黑色素瘤分期的"早治疗"

恶性黑色素瘤的治疗方案通常是综合和个体化的,需要多学科专家的参与,包括皮肤科专家、病理学专家、肿瘤内科专家、肿瘤外科专家、放疗科专家、影像科专家,因此治疗需要相互很好地合作。所谓的"早治疗"一般指有针对的治疗,目的旨在提高患者的生存率,降低死亡率。

(1) 外科治疗

早期手术切除原发灶是恶性黑色素瘤的首选治疗方案,手术方式根据病变分期选择。

① 扩大切除

超过 85% 的新发皮肤恶性黑色素瘤是通过原发灶诊断的,切缘阴性而切除范围过窄造成的局部复发率达 60%。切除正常皮肤的范围一直是近百年来外科治疗关注的焦点。1907 年,Handley 提倡切除 1 英寸的皮肤和 2 英寸的皮下组织以防复发。在 20 世纪后期,由于在推荐的切除范围外发现有卫星病灶出现,故建议行更大范围的切除范围(4~5 cm),这个切除范围作为皮肤恶性黑色素瘤的治疗标准已有数十年,但这些较大的切除范围是否能降低死亡率并不明确,最小的但充分的切缘为多少也不大清楚。有几个前瞻性试验研究不同厚度皮肤恶性黑色素瘤的切缘问题,第一个评价厚度小于 2 mm 的皮肤恶性黑色素瘤外科切缘的随机试验是世界卫生组织黑色素瘤研究组,这个试验将 612 例患者分为 1 cm 和 3 cm 切缘 2 组,长期的结果显示两组无生存差异,其中厚度小于或等于 1 mm 的患者不管切缘是多少,均无复发。黑色素瘤外科协助组研究中等厚度(1~4 mm)的 740 例患者,将患者随机分为 2 cm 或 4 cm 切缘组,结果两组生存率和局部复发率均无明显差异。基于以上及其他随机试验的结果,对于中等厚度的恶性黑色素瘤超过 2 cm 切缘被认为是不需要的。英国黑色素瘤协作组对 900 例厚度大于或等于 2 mm 的患者进行 1 cm 和 3 cm 切缘比较,1 cm 切缘较 3 cm 切缘的局部复发率高,但总生存率相似。建议对厚度大于或等于 2 mm 者,切缘应在 2~3 cm 较合适,对于厚度大于或等于 4 mm 者,切缘应大于 3 cm,因为这些患者有较高的局部复发率。鉴于以上几个大样本及其他试验的数据,推荐早期黑色素瘤在活检确诊后应尽快做原发灶扩大切除手术,扩大切除的安全切缘是根据病理报告中的肿瘤浸润深度来决定的:病灶厚度小于或等于 1.0 mm 时,安全切缘为 1 cm;厚度在 1.01~2 mm 时,安全切缘为 1~2 cm;厚度在大于 2 mm 时,安全切缘为 2 cm;当厚度大于 4 mm 时,最新的循证医学证据支持安全切缘为 2 cm。系统回顾和 Meta 分析也报道外科手术切缘 2 cm 已经足够。临床推荐手术切缘见表 20.5。

表 20.5 临床推荐切除边缘

肿瘤厚度	临床推荐切除边缘	肿瘤厚度	临床推荐切除边缘
原位	0.5~1 cm	2.01~4 mm	2.0 cm(1 类)
≤1.0 mm	1.0 cm(1 类)	>4 mm	2.0 cm(1 类)
1.01~2 mm	1.0~2.0 cm(1 类)		

- 切除边缘须根据解剖部位及功能需求调整,特殊部位(如脸部、耳部)等位置尽量保证切缘阴性即可
- 对于原位恶性黑色素瘤,病理检查边缘阴性非常重要
- 术后切缘阳性的患者需再次手术
- 临床外科切缘计算应以手术当时实际切除范围为准,而非病理科医生依据大体标本或镜下的切缘测量(1 类)

② 前哨淋巴结活检(sentinel lymph node biopsy,SLNB)

Morton 等于 1990 年在美国外科肿瘤年会上首先提出恶性黑色素瘤前哨淋巴结(sentinel lymph node,SLN)的概念。前哨淋巴结是恶性黑色素瘤原发灶淋巴液引流的首站淋巴结,由于接受原始淋巴液的直接引流,因此是恶性黑色素瘤最重要的淋巴结。其病检结果是整个区域淋巴结组织情况的正确反映,如果 SLN 阳性,该区域的其他淋巴结必然阳性,最好行全部的淋巴结清扫。Andtbacka 等对 7 项 SLN 相关研究进行的回顾性分析发现,在肿瘤厚度小于 0.75 mm 的黑色素瘤患者中,其 SLN 阳性率仅为 2.7%;对于厚度在 0.75~1.0 mm 的患者,其 SLN 阳性率为 6.2%。因此对于厚度小于 0.75 mm 的 ⅠA 或 ⅠB 期患者,不推荐做前哨淋巴结活检,而对于厚度在 0.75~1 mm 的 ⅠA 或 ⅠB 期患者以及厚度大于 1 mm 的患者可考虑进行前哨淋巴结活检,可于完整切除的同时或分次进行,但鉴于我国皮肤黑色素瘤的溃疡比例发生率高达 60% 以上,且伴有溃疡发生的皮肤黑色素瘤预后较差,故当活检技术或病理检测技术受限从而无法获得可靠的浸润深度时,合并溃疡的患者均推荐前哨淋巴结活检。前哨淋巴结活检有助于准确获得 N 分期,如果发现前哨淋巴结阳性,一般应及时进行淋巴结清扫。MSLT-Ⅰ是一项国际多中心Ⅲ期临床研究,其目的在于评价 SLN 对于早期黑色素瘤患者生存的影响。研究结果显示:SLN 阳性患者的 5 年无病生存率(DFS)为 72.3%,而阴性患者为 90.2%,两组之间存在显著性差异。在一项针对中等厚度黑色素瘤(1.2~3.5 mm)的回顾性分析中,前哨淋巴结阳性患者较临床发现区域淋巴结阳性的患者有显著生存获益(56%与 41.5%,$P=0.04$),但这种生存获益并没有在大于 3.5 mm 的那部分患者中出现。该研究还发现前哨淋巴结有转移的患者,立即做淋巴结清扫患者的 5 年生存率明显高于延迟清扫的患者(72%与 52%),但鹿特丹 Erasmus 大学肿瘤中心的前瞻性研究发现,如果前哨淋巴结的转移灶直径小于 0.1 mm,其长期生存与前哨淋巴结阴性患者无区别,因此认为前哨淋巴结内低肿瘤负荷的患者无需接受扩大淋巴结清扫。正在进行的国际多中心研究 MSLT-Ⅱ也将进一步验证这一治疗策略的可行性,但在这些临床试验的结果公布前,除开展相关临床研究外,仍旧推荐对前哨淋巴结阳性的病例进行区域淋巴结清扫。

在 MSLT-Ⅰ试验中 SLNB 对于厚度小于或等于 1.2 mm 黑色素瘤的意义没有特别提到。由于厚度越薄的黑色素瘤普遍预后较好,在这组患者中 SLNB 所扮演的角色尚不明确。近期研究证实厚度小于 0.75 mm 的黑色素瘤病人前哨淋巴结活检阳性率约为 2.7%;厚度 0.75 mm~1 mm 的病人中,前哨淋巴结活检阳性率为 6.2%。一项纳入 1 250 例厚度小于 1 mm 的黑色素瘤患者的多中心研究发现,无论 Clark 分级及溃疡状态如何,厚度小于 0.75 mm 的

患者前哨淋巴结阳性的概率低于5%,而存在至少一项危险因素(溃疡,Clark分级Ⅳ,结节性生长,有丝分裂率高,复发或年龄小于或等于40岁)的薄的黑色素瘤患者前哨淋巴结阳性率升高(18%)。在厚度小于或等于1 mm薄黑色素瘤患者中,前哨淋巴结阳性与否与疾病相关生存及无病生存的关系尚存争议。除了厚度,其他的一些因素可能是预测薄黑色素瘤前哨淋巴结阳性的危险因子,例如Clark分级、有丝分裂率、溃疡情况、淋巴血管浸润、VGP、TIL。然而,部分数据尚存争议,它们作为预测肿瘤复发的因素仍需进一步研究证实。

AJCC分期系统(第7版)已将SLN阳性者的淋巴结分期归类到N1或N2,为了区别临床阳性者,在其后方增加字母"a",代表肿瘤细胞淋巴结微转移。恶性黑色素瘤在亚洲人群中发病率较低,SLNB还未得到广泛地开展,尚无大样本量的临床试验。国内尚缺乏这方面的报道,相关的现象技术和病理评价方法也较落后,无统一的操作规范,实际上,恶性黑色素瘤的发病率近年来呈现上升的趋势,其诊断和治疗也开始受到国人的重视。SLNB作为恶性黑色素瘤诊治过程中的重要环节,其操作流程中的很多方面都需要改进和规范;而且亚洲恶性黑色素瘤以肢端雀斑样黑色素瘤为主,其淋巴引流和转移方式存在一定的特点,也需要进一步探索和明确。

③ 淋巴结清扫

不建议行预防性淋巴结清扫。前哨淋巴结阳性或经影像学和临床检查判断有区域淋巴结转移(但无远处转移的Ⅲ期患者)在扩大切除的基础上应行区域淋巴结清扫,要求受累淋巴结基部完全切除。腹股沟淋巴结清扫要求至少应在10个以上,颈部及腋窝淋巴结应至少清扫15个。当腋下的淋巴结可明显触及时,腋下淋巴结清扫术应清扫全部的level Ⅰ和level Ⅱ水平的淋巴结和至少一些level Ⅲ水平淋巴结,在最小肿瘤负荷的病人中,清扫level Ⅰ和level Ⅱ水平已经足够了。如果临床上level Ⅲ水平淋巴结受累,则有必要分离胸小肌进行清扫。腋窝淋巴结清扫最常见的并发症是淋巴水肿,它在10%的病例中可以不同程度地残留。在腹股沟区,如临床发现股浅淋巴结转移数大于或等于3个,应做髂窝和闭孔区淋巴结清扫手术。如果盆腔CT提示有盆腔淋巴结转移,或术中Cloquet(股管)淋巴结活检病理阳性,需行髂窝和闭孔区淋巴结清扫手术。淋巴结清扫原则见表20.6。

表20.6 淋巴结清扫原则

- 区域淋巴结充分清扫
- 受累淋巴结基部须完全切除
- 通常来说,切除和受检淋巴结个数如下:腹股沟大于或等于10个,腋窝大于或等于15个,颈部大于或等于15个
- 在腹股沟区,如临床发现股浅淋巴结转移数大于或等于3个,选择性行髂窝和闭孔区淋巴结清扫
- 如果盆腔影像学检查提示有盆腔淋巴结转移,或术中Cloquet(股管)淋巴结活检病理阳性需行髂窝和闭孔区淋巴结清扫

④ Ⅲ期患者中的特殊类型——肢体移行转移

表现为一侧肢体原发灶和区域淋巴结之间的皮肤、皮下和软组织的广泛转移,手术难以切除干净。该种类型国际上以隔离热灌注化疗(ILP)和隔离热输注化疗(ILI)为主,ILI是一种无氧合、低流量输注化疗药物的局部治疗手段,通过介入动静脉插管来建立化疗通路输注马法兰,要求设备简单。悉尼黑色素瘤中心自1992年始10年间完成300余例ILI,Ⅲ期MM有效率约80%,无相关截肢病例和相关死亡。70岁以上老年患者的有效率明显高于70岁以下患者(91%与78%,$P<0.05$)。最近一项研究表明,128例患者接受ILI治疗后获得31%的CR率。另外一项ILP研究则获得了更高的CR率,达到63%,同时其5年生存率

达到38%。

(2) 干扰素辅助治疗

术后患者的预后根据危险因素不同而不同。根据病灶浸润深度、有无溃疡、淋巴结转移情况等危险因素，一般将术后患者分为四类：ⅠA期(低危)；ⅠB～ⅡA期(中危)；ⅡB～ⅢA期(高危)；ⅢB～Ⅳ期(极高危)。低危患者有可能长期存活，5年生存率95%左右。中危患者术后5年生存率80%左右，高危和极高危患者的5年生存率10%～50%不等。不同危险度的患者应选择不同的辅助治疗。某些特殊类型的黑色素瘤应区别对待。低剂量及中等剂量干扰素作为高危的切除后的黑色素瘤的辅助治疗并没有显示出生存获益。部分研究显示其可能对无复发生存期有益。专家组不推荐做低剂量及中等剂量干扰素的辅助治疗。

① 低危患者

对于低危黑色素瘤患者，未进行相关的临床试验。一项回顾性研究在随访5年后显示，厚度小于0.5 mm的患者很少出现复发和死亡。目前无推荐的辅助治疗方案，更倾向于预防新的原发灶的出现，以观察为主。

② 中高危患者

中高危黑色素瘤患者复发与转移的危险度明显升高，超过25%。已进行了多个相关辅助治疗的临床试验，如黑色素瘤疫苗（包括全细胞疫苗、树突状细胞疫苗、肽疫苗、神经节苷脂疫苗、DNA疫苗和病毒性疫苗等）、低中剂量干扰素、化疗、生物化疗、高剂量干扰素等，除高剂量干扰素 α-2b 以外，上述所有其他治疗均与安慰剂无显著性差异。但多个Ⅲ期随机对照临床研究都证明了高剂量干扰素 α-2b 能延长患者的无复发生存期和总生存期，因此美国食品与药物管理局(FDA)在1995年批准了1年高剂量干扰素 α-2b(2 000万 IU/m^2 d1～5×4 w,1 000万 IU/m^2 tiw×48 w)辅助治疗高危复发的黑色素瘤患者。2011年FDA批准长效干扰素 α(治疗5年)作为高危黑色素瘤患者的推荐，原发灶溃疡患者更为获益，但长效干扰素缺乏中国患者的使用经验。

已有多个随机临床试验评价高剂量干扰素(第1个月的静脉高剂量干扰素及随后11个月的皮下注射干扰素)的效果。ECOG1684比较ⅡB期和Ⅲ期伴有移行转移或者区域淋巴结受累患者术后大剂量干扰素 α-2b 治疗和观察组的对照研究。中位随访6.9年，干扰素辅助治疗组无复发生存和总生存明显提高。在12.6年的随访时，尽管在无复发生存上干扰素辅助治疗组明显受益，但是总生存两组没有明显差异。另一个更长的随访试验 ECOG1690 也显示出大剂量干扰素 α-2b 辅助治疗组在无复发生存期上的优势，但是没有总生存期上的优势。E1694试验比较了高剂量 α-2b 干扰素与疫苗 GM2-KLH21 的辅助治疗效果，在近2年的中位随访中，前者的无复发生存期及总生存期优于后者。

有研究评价了1个月大剂量干扰素辅助治疗的作用，E1697临床试验入组了1 150名皮肤黑色素瘤术后患者(T3/任何 T,N1a - N2a)，静脉使用大剂量干扰素1月组相比于观察组并没有出现无复发生存及总生存获益。另一项研究旨在评价维持剂量干扰素的作用，这项由194名患者参与的Ⅱ期临床研究随机分为两组，一组为第1个月的静脉高剂量干扰素及随后11个月的皮下注射干扰素，而另一组仅使用第1个月的静脉高剂量干扰素。虽然二者的2年的无复发生存相近，维持使用干扰素1年组的总生存率长于对照组(41.5个月与尚未达终点,$P=0.05$)。

EORTC18991临床研究入组了1 256例Ⅲ期术后患者，随机进入观察组或长效干扰素 α 组(治疗5年)，治疗组的5年无复发生存率明显好于观察组(45.6%与38.9%)，但总生存期无差别。因此2011年FDA将长效干扰素α作为黑色素瘤淋巴结受累患者辅助治疗用药。近期两个大型Ⅲ期随机研究(EORTC1892和EORTC18991)提示原发灶溃疡患者接受干扰素辅助治疗后,复发率和死亡率较无溃疡患者明显降低,提示原发灶溃疡的患者更能从干扰素治疗中获益,但是其临床或生物学原因尚不明确。

回顾近几年关于干扰素辅助治疗的Meta分析,均证实高剂量干扰素可延长无复发生存期,但对总生存期的影响尚未明确。一项分析报道说,在14个关于干扰素辅助治疗的研究中,有4个提示干扰素组对总生存期有显著提高,但剩余的研究并没有发现干扰素在提高总生存期上有显著优势。专家组认为干扰素辅助治疗可延长无复发生存期,但对总生存的影响尚需继续探究。临床必须结合患者的个体情况及治疗意愿进行抉择。

③ 极高危患者

极高危患者的辅助治疗模式仍然在进一步尝试中,尚无标准治疗方案,但仍以高剂量干扰素α-2b治疗为主,同中高危患者的辅助治疗。

④ 中国黑色素瘤患者应用干扰素治疗的剂量推荐

可以沿用国外的高剂量干扰素α-2b的标准剂量(2 000万 IU/m^2 iv,每周连用5天,共4周;后1 000万 IU/m^2,ih,每周3次共48周)治疗1年;2011年 *EJC* 杂志发表了147例中国肢端雀斑样黑色素瘤应用高剂量干扰素α-2b的结果,对于ⅢB~ⅢC期和转移淋巴结大于或等于3个的极高危肢端雀斑样黑色素瘤患者,也可选中剂量α-2b干扰素(1 500万 IU/m^2,iv,每周连用5天,共4周;后用900万 IU/m^2,iv,每周3次,共48周)1年方案,对于ⅡB~ⅢA期的高危肢端雀斑样患者也可使用1月(1 500万 IU/m^2,每周连用5天,共4周)。

(3) 辅助放疗

一般认为黑色素瘤对放疗不敏感,但在某些特殊情况下放疗仍是一项重要的治疗手段。黑色素瘤的辅助放疗主要用于淋巴结清扫和某些头颈部黑色素瘤(尤其是鼻腔)的术后补充治疗,可进一步提高局部控制率,但对于本部分内容缺乏中国循证医学证据。

放疗对于存在危险因素的患者,在控制淋巴结复发方面具有一定的作用。Agrawal等进行了一项关于术后放疗的最大型回顾性研究。研究对615名患者从淋巴结数量、大小、位置和结外侵犯这些具体标准进行评估,进而评价出区域淋巴结复发的高危患者。中位随访5年,接受放射治疗的患者中仅有10.2%的患者局部复发,而未行放疗的患者中复发率高达40.6%。多因素分析显示辅助放疗可以提高局部控制率($P<0.000 1$)。值得注意的是,放疗相关性疾病特别是淋巴水肿的发病率显著上升(5年发病率20%与13%,$P=0.004$)。澳大利亚的一项Ⅲ期研究入组了250例曾行淋巴结清扫术而再次出现孤立淋巴结复发的患者,随机给予淋巴结基底部行放疗或观察。入组的患者LDH要低于1.5倍正常上限值,还要满足:腮腺转移淋巴结大于或等于1个,或颈部或腋窝转移淋巴结大于或等于2个,或腹股沟转移淋巴结大于或等于3,或颈部或腋窝转移淋巴结最大直径大于或等于3 cm,或腹股沟转移淋巴结最大直径大于或等于4 cm,或淋巴结结外侵犯等条件。结果显示辅助放疗组的淋巴结区域复发率明显降低($HR=0.56$;95% CI:0.32~0.98;$P=0.041$),但接受放疗组的总生存反而可能较差($HR=1.37$;95% CI:0.94~2.01;$P=0.12$)且局部副反应明显升高($P=0.035$)。另外多项临床研究对比了术后放疗计划的具体选择,结果显示大剂量分割放疗和常规放疗几乎是等效的。

对于特殊部位的恶性黑色素瘤,辅助放疗可提高生存率。以往认为头颈部黏膜恶性黑色素瘤对放疗不敏感,放疗仅用于切缘阳性、颈部淋巴结转移、复发或晚期患者的辅助或姑息治疗。最近研究发现,通过改进放疗技术和在每个疗程中采用高剂量疗法,可对控制恶性黑色素瘤生长或复发发挥作用。黏膜恶性黑色素瘤患者术后辅助放疗可显著提高生存率。肛管直肠以及外阴部恶性黑色素瘤局部血运丰富,已发生局部复发及淋巴结转移,也建议术后行辅助放疗。

目前普遍认可辅助放疗在提高局部控制率方面的意义,但放疗带来的副作用及部分临床试验中显示出的可能降低总生存的趋势使辅助放疗的应用仍存争议。

3. 恶性黑色素瘤的三级预防——系统治疗

恶性黑色素瘤的三级预防就是对不能手术切除的Ⅲ期或转移性黑色素瘤的病人进行积极的治疗。转移性恶性黑色素瘤的预后较差,据统计伴脑、肝转移者生存期为4个月,骨转移者为6个月,总体中位生存时间约为7.5个月,2年生存率约为15%,5年生存率约为5%。不能手术的Ⅲ期或转移性黑色素瘤建议进行内科治疗为主的全身治疗或者推荐参加临床试验。近年来,晚期恶性黑色素瘤的治疗取得了长足的进步,免疫靶向治疗和个体化靶向治疗是目前治疗的热点。全身治疗包括 PD-1 单抗、CTLA-4 单抗、$BRAF^{V600}$ 抑制剂、MEK 抑制剂、c-KIT 抑制剂、大剂量 IL-2 和化疗等。国内仍以化疗为主要治疗手段。

1) 化疗药物

达卡巴嗪(Dacarbazine,DTIC)

达卡巴嗪是目前经 FDA 批准用于治疗进展期恶性黑色素瘤的唯一的化疗药物。达卡巴嗪是一种非典型烷化剂,作用机制类似氮芥。达卡巴嗪是药物前体,在肝脏内转换为具有烷化作用的活性复合物 5-(3-methyl-1-triazeno)imidazole-4-carboxamide(MTIC),通过连接 DNA 的特殊部位,抑制细胞分裂,进而导致细胞死亡。自 1992 年起,多项随机临床试验将达卡巴嗪作为对照组,超过 1 000 名患者接受了达卡巴嗪的治疗,总体有效率 13.4%,中位生存时间为 5.6~11 个月,完全缓解罕见(小于或等于 5%)。

常用方案:静脉注射,2.5~6 mg/kg 或 200~400 mg/m^2,5% 葡萄糖溶液 250~500 mL 稀释后,30 分钟以上滴完,一日 1 次,连用 5~10 日为 1 疗程,4~6 周重复给药。联合用药,一次 200 mg/m^2,一日 1 次,连用 5 日,每 3 周重复给药。

替莫唑胺(Temozolomide,TMZ)

替莫唑胺是一种小分子口服制剂,为达卡巴嗪的类似物,同样在体内被转换为 MTIC。与达卡巴嗪不同的是,替莫唑胺不需经肝脏代谢。替莫唑胺的优点是小分子、可穿透血脑屏障,脑脊液中的浓度是血浆中浓度的 28%~30%。据统计恶性黑色素瘤患者尸检脑转移率超过 50%,可穿透血脑屏障这一特点尤为宝贵。替莫唑胺首先被批准用于恶性胶质瘤,但对黑色素瘤也具有一定疗效。欧洲的一项大型Ⅲ期临床研究,在 305 例晚期黑色素瘤初治患者中比较了替莫唑胺[250 mg/(m^2·d),连用 5 天,每 4 周重复]和达卡巴嗪[200 mg/(m^2·d),连用 5 天,每 3 周重复]的疗效及毒副反应,结果显示替莫唑胺和达卡巴嗪有效率分别为 12.2% 与 9.4%(P=0.43),PFS 分别为 1.74 个月和 1.38 个月(P=0.002),总生存期两者相当(分别为 7.7 个月与 6.4 个月,P=0.2)。虽然该研究未达到预期终点,但至少表明 TMZ 的疗效与 DTIC 相当。大多数不良反应为轻到中度,具可控性,最常见的不良反应为恶心(52%)、呕吐(34%)、疼痛(34%)、便秘(30%)、头痛(22%)及乏力(20%)。替莫唑胺组患者的生活质量更佳。Ⅲ期临床研究 E18032 试验,共有 859 例患者入组。该临床研究改变 TMZ 服用方法后(150 mg/m^2 d1~7 q2w)与 DTIC(1 000 mg/m^2 q21d)比较,前者有效率明显提高(分别为 14.5% 和 9.8%，$P=0.05$)，但 PFS 和 OS 无显著性差异。后续，多项临床试验评价了 TMZ 在脑转移治疗中的作用。2006 年发表的一项Ⅱ期临床研究，TMZ 一线治疗 117 例脑转移患者，其中 25% 的患者转移灶超过 4 个，剂量为 $200 mg/m^2$ 连用 5 天，28 天重复，口服 1 年或直至不能耐受。总有效率为 7%(1 例 CR，7 例 PR)，SD 为 29%，中位生存时间为 3.5 个月。2007 年发表的一项研究共入组 179 例初治的晚期患者，其中 52 例脑转移患者，发现如果 TMZ 全身治疗有效，脑部病灶中位进展时间 7 个月(2~15 个月)，脑转移中位生存时间 5.6 个月。这些临床试验表明 TMZ 对脑部病灶的控制作用持久有效，多数脑部小转移灶的患者可以延期放疗或不需要放疗。另外，还有多项关于 TMZ 联合治疗的研究，多集中于联合干扰素和沙利度胺(反应停)等药物上。值得一提的是，联合沙利度胺的多项临床试验因增加了血栓的机会而被提前终止。目前已停止使用替莫唑胺联合沙利度胺治疗黑色素瘤脑转移伴有血栓高危风险的患者。

铂类药物

铂类药物对恶性黑色素瘤也具有一定的疗效。顺铂单药有效率为 10%~20%，但有效持续时间短，约 3 个月。通常认为剂量低于 $80~mg/m^2$ 会降低有效率，但剂量大于或等于 $150~mg/m^2$ 并不能提高有效率。顺铂常见毒性包括肾脏毒性、耳毒性、神经毒性、呕吐以及骨髓毒性。有 3 项Ⅱ期临床研究分别探讨了卡铂在转移性恶性黑色素瘤中的疗效，结果显示其有效率与顺铂相似。卡铂的主要毒性为骨髓抑制，剂量限值性毒性为血小板下降。

紫杉类药物

紫杉醇，以红豆杉属植物为主要原料提取的一种双萜类化合物。多西紫杉醇，则是从欧洲紫杉树针叶中提取合成的复合物。紫杉醇是新型抗微管药物，通过促进微管蛋白聚合抑制解聚，保持微管蛋白稳定，抑制细胞有丝分裂。多个Ⅰ/Ⅱ期临床研究探索了紫杉类药物在治疗晚期黑色素瘤中的作用，结果显示紫杉醇单药有效率在 12%~30% 左右。常用方案包括：$175~mg/m^2$，每 3 周重复，或是 $90~mg/m^2$，每周给药。常见的毒性包括中性粒细胞下降、神经毒性、乏力等。白蛋白结合型紫杉醇是一种基于纳米技术平台的靶向化疗药物。采用可溶型人白蛋白包被活性药物，并携带药物进入肿瘤细胞。肿瘤细胞会分泌一种 SPARC 蛋白汲取细胞间质中的蛋白质。白蛋白结合紫杉醇纳米微粒通过 SPARC 蛋白吸附在肿瘤细胞上，并最终进入肿瘤细胞，释放出细胞毒药物，杀死肿瘤细胞。这样不但避免了传统紫杉醇以聚氧乙烯蓖麻油为溶剂带来的在使用及安全性方面的问题，还改善了紫杉醇在体内的分布，增强了药物对肿瘤组织独特的靶向性和穿透性作用，使药物高度浓集于肿瘤组织内，减少了其在血液中的存留，因而白蛋白紫杉醇的疗效更好、对正常组织影响更小。白蛋白紫杉醇的标准用法为 $260~mg/m^2$，优化方案为 $100\sim150~mg/m^2$，每周给药一次。一项Ⅲ期随机多中心临床试验评估了白蛋白紫杉醇(ABRAXANE)对照达卡巴嗪在初治的Ⅳ期转移性黑色素瘤患者中的安全性和有效性。529 例患者随机接受 ABRAXANE ($150~mg/m^2$ 每周 1 次，连用 3 周，每 4 周重复)(264 例)或达卡巴嗪($1~000~mg/m^2$ 每 3 周用药 1 次)(265 例)。结果显示，初治的转移性黑色素瘤患者，白蛋白紫杉醇明显提高了中位 PFS(4.8 个月与 2.5 个月，HR:0.792;95% CI:0.631~0.992；$P=0.044$)，但总生存时间没有显著性差异(12.8 个月与 10.7 个月，$P=0.09$)。在白蛋白紫杉醇组中发生率大于或等于 10% 的毒性包括神经毒性(25% 与 0)和中性粒细胞下降(20% 与 10%)。白蛋白紫杉醇组神经病变改善的中位时间是 28 天。

亚硝基脲类药物

具有 β-氯乙基亚硝基脲的结构，具有广谱的抗肿瘤活性。该类药物具有较强的亲脂性，易通过血脑屏障进入脑脊液中，因此广泛用于脑瘤和其他中枢神经系统肿瘤的治疗，其主要的副作用为迟发性和累积性的骨髓抑制。其中应用最多的是福莫司汀，它在欧洲被批准用于转移性黑色素瘤的治疗，多个临床研究显示其有效率约为 22%。此外，脂溶性的福莫司汀还被证实对 25% 的脑转移灶有效。在一项福莫司汀（每周 100 mg/m^2，共 3 周）对照达卡巴嗪（每天 250 mg/m^2×5 天，每 4 周重复）的 III 期临床研究中，229 例晚期患者入组，福莫司汀组的有效率为 15.2%，而达卡巴嗪组为 6.8%（$P=0.053$）。福莫司汀组的中位脑转移控制时间为 22.7 个月，而达卡巴嗪组仅为 7.2 个月。毒性主要包括延迟的骨髓抑制以及胃肠道毒性。

2) 个体化靶向治疗

伊马替尼（KIT 抑制剂）

针对 KIT 变异药物的临床研究中规模最大的是来自中国的一项 II 期临床研究。43 例来自全国多个中心的 KIT 基因突变或扩增的晚期黑色素瘤患者接受了伊马替尼治疗，结果显示 6 个月的 PFS 率为 36.6%，中位 PFS 为 3.5 个月。相比其他外显子突变的患者，11 号或 13 号外显子突变患者的中位 PFS 更长，另外多发 C-KIT 变异的患者较单发的 PFS 长（但无显著性差异）。10 例患者（23.3%）获得 PR，13 例患者（30.2%）获得 SD，20 例患者获得 PD。虽然有效率不如 $BRAF^{V600E}$ 抑制剂，但与目前大部分治疗缺乏明确预测疗效的因子相比，本项研究还是非常有希望的：1 年生存率达到了 51.0%，中位 OS 达到了 14 个月；并且获得 PR 或 SD 患者的 OS 为 15 个月，与疾病进展的患者相比，有明显的统计学意义（$P=0.036$）。《中国黑色素瘤诊治指南（2015 版）》也将伊马替尼作为 C-KIT 突变或扩增的晚期黑色素瘤患者的 2 类证据推荐。

$BRAF^{V600}$ 抑制剂和 MEK 抑制剂

Vemurafenib 是一种特定的 BRAF 基因突变抑制剂。白种人中约一半左右的转移性黑色素瘤具有细胞内 BRAF 基因突变。在一项 III 期随机临床试验中，675 例未经治疗伴有 $BRAF^{V600E}$ 基因突变的转移性黑色素瘤患者，随机分为两组，比较了 Vemurafenib 与达卡巴嗪的治疗效果，结果证实 Vemurafenib 与达卡巴嗪比较，可延长总生存期（OS）及无进展生存期（PFS）（死亡风险比=0.37；死亡或进展风险比=0.26；$P<0.001$）。皮肤并发症是 Vemurafenib 最常见的不良反应，其中 18% 的患者发展为皮肤鳞状细胞癌或角化棘皮瘤，需要手术切除；另外 12% 的患者出现 2～3 级的皮肤光敏反应。关节疼痛是最常见的非皮肤不良反应（21%）。基于这项研究，2011 年 8 月 FDA 批准 Vemurafenib 可用于治疗 $BRAF^{V600E}$ 基因突变的转移性或不可切除的黑色素瘤。另据一项由 132 例非初治患者参与的临床试验报道，Vemurafenib 有 53% 的总反应率和 15.9 个月的中位生存期，26% 的患者继发皮肤损害。

继 Vemurafenib 后，又有两类 BRAF 抑制剂被 FDA 所批准。一项 III 期临床研究比较了 Dabrafenib 与达卡巴嗪在 $BRAF^{V600E}$ 突变患者中的作用，共入组 250 例 IV 期或不可切除的 III 期患者，主要终点为无进展生存期。结果显示 Dabrafenib 组的 PFS 时间为 5.1 个月，而对照组达卡巴嗪组为 2.7 个月（HR：0.3；95% CI：0.18～0.51；$P<0.001$）。在接受 Dabrafenib 治疗的患者中，2 级以上（含 2 级）的副反应发生率为 53%，3～4 级副反应不常见。最常见的

不良反应为皮肤不良反应、发热、乏力、关节痛和头痛。相比 Vemurafenib，Dabrafenib 相关的皮肤鳞状细胞癌或角化棘皮瘤较为罕见。发热往往更为常见(11%)。在对 172 名 BRAF 突变的伴随脑转移的黑色素瘤患者的治疗中，脑转移治疗反应率在初治患者中为 39%，非初治患者中为 31%。

在 MAP 信号传导通路中，MEK1 及 MEK2 位于 BRAF 基因下游。Trametinib 是一种口服的 MEK1 及 MEK2 抑制剂。一项Ⅲ期随机临床试验将 322 名具有 BRAF$^{V600E/K}$ 基因突变转移性黑色素瘤患者随机分为两组，比较 Trametinib 与化疗的治疗效果。相比于化疗组，Trametinib 组的无进展生存期(4.8 个月与 1.5 个月；HR：0.45；95% CI：0.33～0.63；$P<0.001$)及 6 个月总生存期(81% 与 67%；HR：0.54；95% CI：0.32～0.92；$P<0.01$)均有显著提高。最常见的不良反应为皮肤不良反应、腹泻和周围水肿。与 BRAF 抑制剂不同，继发皮肤损害在 Trametinib 中不常见。在一项Ⅱ期临床试验中，Trametinib 的客观缓解率较 BRAF 抑制剂低。相比于 BRAF 抑制剂，Trametinib 在初治患者中反应率较低(22% 与 48%～50%)。

联合靶向治疗

尽管 BRAF^{V600E} 抑制剂的初始反应率较高，但约半数使用单药 BRAF^{V600E} 抑制剂的患者在 6 个月内进展。一项Ⅲ期临床研究纳入了 247 例 BRAF^{V600E} 基因突变的晚期患者，评价联合治疗(BRAF 抑制剂＋MEK 抑制剂)的安全性和疗效。该研究随机分为两组：Dabrafenib 单药与 Dabrafenib 联合 Trametinib。结果显示，联合用药组的反应率(76% 与 54%；$P=0.03$)及无进展生存(9.4 个月与 5.8 个月；HR：0.39；95% CI：0.25～0.62；$P<0.001$)明显提高。继发皮肤鳞状细胞癌的概率明显减低(7% 与 19%)，但发热比例增加(71% 与 26%)。2015 年 ASCO 会议报道了 Vemurafenib 联合 MEK 抑制剂(Cobimetinib)的 coBRIM 研究最新结果，截止到 2015 年 1 月，中位随访时间 14 个月，Vemurafenib＋安慰剂组的 PFS 时间为 7.2 个月，联合治疗组的为 12.3 个月，联合治疗组显著降低进展风险。Vemurafenib、Dabrafenib 和 Trametinib 在国内都未上市，但中国黑色素瘤中 BRAF^{V600E} 变异率接近 26%，虽然不如白种人约 50% 的变异率高，但对于我国黑色素瘤的治疗也有着十分重要的意义，故在本指南中也将这些药物作为 BRAF^{V600E} 突变患者的 1 类证据推荐。

3) 免疫/免疫靶向治疗

CTLA-4 单抗(Ipilimumab，Ipi)

在对初治患者的Ⅲ期临床研究中，Ipi 单药及 Ipi 联合达卡巴嗪组的 OS 较对照组均有显著提高。在既往治疗过的患者中，Ipi 组的总生存为 10.1 个月，而对照组 gp100 疫苗仅为 6.5 个月($P=0.003$)。在初治患者中，Ipi 组的总生存相比于对照组达卡巴嗪也有明显提高(11.2 个月与 9.1 个月，$P<0.001$)。值得注意的是 Ipi 会导致严重的免疫介导的毒副反应。使用过程中需格外注意，密切观察其毒副作用，Ipi 在国内尚未上市。

PD-1 单抗(Pembrolizumab 和 Nivolumab)

美国 FDA 批准 PD-1 单抗用于 Ipi 及 BRAF 抑制剂耐药后的二线治疗。专家组认为 Pembrolizumab 和 Nivolumab 有着比 Ipilimumab 更高的反应率及更少的副作用，这两个药物应该被考虑用作一线治疗。在一项大型的Ⅰ期临床试验中，Pembrolizumab 的总反应率为 38%，其中位持续时间尚未达到。Ipi 治疗进展后，使用 Pembrolizuma 的总反应率为 38%，其中位持续时间尚未达到。另一项针对 BRAF 野生型的初治患者的大型Ⅲ期临床研究显示，Nivolumab 的一年生存率(73%与 42%)、中位无进展生存期(5.1 个月与 2.2 个月)及 ORR(40%与 14%)较达卡巴嗪有着明显的提高。Pembrolizumab 和 Nivolumab 均会导致免疫介导的毒副反应，虽 3～4 级的毒副反应较 Ipi 少，但仍需密切关注。常见的不良事件(发生概率大于 20%)包括恶心、皮疹、瘙痒、咳嗽、腹泻、食欲下降、便秘和关节痛。当出现严重的免疫介导肺炎、结肠炎、肝炎、垂体炎、肾炎及甲状腺功能紊乱时，需考虑使用类固醇激素治疗。对于既往使用 Ipi 而导致垂体炎的患者，应先使用激素替代治疗后再开始 Pembrolizumab 治疗。

CTLA-4 单抗联合 PD-1 单抗

2015 美国 ASCO 会议上报道了一项 PD-1 单抗(Nivolumab)联合 CTLA-4 单抗(Ipi)的临床研究结果。该项研究入组了 142 例晚期或无法切除的黑色素瘤患者，以 2∶1 的比例分别入组 Ipi 3 mg/kg q3w×4 + Nivo 1 mg/kg(首次)后 Nivo 3 mg/kg(q2w 维持)或 Ipi 3 mg/kg q3w×4+安慰剂(q2w，维持)，研究终点为 ORR，次要终点为 PFS。结果显示联合组的有效率为 60%，单药组仅为 11%，其中完全缓解率分别为 12%和 0，PFS 分别为 8.9 个月和 4.7 个月(P=0.001 2)。亚组分析显示预后越差的患者从联合组中更获益：LDH 升高患者和 M1c 期患者的有效率分别为 53%与 0% 和 62%与 25%，遗憾的是联合组的 G3/4 副反应明显升高(51%与 20%)，除了一些内分泌疾病需要额外替代治疗，其余 83%均可通过泼尼松等免疫抑制剂好转。从 PD-L1 的表达与疗效关系来看，PD-L1 高表达的患者，联合组和单药组疗效相近；而低表达的患者，联合组疗效则远高于单药组。

白介素-2(Interleukin-2，IL-2)

IL-2 的生物效应非常复杂，其中与肿瘤治疗相关的机制为增强 CTL 和 NK 细胞裂解。国外研究显示高剂量白介素(600 000～720 000 IU/kg，静脉注射，每 8 小时重复，每周期给药 8～14 次，每两周期视为一个疗程)的治疗可获得 6%的完全缓解和 16%～20%的部分缓解，中位疗效持续时间 8.9 个月，44%的有效患者在第 6 年仍存活，但多数患者难以耐受如此高的剂量，多数患者第 2 周期需要减量。静脉输注高剂量白介素比皮下或静脉注射低剂量白介素毒性更大，在同等剂量下，持续输注又比入壶给药毒性更大。IL-2 毒性可表现为流感样症状，如发热、寒战、肌痛及乏力等，特异毒性为毛细血管渗漏综合征，可表现为全身水肿、体重增加、肺水肿、胸腔积液、腹水。毛细血管渗漏综合征相关的低血容量可能导致肾脏、消化道、心脏、脑的灌注血流减少，进而导致少尿、缺血，造成机体功能紊乱。由于高剂量 IL-2 的毒性显著，人们尝试降低 IL-2 剂量以减少毒性，但研究显示减量后毒性降低的同时，有效率(通常低于 5%)、疗效持续时间也随之降低。国内也开展了重组人源化 IL-2 治疗晚期黑色素瘤患者的 Ⅱ 期临床试验，结果显示中国晚期黑色素瘤患者接受高剂量 IL-2 治疗后，ORR 为 8.3%，PFS 小于 2 个月，PR 为 8.3%，CR 为 0，明显低于国外相关文献报道的结果。因此尽管 FDA 批准 IL-2 用于转移性黑色素瘤的治疗，但最佳剂量和疗效预测因子的问题一直悬而未决，还需多中心随机对照试验来解答这一问题。

4) 抗血管生成靶向治疗

重组人血管内皮抑制素(恩度)

内皮抑制素能特异地抑制内皮细胞增生并明显抑制肿瘤的生长和转移，是迄今发现的疗效最好的血管生成抑制因子，但内皮抑制素属于蛋白质制剂，费用较高，并且不稳定。令人兴奋的是，根据 Folkman 的理念和前期基础研究结果，国内罗永章教授合成的重组人血管内皮抑制素成功解决了蛋白复性等技术问题,使重组人内皮抑制素得以商品化生产,应用于临床。内皮抑制素除单纯使用具有抗肿瘤活性外,作为一类新型抗肿瘤药物还可以与传统的化疗、放疗联合应用,具有明显的协同作用。国内开展了一项重组人血管内皮抑制素(恩度)或安慰剂联合达卡巴嗪一线治疗无法手术切除的ⅢC期或Ⅳ期黑色素瘤患者的多中心、双盲、随机对照Ⅱ期临床研究。研究入组患者110例,按1∶1的比例随机分为A组(达卡巴嗪250 mg/m² d1～5＋安慰剂 d1～14)和B组(达卡巴嗪250 mg/m² d1～5＋恩度 7.5 mg/m² d1～14),每21天为1周期。研究结果显示110例入组患者中,ⅢC期0.9%,M1a期32.1%,M1b期44.6%,M1c期23.2%。安慰剂组(A组)和恩度组(B组)的客观缓解率分别为3.7%与8.9%,疾病控制率分别为33.3%与53.6%($P=0.051$)。A组和B组的中位PFS分别为1.5个月与4.5个月(HR:0.58,95% CI:0.38～0.89,$P=0.013$)。两组的中位OS分别为8.0个月与12.0个月(HR:0.52,95% CI:0.33～0.82,$P=0.005$)。1年生存率分别为22.5%与49.7%,2年生存率为14.3%与22.2%。两组的副作用相似,总体治疗耐受性良好。该项研究证明重组人血管内皮抑制素联合达卡巴嗪一线治疗进展期黑色素瘤,与达卡巴嗪单药相比可明显延长无进展生存及总生存,耐受良好,可推荐作为进展期黑色素瘤的一线治疗选择。

贝伐单抗

贝伐单抗是一种重组的人源化单克隆IgG1抗体,可以选择性地与人血管内皮生长因子(VEGF-A)结合,防止其与内皮细胞表面的受体(Flt-1和KDR结合),通过使VEGF失去生物活性而减少肿瘤血管形成,许多直径较小的肿瘤血管被快速去除、退化;贝伐单抗还能导致VEGF依赖的血管通透性增加的内皮窗口和细胞间隙关闭,致使血管通透性下降,这将降低肿瘤组织内的压力,可以改善化疗药物向肿瘤组织内的传递。研究表明,黑色素瘤分期越晚,血管生成因子越多,肿瘤血供越丰富,这为贝伐单抗治疗黑色素瘤提供了理论基础。多项Ⅱ期临床研究报道了贝伐单抗联合化疗的疗效。BEAM试验按2∶1比例随机入组了214例初治患者,分别接受紫杉醇＋卡铂联合贝伐单抗或安慰剂,结果显示贝伐单抗组的PFS较长(5.6个月与4.2个月,HR:0.78,$P=0.16$),生存期也有所延长(12.3个月与9.2个月,HR:0.79,$P=0.19$),但均无显著性差异。另一项Ⅱ期研究使用贝伐单抗2周方案联合卡铂＋每周紫杉醇方案治疗53例患者,结果显示中位PFS和OS分别为6个月和12个月。但大于或等于3度血液学毒性发生率明显增高,中性粒细胞减少高达53%,白细胞下降为38%,血小板下降为11%。31例患者出现40余次出血事件,包括2例2度支气管肺出血性疾病和致死性中枢系统出血。

4. 恶性黑色素瘤的四级预防——姑息治疗和临终关怀

晚期恶性黑色素瘤患者,可能已远处转移,并发症多,生存期短,对于这个阶段的患者,主要以对症支持治疗和临终关怀为主,力求使患者获得最佳生活质量。

1) 对症支持治疗

(1) 肝转移治疗

晚期黑色素瘤患者约50%～80%会出现肝转移,相对于系统全身化疗,肝动脉局部灌注化疗可以取得肿瘤局部更高的组织浓度,并减少全身药物的毒副作用:如骨髓抑制等,对肝脏局部控制率达50%。另外,保肝利胆类药物也是恶性黑色素瘤患者保肝治疗中不可或缺的部分。

(2) 脑转移治疗

黑色素瘤脑转移的发生率为 8%~46%,而在尸检中约有 2/3 的黑色素瘤患者有脑转移。脑转移为黑色素瘤发展的终末阶段,病情进展迅速,往往是患者致死的主要原因。目前对于单发的、大体积肿瘤占位引起颅内压明显增高以及梗阻性脑积水、难控性癫痫者主张采取手术切除。术后建议行局部放疗。对于多发的脑转移灶,一般推荐全脑放疗。

(3) 骨转移治疗

黑色素瘤骨转移治疗目标为缓解疼痛,恢复功能,改善生活质量;预防或延缓骨相关事件的发生。其主要治疗手段包括:对症支持治疗,积极缓解肿瘤及骨转移所致躯体症状,改善患者功能状态和生活质量;双磷酸盐药物治疗。降低发生骨相关事件的风险;止痛药物治疗,遵循 WHO 肿瘤三阶梯止痛治疗原则,缓解骨痛,改善生活质量;放射治疗,主要目的为消除或缓解症状,改善生存质量,延长生存期。包括多发骨转移放射治疗,骨转移的再放射治疗,脊髓压迫综合征治疗以及下肢、骨盆等承重骨转移及骨折的治疗;外科治疗,主要采取手术固定病理性骨折和解除脊髓压迫,从而提高生活质量。

(4) 癌痛的管理

对于出现癌痛的恶性黑色素瘤患者,应积极予以疼痛管理,减轻疼痛症状,减轻疼痛带给患者的精神心理负担,提高患者生活质量。目前癌痛药物治疗是疼痛控制的关键及基础治疗,治疗应遵守 WHO 肿瘤三阶梯治疗的五项基本原则:口服及无创途径给药;按阶梯给药;按时给药;个体化给药;注意具体细节。必要时也可采取硬膜外、鞘内、脑室给药、局部神经阻滞、部分神经切除等非药物治疗手段。

(5) 营养支持治疗

晚期恶性黑色素瘤患者合理营养的基本要求是:保证总热量摄取,营养平衡,食物结构合理以及讲究的烹调方法和进食方法。尽可能鼓励患者进食,对于胃肠功能不能达到营养恢复和维持的患者,可予以胃肠道(包括管饲)和胃肠道外营养。

2) 恶性黑色素瘤患者的临终关怀

临终关怀是对无治愈希望患者积极与整体性的照顾,其目的在于确保患者及家属最佳生活质量。强调为患者提供保守性治疗和支持性照顾,尽可能使患者有尊严地达到安详的死亡,并向患者家属提供支持及哀伤辅导。主要内容包括:① 对症处理,减轻患者痛苦:基本不控制止痛剂使用,减轻躯体痛苦。② 主动倾听患者诉说,根据患者心理状况予以疏导,使其接受死亡是人生必经阶段这一事实,减轻心理压力和痛苦。③ 加强关怀照顾,安抚患者家属,一方面通过对患者关怀照顾,安慰家属心灵;另一方面,使家属尽早对患者病情进展及预后有一个正确的认识,有充分心理准备,积极主动配合医护人员,使患者"善终",医患关系更为和谐。

参考文献

[1] Ferlay J, Soerjomataram I, Dikshit R, et al. Cancer incidence and mortality worldwide: sources, methods and major patterns in GLOBOCAN 2012[J]. Int J Cancer 2015,136: E359-386.

[2] Chen W, Zheng R, Baade P D, et al. Cancer statistics in China, 2015[J]. CA Cancer J Clin, 2016, 66: 115 - 132.

[3] Chi Z, Li S, Sheng X, et al. Clinical presentation, histology, and prognoses of malignant melanoma in ethnic Chinese: A study of 522 consecutive cases[J]. BMC Cancer, 2011, 11(1): 85.

[4] Kong Y, Si L, Zhu Y, et al. Large-scale analysis of KIT aberrations in Chinese patients with Melanoma[J]. Clin Cancer Res, 2011, 17: 1684 - 1691.

[5] Si L, Kong Y, Xu X, et al. Prevalence of BRAF^{V600E} mutation in Chinese melanoma patients: large scale analysis of BRAF and NRAS mutations in a 432-case-cohort[J]. Eur J Cancer, 2012, 48(1): 94 - 100.

[6] Dasgupta A, Katdare M. Ultraviolet radiation-induced cytogenetic damage in white, hispanic and black skin melanocytes: a risk for cutaneous melanoma[J]. Cancers(Basel), 2015, 7: 1586 - 1604.

[7] Swalwell H, Latimer J, Haywood R M, et al. Investigating the role of melanin in UVA/UVB and hydrogen peroxide-induced cellular and mitochondrial ROS production and mitochondrial DNA damage in human melanoma cells[J]. Free Radic Biol Med, 2012, 52: 626 - 634.

[8] Reed J A, Shea C R. Lentigo maligna: melanoma in situ on chronically sun-damaged skin[J]. Arch Pathol Lab Med, 2011, 135: 838 - 841.

[9] Elder D E. Pathology of melanoma[J]. Clin Cancer Res, 2006, 12: 2308s.

[10] Cancer Genome Atlas Network. Genomic classification of cutaneous melanoma[J]. Cell, 2015, 161: 1681 - 1696.

[11] Curtin J A, Busam K, Pinkel D, et al. Somatic activation of KIT in distinct subtypes of melanoma[J]. J Clin Oncol, 2006, 24: 4340 - 4346.

[12] Curtin J A, Fridlyand J, Kageshita T, et al. Distinct sets of genetic alterations in melanoma[J]. N Engl J Med, 2005, 353: 2135 - 2147.

[13] Maubec E, Lumbroso J, Masson F, et al. F-18 fluorodeoxy-D-glucose positron emission tomography scan in the initial evaluation of patients with a primary melanoma thicker than 4mm[J]. Melanoma Res, 2007, 17: 147 - 154.

第二十一章　骨肉瘤的临床预防方略

骨肉瘤（osteosarcoma）又称成骨肉瘤，是儿童和年轻人中最常见的原发性骨恶性肿瘤，患者中位年龄为 20 岁。在 65 岁以上的成人中，骨肉瘤常继发于 Paget's 病或既往放疗。骨肉瘤可大致分为三种组织学亚型：髓质型、表面型和骨骼外型。高级别髓质型包括约 80% 的骨肉瘤，是经典型骨肉瘤（又称传统型或普通型，coventional osteosarcoma），由恶性增生的梭形间质细胞直接产生肿瘤性骨样组织或未成熟骨而形成。经典型骨肉瘤又可分为骨母细胞瘤、软骨母细胞瘤和纤维母细胞瘤三种亚型。骨肉瘤其他少见类型有：低级别髓质型骨肉瘤、高级别表面型骨肉瘤、骨旁骨肉瘤（5%）和骨膜骨肉瘤等。本文非特指时主要讨论经典型骨肉瘤。

第一节　骨肉瘤的流行病学

骨肉瘤在人类全部肿瘤中相对少见，发病总数占人类恶性肿瘤的 0.2%，占儿童肿瘤的 5%，其准确的发病率和死亡率均难以统计，因为大部分的统计学资料是根据死亡病例得到的，死亡登记往往是骨肉瘤但无具体组织学分型，并且不能完全代表全部肿瘤病例。

骨肉瘤是最常见的骨原发性肿瘤，年发病率约为 2/100 万～3/100 万，占原发骨肿瘤的 11.7%，占原发骨恶性肿瘤 35%。骨肉瘤可发生在任何年龄，好发于青少年，大约 75% 的患者发病年龄在 15～25 岁，中位发病年龄为 20 岁，小于 6 岁或者大于 60 岁发病相对罕见。本病男性多于女性，比例约为 1.4∶1，这种差异在 20 岁前尤为明显。大约 80%～90% 的骨肉瘤发生在长管状骨，最常见的发病部位是股骨远端和胫骨近端，其次是肱骨近端，这 3 个部位大约占到所有肢体骨肉瘤的 85%。骨肉瘤主要发生部位是干骺端，发生于骺端和骨干的病例相对罕见。

骨肉瘤患者首发症状多数表现为疼痛和肿胀，疼痛发生要早于肿胀，大约 90% 的患者在影像学上表现有软组织肿块，但不都表现有局部肿胀。肺转移是骨肉瘤患者最常见的转移部位。截肢手术曾经是治疗骨肉瘤的标准方法，但是单纯截肢手术患者 5 年生存率不足 10%～20%，即便存活，截肢手术治疗也给患者带来严重的肢体功能障碍，严重影响到患者的生活质量。随着现代影像学技术的飞速发展和外科技术的不断进步，尤其是新辅助化疗、术后辅助化疗的广泛应用，骨肉瘤的综合治疗水平得到大幅度提高，保肢治疗成为骨肉瘤的治疗趋势，使得骨肉瘤患者的 5 年生存率提高至目前的 50%～75%，90% 的患者可以进行保肢治疗，并且有些患者还可以获得长期的无瘤生存。

第二节　骨肉瘤可能的发病因素

骨肉瘤的病因和发病机制目前仍不明确。我们对于骨肉瘤的流行病学和发病机理的研究尚处于起步阶段。病因虽然不是很清楚，但是已经发现了一些环境易感因素。电离辐射和慢性炎症是已知可能会引起人类骨肿瘤的因素；病毒也是可能的致病因素，原因在于有动物实验研究证明病毒可诱发骨肉瘤；此外，患者固有的内在因素，尤其是遗传异常，与骨肉瘤的发生增加有密切关系。对于这些因素的进一步深入研究，既可以明确其与骨肉瘤发生的关系，又可以为预防措施的制定和争取达到肿瘤治愈提供更好的机会。

（1）物理因素：有文献报道，环境中电离辐射可诱发骨肉瘤。放射相关性肉瘤好发于接受放疗的部位，通常有至少3年的潜伏期，其中绝大多数是骨肉瘤。当有放射线损伤存在时，一些罕见原因及其他的暴露因素和条件（如铬、镍、钴、铝、钛、甲基异丁烯酸盐和聚乙烯）也曾被怀疑，但仍不能得到明确的证实。常规治疗剂量的放疗所导致的骨肉瘤临床上很少发生，但是一旦发生却能造成很大的破坏。接受医疗评估的低剂量辐射，如X射线或CT扫描，与骨肉瘤的风险无相关性。

（2）化学因素：治疗其他部位来源肿瘤所使用的蒽环类和烷化剂等抗肿瘤药物，常是导致继发恶性肿瘤尤其是骨肉瘤的病因之一。此外，一项研究还显示了氟化物和男性骨肉瘤之间有相关性，但在其解释中为慎重建议。

（3）生物因素：病毒感染，例如猴病毒40(simian virus 40, SV40)，有报道认为SV40和骨肉瘤的发生之间可能存在联系，亦有研究者在动物实验中用病毒感染可诱发骨肉瘤，尽管这些结果大多数提示病毒性病因，但尚未有令人信服的证据来证明骨肉瘤是由病毒引起的。

（4）遗传因素：患有家族性的视网膜母细胞瘤的患儿被发现有13号染色体长臂的缺失，Rb基因缺陷可导致骨肉瘤发病率的增高。p53基因的突变可引起Li-Fraumeni综合征，是一种常染色体显性遗传疾病，该疾病的特点是骨肉瘤的高风险，并已发现在儿童中高达3%的骨肉瘤。RECQL4基因突变与骨肉瘤的发生密切相关，并可引起Rothmund-Thomson综合征，临床特征包括皮疹（皮肤异色症）、小身材、骨骼发育不良、毛发稀疏等。

（5）创伤：创伤在发生时常需要紧急医学干预，与此同时骨肉瘤亦可被发现，但它只占到骨肉瘤病例非常小的一部分。创伤已被建议作为骨肉瘤的危险因素，创伤后短时间内发现骨肉瘤常能排除其作为病因的可能性。

（6）良性骨肿瘤：骨肉瘤能够和Paget's病伴发，少数情况下也能和良性肿瘤伴发（如纤维瘤）。

（7）矫正移植物：有报道在金属假肢植入部位发生骨肉瘤的病例。相对于大量的假肢植入病例，出现骨肉瘤的却极为罕见，这也排除了其作为病因的可能性。

第三节 骨肉瘤的临床表现及诊断依据

1. 临床表现

1) 症状

骨肉瘤可发生于任何部位骨,青年患者约80%发生于未生长发育完全的长骨末端,可能原因在于这些部位最具生长潜力,特别以股骨最多见,少数病例可发生在颅骨、脊柱和骨盆。而在60岁以上的患者中,肢体骨肉瘤只占到病例总数的50%,颅骨和骨盆部位骨肉瘤发病率则各占了20%。

短时期内突然出现的疼痛和肿胀是最常见的主诉,疼痛发生要早于肿胀。早期症状表现为疼痛,常于轻伤后突然发生,起初为间歇性隐痛,可逐步发展为持续性剧痛,最后呈跳动性疼痛,使患者难以忍受,夜间尤甚。肿胀开始较轻微,随后逐渐增加,常按骨的外形呈偏心性梭形肿胀。

2) 体征

逐渐增大的包块是最常见的体征。局部包块往往生长迅速,病程短,包块硬度因肿瘤质地而异,溶骨性病损者较之成骨者为软。患处皮肤肿胀发亮,浅表静脉怒张,皮温升高,而血管搏动和毛细血管扩张则少见。肿瘤体积较大并邻近关节时,常可引起相邻关节的疼痛而出现活动受限,严重者可影响到关节功能。查体时应注意进行局部及全身体检,体检需包括对出现的软组织包块范围的确定,以及其与邻近关节的关系。要着重检查病变部位,同时注意肺及全身骨、淋巴结情况。在常规体检中偶然检出四肢长骨包块可能发现早期骨肉瘤,大部分进展期骨肉瘤患者可通过体格检查或影像学检查而发现。

3) 转移的表现

骨肉瘤患者局部淋巴结很少被肿瘤累及,肺是最常见的转移部位,但呼吸道症状在肺转移早期表现不明显,只有在肺部广泛受累时才出现。转移也可发生于其他部位的骨,这种说法尚有争议,有学者认为多发骨转移实际上可能是原发的多灶性骨肉瘤,而非转移性。当骨肉瘤复发出现广泛转移时,肿瘤可以扩散到中枢神经系统或其他特殊部位。全身情况在早期尚佳,而晚期或肿瘤生长迅速时则往往伴有恶病质症状如发热、贫血、全身不适、体重减轻及进行性消瘦等。肺部广泛转移引起呼吸功能衰竭是骨肉瘤患者死亡的主要原因。

4) 并发症表现

轻微外伤引起的病理性骨折是骨肉瘤的常见并发症,也可以出现与单纯外伤性骨折相似的症状和体征,如局部疼痛、肿胀、畸形及活动异常等,这种病理性骨折最常发生于切开活检术后。

2. 诊断依据

1）典型的临床表现

局部突然出现的疼痛和肿胀是最常见的主诉,逐渐增大的包块是最常见的体征,肺是最常见的转移部位,可伴有呼吸道、病理性骨折相关的症状和体征,全身情况可表现为发热、贫血、全身不适、体重减轻及进行性消瘦等。

2）实验室检查

骨肉瘤患者血沉(ESR)可能增快、血清碱性磷酸酶(ALP)和乳酸脱氢酶(LDH)可能升高。大量研究证实血清 ALP 与破骨细胞的活动有明显关系,而血清 LDH 升高在转移性疾病中的比例明显高于局限期。血清 ALP 和 LDH 为骨肉瘤患者的重要预后指标。

3）影像学检查

（1）X 线检查

X 线平片为骨肉瘤诊断的必要检查手段,也是影像学中最为基本的检查,通常需要摄正、侧位,X 线平片具有简单、快速、直观、方便等优点,其整体性强,可通过显示器官与组织之间、正常组织与异常组织之间的密度差别,提供骨损性质的关键信息,能初步反映肿瘤发生的部位、轮廓、范围、生长方式及生长特点;初步鉴别包块良、恶性及判断其与周围骨及软组织间的关系,并可观察肿瘤的发展情况及对治疗的反应;还可以根据肿瘤基质内骨化、钙化与否来推测其成分甚至对组织学分类作出初步判断。当怀疑骨肉瘤时还应加摄胸片,以观察有无肺转移。当 X 线平片阴影不肯定或不典型时,应定期随诊并进行前后对比检查,或加做 CT、MRI 等。

骨肉瘤 X 线征象可分为三型:成骨型、溶骨型、混合型。经典型骨肉瘤是高度恶性的髓内肿瘤,占所有骨肉瘤的 80%,在 X 线片上常表现为兼有低密度溶骨区和高密度成骨区的混合型病变,但也有约 7% 的骨肉瘤可发生于长骨的骨干,病灶的边缘不清、皮质被破坏。骨肉瘤 X 线有如下具体表现:

① 松质骨和骨髓腔的改变

骨肉瘤较有特征的改变为肿瘤性新骨所形成的骨质增生,在 X 线上表现为骨质硬化增白,有以下几种改变:Ⅰ.均匀性毛玻璃样密度增高:常见于肿瘤向两端扩展的髓腔内,尤其当肿瘤侵犯骨端时表现更加明显,这主要是纤细和分散的初级肿瘤骨在 X 线上的表现。Ⅱ.雾状、斑片状、团块状新骨形成:多见于肿瘤的中心髓腔内,也可见于软组织肿块中,这主要是较成熟的肿瘤骨排列方式在 X 线上的表现:排列疏松时表现为雾状增白,排列紧密时表现为斑片状或团块状硬化。Ⅲ.骨质破坏:多见于长骨的干骺端,斑片状或虫蚀状,也可见于巨大溶骨区的溶解缺损部分或松质骨遭破坏后所残留的稀疏、不规则的骨小梁,X 线表现为骨质密度呈不规则地增加或减低区。Ⅳ.反应性骨质硬化:多见于干骺端的松质骨内,多为中心或偏心性,局限或弥漫性密度增高,弥漫性密度增高 X 线表现为"无结构的"髓腔硬化。

② 骨皮质改变

病变早期肿瘤中心部 X 线表现为筛孔样或细条透光线,这是由于肿瘤细胞浸润 Volkmann 管和 Havers 管,使其发生溶解破坏导致管腔扩大而引起。病变进一步发展时,肿瘤细胞对上述管腔的破坏加深,X 线常表现为骨皮质表面凹凸不平,内有不规则弯曲的隧道样缺损。骨皮质被全部破坏时,X 线表现为中断和消失,这时易并发病理性骨折。X 线片对骨皮质的破坏较髓内骨破坏更容易发现。

③ 骨膜反应

由肿瘤的成骨和破骨所引起,肿瘤的恶性程度越高或距骨膜越近,骨膜反应越明显,它并不反映肿瘤侵犯骨膜的程度,特点是外层比内层密度高,和皮质间有一个透亮的间隙。X线常表现为：Ⅰ.线样及葱皮样骨膜反应：线样骨膜反应为一层很薄的骨膜新生骨；葱皮样骨膜反应是一层较厚的骨膜新生骨,可有很多层,且每层都较线样骨膜反应厚而密度低。Ⅱ.垂直样骨膜反应：骨膜新生骨斜行或垂直于皮质骨,其边缘清楚,外缘密度高、光滑,常见于肿瘤生长活跃的部位或当肿瘤直接侵犯皮质时。特别要注意的是当病变发展迅速,骨膜反应处常被肿瘤突破,X线表现为骨膜反应破坏、中断、残缺不整,可有软组织肿块出现于中断的骨膜反应处。当病变部位骨膜反应性增生迅速,新生骨突出于皮质表面,X线表现为越靠近肿瘤处新生骨越多,形成类似三角形的区域（此三角称为"Codman 三角"）,它通常出现在肿瘤突破骨皮质形成软组织肿块的邻近部位。

④ 软组织肿块

当骨肉瘤生长迅速时,骨皮质极易被突破并向周围软组织内浸润,形成软组织肿块影。X线表现为边界清楚的圆形、椭圆形阴影,或弥漫性肿胀与周边界限不清。

（2）电子计算机断层扫描

电子计算机断层扫描(CT),在骨肉瘤的诊断、分期、疗效评价以及随访等方面均有重要价值,并具有较平片更清楚、明确、三维的显示骨肿瘤结构的优点,从而可更早地发现、确定皮质骨和关节面的破坏及范围,达到早期发现、早期诊断的目的。增强CT可提高病变组织与正常组织间的密度对比,可发现病灶并显示其范围与性质、血供情况、与大血管之间的关系等。如果确诊为骨肉瘤,胸部的CT检查对于初期的分级相当关键,与MRI相比,CT的优点在于不会高估肿瘤的体积,例如在一些组织水肿区,MRI往往会显示为异常区域,而CT则不然。另外,当静脉应用造影剂和薄层扫描技术时,CT可以较好地显示皮质破坏的界限以及三维的解剖情况。因此,对于骨肉瘤的评估,CT是对MRI检查的一个有益的补充。CT扫描是检测肺转移最为常用的手段,但是对于体积较小的病灶,需要注意有假阳性的可能。因此,需要对肺部病灶进行活检才能确诊。

（3）磁共振成像

磁共振成像(MRI)可以很好地显示肿瘤病变远近端的骨髓情况,以及发现有无跳跃灶。将MRI和CT所显示的髓腔内侵犯范围与病理标本相比较,发现MRI所示的范围可精确到2 mm以内,而CT只能精确到16 mm以内。MRI和CT对大多数骨与软组织肿瘤的定性诊断还缺乏特异性,但由于它们可描述肿瘤的范围、血供、与神经血管及邻近组织器官的关系,从而可为制定手术方案和确定手术范围提供帮助。

（4）PET-CT

PET-CT是正电子发射计算机断层显像(PET)与电子计算机体层摄像(CT)相结合而产生的一种影像学新技术。对于初治患者,在怀疑可能存在远处转移时,PET-CT作为一种无创、灵敏的检查方法,有可能会改变治疗方案与原则。目前已有研究证据表明,PET-CT检查用于术前分期优于B超、CT和MRI等影像学检查手段。

（5）骨扫描

发射型计算机断层扫描仪(ECT)全身骨扫描,病灶处核素异常浓聚,同时用来筛查和排除多发骨肉瘤的可能,可作为 X 线和 CT 检查的有效补充。

(6) 数字减影血管造影

数字减影血管造影(DSA)属侵入性检查,在骨肉瘤评估中应用较少,但其有助于骨肉瘤的诊断和肿瘤侵犯范围的估计,还可以明确血管与肿瘤的关系等。

4) 活组织检查

活组织检查对于骨肉瘤的确诊起决定性作用,一般由熟悉骨肿瘤及其治疗的专家来操作完成。在没有其他明确诊断依据的情况下,病理学家很难做到仅靠一小块组织来作出正确诊断,例如软骨肉瘤和成软骨性骨肉瘤在组织学表现上十分相似,但临床治疗及预后则截然不同。骨肉瘤的正确诊断需要病理科、放射科和临床科室间相结合,充分讨论和密切交流的多学科协作至关重要。骨肉瘤病理确诊的关键是出现骨及骨样组织与否,但在活检组织的骨样组织及骨基质的量往往较少且不典型,因而需要通过免疫组织化学染色进一步确定其性质。已有研究显示,骨连接素(osteonectin)和骨钙素(osteocalcin)的单克隆抗体可对骨肉瘤的肿瘤成分呈明显的阳性染色,有助于诊断骨肉瘤成骨性病变,尤其是在区分细胞外基质是骨样组织还是胶原组织时。

5) 临床分期

(1) AJCC TNM 分期

2010 年美国癌症联合委员会(AJCC)骨肉瘤 TNM 分期系统(第 7 版)为临床肿瘤内科医师所熟悉,该系统分期方法为四级法,按照肿瘤大小(T)、累及区域淋巴结(N)、远处转移(M)和病理学分级(G)进行分类。其临床分期如下(表 21.1):

表 21.1 骨肉瘤 TNM 分期系统(AJCC/UICC 2010 年第 7 版)

原发肿瘤(T):	组织学分级(G):			
Tx:原发肿瘤不能评估	Gx:分级无法评估			
T0:无原发肿瘤证据	G1:高分化			
T1:肿瘤最大直径小于或等于 8 cm	G2:中分化			
T2:肿瘤最大直径大于 8 cm	G3:低分化			
T3:原发部位有不连续的肿瘤	G4:未分化			
区域淋巴结(N):				
Nx:区域淋巴结转移不能确定	分期			
N0:无区域淋巴结转移	ⅠA 期:	Gx,G1,G2	T1	N0	M0
N1:有区域淋巴结转移	ⅠB 期:	Gx,G1,G2	T2,T3	N0	M0
远处转移(M):	ⅡA 期:	G3,G4	T1	N0	M0
M0:无远处转移	ⅡB 期:	G3,G4	T2	N0	M0
M1:有远处转移	Ⅲ 期:	G3,G4	T3	N0	M0
M1a:肺转移	ⅣA 期:	任何 G	任何 T	N0	M1a
M1b:其他部位远处转移	ⅣB 期:	任何 G	任何 T	N1	任何 M
		任何 G	任何 T	任何 N	M1b

(2) Enneking 外科分期

目前使用最为广泛的分期系统(表 21.2)是由 Enneking 提出的肌肉骨骼的外科分期系统,已被美国骨骼肌肉系统肿瘤协会(Musculoskeletal Tumor Society, MSTS)及国际保肢协会采纳,又称 MSTS 外科分期。其目的是为了便于选择手术方式,即选择适当的手术边界来进行肿瘤局部切除或截肢,并且此分期系统已证实与肿瘤的预后有很好的相关性。该系统分期方法为三级法,即根据肿瘤的组织学级别(低度恶性:Ⅰ期;高度恶性:Ⅱ期)和局部解剖范围(A:间室内;B:间室外)对局限性恶性骨肿瘤进行分期,有远处转移者为Ⅲ期。在临床实践中,高度恶性且局限于骨髓腔内(即ⅡA 期)的骨肉瘤非常少,大多数高度恶性骨肉瘤往往在其自然病程的早期即可突破骨皮质。年轻患者绝大多数为高度恶性的骨肉瘤,因此,几乎所有此类年轻患者都是ⅡB 期或Ⅲ期。

表 21.2　Enneking 外科分期系统

分期	分级	部位	转移
ⅠA	G1	T1	M0
ⅠB	G1	T2	M0
ⅡA	G2	T1	M0
ⅡB	G2	T2	M0
ⅢA	G1-2	T1	M1
ⅢB	G1-2	T2	M1

第四节　骨肉瘤发生的干预方略

骨肉瘤发生的干预方略主要包括:病因的干预即一级预防,是通过一定的干预措施来消除骨肉瘤可能的致病因素,由于骨肉瘤的发病率低,病因和发病机制目前仍不明确,针对病因的一级预防效果仍待提高。三早原则可概括为"早期发现、早期诊断、早期治疗",也即二级预防,是干预骨肉瘤发生的关键环节,如能做到早诊早治可以取得绝大多数病人治愈的疗效。中晚期病人的临床治疗是三级预防,是临床确诊为骨肉瘤后的积极干预治疗。四级预防是姑息治疗,以减轻病人的痛苦、延长病人的生存时间为目标。

1. 骨肉瘤的一级预防

骨肉瘤的病因和发病机制虽不明确,但是已经发现的一些环境易感因素、遗传异常、创伤等,与骨肉瘤的发生有密切关系。通过这些骨肉瘤发病危险因素的知识普及,采取相应的一级预防措施,有可能减少骨肉瘤的发生、减轻病患的痛苦。具体的干预措施包括:

1) 普及疾病知识

预防骨肉瘤,对该疾病知识的普及尤为重要。骨肉瘤的发病率低,很多群众不太了解骨肉瘤的发病危险因素、早期表现等,要讲预防是很困难的。只有向群众普及了相关的疾病知识,加深了其对疾病的认识,才能在日常生活中做好预防工作。

2) 注意避免外界刺激

骨肉瘤的发生与外界环境中的物理、化学、生物因素刺激密切相关,其预防需要注意避免外界因素的刺激。对于正处于骨骼发育时期的青少年,要尽量减少和避免接触放射性辐射、蒽环类和烷化剂等抗肿瘤药物;要努力加强身体的锻炼,增强自身体质的抵抗力,提高免疫功能,预防病毒的感染;还要尽量避免外伤,尤其是骨骺部避免外伤,可减少骨肉瘤的发生几率。如果出现外伤情况,要在受伤后注意做好防护,避免外界危险因素的刺激。

3) 注意遗传风险因素

患有家族性的视网膜母细胞瘤的患儿存在 Rb 基因缺陷,p53 基因的突变可引起 Li-Fraumeni 综合征,RECQL4 基因突变可引起 Rothmund-Thomson 综合征,这些基因缺陷或突变与骨肉瘤的发生密切相关。对于这些带有遗传风险因素的患者,因定期复查,及时发现可能发生的病变,尽早治疗。

4) 改变不良的生活习惯

改变不良的饮食习惯,忌烟酒及辛辣刺激食物,要少吃或不吃霉变、腌制、油煎、肥腻食物,不偏食,饮食不过量,平时多吃富含胡萝卜素和维生素 A 的新鲜蔬菜和水果,以及乳类、豆制品等,保持营养成分的均衡。养成良好的卫生习惯,消除焦虑及抑郁情绪,保持乐观豁达的生活态度、健康的生活方式,这样才能提高身体的免疫能力,增强自身体质,从根本上预防骨肉瘤的发生。

2. 骨肉瘤的二级预防——早发现、早诊断、早治疗

该病初起发病时可能没有明显症状,最早出现的症状往往仅是疼痛。青少年一旦出现不明原因的骨痛,尤其是无明显的外伤史,就一定要引起重视,应尽快到医院就诊检查。

1) 高危人群的筛查——"早发现、早诊断"

骨肉瘤的发现早晚及其性质,对于手术措施的选择、预后具有重要意义。骨肉瘤早期诊断试剂药盒的制备尚待进一步研究。

某些良性骨病变可转变为骨肉瘤,如纤维瘤、骨软骨瘤、巨细胞瘤等。对于有这些良性骨病变史的患者,更应提高警惕,遵医嘱定期复查。疼痛是骨肉瘤早期的常见症状,如有疼痛的症状发生,或原本生长缓慢的突然生长迅速等情况,需警惕是可能发生恶变的信号。如出现这些征象,应立即去医院就诊,并进行详细的检查,必要时可行活组织检查,以便及时发现疾病,及时治疗。

2) 基于 MSTS 外科分期的"早治疗"

对于低度恶性髓质型骨肉瘤等低度恶性骨肉瘤,可单纯采用手术治疗。对于高度恶性骨肉瘤的治疗主要包括手术治疗和化疗。与单纯手术治疗相比,采用手术与化疗相结合的方案治疗患者无病生存率已由 10%~20% 提高到 60% 以上。

(1) 外科手术

保肢手术或截肢手术仍然是骨肉瘤患者治疗的一个重要组成部分。外科手术治疗目的是完全切除肿瘤并且尽可能地保留功能。大多数患者都应考虑行保肢手术,且手术边界至少应达到 Enneking 定义的广泛切除,需包括肿瘤组织的全部切除及其周围的一定范围内未被侵及的正常组织。在高级别、非转移性骨肉瘤患者中,研究证实保肢手术与截肢手术的生存率和局部复发率之间无显著差异,但保肢手术相对具有更好的功能结果。新辅助化疗有良好的组织学反应的高级别骨肉瘤患者,如果可以达到广泛的手术切除,保肢手术被认为是首选手术方式。截肢手术通常是用于没有足够的手术切缘、不适合保肢手术解剖部位的骨

肉瘤患者。

(2) 化学治疗

在外科手术的基础上，辅助化疗和新辅助化疗方案的应用改善了局限期骨肉瘤患者的预后。早期临床试验使用的化疗方案，主要包括至少三个或更多的下列药物：阿霉素、顺铂、博莱霉素、环磷酰胺或异环磷酰胺、阿霉素和大剂量甲氨蝶呤。有效的化疗方案通常是由上述几种药物组成，一般疗程在6~12个月。通过使用生长因子，可以使所有药物达到最大剂量或提高剂量强度，但并不能改善预后。随后的临床试验表明，短程、密集的化疗方案，包含顺铂和阿霉素加或不加大剂量甲氨蝶呤和异环磷酰胺，可以取得较好的类似于多药化疗方案的长期疗效。在欧洲骨肉瘤组进行的一项可手术、非转移性骨肉瘤随机试验中，阿霉素联合顺铂较多药方案具有更好的耐受性且生存期无差异，两组中3年和5年OS率均分别为65%和55%，5年PFS率均为44%。在INT-0133研究中，比较了3药方案（顺铂、阿霉素和甲氨蝶呤）与4药方案（顺铂、阿霉素、异环磷酰胺和甲氨蝶呤）治疗非转移性可切除骨肉瘤患者，两组的6年EFS率分别为63%和64%，OS率分别为74%和70%，两组之间无统计学差异。

为减少长期用药的心脏毒性和耳毒性，不含阿霉素或顺铂的化疗方案在局限期骨肉瘤也有研究评估。在一项非转移性肢端骨肉瘤Ⅱ期临床研究中，顺铂、异环磷酰胺联合表柔比星方案疗效较好并且耐受性良好。344例患者中位随访时间为64个月，5年DFS和OS率分别为41.9%和48.2%。在另一项多中心随机试验（SFOP-OS94）中，异环磷酰胺联合依托泊苷方案对比大剂量甲氨蝶呤联合阿霉素方案取得了较高的组织学反应率，两组分别为56%和39%，而5年的OS和EFS率无显著差异。

Huvos评级系统是至今应用最为广泛的肿瘤坏死率评估方法（表21.3）。肿瘤坏死率Ⅰ~Ⅱ级者为化疗反应差，提示远期预后差；肿瘤坏死率Ⅲ~Ⅳ级者为化疗反应好，推荐术后化疗采用与术前相同的化疗方案。良好的病理组织学反应（大于90%坏死）的新辅助化疗已被证明是生存的预测因素，不论术后所采用的化疗方式。Bacci等人分析了881例新辅助化疗和手术治疗的非转移性肢端骨肉瘤，发现化疗组织学反应与5年DFS和OS显著相关。化疗组织学反应好、差两组间5年DFS分别为67.9%与51.3%（$P<0.0001$），5年OS率分别为78.4%与63.7%（$P<0.0001$）。来自儿童肿瘤学组的研究也证实了这些结果，化疗组织学反应良好组术后8年EFS和OS率分别为81%和87%，化疗组织学反应较差组相应的EFS和OS率分别为46%和52%。

表21.3 Huvos评级系统

Ⅰ级：几乎未见化疗所致的肿瘤坏死
Ⅱ级：化疗获轻度有效，肿瘤组织坏死率大于50%，尚存有肿瘤活组织
Ⅲ级：化疗获部分有效，肿瘤组织坏死率大于90%，部分组织切片上可见残留的肿瘤活组织
Ⅳ级：所有组织切片未见肿瘤活组织

3) 局限期治疗

广泛切除作为低级别（髓质型和表面型）骨肉瘤和骨膜病变的初始治疗。骨膜病变患者广泛切除术前优先考虑化疗。虽然化疗（新辅助或辅助）已被用于在骨膜骨肉瘤患者的治疗，但没有数据支持化疗对大范围切除术骨膜骨肉瘤患者预后的改善。在欧洲肌肉骨骼肿瘤协会回顾性分析的119例骨膜肉瘤中，新辅助化疗不是一个预后因素，虽然它已被用于大

多数患者。最近,Cesari等还报告相似的研究结果,接受辅助化疗的患者对比仅接受手术治疗的患者,10年的OS率分别为86%和83%($P=0.73$)。高级别患者的远期疗效(随访大于25年),局限性骨肉瘤的辅助化疗在DFS和OS上有显著性意义。广泛切除(切除病变)之后,低级别(髓质型和表面型)骨肉瘤或高级别骨膜肉瘤推荐行术后辅助化疗。

术前新辅助化疗是高级别骨肉瘤的首选治疗方案。新辅助化疗有以下优点:① 化疗期间有足够的时间来进行保肢手术设计;② 诱导肿瘤细胞凋亡,使肿瘤边界清晰化,更易于外科手术进行;③ 有效的新辅助化疗可以降低术后复发率,使得保肢手术可以更安全地进行。部分特定的老年患者可能会受益于立即手术。广泛切除后,患者的疾病有一个良好的组织学反应(存活的肿瘤数量小于肿瘤面积的10%)应继续接受几个周期相同方案的化疗。不良组织学反应(存活的肿瘤数量大于肿瘤面积的10%)可以考虑术后用不同的化疗方案,但对预后无明确改善。再次手术切除加或不加放疗可考虑用于手术切缘阳性患者。在119例头颈部骨肉瘤患者的研究中,手术联合放疗对比单独手术,可改进手术切缘阳性或不确定患者的局部控制和OS。

3. 骨肉瘤的三级预防——转移性和复发性骨肉瘤的系统治疗

1) 转移性骨肉瘤系统治疗

10%~20%的患者初诊时即为转移性骨肉瘤,转移的数目和完全手术切除均是转移性骨肉瘤的独立预后因素。单侧、较少数量的转移瘤的患者预后优于双侧肺转移患者。只有1~2个转移性肺结节的患者2年无病生存率明显高于对照组3个或多个转移性肺结节,两组分别为78%和28%。

虽然化疗可改善非转移性、高级别、局限期骨肉瘤患者的预后,但初诊为转移性疾病的患者的预后往往较差。一项57例转移性骨肉瘤研究显示,用顺铂、阿霉素、高剂量甲氨蝶呤和环磷酰胺方案,2年EFS和OS率分别为21%和55%,结果明显低于用相同化疗方案治疗非转移性骨肉瘤的75%和94%。另一项大剂量异环磷酰胺+依托泊苷治疗初诊的43例转移性骨肉瘤的Ⅱ期/Ⅲ期临床试验研究,结果显示反应率为59%±8%,但毒副反应较大。

在初始转移性骨肉瘤临床试验中,转移瘤手术切除后加化疗组的长期生存率优于单纯手术组,分别为48%和5%。联合积极化疗同时切除原发性和转移性病变也改善了肢端骨肉瘤伴肺转移患者的预后。

对于初始可切除的转移灶,肺、内脏或骨骼,术前化疗后再行原发性肿瘤的广泛切除。化疗和转移灶切除术是转移性疾病的治疗措施。不能手术切除的转移性疾病应予化疗和(或)放疗治疗后,再评估是否可以局部控制。

2) 复发性骨肉瘤系统治疗

大约30%的局限期患者和80%的转移性患者会复发。孤立的转移灶、首次复发的时间和完整切除病灶是最重要的预后指标,而不适合手术或多次复发的患者预后差。

复发性骨肉瘤用环磷酰胺或异环磷酰胺联合依托泊苷已在临床试验中进行了研究评估。法国儿科肿瘤学会的一项Ⅱ期临床研究报道,大剂量异环磷酰胺和依托泊苷治疗复发或难治性骨肉瘤患者的反应率为48%。在另一项Ⅱ期试验中,环磷酰胺和依托泊苷治疗复发高危骨肉瘤患者反应率为19%、稳定率为35%。4个月的PFS率为42%。

单药吉西他滨和联合化疗方案如多烯紫杉醇和吉西他滨,环磷酰胺和拓扑替康,异环磷酰胺、卡铂和依托泊苷,已被证实能有效治疗复发或难治性骨肉瘤。

^{153}钐-乙二胺四亚甲基膦酸(^{153}Sm-EDTMP)是一种β粒子-发射骨寻求放射性药物,安德森等报道称^{153}Sm-EDTMP与外周血造血干细胞支持对局部复发骨肉瘤的或骨转移患者有较低的非血液学毒性并能缓解疼痛。

氯化^{223}镭(^{223}Ra)是一个亲骨性α粒子-发射放射性药物,在早期的研究中治疗转移性或复发性骨肉瘤。这个药物在美国被批准用于治疗去势难治性前列腺癌相关的骨转移。初步研究结果表明该药在骨肉瘤治疗中骨髓毒性较小,疗效高于β-粒子发射放射性药物如^{153}Sm-EDTMP。

针对各种不同的分子通路如mTOR、Src家族激酶、血管内皮生长因子受体(VEGFRs)的抑制剂正在进行临床试验以改善复发或难治性骨肉瘤的预后。在一项意大利肉瘤组的Ⅱ期临床试验(n=30)中,索拉非尼(VEGFR抑制剂)能有效治疗复发、不可切除的高级别骨肉瘤。4个月的PFS率为46%。中位PFS和OS分别为4个月和7个月。CBR(定义为6个月无进展)为29%。部分有效和稳定的患者分别为8%和34%,17%的患者持续缓解超过6个月。

为了延长持续缓解时间,最近的研究证实索拉非尼联合依维莫司治疗复发、不可切除的高级别骨肉瘤组(n=38),结果表明该方案是有效的,但毒性反应需要减少药物剂量,66%的患者因为毒性反应而中断治疗。

HDT/SCT的疗效和安全在中晚期、转移性或复发性骨肉瘤中也进行了评估。意大利肉瘤组研究卡铂和依托泊苷化疗后干细胞移植治疗,结合手术诱导敏感疾病的完全缓解,移植相关死亡率为3.1%,3年OS和DFS率分别为20%和12%。这种方法的有效性在高风险疾病患者中仍需要前瞻性随机研究来证实。

复发或难治性患者的最佳治疗策略还没有金标准。如果复发,病人应该接受二线化疗和(或)手术切除。基于最近的Ⅱ期临床试验的结果,包括化疗和索拉非尼可作为复发患者全身性治疗的选择。二线治疗有效的患者建议给予维持治疗。

二线治疗后病情进展或复发的患者可以予以手术切除、姑息性放疗或最佳支持治疗。^{223}Ra和^{153}Sm-EDTMP也作为这组患者的治疗选择。此外,应鼓励患者参加临床试验。

3) 随访

患者治疗后随访的频率和时间还没有可用的随机化数据。国际常用的随访方案一般是:第1~2年,每3个月1次;第3年,每4个月1次;第4~5年每6个月1次。随访内容包括病史、体格检查和胸片。PET扫描和(或)骨扫描也可考虑。每次随访需进行功能评估。

4. 骨肉瘤的四级预防

骨肉瘤的四级预防即姑息性治疗,是指对所患骨肉瘤已经治疗无效的患者积极地、细心地、全面地医疗照顾。其主要包括晚期患者各种肿瘤相关症状和并发症的对症治疗、支持治疗和临终关怀等。其治疗的最终目标是:减轻患者痛苦,提高生活质量。既不促进也不推迟死亡,使用合理的综合治疗,避免过度治疗。

1) 疼痛治疗

疼痛为骨肉瘤常见症状,晚期患者疼痛对生活质量的影响尤为显著。控制和改善疼痛症状可以有效改善患者的生活质量,也是姑息治疗的重点。首先,应对患者疼痛进行全面评估,评估具体内容包括:疼痛的病因、性质、特点、加重或缓解因素、对日常生活的影响、镇痛治疗的疗效和副作用等。其次,在对疼痛的性质和原因等作出正确全面的评估后,遵循WHO三阶梯止痛原则并根据患者疼痛程度来选择适当的止痛药物,80%以上患者的癌痛都会得到有效的控制。少数患者还可能需要使用非药物镇痛手段,包括外科手术、放射治疗、介入血管栓塞、消融、光动力疗法或神经阻断治疗等。现代各种治疗方法的进步,必将为骨肉瘤的疼痛治疗提供新的思路和方法,故临床治疗中应动态地评估镇痛效果,并积极开展多学科间的密切协作。此外,疼痛评估时还要明确患者的疼痛是否由肿瘤急症所致,以便及时进行相关治疗,骨肉瘤常见的肿瘤急症包括:病理性骨折、感染相关性疼痛等。

2) 支持疗法

晚期骨肉瘤患者的支持治疗包括:① 减轻化疗药物的相关毒性。应用甲烷磺酸盐(神经激肽Ⅰ受体拮抗剂)、帕洛诺司琼、昂丹司琼和(或)地塞米松等药物可显著地改善大剂量化疗所致的恶心呕吐症状;应用阿片类药物可控制癌性疼痛;应用保肝药物可以减轻肝功能损害;应用造血生长因子可改善化疗药物所致的重度粒细胞减少症等。② 支持治疗并不限于一般概念的"医疗支持"、"营养支持",还应包括解决患者及家属一系列心理的、情感的、精神的和社会的需要等问题,使患者不仅在机体上,更应在精神上和心理上得到充分的治疗、精心的护理和安慰,要把躯体、心理和精神治疗统一在一起。一项对骨肉瘤术后患者的心理社会顺应性的研究发现:保肢术后的患者主诉较多,截肢术后的患者自尊心受影响较多且有社会孤独感。因而,晚期骨肉瘤患者的支持治疗体系,需要更多的心理学家、社会工作者以及一大批志愿者来参与,共同努力完善以期更好地服务于广大患者。

3) 临终关怀

骨肉瘤临终关怀这一阶段是指对生存时间有限(6个月或更少)的临终病人及其家属提供一种全面的照料,包括生理、心理、社会等方面,使临终病人的生命得到尊重,症状得到控制,生命质量得到提高,家属的身心健康得到维护和增强,使病人在临终时能够无痛苦、安宁、舒适地走完人生的最后旅程。具体措施包括:① 以照料为中心。对临终病人而言,治愈的希望已变得十分渺茫,此时最需要的是身体舒适、疼痛控制、生活护理和心理支持,因此,目标要以由治疗为主转变为关怀为主的对症处理和护理照顾。② 提高临终生活质量。有些人片面地理解为临终就是等待死亡、生活已没有价值,病人也因此变得消沉,并对周围的一切失去兴趣,甚至于有的医护人员也有这样的看法,工作中经常表现出态度冷漠、语言生硬、操作粗鲁等,不知道该如何面对临终患者。而临终关怀则认为:临终也是生活,并且是一种特殊类型的生活,所以要正确认识和尊重病人最后生活的价值,提高临终生活质量是对临终病人最有效的服务。③ 维护个人的尊严。尽管患者处于临终阶段,但其个人尊严不应该因生命力降低而递减,个人权利也不可因身体衰退而被剥夺,只要患者未进入昏迷阶段,仍具有思想和感情,医护人员都应维护和支持其个人权利,如保留个人隐私和自己的生活方式、参与医疗护理方案的制订、选择死亡的地点和方式等。④ 医患共同面对死亡。有生便有死,出生和死亡一样是客观世界里的自然规律,是不可违背的,是每个人最终都要经历的事实,正是死才使生显得有意义。临终病人只是比我们早些面对死亡的人,死是一个人的最终决断,死又赋予生以意义,所以,我们要珍爱生命、珍惜时间,要迎接挑战、勇敢面对。⑤ 注重病人家属的心理支持。病人家属既要承担昂贵的医疗费用,又要面临失去挚爱亲人的痛苦,需要医护人员帮助家属调整应对终末疾病所带来的悲哀和失落感,预防丧失亲人的悲哀反应,帮助他们积极正确地面对现实、顺利地度过居丧期,尽快恢复自己的正常生活。总之,晚期骨肉瘤患者的临终关怀治疗旨在改善他们的生活质量,使其尽可能地以一种轻松舒适的心境走完人生的最后一程。

参考文献

[1] 张如明,卫晓恩. 骨肿瘤分类的演进——2002 年 WHO 骨肿瘤分类介绍[J]. 中华骨科杂志,2006,26(4):282-285.

[2] 杨勇昆,牛晓辉. 骨肉瘤诊断、治疗、随访的 ESMO 临床指南[J]. 中国骨肿瘤骨病,2010,9(2):110-111.

[3] 中国临床肿瘤学会(CSCO)骨肉瘤专家委员会,中国抗癌协会肉瘤专业委员会. 经典型骨肉瘤临床诊疗专家共识[J]. 临床肿瘤学杂志,2012,17(10):931-933.

[4] 牛晓辉. 经典型骨肉瘤临床诊疗专家共识的解读[J]. 临床肿瘤学杂志,2012,17(10):934-945.

[5] Douglass C W,Joshipura K. Caution needed in fluoride and osteosarcoma study[J]. Cancer Causes and Control,2006,17(4):481-482.

[6] Ottaviani G,Jaffe N. The etiology of osteosarcoma[J]. Cancer Treat Res,2009,152:15-32.

[7] Savage S A,Mirabello L. Using epidemiology and genomics to understand osteosarcoma etiology[J]. Sarcoma,2011,2011:548151.

[8] Bacci G,Longhi A,Ferrari S,et al. Prognostic significance of serum lactate dehydrogenase in osteosarcoma of the extremity:experience at Rizzoli on 1421 patients treated over the last 30 years[J]. Tumori,2004,90:478-484.

[9] Bacci G,Longhi A,Versari M,et al. Prognostic factors for osteosarcoma of the extremity treated with neoadjuvant chemotherapy:15-year experience in 789 patients treated at a single institution[J]. Cancer,2006,106:1154-1161.

[10] Cesari M,Alberghini M,Vanel D,et al. Periosteal osteosarcoma:a single-institution experience[J]. Cancer, 2011,117:1731-1735.

[11] Mavrogenis A F,Abati C N,Romagnoli C,et al. Similar survival but better function for patients after limb salvage versus amputation for distal tibia osteosarcoma[J]. Clin Orthop Relat Res,2012,470:1735-1748.

[12] Aksnes L H,Bauer H C F,Jebsen N L,et al. Limb-sparing surgery preserves more function than amputation:a Scandinavian sarcomagroup study of 118 patients[J]. J Bone Joint Surg Br,2008,90:786-794.

[13] Goorin A M,Schwartzentruber D J,Devidas M,et al. Presurgical chemotherapy compared with immediate surgery and adjuvant chemotherapy for nonmetastatic osteosarcoma:Pediatric Oncology Group Study POG-8651[J]. J Clin Oncol, 2003,21:1574-1580.

[14] Anderson P M,Wiseman G A,Dispenzieri A,et al. High-dose samarium-153 ethylene diamine tetramethylene phosphonate:low toxicity of skeletal irradiation in patients with osteosarcoma and bonemetastases[J]. J Clin Oncol,2002,20:189-196.

第二十二章 软组织肉瘤的临床预防方略

软组织肉瘤(soft tissue sarcoma, STS)是一组源于黏液、纤维、脂肪、平滑肌、滑膜、横纹肌、间皮、血管和淋巴管等结缔组织的恶性肿瘤,包括起源于神经外胚层的神经组织肿瘤,不包括骨、软骨和淋巴造血组织。软组织肉瘤起源于中胚层的间充质组织中的多能干细胞,各种病理类型在发生部位、转化细胞类型和组织病理学特征等方面具有鲜明异质性。总体较为少见,大概占到所有恶性肿瘤的1%,以前病理分型诊断是外科病理学最为疑难的领域之一,由于最近分子病理学和免疫组化技术的飞速进步,近来此类肿瘤诊断更加准确,分类更加细致,在治疗效果上也取得了长足的进步。

第一节 软组织肉瘤的流行病学

软组织肉瘤发病率总体发病率大约为 1.28/10 万～1.72/10 万),根据 2015 年《CA CancerJ Clin》上发表的关于美国 2016 年软组织肿瘤的发生率和死亡率预估,预计总发病人数为 12 310 我,占到所有恶性肿瘤 0.7%,其中男 6 980 人,女 5 330 人,死亡 4 990 人,占所有肿瘤死亡人数的 0.8%,男 2 680 人,女 2 310 人。但一般认为上述数据对于真实的发病率是有低估的,比如 2001 年以前关于胃肠间质瘤的统计是不计入软组织肉瘤的,而胃肠道间质瘤每年新发病例估计要超过 5 000 人。软组织肉瘤可发生于身体任何部位,50%～60%发生于肢体,其中约 15%～20%位于上肢,35%～40%位于下肢,20%～25%位于腹膜后或腹腔,15%～20%位于躯干的胸腹壁或背部,5%位于头颈部。

1. 地区分布

国内没有专门针对软组织肉瘤的覆盖全国的大宗流行病学调查,但是有多宗文献报道对部分地区发病率进行探索,现选取几个具有代表意义的地区加以阐述,2017 年杨雷等报道 1999—2013 年北京市共确诊 2 048 例 STS 病例,发病率为 1.15/10 万,其中男性发病率由 1999 年的 0.65/10 万上升至 2013 年的 1.51/10 万;女性发病率由 1999 年的 0.61/10 万上升至 2013 年的 0.91/10 万,差异均有统计学意义(均 $P<0.05$),说明北京地区发病率有上升趋势。而根据上海市的统计资料,软组织肉瘤发病率为 0.75～1.85/10 万。沈康年曾统计广西医学院附属医院共 11 年住院病人中有 11 294 例恶性肿瘤,其中软组织肿瘤 216 例,占 1.9%。赖日权报道的 1985～1995 年间广州 I 军区总医院数据显示软组织肿瘤占到

同期恶性肿瘤总数的2.3%。何建猷报道湛江医学院附属医院对10 313例住院恶性肿瘤病人的分析发现软组织肿瘤占到0.94%。总体上国内软组织肉瘤的地区分布没有明显差异，总体发病率低于国外。

2. 种族分布

由于软组织肿瘤发病率低，国内关于种族间发病率统计尚无准确数据。可以根据国内外报道的发病情况做一间接比较，根据上述上海市发病率统计软组织肉瘤为0.75～1.85/10万，在美国，年发病率约为4～5/10万人口，欧洲曾有统计发病率亦为4.5/10万人口，德国2015年统计软组织肿瘤发病率为4.1/10万人口，法国约为2～3.6/10万，而2015年关于EU5（法国、英国、德国、意大利、西班牙五国）软组织肉瘤流行病学调查发现发病率在3.1～4.1/10万人口，统计人口基数中70%为高加索人，是否提示欧美及高加索人发病率高而我国发病率低数据尚不成熟。

3. 性别分布

软组织肿瘤可见于所有性别人群，大部分数据显示，软组织肉瘤发病男性略多于女性，大部分男女比例为1.1∶1～1.4∶1，比如法国统计为1.1∶1，MD Anderson统计资料为1.12∶1，2016年美国Cancer statistics资料显示男女比例为1.31∶1，我国方志伟对796例天津医科大学肿瘤医院单中心统计为1.39∶1。有意思的是，不同部位软组织肉瘤有不同的性别分布，法国针对疾病部位也进行了性别与发病的分析，内脏的肉瘤女多于男，女男比例为1.4∶1，而其他部位软组织肉瘤男多于女，男女比例为1.3∶1。一项关于美国及欧洲软组织肿瘤发病率研究发现，美国软组织肉瘤总发病率为男女分别为5.12/10万和4.58/10万，而欧洲男女软组织肉瘤发病率分别为3.58/10万和2.55/10万，而在内脏肉瘤中男女发病率分别为1.47/10万和1.97/10万，也有女多于男的趋势。

4. 年龄分布

软组织肉瘤可发生于任何年龄人群，法国资料统计显示发生年龄可在0～92岁之间，中位年龄60岁，其中8%发生于18岁以前，28%发生于70岁以后，似乎软组织肿瘤在年轻人群中占恶性肿瘤比例更高，一般占成人全部恶性肿瘤的1%左右，而占15岁以下的儿童全部恶性肿瘤的6.5%。根据美国2012年发病率统计，小于20岁男性肿瘤患者中软组织肿瘤排名第四，占全部肿瘤的9%，小于20岁女性肿瘤患者中软组织肿瘤排名第三，占全部肿瘤的8.7%。不同类型的软组织肿瘤发病年龄有一定差异，小于10岁的儿童软组织肿瘤大多是横纹肌肉瘤，恶性纤维组织细胞瘤以51～60岁发病最多，占该病总数的26.7%，脂肪肉瘤发生于41～60岁者占52.2%，滑膜肉瘤有47.0%发生于21～40岁。

第二节　软组织肉瘤可能的发病因素

与大多数恶性肿瘤一样，软组织肉瘤的致病因素仍未能明确，尤其是软组织肉瘤种类繁多,均来源于不同的组织器官,各种不同类型具有完全不同的病因,特别是原发于内脏的肉瘤与肢体的肉瘤病因有较大区别。根据大量报道进行总结,可能与下列因素有关:既往的创伤、放射损伤、化学物质、遗传因素及免疫功能缺陷等。也有些软组织肉瘤是由良性疾病转变而来,比如恶性外周神经鞘膜瘤有一部分可能由神经纤维瘤恶变而来,特别是Ⅰ型神经纤维瘤病。

1. 创伤

创伤是否为软组织肉瘤发生的原因尚不清楚,但观察到部分软组织肿瘤病例发生于瘢痕部位、骨折处或器官移植附近、植入材料附近、手术并发症发生部位等,提示肿瘤的发生可能与局部创伤有关。

早在20世纪60年代Slay即观察到反复被鼠笼门擦伤的小鼠肢体会发生肉瘤。既往有创伤史的患者患软组织肉瘤几率增高,可能与创伤本身及治疗时植入异物有关,国内李漪、赵永荃曾在1963年报道,动物试验中皮下植入玻璃片、塑料片可以致癌,另有12例创伤后伤口附近部位发生肿瘤患者,其中8例为软组织肉瘤,也有弹片伤导致脂肪肉瘤的报道。著名肉瘤专家Ewing也曾经对创伤导致肉瘤的特点进行总结:① 肿瘤部位必须与外伤处吻合或在受伤的对冲部位;② 肿瘤的结构应为非器官性;③ 受伤前最好合行检查证实局部为正常。

良性疾病经过手术植入金属内固定材料附近组织发生肉瘤也有报道,常见骨肉瘤及恶性纤维组织细胞瘤,常见材料有钛合金等。长期的淋巴水肿,特别是乳腺癌手术后淋巴结清扫导致的上肢淋巴水肿,即Stewart-Treves综合征,患肢可因此产生淋巴肉瘤或血管肉瘤。

国内刘敏、梁爱琳于2001年总结了12例外伤后肿瘤的患者,属于软组织肉瘤的9例,外伤的形式多种多样,其中9例外伤后血肿部位发生,另有瘢痕部位、骨折部位及慢性溃疡。说明导致肉瘤的外伤因素不一而足。

外伤致肉瘤的机理可能为:① 开放性损伤几乎都伴有不同程度的污染,包括生物感染和异物残留,它们所引起的化学的或物理的长期慢性刺激本身就可能致癌。② 闭合性损伤,由于钝性挤压伤所致局部组织的变性、坏死以及随之而发生的免疫清除和新生细胞的增殖修复等,都可使局部在代谢方面发生某些变化,例如内源性致癌物质生成、细胞修复过程中调控基因功能障碍等,都可引发局部组织的恶变。

2. 化学物质

有毒害的化学物质据证实与许多恶性肿瘤的发生有关,而多种软组织肉瘤发生也与化学致癌物有关,综合各资料结果分析,似乎不同部位肉瘤的发病因素不一致。

早在1977年在瑞典就有接触苯氧基除莠剂或氯酚10~20年的7例伐木工人发生软组织肉瘤的报道,并得出软组织肉瘤由于接触苯氧基除莠剂和氯酚的相对危险性(RR)分别为6.2和5.1。后又进行了两项大规模有意识的流行病学、病因学调查。一项是在瑞典北部进行的,观察了原始病例,由肿瘤单位的记录确认有52例男性患者,主要来自于林业,多数人接触过苯氧基酸2,4,6-T和2,4-D,相对危险性为5.3,接触氯酚的相对危险性为6.6。另一项是在瑞典南部进行的,单独对苯氧基酸的RR为6.8,对氯酚的RR为3.3。还有来自美国的回顾性调查研究,其中一项调查,在接触过2,4,5-T、氯酚及四氯二苯并-p-二恶英(TCDD)的105例死亡者中,有3例软组织肉瘤。另一项报道了1949年西弗吉尼亚Monsanto硝基物工厂的三氯酚事件,此事件涉及121名雇员,其中3/4的人发生了氯痤疮,主要接触物是三氯酚或TCDD,共观察到32例死者,死于肿瘤者9例,其中4例属于肉瘤,发病率均明显高于一般人群。

既往经过动物试验及流行病学调查早就证实长期接触氯乙烯可以导致肝脏血管肉瘤,我国已经将氯乙烯导致的肝血管肉瘤列为职业病,接触氯乙烯(VC)所致的肝血管肉瘤,亦称肝血管内皮肉瘤、Kupfer细胞肉瘤,一般认为,吸入高浓度氯乙烯VC后,可在醇脱氢酶主要代谢途径达到饱和后,经微粒体混合功能氧化酶(MFO)作用,在还原型辅酶Ⅱ参与下进行环氧化反应,直接氧化为氧化氯乙烯,再经分子重组成氯乙醛。氧化氯乙烯和氯乙醛为强氧化剂,可与肝细胞内蛋白质、DNA等生物大分子形成加合物,而引起DNA的损伤,产生致癌和致突变作用。肝脏是氯乙烯VC代谢和损伤的主要靶器官。经动物实验证实,氯乙烯VC对肝脏非实质性细胞(NPC)的DNA损伤作用,只有经过肝实质性细胞(PC)活化后,才得以表现。体内肝PC和NPC相互关系更加密切,体内活化的氯乙烯VC活性分子更易引起NPC的DNA损伤。这说明在肝PC和NPC之间氯乙烯VC活性分子存在某种"传递"作用。

激素类药物也对某些肉瘤有诱发作用,经过雄激素撤退治疗的前列腺肥大或者前列腺癌患者容易发生前列腺肉瘤及膀胱血管外皮肉瘤,比如有报道雌激素类。Schwartz等还对子宫肉瘤大宗病例调查研究表明,口服避孕药史与发生子宫肉瘤危险性呈阳性相关,其暴露相对比(OR)为1.7(95% CI:0.7~4.1),这些患者在诊断为子宫肉瘤前至少服用避孕药15年。而非避孕用的雌激素的使用与子宫癌肉瘤直接相关,但仅限于正在使用或长期使用者。

其他化学物质如石棉被公认为与胸膜间皮瘤发病有关,砷剂也是常见的导致软组织肿瘤的因素。

3. 遗传因素

有软组织肉瘤伴发于遗传性疾病的报道,往往有相应致癌基因存在,Li-Fraumeni综合征伴发各种肉瘤(尤其是横纹肌肉瘤)、神经纤维瘤病伴发神经鞘瘤(NF1基因),家族性成视网膜细胞瘤伴发成骨肉瘤(Rb1基因)。常染色体显性遗传的疾病,小儿巨脑畸形综合征即脑性巨人症、儿童期脑性巨人畸形综合征,又称儿童巨脑综合征、Sotos综合征,国外有Sotos综合征伴发大腿软组织肉瘤的报道,Maffucci综合征伴发软组织肿瘤也有报道,也提示儿童期软组织肿瘤发生与遗传性因素有一定关系。

软组织肉瘤与遗传有关的另外一些可能证据是,几乎在所有肉瘤中发现染色体畸变,其中一些可能是有限的异位畸变,如滑膜肉瘤的(X;18)易位,尤文肉瘤的(11;22)易位,黏液样脂肪肉瘤的(16;21易位),其他肉瘤则有复杂的染色体异常,如黏液纤维肉瘤和多晶性脂肪肉瘤。

4. 放射线

有资料显示放射线接触也是局部软组织肉瘤的重要致病因素,大概1910年代左右在手表表盘涂镭以获取夜光功能,后发现它会散发α和γ射线,会导致接触部位的骨及软组织肿瘤而逐渐弃用。20世纪70年代也有病例报道,骨镶嵌工在影像检查的射线下工作而未戴手套进行保护,从而发生手部的恶性肿瘤。现在随着肿瘤放射治疗的应用越来越广泛,经过放疗患者生存期逐渐延长,对放射性导致的第二肿瘤认识越来越深入,一般认为肉瘤的发生率与照射剂量有关,一般局部接受50 Gy或以上的剂量,经过10余年的发展,会产生软组织肉瘤,前提是产生肿瘤部位必须在照射范围内,此部位照射前组织正常,但有少数资料显示,照射剂量达到19~22 Gy即可诱发软组织肿瘤,而且潜伏期短。

放射线有关的软组织肉瘤一般为恶性纤维组织细胞瘤及纤维肉瘤,如果同时存在遗传易感性发生率更高,比如视网膜母细胞瘤基因(Rb1)胚系突变的患者发生放疗后肉瘤的风险增加,且一般为骨肉瘤,有Tp53基因胚系突变、NF1基因突变的患者也有较高的放疗后发生肉瘤的风险。

判定是否为放射线诱发的肉瘤有赖于以下三个标准:软组织肿瘤必须是发生在第一个肿瘤的放射治疗野内;第二个肿瘤与第一个肿瘤的病理形态不同;第一个肿瘤放射治疗后,有较长的潜伏期才出现第二个肿瘤。

5. 病毒感染和免疫缺陷

很多软组织肉瘤的发生被观察到与病毒感染有一定关联,20世纪70年代即从软组织肿瘤中分离出C型病毒及一种类似大鼠白血病病毒,后发现Kaposi肉瘤与人类孢疹病毒-8(HHV-8)、免疫缺陷性疾病有关,EB病毒往往存在于平滑肌肉瘤中,并且作为此种肿瘤中唯一可见的病毒。

此类资料提示软组织肉瘤的发生发展可能与病毒及免疫功能低下有关,但是没有确切证据证实二者之间关系。2015年Ulrich Lenze等报道,对41例滑膜肉瘤患者手术切除组织进行了EBV1/2、HHV-8、HPV各亚型的检测,结果没有检测到上述病毒DNA存在,认为此类软组织肉瘤发病与上述三种主要病毒感染之间没有必然联系。

第三节 软组织肉瘤的临床表现及诊断依据

1. 临床表现

软组织肉瘤种类繁多,在全身分布广泛,不同部位、不同肿瘤都会有不同的临床表现,但是临床表现也有其规律性,比如不同的肿瘤有其相对特定的好发部位,也有共同的症状体征特点,一个不断增大的包块常常是软组织肉瘤发病的一个共同特征,并且由此导致的组织压迫和破坏、消耗等引起一系列的临床表现。

1) 好发部位

滑膜肉瘤大多数发生于肢体的大关节周围,但很少累及关节腔内。胚胎性横纹肌肉瘤多生长在头颈部,如眼眶周围、外耳道、鼻腔、舌和上颌窦等处,也见于儿童的泌尿生殖器官,如阴道、膀胱、前列腺及精囊。多形性横纹肌肉瘤多发生于横纹肌组织比较发达的肢体躯干部,其他部位较少见。

脂肪肉瘤好发于臀部及大腿,特别是女性大腿内侧皮下脂肪组织,在此部位发生肿瘤时,要考虑有无盆腔内肉瘤通过闭孔、坐骨大孔、耻骨弓甚至腹股沟韧带沿股管及肌肉间隙向下方延伸。

隆突性皮肤纤维肉瘤来自皮内的纤维组织,生长在体表、躯干部,依次为胸壁、腹壁及背部为好发部位,偶可见于四肢及头部。纤维肉瘤约 1/3 发生于肢体,其余依次在胸壁、腹壁、头颈及腰背等处。

腺泡状软组织肉瘤来源尚不明了,其好发部位也比较特殊,主要位于肢体,尤以下肢最多,其中臀部和大腿占一半以上,发生于躯干部少见。如局部扪之有震颤,温度又偏高,听诊有隆隆杂音声,则更有助于腺泡状软组织肉瘤的诊断。

20 世纪 70 年代后的恶性纤维组织细胞瘤诊断增多,提高了对该肿瘤的进一步认识。其发生部位除肢体和躯干外,文献报道内脏器官也可发生。

有些软组织肉瘤可以是多发的,包括来自同一组织的多原发性,如间皮瘤、脂肪肉瘤、恶性神经鞘瘤等;一种是来源于不同的软组织、可以同时发生,也可异时发生。同时发生者可出现在不同部位,异时发生者大多出现在同一部位或邻近部位,一般与放射线诱发有关,临床上要注意将软组织肉瘤多源性与转移性肿瘤严格区别,以免误诊而贻误治疗。

2) 体积、形状和质地

肿瘤的大小和形状也和其病理类型有关,具有一定的规律性。软组织肉瘤质地的软、硬度依其组织成分和血供情况而定。一般而言,肿瘤内含上皮样细胞或圆形细胞,以及血管分布丰富者,其质地较柔软;肿瘤含梭形细胞多者质地较硬或坚韧。高分化的纤维肉瘤因含有大量梭形细胞,故质地都比较硬,而低分化的纤维肉瘤、横纹肌肉瘤等的硬度因其细胞异形改变又经常伴有坏死细胞则较软。

软组织肉瘤的皮肤表面温度可凭手的触觉判断。体表的肉瘤温度较高,是血供丰富及肿瘤细胞代谢较快,放出热量散发到肿瘤表面而引起的。低度恶性脂肪肉瘤,虽体积较大,但由于其脂肪组织热传导较慢,其表面温度与邻近的正常皮肤相仿;恶性程度高的多形性和圆形细胞脂肪肉瘤,即使其体积很小,它们的表面温度也较高。软组织肉瘤的这一特征,常有助于临床诊断及鉴别诊断。

隆突性皮纤维肉瘤通常隆起于皮肤表面,与覆盖的皮肤紧密相连,表面密布扩张的小血管网,呈球形或分叶状,边界清楚,质地硬,一般直径为 5 cm 左右;复发者常为多个结节状,可侵及筋膜或肌层,生长快速,出现溃疡面。纤维肉瘤多为圆球形或橄榄球形,体积大小不一,直径小至 1~2 cm,大至 20~30 cm。恶性纤维组织细胞瘤体积与形态与纤维肉瘤类似。滑膜肉瘤体积常较大,一般直径在 5~10 cm,最大可达 20 cm。有时肿瘤位置较深,肿块常不易扪及。脂肪肉瘤一般为球形扁圆形或分叶状,体积通常较大,其直径可从数厘米到数十厘米,为不规则形,边界较清楚。

横纹肌肉瘤的体积也往往较大,无论多形性或胚胎性,其直径多在 10 cm 左右,大者可达 30~40 cm。因肿瘤生长速度较快,表面经常破溃。由于肿瘤生长于肌肉内,边界大多不清楚,如将肌肉松弛时扪之边界可较清楚,有囊性感。

恶性神经鞘瘤的体积比较大,其长径最大可达 20~30 cm,为圆球形,极易出血,偶可破坏深部骨质。弥漫性淋巴管瘤为片状皮下组织增厚,边界不清。

3) 生长速度

不同病理类型的软组织肉瘤生长速度也有所不同,滑膜肉瘤和上皮样肉瘤生长较缓慢,儿童及青少年的横纹肌肉瘤、Ewing 肉瘤及原发神经内皮肿瘤多生长迅速。生长迅速的肉瘤由于血供较为丰富和较高的细胞新陈代谢,肿瘤组织的体表温度较高,相反生长较慢、位置较深的肿瘤体表温度较低。

4）疼痛及肿瘤侵犯、压迫导致的其他症状

良、恶性的软组织肿瘤均可引起周围神经的压迫症状，当肿瘤直径大于 10 cm 时常有明显症状。纤维源性肉瘤多无疼痛、神经性病变，平滑肌肉瘤以及部位较深的滑膜肉瘤和横纹肌肉瘤常常伴有疼痛，神经瘤可以引起远端的放射性疼痛，所以软组织肉瘤的疼痛是根据其发生部位、肿瘤组织来源以及与神经关系等各方面原因所决定的。各种巨大晚期的软组织肉瘤可能剧痛，肉瘤破溃及感染者也可出现疼痛。

如果肿瘤压迫相邻的淋巴管及血管，可以导致其远端肢体肿胀，某些伴随症状也需引起重视。血管源性肉瘤常导致严重贫血，上皮型滑膜肉瘤、横纹肌肉瘤、上皮样肉瘤以及恶性纤维组织细胞瘤常常伴有区域性淋巴结转移。

胸膜或心包膜发生的间皮瘤易引起胸水。有些发生于颈部、腋窝、胸背部的横纹肌肉瘤、恶性纤维组织细胞癌、平滑肌肉瘤、脂肪肉瘤等穿过胸壁向胸腔内生长累及胸膜时，也可产生胸水。临床上常见许多软组织肉瘤发生肺转移的，严重时可出现胸水，常为浆液性或血性。腹水多见于腹膜间皮肉瘤的患者，容量较大，常为草黄色。腹膜后肿瘤、肝脏血管肉瘤等均可引起腹水。腹水量多时可出现双下肢浮肿及排尿量少等症状。一旦腹水排出即可触及腹腔内肿瘤。肉瘤出现胸、腹水常表明病情已属晚期。

2. 软组织肉瘤的影像表现

各种影像诊查手段对于软组织肿瘤均有一定价值，但是由于软组织肿瘤发病部位及病理分型十分复杂多样，所以不同影像学方法对于不同部位肿瘤及不同性质的肿瘤有不同意义。

1) X 线摄片

由于软组织肉瘤极易通过血液循环造成远处转移，且大都发生于肺、纵隔，故常规行胸部 X 线摄片有一定价值，其对骨组织的敏感性和特异性较好。仔细阅读平片，可以发现软组织包块中的钙化以及是否有相邻骨的侵犯，有助于判断肿瘤性质及病变范围。良性肿瘤的边界常常较为清晰，若肿瘤边界模糊，或有骨膜反应，甚至是明显的骨质破坏、骨折等则提示恶性肿瘤。良性及恶性肿瘤均可形成钙化灶。良性肿瘤中可形成钙化的有血管瘤、脂肪瘤、软骨瘤等。血管瘤经常含有小的静脉石，一些脂肪瘤中有成熟骨的骨岛形成，软骨瘤常常有呈点状的钙化灶。恶性肿瘤中滑膜肉瘤、脂肪肉瘤及软组织成骨肉瘤常含有大量钙化病灶。滑膜肉瘤的钙化一般位于病灶的边缘。脂肪肉瘤钙化与良性的脂肪瘤钙化表现类似。成骨肉瘤则具有大片的骨样组织钙化区。若肿瘤密度较低呈透明样，可考虑来源于脂肪组织或肿瘤囊性变。

2) CT

近年常用 CT 辅助诊断软组织肉瘤，可以探明肿瘤与邻近骨、肌肉结构的关系，如应用血管造影剂，能清晰显示动脉、静脉、腹膜后淋巴结有无肿大，有助于制定手术方案及放疗的计划，并可用于随访过程中有无肿瘤复发及转移。肿瘤起源不同，其 CT 组织密度亦有差别。脂肪肉瘤可出现低密度区边界，而其他肉瘤可呈现高密度。肌源性肉瘤的密度与肌肉相仿。术前胸部 CT 可检出早期转移灶。

3) MRI

磁共振是具有多参数多断面的成像技术，可以从多个切面将不同组织的层次以及肿瘤

范围完全显示出来,弥补了 CT 的不足,目前已成为确定软组织肿瘤解剖关系的首选方法。由于其对软组织的对比度要高于 CT,在一定程度上可以反映肿瘤的组织学特性,所以对肿瘤的良恶性判断及组织学定性有较大帮助,但是对肿瘤内的钙化灶及气体显示方面 MRI 不如 CT。根据信号特点,一些病变如脂肪瘤、血管瘤及腱鞘巨细胞瘤利用 MRI 较容易明确诊断。脂肪瘤的信号特点与皮下脂肪的信号特点相吻合,且脂肪瘤多有完整的边界,不侵犯筋膜层。血管瘤应包含很多血液流速慢的空腔(扩张迂曲的流空信号),还可能包含有肌肉及皮下组织,分界多呈不规则强化。腱鞘巨细胞瘤常常为圆形或分叶状,在 T2 加权像上表现为包围整个病变的较高信号。一般而言良性肿瘤多表现为信号均匀,边界清楚,邻近结构无受侵或仅为压迫移位表现;恶性肿瘤多表现为信号不均匀,边界不清,临近结构受侵,出现肿瘤内分隔及瘤周高信号。

对于某些软组织肿瘤 MRI 具有特异性诊断意义,比如脂肪瘤在 T1WI 和 T2WI 均为高信号,脂肪抑制序列为低信号,血肿有随出血时间不同相对应的信号变化,动静脉畸形因流空效应病灶内可出现无信号的结构,表现为迂曲、扩张、相互缠绕的畸形血管团,色素沉着绒毛结节性滑膜炎因含铁血黄素沉积,在 T2WI 可出现特征性低信号影。T2WI 低信号的肿瘤包括侵袭性纤维瘤病、神经纤维瘤、瘢痕纤维瘤、恶性纤维组织细胞瘤等,其特征是细胞成分相对较少,而胶原成分较多,增强扫描部分病变可出现环状强化,有助于定性诊断。

此外,新的磁共振成像方法也丰富了肉瘤诊断的手段,比如质子波谱成像对于鉴别良、恶性软组织肿瘤有很大临床价值,恶性肿瘤胆碱含量高,在波谱成像上可看到明显的胆碱峰。

4) 超声波

超声显像可以鉴别肿瘤为实质性或不均质性、囊性等,其更主要了解肿瘤体积范围、边界以及瘤体内部肿瘤组织的回声,从而区别良性或恶性可能。恶性者瘤体大边界不清,回声模糊,如横纹肌肉瘤、滑膜肉瘤、恶性纤维组织细胞瘤等。多普勒超声可根据血管的搏动区分出动、静脉与肿瘤的关系,有无瘤栓等,均有助于手术参考。另外,超声检查能引导做深部肿瘤的针吸细胞学检查。同时它也是术后随访简便、实用、经济的检查手段。

5) 数字减影血管造影(DSA)

数字减影血管造影术也是检查肿瘤的新技术,已经替代以往血管造影,具有显像清晰,造影剂用量小的优点。肉瘤常表现供血动脉增粗,并被包绕受侵,其周围血管粗细不均,僵硬狭窄,甚至中断。常出现增生的肿瘤血块,血流加快,为软组织肉瘤的定性诊断提供客观依据。同时可为肿瘤吸取活检,施行介入治疗提供了方便,尤其适于以下情况:外科医师要切除血管或行血管吻合术,需明确远端肢体动脉的循环;确定肿瘤的血管分布,以选择动脉插管化疗的合适部位。

6) 发射计算机断层扫描(ECT)

ECT 检查近几年应用于软组织肿瘤显像。利用一种肾脏显像剂 $^{99m}Tc(V)$-DMS 检测软组织肉瘤。其原理是利用注入人体内的放射性核素,被正常组织和肿瘤组织吸收的不同浓度经过计算机处理,构成新断层图像检测肿瘤,但有时可出现假阳性或假阴性结果,需要综合其他手段排除,另外放射性核素骨显像可以检出早期骨转移的病例,但不属于软组织肉瘤常规检查手段。

3. 诊断及诊断依据

软组织肿瘤的诊断包括了肿瘤的定位、定性和分类,遗传及分子生物学检查,肿瘤的分级和分期等多个方面的内容,最终上述要素进行组合成为某种软组织肉瘤的完整诊断。

1) 病理诊断及分类

软组织肉瘤治疗方法及效果均因病理不同而截然不同,所以病理诊断是本病治疗的前提和基础。软组织肉瘤的定性诊断,目前的金标准是病理形态学检查。软组织肿瘤的具体分型就需要进行更进一步的免疫组化、遗传学、分子生物学技术的介入,特别是免疫组化是区分具体类型最为常用的手段(详情见表 22.1)。

表 22.1 软组织肿瘤诊断分类常用的免疫组化指标及意义

抗原名称	标记细胞
(1) 角蛋白(keratin)	上皮与肌上皮细胞
(2) 波形蛋白(vimentin)	间叶分化细胞、内皮细胞
(3) 结蛋白(desmin)	肌组织分化细胞
(4) 肌动蛋白(actin)	肌细胞,肌上皮细胞,肌纤维
(5) 肌浆球蛋白(myosin)	肌母细胞,部分内皮细胞及肌细胞
(6) 层粘连蛋白(laminin)	平滑肌与雪旺氏细胞,基底膜
(7) 纤维连接蛋白(fibronectin)	间叶细胞,纤维-组织细胞及滑膜细胞,间皮细胞
(8) 第Ⅷ因子(factor Ⅷ rag)	血管内皮细胞
(9) 肌球蛋白(myoglobin)	骨骼肌细胞
(10) S-100 蛋白(S-100 protein)	周围神经,朗格罕氏细胞,黑色素细胞、单核/巨噬细胞,淋巴结内的小结树突细胞
(11) 神经特异性烯纯化酶(NSE)	神经元,神经纤维
(12) 髓鞘基质蛋白	周围神经细胞
(13) α-1 抗胰蛋白酶	组织细胞
(14) α-1 抗糜蛋白酶	组织细胞
(15) 溶菌酶(lysizyme)	组织细胞、粒细胞、软骨细胞
(16) 酸性磷酸酶	骨与软骨细胞
(17) 碱性磷酸酶	骨与软骨细胞

根据免疫组化及形态学特点,将肿瘤进行分类,分类方法有很多种,本节以 WHO 2013 年的分类方法作为参考,将其中恶性肿瘤及软组织肉瘤列出如下:

脂肪细胞肿瘤:恶性肿瘤主要包括各种脂肪肉瘤。

纤维母细胞/肌纤维母细胞肿瘤:包括中间性(偶见转移性)隆突性皮肤纤维肉瘤、炎性肌纤维母细胞性肿瘤等,其恶性的主要为成人纤维肉瘤、黏液纤维肉瘤等。

所谓的纤维组织细胞性肿瘤:恶性的主要为恶性纤维组织细胞瘤,中间性(偶见转移性)有丛状纤维组织细胞肿瘤、软组织巨细胞肿瘤。

平滑肌肿瘤：恶性的为平滑肌肉瘤（不包括皮肤）。

骨骼肌肿瘤：恶性的包括胚胎性横纹肌肉瘤、腺泡状横纹肌肉瘤、多形性横纹肌肉瘤、梭形细胞/硬化性横纹肌肉瘤。

脉管肿瘤：中间性（偶见转移性）包括网状血管内皮瘤、卡波西肉瘤等，恶性的有上皮样血管内皮瘤、软组织血管肉瘤。

软骨-骨肿瘤：包括骨外间叶性软骨肉瘤、骨外骨肉瘤。

胃肠道间质肿瘤：胃肠道间质瘤、恶性胃肠间质瘤。

神经鞘膜肿瘤：恶性的包括恶性外周神经鞘膜瘤等。

不能确定分化的肿瘤：中间性（偶见转移性）包括非典型性纤维黄色瘤、血管瘤样纤维组织细胞瘤等，恶性的包括滑膜肉瘤、上皮样肉瘤、腺泡状软组织肉瘤、血管内膜瘤等。

未分化/不能分类的肉瘤：主要包括未分化梭形细胞肉瘤、未分化多形性肉瘤、未分化圆形细胞肉瘤、未分化上皮样肉瘤、未分化肉瘤等。

4. 软组织肿瘤的病理分级和分期

软组织肉瘤分级与分期对诊断治疗很有帮助，近年来提倡根据分级、分期进行治疗，软组织肉瘤的分级较其他类型实体瘤更为重要，软组织肿瘤采用分级和 TNM 分期结合的评价方法。

病理组织学分级方面，一般认为隆突性皮肤纤维肉瘤、纤维肉瘤、脂肪瘤样脂肪肉瘤等属于低度恶性；滑膜肉瘤、深部恶性纤维组织细胞瘤、腺泡状横纹肌肉瘤、胚胎性横纹肌肉瘤和血管肉瘤等属高度恶性。

具体分级和分期的规定，目前国内通常使用美国癌症联合委员会（AJCC）和国际抗癌联盟（UICC）于 2010 年公布的第 7 版的 TNM 分期系统。（见表 22.2）

表 22.2　软组织肿瘤 TNM 分期（AJCC/UICC 2010 年第 7 版）

原发肿瘤（T）：	组织学分级（G）：
T0：未见明显原发肿瘤	Gx：无法评价组织学分级
T1：原发肿瘤最大直径不超过 5 cm	G1：分化良好（低度恶性）
T1a：表浅肿瘤	G2：中等分化（中度恶性）
T1b：深部肿瘤	G3：分化差或未分化（高度恶性）
T2：原发肿瘤最大直径超过 5 cm	
T2a：表浅肿瘤	
T2b：深部肿瘤	
区域淋巴结（N）：	分期
Nx：区域淋巴结无法评估	ⅠA 期：　G1,Gx　　T1　　N0　　M0
N0：无区域淋巴结转移	ⅠB 期：　G1,Gx　　T2　　N0　　M0
N1：区域淋巴结转移	ⅡA 期：　G2,G3　　T1　　N0　　M0
远处转移（M）：	ⅡB 期：　G2　　　　T2　　N0　　M0
	Ⅲ期：　　G3　　　　T2　　N0　　M0
M0：无远处转移	任何 G　　任何 T　N1　　M0
M1：远处转移	Ⅳ期：　　任何 G　　任何 T　任何 N　M1

注：表浅肿瘤指肿物位于浅筋膜浅层而未侵入该筋膜；深部肿瘤指肿物位于浅筋膜深层或侵犯浅筋膜两侧

5. 遗传学及分子生物学标志的进展

部分软组织肉瘤存在着家族遗传性,最常见的是 Gardner 综合征,就是一种单基因常染色体显性遗传性疾病,患者同时伴有骨肉瘤或脂肪瘤。目前对多种软组织肉瘤进行了研究,发现染色体易位对这些肿瘤有特异性诊断价值,并且以后随着科学技术的发展,可能会开发出针对此类靶点的药物,因此研究染色体易位及相应融合基因对软组织肉瘤的病理诊断及后续治疗有重要意义。有特异性诊断意义的比如腺泡状横纹肌肉瘤的 t(2;13)(q37;q14)异位,透明细胞肉瘤的 t(12;22)(q13;q12) 异位,Ewing 瘤的 t(11;22)(q24;q12) 和 t(21;22)(q21;q12) 异位,黏液型脂肪肉瘤的 t(12;16)(q13;p11)异位,滑膜肉瘤的 t(x;18)(p11;p11)异位。综合各项报道,收录于 NCCN 指南的常见基因或染色体异常如表 22.3。

表 22.3　软组织肿瘤常见遗传学或分子生物学异常

肿瘤	变异	基因变化
恶性圆细胞肿瘤		
尤文肉瘤/周围神经外胚层肿瘤	t(11;22)(q24;q12), t(21;22)(q22;q12), t(2;22)(q33;q12), t(7;22)(p22;q12) t(17;22)(q12;q12), inv(22)(q12q;12) t(16;21)(p11;q22)	EWS-FLI1, EWS-ERG, EWSR1-FEV, EWSR1-ETV1 EWSR1-E1AF EWSR1-ZSG FUS-ERG
粗纤维增生性小圆细胞肿瘤	t(11;22)(p13;q12)	EWS-WT1
胚胎性横纹肌肉瘤	复杂变异	不明确
腺泡状横纹肌肉瘤	t(2;13)(q35;q14), t(1;13)(p36;q14), t(X;2)(q13;q35)	PAX3-FKHR, PAX7-FKHR, PAX3-AFX
脂肪性肿瘤		
黏液样/圆细胞性脂肪肉瘤	t(12;16)(q13;p11), t(12;22)(q13;q12)	FUS-DD1T3, EWSR1-DD1T3
不典型/高分化脂肪肉瘤(ALT/WDLPS)	环状染色体,巨型染色体	12q14-15 区的扩增
去分化脂肪肉瘤	同 ALT/WDLPS	同 ALT/WDLPS
多形性脂肪肉瘤	复杂变异	不明确
其他肉瘤		
腺泡状软组织肉瘤	der(17)(X;17)(p11;q25)	ASPL-TFE3
血管瘤样纤维组织细胞瘤	t(12;22)(q13;q12), t(2;22)(q33;q12) t(12;16)(q13;p11)	EWSR1-ATF1, EWSR1-CREB1, FUS-ATF1
透明细胞肉瘤	t(12;22)(q13;q12), t(2;22)(q33;q12)	EWSR1-ATF1, EWSR1-CREB1

续表 22.3

肿瘤	变异	基因变化
先天性/婴儿型纤维肉瘤	t(12;15)(p13;q25)	ETV6-NTRK3
皮肤隆突性纤维肉瘤	t(17;22)(q22;q13);衍生染色体环	COL1A1-PDGFB
硬性纤维瘤病	三体 8 或 20；5q 缺失	CTNNB1 或 APC 突变
上皮样肉瘤(近端型)	22q11.2 双等位基因失活	INI1
肾外横纹肌样瘤	22q11.2 双等位基因失活	INI1
骨外黏液性软骨肉瘤	9q22 重排	CHN
	t(9;22)(q22;q12)	EWSR1-NR4A3
	t(9;17)(q22;q11)	TAF2N-NR4A3
	t(9;15)(q22;q21)	TCF12-NR4A3
	t(3;9)(q11;q22)	TFG-NR4A3
自发性 GIST	活化激酶突变	KIT 或 PDGFRA
家族型 GIST(Carney-Stratakis 综合征)	KREBS 循环突变	SDH 亚单位突变
炎症性肌纤维母细胞瘤	t(1;2)(q22;p23)	TPM3-ALK
	t(2;19)(p23;p13)	TPM4-ALK
	t(2;17)(p23;q23)	CLTC-ALK
	t(2;2)(p23;p13)	RANB2-ALK
	t(2;11)(p23;p15)	CARS-ALK
	inv(2)(p23;q35)	ATIC-ALK
平滑肌肉瘤	复杂变异	不明确
低级别纤维黏液肉瘤	t(7;16)(q33;p11)	FUS-CREB3L2
	t(11;16)(p11;p11)	FUS-CREB3L1
恶性外周神经鞘瘤	复杂变异	不明确
滑膜肉瘤	t(X;18)(p11;q11)	SS18-SSX1
	t(X;18)(p11;q11)	SS18-SSX2
	t(X;18)(p11;q11)	SS18-SSX4
腱鞘滑膜巨细胞瘤/色素沉着绒毛结节型滑膜炎	t(1;2)(p13;q35)	CSF1

6. 活检

软组织肉瘤的大体形态和组织形态是临床赖以诊断的依据，要获取正确的病理学诊断，首先要采取理想的标本。由于软组织肉瘤临床表现不尽相同，活检的方法也不完全一致，而且要求操作过程手法要轻柔，避免过度挤压，防止肿瘤扩散。活检方法有以下几种：

(1) 穿刺活检：通过针吸活检获得细胞学诊断是比较简便、快速的方法，适用于不宜手术切除活检的肿瘤，体积较大、位置较深的肿瘤，如盆腔、纵隔、椎旁肿瘤，可在超声波、CT 引导下行针吸活检或空芯针穿刺活检，减轻了手术创伤而同样能取得足够的标本。另外在已破溃的软组织肿瘤及远处转移灶与复发病例可考虑针吸穿刺。针吸后，原则上尽早应用各种治疗措施，以防血行播散或医源性播散。

(2) 钳取活检：软组织肉瘤已破溃，细胞学涂片又不能确诊时，可用锐利的活检钳咬去肿瘤边缘组织及部分正常组织，送病理检查。取材不宜过小，更不要采取肿瘤中央部坏死组织。

(3) 切取活检：多在手术中采取此法。较大的肢体肿瘤，位置较深部位，腹膜后肉瘤以及体积较大肿瘤均可切取活检，以便获得病理诊断，选择下一步治疗方案。不能切除的肉瘤也可切取活检，确诊后采用放疗或化疗。肢体肉瘤活检时，如需施行截肢术，应在做根治术准备下，尽可能暂时阻断局部血运再进行，标本立即送冰冻切片检查确诊。活检切口还需注意根治性手术切口的方向，肢体活检需行与肢体平行纵切口。

(4) 切除活检：切除活检的概念是切除整个肿瘤送检，常用于小肿瘤及浅表肿瘤，可达到诊断及治疗的双重目的。活检时止血需彻底，避免术后出血。切除肿瘤时尽可能带些正常组织一并切除，如为良性肿瘤则结束手术，如恶性肿瘤则根据不同病理类型决定是否需扩大手术范围，如冰冻病理切片不能明确恶性诊断，原则应等待石蜡切片确诊。无论选择何种活检方法检查，应以不导致肿瘤播散为原则。

第四节 软组织肉瘤发生的干预方略

软组织肉瘤的防治包括：一级预防，是通过一定的措施消除软组织肉瘤的可能致病因素来预防软组织肉瘤的发生；二级预防，可概括为"早期发现、早期诊断、早期治疗"；三级预防指针对中晚期病人积极治疗；四级预防是积极治疗肿瘤带来的症状及并发症，以减少病人的痛苦、延长病人的生存时间。由于软组织肉瘤的发病因素极其复杂、有很多不确定性，总体发病率低，所以在肿瘤预防方面进展较少，没有切实可行的措施，但是可以根据其病因及发病机制进行预防方面的探讨。特别是近来随着新型细胞毒药物、新型的联合化疗方案的出现，新型靶向药物的临床应用，多学科联合会诊制度下放疗、化疗、手术、靶向药物的有机综合运用，软组织肿瘤治疗效果取得了很大的提高。

1. 软组织肿瘤的一级预防

根据软组织肿瘤的常见发病因素，可以从以下几个方面进行肿瘤的预防。

1) 创伤相关软组织肉瘤的预防

创伤及手术内置材料等异物与肉瘤的发生有一定相关性，但是尚不能明确是手术本身或者创伤、继发感染、创伤导致的异物刺激、手术内置材料材质等具体哪个因素直接导致的。

(1) 注意及时清理创面。根据观察，创伤导致的肉瘤可能与外伤后血肿及创面有关，注意在创伤后伤口的及时清理，避免感染发生，特别是异物的清理，比如玻璃、塑料片在动物试验中是可以明确导致植入部位恶性肿瘤的。

(2) 严格管控手术内置材料质量。曾有劣质隆胸、隆鼻等美容手术植入材料或假体多年后局部发生肿瘤的报道，可能与材料本身所具有的毒性物质有关，临床工作中应该避免不合格材料植入人体。

(3) 有创伤部位或者慢性溃疡者，或体内有植入异物者，需定期观察身体局部变化，必要时进行局部活检，争取早期发现，及时治疗。

2) 避免接触可以导致软组织肉瘤的致病因素

目前已知可能导致软组织肉瘤的致病物质主要包括病毒、细菌、药物、有害化学物质及放射线。目前仍没有避免接触此类物质减少肿瘤的大型研究结果问世,但是有害化学物质致癌的报道屡见不鲜,应注意有意避免接触。

2. 软组织肉瘤的二级预防

软组织肿瘤的二级预防包括了早期诊断、早期治疗。由于软组织肉瘤药物治疗研究起步比较晚,早期的软组织肉瘤治疗还是以局部治疗为主,手术的地位尤其重要,目前仍为唯一有可能治愈软组织肉瘤的方法,但是由于多学科联合诊疗的发展及重视程度的提高,中国专家共识及 NCCN 指南均推荐进行多学科联合模式下的诊断和治疗。既往手术切除曾是软组织肿瘤的唯一治疗手段,现在由于新的药物、新的技术的出现,内科及放疗科在软组织肿瘤治疗中的地位越来越高,所以也制定出了多种联合治疗模式,由于分子生物学、遗传学的发展,软组织肉瘤的病理诊断也日新月异,所以包括肿瘤内科、外科、病理科、影像科等多种学科在内的联合诊治至关重要。根据患者的年龄、身体基本状况、病理类型和肿瘤侵犯范围等认真阅片,分析病情,依据最有利于患者疾病治疗和改善预后的原则,制定出有计划、按步骤地逐步实施的整体治疗方案,尽量让患者在治疗计划中获得最大的收益。但是对于已经获得切除,病理级别较低的软组织肉瘤,术后予以定期随访或局部辅助放射治疗即可,无需所有病例均一成不变、刻板地进行多学科讨论。根据 2015 年版软组织肉瘤治疗的中国专家共识,建议多学科联合诊治流程图如图 22.1,推荐软组织肿瘤治疗流程图如图 22.2。

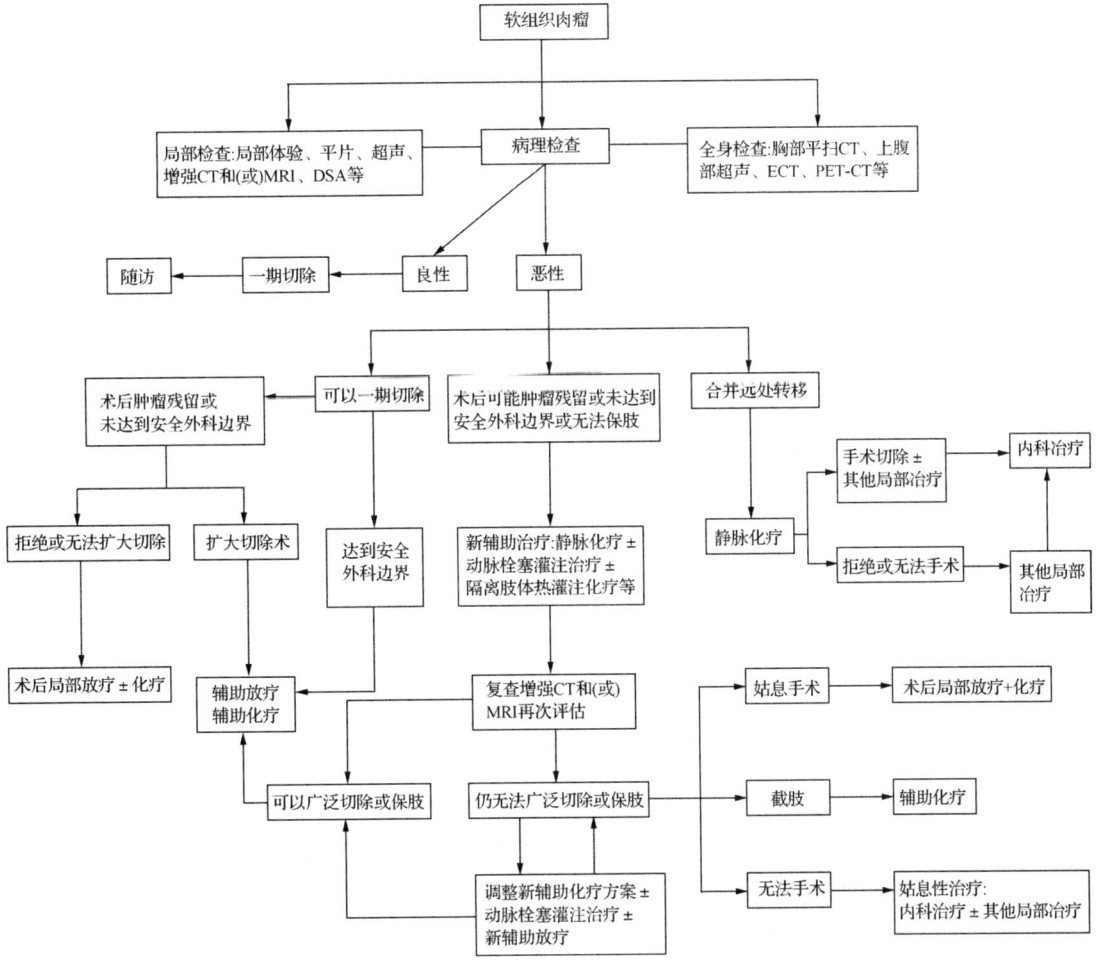

图 22.1 软组织肉瘤多学科联合诊治流程图

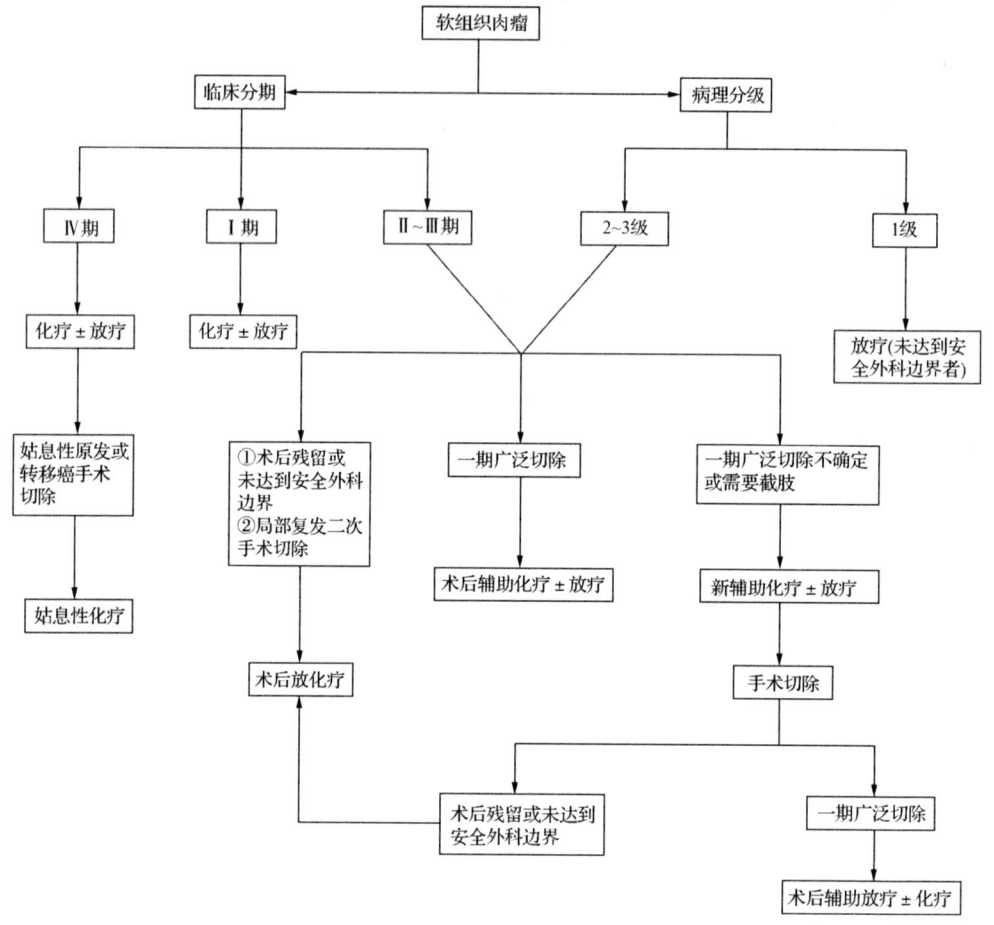

图 22.2 软组织肿瘤治疗流程图

治疗软组织肿瘤的关键是早期发现和早期治疗,但获得理想治疗效果则取决于首次治疗的正确性和彻底性。近代软组织肉瘤的治疗,需要多学科的综合治疗。治疗前,由外科、放疗、化疗等医师共同会诊,制定合理的治疗方案,其目的在于有效、彻底地根除原发肿瘤,预防及控制局部复发与血道扩散、尽量保存肢体脏器的功能。

低度恶性肿瘤手术范围应在软组织肿瘤周围一定距离的正常组织内进行,方能阻止或减少局部复发。高度恶性的软组织肉瘤则采取综合治疗方案,包括手术与辅助性放疗与化疗结合,以期获取较好疗效。

但是在软组织肉瘤的二级预防也就是早发现、早治疗这个环节,手术和放疗、术后辅助治疗是主要的综合治疗方式。

1) 手术治疗

(1) 手术原则

正确的外科手术是治疗软组织肉瘤最有效的方法,也是绝大多数软组织肉瘤唯一的治愈措施。手术的目标不仅是完整切除肿瘤,而且要求获取安全的外科边界。术后功能恢复与安全边界发生矛盾时,通常以牺牲部分功能为代价。通常,安全外科边界是指 MRI 显示软组织肉瘤边缘或反应区外 1 cm 处,手术是在保证安全外科边界基础上追求完整切除肿瘤。对于体积较大、较深或侵犯邻近大血管、神经、关节和骨骼等重要组织的肿瘤,预计一期手术难以达到根治性切除,而对化放疗相对敏感的肿瘤,需要术前放化疗和介入治疗等手段使肿瘤体积缩小、坏死和形成明显的假包膜,从而为手术获得安全外科边界创造条件。不规范的手术操作往往会导致:① 非计划再次手术,即软组织肉瘤患者在第 1 次手术时,因各种原因导致肿瘤残留(R1 或 R2 切除)或切缘未达到安全外科边界,需接受计划外再次手术;② 人为破坏肿瘤包膜不能完整切除肿瘤;③ 活检穿刺道不包括在手术切除的范围内;④ 手术中反复挤压肿瘤组织等影响外科手术治疗的成功率。

规范的手术操作建议:① 术前基于病理和 MRI 等资料制定手术方案,设计最佳瘤体取出路径和重建所需的技术准备;② 将活检道与肿瘤作为一个整体同时切除;③ 直视下必须努力获得安全外科边界,必要时可以同期进行 2 个方向的显露,如躯干和骨盆的软组织肉瘤;④ 误入肿瘤时无论是否达到肿瘤实质,均应立即严密缝合并扩大切除;⑤ 贴肿瘤面切除时需要特别标记,并在术后获取切缘信息;⑥ 切除的标本必须标记极相,并要求病理医师出具边缘是否残留的评价报告;⑦ 肢体位置较深的高级别软组织肉瘤,尽量实施间室切除或间隙切除。软组织肉瘤手术不推荐常规清扫区域淋巴结,对于容易发生淋巴结转移的透明细胞肉瘤、上皮样肉瘤、血管肉瘤、胚胎性横纹肌肉瘤和未分化肉瘤等,应常规检查淋巴结,如影像学检查怀疑有淋巴结转移,应在切除原发肿瘤的同时行淋巴结清扫术,术后病理若证实区域淋巴结转移且侵及包膜外者,需要行术后放疗。

治疗前尽量明确病理诊断,通过影像学检查了解肿瘤与周边组织的关系后再制定相应的手术方案,首选的影像学检查为 MRI,活检或术前需要进行增强扫描,必要时选择弥散成像脂肪抑制等功能,以便进一步鉴别肿瘤的类型,如无法清晰显示病灶与周围组织的相互关系推荐行增强 CT 作为补充。活检主要采取空芯针穿刺和切开活检两种方式。空芯针穿刺活检明确诊断后,可对手术者制定完整的手术方案提供帮助。切开活检创伤较大,只用于空芯针穿刺活检无法明确诊断的患者。术中冰冻切片病理诊断的准确率与病理学家诊断软组织肉瘤的水平密切相关,仅推荐有条件的医院开展。切除活检仅用于初步诊断为良性肿瘤且可以一次完整切除的患者。

术前诊断为化疗敏感型肿瘤如尤文肉瘤、原始神经外胚层肿瘤、胚胎性横纹肌肉瘤和其他小圆细胞恶性肿瘤,实施术前全身化疗不仅可有效地降低肿瘤负荷,提高切除的比例,防止出现早期肿瘤远处转移,而且可以根据肿瘤坏死率选择术后化疗方案。

(2) 四肢软组织肉瘤手术方式

四肢软组织肉瘤手术治疗的标准方式有以下几种:① 间室切除;② 广泛切除;③ 截肢。积极推荐间室切除和广泛切除,可能保留肢体的全部或部分功能。如果肿瘤侵犯多个间室或主要血管、神经,不能达到间室切除或广泛切除,保肢手术不可能获得满意的外科边界,截肢手术将使患者获益。截肢的适应证:① 重要血管、神经束受累;② 缺乏保肢后骨或软组织重建条件;③ 预计假肢功能优于保肢;④ 患者要求截肢。区域或远处转移不是截肢手术的禁忌证。

四肢软组织肉瘤局部复发的外科治疗:局部复发的软组织肉瘤,无论是否合并远处转移,局部复发灶均可以考虑手术切除,基本要求是将复发肿瘤和皮肤切口在内的瘢痕组织一并切除。切除方式:① 根治性切除:在解剖结构允许的情况下完整间室切除或关节离断;② 扩大广泛切除:切除复发肿瘤和瘢痕组织,及其周边大于 5 cm 正常组织;③ 边缘切除:切缘通过复发肿瘤瘢痕的切除;④ 广泛切除:切缘通过正常组织,但切除范围未达到扩大广泛切除术的要求。一期完整切除困难者,仍然可以选择术前化、放疗和介入等治疗手段。低级别肉瘤未出现远处转移可以仅仅手术切除,原则上无需术后全身化疗。高级别肉瘤需要在全身治疗的基础上,待复发病灶稳定后再进行手术切除,术后辅助化、放疗。

远处转移的外科治疗:软组织肉瘤最常见的远处转移器官是肺,是否能够完整切除转移病灶对患者的生存期至关重要。孤立病灶一次性手术切除,可切除的多发转移者建议经化疗病情稳定后再接受手术治疗。对于化、放疗较敏感的多部位转移灶经化、放疗病情控制后,姑息性切除影响患者生活质量的病灶,也已经被学界广泛接受。

(3) 躯干软组织肉瘤手术方式

硬纤维瘤(纤维瘤病)、脂肪肉瘤和肌原性肉瘤是最常见的胸壁肉瘤。脊柱是骨转移癌和多发性骨髓瘤的好发部位,发病率是原发骨肿瘤的 30 倍以上,其次是原发性骨肿瘤,软组织来源的肿瘤相对较少,主要是发生于神经末梢的脊索瘤和神经鞘瘤、血管肉瘤以及来源于椎旁软组织的未分化多形性肉瘤、滑膜肉瘤、脂肪肉瘤等。胸部软组织肉瘤多以无痛性肿块作为首发症状就诊,脊柱旁软组织肉瘤早期可能侵及脊髓或神经根,可能出现相应部位疼痛及运动和(或)感觉神经功能障碍。躯干和脊柱软组织肉瘤 R0 切除率明显低于四肢,其局部控制率和预后远不如四肢。脊柱及其椎旁软组织肉瘤临近脊髓、神经根及其周边的重要血管,手术中难有清晰的肿瘤边界,且需考虑保留脊髓、神经功能,即使 En-bloc 手术有时也很难达到 R0 切除。术前病理诊断为化、放疗敏感肿瘤者推荐术前化、放疗后再择期手术。术中注意保护脊髓、神经和重要血管,术后再进行化、放疗可以提高局部控制率。对于肿瘤无法彻底切除者推荐先行减瘤手术,缓解肿瘤对脊髓及神经的压迫,改善症状,提高患者生活质量。

(4) 腹、盆腔软组织肉瘤的手术方式

腹、盆腔软组织肉瘤包括腹膜后、盆腔侧壁以及腹、盆腔脏器来源的软组织肉瘤,占所有软组织肉瘤的 10%～15%,多见于 50 岁左右的患者。腹膜后和盆壁来源的软组织肉瘤主要的病理亚型是脂肪肉瘤、平滑肌肉瘤、未分化多形性肉瘤、孤立性纤维瘤和神经鞘膜瘤,脏器来源的软组织肉瘤最常见的是子宫平滑肌肉瘤。该部位的肉瘤预后较肢体和躯干软组织肉瘤差,手术完整切除和病理分级是影响预后的主要因素。

手术仍是腹、盆腔软组织肉瘤获得根治的唯一可能手段,一期完整切除肿瘤是决定患者长期生存的最重要预后因素。因该部位解剖结构复杂,肿瘤常累及相邻的器官和重要的血管、神经等结构,术前需有充分的预估,常需要多学科团队协作共同完成手术。首次手术是患者获得可能根治的最佳时机,最佳的手术方式和切缘需要根据肿瘤的病理级别和分期而定:低级别肉瘤应尽可能做到广泛切除,高级别肉瘤需要手术联合放化疗等手段综合治疗,不推荐腹腔镜手术。

肉眼残留或镜下切缘阳性增加了局部复发的风险:如肿瘤紧邻不能安全切除的结构或器官,术后放疗可以提高肿瘤的局控率,并延长无复发生存期。姑息减瘤术仅对某些低级别的肉瘤是一种合理的治疗选择,对于高级别肉瘤患者虽然可以暂时缓解部分临床症状,但不能改善总生存时间,手术并发症和死亡率都很高,需要对手术利弊进行权衡。

可切除的局部复发病灶,应努力争取获得再次完整切除:对于组织学分级高、进展迅速、无复发间期短和多灶性的肿瘤,应谨慎选择再次手术的患者。部分经过选择的患者可能从放疗、化疗、局部热疗中获益。

经影像学检查发现以下情况时应判断为肿瘤不可完整切除:① 广泛的大血管动脉、腔静脉和(或)髂血管侵犯(腔静脉和髂血管受累是手术的相对禁忌证);② 广泛的腹膜种植;

③ 多部位远处转移;④ 肠系膜根部主要大血管侵犯;⑤ 椎体和(或)脊髓侵犯。

2) 放射治疗原则

软组织肉瘤的诊治开始前患者需要经过多学科综合评估和检测,组织骨科、外科、肿瘤内科、放疗科、影像科、病理科和介入治疗科等相关科室的专家,根据患者年龄、身体基本状况、病理类型和肿瘤侵犯范围等,认真阅片并分析病情,依据最有利于患者疾病治疗和改善预后的原则,制定出有计划、按步骤地逐步实施的整体治疗方案,尽量让患者在治疗计划中获得最大的收益。

放疗是软组织肉瘤除手术以外比较有效的局部方式,目前已有的几项随机临床试验都证实放疗能显著降低局部复发率,尽管在改善总生存率方面的作用还不明确。对于具有重要血管、神经的头颈部软组织肉瘤,不宜开展手术,根治性放疗成为重要的选择之一。Kepka 及其同事报道了一项 112 例软组织肉瘤患者的临床研究,其中部位分别为四肢(43%)、腹膜后腔(24%)、头颈部(24%)及双侧体壁(7%),肿块的中位体积为 8 cm^3,89%的患者为中高度恶性,中位放疗剂量为 64 Gy 以及 20%的患者接受了化疗。在经过中位随访 139 个月之后,研究者们发现对于肿瘤直径大于 10 cm 的软组织肉瘤,根治性放疗(大于或等于 10 cm)而未接受手术的患者可在大约 50%的患者可以获得局部控制。

目前辅助性放疗在软组织肉瘤的治疗中使用较为广泛,NCCN 指南的建议是,对于低度恶性软组织肉瘤(G1,Ⅰ期),如果切缘大于 1 cm 或包含有完整的深筋膜,可以不进行术后放疗,如果切缘小于或等于 1 cm,则应该进行术后放疗,尤其当肿瘤直径大于 5 cm 时;对于高度恶性的软组织肉瘤(G2~G3,Ⅱ~Ⅲ期),除非肿瘤非常小,能够做到大范围的广泛切除,否则不论切缘状态如何,都建议进行放疗。

术后放疗应用得最为广泛,可以选择外照射放疗(external beam radiotherapy,EBRT)、术中放疗(intraoperative radiotherapy,IORT)或近距离放疗(brachytherapy)。外照射放疗相关的临床研究较多,一项 NCI 的随机临床试验显示,保肢手术后的辅助放疗可以显著增加局部控制率(24.3%与 1.4%),且总生存率增加 7%(但并没有统计学意义)。外照射放疗应该在伤口完全愈合后(3~8 周)进行,靶区范围应当包括整个手术区域,总剂量由正常组织的耐受性决定。一般来讲,四肢肉瘤的靶区总剂量为 50 Gy,腹腔内和腹膜后肉瘤的总剂量为 45 Gy,再根据切缘状态对肿瘤区域追加适当的推量照射;切缘阴性者追加 10~16 Gy,镜下切缘阳性者追加 16~20 Gy。为了改善治疗效果,还可以采用三维适形调强放疗(IMRT)、断层放疗和(或)质子放疗等较复杂的方法。其中三维适形调强放疗在增加瘤床局部剂量的同时,可以最大限度避免周围正常组织的照射,并可减少放疗相关的并发症。与四肢的术后放疗相比,腹膜后腔软组织肉瘤的放疗挑战性更大。对于只进行手术的腹膜后腔软组织肉瘤患者,在完全切除肿块后局部复发率可高达 41%~82%,亦是其死亡的主要原因,而放疗可以改善这一现状。但是腹膜后腔软组织肉瘤往往体积较大,且与周围正常组织较接近,限制了放疗剂量,因而外照射放疗的剂量限制为 44~55 Gy。这样的剂量并不足以控制局部疾病进展,且术后正常的肠管经常掉进原本被肿瘤占据的瘤床,且肾脏为放疗敏感器官,这些都限制了对腹膜后腔软组织肉瘤的术后放疗。

术中放疗的临床证据较少,仅有回顾性研究表明术中放疗能够很好地控制四肢软组织肉瘤的局部复发。因为术中放疗能够避免腹盆腔等重要脏器受到照射,所以在腹膜后腔软组织肉瘤中更为适用。单纯近距离放疗也被用作术后辅助治疗,45~55 Gy 的低剂量率放疗能降低肿瘤的复发风险,而且不会显著影响伤口愈合,这是利用了放疗可引起细胞周期再分布、肿瘤细胞再氧合等放射生物学特性。但是近距离放疗需要特殊的专业技能和丰富的临床经验,所以应用受到一定的限制。

术前放疗有很多优点。首先,术前放疗的容积更小,因为没有必要覆盖手术野;其次,术前放疗能降低手术过程中的肿瘤种植。而且,不管肿瘤对放疗是否敏感,术前放疗都能够使肿瘤的假包膜增厚,简化手术操作,降低复发风险。对于肿瘤巨大、局部切除困难的肉瘤,指南建议先进行术前放疗,一些原本不可切除的肉瘤通过放疗后也可能有机会手术切除。但是,对于容易手术切除者是否应该进行术前放疗,目前还没有充分的临床证据。一般而言,对于年轻可耐受伤口并发症的患者,可选用术前放疗;对于年老且有基础疾病的患者,可选用术后放疗。常用的术前放疗剂量是 50 Gy,对于所有解剖位置的软组织肉瘤这个剂量并不会引起伤口并发症。放疗后应间隔 3～6 周再进行手术。因为这段时间内的急性放疗反应比较严重,但是也不建议间隔太长时间,因为后期会出现纤维化。术前放疗最大的缺点是会影响伤口的愈合,且肢端水肿及关节僵硬等并发症发生率增加。一项加拿大肉瘤学组开展的Ⅲ期临床实验结果显示,对于局部原发/复发的软组织肉瘤,术前和术后外照射放疗组之间在局部控制率和无病生存率方面差异无统计学意义。但是,术前放疗组的急性伤口并发症较术后放疗组明显升高(35%与17%),尤其是下肢(42.9%与21.3%)。如果经过术前放疗后肿瘤仍然不可切除,可以选择根治性放疗,通过制定详细的放疗计划,剂量可以达到 70～80 Gy。

近距离放疗是将放射源放入靶区内的一种放疗,在肿瘤局部达到高剂量的同时可以最小化周围正常组织的剂量。术后近距离放疗(45 Gy)可降低高分级的软组织肉瘤复发率(下降23%)。目前还没有随机试验比较近距离治疗与外照射治疗之间的差异,所以需要进一步研究辨别患者更受益于哪种放疗方式。

总而言之,放疗在软组织肉瘤的治疗中的地位比较重要。在进行放射治疗之前,对病人的病情需经过多学科讨论分析,具体而言,选择放疗时,临床医生必须了解每块肌肉分布的区域,了解肌肉的起始和终止,清楚肿瘤在局部扩展的程度,CT、MRI 和外科医生的手术记录可以帮助我们了解肿瘤所侵犯的范围,最终优化靶区的勾画与剂量的确定,提升放疗后患者的获益。

3) 化学药物治疗在软组织肉瘤二级预防中的地位和作用

化疗作为高级别软组织肿瘤最重要的内科治疗手段,通过手术及放疗前后的辅助性化疗、晚期患者的姑息性化疗起到了很大的作用,特别是在我国目前靶向治疗药物还没能及时上市的情况下,化疗尤其重要。总体来说横纹肌肉瘤、EW/PNET 对化疗敏感性最好,对于晚期软组织肉瘤一线化疗来说,其他亚型有效率单药在 10%～30%,联合化疗有效率在 30%～50%。根据不同软组织肉瘤对化疗的敏感性不同,将软组织肉瘤化疗适用性总结如表 22.4 所示。

表 22.4 软组织肉瘤的化疗敏感度

相对敏感度	肉瘤类型
化疗为主	尤文肉瘤 胚胎性/滤泡性横纹肌肉瘤
高度敏感	滑膜肉瘤 黏液性/圆细胞脂肪肉瘤 子宫平滑肌肉瘤
中度敏感	多形性脂肪肉瘤 黏液纤维肉瘤 上皮样肉瘤 多形性横纹肌肉瘤 平滑肌肉瘤 恶性外周神经鞘膜瘤 血管肉瘤 促结缔组织增生性小圆细胞肿瘤 头皮和面部的血管肉瘤
较不敏感	去分化脂肪肉瘤 透明细胞肉瘤
极不敏感	腺泡状软组织肉瘤 骨外黏液性软骨肉瘤

辅助化疗是通过手术或者放疗等局部治疗手段完全清除早期肿瘤后,为了进一步杀灭体内残存的肿瘤细胞,进一步延长至复发时间,提高生存率,而进行后续治疗。既往早期的临床研究结果提示辅助化疗与单纯手术等局部治疗相比有延长 DFS 趋势,但是无 OS 差异,但是随着新的化疗药物及方案的出现,病人选择性提高,辅助化疗优势逐渐显现。Tierney 等发表的 Meta 分析显示,辅助化疗能改善 5 cm 以上、高分级软组织肉瘤的 DFS 和 OS。Alvaro 等的 Meta 分析证实,以 ADM 为基础的辅助化疗能显著降低肿瘤术后复发率,10 年绝对受益 10%;生存略有改善,10 年绝对受益 4%。肉瘤 Meta 分析协作组 SMAC 证实,辅助化疗能提高肉瘤术后的局部控制率、无转移生存率、无病生存率,四肢软组织肉瘤 10 年生存率提高 7%。

NCCN 指南、中国专家共识(2015 版)推荐了辅助化疗指征,对于 Ⅰ 期有安全外科边界的软组织肉瘤患者,不推荐辅助化疗;对于 Ⅱ～Ⅲ 期患者,建议术后放疗±辅助化疗,对有以下情况的 Ⅱ～Ⅲ 期患者强烈推荐术后辅助化疗:① 化疗相对敏感;② 高级别、深部、直径大于 5 cm;③ 手术未达到安全外科边界或局部复发二次切除后的患者。

对于软组织肉瘤的化疗周期数目前没有一致意见,但是一般认为要比上皮来源肿瘤化疗次数要多,周期要长。化疗横纹肌肉瘤建议术后辅助化疗 12 个周期,骨外骨肉瘤 12～15 个周期,骨外尤文肉瘤 16～18 个周期。除此以外的其他软组织肉瘤的辅助化疗一致推荐 ADM±IFO 方案,建议化疗 6 个周期。

具体化疗方案详见下述。

4) 分子靶向药物治疗在软组织肉瘤二级预防中的作用

在软组织肉瘤的二级预防中,分子靶向药物研究较少,主要是伊马替尼在 GIST 术后的复发风险为中高危的患者进行积极治疗,并取得了良好的疗效。

3. 软组织肉瘤的三级预防

所谓三级预防就是针对确诊的晚期肿瘤进行积极治疗,以改善生存期。目前软组织肉瘤的三级预防除了姑息性手术、姑息性放疗(见前文二级预防部分内容)外,主要形式是新辅助治疗(化疗或分子靶向药物治疗)、药物姑息性治疗。

1) 新辅助治疗

新辅助治疗在软组织肉瘤中应用主要是对于局部进展期的患者,给予术前诱导治疗后减小肿瘤负荷及侵犯范围,使转化为易于手术或改善生存期。但目前对于新辅助治疗是否会改善生存目前尚有争议,目前一般资料均来自高度恶性软组织肉瘤的新辅助治疗临床研究,Gortza 及 EORTC 报道单纯 IA 方案术前化疗,经观察 5 年 DFS 和 OS 均没有显著改善,而美国的 Edmonson、MGH 运用 IFO、MMC、ADM、DDP 或 MAID 方案联合放疗作为新辅助治疗,取得了 OS 和 DFS 的提高。但是总体来说,对于中低危的软组织肉瘤来说尚没有充分证据。所以对一期切除困难或不能获得 R0 切除,且对化疗敏感的成人高级别软组织肉瘤,可以使用新辅助化疗。具体适应证:① 化疗相对敏感的高级别软组织肉瘤;② 肿瘤体积较大,与周围重要血管神经关系密切,预计无法一期 R0 切除或保肢治疗;③ 局部复发需要二次切除或远处转移行姑息手术前。术前化疗推荐方案:阿霉素(ADM)±异环磷酰胺(IFO)方案或 MAID 方案(美司钠+阿霉素+异环磷酰胺+达卡巴嗪)。术前化疗用药途径有静脉、动脉灌注、隔离肢体热灌注等。

动脉灌注除具有静脉化疗的全身治疗作用外,其本身具有的优点有:① 局部药物浓度是静脉化疗的 4~6 倍;② 对身体状况差或者高龄患者可以通过较小剂量及副作用获得更好疗效;③ 可以使肿瘤缺血坏死、缩小、形成假包膜利于手术切除。

隔离肢体热灌注(HILP)化疗不仅能使肿瘤局部获得更高的药物浓度,还可以利用局部热效应(38℃~39℃)进一步杀灭肿瘤细胞,提高肿瘤广泛切除率、增加保肢治疗的机会,能否带来生存获益目前尚无法最终定论。隔离肢体热灌注化疗可与术前静脉化疗、放疗等治疗手段同步或序贯进行,因联合治疗不良反应较重,推荐功能状态评分 0~1 分、病理分级为 2~3 级且肿瘤体积巨大、肿瘤与重要血管神经关系密切预期常规新辅助化疗后仍难以获得 R0 切除或需要保肢的患者采用。早在 1998 年欧洲就批准 TNFα 联合美法仑进行 HILP 作为局部晚期的中高级别软组织肉瘤术前新辅助治疗的选择,缘于其临床试验证实,经过上述治疗后保肢率达 80%。另外 ADM+DDP 进行 HILP 并且后续以放疗,取得了保肢率 94.6%、5 年 DFS 率 2%、OS 率 54% 的良好效果。EORTC26961 研究中,运用 EIA(VP16、IFO、ADM)方案单纯静脉化疗与联合 HILP 治疗高危局部晚期软组织肉瘤,经过 24.9 月的随访发现,两组 DFS 分别为 6.2 个月和 31.7 个月,两组有效率和 PFS 率均有明显差异,提示 HILP 化疗优于单纯静脉化疗。

2) 姑息性化疗

对于不可切除的局部晚期或转移性软组织肉瘤,积极有效的化学治疗有利于减轻症状、延长生存期和提高生活质量。但是化疗仍无法治愈进展期软组织肉瘤,经过治疗中位生存 1 年左右,对于晚期软组织肉瘤来说,ADM 和 IFO 是目前仅有的两个单药有效率超过 20% 的药物,联合化疗有效率略有提高,但是无生存获益,Bramwell 等对 2 282 个病例进行了 Meta 分析,结果显示联合化疗疗效优于单药 ADM,但不良反应增加,且未延长生存期,年龄小于 40 岁或病理类型为脂肪肉瘤、滑膜肉瘤的患者更能从一线化疗中受益,有 OS 延长。对于多次多线化疗失败,已经证明很难从化疗中获益,且 PS 评分大于 1 分的患者,不推荐再次化疗。化疗方案推荐如下。

(1) 一线化疗药物及方案

ADM 和 IFO 是软组织肉瘤化疗的单药有效率最高的,一线治疗方案均是以此二药之一作为一线用药或者以两药为基础组成联合化疗方案。

ADM 单药 75 mg/m^2,每 3 周为 1 个周期,用法及剂量来源于 1972 年 SWOG 的临床研究,发现 ADM 总有效率 20%,而 45 mg/m^2、60 mg/m^2、75 mg/m^2 三个剂量组有效率分别为 18%、20%、37%,效果与剂量相关。后有学者希望通过提高剂量或者密度来改善疗效,EORTC 一项研究运用 GM-CSF 支持下大剂量 ADM 化疗,显示有效率可较常规 IA 方案提高 10% 左右有效率,但是后来 EORTC 2000 年进行研究没有发现量效关系,所以 75 mg/m^2 仍作为标准剂量。而关于增加用药密度的实验,Maurel 曾发表标准剂量密度和高剂量密度的对比研究,以 90 mg/m^2 的 ADM,14 天为一周期,后加用 IFO 12.5 g/m^2,21 天为一周期,但是两组 RR 分别为 26% 和 25%,PFS 为 7 个月和 6.5 个月,OS 为 14.3 个月和 16.1 个月,均无统计学差异,剂量密度方案未明显提高疗效,却增加副作用,所以未被推广应用。

表阿霉素(EPI)和聚乙二醇脂质体阿霉素(PLD)的不良反应,尤其是心脏毒性和血液学毒性均小于 ADM。EORTC 早期研究对比 ADM 和 EPI 在晚期软组织肉瘤中效果,提示常规剂量下二者疗效、心脏毒性并无差别,但多数学者认为 EPI 更具有量效关系,后有另一项研究,分别将 140 mg/m^2、160 mg/m^2、180 mg/m^2 临床疗效进行对比,结果 RR 分别为 17%、44%、100%,然后将 EPI 150 mg/m^2 及 180 mg/m^2 分别联合顺铂 120 mg/m^2 治疗晚期软组织肉瘤,RR 分别为 30% 和 53%,提示无论单药或者联合化疗,EPI 均有一定的量效关系,而将 180 mg/m^2 EPI 联合顺铂对比 EPI 单药,发现 RR 分别为 54% 和 29%。但治疗软组织肉瘤的总体疗效并不优于 ADM。因此,对于患心脏基础疾病不适合使用 ADM 的晚期软组织肉瘤患者可以使用。PLD 是一种隐匿型脂质体包裹的 ADM 制剂,可以减少单核巨噬系统对药物的吞噬,延长循环时间,因此 PLD 半衰期延长至 50~60 小时,循环时间可长达 2~3 周,而且能够降低对正常组织的毒性、提高肿瘤组织中的药物浓度,但 EORTC Ⅱ 期研究显示,PLD 与 ADM 治疗晚期软组织肉瘤有效率分别为 9% 和 10%,无差异,但是对于 AIDS 相关的卡波西肉瘤(AIDS-KS)疗效显著,RR 高达 63%,并且在与其他一线方案对比中 RR 为 58.7% 和 23.3%,占据优势,对于接受过 ADM/BLM/VCR 等药物单药或者联合化疗失败的 AIDS-KS 病例,仍可有高达 92% 疾病控制率。

吡柔比星(THP)在基础研究中抗肿瘤活性与 ADM 相当或略好,与 ADM 无完全交叉耐药,副作用更小,曾有研究将 MAID 中 ADM 换为 THP 结果晚期软组织肉瘤患者生存期更长,副作用更温和。

异环磷酰胺(IFO)为 CTX 的异构体,早前有研究证实 IFO 比 CTX 更适合治疗晚期软组织肉瘤,与 ADM 相比,IFO 无疗效和不良反应优势。对晚期患者来说,IFO 有量效关系,12~14 g/m^2 比 5~10 g/m^2 更加有效,所以一般常规单药治疗,不应该低于 10 g/m^2,对于无法耐受或拒绝蒽环类药物的患者,一线化疗可推荐 IFO 单药 8~10 g/m^2,每 3 周为 1 个周期,但不推荐大剂量 IFO(12~14 g/m^2)或持续静脉滴注作为辅助治疗。另外 IFO 的用法也对疗效有影响,为减轻毒性,目前 IFO 大剂量方案一般连续静脉输注,更能发挥其量效关系的优势,1990 年报道的 IFO 的剂量爬坡实验发现,从 8 g/m^2 开始逐渐增至 18 g/m^2,发现在不大于 16 g/m² 的情况下,耐受性良好,而常规剂量 IFO 治疗失败的病例经过加量后仍会继续有效。

与 ADM 单药化疗相比,ADM+IFO 方案以及其他含 ADM 的联合化疗方案尽管可以提高有效率和无进展生存时间,但也增加了不良反应,并未显示出总生存优势。因此,不常规推荐作为一线辅助化疗。对于希望通过化疗尽快缩小肿瘤、缓解症状或因此而获取手术切除机会的小于 60 岁、PS 评分为 0～1 分的患者可作为一线推荐,但需要注意药物剂量和及时防治不良反应。

(2) 二线化疗药物及方案

一线化疗失败的软组织肉瘤目前尚无公认的二线化疗药物及其方案。对于一线化疗已使用过 ADM+IFO 方案且 PFS 大于或等于 1 年者,可以考虑再次使用原方案治疗,以下均为 1 类推荐:① 一线化疗未用 ADM 和 IFO:ADM+IFO 方案。② 一线化疗已用 ADM 或 IFO:两药可以互为二线。③ 一线化疗已用 ADM 和 IFO:ADM 或 IFO 单药高剂量持续静脉滴注。

使用 ADM+IFO 方案辅助化疗后不足 1 年复发或转移者,可选用以下药物单药或联合化疗:① 吉西他滨(GEM):平滑肌肉瘤和血管肉瘤的二线化疗药物。② 达卡巴嗪(DTIC):平滑肌肉瘤和孤立性纤维瘤的二线化疗药物。③ 曲贝替定(ET-743):欧洲药品管理局批准曲贝替定 1.5 mg/m²,每 3 周为 1 个周期,用于治疗蒽环类药物和 IFO 治疗失败,或不适合这些药物治疗的晚期软组织肉瘤患者,主要用于治疗平滑肌肉瘤和脂肪肉瘤,尤其是黏液样/圆细胞型脂肪肉瘤。④ 艾瑞布林(E7389):艾瑞布林 1.4 mg/m²,d1、8,每 3 周为 1 个周期,为平滑肌肉瘤和脂肪肉瘤的二线化疗药物。⑤ 联合化疗:GEM+多西他赛可作为平滑肌肉瘤和未分化多形性肉瘤的二线首选化疗方案,GEM+DTIC、GEM+长春瑞滨作为二线联合化疗方案,较单药有生存优势。

另外根据不同的软组织肉瘤亚型选择药物成为新的治疗趋势,很多药物在二线治疗甚至一线治疗上为进一步提高疗效起到了很大作用。

达卡巴嗪(DTIC)是治疗黑色素瘤的重要药物,也在软组织肉瘤中见到了一定的疗效,对平滑肌肉瘤,特别是非消化道来源的平滑肌肉瘤是最有效的药物之一,RR 可达 20% 以上,ECOG 研究表明其单药有效率在 17%～18%,联合 ADM 可以提高到 30%,但是将其加入 ADM 联合 IFO 的标准治疗方案时,没取得更好的效果,由 Dana-Farber 推出的著名的 MAID 方案,由 Mesna、ADM、IFO、DTIC 组成,有效率 50%,CR 10%。目前 DTIC 主要以单药或者联合 GEM 的形式用于平滑肌肉瘤特别是非消化道来源的平滑肌肉瘤的二线化疗中。

吉西他滨(GEM)一线治疗软组织肉瘤疗效差,Okuno 等认为根本无效,但是 EORTC 的 Ⅱ 期研究表明,运用 GEM 1 250 mg/m²,d1、8,对于二线治疗患者 RR 仅有 3.23%。但是随着 GEM 治疗晚期软组织肉瘤研究的不断深入,逐渐发现 GEM 与多西他赛(TXT)或氮烯米胺联合对于平滑肌肉瘤治疗非常有前景,GEM 联合 TXT 大量临床研究证实,ORR 在 53% 左右,并且在多项研究证实两药联合治疗复发性平滑肌肉瘤等疗效明显优于单药。

紫杉烷类药物包括紫杉醇(PTX)和多烯紫杉醇(多西他赛,TXT),研究显示其在无选择的软组织肉瘤一线治疗中效果差,ORR 在 7%～10%,但是在血管肉瘤的治疗中无论一线还是二线,均取得了较为理想的效果。EORTC-STBSG 回顾性分析显示二三线治疗血管肉瘤的 ORR 达 66%,原发于头颈部的和其他部位有效率为 75% 和 58%,提示对于头颈部血管肉瘤疗效显著。TXT 也在头颈部血管肉瘤取得了良好的效果，而且对于未分类的蒽环类耐药的软组织肉瘤 TXT 也有比较好的效果，一项研究发现对于 ADM、IFO 均耐药的患者，应用 TXT 后 DCR 仍有 30%，OS 达 77 个月。另外 TXT 和 PTX 对于卡波西肉瘤也有很强的抗肿瘤活性。

长春瑞滨（VNR、NVB）对于普通的软组织肉瘤意义不大，但是对于多次化疗失败的 AIDS-KS 有效率达 43%，mPFS 5.9 个月，对于儿童横纹肌肉瘤联合 CTX 也有比较好的效果，NCCN 指南也把它列为血管肉瘤的选择之一。

替莫唑胺（TMZ）对于平滑肌肉瘤有效。曾有报道 TMZ 治疗 25 例难治性平滑肌肉瘤取得 32% 的 ORR，联合 CPT-11 治疗 14 例难治性 EW/PNET 患者，结果 DCR 50%，耐受性良好，NCCN 指南将此联合方式推荐为 EW/PNET 和间叶性软骨肉瘤的二线化疗方案之一。

曲贝替定（ET-743）是一种从加勒比海和地中海的海鞘中提取的四氢喹啉类生物碱的半合成品，作用机制可能与组蛋白酶的乙酰化有关，目前批准治疗卵巢癌、急性淋巴细胞性白血病、多发性骨髓瘤，对复发难治的软组织肉瘤有一定活性，国外批准用于治疗 IA 方案耐药的晚期软组织肉瘤患者，特别是脂肪肉瘤、平滑肌肉瘤，尤其是黏液样/圆细胞性脂肪肉瘤。

拓扑异构酶-1 抑制剂包括羟基喜树碱、拓扑替康、伊立替康等，拓扑替康曾联合 CTX 在传统治疗无效的 9 例软组织肉瘤中，结果全部获得 PR，其中 7 例维持至 6 个月，NCCN 指南已经将其两药联合方案推荐为 EW/PNET、OS、MFH/UPS、去分化和间叶性软骨肉瘤的二线治疗方案之一，另外伊立替康也同样获得类似推荐。

另外，还有一些药物在临床试用过程中体现出了一些活性，比如培美曲塞、ABT-751、PNU-166、Glu、苯达莫司汀、帕利伐米、TH-302、Euibulin、伊沙匹隆、伊达曲沙、雷替曲塞等，但是由于应用时间短，还需要进一步临床验证。

3）分子靶向药物治疗

随着分子生物学及遗传学技术的发展，对于药物作用机制及疾病的发病机理有了更深刻的认识，精准医疗模式指导下的分子靶向药物在恶性肿瘤的治疗中逐渐占据了极其重要的地位，目前在国外经过批准用于术后辅助或者晚期软组织肉瘤的分子靶向药物有很多。

对于普通型软组织肉瘤（STS）来说，帕唑帕尼被国外批准用于非脂肪肉瘤的 STS，它是一种新型抗血管生成剂，以 VEGFR、PDGFR、Kit 作为靶点，EORTC 公布的一项 II 期研究显示，其治疗平滑肌肉瘤、滑膜肉瘤、除脂肪肉瘤之外的其他肉瘤，12 周 PFS 率分别达到 44%、49%、39%，而脂肪肉瘤只有 26%。

对于 GIST，伊马替尼是一线治疗的主要药物，局部晚期或者复发性的 GIST，有研究显示术前给予伊马替尼能够明显提高完全切除率，后续 2 年伊马替尼持续治疗，取得了比较理想的生存期，但是术前是否给予伊马替尼目前还没有确定标准。GIST 完全切除术后对于高复发风险的患者来说，口服伊马替尼 3 年可以明显降低复发及延长生存期，而对于其他中危患者口服 1 年伊马替尼。NCCN 指南（2016 年第 2 版）指出晚期 GIST 一线首选伊马替尼，二线可以选择舒尼替尼、瑞戈非尼，对于上述三种药物耐药的，可以选择达沙替尼、索拉非尼、尼洛替尼，PDGFRA 基因 18 号外显子 D842V 突变的，对伊马替尼原发耐药，可以选择帕唑帕尼。

伊马替尼治疗进展期韧带样瘤（纤维瘤病）和脊索瘤患者也取得了疗效，SARC 研究发现，伊马替尼治疗 22 例不能手术患者，2 个月和 4 个月的 PFS 率分别为 91% 和 78%。治疗

18例脊索瘤患者,中位PFS达70周以上,对于AIDS-KS也有5例/10例PR的报道。隆突性皮肤纤维肉瘤(DFSP)大都可见PDGFRB基因重排,且95%有t(17;22),服用伊马替尼后有上述基因突变的疗效较好,有部分CR患者。NCCN指南(2016年第2版)也推荐伊马替尼用于DFSP、韧带样瘤、绒毛结节性滑膜炎、恶性腱鞘巨细胞瘤的治疗。

索拉非尼是多靶点抑制剂,能通过阻断Raf/MEK/ERK信号传导通路直接抑制肿瘤增殖,另一方面能通过抑制VEGFR/PDGFR来阻断肿瘤新生血管形成,2009年Maki报道,索拉非尼单药治疗血管肉瘤取得PR 14%,mOS 14.3个月。目前NCCN指南推荐用于GIST和血管肉瘤的治疗。

舒尼替尼也是一个多靶点的酪氨酸激酶抑制剂,它对腺泡状软组织肉瘤(ASPS)有较好活性,ASPS是一种化疗高度抗拒的STS,化疗效果极差,2008年就曾报道2例ASPS患者服用舒尼替尼后均取得PR,后2010年报道10例ASPS患者应用舒尼替尼取得PR 5例的良好疗效。目前NCCN指南推荐舒尼替尼用于血管肉瘤、GIST(二线)、孤立性纤维瘤、血管外皮瘤、ASPS和脊索瘤的治疗。

贝伐单抗是VEGF的单克隆抗体,Park等则联合应用替莫唑胺和贝伐单抗(5 mg/kg,第8天和第22天给药,每4周为1个周期)治疗无法手术的孤立性纤维瘤和血管外皮瘤患者14例,中位随访34个月后,PR 11例,起效的中位时间为2.5个月,SD 2例。被NCCN推荐用于血管肉瘤以及孤立性纤维瘤、血管外皮瘤的治疗,可以单药应用,也可以与替莫唑胺联合。

由于约50%的普通型炎性肌纤维母细胞肿瘤(IMTs)伴ALK基因重排和过表达。近年来,已证明其他激酶的基因融合,如ROS1和PDGFRB,与IMT的发病机制有关。针对ALK和ROS1基因的酪氨酸激酶抑制剂克唑替尼、色瑞替尼均对其有一定活性,被NCCN指南推荐应用。

新型的CDK4/6抑制剂Palbociclib对29名肉瘤患者的2期试验显示,Palbociclib治疗患者12周时无进展生存为66%。现NCCN指南推荐用于腹膜后高分化脂肪肉瘤的治疗。

综上所述,根据不同的软组织肉瘤亚型,选取不同敏感性的药物,这种病理特异性为临床治疗提高疗效提供了一种新的思路。具体用药倾向性如下表总结(表22.5)。

表22.5 不同亚型软组织肉瘤的用药策略

病理亚型	有效药物	治疗方案
普通型	ADM	AIM(ADM+IFO+Mesna)
	EPI	MAID(Mesna+ADM+IFO+DTIC)
	IFO	
	DTIC	IFO+EPI+Mesna
	GEM	GEM+TXT
	TMZ	GEM+VNR
血管肉瘤	PTX	一线:PTX/TXT
	TXT	二线:ADM+IFO
	VNR	
	Sorafenib	
	Sunitinib	
	Bevacizumab	

续表 22.5

病理亚型	有效药物	治疗方案
韧带样瘤（纤维瘤病）	舒林酸 NSAIDS 托瑞米芬 他莫昔芬 低剂量 IFN Imatinib	MTX＋VLB ADM 为基础的方案
胃肠道间质瘤（GIST）	一线：Imatinib 二线：Sunitinib 三线：Sorafenib 尼洛替尼 达沙替尼	
孤立性纤维瘤（SFT） 血管外皮瘤	sunitinib	一线：Sunitinib 二线：Bevacizumab＋TMZ
腺泡状软组织肉瘤（ASPS）	Sunitinib	
绒毛结节性滑膜炎（PVNS） 恶性腱鞘巨细胞瘤（TGCT）	Imatinib	
血管周上皮样细胞瘤（PEComa） 复发性血管平滑肌脂肪瘤 淋巴管平滑肌瘤病	Sirolimus	
脊索瘤	Erlotinib Imatinib Sunitinib	Erlotinib＋Cetuximab Imatinib＋DDP Imatinib＋Sirolimus
骨肉瘤（OS） 恶性纤维组织细胞瘤（MFH）/未分化 多形性肉瘤（UPS） 去分化软骨肉瘤	ADM/EPI IFO DDP MTX VP-16 GEM TXT CTX TPT	一线：ADM＋DDP HD-MTX＋ADM＋DDP（MAP） HD MTX＋ADM＋DDP＋IFO IFO＋VP-16 IFO＋EPI＋DDP 二线：GEM GEM＋TXT CTX＋VP-16 CTX＋TPT IFO＋VP-16 IFO＋VP-16＋CBP HD-MTX＋VP-16＋IFO

续表 22.5

病理亚型	有效药物	治疗方案
尤文肉瘤/原始神经外胚层瘤（EWS/PNET） 间叶性软骨肉瘤	ADM IFO CTX VCR VP-16 TPT CPT-11 TMZ GEM TXT	一线（原发、新辅助和辅助化疗）： VAC/IE（VCR＋ADM＋CTX/IFO＋VP-16） VAI（VCR＋ADM＋IFO） VIDE（VCR＋IFO＋ADM＋VP-16） 一线（转移性肿瘤）： CVD（CTX＋VCR＋ADM） VAC/IE（VCR＋ADM＋CTX/IFO＋VP-16） VAI（VCR＋ADM＋IFO） VIDE（VCR＋IFO＋ADM＋VP-16） 二线（复发、难治肿瘤）： CTX＋TPT TMZ＋CPT-11 IFO＋VP-16 IFO＋VP-16＋CBP GEM＋TXT
平滑肌肉瘤	ADM Trabectedin GEM TXT TMZ DTIC	非子宫平滑肌肉瘤 一线：ADM 二线：GEM＋TXT Trabectedin 子宫平滑肌肉瘤 一线：GEM＋TXT 二线：ADM 三线：Trabectedin 四线：TMZ
脂肪肉瘤	ADM IFO DTIC Trabectedin	一线：ADM＋IFO＋DTIC＋Mesna 二线：Trabectedin
滑膜肉瘤	ADM IFO Trabectedin Pazopanib	一线：ADM＋IFO 二线：HD-IFO 三线：Trabectedin
隆突性皮肤纤维肉瘤（DFSP）	Imatinib	

续表 22.5

病理亚型	有效药物	治疗方案
横纹肌肉瘤	VCR ACT-D CTX CPT-11 TPT VNR	VA(VCR+ACT-D) VAC(VCR+ACT-D+CTX) CPT-11+VCR CTX+VNR CTX+TPT
恶性外周神经鞘膜瘤(MPNST)	ADM IFO VP-16 CBP	一线:ADM+IFO 二线:VP-16+IFO VP-16+CBP

4. 软组织肉瘤的四级预防

软组织肉瘤病情发展到晚期,会造成各种不适症状,对于类似症状的对症处理能够减轻患者痛苦,改善患者生存质量,比较常见症状及并发症包括:疼痛、肢体肿胀、恶性浆膜腔积液等。四级预防最主要是建立在原发病积极治疗的基础上,如果原发病治疗有效,患者各项症状会减轻,反之,只能对症处理,往往效果较差。由于软组织肉瘤可在全身任何部位发病,症状复杂多样,但其症状及并发症无太多特异性,其他部位及性质的肿瘤也有相应症状出现,可参考本书其他章节的四级预防。

总之,软组织肉瘤是一组异质性很强的疾病,病因及发病机制尚不完全明了,目前治疗是以手术为主的综合治疗,对于大部分晚期软组织肉瘤来说,常规治疗效果尚不十分理想,积极预防、早期发现、早期治疗是根治的希望,而新型药物的出现和新的综合治疗思路的探索是未来晚期软组织肉瘤治疗最有潜力的方向。

参考文献

[1] Siegel RL, Miller KD, Jemal A. Cancer statistics, 2016. CA Cancer J Clin 2016;66:7-30.

[2] Mastrangelo G, Coindre JM, Ducimetière F. Incidence of soft tissue sarcoma and beyond: a population-based prospective study in 3 European regions. Cancer. 2012 Nov 1;118(21):5339-48.

[3] Honoré C, Méeus P, Stoeckle E, et al. Soft tissue sarcoma in France in 2015: Epidemiology, classification and organization of clinical care. Journal of Visceral Surgery (2015) 152, 223-230.

[4] Nimeshi Jayakody, E. Clare Harris, David Coggon. Phenoxy herbicides, soft-tissue sarcoma and non-Hodgkin lymphoma: a systematic review of evidence from cohort and case-control studies. British Medical Bulletin, 2015, 114:75-94.

[5] 丁易,杨发军,邓志平. 软组织肉瘤的诊断和治疗. 中国医刊,2011,46(1):19-22.

第二十三章 恶性淋巴瘤的临床预防方略

恶性淋巴瘤(malignant lymphoma，ML)是淋巴结和(或)结外部位淋巴组织的免疫细胞恶性肿瘤，按病理组织学的不同可分为两大类：霍奇金淋巴瘤(Hodgkin lymphoma，HL)和非霍奇金淋巴瘤(non-Hodgkin lymphoma，NHL)。HL起源于B淋巴细胞，以多核RS细胞(Reed-Stemberg细胞，里-斯细胞)为特征；NHL来源于经抗原刺激后处于不同分化、发育阶段的T细胞、B细胞或NK细胞。HL和NHL是两种不同的疾病，无论是流行病学、生物学行为、临床表现还是预后都不尽相同。HL多为中青年患者，而NHL则在老年人常见。NHL发病率是HL的5倍左右。HL只分两大组织病理类型、4种亚型；NHL异质性强，病理类型复杂，亚型多达几十种。HL治愈率高达80%，而NHL治愈率不足50%。我国恶性淋巴瘤具有不同于欧美国家恶性淋巴瘤的特点：我国HL发病率低，只占恶性淋巴瘤的10%~15%，且仅有一个发病年龄高峰(40岁左右)，缺乏欧美国家的发病年龄双峰(在20岁左右及70岁以后)。欧美国家HL发病率高，占整个恶性淋巴瘤的40%~45%。我国弥漫性大B细胞淋巴瘤、T细胞淋巴瘤、高度恶性淋巴瘤及结外NHL的发病率均高于欧美国家，滤泡性淋巴瘤、慢性淋巴细胞白血病/小淋巴细胞淋巴瘤(chronic lymphocytic leukemia/small lymphocytic leukemia，CLL/SLL)、蕈样肉芽肿则比欧美国家少见。

第一节 恶性淋巴瘤的流行病学

基于世界卫生组织(WHO)下属国际癌症研究机构(IARC)的GLOBOCAN 2012年数据，2015年《CA：临床医师癌症杂志》统计了全球范围内最新癌症流行病学资料，关于淋巴瘤：世界范围内NHL男性新增病例数21.76万(第8名)，女性新增病例数16.81万(第10名)；NHL男性死亡病例数11.54万(第10名)，女性死亡病例数8.43万(10名开外)。

对于HL：发达国家男、女世界人口年龄标化发病率分别为：2.3/10万、1.9/10万，标化死亡率分别为：0.4/10万、0.3/10万；发展中国家男、女世界人口年龄标化发病率分别为：0.8/10万、0.5/10万，标化死亡率分别为：0.4/10万、0.3/10万。

对于NHL：发达国家男、女世界人口年龄标化发病率分别为：10.3/10万、7.1/10万，标化死亡率分别为：3.5/10万、2.0/10万；发展中国家男、女世界人口年龄标化发病率分别为：4.3/10万、2.8/10万，标化死亡率分别为：2.8/10万、1.8/10万。

2015年10月，中国国家癌症中心向世界首次发布国内居民恶性肿瘤最新流行病学数据。数据显示,我国淋巴瘤5年患病且存活人数为15.76万,在5年患病榜上位列第12,其中城市地区11万,乡村地区4.76万,5年患病率分别是15.9/10万,7.2/10万;男性8.91万,女性6.85万,5年患病率分别是12.9/10万,10.4/10万。我国淋巴瘤年龄段构成比:以40岁到64岁居多,占52.5%。

2016年1月中国国家癌症中心在《CA:临床医师癌症杂志》发表了我国恶性肿瘤统计数据,数据基于2009—2011年间的72个地方人群的恶性肿瘤登记处的数据,估算了2015年淋巴瘤新发病例为8.82万(男性5.3万,女性3.52万),在发病榜上位列第11,死亡人数为5.21万(男性3.27万,女性1.94万),是国人第10大恶性肿瘤死亡原因。

1. 地区分布

1) HL 的地区分布

HL的发病率保持相对稳定甚至有所减缓,但在世界各地的发病情况差异较大,高发地区主要位于中东、东欧以及欧洲其他地区、北美和澳大利亚等。在欧美国家占整个淋巴瘤的45%左右,居淋巴瘤之首位。HL的发病率在发展中国家和亚洲部分地区较低。我国属于低发病率国家,2012年中国淋巴瘤病理研究协作组对100 002例回顾性分析结果显示HL占我国所有淋巴瘤的构成比为8.54%,这一数据与日本(7%)接近。

经典型HL在组织学上可分为4种亚型:结节硬化型(nodular sclerosis, NS)、淋巴细胞消减型(lymphocytic depletion, LD)、混合细胞型(mixed cellularity, MC)和淋巴细胞为主型(lymphocytic predominance, LP)。与欧美数据相似,我国90%以上的霍奇金淋巴瘤为经典型HL,但我国经典型HL的亚型构成却与西方及日本的情况不同,我国MC和NS这2个亚型均较常见,各占所有霍奇金淋巴瘤的40%左右,而欧美及日本等国家则以NS占绝对优势(在所有霍奇金淋巴瘤中的构成比高达50%~80%)。研究表明,HL的亚型构成与EB病毒(EBV)及社会经济等因素有关。社会经济发展水平较高的国家或地区,通常NS多见,而此型与EB病毒相关性较低;但在社会经济水平稍差的国家或地区,与EB病毒相关的MC则相对多见。

2) NHL 的地区分布

在世界范围内,NHL发生率很不一致,在西方国家特别是澳大利亚、西欧、北欧、北美等地区的NHL发病率较高,而在亚洲和东欧地区较低,两者之间差别可达8~10倍。南美洲的发病率介于二者之间。儿童NHL发生率较高的有埃及、科威特、葡萄牙、西班牙和美国黑人等。非洲NHL发病率低,但Burkitt淋巴瘤在非洲高发。与HL不同,在过去几十年中,NHL的发病率在全球范围内里呈稳定上升趋势,每年增长约3%~4%,比大部分恶性肿瘤增长速度都快,原因不明,部分原因可能与AIDS流行有关,也有其他未知因素。免疫功能缺陷和AIDS流行并不能完全解释NHL的增长趋势,而延迟性感染通过损害Th1/Th2淋巴细胞从而增加NHL发病风险可以解释目前NHL持续增长。

我国NHL发病率亦逐年上升,从2012年中国淋巴瘤病理研究协作组数据来看,我国淋巴瘤患者中NHL的构成比为87.69%,NHL发病率约为HL的10倍,显然对我国而言,NHL的研究与防治较HL更重要。与欧美等西方国家数据相比,我国T细胞和NK细胞淋巴瘤的相对构成比(占所有淋巴瘤的21.38%)明显高,而略低于日本的构成比,B细胞非霍奇金淋巴瘤与T/NK细胞淋巴瘤的构成比例约为3:1,而日本这一比例为2.6:1。弥漫性大B细胞淋巴瘤(非特指性)是我国最常见的B细胞NHL亚型(占50.18%),也是所有淋巴瘤类型中最为常见的类型(占 33.27%),这一数据与日本的数据相似,而略高于欧美国家的数据。我国滤泡性淋巴瘤的发病率远低于欧美以及日本,但在沿海发达地区的发病率却相对较高。日本也有研究显示,日本本土滤泡性淋巴瘤的发病远高于冲绳地区,提示社会经济发展状况及生活方式的西方化转变可能对滤泡性淋巴瘤的发病有一定影响。

在所有 T/NK 细胞肿瘤亚型中,我国结外 NK/T 细胞淋巴瘤(鼻型)最为常见(占所有淋巴瘤的 6.02%),也是最具中国特色的淋巴瘤类型之一,欧美这一疾病的发病率远较我国低。尽管日本本土的结外 NK/T 细胞淋巴瘤构成比(0.39%~2.31%)相对较低,但在冲绳地区这一肿瘤却相当常见,其疾病相对构成比(5.82%)已接近我国和韩国的数据,这可能与冲绳地区在历史上曾与这些国家或地区密切相关。与欧美数据相比,我国肠病相关 T 细胞淋巴瘤相对罕见,且几乎所有病例均系 II 型肿瘤,没有显著的肠病病史或表现。与日本不同的是,我国成人 T 细胞白血病/淋巴瘤甚为罕见。除 CLL/SLL 外,其他亚型在 B 细胞肿瘤中的构成比和欧美数据相似。

2. 种族分布

1) HL 的种族分布

在所有 HL 病例中,白色人种占 90%以上,尤其是美国白色人种,其次为黑色人种和西班牙裔,亚洲人种发病率最低。

2) NHL 的种族分布

患 NHL 的白人比其他种族更多见,这种情况的原因不明,部分可能与遗传因素有关。种族差异在某些 NHL 亚型中非常明显,如滤泡性淋巴瘤,它在西方国家占很大比例、而在发展中国家少见。在其他的淋巴系疾病,遗传因素也可能起了重要作用,如 CLL/SLL,在亚洲人群中发病率很低。

另外,一些在特定国家特别常见的淋巴瘤与病毒感染有关,如 EBV(在南美洲和亚洲多见的 NK 细胞淋巴瘤,或非洲多发的 Burkitt 淋巴瘤)、HTLV-1(在加勒比海地区和亚洲常见的成人 T 细胞白血病/淋巴瘤)及肝炎病毒 C(意大利北部和日本多见的 B 细胞淋巴瘤,特别是免疫母细胞淋巴瘤)。

3. 年龄分布

1) HL 的年龄分布

HL 确诊时,患者的中位年龄为 26~31 岁。在欧美发达国家 HL 有两个发病高峰,第一个发病高峰为 15~34 岁,第二个发病高峰为 70 岁以上。但也有研究认为第二个发病高峰源于错误的病理分型。错误分类的病例大部分为侵袭性 NHL,而不是 MC 或 LD。一般而言,NS 最常见,70%以上的病例在 40 岁以下发病,无第二发病高峰。其他的组织学亚型如 LP、MC 和 LD,发病率较低但是其随年龄增长逐步升高。发展中国家 HL 的发病率一般不呈现双峰模式,总的发病率亦普遍低于发达国家。我国的数据提示多数亚型的霍奇金淋巴瘤患者的发病年龄则相对较轻,中位发病年龄为 29~50 岁。

2) NHL 的年龄分布

发达国家高发年龄段为男性 60~70 岁,女性 70~74 岁,但在发展中国家年轻人占相当高的比率。NHL 各种亚型在不同年龄段的构成比不同:成人 B 细胞 NHL 占 85%,T 细胞来源约占 15%,儿童 B-NHL 占 35% 而 T-NHL 占 65%。Burkitt 淋巴瘤、淋巴母细胞性淋巴瘤和间变性大细胞淋巴瘤更多发生于儿童,青年成人组侵袭性 NHL 更常见,惰性淋巴瘤和侵袭性淋巴瘤均为 60 岁以上老年患者的常见类型。任何组织学亚型对于老年人都趋向预后不良。我国的数据基本和国际报道一致,作为我国特色的结外 NK/T 细胞淋巴瘤患者的发病年龄相对较轻。

4. 性别分布

1) HL 的性别分布

HL 的发病率男性高于女性,男性约为 0.2/10 万～5.7/10 万,女性约为 0.1/10 万～4.9/10 万,男性 HL 的发病率平均约为女性的 1.4 倍。男性发病高于女性主要见于小于 10 岁的儿童以及 50 岁以上的老年人。国内研究分析发现除 LD(男女性别比 0.5)外,LP、MC 这 2 种亚型显示男性患者均显著多于女性,男女性别比分别是 2.2、1.5,NS 则为 1.0。而美国耶鲁大学医学院调查发现 1970 年以来青年人 HL 发病率增加,尤其年轻女性更为明显,但是这种发病趋势仅限于 NS,其余亚型则无此种改变。

2) NHL 的性别分布

NHL 男性比女性更多见,随着时间的推移,男女发病率的差异正逐步缩小。国内数据亦提示绝大部分亚型男性患者多于女性患者,特别是 Burkitt、套细胞淋巴瘤、绝大部分 T 细胞(ALK 阳性的间变性大细胞淋巴瘤除外)和 NK 细胞肿瘤等亚型男性显著多于女性。

第二节 恶性淋巴瘤可能的发病因素

恶性淋巴瘤的病因很复杂,迄今为止尚未完全阐明。一般认为感染因素、免疫因素在淋巴瘤的发生过程中起到重要作用,此外遗传因素、物理因素、化学因素等也有着不容忽视的作用。而淋巴瘤往往是多种因素相互作用的结果。

1. HL 的可能的发病因素

HL 的病因目前仍不十分清楚,现在认为与感染和遗传倾向有关,尤其是 EBV 感染与 HL 发病密切相关。目前的流行病学资料都支持上述两种病因,但是遗传倾向和感染引起的 HL 亚型不同。

1) 感染因素

(1) EB 病毒(Epstein-Barr virus,EBV):亦称人疱疹病毒 4。EBV 的慢性感染几乎存在于所有人群中,该感染过程的建立最终取决于成熟 B 细胞,成年后患过传染性单核细胞增多症和 EBV 高负荷的患者罹患 EBV 阳性的 HL 的风险较高,且一般在 HL 临床症状出现之前,患者血清中已可检测到 EBV 抗体滴度的增高,同时在 HL 肿瘤细胞中可分离出 EBV。来自流行病学、血清学和分子生物学研究皆提示与 HL 联系最为密切的病毒是 EBV。在发展中国家,大部分 HL 病例为 EBV 阳性。发展中国家患者 EBV DNA 的检出率比发达国家高。在发达国家,约有 40%～50% 的 HL 病例与 EBV 感染有关,这些病例主要为儿童和老年人,而在青年结节硬化型 HL 患者中 EBV 感染较少见。EBV 可能是 HL 的转化因素。有研究还发现在具有 HLA-Ⅱ类分子 DPB1 表型的亚组中,EBV 阳性与 HL 的相关性尤为明显。当 EBV 存在于 HL 患者时,在所有的肿瘤细胞中都可检测到单克隆 EBV 基因,但并非所有的 HL 患者 EBV 都为阳性。有报道认为 EBV 在 HL 的发生中起到类似慢性炎症刺激作用,其具体机制尚待进一步的研究。

(2) 人类免疫缺陷病毒(human immunodeficiency virus,HIV):HIV 可增加某些肿瘤的发生风险,这些肿瘤包括 Kaposi 肉瘤、NHL 和 HL 等。虽然 HL 与 HIV 的相关性不如 NHL 显著,但仍能看到,在艾滋病的人群中 HL 的发病率约增加 2.5～11.5 倍。在 HIV 感染者中 HL 发病风险增高,且这一群体中 HL 的组织学类型、生物学行为以及预后与非 HIV 感染的 HL 患者有很大不同,HIV 阳性的晚期 HL 患者常伴随结外病变。与非 HIV 相关的 HL 患者相比,HIV 阳性的 HL 患者对化疗总体反应率较低,复发率较高,感染等并发症更多见,总生存率更低。此外,HIV 与 EBV 同时阳性的 HL 患者在 HIV 相关 HL 中占了很高的比例(约 80%～90%)。HIV 相关的 HL 是仅与普通的免疫缺陷有关,还是 HIV 所致的免疫失调直接引发的迄今尚不清楚。

(3) 人疱疹病毒(human herpes virus,HHV):是一种 T 淋巴细胞双链 DNA 病毒,广泛存在于成年人中。流行病学研究显示 HHV-6 和 HHV-7 与 HL 的发生有一定相关性,特别是 HHV-6 与 HL 的相关性有较多的研究支持。HL 患者的 HHV-6 阳性率和抗体滴度均较非 HL 者高,且随着 HL 疾病的进展,HHV-6 的抗体滴度也逐渐升高,但也有报道称未能在 HL 患者的肿瘤细胞中检测到 HHV-6。有研究认为是 HHV-6 引起的机体免疫损伤而非 HHV-6 本身在 HL 发生中起作用,其具体机制尚不明确。

(4) 麻疹病毒(measles virus,MV):有报道在 HL 患者组织中可检测到 MV 抗原和 RNA。最近流行病学研究证实在孕期或围产期 MV 暴露与 HL 发病具有相关性。也有报道仅在学龄前既已感染 MV 的人群中存在 HL 发病风险的差异,其发病机制尚不明确。

2) 遗传倾向

人口学和家系研究已证实 HL 具有在家庭成员中群集发生的现象。在所有 HL 患者中,家族性 HL 约占 5%,有 HL 家族史者患 HL 的危险较其他人高,HL 的直系亲属发生 HL 的风险较普通人群增加约 3 倍。HL 在世界各地发病情况差异较大,且与年龄有关,提示遗传易感性可能起了一定作用。EBV 对家族性 HL 的发病不起主要作用。国外已有学者从基因水平对 HL 的遗传因素做了大量的研究,但这方面的研究仍处于起步阶段。此外,机体的免疫应答能力与 HLA-2 的基因变异有关,特定等位基因可增加 HL 易感性。有研究发现携带 HLA-DPB1 位点 DPB1*0301 等位基因增加 HL 的发病风险,携带 DPB1*0201 等位基因则发病风险较低。

3) 其他因素

(1) 社会经济地位:长期以来研究发现 HL 的发病还受社会经济状况的影响,那些出身于高阶层家庭、居住在独幢房屋、受过高等教育或小型家庭的人患 HL 的危险性增高。可能的机制是:该人群在儿童时期患病毒感染性疾病的时间要迟于一般人群。但在某些经济比较落后的国家和地区,儿童和青年人的 HL 发病率高于经济发达的国家和地区。

(2) 职业暴露:研究发现与 HL 发生较密切的职业暴露是木工行业。也有报道认为男性农民是 HL 的高危人群,但没有证实特异的致病因素。该职业所接触的除草剂、杀虫剂和微生物可能是发病的主要因素。此外,纺织工、理发师、裁缝和制衣工等也有报道属 HL 高危职业。

(3) 化学物质暴露:化学物质如苯、苯氧除草剂和氯酚等有机溶剂、杀虫剂等被认为与 HL 有一定的相关性,但研究结果很不一致。

2. NHL 可能的发病因素

大多数情况下 NHL 为散发疾病,无特定的发病因素。但是,流行病学研究揭示,NHL 主要的可能的发病因素为环境、营养饮食、免疫状态和感染。

1) 环境和职业

在农业工作者中,NHL 发病率高于一般人群。大量研究表明,接触杀虫剂以及除草剂 2,4-二氯苯氧乙酸可使 NHL 发病风险增加 2~8 倍。接触农药的残余物也是 NHL 潜在的高危因素。除了农业工作外,还有其他职业的 NHL 发病风险较高。这些职业包括接触化学试剂的工作如化学家、干洗工、印刷工人、木工、美容师等暴露于苯氧乙酸、氯仿等溶剂环境中的人群 NHL 的发病风险也增高。染发尤其是使用永久性染发制剂可增加 NHL 发病风险。国外发现持久使用深色染发剂超过 25 年和使用 200 次以上者发生滤泡性淋巴瘤和其他低度恶性 B 细胞淋巴瘤的危险性明显增加。有大量研究报道苯可以增加 NHL 的发病风险,但也有研究不支持这一结论。

2) 营养和饮食

NHL 与饮食的相关性研究较少。食物通过影响免疫应答及改变细胞膜成分和结构可增加患 NHL 的危险。摄入脂类食物可改变细胞膜磷脂酸成分及亚细胞膜结构,从而影响膜的功能,在淋巴结中这种改变可导致免疫功能损伤;摄入蛋白类抗原成分可能直接刺激淋巴结,并与其他致病因素协同作用,增加 NHL 的发生风险。有研究表明,过多摄入动物蛋白、脂肪、牛奶(大于 2 杯/天)及饮水中亚硝胺与 NHL 发病有关。也有研究发现摄入较多的水果和蔬菜可降低 NHL 的发病率。国际淋巴瘤流行病学协会的一项关于肥胖与 NHL 相关性的研究表明:除弥漫性大 B 细胞淋巴瘤与过度肥胖有一定关联外,体重指数与绝大多数类型的 NHL 发病无明显相关性,且弥漫性大 B 细胞淋巴瘤与肥胖的关系尚需进一步研究。

3) 吸烟和饮酒

吸烟、饮酒与 NHL 发病关系报道不肯定。过度吸烟可能增加 NHL 发病的危险性,尤其 45 岁以下人群发病风险明显增加。吸烟主要是与滤泡性淋巴瘤的关系密切。目前流行病学研究未证实吸烟一定增加 NHL 的发病风险,但也无证据表明吸烟与 NHL 发病无关。以往的研究中对饮酒与 NHL 的相关性的报道很不一致,多数研究认为适量饮酒为保护因素,降低 NHL 的发生危险,也有研究认为增加发病风险或未发现任何联系。有研究发现 Burkitt 淋巴瘤发生风险降低与饮酒关系最为密切(OR 为 0.51)。

4) 免疫状态

(1) 免疫缺陷:原发性和获得性免疫缺陷是 NHL 主要危险因素之一。免疫受抑制可增加 NHL 发病风险,最好的例证是艾滋病患者 NHL 发病增高,据估计约 25% 的原发性免疫缺陷患者发展为 B 细胞淋巴瘤。其他免疫缺陷状态包括自身免疫病如类风湿关节炎、干燥综合征、桥本甲状腺炎和系统性红斑狼疮等,均可增加 NHL 发病风险,其原因主要是疾病本身造成这些患者的免疫功能紊乱,或在治疗疾病过程中被迫使用免疫抑制剂。研究发现,不同类型的自身免疫性疾病好发的淋巴瘤亚型也有所不同,如类风湿关节炎好发的淋巴瘤亚型为弥漫性大 B 细胞淋巴瘤,干燥综合征则为黏膜相关淋巴组织淋巴瘤。在许多免疫缺陷的 NHL 病例中,发病风险还与 EBV 感染有关。

(2) 器官移植:流行病学研究表明器官移植或骨髓移植可增加 NHL 发生风险,这可能与移植导致的免疫长期抑制有关。特别是在移植后第一年、年轻移植患者和非肾脏移植者中这种比例更高。器官移植相关性淋巴瘤常发生于结外组织,尤其是中枢神经系统,组织学类型上倾向于弥漫性大 B 细胞类型。

5) 感染

某些感染因素可大大增加 NHL 的发病风险。有些感染因子可引起不同类型的 NHL,但是另外一些感染因子与某一特定亚型有关。

(1) EBV:引起淋巴瘤最主要病原体是 EBV。EBV DNA 可在约 30% 的 NHL 中检测出,它与 NHL 的许多亚型有关,包括 Burkitt 淋巴瘤、NK/T 细胞淋巴瘤、某些血管免疫母细胞淋巴瘤及肠道 T 细胞淋巴瘤等,其中关系最为密切的是 Burkitt 淋巴瘤。早在 1958 年 Denis Burkitt 首次报道了在热带非洲儿童中多见的一种 B 细胞来源的肿瘤,常常侵犯颌骨。此后,Michael Epstein 和 Yvonne Barr 在该肿瘤中发现了形态上高度类似于单纯性疱疹病毒的一种病毒颗粒——命名为 EBV,并且体外实验证明该病毒能改变 B 细胞,同时也是传染性单核细胞增多症的元凶。热带地区儿童疟疾的反复发作启动了异常 B 细胞应答,同时削弱了细胞免疫功能,故 EBV 和恶性疟原虫的反复感染在地方性 Burkitt 淋巴瘤发生过程中起协同作用。几乎 100% 的地方性 Burkitt 淋巴瘤中可检测到 EBV,但在散发性的淋巴瘤患者中很少检测到该病毒。艾滋病相关的 NHL 中,尤其是侵犯中枢神经系统的病例中,绝大多数呈现 EBV 阳性。蕈样肉芽肿是皮肤 T 细胞淋巴瘤的一个临床亚型,有研究表明,EBV 与皮肤 T 细胞淋巴瘤发病有关。

(2) 人类 T 细胞淋巴瘤/白血病病毒-1 (human T-cell lymphotropic virus type 1, HTLV-1):可引起人类 T 细胞发生瘤样转化而导致成人 T 细胞淋巴瘤/白血病,是该病的病因。现已证实,性接触、输血及哺乳是 HTLV-1 的主要传播途径,从感染到成人 T 细胞淋巴瘤/白血病存在很长的潜伏期(20～30 年)。并且还可能有其他因素与该病发病有关。HTLV-1 也与皮肤 T 细胞淋巴瘤有关,但其是否为该病的病因尚有争议。虽然大部分黏膜相关淋巴组织(mucosa-associated lymphoid tissue, MALT)淋巴瘤由幽门螺杆菌引起,但是有研究发现 HTLV-1 感染也可导致 MALT 淋巴瘤。

(3) 肝炎病毒 C(HCV):HCV 是引起 B 细胞淋巴增生性疾病的病原体,且 HCV 阳性的 B 细胞 NHL 患者,肝脏受累以及肝源性死亡较常见。慢性 HCV 感染过程中可发生脾淋巴瘤。HCV 相关淋巴瘤包括边缘区淋巴瘤(脾脏、淋巴结和结外器官)、小淋巴细胞淋巴瘤、慢性淋巴细胞白血病和弥漫性大 B 细胞淋巴瘤等。研究还发现,一些 HCV 相关淋巴瘤对抗病毒治疗反应率较高,一方面证实了 HCV 在淋巴瘤病因学中的作用,另一方面也为 HCV 相关淋巴瘤提供了新的治疗手段。

(4) HIV:NHL 为艾滋病相关性肿瘤之一,艾滋病病人患 NHL 的危险性是普通人群的 60 倍。由于长时间的免疫缺陷,约 10% 的艾滋病患者发生了 NHL。与西欧国家相比,发展中国家如非洲等艾滋病相关性 NHL 的发生率较低。在艾滋病患者中高度恶性 NHL 尤其是免疫母细胞性和 Burkitt 淋巴瘤的发生率是非艾滋病患者的 2 倍。相反,低度恶性 NHL 发生率在艾滋病患者中低于非艾滋病患者。与非艾滋病患者相比,艾滋病患者 NHL 的中枢系统受累较多见,大部分是结外病变,几乎可累及所有结外部位,且预后差。

(5) 人类疱疹病毒-8(HHV-8):也称 Kaposi 肉瘤相关疱疹病毒,是一种新的亲淋巴 DNA 病毒,与新近提出的一种极少见的 NHL 类型即特征性体腔淋巴瘤/原发性渗出性淋巴瘤有关,而且大部分病例同时伴有 HIV 感染。

(6) 幽门螺杆菌(HP)和空肠弯曲菌:MALT 淋巴瘤以胃肠道黏膜相关性淋巴瘤最为常见。大量的病例-对照研究均证实 HP 感染与胃的 NHL 发病有关,而且新近研究提示胃早期 MALT 淋巴瘤可通过杀灭 HP 后达到肿瘤完全消退。同样,与空肠弯曲菌有关的小肠免疫增殖性疾病,在早期可看到小肠淋巴结增生肥大,在疾病后期很有可能转变为恶性 NHL。

(7) 其他感染因素:伯氏疏螺旋体是引起莱姆病的病原体,它与一些皮肤型淋巴瘤有关联。鹦鹉衣原体与眶部淋巴瘤的发生有关,对该病原体行根除性治疗的临床疗效观察结果也支持这一结论。

6) 化疗药物

暴露于某些化疗药物是 NHL 主要风险因素。HL 化疗后 NHL 的累计发生率为 1%～6%。

7) 其他因素

家族性 NHL 与遗传性的免疫缺陷有关,在具有白血病或淋巴瘤家族史的人群中,发生惰性淋巴瘤的风险增加 3.3 倍,所以遗传易感性也可能是一种危险因素。紫外线照射、有输血史也被认为是 NHL 的危险因素。但是关于紫外线照射可增加 NHL 发病危险性的研究结果不一致,一般认为放射线接触不是 NHL 发病的主要因素,诊断或治疗性放射线一般不会导致 NHL,HL 放疗后继发的 NHL 似乎也与放疗无关,更可能是由于治疗引起的免疫抑制所致。关于输血与 NHL 的关系,目前还存在很多争议,有研究认为血液输注可使 NHL 发病风险增加 1.5～2.5 倍,这种风险可能与转移感染因子和免疫抑制效应有关。有少量研究发现外源性雌激素对 B 细胞 NHL 有一定的保护作用:口服避孕药或服用乳汁分泌抑制剂的女性可以减少 B 细胞 NHL 的发生危险。

第三节 恶性淋巴瘤的临床表现及诊断依据

1. 临床表现

恶性淋巴瘤临床上多以无痛性、进行性淋巴组织增生,尤以浅表淋巴结肿大为特征,常伴有肝脾肿大,晚期有贫血、发热和恶病质表现。

1) HL 的临床表现

(1) 首发症状

以浅表淋巴结肿大为首发症状,其中颈部淋巴结肿大占多数;腹部症状表现为腹痛、腹部肿块;胸部症状有胸闷、胸痛、咳嗽、气短和胸部肿块;头颈部症状有咽痛、扁桃体肿大和鼻塞等;全身症状主要表现为发热。HL 首发结外受侵较少,主要为小肠、胃和咽淋巴环。

(2) 全身表现

常见的有发热、盗汗、体重减轻及皮肤瘙痒、乏力等。

① 约 1/4～1/3 的 HL 患者最初症状是不明原因的发热和(或)盗汗,随之出现乏力和体重下降。这种肿瘤性发热的特点是患者的不适感较轻,尤其当体温下降时,患者立感轻快,并能进食。具有这些症状的患者倾向于老年人,男性较女性多见,且常提示病变较广泛地侵犯纵隔、腹腔淋巴结或内脏。

② 瘙痒是 HL 的特征性表现,可以表现为轻微和局限性的,但通常进展并成为泛发性。严重者可导致广泛表皮脱落,皮肤增厚,严重瘙痒可抓破皮肤,不能睡眠,并引起感染和皮肤色素沉着。并且很少能通过使用局部药物或抗组胺制剂而得到减轻。

③ 另一特殊症状为饮酒痛,即饮酒后引起肿瘤部位疼痛,表现在酒后数分钟至几小时内发生。此部位常在咽喉部、纵隔和中上腹淋巴结受累区域。发生饮酒痛的患者多有纵隔侵犯,且女性较多,并常随病变的缓解和发展而消失和重现,其机制不明。现饮酒痛症状已不常见,可能与早期诊断和较有效的治疗手段有关。

(3) 淋巴结肿大

霍奇金淋巴瘤是一种淋巴结恶性病变,在临床上 80% 以上患者出现横膈上的淋巴病变,也常累及前纵隔,不到 10%～20% 的患者病变局限于横膈之下。其中浅表淋巴结肿大最为常见,其次为腹腔和胸腔淋巴结肿大占 6%,扁桃体和鼻咽部占 3%、小肠和胃各占 3%,HL 侵犯淋巴结占 92%,结外受侵占 8%。

① 浅表淋巴结肿大:约 90% 的 HL 以浅表淋巴结肿大为首发症状而就诊,早期肿大淋巴结多为无痛性、表面光滑、活动、质地韧,孤立或散在于颈部、腋下、腹股沟等处。晚期则互相融合,形成较大肿块,与皮肤粘连固定,皮肤表面可发红,偶有破溃,少数淋巴结质地较硬。大多数锁骨上和(或)纵隔病变者为 NS。

② 深部淋巴结肿大:纵隔是 HL 的好发部位,纵隔淋巴结肿大,包括肺门淋巴结肿大,在就诊时侵犯纵隔相对多见。常为两侧,多个淋巴结肿大。早期常无症状,随着纵隔淋巴结肿大并融合成块,可出现相应的压迫症状。如压迫食管,引起吞咽困难;压迫上腔静脉,引起上腔静脉综合征;压迫气管,导致咳嗽、胸闷、呼吸困难、紫绀等。如累及心肌和心包,表现为心包积液,严重者引起心包压塞。腹腔淋巴结肿大,包括肠系膜、腹膜后和盆腔淋巴结肿大。亦可出现相应的压迫症状。如肠系膜淋巴结肿大压迫肠腔引起腹胀、恶心、呕吐等胃肠功能失调症状,肝门淋巴结肿大压迫胆总管可出现黄疸,腹膜后淋巴结肿大压迫输尿管引起肾盂积水,甚至导致肾衰竭,腹膜后淋巴结病变可沿脊神经根浸润椎管腔,硬膜外肿块可导致脊髓压迫症状如麻木、皮肤刺痛或麻木酸痛及行走困难等。

(4) 咽淋巴环肿大

口咽、鼻咽及舌根部的扁桃体组成咽淋巴环,又称韦氏环。其黏膜和黏膜下具有丰富的淋巴组织,是恶性淋巴瘤的好发部位。肿块增大时,可影响进食和呼吸或出现鼻塞,触之肿块有一定的硬度,并常伴有颈部淋巴结肿大。

(5) 淋巴结外受累

霍奇金淋巴瘤可通过直接侵犯或血源性播散而累及全身各组织器官,但与 NHL 相比要少得多,HL 累及脾组织、肺、胸膜较多见,但病变累及胃肠道很少见,总的说来,独立的结外表现而无淋巴结受累的情况是少有的。

① 脾脏病变：HL 患者中，首发部位在肝脏或脾脏者极为罕见，而病情进展侵犯肝脾者多见，脾脏受累相对较多见，约占 1/3。脾脏多为最早的血行转移侵犯的部位。脾脏体积的大小不能作为 HL 累及的依据，临床上 30% 脾不大的患者已有 HL 累及，而肿大的脾脏可能没有病灶。

② 肝脏病变：较脾少见，为肝脏弥漫性肿大，质地中等硬度，少数可扪及结节，肝功能检查多正常，严重者可有肝功能异常。肝脏侵犯多是肿瘤的晚期表现。

③ 胃肠道病变：以小肠和胃较常见，其他的还有食管、结肠、直肠，还可侵犯胰腺，但均罕见。原发于胃肠道的 HL 较 NHL 少见。胃肠道累及常继发于腹膜后淋巴结转移，HL 较 NHL 少见，常为腹痛、腹部包块、呕吐、呕血、黑便等，无特异性表现故易被误诊为胃肠道肿瘤。

④ 肺部病变：在淋巴瘤的肺部病变中，HL 最常见，发病率为 15%～40%，胸膜更常受累，以 NS 多见，而 LD 及结节性淋巴细胞为主型则相对较少。胸腔积液（漏出液、渗出液或乳糜液）最常由纵隔霍奇金淋巴瘤所致的中央淋巴管和静脉阻塞所引起，很少由胸膜直接受侵犯所致，而且胸水的细胞学检查或胸膜活检较少发现具有诊断意义的 RS 细胞。临床上绝大多数病人可表现为呼吸道和全身症状。胸腔积液往往提示胸部已有广泛病变，是预后不良的征象。肺原发 HL 极少见，仅占 0.5%～2%。

⑤ 心脏病变：心脏受侵犯罕见，但心包渗液可由邻近的纵隔霍奇金淋巴瘤的直接侵犯所致，出现胸闷、气促、上腔静脉压迫综合征、心律失常及非特异性心电图表现（T 波倒置或低平等），血清乳酸脱氢酶可升高，很少造成心包压塞，且更多见于放疗所诱发的心包炎。

⑥ 皮肤损害：HL 皮肤损害较少见，受累的皮肤可呈斑块状、结节状、溃疡状或色素沉着状，可单发也可以多发，并可见到典型的诊断性 RS 细胞。HL 累及皮肤通常表明病变已进入第Ⅳ期，预后很差。

⑦ 骨骼、软组织和骨髓病变：骨的 HL 很少见，表现为骨骼疼痛，呈持续性，但很少引起骨折，局部有压痛，部分病例可有局部发热、肿胀或触及软组织肿块。软组织 HL 主要表现为软组织肿块及其压迫邻近重要组织或器官而产生功能障碍，部分病例可因肿块压迫神经而导致神经功能障碍。HL 累及骨髓较少见，病变愈晚，骨髓阳性率愈高，多为疾病晚期表现，但是活检不一定找到肿瘤细胞，往往需要多部位穿刺。

⑧ 神经系统病变：HL 引起中枢神经系统损害多发生在晚期，其中以脊髓压迫症状最常见，脑膜浸润并不多见，临床可表现为头痛、颅内压增高、癫痫样发作、脑神经麻痹等。脑实质病变极少见。神经系统病变少数也可表现为运动性周围神经病变，多发性肌病，进行性多灶性脑白质病，亚急性坏死性脊髓病等。

⑨ 泌尿生殖系统病：HL 较 NHL 少见，多在尸检时发现，而男女生殖系统恶性淋巴瘤几乎皆为 NHL。HL 的肾脏受侵多为双侧浸润性病变，或多发性小结节，也可为孤立性较大肿块，肾广泛浸润可引起尿毒症，但临床极少见。类脂质肾病的肾病综合征是一种霍奇金淋巴瘤的少见表现，并且偶尔伴有免疫复合物沉积于肾小球。临床上表现为血尿、蛋白尿、低蛋白血症、高脂血症、水肿，原发于膀胱病变也很少见。生殖系统病变可发生于睾丸。

⑩ 其他部位损害：鼻咽部肿瘤可致鼻塞、头痛、鼻出血、耳鸣、听力障碍等。HL 偶尔可累及胸腺、前列腺、肾上腺等器官。

2) NHL 的临床表现

事实上，NHL 的临床表现与 HL 十分相似，仅仅从两者的临床表现上难以作出鉴别诊断,只有组织病理学检查才能将两者明确区别诊断,但两者在临床上也存在一些不同。

(1) 全身症状

NHL 也可有全身症状,如贫血、消瘦、盗汗、乏力等,但在早期相对少见,如果存在,则往往提示疾病处于晚期或有内脏累及,也可有恶性淋巴瘤特殊的"B 症状"(发热、盗汗及体重减轻),发热相当常见,但一般说来,NHL 的全身症状不及 HL 多见,且多见于疾病的较晚期。皮肤瘙痒较少见。

(2) 淋巴结肿大

与 HL 不同,NHL 的淋巴结侵犯方式常呈跳跃式或多中心起源,这常给诊断和治疗带来一定的困难。

① 浅表淋巴结肿大:浅表淋巴结肿大是最为常见的首发临床表现,约占全部病例的 60%～70%,尤以颈部和锁骨上淋巴结肿大最多见,其次为腋窝、腹股沟淋巴结,常呈双侧性或多发性,也常发生于耳后、滑车上及播散于全身。淋巴结肿块大小不等,常为非对称性进行性增大,质实有弹性,多无压痛。低度恶性淋巴瘤时淋巴结生长缓慢,多为分散、无粘连、易活动的多个淋巴结,有时可多年无变化,而侵袭性或高度侵袭性淋巴瘤如淋巴母细胞型淋巴瘤,进展迅速,淋巴结往往融合成团,有时与基底部及皮肤粘连,并可能有局部软组织浸润、压迫、水肿的表现。

② 深部淋巴结肿大:深部淋巴结肿大可因其发生在不同的部位而引起相应的浸润、压迫、梗阻或组织破坏而致的相应症状。20% 的病人有纵隔和(或)肺门淋巴结肿大,以 T 细胞型、淋巴母细胞性淋巴瘤多见,易合并急性淋巴细胞白血病,常见前中纵隔淋巴结肿大导致临床症状。多数患者在初期常无明显症状,随着病变的发展,肿瘤增大到一定程度可压迫气管、肺、食管、上腔静脉出现干咳、气短、吞咽困难、头面、颈部、上胸部浅静脉怒张等症状,压迫膈神经也可出现相应的临床表现,腹腔内肿大淋巴结,可致腹痛、腹部包块、肠梗阻、输尿管梗阻、肾盂积水等表现,也有以腹膜或肠系膜淋巴结肿大为初发症状,伴有发热、乏力、盗汗等症状。

(3) 淋巴结外淋巴组织的增生和肿块

非霍奇金淋巴瘤起源于结外淋巴组织者约占 40%,初诊时单纯表现为结外病灶而无浅表淋巴结肿大者约占 21.9%。

① 咽淋巴环肿大:结外病灶以咽淋巴环受累最为常见,约占全组的 30.3%,表现为腭扁桃体肿大或咽部肿块,病变常呈结节性增殖,质地坚韧,不易出血,很少破溃,表现为吞咽困难、鼻塞、鼻出血等。原发于此处的 NHL 常伴有腹腔内淋巴结及腹腔内器官受累,尤其是胃约占 1/3。

② 胃肠道:以胃最常见,其次为小肠。早期临床常无任何症状,后可出现消化不良、胃肠部不适等症状,随着病情进展,肿块增大,可有呕血、黑便、腹部包块等表现。小肠淋巴瘤以十二指肠及回肠多见,临床上可有腹痛、腹泻、吸收不良、便血、贫血、消瘦等症状,亦可因肿瘤阻塞肠腔而致肠梗阻,穿破肠壁引起肠穿孔等。

③ 肝脾:原发于肝脏的 NHL 罕见,首发于脾脏者多属弥漫性小淋巴细胞性淋巴瘤。在病情进展中,肝脾常受累,脾肿大越明显,肝受侵机会越大。临床上可有肝肿大,伴黄疸、乏力、纳差等肝功能受损的表现。

④ 呼吸系统:肺原发恶性淋巴瘤很少见。早期可无症状。病变进展可压迫支气管致肺不张,有时肿瘤中央坏死形成空洞。有的肺部病变表现为弥漫性间质性改变,此时临床症状

明显,常有咳嗽、咳痰、气短、呼吸困难,继发感染可有发热。胸膜病变可表现为结节状或肿块或胸腔积液。胸膜受侵的胸腔积液为渗出液,多数呈淡黄色胸水,也可为血性。胸水细胞学检查可见到幼稚或成熟的淋巴细胞,10%以下可发现恶性细胞。

⑤ 免疫、血液系统:恶性淋巴瘤诊断时10%～20%可有贫血,骨髓受累多见于NHL中的小淋巴细胞型,部分患者可有白细胞、血小板增多,血沉增快,个别患者可有类白血病反应,中性粒细胞明显增多。乳酸脱氢酶的升高与肿瘤负荷有关。部分患者,尤其晚期病人表现为免疫功能异常,如自身免疫性溶血性贫血、Coombs试验阳性、血清单克隆免疫球蛋白M峰、细胞免疫功能受损包括淋巴细胞转化率、巨噬细胞吞噬率降低等。

⑥ 中枢神经系统:原发于中枢神经系统的淋巴瘤小于1%。疾病过程中侵犯中枢神经系统的约为10%。NHL发生脑膜病变比脊髓压迫及颅内其他病变更为常见,可致头痛、视力障碍等颅内压增高症状。病变亦可压迫末梢神经致神经瘫痪,如面神经瘫痪等。若侵入椎管内,可引起脊髓压迫症而致截瘫。

⑦ 皮肤:有些类型的非霍奇金淋巴瘤,特别是T细胞淋巴瘤,易有皮肤的浸润、结节或肿瘤。蕈样肉芽肿和Sézary综合征是特殊类型的皮肤T细胞淋巴瘤。皮肤蕈样肉芽肿病程缓慢,恶性程度低,受侵皮肤相继表现为红斑期、斑块期、肿瘤期,逐渐侵犯淋巴结,晚期可累及内脏。Sézary综合征男性多见,多发于50岁后,无明确诱因,约占皮肤淋巴瘤的8%,皮损早期似湿疹、脂溢性皮炎、银屑病等,晚期表现为红皮病剥脱性皮炎和(或)红皮病表现,剧烈瘙痒,皮肤浸润、干燥、面部水肿,掌跖角化;常有局部或全身浅表淋巴结肿大,可累及内脏器官,如肝、脾等,外周血中Sézary细胞达15%以上。

⑧ 其他部位损害:原发鼻腔淋巴瘤绝大多数为NHL,是具有我国"特色"类型的一种结外非霍奇金淋巴瘤,即鼻和鼻型NK/T细胞淋巴瘤,临床上最常见的首发部位为鼻腔,其次腭部、鼻咽和扁桃体。患者常有相当长的流鼻涕,鼻塞,或过敏性鼻炎病史,可有鼻出血,直至鼻腔出现肿块,影响呼吸。鼻咽部淋巴瘤则以耳鸣、听力减退较显著。NHL也可侵犯心肌和心包。侵犯心包可表现为心包积液,积液量少时无明显自觉症状,积液量增多时可有胸闷、气短,严重时发生心包压塞症状;侵犯心肌表现为心肌病变,可有心律不齐、心电图异常等表现。结外淋巴瘤还可侵犯眼眶致眼球突出,还可侵犯单侧或双侧乳腺致肿块,还可侵犯骨质,致骨痛、骨质破坏甚至病理性骨折。

由于NHL可从淋巴结(浅表或深部)及各种不同器官的结外淋巴组织发生,在其发展过程中又可侵犯各种不同组织器官,故其临床表现非常复杂且多样化。不同组织类型的淋巴瘤也常有其不同的临床特点。

2. 诊断

淋巴瘤的诊断需综合患者病史、临床表现、影像学检查和病理诊断,其中,影像学检查在淋巴瘤诊断和临床分期中有重要价值,是淋巴瘤的"定位诊断",组织病理学检查则是淋巴瘤诊断核心,是淋巴瘤的"定性诊断"。

不同于其他恶性肿瘤,淋巴瘤的诊断还应包括预后的判断。淋巴瘤的各亚型间存在广泛的异质性,这使得淋巴瘤的诊治变得复杂。具有类似诊断的患者在临床表现、分子生物学改变和临床结果等方面千差万别。阐明预后因素主要是对结局有一个现实准确的预期,选择合理的治疗方案和临床试验,给予针对性的治疗以获得最佳疗效。

1) 影像学检查

(1) 超声波

超声波成像非常适用于检查淋巴结。超声波检查还可以通过对比放化疗前后淋巴结的长径、短径、回声、边缘及血流信号等,评估放化疗对淋巴瘤淋巴结的结构造成的影响。目前,超声对淋巴结的评估手段已经得到很大程度的扩展,这些评估手段包括传统灰阶超声、彩色/能量多普勒超声、频谱多普勒超声、超声造影及超声弹性成像、内镜超声、术中超声及腹腔镜超声等,这些手段的综合使用显著促进了淋巴瘤超声诊断的发展。

(2) 正电子发射断层-计算机断层成像(PET-CT)

PET-CT 是核医学和影像学相结合的里程碑式的技术,是当代最先进的无创性检查手段,特别是对于良、恶性肿瘤的鉴别,恶性肿瘤的分期分级,肿瘤疗效的观察,评估肿瘤的预后和复发等,有举足轻重的作用。其基本原理是:^{18}F 标记的 2-氟化脱氧葡萄糖(2-[fluorine-18]fluoro-2-deoxy-D-glucose),即 ^{18}F-FDG,是应用最广的 PET 肿瘤显像剂,FDG 是葡萄糖的类似物,它能进入细胞内,以糖酵解的方式被己糖激酶磷酸化,变成 FDG-6-PO4。但 FDG-6-PO4 不能沿糖酵解的通路继续代谢,且不能很快透出细胞膜,因而可在细胞内蓄积。葡萄糖是组织细胞能量的主要来源之一,恶性肿瘤细胞的异常增殖,糖酵解的增加,需要更多的葡萄糖提供能量,因此肿瘤细胞与正常组织相比,对 ^{18}F-FDG 摄取率明显增高,故肿瘤组织蓄积的 ^{18}F-FDG 比正常组织明显增高,从而获得可靠的葡萄糖代谢显像,即这种含氟的葡萄糖代谢物在肿瘤病灶处形成一个高浓度斑点,对测定斑点经计算机换算,获得局部葡萄糖代谢的定量功能图,这种换算是使用 ^{18}F-FDG 的标准摄取值(standardized uptake value, SUV)进行计算分析出病灶大小,同时进行 CT 扫描,再把 CT 扫描得到的图像和 PET 扫描得到的图像通过软件融合在一起,达到解剖图像与功能图像同机融合,精确地提供靶器官的解剖和功能双重信息。

① 对恶性淋巴瘤分期的作用:准确的分期是拟定治疗恶性淋巴瘤方案和判断预后的基础。PET-CT 对于淋巴瘤分期的作用已经确定。PET-CT 对淋巴结和结外病变较 CT 更准确,骨髓检查至少与活检同样敏感,对分期有潜在影响,改变了 10%~40% 患者的分期,减少了假阴性率和假阳性率,分期改变的多为早期患者,更多的患者是分期上调,改变了相应的治疗。PET-CT 在淋巴瘤的分期中明显优于单用 CT 和 ^{18}F-FDG PET。

② 对淋巴瘤组织学评估的作用:^{18}F-FDG 的摄取程度与肿瘤组织的恶性程度有关,肿瘤的恶性程度越高,FDG 的摄取程度越高。有研究报道 ^{18}F-FDG PET 对滤泡性淋巴瘤的发现率为 91%,对黏膜相关的淋巴组织结外边缘区 B 细胞淋巴瘤的发现率为 82%,而小细胞淋巴瘤和脾区淋巴瘤约为 50%。另一项研究认为 ^{18}F-FDG PET 对滤泡性淋巴瘤敏感性和特异性分别为 94% 和 100%,边缘区淋巴瘤的敏感性为 71%,SLL/CLL 的敏感性只有 53%。然而,FDG PET 仍不可取代组织活检,因为惰性淋巴瘤和侵袭性淋巴瘤 ^{18}F-FDG 的摄取程度或 SUV 有明显的重叠。

③ 对淋巴瘤治疗后残留肿块评价的作用:肿瘤放化疗可导致肿瘤周围组织水肿、纤维化和坏死。虽然有近 64% 的淋巴瘤病人在治疗结束后仍存在残留肿块,但其中只有 18% 最终会复发,准确鉴别肿瘤治疗后残余和(或)复发与放化疗损伤,对于制定进一步治疗计划极有意义。PET 显像有助于确定淋巴瘤治疗后残留肿块的性质。迄今为止,^{18}F-FDG PET 被认为是目前非侵入性鉴别肿瘤复发和治疗后坏死的最佳方法。对于淋巴瘤治疗后的残留肿块,如经 PET 检查为阴性,则可能无需进行进一步的放化疗,从而避免了病人经受不必要的

治疗所伴有的毒性。

④ 对淋巴瘤治疗后疗效评价和预后评估的作用：NCCN 指南从 2007 年开始在淋巴瘤的疗效标准中增加了 PET 检查相关的内容，包含 PET 的淋巴瘤疗效标准为淋巴瘤患者提供了更精确的疗效评估。目前对于治疗中期 PET 的评价仍有争议，各大指南基本都倾向性地认为中期 PET 阳性不足以预测预后不良，中期 PET 阳性预测值的意义不及治疗完成后的 PET 评估，各大指南均建议中期 PET 阳性需再次活检再决定是否更换方案，但中期 PET 的阴性预测值更有意义。

炎症、感染、锁骨上脂肪组织（棕色脂肪）、胸腺肥大和化疗后骨髓活性增强，均可产生 ^{18}F-FDG PET 假阳性。另外弓形体、结核杆菌、真菌等感染及结外器官肉瘤样变也都可以导致假阳性。FDG PET 阴性也不能除外微小病灶。正如其他的形态学检查一样，FDG PET 也有自身的局限性，比如很小的肿瘤（直径小于 5mm）和分化良好直径较大的肿瘤容易被忽视。因此，^{18}F-FDG PET 在淋巴瘤全身检查中仍不能替代对病灶进行定性诊断的组织活检。

目前淋巴瘤定位诊断多采用 Ann Arbor 分期系统（表 23.1）。Ann Arbor 分期系统虽然最初为 HL 设计，但也常规应用于 NHL 的临床分期，但对 NHL 来说，临床分期不像对 HL 那样重要。特别是进展型或高度进展型 NHL，即使临床分期比较局限，仍应视为全身疾病，着重给予系统治疗。

表 23.1　淋巴瘤的 Ann Arbor 分期系统

Ⅰ期	侵犯单个淋巴结区域（Ⅰ）或单个结外部位（ⅠE）
Ⅱ期	侵犯 2 个或 2 个以上淋巴结区域，但均在横膈的同侧（Ⅱ），可伴有同侧的局限性结外器官侵犯（ⅡE）
Ⅲ期	横膈上下淋巴结区域均有侵犯（Ⅲ），可伴有局限性结外器官侵犯（ⅢE）或脾侵犯（ⅢS）或两者均侵犯（ⅢES）
Ⅳ期	在淋巴结、脾脏和咽淋巴环之外，一个或多个结外器官或组织受广泛侵犯，伴有或不伴有淋巴结肿大等

各期患者按有无 B 症状分为 A、B 两组
A 组：无 B 症状
B 组：有 B 症状
B 症状包括：原因不明的发热（38℃以上）；盗汗；6 个月内不明原因的体重下降（大于 10%）

需要特别指出的是，对于原发皮肤的 NHL——皮肤 T 细胞淋巴瘤的 TNM 分期系统对指导治疗和预测预后更有价值。早期：ⅠA 期<10%皮疹或斑疹（T1），ⅠB 期≥10%皮疹或斑疹（T2），ⅡA 期 T1-2，淋巴结肿大但活检阴性。中期：ⅡB 期皮肤肿瘤（T3），Ⅲ期红皮病（T4），ⅣA 期 T1-4，淋巴结肿大且活检阳性。晚期：ⅣB 期 T1-4，内脏侵犯。

2）病理学诊断

按照 2008 年 WHO 淋巴系统恶性肿瘤分型，HL 可分为两大类：结节性淋巴细胞为主型 HL 和经典型 HL（LP、NS、MC 和 LD）。NHL 则按照来源分为 B 细胞肿瘤、T 细胞肿瘤、NK 细胞肿瘤，NHL 再依据肿瘤细胞的分化阶段分为前体细胞肿瘤和成熟细胞肿瘤两大类，然后再按主要临床表现（主要为播散性或白血病性、原发于结外和主要为淋巴结或全身性）分别列出各种不同类型肿瘤。淋巴瘤和白血病常可同时存在，例如，淋巴母细胞性淋巴瘤与急性淋巴细胞性白血病是同一肿瘤的不同临床表现，慢性淋巴细胞性白血病与小淋巴

细胞性淋巴瘤也是同一肿瘤的不同临床表现，因此，WHO分类不再将实体瘤和白血病严格区分开来。

2012年中国淋巴瘤病理研究协作组回顾性地分析一项大规模国内多中心性合作结果，在10 002例淋巴瘤患者中男、女性别比为1.6:1，所有患者的中位年龄为54岁（年龄范围1~95岁，平均50岁）。B细胞非霍奇金淋巴瘤、T细胞和NK细胞NHL及HL在所有淋巴瘤中所占的构成比分别为66.31%、21.38%和8.54%。所有淋巴瘤以及B细胞淋巴瘤中最常见的亚型均为弥漫性大B细胞淋巴瘤（非特指性），占所有淋巴瘤的33.27%，占所有B细胞NHL的50.18%，而各种特殊亚型的弥漫性大B细胞淋巴瘤则共占所有淋巴瘤病例的2.48%。

(1) 组织病理学检查

近年来，随着科学技术的进步，淋巴瘤的诊断和研究工作也已逐步深入到蛋白、基因层面的分子水平。但在临床实践中，绝大部分淋巴瘤病例仍然必须通过对合适的标本进行组织病理学检查从而得到确诊。作为经典方法的组织形态学观察，结合部分现代病理技术的应用（如免疫表型分析、遗传学和分子病理检测等），迄今为止，仍然是临床诊断淋巴瘤的不可或缺的检查。淋巴结、脾或某些结外病灶的完整切除标本，是诊断淋巴瘤（特别是初诊病例）最为理想的病理标本，有助于病理医生对整个病变进行全面评估并得出正确结论；对于难以完整切除的病灶，通常可通过开放手术、内镜活检或空芯针穿刺等方法获得小块标本组织供组织学检查，在大多数情况下，也能满足诊断；通过细针穿刺活检或脱落细胞学检查也能识别部分淋巴瘤，但确诊淋巴瘤（特别是初诊病例）必须通过组织病理学而非细胞学检查。尽管如此，细胞学仍然被广泛应用于淋巴瘤病例初筛性诊断、复发病例的筛查以及部分特殊类型的淋巴瘤（如原发性渗出性淋巴瘤）的诊断。

(2) 免疫组织化学（immunohistochemistry，IHC）检查

IHC是一种利用抗原、抗体特异性结合反应来检测组织中有无特定抗原表达的组织化学染色方法。根据具体检测方法的不同，IHC可分为"直接法"和"间接法"；根据显色方法的不同，又可分为免疫荧光标记和免疫酶标记等不同技术。实践中，又以石蜡包埋组织间接免疫酶标记方法最为广泛应用。IHC检查在淋巴瘤病理诊断和鉴别诊断、指导淋巴瘤治疗和预后判断上具有决定性的意义。

(3) 流式细胞术（flow cytometry，FCM）

FCM是通过流式细胞仪对处在快速流动状态中被荧光分子标记的单个细胞或生物颗粒进行多参数、快速和准确地定量分析和分型的一门技术。它用于鉴定不同正常细胞群和识别异常表型细胞群的能力。目前广泛使用的恶性淋巴瘤WHO分类运用多种参数进行诊断和分型，包括每个淋巴瘤类型的细胞形态学、免疫表型和遗传学特征。流式细胞术免疫表型（FCIP）分析已成为淋巴瘤诊断和分型上一个不可缺少的手段。FCM还可用于DNA倍体、S期分析和抗癌表型检测等，为淋巴瘤患者提供与临床治疗和预后相关信息以及治疗后微小残留病灶（MRD）和预测复发或进展等信息。

(4) 淋巴瘤中分子遗传学特征及其应用

随着细胞遗传学和分子生物学技术的进展，近20年来对淋巴瘤的认识已从形态学、免疫表型特征，深入到染色体、基因水平，淋巴瘤中抗原受体基因的克隆性基因重排、非随机性类型相关的染色体及基因异常、病原体感染等不仅对淋巴瘤的发生发展机制具有重要意义，

而且对淋巴瘤的准确诊断、预测预后和治疗后微小残留病灶评价等多方面具有重要价值。淋巴瘤中的分子遗传学异常可通过适当的分子技术进行检测,已越来越多地应用到临床实践中。

① 淋巴瘤中克隆性基因重排:大多数淋巴组织增生性病变通过组织形态学和免疫表型可得出肯定诊断,约有 5%～10% 的病例表现复杂,即使做大量的免疫标志可能也难以鉴别其良、恶性,免疫球蛋白(Ig)和 T 细胞受体(TCR)基因克隆性重排可作为重要的辅助指标协助诊断,是对形态学检查和 IHC 方法的重要补充。其基本原理是淋巴瘤(或其他淋巴细胞性恶性肿瘤)起源于单个恶性转化的淋巴细胞,相同的克隆具有相同的基因重排方式,但 NK/T 细胞淋巴瘤中 Ig 和 TCR 基因大多呈胚系构型,即没有克隆性基因重排。

② 淋巴瘤中非随机性染色体和基因异常:大多数的 B 细胞淋巴瘤类型和部分 T 细胞淋巴瘤类型中具有特征性的、非随机性的染色体异常,最常见的为染色体易位,可帮助准确诊断和指导预后,或可作为微小残留病灶的检测靶点,甚至是帮助决定最佳治疗方案。不同淋巴瘤类型中常见的特征性分子遗传学异常差异显著,这也作为淋巴瘤是一类强异质性疾病的强有力佐证。

3) 预后判断

(1) HL 的预后

随着治疗方案的不断进步,目前大多数的 HL 经过一线治疗就可以得到治愈,即使进展期 HL,总生存率也可以达到 90%。目前存在的问题是没有一个很好的预后指标来判断哪些高危患者需要更强烈的治疗。

① HL 的病理预后因素:经典型 HL 的病理分型(即 LP、NS、MC 和 LD)较好地反映了组织形态学与临床预后的关系,目前已在国际上得到广泛应用。

Ⅰ. LP(淋巴细胞为主型):此型较少见,约占 HL 的 20%。此型病程长,诊断时病变常较局限,预后相对较好,5 年生存率为 94.3%。

Ⅲ. MC(混合细胞型):此型临床上也较多见,约占 HL 的 25%～35%。此型患者起病时常有播散病灶,故通常有全身症状,预后一般。

Ⅳ. LD(淋巴细胞消减型):此型较少见,约占 HL 的 5%,临床上多见于老年患者。此型病程进展较快,预后是霍奇金淋巴瘤中最差的,5 年生存率仅为 27.4%。

② HL 的临床预后因素:HL 的临床分期诊断是基于 Ann Arbor 分期,该系统包含了预后因子,如受累解剖部位的数量和位置、巨块样淋巴结病变、病变结外侵犯范围和横膈下受累。根据患者具有的危险因子进行分组诊断对于治疗和预后评估十分重要。NCCN 指南推荐根据 Ann Arbor 分期进一步分为:

Ⅰ. 早期预后良好组:即Ⅰ～Ⅱ期,无 B 症状或纵隔大肿块(直径大于 10 cm)。

Ⅱ. 早期预后不良组:即Ⅰ～Ⅱ期伴纵隔大肿块,或伴 B 症状,或有多个病灶,或血沉显著升高。

Ⅲ. 晚期:即Ⅲ～Ⅳ期。

多年来 HL 的不良预后因素不断被修订,除了纵隔大肿块、B 症状,大多数临床试验所定义的Ⅰ～Ⅱ期 HL 的不良因素主要有血沉大于或等于 50、大于 3 个病灶、大于 2 个结外病灶、年龄大于或等于 45 岁等,推荐 ABVD 方案作为早期预后良好患者的标准化疗方案;Stanford V 方案用于伴纵隔大肿块或 B 症状的患者,伴有纵隔大肿块的患者,其局部复发率高达 40%～50%,因而建议此类患者在获得完全缓解后行局部放疗。Ⅲ～Ⅳ期 HL 的不良预后因素有:年龄大于或等于45岁、男性、Ⅳ期、白蛋白小于40 g/L、血红蛋白小于105 g/L、白细胞计数增高(大于 15×10^9/L)、淋巴细胞计数减少(绝对值小于 0.6×10^9/L 或比值小于白细胞总数的8%)。

(2) NHL的预后

① NHL的病理预后因素:不同类型或亚型的NHL的临床表现、治疗及预后各不相同,而同一类型NHL则有较一致的生物学行为,因此,淋巴瘤的病理学分类对判断病情发展和评估预后具有重要意义。2001年淋巴组织肿瘤WHO分类不再列出临床分组,即不再区分低度、中度和高度恶性,或不再分惰性、中度侵袭性、侵袭性和高度侵袭性。但是WHO建议根据淋巴瘤的自然特点进行概念分组,可以在临床工作中提供一个简单的框架来理解这类疾病。根据生物学行为可以把NHL分为四类:惰性淋巴瘤、局部的惰性淋巴瘤、侵袭性淋巴瘤、高度侵袭性淋巴瘤。各类中不同淋巴瘤的治疗原则基本相同,而预后则不一定相似,因为每种淋巴瘤对治疗的反应不相同。而从远期预后来看,侵袭性淋巴瘤的预后往往比惰性淋巴瘤要好,惰性淋巴瘤经数年或十年以后成为一种致命性疾病,而侵袭性淋巴瘤经过高强度治疗可以得到完全治愈。

Ⅰ.惰性淋巴瘤:包括滤泡性淋巴瘤、B细胞慢性淋巴细胞性白血病/小淋巴细胞淋巴瘤、淋巴浆细胞淋巴瘤、套细胞淋巴瘤(本组中预后最差)、脾边缘区B细胞淋巴瘤、淋巴结边缘区B细胞淋巴瘤、蕈样肉芽肿。80%以上临床分期Ⅲ/Ⅳ期,伴骨髓和外周血侵犯。这类淋巴瘤进展比较慢,然而目前还不能治愈,但有较好的预后,可以带病长期生存。大部分病人可以生存10~12年,甚至更长。惰性淋巴瘤的特点是观察和等待,以及接下来的复发和治疗。

Ⅱ.局部的惰性淋巴瘤:包括结外边缘区B细胞淋巴瘤MALT型和原发皮肤型间变大细胞淋巴瘤。通常为早期,骨髓及外周血侵犯少见,疾病范围较局限。抗幽门螺杆菌疗法可使早期胃的结外边缘区B细胞淋巴瘤治愈率达到70%,30%左右的原发皮肤型间变大细胞淋巴瘤可以自愈。这类淋巴瘤是可以治愈的,偶尔可有延迟性复发。

Ⅲ.侵袭性淋巴瘤:包括弥漫性大B细胞淋巴瘤、外周T细胞淋巴瘤、NK细胞淋巴瘤,某些亚型的T细胞大颗粒淋巴细胞白血病和原发皮肤型间变性大细胞淋巴瘤(局部惰性淋巴瘤的特殊类别),各年龄均可发病。外周T细胞淋巴瘤临床晚期多见。外周血累及少见。这类淋巴瘤发展极快,如果不治疗患者常在两年内死亡。肿瘤的高生长率对化疗和放疗敏感,因此这类淋巴瘤是可治愈的。约70%~80%的患者可以达到完全缓解,其中2/3的患者不会复发。外周T细胞淋巴瘤的总体生存率差于弥漫性大B细胞淋巴瘤。有t(2;5)染色体异常和(或)ALK蛋白阳性的间变大细胞淋巴瘤预后较好。

Ⅳ.高度侵袭性淋巴瘤:包括Burkitt淋巴瘤和淋巴母细胞淋巴瘤。发现时已为晚期,多侵犯骨髓和外周血,也可累及中枢神经系统。疾病进展速度极快,如果不治疗患者常在数周内死亡,大剂量高强度化疗可以使疾病得到完全缓解甚至治愈,高度侵袭性淋巴瘤的生存曲线与侵袭性淋巴瘤类似。

② NHL的临床预后因素:目前NHL通常沿用HL的Ann Arbor分期体系。这一分期方式重点强调了淋巴结侵犯部位,因为HL主要通过淋巴群播散,而NHL和HL在疾病演进方式上有所不同,所以Ann Arbor分期在NHL预后分组方面存在一定程度的缺陷。因此,需要建立能被广泛接受的相对统一的NHL预后模式。

目前临床上常用的NHL长期生存最有效的预后评估系统之一就是国际预后指数

(international prognostic index, IPI)。1993年美国、加拿大和欧洲16个研究所或协作组对2 031例以蒽环类化疗为治疗方案的侵袭性NHL按无病生存率和总生存率,在应用多因素回归分析基础上依据与预后有关的因素包括年龄、血清乳酸脱氢酶(LDH)、体力状况评分(Performance Status,PS)、Ann Arbor临床分期、淋巴结外累及数目。预后模型的建立还有助于临床医生决定哪些患者适用于标准治疗方案,而哪些患者适用于高强度治疗方案。由于年龄小于60岁的患者是耐受高强度治疗方案的最佳人选,因此对于这部分患者又制定了年龄校正的国际预后指数(age-adjusted international prognostic index, aaIPI)。但由于IPI系统预后价值的总结是基于单纯使用化疗的DLBCL患者,而在目前免疫化疗广泛作为一线治疗的时代,所有危险组的生存大大改善,特别是对于高危组患者的识别能力下降,因而IPI预后价值降低。NCCN-IPI在传统IPI基础上整合了两个已知的连续变量——年龄和LDH,更精确的年龄分组和标准化了的LDH,并且对结外病灶预后价值的评估有了质的改进,从而达到了更好的危险度分层目的。IPI、aaIPI、NCCN-IPI临床危险度分组均为4个组:低危组、低中危组、高中危组和高危组(表23.2)。

表23.2 NHL的IPI、aa-IPI、NCCN-IPI对比

IPI	评分	NCCN-IPI	评分
年龄>60岁	1	年龄(岁)	
PS>1分	1	>40,≤60	1
LDH>正常值	1	>60,≤75	2
结外病灶>1	1	>75	3
Ⅲ/Ⅳ期	1		
低危组:0~1 低中危组:2 高中危组:3 高危组:4~5		LDH(正常值的倍数)	
		>1,≤3	1
		>3	2
aa-IPI	评分	Ann Arbor 分期Ⅲ~Ⅳ期	1
Ⅲ/Ⅳ期	1	结外病灶(骨髓,中枢神经系统,肝/胃肠道或肺)	1
LDH>正常值	1		
PS>1分	1	PS≥2分	1
低危组:0 低中危组:1 高中危组:2 高危组:3		低危组:0~1 低中危组:2~3 高中危组:4~5 高危组:≥6	

事实上,对于不同亚型的NHL,研究者在IPI基础上不断制定了新的不同的临床预后评价体系,以期更好地反映该特定类型NLH生物学特性。

滤泡性淋巴瘤(follicular lymphoma, FL)是西方人群常见的淋巴瘤,一些肿瘤生长缓慢的患者可以随访数十年无需治疗,另一些患者疾病进展迅速,需要早期治疗,每年约有3%的患者转化为侵袭性淋巴瘤且预后不良。2004年国际上提出的一种FL的国际预后指数(follicular lymphoma international prognostic index,FLIPI)已成为目前广泛使用的对FL

进行危险性评估的工具,包括 5 个不良预后因素:年龄大于 60 岁,Ann Arbor 分期Ⅲ～Ⅳ期,Hb 小于 120 g/L,累及的淋巴结区域数目大于 4,血清 LDH 水平高于正常。根据以上 5 个预后因素可将患者分为三个不同预后风险等级:低危 0～1 分,中危 2 分,高危大于或等于 3 分。IPI 与 FLIPI 的预后作用相似,差别仅是区分出高危患者的比例略少。随着免疫化疗的应用,同样需要对 FLIPI 进行重新评价以保持其预后价值。2009 年基于大型研究结果,有研究者提出了 FLIPI-2,3 个不同预后风险等级和 FLIPI 一样,但包含的 5 个不良预后因素不同于 FLIPI:年龄大于 60 岁,Hb 小于 120 g/L,累及的最大淋巴结最长径大于 6 cm,β2 微球蛋白水平高于正常,骨髓受累及,FLIPI-2 特别适用于含利妥昔单抗治疗方案患者预后的评估,但是无论 FLIPI 还是 FLIPI-2 都无法选择具体治疗方案。2013 年有学者提出更为简便、有效的预后指数:β2 微球蛋白和 LDH,但其应用价值尚需在临床中检验。

套细胞淋巴瘤(mantle cell lymphoma,MCL)的中位生存时间为 3～5 年,IPI 可作为 MCL 的预后指标。另有学者提出了套细胞淋巴瘤一个新的预后模型——套细胞淋巴瘤国际预后指数(mantle cell lymphoma international prognostic index,MIPI),根据 4 项预后因子:年龄、PS、LDH 和白细胞计数,将患者分为低危组,中危组和高危组,成为进展期 MCL 分层治疗的有用工具。其他不良预后因素还包括 Ki-67 阳性细胞数高和细胞向母细胞形态转化等。

CLL/SLL 临床病程有较大差异,生存期可以从几个月到几十年。目前所用的 Rai 和 Binet 分期系统已经将 CLL 患者划分成三个预后组:好、中等和差。这两种分期方法都是基于体格检查时淋巴结肿大的范围、有无肝脾肿大以及在外周血细胞计数中贫血和血小板减少的程度。但不管是 Rai 还是 Binet 分期系统都不能准确地预测在好的预后组和年轻患者中哪些病例会出现疾病进展。所以需要增加一些参数,如淋巴细胞倍增时间、血清 β2 微球蛋白水平、胸腺嘧啶核苷激酶、可溶性 CD23,CD38 和 ZAP70 蛋白水平,来帮助预测该疾病的预后。

外周 T 细胞淋巴瘤(peripheral T-cell lymphoma,PTCL)是一种生物学上多变及少见的疾病组,大部分预后欠佳。外周 T 细胞淋巴瘤非特指型(peripheral T-cell lymphoma, not otherwise specified,PTCL-NOS)是 PTCL 中最常见的一种类型,总体预后差于侵袭性 B 细胞淋巴瘤患者,5 年生存率为 30% 左右。ALK 阳性的间变性大细胞淋巴瘤例外,有良好的预后。IPI 在 PTCL 预后评价的有效性是复杂的,但 IPI 仍然是最有用的预后评价模式。有研究提出了一个针对 PTCL-NOS 的新预后模型——PTCL-NOS 预后指数模型(prognostic index for PTCL-NOS,PIT),不良预后因素包括:年龄大于 60 岁、PS 2～4、血清 LDH 水平高于正常,骨髓受累及。IPI 对血管免疫母细胞 T 细胞淋巴瘤预后价值有限,性别和贫血状况对其更有预后意义。IPI 也不适用于预后极差的高危组,如肝脾 T 细胞淋巴瘤和肠病型 T 细胞淋巴瘤。

临床预后因素中有些可以作为决定第一线治疗的依据,有些则与患者对治疗的反应密切相关。这些影响化疗强度的治疗相关预后因素对个体患者有重要预后意义。

第四节 恶性淋巴瘤发生的干预方略

1. 恶性淋巴瘤的一级预防——病因控制

目前大部分淋巴瘤的病因尚未明确，尚无有效的方法完全预防淋巴瘤的发生，目前公认的观点认为淋巴瘤的核心病因与慢性感染和免疫功能缺陷有关，从流行病学资料来看，可能通过规避相关发病风险因素在一定程度上避免淋巴瘤的发生，特别是针对有明确感染病原的特殊类型淋巴瘤。因而，针对淋巴瘤的病因，能在早期得到某种程度上的预防和控制。

1) 防治感染

(1) EB病毒(Epstein-Barr virus，EBV)

EB在人群中的感染十分普遍，人的一生中几乎100%都会被感染。1~3岁儿童38%已经对EBV产生抗体，10岁以上人群的感染率高达86%以上，40岁以上人群100%都感染过EBV。EBV是地方性Burkitt淋巴瘤的病因，也是人们认识的第一个人类肿瘤病毒。现在大量研究已经证实EBV的致淋巴瘤作用非常明确，它不仅是地方性Burkitt淋巴瘤的病因，还和老年患者及免疫抑制患者的B细胞性淋巴瘤有关，如器官移植后淋巴增殖性疾病、浆母细胞性淋巴瘤、老年性EBV阳性大B细胞淋巴瘤。EBV感染也与结外NK/T细胞性淋巴瘤、儿童系统性EBV阳性T淋巴细胞增殖性疾病以及种痘水疱病样皮肤T细胞淋巴瘤的发病有关，也有研究显示EBV感染和HL的发病相关。

EB经口(唾液)密切接触为主要传播途径，尚可通过多种途径感染：汗液、血液、精液等体液，避免EBV感染似乎是不太可能的。由于EBV主要是通过唾液传播，应养成良好的个人卫生习惯，禁止随地吐痰，即使是家庭亦提倡分餐或使用公共餐具。医院的病区宜经常通风，病人口腔分泌物应专门容器收集、消毒无害化处埋。严禁口对口喂饲婴儿。此外，预防接种EBV疫苗对特定人群有益。预防性疫苗主要以病毒包膜糖蛋白gp350为靶点，刺激机体产生抗体以阻止病毒感染；治疗性疫苗则以病毒复制感染过程中表达的病毒核抗原和潜伏膜蛋白为免疫治疗靶点，刺激机体产生特异性细胞免疫应答，增强细胞毒性T细胞杀伤肿瘤作用。至今大多EBV疫苗的研发主要集中在靶向EBV的包膜糖蛋白gp350，但针对单一EBV蛋白尚无法解决保护性免疫问题，且对于无症状或特定的EB病毒感染者不能有效地预防，使得疫苗的适用范围大大减小。因此，研发新的EBV疫苗非常重要，已有多种疫苗进入临床试验，用于预防器官移植后淋巴增殖性等疾病，并取得良好的试验结果。无环鸟苷和丙氧鸟苷等抗病毒药物可以抑制EBV复制，但也有研究认为对EBV感染无效。

(2) 人类免疫缺陷病毒(Human Immunodeficiency virus；HIV)

自从1981年人们发现HIV以来，研究者观察到HIV阳性患者后期除了易合并机会性感染外，还容易合并肿瘤，绝大多数为Kaposi肉瘤和淋巴瘤，以NHL多见，并且约95%以上是B细胞性NHL。HIV其实很脆弱，一旦暴露于空气中(离开人体)便会很快死亡，HIV的主要传播途径有血液传播、母婴传播及性传播，因此可以通过以下措施来部分预防。

① 尽量避免输血和使用血液制品：必须输血和使用血液制品时，要使用经过HIV抗体

检测合格的血液和血液制品。

② 不以任何的方式吸毒：在没有戒断毒瘾以前，要严格对针具消毒，或者使用一次性的针具，不要与他人共用或使用已经被人使用过的针筒及稀释液；同时对药瘾者积极治疗，解除其对药品的依赖。

③ 在医疗机构大力推行：一次性注射器；一次性的介入检查和治疗用品在用后必须销毁；对非一次性的介入性检查治疗器械、腔镜应彻底清洗、严格消毒。不去消毒得不到保证的诊所打针、拔牙、针灸和手术，更不要找非法行医的人员看病；不与别人共用牙刷、剃须刀等个人卫生用品；不去消毒不严格的理发店和美容店理发、美容、纹身。

④ 医护工作者遵循一定的安全措施：在救护伤员时，要设法防止对方的血液接触自己的皮肤和黏膜。在自己的皮肤和黏膜有破损时，更要注意防护。通过针刺感染 HIV 的比率少于 1/200。在职业暴露后一定时间(48 小时)内口服阻断药物可以进一步减轻被感染的风险。

⑤ 被 HIV 感染的妇女应当避免怀孕。

⑥ 安全性行为：注意洁身自好，避免拥有多个性伴侣，正确使用安全套。唾液的 HIV 浓度很低，接吻时不会感染 HIV，除非对方口腔有伤口。

⑦ 疫苗和药物：目前对于 HIV 的防治没有有效的疫苗，相关临床试验还在进行。目前已知抗 HIV 的治疗方法都只能减慢或抑制病毒在体内的扩散，并不能有效地清除患者体内的 HIV，而且这些药物价格昂贵，且有较强的毒副作用，会诱发病毒耐药株的产生。

(3) 人类 T 细胞淋巴瘤/白血病病毒-1(Human T cell lymphoma/leukemia mother-1, HTLV-1)

HTLV-1 是第一种被发现的与人类疾病相关的逆转录病毒，主要流行于日本和加勒比地区，并证实它是这一地区 T 淋巴母细胞白血病/淋巴瘤的病因。HTLV-1 传播主要通过 3 种方式：母婴传播，主要通过乳汁；输血传播；性传播。和 HIV 相似，在体内主要感染 $CD4^+$ T 细胞(辅助 T 细胞)。防控措施可参考阻止 HIV 传染的策略。遗憾的是，针对 HTLV-1，至今仍没有疫苗或者有效的治疗方法。

(4) 人疱疹病毒 8 型(Human Herpes virus 8, HHV-8)

HHV-8 感染与原发性渗出性淋巴瘤及多中心 Castleman 病相关性淋巴瘤的发生有关，且大多患者同时伴有 HIV 感染。由于 HHV-8 属于疱疹病毒家族，曾有人尝试用治疗疱疹的药物来治疗 Kaposi 肉瘤，但并无疗效。因此，Kaposi 肉瘤虽然跟 HHV-8 密切相关，但控制 HHV-8 并不能治疗肿瘤，而是要用其他治疗手段。HHV-8 主要通过性传播，故安全性行为是阻断该病毒的首要预防措施。HHV-8 并没有治疗的意义，重点还是在于防治 HIV。

(5) *丙型肝炎病毒*(Hepatitis C virus, HCV)

目前倾向认为 HCV 感染与 II 型冷球蛋白血症相关性淋巴浆细胞样淋巴瘤、脾边缘区淋巴瘤、结内边缘区淋巴瘤和弥漫性大 B 细胞淋巴瘤的发生有关，HCV 感染常常慢性化，大多数感染者和病人表现隐匿，难以自察或被检查发现，给传染源的管理带来很多困难；同时，目前还缺乏有效的疫苗来保护易感人群，因此，HCV 的预防主要依赖切断传播途径。HCV 经各种血途径传播。对 HCV 传播的预防是一个全社会应该关心的问题，加强对公众进行宣传教育，使大家能够充分了解 HCV 传播的方式以及易感染人群，主要的预防措施亦可参考阻断 HIV 传播方法，特别是加强对献血员和器官移植供者的抗 HCV 筛查，所有献血员和器官供者必须经过抗 HCV 筛查阴性才可以献血或捐献器官，所有用来制造血液制品的血浆、血液必须保证无 HCV 污染。尽可能降低母婴传播的危险性，分娩时减少胎露的监测，缩短破膜后分娩时间有助于降低母婴传播的危险性。HCV 阳性母亲所生婴儿应在出生后 2～6 月间检查两次 HCV RNA 或 15 月时检查抗 HCV。妊娠期不宜给予干扰素和利巴韦林治疗。还有部分 HCV 感染的传播途径不明,提高卫生健康水平、改善卫生生活条件是阻断这些未知传播方式的最好方法。同时,还应积极研制开发有效的 HCV 预防性疫苗,从而最终解决预防问题,而一旦 HCV RNA 阳性,立即予以抗病毒治疗。

(6) 幽门螺杆菌(Helicobacter Pylori,HP)

HP 是人类最常见的慢性细菌性感染。几乎所有的胃黏膜相关性淋巴组织淋巴瘤都感染了 HP,患胃黏膜相关性淋巴组织淋巴瘤的风险是 HP 阴性人群的 6 倍,通过根除 HP 治疗后,约 80% 以上的胃黏膜相关性淋巴组织淋巴瘤患者可以获得完全缓解,这些都证明 HP 感染与胃黏膜相关性淋巴组织淋巴瘤发病密切相关。HP 感染大多数人是缺乏症状的,少数人仅仅有烧心的不适,所以需要更进一步研究以更好地检测出并治疗无症状的 HP 感染者,而预防 HP 的关键是把好"病从口入"这一关,养成饭前便后洗手等良好的生活习惯。

① 避免群集性感染 HP:集体用餐时采取分餐制和公筷是非常重要的预防措施。如果暂时做不到分餐,也要使用公筷和公勺。HP 的感染具有家庭聚集的倾向特点,父母感染给子女的概率较高,家里有 HP 病患者时更应采取分餐,预防家人感染。

② 保持口腔健康:HP 感染者一般具有口臭等口腔问题,因此对于阳性的 HP 感染者,保持口腔健康刻不容缓。

③ 不宜生吃食物:研究证实,HP 可在自来水中存活 4～10 天,在河水中存活长达 3 年。因此不宜喝生水,不宜生吃食物等。

④ 餐具器皿应定期消毒:刮痕严重的餐具,也须定期淘汰更换。尽量利用高温消毒大部分的餐具器皿。

HP 感染是可以治愈的,但没有一种单独的药物可以有效地治疗 HP 感染,治疗方法是联合用药方法,如国际上普遍采用的三联疗法——在 7～14 天内连续服用两种抗生素和一种抑酸药。常用抗生素有羟氨苄青霉素、庆大霉素、克拉霉素、阿莫西林、甲硝唑等。HP 的根除率高达 80% 以上。

2) 改善免疫功能

恶性淋巴瘤是免疫系统的恶性肿瘤,免疫功能失衡是恶性淋巴瘤的重要原因。宿主的免疫功能决定对淋巴瘤的易感性,具有免疫缺陷、免疫抑制和自身免疫性疾病的患者淋巴瘤的发病危险增加。故对于长期应用免疫抑制剂和罹患自身免疫性疾病的人群应密切随访,以期早发现、早治疗。

增强人体免疫系统这一说法似乎并不科学,因为实际很难做到。免疫系统精确地说是一个系统,而非一个单一的实体。要使免疫系统发挥正常功能,需要系统内部的平衡和协调。目前对于免疫应答的复杂性和交互联系性还有很多不了解的地方。淋巴瘤不仅与机体内部环境有关,还与生活环境、生活习惯、社会因素密不可分。这些因素直接或间接影响着免疫功能。

采用公认的健康良好的生活方式对于免疫系统有益。对预防肿瘤包括淋巴瘤在内的生活方式依然是世界卫生组织所倡导的健康四大基石:合理膳食、适量运动、戒烟限酒、心理平衡。

(1) 合理膳食

合理膳食即营养要全面均衡,并要注意饮食的卫生与安全。如本章第二节所述,营养和饮食有可能和 NHL 的发生风险相关。避免过多摄入动物蛋白、脂肪,保证水源清洁,且摄入较多的水果和蔬菜可降低 NHL 的发病率。

(2) 适量运动

适量运动即运动贵在坚持,重在适度,项目可因人而异,可根据不同性别、年龄、职业、爱好、条件、环境等选择不同的运动。国际淋巴瘤流行病学协会的一项关于肥胖与 NHL 相关性的研究表明:弥漫性大 B 细胞淋巴瘤与过度肥胖有一定关联。

(3) 戒烟限酒

戒烟限酒即要做到不吸烟、不饮酒或少饮酒。过度吸烟可能增加 NHL 发病的危险性,尤其 45 岁以下人群发病风险明显增加。吸烟主要是与滤泡性淋巴瘤的关系密切。但也有研究认为适量饮酒为保护因素,可降低 NHL 的发生危险。

(4) 心理平衡

心理平衡即要善于调节心理的失衡状态,保持心态平和、情绪稳定。现代的观点越来越认为心理活动、情绪状态和免疫功能密切相关,而淋巴瘤是免疫系统的肿瘤,保持愉悦心态,适当从繁重的工作中释放压力也能减少淋巴瘤的发生机会。

3) 避免有害的环境因素

(1) 化学因素

有研究认为应用染发剂与淋巴瘤的发生有相关性,提示一年染发次数超过 12 次,且染色剂颜色越深越持久,越危险,故建议无论男女都不要长期染发。

此外也有报道农耕人员、林业人员由于使用了杀虫剂、农药等,淋巴瘤的发生率高于正常人数倍。长期接触氯乙烯、苯等化学物质的职业人员也可以增加淋巴瘤发生风险,长期接触化学药物如环磷酰胺、丙卡巴肼、美法仑等的职业人员也可能患淋巴瘤,故应加强相关职业的防护。针对农药、化疗药等化学毒物应遵守以下防护原则:

① 时刻小心谨慎:购买、运输、储存及使用的整个过程要小心谨慎,杜绝儿童和无关人员接触。操作中严禁进食,做好标记,单独储存。

② 认真阅读并正确理解说明内容后再使用。

③ 注意个人卫生:如药液滴、溅到皮肤上或眼中时,马上用清水冲洗。施药后要彻底清洗全身和施药时穿的防护服及工作服。

④ 施药器械要及时维护:及时清洗施药器械,及时维修避免施药器械有滴漏现象。

⑤ 施药人员要加强防护:施药人员要穿防护衣服,戴上防护帽子、面罩和手套。

(2) 物理因素

电离辐射可以引起淋巴瘤。不仅与吸收辐射剂量有关,而且还与受辐射时的年龄有关,30 岁以下接受辐射的人群中淋巴瘤的发病率比其他没有接受辐射的人群高。医用辐射对人类肿瘤的发病影响也越来越受到重视。针对电离辐射应遵守以下防护原则:

① 时间防护:不论何种照射,人体受照累计剂量的大小与受照时间成正比。接触射线时间越长,放射危害越严重。尽量缩短从事放射性工作时间,以达到减少受照剂量的目的。

② 距离防护:某处的辐射剂量率与距放射源距离的平方成反比,与放射源的距离越大,该处的辐射剂量率越小。所以在工作中要尽量远离放射源,来达到防护目的。

③ 屏蔽防护:就是在人与放射源之间设置一道防护屏障。因为射线穿过原子序数大的物质,会被吸收很多,这样达到人身体部分的辐射剂量就减弱了。常用的屏蔽材料有铅、钢

筋水泥、铅玻璃等。

2. 恶性淋巴瘤的二级预防——早诊断、早治疗

WHO分类中已知的40多种不同类型淋巴瘤,不是单一疾病,而是一组具有不同临床病理特征的互不相关疾病,由于淋巴瘤的病理类型不同,临床表现亦不尽相同。临床最常见的表现是出现进行性、无痛性增大的淋巴结,其中体表的肿大淋巴结容易通过查体较早发现,深部淋巴结则需通过各种影像学检查才能发现,全身症状包括低热、盗汗、消瘦、皮肤瘙痒等。饮酒后肿大淋巴结的疼痛是HL较为特异的临床表现。此外,淋巴瘤发生在不同部位或器官会引起相应的症状。故应重视定期体检,发现机体异常的早期表现,及时到正规医院就诊,能为淋巴瘤的诊治争取最佳时机。而一旦确诊淋巴瘤,则根据不同的病理类型、分期、预后,采取不同的治疗策略。文中对于恶性淋巴瘤早晚期的界定:早期即Ⅰ～Ⅱ期,晚期即Ⅲ～Ⅳ期。

1) 早期HL治疗

对于早期无不良预后因素的HL患者,目前常推荐适度化疗(常用ABVD方案3～4个疗程)联合缩减放射野的侵犯野放疗(常用放射剂量20～30 Gy)的综合治疗策略。几项大型临床试验均证实,化疗联合放疗的模式治疗无不良预后因素的早期HL优于单用放疗。

对于具有不良预后因素的早期HL患者,以ABVD为主的化疗联合侵犯野放疗是常用的治疗策略。但单一不良预后因素的预后价值、化疗疗程数、放疗剂量以及能否仅用化疗由于结论不一,目前仍在研究中。对早期HL的研究热点主要集中在更为低毒的化疗方案的选择、更少而有效的化疗疗程数和更低的放疗剂量。

结节性淋巴细胞为主型HL被列为一种独立的病理类型,由于NLPHD(nodular lyphocyte predominant Hodgkin lymphoma, NLPHD)仅占HL的5%,绝大多数为早期,惰性发展,远期可多次复发。目前的最佳标准治疗尚未明确。治疗推荐可包括等待观察、外科手术、免疫治疗,放疗±化疗。

总之,4～6个疗程ABVD方案化疗序贯侵犯野放疗是大多数早期HL的标准治疗。在化疗基础上加用放疗可明显改善无失败生存期。治疗上的缩减可能会带来复发率的略微升高却可能降低远期并发症的发生,但至少需要依赖于10～15年的临床随访。

2) 早期NHL治疗

(1) 惰性淋巴瘤:包括FL、CLL/SLL、MCL(本组中预后最差)、淋巴浆细胞淋巴瘤、脾边缘区B细胞淋巴瘤、淋巴结边缘区B细胞淋巴瘤、蕈样肉芽肿等。

① FL:约20%～30%的FL患者,诊断时为早期病变。FL是对放疗高度敏感的肿瘤,早期FL的治疗通常以放疗为主。早期的FL推荐四种选择:局部放疗、免疫治疗±化疗、化疗±放疗和对有选择的患者进行观察与等待。早期和晚期FL的治疗策略不同,因早期FL具有治愈的可能,多项研究显示,约40%的早期FL患者放疗后从未复发。无法治愈是晚期FL采用观察与等待治疗策略的依据之一,然而一些研究提示,观察和等待也可能适用于部分早期FL患者。研究者认为,如果首先选择观察和等待,那么出现远处复发的患者有可能避免放疗,而部分患者也可能避免早期接受放疗。虽然观察与等待策略可以使部分早期患者避免放疗或推迟进行放疗的时间,但由于早期FL具有治愈的可能,在选择观察和等待时,需要进行慎重的考虑。

② MCL:根据循证医学证据,目前认为Ⅰ～Ⅳ期都以化疗为主。推荐Ⅰ～Ⅱ期病变予

以化疗±利妥昔单抗。MCL 对放疗敏感,早期病变经放疗后完全缓解率高,但是缓解期短,大多数患者在短期内复发。MCL Ⅰ~Ⅱ期病例数少。目前放疗方面尚无大规模前瞻性随机对照试验的结果可以证明单纯放疗能治愈早期 MCL。

(2) 局部的惰性淋巴瘤:包括结外边缘区 B 细胞淋巴瘤 MALT 型和原发皮肤型间变大细胞淋巴瘤。以结外边缘区 B 细胞淋巴瘤 MALT 型为例:

① 胃 MALT 淋巴瘤:对于局限于胃(分期为ⅠE,幽门螺杆菌阳性)的病变初始治疗可给予抗生素联合质子泵抑制剂(阻断胃酸的分泌)。有几种有效的抗幽门螺杆菌治疗方案,经过 10~14 天抗生素治疗,幽门螺杆菌的清除率可达 85%~90%。标准方案是三联疗法质子泵抑制剂,阿莫西林 1 g 2/d,克拉霉素 500 mg 2/d。青霉素过敏的患者可用甲硝唑代替阿莫西林。铋剂或组胺-2 受体拮抗剂联合抗生素也有效。肿瘤缓解可能比较慢,若临床上没有恶化的证据,可以在治疗 3 个月后内镜复查进行疗效评价。而对于不依赖 HP 的早期胃 MALT 淋巴瘤患者(抗生素治疗无效或无幽门螺杆菌感染证据)采取胃侵犯野放疗取得很好疗效。

② 非胃 MALT 淋巴瘤:对于早期或侵犯多个部位的结外病变的患者局部区域性放疗(20~30 Gy)是比较适合的。对于一些特定部位的病变可以考虑外科手术,如肺、皮肤、甲状腺、结肠、小肠和乳腺。如果术后没有残留病变可以进行观察,但是如果切缘阳性可给予局部区域性放疗。对于病变局限的患者,不必给予广泛外科切除,因为低剂量放疗对边缘区淋巴瘤已经非常敏感,尤其发生在腮腺、眼眶、结膜、甲状腺、乳腺和膀胱的黏膜相关淋巴瘤。对外科手术并不容易顺利切除的部位(如喉、颅骨、输尿管和前列腺),通过侵犯野的放疗也能得到很好的控制。初始治疗后局部复发的如可再放疗,可再予放疗。

(3) 侵袭性淋巴瘤:包括弥漫性大 B 细胞淋巴瘤、外周 T 细胞淋巴瘤、NK 细胞淋巴瘤,某些亚型的 T 细胞大颗粒淋巴细胞白血病和原发皮肤型间变性大细胞淋巴瘤(局部惰性淋巴瘤的特殊类别)。

① 弥漫性大 B 细胞淋巴瘤:对于早期未伴巨大包块的病例,多认为属于临床早期或病变局限。如果仅单纯对病灶部位行放疗,多数患者易复发。因此放化疗结合治疗早期弥漫性大 B 细胞淋巴瘤已被公认为标准治疗方案。对于合并巨大包块的弥漫性大 B 细胞淋巴瘤早期患者联合放疗则更为重要,巨大包块的定义是肿物最大直径超过 10 cm 或纵隔肿物超过 1/3 胸腔内径。早期 DLBCL 患者尤其伴有危险因素者,可使用利妥昔单抗联合化疗,但是否可以取代联合放疗以及对于早期低危险患者是否需要作为一线治疗,目前尚无定论。

② PTCL:PTCL 是一组异质性较大的疾病,目前在全球范围内尚无统一的治疗原则,其生物学行为与 B 细胞淋巴瘤不同,往往表现为化疗敏感度低、病情迁延反复、易于复发、预后不佳。建议对于 aaIPI 属于低危或低中危的早期患者,采取 6~8 个疗程的联合化疗,同时辅以受累区域局部放疗。aaIPI 属于高中危或高危的早期患者,推荐接受 6~8 个疗程联合化疗,不一定同时辅以受累区域局部放疗治疗。

③ NK/T 细胞淋巴瘤:一旦诊断明确为Ⅰ或Ⅱ期的鼻型 NK/T 细胞淋巴瘤,照射靶区应为累及野,即病变累及部位所在的淋巴区域。由于早期鼻型 NK/T 细胞淋巴瘤在单纯放疗后,仍有相当的比例出现全身播散,近年来的临床研究更多地采用联合放化疗(诱导或巩固)的方法来治疗鼻型 NK/T 细胞淋巴瘤,提出了同步、序贯、三明治不同放化疗联合方式,放疗剂量因联合的化疗方案不同而不完全一样。

(4) 高度侵袭性淋巴瘤:包括 Burkitt 淋巴瘤和淋巴母细胞淋巴瘤,以 Burkitt 淋巴瘤

为例:

并不按照分期治疗,而按照危险因素选择治疗方案,其特征是肿瘤细胞增殖比率高。需要高强度多药联合化疗,但治疗相关毒性和死亡率较高,故必须加强输血支持和抗生素治疗,高强度的联合化疗可使早期患者治疗率达到90%。

3. 恶性淋巴瘤的三级预防——系统治疗

无论HL还是NHL,系统治疗的内容包括:放疗、化疗、免疫治疗、造血干细胞移植、放射免疫治疗等,但具体实施起来,由于淋巴瘤显著的异质性,治疗方案千差万别。

1) 晚期HL的系统治疗

(1) 晚期HL:对于大部分晚期HL患者,ABVD方案由于疗效高和毒性相对较低的优点仍为目前的标准化疗方案。与MOPP方案相比,ABVD方案在影响生育功能和诱发白血病方面具有优势,但继发ABVD方案的症状性肺纤维化有报道可达6%。ABVD方案对晚期HL的完全缓解率达80%~90%。然而,具有不良预后因素的晚期HL患者需要寻找比ABVD方案更为有效的化疗方案。近年来出现2个治疗方案用于晚期HL有望改善临床转归:StandfordV方案和BEACOPP方案。随机研究显示,提高剂量的BEACOPP方案较ABVD方案疗效有所提高,但需权衡治疗相关毒性。Standford V方案相对较少诱发骨髓异常增生综合征和影响生育。自体骨髓移植支持下的大剂量化疗用于高危患者一线治疗的结论并不一致。因此,干细胞支持下的大剂量化疗仍仅用于原发耐药或复发性HL。

对于化疗后达到CR且PET扫描为阴性的晚期HL患者,辅助放疗的价值仍存在争议。随机临床研究和Meta分析显示,对于化疗有效患者加以放疗未能进一步改善总生存期。目前放疗在晚期HL的应用是针对具有大肿块的患者。放疗通常在全程化疗结束后进行。但对于化疗后达到CR且PET扫描为阴性的晚期HL患者可以不放疗。经过20~25年随访,放疗诱发第二肿瘤和严重心血管疾病的风险可达20%~30%。放疗的心脏毒性可包括外周血管、冠脉系统和心肌毒性。目前对放疗剂量和范围(侵犯野)的限制可能有助于减轻以上所述风险。

(2) 复发性HL:对于首次缓解持续时间较长的复发性HL患者,采用标准剂量化疗可能达到治愈肿瘤的目标,然而,对于首次缓解持续期短或原发化疗耐药的患者,标准剂量化疗无法达到治愈的目的。对于化疗敏感复发的HL患者,自体造血干细胞移植支持下的大剂量化疗是目前的标准治疗。治疗相关死亡率低(约3%),有选择的化疗敏感病例5年生存率可达40%~50%,疗效与肿瘤对挽救化疗的缓解率有关。在自体造血干细胞移植支持下的大剂量化疗之后,对于残留病灶或治疗前巨大病灶可行巩固性放疗。对于多种挽救化疗方案均耐药病例,自体造血干细胞移植支持下的大剂量化疗并不是有效的治疗,在这种情况下,应考虑其他一些治疗。异基因移植可用于反复多次复发性HL病例。尽管有证据表明异基因移植可诱导移植物抗淋巴瘤效应,但由于异基因移植存在难以接受较高的治疗相关死亡率,其应用受到一定限制,对于自体造血干细胞移植支持下的大剂量化疗后复发或有选择的首次复发患者,减低强度的异基因移植的治疗相关死亡率也相应减低,可作为一种有效的治疗选择。

目前复发性HL的生物治疗药物尚未得到公认。抗CD20单抗利妥昔单抗用于结节性淋巴细胞为主型HL以及有选择的CD20阳性经典型HL。人源化抗CD30单抗用于HL尚在临床研究阶段。抗CD30/CD16双特异性抗体通过CD30结合于RS细胞,同时可激活

NK细胞。另有研究在体外增强自体淋巴细胞对EB病毒抗原的敏感性,然后与淋巴细胞再融合后用于复发性HL的细胞免疫治疗。在上述这些生物治疗的临床试验中有时患者即使临床复发仍可生存相当长的时间。

2) 晚期NHL的系统治疗

(1) 惰性淋巴瘤

① FL

Ⅰ. 观察与等待:虽然观察和等待的治疗策略至今仍是肿瘤负荷低、无症状的晚期FL患者初治的选择之一,但由于新的、有效而低毒药物的出现,患者已更倾向于选择较积极的治疗。另外,观察等待与现有的新药治疗相比,是否仍然能保持其非劣效性的治疗地位也有待证实。

Ⅱ. 单药治疗:由于病变初期的FL患者通常没有明显的症状,为了维持患者良好的生活质量,传统的治疗多避免在早期选择毒性较大的多药联合治疗,而是采用较温和的单药治疗。单药治疗一般仅可获得部分缓解,且缓解的持续时间相对较短,但与一线进行多药联合化疗相比,即使是在利妥昔单抗与细胞毒药物联合应用的时代,也并未影响患者的总生存时间。目前单药治疗策略可用于预后较好、不愿意或不能耐受较强烈治疗的老年患者。可选择的、有效的单药治疗药物包括苯丁酸氮芥、环磷酰胺、苯达莫司汀、氟达拉滨、利妥昔单抗和放射免疫药物等。

Ⅲ. 多药联合治疗:与单药治疗相比,多药联合治疗可以获得更快的缓解、更高的缓解率和更长的缓解持续时间,但以上优势并不能转化为总生存时间的延长。多药联合治疗方案主要是烷化剂、蒽环类和嘌呤类似物等细胞毒类抗肿瘤药物的组合,可以选择的联合治疗方案包括CHOP、CVP和FND等。基于几项随机对照临床研究所获得的一致性结果,利妥昔单抗联合多药化疗方案已经成为FL的一线标准治疗方案。

Ⅳ. 利妥昔单抗的维持治疗:由于FL具有进展缓慢和不可治愈的特点,诱导化疗后的维持治疗可以使肿瘤细胞的生长受到持续抑制、控制肿瘤负荷的增加,甚至可能杀灭残存的肿瘤细胞,从而达到延长患者的无疾病进展生存时间和总生存时间的目的。因利妥昔单抗的疗效和耐受性均较好,有可能在不明显影响患者生活质量的情况下进行长期的维持治疗,已有多项临床研究探讨了利妥昔单抗在初治和复发的FL患者中进行维持治疗的疗效和安全性。目前已经明确利妥昔单抗的维持治疗可以延长初治和复发FL患者的PFS,但最佳的维持治疗时间和给药方案还有待明确,且利妥昔单抗长期应用对免疫系统的影响以及其他远期毒性还有待确定,已观察到的主要不良反应是维持治疗患者的感染发生率明显增加。

Ⅴ. 高剂量治疗联合造血干细胞移植(high dose therapy and autologous stem cell transplantation,HDT/ASCT):HDT/ASCT作为FL患者的一线治疗选择仍存在争议。由于HDT/ASCT风险高,而FL患者的生存期较长,故HDT/ASCT通常仅用于治疗复发/耐药、年轻且一般状况良好的患者。与自体移植相比,虽然异基因移植的复发率低并有可能获得治愈,但由于治疗相关死亡率高,与自体移植相比患者的总生存相当。

Ⅵ. 滤泡Ⅲ级淋巴瘤的治疗已达成的共识是,与FL Ⅰ、Ⅱ级患者不同,FL Ⅲ级应尽快开始治疗,而不能采取观察和等待的治疗策略,治疗方案应和弥漫性大B细胞淋巴瘤相同。

由于新的治疗药物的出现和支持治疗的进步,晚期FL患者的总生存已经得到改善。虽然目前有了更多的治疗选择,但依然没有标准的一线治疗方案。对于FLIPI预后评分为低中危的患者,仍可以考虑观察等待和低强度治疗的策略。对于FLIPI评分为高危或FL Ⅲ级的患者,可以选择利妥昔单抗加多药联合方案治疗。利妥昔单抗维持治疗或放射免疫药物巩固治疗可以进一步延长无进展生存时间,自体或异基因造血干细胞移植可应用于少数复发或耐药的患者。

② MCL:诊断时大多数已是晚期。MCL 因其独特的形态学、免疫学和细胞遗传学的特征被确定为独立的亚型,但总体有效率低,预后明显差于其他惰性淋巴瘤。生存的改善除了一线治疗采用了更强烈的化疗方案包括造血干细胞移植作为巩固治疗外,二线、三线新药以及维持治疗的探索使 MCL 得以有效控制。晚期病变建议参加临床试验。

Ⅰ.放疗:Ⅲ~Ⅳ期患者在化疗基础上加放疗,也未能证实有更大的获益。因此,建议放疗的指征是化疗后孤立残留病灶或化疗前的大病灶;化疗后有多处残留病灶,仅对影响生活质量的病灶姑息性放疗;对化疗不敏感的病灶试行放疗。

Ⅱ.药物治疗:归纳起来大致分为化疗药物(含蒽醌类药物方案,含嘌呤类似物方案,含阿糖胞苷的强烈方案)、免疫化疗(含利妥昔单抗的化疗方案)、HDT/ASCT、放射免疫治疗、生物靶向治疗(硼替佐米、来那度胺等)。

(2) 局部的惰性淋巴瘤

以结外边缘区 B 细胞淋巴瘤 MALT 型为例:

① 胃 MALT 淋巴瘤:应该接受化疗和(或)免疫治疗(抗 CD20)。对于弥漫性病变(分期为Ⅲ或Ⅳ期)治疗,目前多按照晚期 FL 的治疗原则。没有症状的患者,如果没有治疗适应证可不必治疗仅进行观察。如果存在终末器官功能障碍或有症状出现(如出血、早期厌食),出现巨块病变,病变持续进展,或患者要求时可给予治疗。治疗包括单药或联合化疗或局部区域放疗。如果有复发的证据,也根据 FL 的治疗指南进行处理。

② 非胃 MALT 淋巴瘤:治疗原则与 FL 一样。标准治疗仍然有争议,从保守的"观察等待"到联合化疗,甚至 HDT/ASCT 均有相关研究。多主张晚期患者无任何不适者可采取观察方案,有症状者先用单药化疗,单药化疗疗效欠佳且症状明显影响生活质量者,可选用联合化疗方案。复发病例可采用利妥昔单抗单药治疗或与化疗联合使用治疗。当肿瘤增长迅速,应注意向弥散性进展性淋巴瘤转化的可能,如证实已转化,可按进展性淋巴瘤治疗。

(3) 侵袭性淋巴瘤

① 弥漫大 B 细胞淋巴瘤:多个前瞻性的大规模临床试验已经证实利妥昔单抗联合 CHOP 方案较 CHOP 方案化疗能显著改善晚期患者预后。目前 RCHOP 方案已经是各个年龄组患者的标准治疗方案,今后的研究主要致力于利妥昔单抗耐药研究。HDT/ASCT 是化疗敏感的复发患者有效的挽救治疗方案。但把自体移植提前至一线方案,对于高危患者在初期诱导缓解后把自体干细胞移植作为巩固治疗,其疗效至今尚不确定。对于复发及原发耐药患者的治疗原则是进行挽救化疗,对化疗依旧敏感者则进行自体干细胞移植作为挽救治疗,对化疗耐药者自体移植疗效很差,则推荐行异基因移植以期望其通过移植物抗肿瘤作用达到二次缓解。

② PTCL:对于晚期患者,推荐接受 6~8 个疗程联合化疗,不一定同时辅以受累区域局部放疗治疗。对于复发难治的患者,若有条件行高剂量化疗,则可予二线方案治疗,待获得完全缓解后行高剂量化疗联合自体干细胞移植或异基因造血干细胞移植,若不能获得缓解,则仅给予支持治疗或姑息放疗。若患者不适宜接受高剂量治疗,则予以推荐的二线方案。其他新的治疗方法包括现有药物的新应用及研发 T 细胞淋巴瘤特异性的新药,其中免疫治疗(抗 CD30 抗体-药物偶联物 Brentuximab Vedotin,抗 CD52 单克隆抗体 Alemtuzumab)、

抗代谢药物(普拉曲沙 Pralatrexate)及组蛋白去乙酰化酶抑制剂(贝利司他 Belinostat,罗米地辛 Romidepsin)等的应用是三种最为突出的新疗法,已初步显示了令人鼓舞的疗效。其他可用于 PTCL 的新治疗还包括蛋白酶体抑制剂、激酶抑制剂及抗血管新生药物等。

③ NK/T 细胞淋巴瘤:将原先的Ⅲ期并入Ⅳ期,以同步放化疗或联合化疗为主,放疗仅作为姑息性治疗手段。在联合化疗方案的选择上,曾经选取 CHOP 或类 CHOP。但 NCCN(2016 年)指南中已经改以培门冬酶为基础的联合化疗方案。

(4) 高度侵袭性淋巴瘤

以 Burkitt 淋巴瘤为例:按照危险因素选择治疗方案。

① 低危患者(LDH 正常,病灶完整切除或单一的腹部病灶小于 10 cm):CALGB 10002 方案+利妥昔单抗,CODOX-M±利妥昔单抗,剂量调整的 EPOCH 方案+利妥昔单抗,HyperCVAD+利妥昔单抗。

② 高危患者:CALGB 10002 方案+利妥昔单抗(部分患者中枢神经系统预防性照射),CODOX-M 和 IVAC 方案交替±利妥昔单抗。

4. 恶性淋巴瘤的四级预防——临终关怀,姑息对症

1) 一般生活照顾

(1) 创造良好的休养环境,病室保持安静、整洁、空气清新,定时通风、紫外线空气消毒。

(2) 减少探视及陪住人员,对入睡困难者,可给予镇静剂,促进睡眠。

(3) 给予高热量、高营养、高蛋白、易消化饮食,多食新鲜水果、蔬菜,禁忌辛辣、刺激性饮食,禁服用过硬、带刺食品,忌食香肠、咸肉等腌制食品。

2) 心理治疗

恶性淋巴瘤对患者的身心健康危害大,其病情发展快,组织破坏力强,治疗时间长,费用高,严重危及患者的健康与生命。经历确诊前心理上的否认期到确诊后的惊恐期,此后通过心理应激,逐渐恢复心理平衡,但常因病程长及放疗、化疗造成的不适而产生焦虑情绪,晚期可因治疗效果差而产生悲观情绪。应耐心细致做好思想工作,给予患者及家属心理支持、关心、爱护患者,了解患者的各种不良情绪反应,使之能密切配合。与患者建立治疗性互动关系,根据患者的个体特征给予心理支持,向患者及家属讲解疾病相关知识,请治疗效果好的淋巴瘤患者现身说法,增强患者治疗疾病的信心,帮助患者与家属建立社会支持网,寻求各界帮助,获得情感与物质的支持。

3) 对症支持治疗

(1) 发热

发热是淋巴瘤患者常见症状,多和病情有关,可采用物理降温,如温水擦浴、头枕冰袋等,及时更换被汗浸湿的衣服及床单,保持清洁、干燥,避免受凉及物理性皮肤摩擦。嘱咐患者多饮水,每日超过 3 000 mL,必要时给予退热剂、补充电解质等治疗。

(2) 疼痛

淋巴瘤因骨骼、内脏受累等原因可出现疼痛、病理性骨折,应尽量减少患者活动,防止发生外伤,如有外伤,应警惕病理性骨折的发生。为患者创造安静舒适的环境,减少一切不良刺激,减少、避免诱发疼痛的因素,并使用缓解方法,如避免身体活动,协助患者使用松弛术、分散注意力等方法转移疼痛的注意力。WHO 镇痛原则:按阶梯给药,尽量口服,按时给药,

个体化,注意具体细节。NCCN镇痛指南与WHO基本原则一致,都强调按阶梯给药和按时给药,但NCCN指南弱化了二阶梯,而且短效阿片类药物的滴定更加灵活。WHO和NCCN指南之间是一般与特殊、整体与个体、简单与复杂的关系。结合患者实际情况给予镇痛剂治疗。进行各项医疗操作时,动作要轻柔,不可用力按压患者骨性部位,嘱咐患者活动时避免碰撞,尽可能有人陪伴,防止跌倒,防止发生骨折。

(3) 恶心、呕吐

由于淋巴瘤放疗、化疗的不良反应,使化学感受器触发区受刺激,引起呕吐中枢兴奋而发生恶心、呕吐,致使患者食欲减退、摄入量减少,而引起营养失衡,低于机体需要。化放疗期间给予高热量、高蛋白、高维生素、清淡易消化的饮食,以补充营养需要。根据患者的饮食习惯及爱好选择食物品种,经常更换饮食品种,增加新鲜感,以促进食欲,创造良好的进餐环境,鼓励患者与食欲好的人共同进餐,给予止吐剂如甲氧氯普胺、昂丹司琼等进行止吐,必要时给予激素协同止吐,静脉补充身体代谢所必需的物质,避免发生水、电解质紊乱及酸碱平衡失调。

(4) 瘙痒

HL患者可出现严重而顽固的全身性皮肤瘙痒,嘱咐患者不宜过度搔抓,以免皮肤破损而感染,注意皮肤清洁,勤洗澡或用温水每日擦洗1～2次。接受放疗的患者局部皮肤可出现发红,继而发黑,因此,要注意保持局部皮肤的清洁干燥,勿用力摩擦或热敷,避免风吹日晒。若皮肤出现红肿,局部可涂紫草油或维生素AD软膏,同时要剪短患者的指甲,必要时可用冰毛巾局部冷敷,以减轻瘙痒症状。

(5) 骨髓抑制

恶性淋巴瘤是与免疫功能异常有关的肿瘤,长期应用化疗、放疗和肾上腺皮质激素加重了免疫抑制。由于治疗引起白细胞减少,特别是中性粒细胞减少,患者易并发细菌感染。由于淋巴瘤患者的感染发展迅速,因此当出现感染时,立即应用广谱抗生素。在长期接受抗感染治疗的恶性淋巴瘤患者中,真菌感染发病率升高,最常见的是念珠菌感染。念珠菌感染的表现为发热。带状疱疹发生率在HL中占17%,NHL中占9%。一般发生于治疗后2年,发病前局部皮肤感觉异常,有灼热或疼痛热,然后出现皮疹并迅速发展成成簇水疱,严重病例可形成血性疱疹或局部坏死。治疗措施:

① 抗感染治疗,给予抗生素治疗。

② 按时查血常规,动态了解血象下降的情况,及时给予升血细胞药物,并观察疗效。必要时输注全血或成分血。白细胞特别是粒细胞下降时,应用紫外线对病房进行消毒,减少探视,密切监测患者的体温。当白细胞计数小于$1.0 \times 10^9/L$,容易发生严重感染,需进行保护性隔离。当血小板小于$30 \times 10^9/L$会有出血的危险,当血小板下降至$10 \times 10^9/L$以下,嘱患者避免碰撞,应加强看护,严密观察病情变化,防止脑、肺、腹部脏器等深部出血。

(6) 肝功能损害

肝细胞易受化疗药物的损害,表现为乏力、食欲不振、黄疸、肝肿大、肝区疼痛、血清转氨酶升高和(或)胆红素升高等。治疗措施:

① 化疗前对患者进行肝功能检查,有异常慎用化疗药,必要时行保肝治疗。

② 在用药过程中,加强病情的观察,及时发现异常,对症处理。出现肝功能损害,应区分化疗药对淋巴瘤浸润的肝脏治疗作用和化疗药对正常肝脏的损伤作用,必要时停药,同时

给予保肝药物。

(7) 心脏毒性

大多数 HL,接受放疗后 6 个月至 1 年内有 10%～15%患者发生心包摩擦音、急性心包炎,化疗药多柔比星等可引起心肌损伤,表现为心肌纤维减少和空泡样变性。重者可表现为各种心律失常,甚至心力衰竭。治疗措施:

① 化疗前先了解患者有无心脏病史,查看心电图和心超检查结果,了解心脏情况。

② 观察病情,倾听主诉,监测心率、节律的变化,必要时心电监护。监测生化相关指标,预防电解质紊乱(血钾失调,钙离子紊乱等)。

③ 注意休息,减少心肌耗氧量,减轻心脏的负荷,少量多餐,避免加重心脏的负担,反射性地引起心律失常。

④ 延长静脉给药的时间,可减少心脏毒性。

⑤ 重在预防,在蒽环类药物化疗若干周期后可适当应用保护心脏的药物,如右丙亚胺等,一旦出现心功能损害,必须停用,主要治疗方法同一般的心肌病,如卧床,给予利尿药、强心药等。

(8) 泌尿系统损伤

经用大剂量放疗后,肿瘤细胞迅速破坏,核酸分解代谢增加,并发高尿酸血症。当 pH=5 时,尿酸盐成为非溶性结晶,沉积于远端肾小管,很快发生氮质血症及尿毒症。另外,环磷酰胺、异环磷酰胺等可引起出血性膀胱炎。治疗措施:

① 水化、碱化:使用化疗药物前充分水化,并预先碱化尿液,每天输生理盐水 3 000 mL,并补充钾、镁,嘱咐患者在化疗前和化疗过程中要多饮水,通过利尿,使尿量维持在每天 2 000～3 000 mL 以上。大剂量的甲氨蝶呤应用时,可导致急性肾功能不全,需水化,定时检查血药浓度及用四氢叶酸解救。常规剂量时应用 5% 碳酸氢钠静脉滴注碱化尿液使维持 pH 值在 7～8,以防止在肾小管中形成尿酸结晶。应用环磷酰胺、异环磷酰胺时,亦充分水化,并应用尿路保护剂美司钠,可预防出血性膀胱炎。

② 控制饮食中嘌呤含量高的食物,如肉类、动物内脏、花生、瓜子,多食用新鲜蔬菜水果等。

(9) 其他

患者接受化疗时,注意化疗药物外渗的表现,一旦疑有外漏或已发生外漏,应马上停止注射,保留针头,接空针管,从原静脉抽吸,抽出残留在针头、输液管中的药物,或疑有外渗部位的药液,再从原静脉通路滴入解毒剂,然后可用解毒剂利多卡因溶液进行局部封闭,一般用冰袋冷敷,局部可涂氢化可的松(或地塞米松)软膏,24 小时后局部应用多磺酸粘多糖软膏或用 50% 硫酸镁溶液湿热敷,同时抬高患肢。患者接受放疗时,放疗部位的皮肤会出现红斑、瘙痒,不要用力搔抓,用清水擦洗,局部用维生素 AD 软膏等。接受放疗部位的皮肤一般先红继而发黑,此时应注意保持局部皮肤清洁、干燥,应禁止一切物理刺激,如摩擦、暴晒、创伤等。

参考文献

[1] De Vita V T, Lawrence T S, Rosenberg S A, et al. Lymphomas and Leukemias:

Cancer：Principles & Practice of Oncology（10th edition）[M]. Wolters Kluwer Press，2016.

[2] Chen W，Zheng R，Baade P D，et al. Cancer statistics in China，2015[J]. CA：A Cancer Journal for Clinicians，2016,66(2):115-132.

[3] Torre L A，Bray F，Siegel R L，et al. Global cancer statistics，2012[J]. CA：A Cancer Journal for Clinicians，2015,65(2):87-108.

[4] 陈万青，郑荣寿，曾红梅，等. 2011年中国恶性肿瘤发病和死亡分析[J]. 中国肿瘤，2015,24(1):1-10.

[5] Zheng R，Zeng H，Zhang S，et al. National estimates of cancer prevalence in China，2011[J]. Cancer Letters，2016,370(1):33-38.

[6] 李小秋，李甘地，高子芬，等. 中国淋巴瘤亚型分布：国内多中心性病例10002例分析[J]. 诊断学理论与实践，2012,11(2):111-115.

[7] Hoppe R T，Advani R H，Ai W Z，et al. The NCCN clinical practice guidelines in oncology—Hodgkin lymphoma（version 3.2016）. NCCN，2016[2016-07-21]. http://www.nccn.org/professionals/physician_gls/f_guidelines.asp

[8] Zelenetz A D，Gordon L I，Wierda W G，et al. The NCCN clinical practice guidelines in oncology—Non-Hodgkin's lymphomas（version 3.2016）. NCCN，2016. http://www.nccn.org/professionals/physician_gls/f_guidelines.asp

[9] 石远凯，孙燕，刘彤华. 中国恶性淋巴瘤诊疗规范（2015年版）[J]. 中华肿瘤杂志，2015,37(2):148-158.

[10] 沈志祥，朱雄增. 恶性淋巴瘤[M]. 第2版. 北京：人民卫生出版社. 2011.

[11] Marcus R，Sweetenham J W，Williams M E. Lymphoma：pathology，diagnosis，and treatment（2nd edition）[M]. Cambridge University Press. 2014.

[12] Küppers R. Lymphoma：Methods and Protocols[M]. Humana Press，2013.

第二十四章　甲状腺癌的临床预防方略

甲状腺癌是最常见的内分泌肿瘤,从病理学角度,分为乳头状癌(papillary thyroid carcinoma,PTC)、滤泡状癌(follicular thyroid carcinoma,FTC)、未分化癌和髓样癌(medullary thyroid carcinoma,MTC)四型。根据起源细胞的不同,可将甲状腺癌分为滤泡上皮细胞癌(乳头状癌、滤泡状癌及未分化癌)和滤泡旁细胞癌(即髓样癌)两大类。其中,PTC 和 FTC 临床上常见,预后较好,两者又合称分化型甲状腺癌(differentiated thyroid carcinoma,DTC),约占成人甲状腺癌总数的 85%。未分化癌临床最少见,恶性程度高,患者年生存率最低。髓样癌可分为家族型和散发型两种,因肿瘤结节可分泌降钙素、5-羟色胺、前列腺素、肾素和血管活性肠肽等活性物质,临床上患者可出现腹泻、心悸、头晕等表现。

第一节　甲状腺癌的流行病学

近几十年来,在全球范围内甲状腺癌发病率保持着增长的态势。根据 2012 年国际癌症中心官方数据显示,全球男性甲状腺癌的年龄标准化发病率为 1.9/10 万,同 2008 相比增长了 26%。全球女性甲状腺癌年龄标准化发病率为 6.1/10 万,同 2008 相比增长了 29.8%。我国甲状腺癌发病率亦明显上升,我国国家癌症中心统计数据显示,2012 年我国甲状腺癌年龄标准化发病率已达 2.8/10 万,虽低于全球平均水平,但发病率仍在逐年稳定增长。2014 年 WHO 癌症报告显示:新增甲状腺癌病例的 50% 为 1 cm 以下的甲状腺微小癌。因此,甲状腺癌发病率的增加可能是与检测手段不断提高所导致的检出率增加有关。

1. 地区分布

我国甲状腺癌的发病率和死亡率均存在着明显的地区差异。沿海地区高于内陆地区,东部地区高于中西部地区,城市高于农村。且在火山活动活跃地区,甲状腺癌的发病率明显高于其他地区。

2. 种族分布

一项关于甲状腺癌种族差异的研究发现,白人和黑人发病率的年增长速度较亚洲人快。美国国立癌症研究所收集的 1992—2004 年甲状腺癌数据显示,非拉美裔白人甲状腺癌发病率的年均增长率最高,黑人次之,亚裔和美印第安人最低。

3. 性别分布

甲状腺癌好发于女性,男女发病比例大约为 1∶3。多位研究者以女性的激素和生殖等方面的特点作为突破口进行深入研究,曾经有学者提出甲状腺癌中存在雌激素受体多态性可能是导致男女之间甲状腺癌发病差异的原因之一。

4. 年龄分布

甲状腺癌可发生于各个年龄阶段,主要好发于中青年,平均发病年龄为 40 岁左右。许多证据表明年龄是甲状腺癌的危险因素之一,与甲状腺癌的发病呈正相关。但不同病理分型的甲状腺癌有不同的年龄分布:PTC 常见于 21~40 岁的女性,FTC 好发于 50 岁左右的妇女,而未分化癌多见于老年人。

第二节 甲状腺癌可能的发病因素

甲状腺癌的高危因素很多,但尚未完全阐明,既与电离辐射、缺碘等外部环境因素有关,又与个体本身的甲状腺疾病、遗传因素、内分泌因素具有一定的相关性。

1. 电离辐射

对射线与甲状腺癌之间的关系的研究最早始于 20 世纪 50 年代,后在多个研究中得到证实:电离辐射与甲状腺癌发生显著相关。研究主要从两个方面得到证据:一是原子弹爆炸后的幸存者中甲状腺癌的发病率显著增加。二是曾经接受头颈部外放射治疗良性病症的儿童,PTC 的患病率显著增加。与外放射不同,直至最近人们才证明放射性^{131}I 和其他快速衰变的放射性碘的内放射是导致儿童,尤其是年龄小于 10 岁的儿童发生甲状腺癌的致病因素,但对成人未见类似结果。

甲状腺癌的发病率与放射线的照射量有线性相关关系,接触射线的时间越长,年龄越小,发病率越高。有研究表明,当照射剂量少至 0.65 Gy 多到 25 Gy 都有诱发甲状腺癌的可能,但放射剂量在 1~6 Gy 时甲状腺癌的发生率较高,剂量大于 3 Gy 为高危组,而超过 15 Gy 时又下降,其原因可能是大剂量的放射线可使甲状腺组织全部或近于全部破坏,剩下无生命力的甲状腺组织很少发生甲状腺癌。

2. 碘与甲状腺癌

碘摄入量和甲状腺疾病患病率之间呈现 U 形关系,随着碘缺乏程度的增加,甲状腺疾病增加较快,但是随着碘过量程度的增加,甲状腺疾病增加相对较慢。

已有动物实验表明:长期的碘缺乏导致 TSH 增加,TSH 对甲状腺细胞的过度刺激,引起甲状腺癌的发病率增加。但有研究提示不仅缺碘的地方性甲状腺肿流行地区甲状腺癌发病率较高,在一些富碘地区亦较常见,但组织类型不同,缺碘易患滤泡状癌及间变癌,而富碘时主要为乳头状癌。目前普遍认为,高碘不能增加甲状腺癌的总体发病率,但可导致肿瘤组织类型发生变化,即碘过量增加了甲状腺乳头状癌的发生风险,但同时滤泡状癌的发病率则有所下降。

故碘与甲状腺癌的关系目前尚存在争论。

3. 甲状腺疾病

早在 1928 年 Wegelin 就曾报道在瑞士地方性甲状腺肿流行地区甲状腺癌尸检患病率是非流行地区的 10 倍,提出了地方性甲状腺肿可能与甲状腺癌有关的问题。临床研究表明,许多甲状腺癌患者,在出现甲状腺癌之前,常有其他甲状腺疾病,如地方性或散发性甲状腺肿、甲状腺良性结节、自身免疫性慢性甲状腺炎和 Graves 病等。

4. 遗传因素

部分甲状腺髓样癌是常染色体显性遗传病;在一些甲状腺癌患者中,常可询及家族史:甲状腺滤泡上皮癌很少有家族史,而约 20% 的髓样癌有家族遗传背景(常染色体显性遗传)。

5. 内分泌因素

1) 促甲状腺激素(TSH)

许多研究表明正常人及恶变甲状腺组织中都能查到 TSH 受体。体外实验证明 TSH 不仅可以刺激正常甲状腺代谢、合成及甲状腺细胞生长,同时对由滤泡癌细胞制备的 FTC-133 细胞具有同样的作用。TSH 长期分泌过多,致发生甲状腺癌的危险性增加。

2) 性激素

与其他甲状腺疾病一样,甲状腺癌好发于女性,提示女性激素可能参与甲状腺癌的发病过程。近些年的研究提示,雌激素影响甲状腺的生长主要是通过促使垂体释放 TSH 而作用于甲状腺,因为当血浆中雌激素水平升高时,TSH 水平也升高。至于雌激素是否直接作用于甲状腺,尚不明确。甲状腺癌组织内可以测出雌激素受体已多见报道,除此之外已报道的甲状腺癌组织内可测出的性激素受体还包括雄激素受体、雌二醇受体。其中以雌激素受体与甲状腺癌,尤其是乳头状癌的联系较为肯定,因此有人提出甲状腺癌属雌激素依赖性肿瘤。

第三节 甲状腺癌的临床表现及诊断依据

1. 临床表现

患者常常以颈部肿块或甲状腺结节而就诊,虽然绝大多数属于良性病变,但对每一例甲状腺结节或甲状腺肿块患者来说,均存在排除恶性病变问题。

甲状腺癌早期多无明显症状,患者的主诉通常为颈部肿块或颈部结节,因此对任何年龄出现的甲状腺肿大或结节,均应提高警惕。要详细询问病史,包括甲状腺肿大的时间、生长速度、是否伴有局部症状(吞咽困难、疼痛或声音改变、呼吸困难等)及全身症状、年龄、性别、工作环境、家族史及头颈部或上纵隔放射史等。由于甲状腺癌的发病与碘的摄入量有一定的关系,故应了解患者的碘摄入情况。另外,甲状腺髓样癌由于肿瘤本身可产生5-羟色胺、前列腺素、肾素等激素样活性物质,在临床上可以伴有顽固性腹泻、心动过速、面色潮红、血钙降低等症状。

临床上,下列情况提示恶性的可能性较大:① 单个不规则、质硬而无明显压痛、活动受限或固定的结节;② 成年和老年男性的单结节、囊性结节或钙化结节;③ 结节迅速增大或伴局部淋巴结肿大;④ 既往有头颈部、上纵隔放射治疗或核暴露史,或甲状腺癌、MEN家族史。

2. 临床分期

目前最常使用的甲状腺癌分期标准是 AJCC 的 TNM 分期,这是基于病理学参数(pT-MN)和年龄的分期系统,适用于包括 DTC 在内的所有类型肿瘤。但是,AJCC 的 TNM 分期系统预测的仅是死亡危险度而非复发危险度,对于 DTC 这种长期生存率较高的恶性肿瘤,更应对患者进行复发危险度分层。目前尚无公认的"最佳"分期系统。

1) AJCC 第 7 版甲状腺癌 TNM 分类方法(见表 24.1)

表 24.1　甲状腺癌 TNM 分期(UICC/AJCC 2010 年第 7 版)

原发肿瘤(T):	不同组织病理学类型甲状腺癌临床分期不同
Tx:原发肿瘤不能判断 T0:无原发肿瘤证据 T1:局限于甲状腺内的肿瘤,最大直径小于或等于2 cm T1a:肿瘤局限于甲状腺内,最大直径小于或等于1 cm T1b:肿瘤局限于甲状腺内,最大直径大于1 cm,但小于或等于2 cm T2:肿瘤局限于甲状腺内,最大直径大于2 cm,但小于或等于4 cm T3:肿瘤局限于甲状腺内,最大直径大于4 cm;或有任何大小的肿瘤伴有最低程度的腺外浸润(如侵犯胸骨甲状肌或甲状腺周围软组织) T4a:较晚期的疾病。任何大小的肿瘤浸润超出甲状腺包膜至皮下软组织、喉、气管、食道或喉返神经 T4b:较晚期的疾病。肿瘤侵犯椎前筋膜,或包绕颈动脉或纵隔血管 所有的未分化癌均归为T4 T4a:未分化癌,无论大小肿瘤局限于甲状腺内 T4b:未分化癌,无论大小肿瘤已侵出甲状腺外	乳头状癌或滤泡腺癌(年龄小于45岁) Ⅰ期:　任何T　任何N　M0 Ⅱ期:　任何T　任何N　M1 乳头状癌或滤泡腺癌(年龄大于或等于45岁) Ⅰ期:　T1a,T1b　　N　M0 Ⅱ期:　T2　　　N0　M0 Ⅲ期:　T3　　　N0　M0 　　　T1,T2,T3　N1a　M0 ⅣA期:　T1,T2,T3　N1b　M0 　　　T4a　　N0,N1　M0 ⅣB期:　T4b　　任何N　M0 ⅣC期:　任何T　任何N　M1 髓样癌(任何年龄) Ⅰ期:　T1a,T1b　　N0　M0 Ⅱ期:　T2,T3　　N0　M0 Ⅲ期:　T1,T2,T3　N1a　M0 ⅣA期:　T1,T2,T3　N1b　M0 　　　T4a　　任何N　M0 ⅣB期:　T4b　　任何N　M0 ⅣC期:　任何T　任何N　M1 未分化癌(全部归Ⅳ期) ⅣA期:　T4a　任何N　M0 ⅣB期:　T4b　任何N　M0 ⅣC期:　任何T　任何N　M1
区域淋巴结(N):	
Nx:区域淋巴结转移无法确定 N0:无区域淋巴结转移 N1:有区域淋巴结转移 N1a:转移至Ⅵ区淋巴结(包括气管前、气管旁、喉前 Delphian 淋巴结) N1b:转移至单侧、双侧或对侧颈部(Ⅰ、Ⅱ、Ⅲ、Ⅳ、Ⅴ区)、咽后或上纵隔淋巴结	
远处转移(M):	
M0:无远处转移 M1:有远处转移	

2) DTC 的复发危险度分层

根据甲状腺癌复发的危险因素将甲状腺癌复发的危险度分成三个层次：

（1）低度危险：符合以下全部条件：① 无局部或远处转移；② 所有可见的肿瘤均被彻底清除；③ 肿瘤没有侵犯周围组织；④ 肿瘤不是侵袭型的组织学亚型并且没有血管侵犯；⑤ 全身碘显像甲状腺床外没有发现碘摄取。

（2）中度危险：符合以下全部条件：① 术后病理镜下可见肿瘤侵犯周围组织；② 肿瘤为侵袭型的组织学亚型并且有血管侵犯；③ 有颈部淋巴结转移或清甲术后全身碘显像有异常放射性碘摄取。

（3）高度危险：符合以下全部条件：① 可见肿瘤侵犯周围组织或器官；② 肿瘤未完全切除，术中有残留；③ 伴有远处转移；④ 全甲状腺切除后血清 Tg 水平仍较高；⑤ 有甲状腺癌家族史。

3. 实验室检查

1) 血清促甲状腺激素(TSH)

所有甲状腺结节患者均应检测血清促甲状腺激素(TSH)水平。研究显示，甲状腺结节患者如伴有 TSH 水平低于正常值，其结节为恶性的比例低于伴有 TSH 水平正常或升高者。

TSH 抑制水平与 DTC 的复发、转移和癌症相关死亡的关系密切，特别对高危 DTC 者，这种关联性更加明确。TSH 高于 2 mU/L 时癌症相关死亡和复发增加。高危 DTC 患者术后 TSH 抑制至 0.1 mU/L 以下时，肿瘤复发、转移显著降低。低危 DTC 患者术后 TSH 抑制于 0.1 mU/L～0.5 mU/L，即可使总体预后显著改善。

2) 甲状腺球蛋白(Tg)

甲状腺球蛋白(Tg)是甲状腺产生的特异性蛋白，由甲状腺滤泡上皮细胞分泌。多种甲状腺疾病均可引起血清 Tg 水平升高，包括 DTC、甲状腺肿、甲状腺组织炎症或损伤、甲状腺功能亢进症(甲亢)等，因此血清 Tg 不能鉴别甲状腺结节的良恶性。

对已清除全部甲状腺手术和 [131]I 清甲后的患者而言，体内应当不再有 Tg 的来源，如果在血清中检测到 Tg，往往提示 DTC 病灶残留或复发。基于这个原理，对已清除全部甲状腺的 DTC 患者，应定期检测血清 Tg 水平。这是判别患者是否存在肿瘤残留或复发的重要手段。

3) 降钙素(Ct)

降钙素(Ct)由甲状腺滤泡旁细胞(C 细胞)分泌。血清 Ct 高于 100 pg/mL 提示甲状腺髓样癌(MTC)。血清 Ct 升高但不足 100 pg/mL(20 pg/mL～100 pg/mL)时，诊断 MTC 的特异性较低，可检测 FNAB 冲洗液中 Ct 水平协助诊断。

4. 影像学检查

影像学的检查方法很多，普遍应用于对甲状腺结节的检测，对甲状腺癌的诊断具有一定的价值。每项检查均有其优缺点，临床医师应根据不同的情况灵活选择合适的检查项目。

1) 超声检查

高分辨率超声检查是评估甲状腺结节的首选方法。对触诊怀疑，或是在 X 线、计算机断层扫描(CT)、磁共振成像(MRI)，或 2-氟-2-脱氧-D-葡萄糖(^{18}F-FDG)正电子发射断层成像(PET)检查中提示的"甲状腺结节",均应行颈部超声检查。颈部超声可证实"甲状腺结节"是否真正存在,确定甲状腺结节的大小、数量、位置、质地(实性或囊性)、形状、边界、包膜、钙化、血供及与周围组织的关系等情况,同时评估颈部区域有无淋巴结和淋巴结的大小、形态和结构特点。

某些超声征象有助于甲状腺结节的良恶性鉴别。下述两种超声改变的甲状腺结节几乎全部为良性:① 纯囊性结节;② 由多个小囊泡占据50%以上结节体积、呈海绵状改变的结节,99.7%为良性。而以下超声征象提示甲状腺癌的可能性大:① 结节形态和边缘不规则、晕圈缺如;② 微小钙化、针尖样弥散分布或簇状分布的钙化;③ 结节纵横比大于1;④ 同时伴有颈部淋巴结超声影像异常,如淋巴结呈圆形、边界不规则或模糊、内部回声不均、内部出现钙化、皮髓质分界不清、淋巴门消失或囊性变等。通过超声检查鉴别甲状腺结节良恶性的能力与超声医师的临床经验相关。

近年来,弹性超声和甲状腺超声造影技术在评估甲状腺结节中的应用日益增多。弹性成像主要用于测量组织的硬度,根据不同组织间弹性系数不同,在受到外力压迫后组织发生变形的程度不同,将受压前后回声信号移动幅度的变化转化为实时彩色图像,弹性系数小、受压后位移变化大的组织显示为红色,弹性系数大、受压后位移变化小的组织显示为蓝色,弹性系数中等的组织显示为绿色,借图像色彩反映组织的硬度。弹性成像技术,使超声图像拓宽,弥补了常规超声的不足,能更生动地显示及定位病变。尽管最初对92例非随机患者的研究表明弹性成像的阳性预测值和阴性预测值均达到100%,但是最近的一些大型研究却得出了相反的结果:Moon等的回顾性研究包括703例甲状腺结节,发现弹性成像的诊断效率低于常规超声;故其临床价值有待进一步研究。

2) 甲状腺核素显像

甲状腺放射性核素显影检查是最常用于鉴别甲状腺结节的性质、数量和大小的检测方法。受显像仪分辨率所限,甲状腺核素显像适用于评估直径大于1 cm的甲状腺结节。在单个(或多个)结节伴有血清TSH降低时,甲状腺^{131}I或^{99m}Tc核素显像可判断某个(或某些)结节是否有自主摄取功能("热结节")。"热结节"绝大部分为良性,常提示该结节为良性高功能腺瘤,一般不需细针穿刺抽吸活检(FNAB)。甲状腺癌多为"冷结节"。

甲状腺显像可确定甲状腺的大小、形态、位置(异位甲状腺,胸骨后甲状腺);鉴别颈部肿块的性质,寻找甲状腺癌的转移灶(有摄^{131}I功能的癌);可根据患者甲状腺的面积、重量,决定手术切除的多少和估算放射性^{131}I的治疗剂量;并用于^{131}I治疗甲亢前甲状腺的估重,以及观察术后残留甲状腺组织的形态等。

3) 其他影像学检查

在评估甲状腺结节良恶性方面,CT和MRI检查不优于超声。拟行手术治疗的甲状腺结节,术前可行颈部CT或MRI检查,显示结节与周围解剖结构的关系,寻找可疑淋巴结,协助制定手术方案。为了不影响术后可能进行的^{131}I显像检查和^{131}I治疗,检查中应尽量避免使用含碘造影剂。

^{18}F-FDG PET显像能够反映甲状腺结节摄取和代谢葡萄糖的状态。并非所有的甲状腺恶性结节都能在^{18}F-FDG PET中表现为阳性,而某些良性结节也会摄取^{18}F-FDG,因此单纯依靠^{18}F-FDG PET显像不能准确鉴别甲状腺结节的良、恶性,故不建议将CT、MRI和^{18}F-FDG PET作为评估甲状腺结节的常规检查。

5. 细针穿刺抽吸活检(FNAB)

术前评估甲状腺结节良恶性时,FNAB 是敏感度和特异度最高的方法。

凡直径大于 1 cm 的甲状腺结节,均可考虑 FNAB 检查,但在下述情况下,FNAB 不作为常规检查:① 经甲状腺核素显像证实为有自主摄取功能的"热结节";② 超声提示为纯囊性的结节。

直径小于 1 cm 的甲状腺结节,不推荐常规行 FNAB 检查,但如存在下述情况,可考虑超声引导下 FNAB:① 超声提示结节有恶性征象;② 伴颈部淋巴结超声影像异常;③ 童年期有颈部放射线照射史或辐射污染接触史;④ 有甲状腺癌或甲状腺癌综合征的病史或家族史;⑤ ^{18}F-FDG PET 显像阳性;⑥ 伴血清 Ct 水平异常升高。

超声引导下 FNAB 可以提高取材成功率和诊断准确率。

根据国际相关标准和国内相关报道,指南建议在判定 FNAB 结果方面采用以下分类:

表 24.2　FNAB 结果判定

FNAB 结果	结节为恶性的可能性	可能的病变类型
取材无法诊断或不满意	1%~4%	细胞成分太少或仅为炎性成分
良性	0~3%	胶质结节、桥本甲状腺炎、亚急性甲状腺炎或囊性病变等
不确定	5%~30%	细胞增生较活跃或滤泡性病变
可疑恶性	60%~75%	可疑乳头状癌、髓样癌、转移癌或淋巴癌
恶性	97%~99%	乳头状癌、髓样癌、转移癌或淋巴瘤

第四节　甲状腺癌发生的干预方略

甲状腺癌的预防指预防甲状腺癌的发生,延缓其发展,最大限度地减少甲状腺癌带来的危害。预防措施分为四级:一级预防即病因预防,是指预防健康人群中甲状腺癌的发生,主要措施是降低危险因素;二级预防指早期发现、早期诊断、早期治疗,预防潜伏期或亚临床期疾病进展;三级预防是对已确诊甲状腺癌的治疗和监测是否有复发或转移,延长生存时间、改善生活质量;四级预防是对疾病进入后期阶段的预防措施,此时机体对疾病已失去调节代偿能力,将出现伤残或死亡的结局,此时应采取措施,减少痛苦,延长生命。

1. 甲状腺癌的一级预防:病因预防

碘摄入量异常是甲状腺疾病的重要危险因素,保证碘的适量摄入是甲状腺疾病一级预防的重要措施。我国幅员辽阔,碘营养状态极不平衡,因此,科学、适当、因地制宜的补碘,可以将碘摄入量增加可能引起的副作用控制到最低限度,是在我国既往全民补碘取得巨大成功后所面临的新的主要课题,是目前甲状腺疾病一级预防的主要内容之一,故应加强监测体系,包括在高危人群监测尿碘中位数、甲状腺功能和其他碘来源。

同时,进行外放射治疗时做好防辐射措施、治理高辐射地区环境等也是目前面临的重要课题。

许多甲状腺癌患者,在出现甲状腺癌之前,常有其他甲状腺疾病,如地方性或散发性甲状腺肿、甲状腺良性结节、自身免疫性慢性甲状腺炎和 Graves 病等,故对原有甲状腺疾病的规范治疗和长期随访也至关重要。

2. 甲状腺癌的二级预防:早期发现、早期诊断、早期治疗

1) 早发现——甲状腺结节的随访

对甲状腺结节的最佳随访频度缺乏有力证据。对多数甲状腺良性结节,可每隔 6~12 个月进行随访。对暂未接受治疗的可疑恶性或恶性结节,随访间隔可缩短。每次随访必须进行病史采集和体格检查,并复查颈部超声。部分患者(初次评估中发现甲状腺功能异常者、接受手术、TSH 抑制治疗或 ^{131}I 治疗者)还需随访甲状腺功能。

如随访中发现结节明显生长,要特别注意是否伴有提示结节恶变的症状、体征(如声音嘶哑、呼吸吞咽困难、结节固定、颈部淋巴结肿大等)和超声征象。"明显生长"指结节体积增大 50% 以上,或至少有 2 条径线增加超过 20%(并且超过 2 mm),这时有 FNAB 的适应证;对囊实性结节来说,根据实性部分的生长情况决定是否进行 FNAB。

2) 早诊断——甲状腺结节的临床评估和处理流程(见图 24.1)

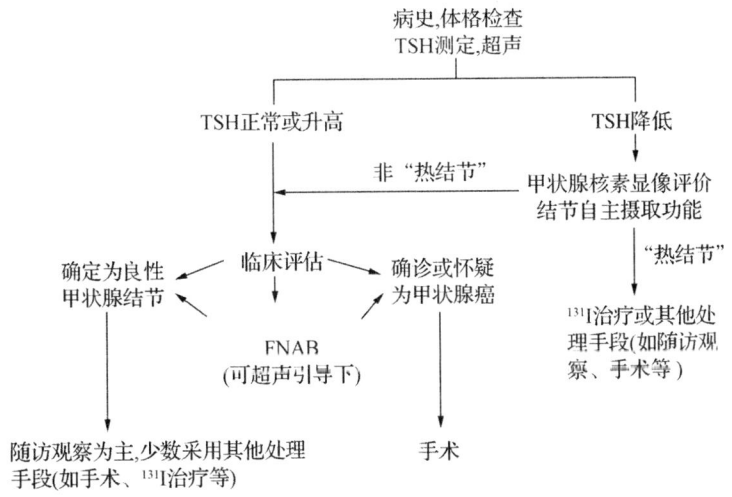

图 24.1 甲状腺结节临床评估和处理流程

3) 早期治疗

对于甲状腺癌的治疗目前尚无明确的规定,大多数学者认为 DTC 的治疗原则应以手术为主,辅以 ^{131}I 和甲状腺激素替代治疗。髓样癌也以手术为首选。未分化癌恶性程度高,病情发展迅速,以综合治疗为主。

甲状腺微小乳头状癌(papillary thyroid microcarcinoma,PTMC)是指肿瘤最大直径小于或等于 1 cm 的甲状腺乳头状癌。临床特点为肿瘤较小、术前难以确诊,常与甲状腺其他疾病并存,预后较好。对于这类极低危的肿瘤,因并发症而有很高手术风险的患者,或者患者因其他原因仅有较短的预期寿命,以及有其他需要先予以处理的疾病,也可以密切观察。纳入极低危的肿瘤进行观察而不手术是因为:PTMC 预后非常良好,其疾病特异性死亡率小于 1%,局部或区域复发率为 2%~6%,远处转移率为 1%~2%。2 项共 1 465 例甲状腺微

小乳头状癌的观察而非首选手术治疗的前瞻性研究(平均随诊5~6年,时间范围为1~17年)结果表明,患者的预后良好,这更可能是由于此类肿瘤"惰性"的特点而非治疗的结果。

4) DTC 的临床处理流程(见图 24.2)

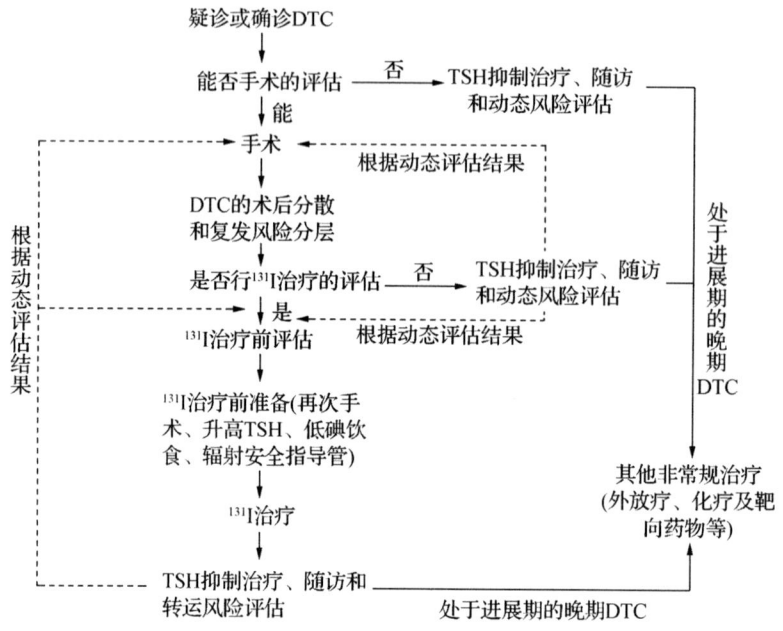

图 24.2　DTC 的临床处理流程

5) DTC 的治疗

(1) 手术治疗

确定 DTC 手术的甲状腺切除范围时,需要考虑以下因素:① 肿瘤大小;② 有无侵犯周围组织;③ 有无淋巴结和远处转移;④ 单灶或多灶;⑤ 童年期有无放射线接触史;⑥ 有无甲状腺癌或甲状腺癌综合征家族史;⑦ 性别、病理亚型等其他危险因素。应根据临床 TNM 分期、肿瘤死亡/复发的危险度、各种术式的利弊和患者意愿,细化外科处理原则,不可一概而论。

DTC 的甲状腺切除术式主要包括全/近全甲状腺切除术和甲状腺腺叶＋峡部切除术。全甲状腺切除术即切除所有甲状腺组织,无肉眼可见的甲状腺组织残存;近全甲状腺切除术即切除几乎所有肉眼可见的甲状腺组织(保留不足 1 g 的非肿瘤性甲状腺组织,如喉返神经入喉处或甲状旁腺处的非肿瘤性甲状腺组织)。

全/近全甲状腺切除术可为 DTC 患者带来下述益处:① 一次性治疗多灶性病变;② 利于术后监控肿瘤的复发和转移;③ 利于术后 ^{131}I 治疗;④ 减少肿瘤复发和再次手术的几率(特别是对中、高危 DTC 患者),从而避免再次手术导致的严重并发症发生率增加;⑤ 准确评估患者的术后分期和危险度分层。另一方面,全/近全甲状腺切除术后,将不可避免地发生永久性甲减;并且,这种术式对外科医生专业技能的要求较高,术后甲状旁腺功能受损和(或)喉返神经损伤的概率增大。

建议 DTC 的全/近全甲状腺切除术适应证包括:① 童年期有头颈部放射线照射史或放射性尘埃接触史;② 原发灶最大直径大于 4 cm;③ 多癌灶,尤其是双侧癌灶;④ 不良的病理亚型,如:PTC 的高细胞型、柱状细胞型、弥漫硬化型、实体亚型,FTC 的广泛浸润型,低分化型甲状腺癌;⑤ 已有远处转移,需行术后^{131}I治疗;⑥ 伴有双侧颈部淋巴结转移;⑦ 伴有腺外侵犯(如气管、食管、颈动脉或纵隔侵犯等)。全/近全甲状腺切除术的相对适应证是:肿瘤最大直径为1～4 cm,伴有甲状腺癌高危因素或合并对侧甲状腺结节。

与全/近全甲状腺切除术相比,甲状腺腺叶＋峡部切除术更有利于保护甲状旁腺功能,减少对侧喉返神经损伤,也利于保留部分甲状腺功能;但这种术式可能遗漏对侧甲状腺内的微小病灶,不利于术后通过血清Tg和^{131}I全身显像监控病情,如果术后经评估还需要^{131}I治疗,则要进行再次手术切除残留的甲状腺。

因此,建议甲状腺腺叶＋峡部切除术的适应证为:局限于一侧腺叶内的单发DTC,并且肿瘤原发灶小于或等于1 cm、复发危险度低、无童年期头颈部放射线接触史、无颈部淋巴结转移和远处转移、对侧腺叶内无结节。甲状腺腺叶＋峡部切除术的相对适应证为:局限于一侧腺叶内的单发DTC,并且肿瘤原发灶小于或等于4 cm、复发危险度低、对侧腺叶内无结节;微小浸润型FTC。

术中淋巴结清扫的指征:① 伴有临床发现的中央区淋巴结转移的患者应接受甲状腺全切术并进行治疗性的中央区淋巴结清扫(第Ⅵ组),这样才可以清除颈部中央区病变。② 对于cN0的进展期(T3、T4)、cN1b的PTC患者应考虑行预防性单侧或双侧的中央区淋巴结清扫。③ 对于较小(T1、T2)、非侵袭性、cN0的PTC患者或大部分FTC患者可只行甲状腺切除术而不行预防性淋巴结清扫。④ 经活检证实颈侧淋巴结转移的患者应行治疗性颈侧区淋巴结清扫术。

(2) ^{131}I清甲治疗

DTC术后^{131}I清甲的意义包括:① 利于通过血清Tg和^{131}I全身显像(whole body scan, WBS)监测疾病进展。② ^{131}I清灶治疗的基础。③ 清甲后的WBS、单光子发射计算机断层成像(SPECT)/CT融合显像等有助于对DTC进行再分期。④ 可能治疗潜在的DTC病灶。

目前对术后^{131}I清甲治疗的适应证尚存争议,主要问题集中于低危患者是否从中获益。结合ATA的推荐、国内的实际情况和临床经验,建议对DTC术后患者进行实时评估,根据TNM分期,选择性实施^{131}I清甲治疗。总体来说,除所有癌灶均小于1 cm且无腺外浸润、无淋巴结和远处转移的DTC外,均可考虑^{131}I清甲治疗。妊娠期、哺乳期、计划短期(6个月内)妊娠者和无法依从辐射防护指导者,禁忌进行^{131}I清甲治疗。

(3) 药物治疗

DTC一般分化程度较好,部分肿瘤细胞内存在TSH受体,对垂体分泌的TSH有一定的依赖性。TSH长期分泌过多,发生甲状腺癌的危险性增加,因此应用甲状腺激素抑制垂体产生TSH,从而降低血TSH水平,有可能抑制分化型甲状腺癌的生长。

常用的甲状腺素主要有两种:一种是自动物的新鲜甲状腺提取的甲状腺片(常用剂量80～120 mg/d),口服吸收快,作用良好,但有明显的蓄积作用;另一种是人工合成的左旋甲状腺素钠(常用剂量75～150 μg/d)。

TSH抑制水平与DTC的复发、转移和癌症相关死亡的关系密切,特别对高危DTC患者,这种关联性更加明确。TSH高于2 mU/L时癌症相关死亡和复发增加。高危DTC患者术后TSH抑制至0.1 mU/L以下时,肿瘤复发、转移显著降低。低危DTC患者术后TSH抑制于0.1 mU/L～0.5 mU/L,即可使总体预后显著改善。某些低分化DTC的生长、增殖并非依赖于TSH的作用,对此类患者,即便将TSH抑制到较低的水平,仍难以减缓病情进展。

应用甲状腺素治疗剂量过大会引起甲亢症状,如心悸、多汗、失眠、神经兴奋等,严重者可有呕吐、腹泻甚至出现心力衰竭,一旦发生,要立即停药 2 周以上,下次应用应从小剂量开始。长期服药可导致老年人骨质疏松,可能为 TSH 水平下降导致。

(4) 术后随访

尽管大多数 DTC 患者预后良好、死亡率较低,但是约 30% 的 DTC 患者会出现复发或转移,其中 2/3 发生于手术后的 10 年内,有术后复发并有远处转移者预后较差。对 DTC 患者进行长期随访的目的在于:① 对临床治愈者进行监控,以便早期发现肿瘤复发和转移;② 对 DTC 复发或带瘤生存者,动态观察病情的进展和治疗效果,调整治疗方案;③ 监控 TSH 抑制治疗的效果;④ 对 DTC 患者的某些伴发疾病(如心脏疾病、其他恶性肿瘤等)病情进行动态观察。

甲状腺癌初始治疗后,通常主要通过 Tg、超声等检查进行随诊。复查的时间一般是 6～12 个月 1 次,高危患者可以增加复查次数,中低危患者可以延长复查的间期。对已清除全部甲状腺手术和 ^{131}I 清甲后的患者而言,体内应当不再有 Tg 的来源。如果在血清中检测到 Tg,往往提示 DTC 病灶残留或复发。基于这个原理,对已清除全部甲状腺的 DTC 患者,应定期检测血清 Tg 水平。这是判别患者是否存在肿瘤残留或复发的重要手段。

怀孕早期发现、细胞学检查结果提示为 PTC 的结节,应行超声密切观察,如果到孕 24～26 周时结节明显长大,或超声发现颈部淋巴结转移,应考虑进行手术治疗;如果到孕中期仍无明显变化或在孕中期诊断为甲状腺癌的患者,可将手术延迟至分娩后;对 FNAB 结果为可疑或确诊为 PTC 的孕妇,建议使用左甲状腺素治疗,使 TSH 维持在 0.1 mU/L～1.0 mU/L。

对那些术前甲状腺癌诊断明确、建议行甲状腺全切而仅行单侧腺叶切除的患者而言,应该切除残留的对侧腺叶,若有 cN1,应同时行治疗性中央区淋巴结清扫。发现甲状腺癌复发后,再次手术要平衡两个方面的问题:一是再次手术的危险性,二是手术较其他治疗是否是最佳的治疗。研究提示,少量的复发转移淋巴结可能是惰性的、可以密切监测其变化;而大量、侵袭性病灶应行手术治疗。对于有呼吸道、消化道侵犯的患者应行手术加 ^{131}I 和(或)放疗;而对于有 CNS 转移的患者,手术和立体定向放疗是主要的治疗手段。

由于 DTC 的预后良好,临床治疗既要争取改善疾病的疗效,更要减少治疗带来的不良反应。因此,准确评估病情,给予恰当治疗,是十分必要的。在此过程中,应与甲状腺癌患者充分沟通,尊重患者的意愿,让其参与到诊疗的决策中。

3. 甲状腺癌的三级预防:晚期甲状腺癌的治疗

1) 化疗/外放射用于姑息处理

化疗:甲状腺癌对化疗不敏感,可用于甲状腺癌综合性姑息治疗。对晚期甲状腺癌或未分化癌可试用环磷酰胺、阿霉素等治疗。阿霉素为法尼基-蛋白转移酶抑制剂,常单独或与其他药物联合用于治疗未分化型甲状腺癌,近年来,开始试用的单克隆抗体靶向治疗可能是治疗甲状腺癌(主要是 MTC)的一条新途径(如抗 CEA 放射标记的抗体)。有人试用生长抑素类似物和干扰素治疗 MTC,有一定疗效,化疗药物与免疫调节剂合用,可提高机体免疫力,加强抗癌效果。

外放射:主要包括 ^{60}Co 及深部 X 线照射等,一般放射剂量高达 500 Gy 方能有效。高剂量的外照射,可导致甲状腺毁损,同时又有致癌性。一般甲状腺癌对外照射不敏感,外放射治疗不宜作为常规治疗手段。外放射仅对于手术无法切除、临床肿瘤肉眼或镜下可见残留、多发性骨转移灶的患者,作为甲状腺癌^{131}I内放射治疗无效时的补充,一般多行"补丁"式放疗(即仅对残留处做小野放疗),缓解疼痛,改善生活质量。

2) 对侵犯喉、气管、食管的晚期甲状腺癌的处理

甲状腺癌一般进展比较缓慢。晚期甲状腺癌的常见侵犯部位为喉、气管和食管,且喉、气管受侵是甲状腺癌术后复发或导致死亡的主要原因。

手术是首选治疗方式,按治疗目的不同分为三种:

根治性手术:按喉、气管受侵的部位和范围,可选择以下3种术式:气管窗状切除造瘘(适用于病变范围较小者,经修复后对发音、呼吸没有影响);气管袖状切除后端端吻合(适用于气管软骨环受侵超过中线者);气管、喉联合切除(病变广泛侵及喉、气管者,需行全喉及气管切除,低位气管造瘘)。

保守性手术:即将肉眼可见的肿瘤病变从上呼吸道、消化道外壁剔除,必要时可同时切除部分上呼吸道、消化道外壁,基本上保留组织器官的结构和功能完整,无肉眼可见的病变残留,术后病检切缘阴性。

姑息性手术:肿瘤姑息性切除或不能手术治疗的患者,为解除呼吸困难而行气管切开术和肿瘤活检术,可以起到缓解症状和延长生存期的作用,患者常可带瘤生存,宜同时行辅助性放疗或将甲状腺全切除后再行放射性^{131}I治疗。

除手术以外,其他方法有辅助性左旋甲状腺素治疗、放射性^{131}I治疗、颈外放射线治疗等。

3) MTC的治疗进展

MTC对放疗和化疗不敏感,RET原癌基因突变物的靶向治疗是今后的治疗方向。RET基因的失活性突变引起结肠直肠癌和甲状腺癌,而活化性突变导致2型多发性内分泌腺肿瘤综合征(MEN2)。多数MTC患者存在重排形式的RET——RET/PTC。

MTC新的治疗方法:① 蛋白酪氨酸激酶抑制剂:如索拉非尼和舒尼替尼可抑制肿瘤的血管生成,具有较好的应用前景;② 免疫调节剂:如单克隆CEA抗体、IL-12基因转移、激活抗肿瘤免疫反应;③ 基因治疗:如survivin siRNA;④ 蛋白酶体抑制剂:如硼替佐米可促进MTC细胞凋亡。

4. 甲状腺癌的四级预防:对症处理和临终关怀

1) 对症处理

甲状腺癌术后出现甲状旁腺功能减退时,可补充钙剂和维生素D。MTC伴类癌综合征时,可服用赛庚啶缓解症状。MTC伴肝转移时,全身性化疗的效果很差,而化学栓塞治疗有较好效果。

2) 疼痛管理

疼痛是甲状腺癌终末期患者常见的一种症状,持续性的疼痛不仅影响患者的正常生活,也容易扰乱患者的情绪。特别是疼痛逐渐加重时,患者常常会失去生存的勇气和信念,这样不但加重患者的思想负担和使病情恶化,甚至产生轻生的念头。

因此,减轻疼痛是提高生命质量的最好方法。

主要的方法是使用合适剂量的止痛药:第1类为非阿片类镇痛剂,包括阿司匹林、布桂

嗪、奈福泮、吲哚美辛等;第2类为弱阿片类镇痛剂,包括可待因、羟二氢可待因酮、丙氧吩、右旋丙氧吩等;第3类为强阿片类镇痛剂,包括哌替啶、吗啡、二氢吗啡酮、羟氢吗啡酮、盐酸吗啡等;第4类辅助性药如哌甲酯能增强麻醉剂的止痛效果,并能减轻麻醉剂的镇静作用。

一般采用WHO的止痛阶梯方案,即疼痛缓解三步阶梯法:① 对于轻或中等程度的疼痛,可用非阿片类药物;② 对于持续的或不断加重的疼痛,可用弱阿片类药物;③ 对于严重的或不断加重的疼痛,可用强阿片类药物。并在三步过程中加以辅助性药物,同时注意"按时给药"替代"按需给药"和个体化给药。正确应用三阶梯止痛方案,可使80%病人免于疼痛的折磨。

同时,可结合其他止痛方法,如物理疗法,采取按摩、涂止痛药等达到止痛目的,或者使用镇痛泵和局部电疗解决疼痛。

3) 临终关怀

首先由社区站采集居家癌症晚期患者信息,然后服务团队(是由全科医师、全科护士、心理咨询师组成)对患者进行入户评估,包括一般查体、疼痛评估、睡眠评估、生活质量评估、褥疮评估、心理评估等,由全科医师给予姑息治疗指导、止痛药指导,由全科护士给予居家护理指导,如遇有心理问题则由心理咨询师给予心理疏导。将以上评估信息录入电子档案系统,根据情况定期以入户咨询、电话咨询或门诊咨询的方式进行姑息治疗指导。当患者疼痛控制不佳或病情加重时需收入社区病房,由专业医护人员负责患者的姑息治疗,同时进行心理疏导、志愿者陪护。当患者疼痛评分大于6分且疼痛不能有效缓解时安排病房与上级医院疼痛科进行远程视频会诊,及时解决患者的疼痛管理、姑息治疗与护理等问题,必要时转诊转介。在患者离世后,主要进行家属的丧葬指导、哀伤抚慰与心理疏导。

临终关怀宗旨是以人为本,全人服务,提高晚期甲状腺癌患者的生活质量。以爱心关怀、专业知识及积极态度,为患者及其家属提供全人服务,包括身体、心理、灵性和社会照护,使贫困的晚期癌症患者在人生的最后阶段能活得有意义、有尊严。临终关怀目标包括提高贫困晚期癌症患者的生活质量、推动国内"纾缓医学"的学科建设与服务发展、促进社会对晚期癌症患者的关怀与支持三个方面。换言之,专业社会工作的参与,使姑息医学回归临终关怀和社会服务的本意,真正实现临终医疗关怀、临终护理、临终心理、临终灵性和临终关怀社会工作的"五位一体",真正实现对生命末期患者全人(身、心、灵)、全家、全程的关怀照顾和立体化人文关怀。

总之,甲状腺癌目前仍为威胁人类健康的最常见的内分泌恶性肿瘤,因此我们要认真履行四级预防策略,并将重心放在一、二级预防上,即病因预防和"三早"预防。手术仍为当前甲状腺癌首选的治疗方法,但是多学科综合治疗,放射性药物、化疗药物、靶向药物及外放射等治疗手段的规范化应用亦十分重要。针对中晚期甲状腺癌患者,以解除压迫症状、对症处理、疼痛管理和临终关怀为主的多元化治疗的发展,将进一步提高治疗疗效,改善生活质量,最终改善甲状腺癌患者的预后。

参考文献

[1] 中华医学会内分泌学分会,中华医学会外科学分会内分泌学组,中国抗癌协会头颈肿瘤专业委员会,等. 甲状腺结节与分化型甲状腺癌诊治指南[J]. 中国肿瘤临床,

2012, 39(17): 1249-1272.

[2] Haugen B R, Alexander E K, Bible K C, et al. 2015 American Thyroid Association management guidelines for adult patients with thyroid nodules and differentiated thyroid cancer: The American thyroid association guidelines task force on thyroid nodules and differentiated thyroid cancer[J]. Thyroid, 2016, 26(1):1-133.

[3] 林岩松, 张彬, 梁智勇, 等. 复发转移性分化型甲状腺癌诊治共识[J]. 中国癌症杂志, 2015, 25(7): 481-496.

[4] Cooper D S, Doherty G M, Haugen B R, et al. Revised American Thyroid Association management guidelines for patients with thyroid nodules and differentiated thyroid cancer [J]. Thyroid, 2009, 19(11): 1167-1214.

[5] Ito Y, Miyauchi A, Kihara M, et al. Patient age is significantly related to the progression of papillary microcarcinoma of the thyroid under observation[J]. Thyroid, 2014, 24(1): 27-34.

[6] Sugitani I, Toda K, Yamada K, et al. Three distinctly different kinds of papillary thyroid microcarcinoma should be recognized: our treatment strategies and outcomes [J]. World J Surg, 2010, 34(6): 1222-1231.

[7] Rago T, Santini F, Scutari M, et al. Elastography: new developments in ultrasound for predicting malignancy in thyroid nodules [J]. J Clin Endocrinol Metab, 2007, 92 (8): 2917-2922.

[8] Moon H J, Sung J M, Kim E K, et al. Diagnostic performance of gray-scale US and elastography in solid thyroid nodules [J]. Radiology, 2012, 262(3): 1002-1013.

后记

肿瘤预防的目的是降低恶性肿瘤的发病率和死亡率,从而减少恶性肿瘤对人们生命健康的威胁,减轻恶性肿瘤导致的家庭和社会的经济负担。恶性肿瘤的发生是机体与外界环境因素长期相互作用的结果,因此肿瘤预防应该贯穿于日常生活中并长期坚持,贯穿于肿瘤治疗全过程。

肿瘤预防包括四级预防体系:对恶性肿瘤的病因预防称为一级预防,具体内容是通过提高人们的防范意识,远离各种环境致癌风险因素,控制肿瘤发病相关的感染,改变不良生活方式,保持精神愉快,以及针对极高危人群或者癌前病变采用一定的医疗干预手段来降低肿瘤的发病风险。对早期恶性肿瘤的诊断、治疗称为二级预防,具体内容是利用影像学、检验学技术筛查发现早期肿瘤、实施早期治疗。对进展期恶性肿瘤的系统治疗称为三级预防,具体内容是采用物理、化学、生物学手段系统杀灭或抑制恶性肿瘤细胞的生长。对晚期恶性肿瘤的姑息治疗称为四级预防,具体内容是对症支持、关怀治疗,根据人文道德理念对终末期肿瘤患者进行舒缓治疗。

在2015年的"最美人间四月天",《肿瘤内科相关事件临床处理策略》成功出版发行、2016年"映日荷花别样红"的六月《恶性肿瘤相关治疗临床应用解析》再次成功出版发行后,如何集数十年的临床经验及研究心得,综合当今肿瘤预防研究的最新成果,给医务人员、患者编写一本涉及四级预防的参考书,以为专业医务人员、患者提供参考和指导似乎是当然之选了,经东南大学出版社教授刘坚博士后的启发,深思熟虑后笔者决定编写《恶性肿瘤相关因素临床干预方略》一书。拟定好写作大纲后,提交南京医科大学校长、博士研究生导师陈琪教授,江苏省抗癌协会理事长、江苏省人民医院院长、博士研究生导师唐金海教授等专家,得到了他们的肯定和支持,于是请陈琪教授、唐金海教授为本书的荣誉主编,请江苏省医学会肿瘤化疗与生物治疗委员会主委、南京医科大学肿瘤学教研室主任、江苏省人民医院肿瘤中心主任、博士研究生导师束永前教授为本书的共同主编,请中国临床肿瘤学会副理事长(前任主委)、解放军八一医院副院长、博士研究生导师秦叔逵教授,中国抗癌协会肿瘤化疗委员会候任主委、江苏省肿瘤医院院长、博士研究生导师冯继锋教授为本书的主审,请中国临床肿瘤学会理事兼青委会副主委、南京医科大学临床医学院副院长、博士研究生导师殷咏梅教授,江苏省人民医院肿瘤中心副主任、博士研究生导师顾艳宏教授,江苏省肿瘤复发与转移委员会副主委、江苏省肿瘤医院沈波主任医师,江苏省医学会肿瘤化疗与生物治疗委员会副主委、常州市第一人民医院副院长、博士研究生导师吴昌平教授,国家自然科学基金委肿瘤医学部评审专家、苏州大学附属常州肿瘤医院院长、博士研究生导师凌扬教授,江苏省抗癌协会肿瘤复发与转移委员会副主委、苏州大学第二附属医院肿瘤中心主任、博士研究生导师庄志祥教授,南通大学附属医院肿瘤中心主任茅国新教授,江南大学附属医院院长华东教授、江南大学附属医院茆勇副教授,东南大学附属江阴人民医院肿瘤中心主任茅卫东副教授,南京医科大学附属南京第一医院肿瘤中心主任、博士研究生导师陈锦飞教授等为本书的副主编，组织了南京医科大学附属江苏省人民医院、江苏省肿瘤医院、无锡普仁医院、苏州大学第二附属医院、常州第一人民医院、常州肿瘤医院、江南大学附属医院、南通大学附属医院、南通肿瘤医院、南京大学附属解放军南京总医院、解放军第八一医院、解放军第一零一医院的肿瘤学专家组成编写委员会，经过一年多的努力，于2017年丹桂飘香的金秋得以成功出版。

参与本书写作的专家及具体分工为：江南大学附属医院的华东、茆勇编写《肿瘤的临床预防方略》，赵于天、张晓军编写《鼻咽癌的的临床预防方略》；南通大学附属医院的茅国新、顾术东编写《肺癌的临床预防方略》；无锡普仁医院的朱莎编写《乳腺癌的临床预防方略》，冯宁翰、吴岩编写《肾癌的临床预防方略》、《膀胱癌的临床预防方略》，黄培编写《皮肤癌的临床预防方略》，姚伟峰编写《甲状腺癌的临床预防方略》；常州市第一人民医院的吴昌平、耿一婷编写《食管癌的临床预防方略》、《前列腺癌的临床预防方略》，吴昌平、何雯婷编写《睾丸癌的临床预防方略》，江苏省肿瘤医院的于韶荣编写《胃癌的临床预防方略》，姜智编写《子宫颈癌的临床预防方略》，钱冰编写《滋养细胞肿瘤的临床预防方略》，江苏省人民医院的顾艳宏、孙婧、邱天竹编写《结直肠癌的临床预防方略》，陈晓锋、李相成、王科、王东、张耀东、王标、申秋编写《胆囊胆管癌的临床预防方略》，李薇编写《恶性黑色素瘤的临床预防方略》，朱蔚友编写《骨肉瘤的临床预防方略》，解放军八一医院的秦叔逵、刘秀峰编写《肝癌的临床预防方略》，南通肿瘤医院的王建红、李桃同时编写《肝癌的临床预防方略》，最终将两篇合并，苏州大学第二附属医院的庄志祥编写《胰腺癌的临床预防方略》，常州肿瘤医院的程晓伟编写《子宫内膜癌的临床预防方略》，杨宇星编写《卵巢癌的临床预防方略》，解放军第一零一医院的李相勇编写《软组织肉瘤的临床预防方略》，解放军南京总医院肿瘤内科的孙茜、管晓翔编写《恶性淋巴瘤的临床预防方略》。

从七月流火天布置，到十月金满地收稿，本书的作者查找大量的资料，经过了辛苦的写作。本人对每份稿件都进行了认真的研读，仔细地修改，有些章节经过了多次修改，有些章节作了重大调整。江苏省人民医院的李薇、缪苏宇，南京医科大学药学院的熊晶，普仁医院的刘亚新、承婷、王闻文、胡月参与了部分章节的修改校对工作。大家几个月的共同努力就一个目标，成就一本高质量的具有实用价值的临床参考书。

成书后江苏省人民医院院长唐金海教授、江苏省肿瘤医院院长冯继锋教授欣然为本书写序，这是对本人及江苏省所有参与写作的肿瘤学专家的鼓励和支持，也是对肿瘤预防事业的关心和重视。

在"栖霞红叶层林尽染"的季节，书稿完成交予东南大学出版社，出版社对本书进行了长时间的仔细审校，冬去春来，在那桃花盛开的时刻完成一审返修，最终在"金粟含香桂欲野，天风吹堕万山秋"的季节出版发行。

希望本书的出版发行，能够展现人类目前对恶性肿瘤流行病学、各种相关致癌因素、恶性肿瘤的临床表现及诊断依据的认识，展现目前对恶性肿瘤的发生可能采取的预防方略，为临床肿瘤预防提供参考。

2017年8月18日于扬子江畔